de Gruyter Lehrbuch

Frauenheilkunde und Geburtshilfe

2. Auflage

Herausgegeben von

J. W. Dudenhausen, H. P. G. Schneider, G. Bastert

Walter de Gruyter
Berlin · New York 2003

Herausgeber

Professor Dr. J. W. Dudenhausen
Universitätsklinikum Charité
Klinik für Geburtsmedizin
Augustenburger Platz 1, 13353 Berlin

Professor Dr. Dr. h. c. H. P. G. Schneider
Universitäts-Frauenklinik
Westfälische Wilhelms-Universität
von-Esmarch-Str. 56, 48149 Münster

Professor Dr. G. Bastert
Universitäts-Frauenklinik
Voßstraße 9, 69115 Heidelberg

Das Buch enthält 317 Abbildungen und 138 Tabellen.

Bibliografische Information der Deutschen Bibliothek

Die Deutsche Bibliothek verzeichnet diese Publikation in der Deutschen Nationalbibliografie; detaillierte bibliografische Daten sind im Internet über http://dnb.ddb.de abrufbar.

Zeichnungen: H.-R. Giering-Jänsch, Berlin; Helmut Holtermann, Dannenberg; Christel Speidel, Berlin – Textkonvertierung, Druck und buchbinderische Verarbeitung: Druckhaus „Thomas Müntzer" GmbH, Bad Langensalza – Umschlagentwurf: Rudolf Hübler, Berlin

Printed in Germany

ISBN 3-11-016562-7

Vorwort

Herausgeber, Autoren und Verlag übergeben den Studierenden und jungen Ärztinnen/Ärzten die 2. Auflage des Lehrbuches für Frauenheilkunde und Geburtshilfe nach gründlicher Überarbeitung, Erneuerung und Ergänzung, wie z. B. um ein Kapitel „Infektionen in der Schwangerschaft". Neueste Erkenntnisse der Physiologie und Pathophysiologie, der Genetik, der Diagnostik und Therapie wurden unter Beachtung der praktischen Bedeutung in allen Kapiteln berücksichtigt.

Das Äußere des Buches hat sich geändert, die Marginalie wurde aufgegeben, das Ziel des Werkes ist geblieben: Das aktuelle Standardwissen in der Frauenheilkunde und Geburtshilfe kompetent und übersichtlich darzustellen mit der Hoffnung einer breiten Verankerung im studentischen Unterricht und in der ärztlichen Weiterbildung.

Die Herausgeber freuen sich über den dritten hinzugetretenen Herausgeber und über die Mitarbeit des renommierten Autoren-Kollegiums. Sie danken allen für die angenehme Zusammenarbeit und dem Verlagshaus Walter de Gruyter, vor allem dem Verlagsdirektor Dr. Josef Kleine und der Herstellerin Frau Ingrid Ullrich, für ihren Einsatz und die nicht endende Geduld.

Berlin, Münster, Heidelberg,
im Dezember 2002

J. W. Dudenhausen
H. P. G. Schneider
G. Bastert

Vorwort zur 1. Auflage (Auszug)

Das Fach „Frauenheilkunde und Geburtshilfe“ hat im vergangenen Vierteljahrhundert seine Gestalt durchgreifend gewandelt. Während zunächst der methodische Fortschritt in der Hormonforschung unsere Kenntnisse des Fortpflanzungszyklus und seiner Störungen erheblich vertiefte, ist es in der Folge die atemberaubende Entwicklung der Reproduktionstechniken, die die funktionellen Erkrankungen der Reproduktionsorgane mit sehr hohen Erfolgsraten überwinden hilft. Während in unseren jungen Assistentenjahren eine Tinktur aus den Früchten des Keuschlamms als Standardpräparat verschrieben wurde zur Behandlung von „Menstruationsstörungen in Folge primärer und sekundärer Gelbkörperschwäche, bei prämenstruellem Syndrom, bei Mastodynie, klimakterischen Beschwerden und mangelhafter Stilleistung“, gehören heute die spezifische hormonale Substitution wie auch die restituierende neuro-endokrine Modulation mit ihren vielfältigen Varianten zum allgemeinen praktischen Rüstzeug.

In der gleichen Epoche hat sich die Geburtshilfe zur Geburtsmedizin gewandelt. Die Management-Optionen der Versorgung Hochrisiko-Schwangerer einschließlich der modernen Aspekte einer notfallärztlichen Versorgung sind in ihren praktischen Bezügen dargestellt, die sich nicht nur aus den medizinischen Fakten, sondern zusätzlich aus der Verknüpfung von zeitlichem Aufwand, Versorgungseinrichtungen, Kosten-Nutzen-Aspekten und nicht zuletzt der Akzeptanz durch die Patienten herleiten. In durchaus vergleichbarer Form trifft dies auch für die Betreuung an ihren Reproduktionsorganen tumorerkrankter Frauen zu.

Das Arsenal der Tumordiagnostik, des Nachweises von Tumoronkogenen und ihrer Genprodukte als tumorassoziierte Marker, der radikalen Tumorchirurgie und ihrer sinnvollen Ergänzung oder Abgrenzung durch vielschichtige adjuvante hormonale, immunologische und zytostatische Behandlungsformen bis hin zu den epidemiologischen und therapeutischen Aspekten des „genetic counseling“ bezeugt das Entwicklungspotenzial der Gynäkologischen Onkologie.

Wir haben in gezielter Absicht ein Autoren-Kollegium gewählt, das auf seinem Arbeitsgebiet unseres Faches führend ist und zugleich die Universitätsklinika unseres Landes repräsentiert. Das ist auch eine Aussage über den Begriffswandel der Schulmedizin. Was sich national und international bewährt und Eingang in die Praxis findet, repräsentiert das schulmäßige Standardwissen unserer Zeit und ist, naturgegeben, in den selteneren Fällen vor Ort geboren. Auch schulmäßiges Operieren ist keine Frage einer residenten Genealogie, sondern eher der individuellen pathologisch-anatomischen Gegebenheiten, auf die ein ansonsten technisch erfahrener und zeitgemäß ausgestatteter Operateur trifft.

In diesem Sinne soll das vorliegende Lehrbuch dem Studenten und jungen Arzt ein geeignetes Hilfsmittel sein für die Erarbeitung des umfangreichen Wissensstoffes des Fachgebietes „Frauenheilkunde und Geburtshilfe“. Die allen Autoren gemeinsame allgemein verständliche und kompakte Darstellung folgt insbesondere dem angelsächsischen Vorbild einer Einführung in den gesamten Stoff des Fachgebietes auf knappem Raum, ergänzt durch klare schematische Zeichnungen, sodass der Leser Antwort auf in Vorlesung oder Praktikum angeschnittene Fragen findet.

Münster und Berlin, Sommer 1994

H. P. G. Schneider und J. W. Dudenhausen

Anschriften der Autoren

Professor Dr. G. Bastert
Universitäts-Frauenklinik
Voßstraße 9, 69115 Heidelberg

Professor Dr. T. Bauknecht
Universitäts-Frauenklinik
Sigmund-Freud-Straße 25, 53105 Bonn

Professor Dr. L. Beck
Heinrich-Heine-Universität Düsseldorf
Universitäts-Frauenklinik
Moorenstraße 5, 40225 Düsseldorf

Professor Dr. H. M. Behre
Martin-Luther-Universität Halle-Wittenberg
Universitätsklinik u. Poliklinik f. Urologie
Magdeburger Straße 16, 6097 Halle/Saale

Dr. M. Bolz
Universitäts-Frauenklinik Rostock
Doberaner Straße 142, 18057 Rostock

Professor Dr. M. Breckwoldt
Universitäts-Frauenklinik
Abt. Frauenheilkunde und Geburtshilfe
Hugstetter Straße 55, 79106 Freiburg

Professor Dr. B. Briese
Universitäts-Frauenklinik Rostock
Doberaner Straße 142, 18057 Rostock

Professor Dr. C. Buddeberg
Universitätsspital Zürich
Psychiatrische Poliklinik
Kulmannstraße 8, 8091 Zürich, Schweiz

Dr. S. D. Costa
Universitäts-Frauenklinik
Johann-Wolfgang-Goethe-Universität
Theodor-Stern-Kai 7, 60590 Frankfurt am Main

Professor Dr. J. W. Dudenhausen
Universitätsklinikum Charité
Klinik für Geburtsmedizin
Augustenburger Platz 1, 13353 Berlin

Professor Dr. G. Emons
Georg-August-Universität Göttingen
Universitäts-Frauenklinik
Robert-Koch-Straße 40, 37075 Göttingen

PD Dr. A. Faridi
RWTH Aachen
Frauenklinik
Pauwelsstraße 30, 52057 Aachen

Dr. D. von Fournier
Universitäts-Frauenklinik
Voßstraße 9, 69115 Heidelberg

Professor Dr. K. Friese
Universitäts-Frauenklinik Rostock
Doberaner Straße 2, 18057 Rostock

Professor Dr. E.-M. Grischke
Städt. Krankenhaus München-Schwabing
Kölner Platz 1, 80804 München

Professor Dr. H. Halle
Frauenklinik Charité
Schumannstraße 20/21, 10117 Berlin

PD Dr. Dr. B. Hinney
Universitäts-Frauenklinik
Abt. für Klin. und Exp. Endokrinologie
Robert-Koch-Straße 40, 37075 Göttingen

Professor Dr. W. Holzgreve
Universitäts-Frauenklinik
Kantonsspital Basel
4031 Basel, Schweiz

Professor Dr. J. C. Huber
Allgemeines Krankenhaus der Stadt Wien
Universitätsklinik f. Frauenheilkunde
Währinger Gürtel 18–20, 1090 Wien, Österreich

Professor Dr. Dr. h. c. R. Huch
Department für Frauenheilkunde
Klinik und Poliklinik für Geburtshilfe
Frauenklinikstraße 10, 8091 Zürich, Schweiz

Dr. C. Jackisch
Universitäts-Frauenklinik
Albert-Schweitzer-Straße 33, 48149 Münster

Professor Dr. F. F. Kainer
I. Frauenklinikum Klinikum Innenstadt
Ludwig-Maximilians-Universität
Maistr. 11, 80337 München

Professor Dr. M. Kaufmann
Universitäts-Frauenklinik
Johann-Wolfgang-Goethe-Universität
Theodor-Stern-Kai 7, 60590 Frankfurt am Main

Dr. C. Keck
Universitäts-Frauenklinik
Abt. Frauenheilkunde und Geburtshilfe
Hugstetter Straße 55, 79106 Freiburg

Professor Dr. H. Kuhl
Klinikum der Johann Wolfgang Goethe-Universität
Frankfurt am Main
Zentrum für Frauenheilkunde u. Geburtshilfe
Theodor-Stern-Kai 7, 60590 Frankfurt

Dr. Ch. Lorenz
Heinrich-Heine-Universität Düsseldorf
Klinik für Anästhesiologie
Moorenstraße 5, 40225 Düsseldorf

Dr. F. Louwen
Universitäts-Frauenklinik
Albert-Schweitzer-Straße 33, 48149 Münster

Professor Dr. P. Mallmann
Klinik und Poliklinik f. Frauenheilkunde
und Geburtshilfe der Universität Köln
Kerpener Straße 34, 50931 Köln

Professor Dr. F. Melchert
Klinkum Mannheim gGmbH
Universitäts-Frauenklinik
Theodor-Kutzer-Ufer 1, 68167 Mannheim

PD Dr. Michael Menton
Universitätsklinikum Tübingen
Frauenklinik
Schleichstraße 4
72076 Tübingen

Professor Dr. M. Obladen
Klinik für Neonatalogie
Campus Virchow-Klinikum
Augustenburger Platz 1, 13353 Berlin

Professor Dr. E. Petri
Frauenklinik
Wismarsche Straße 397, 19049 Schwerin

Prim. Univ.-Dozent Dr. G. Ralph
Gynäkologisch-Geburtshilfliche Abteilung
Landeskrankenhaus Bruck an der Mur
Tragößerstraße 1, 8600 Bruck/Mur, Österreich

Professor Dr. W. Rath
RWTH Aachen
Frauenklinik
Pauwelsstraße 30, 52057 Aachen

Dr. P. A. Regidor
Universitäts-Frauenklinik
Klinikum der GH Essen
Hufelandstraße 55, 45147 Essen

Professor Dr. Th. Römer
Evangelisches Krankenhaus Köln-Weyertal gGmbH
für Frauenheilkunde und Geburtshilfe
Weyertal 76, 50931 Köln

Professor Dr. A. E. Schindler
Universitäts-Frauenklinik
Klinikum der GH Essen
Hufelandstraße 55, 45147 Essen

Dr. T. Schmidt
Klinik und Poliklinik f. Frauenheilkunde
und Geburtshilfe der Universität Köln
Kerpener Straße 34, 50931 Köln

Professor Dr. Dr. h. c. H. P. G. Schneider
ZMBE
von-Esmarch-Str. 56, 48149 Münster

Professor Dr. M. Stauber
I. Universitäts-Frauenklinik der
Ludwig-Maximilian-Universität
Maistraße 11, 80337 München

Professor Dr. W. Straube
Ernst-Moritz-Arndt-Universität
Universitäts-Frauenklinik
Wollweberstraße, 17489 Greifswald

Professor Dr. D. Wallwiener
Universitätsklinikum Tübingen
Frauenklinik
Schleichstraße 4, 72076 Tübingen

PD Dr. Michael Weigel
Klinikum Mannheim gGmbH
Universitäts-Frauenklinik
Theodor-Kutzer-Ufer 1
68167 Mannheim

Professor Dr. W. Weise
Med. Akademie Magdeburg
Klinik für Gynäkologie u. Geburtshilfe
Gerhard-Hauptmann-Straße 35, 39108 Magdeburg

PD Dr. M. Winkler
RWTH Aachen
Frauenklinik
Pauwelsstraße 30, 52057 Aachen

Professor Dr. A. Wischnik
Frauenklinik
Zentralklinik Augsburg
Stenglinstraße, 86156 Augsburg

Professor Dr. W. Wuttke
Universitäts-Frauenklinik
Abt. für Klin. und Exp. Endokrinologie
Robert-Koch-Straße 40, 37075 Göttingen

PD Dr. J. F. Zander
Direktor der Anästhesieabteilung
Städtische Kliniken Dortmund
Beurhausstr. 40, 44137 Dortmund

Inhalt

1 Geschlechtsspezifische Entwicklung der Frau

2 Familienplanung

H. Kuhl

3 Normale Schwangerschaft und Geburt

4 Normales Wochenbett

J. W. Dudenhausen

5 Risikoschwangerschaft, Betreuung von Risikoschwangeren

6 Regelwidrige Geburt

9 Gynäkologische Anamnese, Untersuchungen und basisdiagnostische Verfahren

W. Straube

10 Zyklusstörungen

B. Hinney, W. Wuttke

11 Gutartige Erkrankungen der weiblichen Genitalorgane

12 Diagnostisch-therapeutische Methoden in der Frauenheilkunde

Th. Römer, H. P. G. Schneider

13 Prämaligne und maligne Tumoren

14 Gestastionsbedingte Trophoblasterkrankungen (GTE) (Blasenmole, Chorionkarzinom)

S. D. Costa, M. Kaufmann

15 Radio- und Chemotherapie

16 Unerfüllter Kinderwunsch

H. M. Behre, P. Gaßner, H. P. G. Schneider

17 Psychosomatik in Geburtshilfe und Gynäkologie

M. Stauber

18 Frauenheilkunde und Sexualität

C. Buddeberg

19 Notfälle in der Frauenheilkunde

H. P. G. Schneider, J. F. Zander

1. Geschlechtsspezifische Entwicklung der Frau

1.1 Pubertät, Adoleszenz

M. Breckwoldt, C. Keck

Als Pubertät und Adoleszenz bezeichnet man die Übergangsphase von der Kindheit zur vollen Geschlechtsreife. Die vielfältigen somatischen und physischen Veränderungen, die sich in diesem Lebensabschnitt vollziehen, sind ausnahmslos auf die beginnende endokrine Funktion der Ovarien zurückzuführen. Während der Kindheit garantiert die Unreife des Hypothalamus die endokrine Funktionsruhe der Ovarien.

Zu Beginn der Pubertät entwickeln die GnRH produzierenden Neurone des Hypothalamus die Fähigkeit, ihr Sekretionsprodukt, das Gonadotropin-Releasing-Hormon im Sinne einer pulsatilen Sekretionsdynamik, über das hypophysäre Pfortadersystem an den Hypophysenvorderlappen abzugeben. Unter diesen Bedingungen kommt es zu einer entsprechenden Freisetzung und Neusynthese der Gonadotropine FSH und LH. Die in das Blut abgegebenen Gonadotropine binden an spezifische membranständige Rezeptoren, an den Theka- und Granulosazellen des Ovars und induzieren so zunächst die Sekretion von Östrogenen aus den Ovarien. Das Phänomen der rhythmischen Ausschüttung von FSH und LH aus der Hypophyse wird zu Beginn der Pubertät zunächst nur während der Nachtstunden beobachtet. Während des Tages ist die rhythmische Schwankung der Gonadotropinspiegel weitgehend aufgehoben. Erst im weiteren Verlauf der Geschlechtsentwicklung wird die Sekretionsdynamik des Hypophysenvorderlappens auch während des Tages beobachtet. Die aus dem Ovar freigesetzten Östrogene wirken an ihren spezifischen Erfolgsorganen und führen in zeitlicher Abfolge zunächst zur Knospung der Brustdrüse (Thelarche) und zur Entwicklung der Schambehaarung (Pubarche). Danach nehmen die Östrogene über Wachstumshormon und IGF1 vermittelt Einfluss auf die Reifung des Skelettsystems. Es kommt zum klinischen Phänomen des puberalen Wachstumsschubes (Abb. 1.1). Erst wenn der Wachstumsschub weitgehend abgeschlossen ist, wird die erste Regelblutung (Menarche) beobachtet.

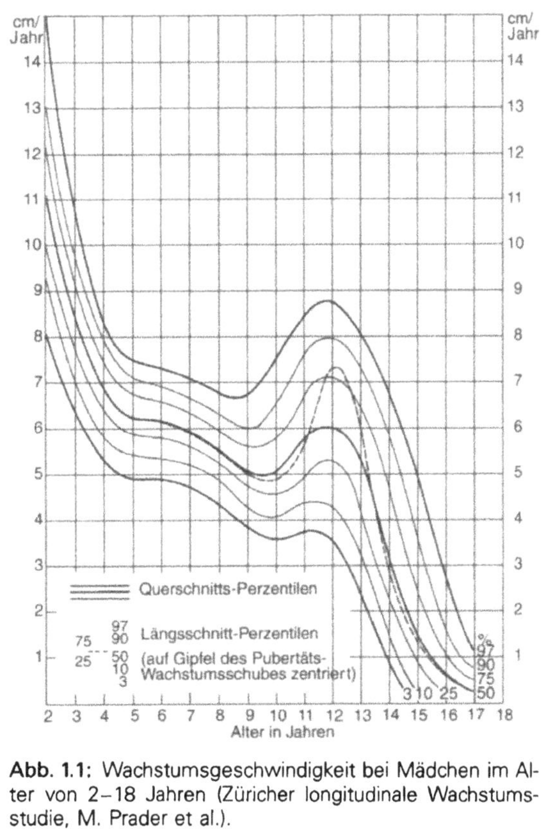

Abb. 1.1: Wachstumsgeschwindigkeit bei Mädchen im Alter von 2–18 Jahren (Züricher longitudinale Wachstumsstudie, M. Prader et al.).

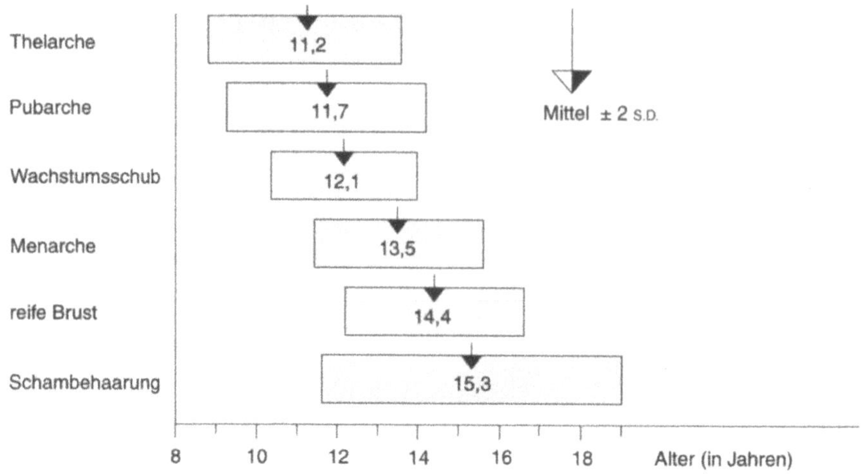

Abb. 1.2: Reihenfolge der somatischen Pubertätsmerkmale (nach W. A. Marshall und J. M. Tanner).

Die Menarche stellt in aller Regel eine östrogene Entzugsblutung dar, als Folge eines anovulatorischen Zyklus. Im Laufe der nächsten Monate etablieren sich biphasische Zyklen, die gekennzeichnet sind durch die Selektion eines dominanten Follikels, der zur Ovulation und Corpus luteum Bildung führt. Der reifende dominante Follikel stellt die entscheidende Östrogenquelle dar, das Corpus luteum sezerniert Östradiol und Progesteron. Unter dem Einfluss dieser beiden Hormone differenzieren sich die Brustdrüsen zur vollen Reife und Funktionsfähigkeit. Während der Pubertät nimmt die Androgensekretion der Nebennierenrinde deutlich zu. Dieses Phänomen wird als *Adrenarche* bezeichnet. Die adrenalen Androgene spielen zweifellos eine Rolle für die Entwicklung von Achsel- und Schambehaarung. Ob der Adrenarche eine Bedeutung für die Initiierung der Pubertät zukommt, ist unbekannt. Zweifellos spielen genetische, ethnische und soziale Einflüsse eine wichtige Rolle. Von großer Bedeutung scheint auch der Ernährungszustand zu sein. Das Fettgewebe muss etwa 15 % des Körpergewichts betragen. Bei Unterernährung und Magersucht verzögert sich der Eintritt der Menarche entsprechend. *Das durchschnittliche Menarchealter hat sich im Laufe des letzten Jahrhunderts deutlich vorverlagert und liegt in unseren Breiten zwischen dem 12. und 13. Lebensjahr* (Abb. 1.2).

1.2 Störungen der Pubertätsentwicklung

M. Breckwoldt, C. Keck

1.2.1 Pubertas praecox

Man spricht von einer vorzeitigen sexuellen Reifung, wenn die Entwicklung der sekundären Geschlechtsmerkmale vor dem 8. Lebensjahr einsetzt. Nach ihrer Ätiologie werden zwei Formen der vorzeitigen sexuellen Reife unterschieden. Der idiopathischen, hypothalamischen Pubertas praecox liegt eine vorzeitige Reifung des Hypothalamus mit pulsatiler Freisetzung des Gonadotropin-Releasing-Hormons zugrunde. Dies ist die häufigste Form der sexuellen Frühreife. Daneben können organische Prozesse im Hypothalamus, wie Hirntumoren, Hydrozephalus bzw. Zustand nach Enzephalitis zu einer vorzeitigen Funktion der hypothalamischen Zentren führen. Autonome östrogenbildende Tumoren in den Ovarien oder den Nebennierenrinden, die Gonadotropin-unabhängig in großen Mengen Östrogene freisetzen, führen zum Bild der Pseudo-Pubertas praecox – ein äußerst seltenes Krankheitsbild.

Klinisch manifestiert sich die Pubertas praecox in einer vorzeitigen Entwicklung der Brustdrüsen, der Schambehaarung, einer beschleunigten Reifung des Skelettsystems und einem vorzeitigen Eintreten der Menarche. Durch die beschleunigte Skelettreifung mit vorzeitigem Verschluss der Epiphysenfugen resultiert eine deutliche Reduktion der körperlichen Endgröße.

Die **Therapie** richtet sich nach der zugrunde liegenden Störung. Hormonbildende Tumoren müssen chirurgisch behandelt werden. Hirntumoren werden neurochirurgisch oder radiologisch angegangen.

Bei der idiopathischen Form der Puberta praecox kommt es darauf an, die hypophysäre Gonadotropinfreisetzung zu supprimieren. Durch die Anwendung von GnRH-Analoga gelingt es, die hypophysäre Funktion vollständig zu unterdrücken (Rezeptor down regulation). Auf diese Weise wird eine ovarielle Funktionsruhe erreicht und die Akzeleration der Knochenreife verhindert. Das Längenwachstum wird nur wenig oder gar nicht beeinträchtigt.

1.2.2 Pubertas tarda

Von einem verzögerten Eintritt der Pubertät spricht man, wenn bis zum 14. Lebensjahr noch keine Entwicklung der sekundären Geschlechtsmerkmale nachweisbar ist, oder wenn bis zum 16. Lebensjahr die Menarche noch nicht beobachtet wurde. Die Ursachen für das verzögerte Einsetzen der Pubertätsentwicklung können auf hypothalamisch-hypophysärer oder ovarieller Ebene gelegen sein (Abb. 1.3 und 1.4). Bei der konstitutionellen idiopathischen Entwicklungsverzögerung ist von einer unzureichenden hypophysären Stimulierung durch den Hypothalamus auszugehen, ohne dass eine zugrunde liegende Ursache aufgedeckt werden kann.

Ein klassisches Beispiel für die Pubertas tarda stellt das Kallmann-Syndrom, auch als olfactogenitale Dysplasie bezeichnet, dar. Klinische Merkmale sind die sexuelle Entwicklungsverzögerung, einhergehend mit einer Anosmie. Diesem Syndrom liegt eine vorzeitige Degeneration des Bulbus olfactorius und der GnRH produzierenden Nervenzellen im Hypothalamus zugrunde. Dadurch kommt es zu einem absoluten GnRH-Mangel, die Folge ist ein hypogonadotroper Hypogonadismus.

Zur Behandlung kommt zunächst die zyklusgerechte Substitution mit Östrogenen und Gestagenen in Frage.

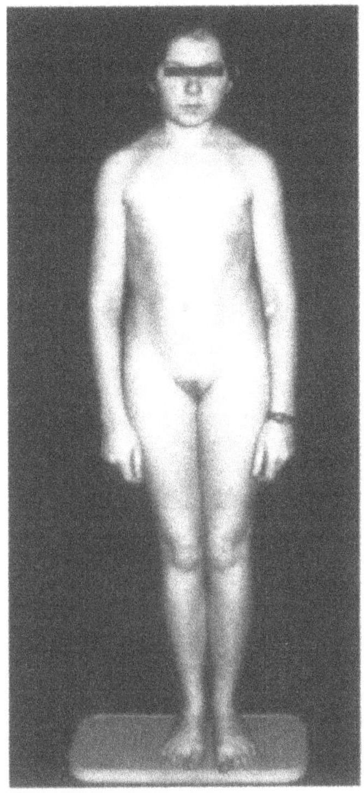

Abb. 1.3: Pubertas tarda bei einer 19-jährigen Patientin (idiopathische Entwicklungsverzögerung).

Unter dieser Therapie wird die Pubertätsentwicklung einschließlich des Wachstumsschubes in kurzer Zeit nachgeholt. Bei späterem Kinderwunsch ist die chronische pulsatile Substitution von GnRH oder die exogene Zufuhr von Gonadotropinen einsetzbar.

1.2.2.1 Anorexia nervosa

Eine schon in der Kindheit einsetzende **chronische Magersucht** führt ebenfalls zum klinischen Bild der Pubertas tarda (Abb. 1.5). Die Magersucht kann als Ausdruck einer psychischen Reifungskrise verstanden werden und geht mit dem Bild des hypogonatropen Hypogonadismus einher. Der Hypogonadismus basiert auf einer unzureichenden hypothalamischen GnRH-Sekretion, die wahrscheinlich im Zusammenhang mit einer Störung des endogenen Opiatstoffwechsels erklärt werden kann. Zusätzlich ist der Mangel an Körperfett von ursächlicher Bedeutung für die Ovarialinsuffizienz.

Als weitere Ursachen für eine Pubertas tarda kommen raumfordernde Prozesse in der Hypothalamus-Hypophysen-Region in Frage. Die Kraniopharyngio-

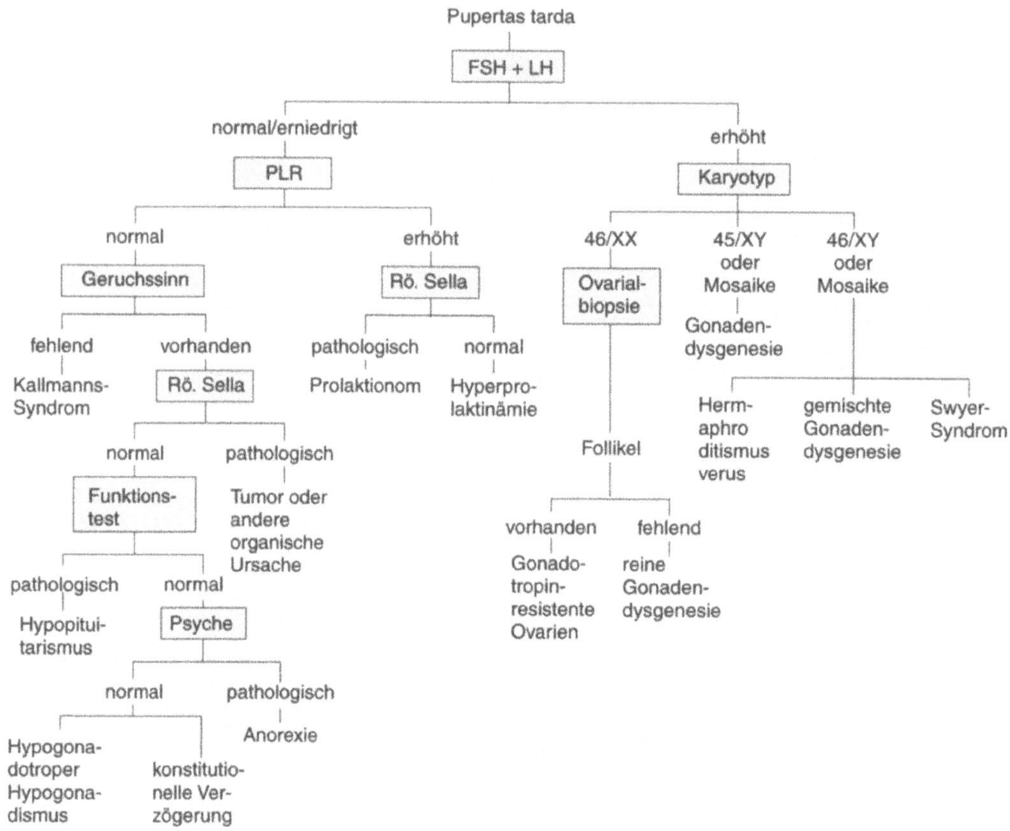

Abb. 1.4: Differentialdiagnostik der Pubertas tarda.

me sind die häufigsten Hypophysentumoren, die während der Kindheit und Adoleszenz beobachtet werden. Sie entwickeln sich aus der Rathke'schen Tasche und produzieren selbst keine Hormone. Durch die Raumforderung wird jedoch der Zustrom von GnRH zum Hypophysenvorderlappen unterbrochen. Die Folge ist ein hypogonadotroper Hypogonadismus mit den klinischen Zeichen der Pubertas tarda. Auch Dermoidzysten und Hamartome im Bereich des Hypothalamus können eine gleichartige Symptomatik hervorrufen.

1.2.2.2 Gonadendysgenesie

Nicht selten verbirgt sich hinter dem klinischen Bild einer verzögerten sexuellen Reifung eine primäre Ovarialinsuffizienz. Die primäre Ovarialinsuffizienz oder Ovarialdysgenesie ist Folge eines vorzeitigen Untergangs der Follikelstrukturen im Ovar. Dabei entsteht endokrinologisch das Bild des hypergonadotropen Hypogonadismus. Da die dysgenetische Gonade nicht in der Lage ist, Sexualsteroide und andere gonadotropinregulierende Faktoren zu sezernieren, kommt es zu einer überschießenden Freisetzung der Gonadotropine FSH und LH in die Zirkulation. Als häufigste Ursache für die Entwicklung eines hypergonadotropen Hypogonadismus kommen genetische Faktoren, die vor allen Dingen das X-Chromosom betreffen, in Betracht. Das bekannteste Beispiel ist das **Ullrich-Turner-Syndrom**, das gekennzeichnet ist durch die obligaten Symptome: 1. sexueller Infantilismus, 2. Minderwuchs.

Daneben finden sich zahlreiche andere klinische Symptome wie Pterygium colli, fassförmiger Thorax, gotischer Gaumen, tiefer Nacken-Haaransatz, Cubitus valgus, Pigment naevi als fakultative Merkmale in unterschiedlicher Häufigkeit und Ausprägung (Abb. 1.6).

Patientinnen mit Ullrich-Turner-Syndrom erreichen eine Körpergröße zwischen 135 und 152 cm. Da das Ovar vorzeitig zugrunde gegangen ist, bleibt die sexuelle Entwicklung aus. Zytogenetisch ist das Ullrich-Turner-Syndrom durch den Karyotyp 45 XO gekennzeichnet. Daneben gibt es eine Reihe von Mosaikformen mit dem Karyotyp 45 XO/46 XX (Abb. 1.7). Je höher der Prozentsatz an XO-Zellen, desto ausgeprägter die klinischen Merkmale. Weiterhin gibt es Patientinnen mit dem Karyotyp 45 XO/46 XY und eine Reihe von strukturellen Aberrationen des X-Chromosoms mit und ohne Mosaikformen. Dabei kann es sich um Deletionen am langen oder kurzen Arm des X-Chromosoms, um Ringchromosomenbildung und um Isochromosomenbildungen handeln.

Aufgrund klinischer und genetischer Untersuchungen kann man davon ausgehen, dass im distalen Abschnitt des kurzen Armes und im proximalen Abschnitt des langen Armes des X-Chromosoms Gene lokalisiert sind, die für das Längenwachstum entscheidend sind.

Im proximalen Abschnitt des kurzen Armes und im distalen Abschnitt des langen Armes des X-Chromosoms hingegen sind die Gene anzunehmen, die für die Ovarialentwicklung und -funktion kodieren.

Gonadendysgenesien, die mit dem Karyotyp 46 XX einhergehen, bezeichnet man als reine Gonadendysgenesie. Bei diesen Patientinnen ist der Phänotyp stets weiblich. Die Gonaden sind zu bindegewebigen Strängen (*streak gonads*) degeneriert. Histologisch lassen sich keine Follikelstrukturen mehr nachweisen, die Folge ist eine primäre Ovarialinsuffizienz. Innere und äußere Genitalien sind hypoplastisch. Im Gegensatz zum Ullrich-Turner-Syndrom ist das Längenwachstum bei diesen Patientinnen ungestört. Die gleichen Überlegungen gelten für Gonadendysgenesien mit dem Karyotyp 46 XY (Swyer-Syndrom). Dabei ist anzunehmen, dass das Y-Chromosom einen Gendefekt aufweist, der die Expression des Testis determinierenden Faktors nicht zuließ. Bei diesen Patientinnen besteht die Gefahr, dass die dysgenetische Gonade zu einem Gonadoblastom oder Dysgerminom entarten kann. Die prophylaktische Gonadektomie ist daher angezeigt.

Die Behandlung der Pubertas tarda richtet sich nach der zugrunde liegenden Ursache. Neurolo-

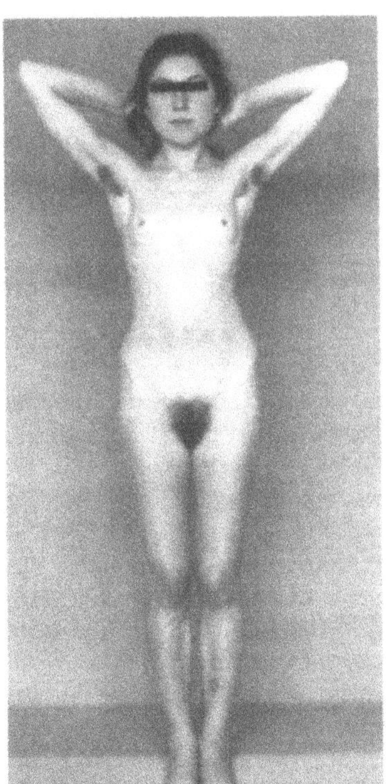

Abb. 1.5: Patientin mit Anorexia nervosa.

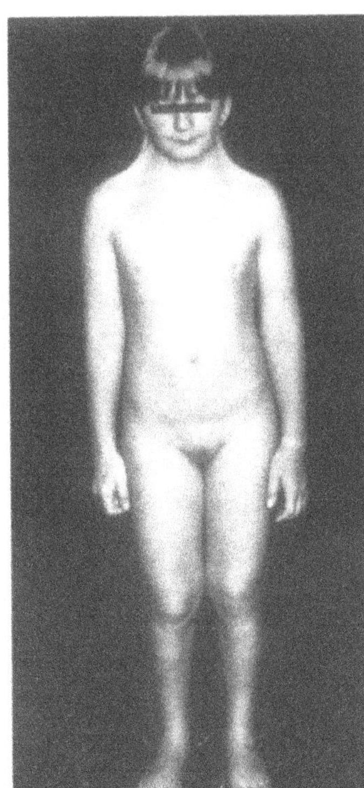

Abb. 1.6: Patientin mit Ullrich-Turner-Syndrom (47 X0); deutlich ausgeprägtes Pterygium colli.

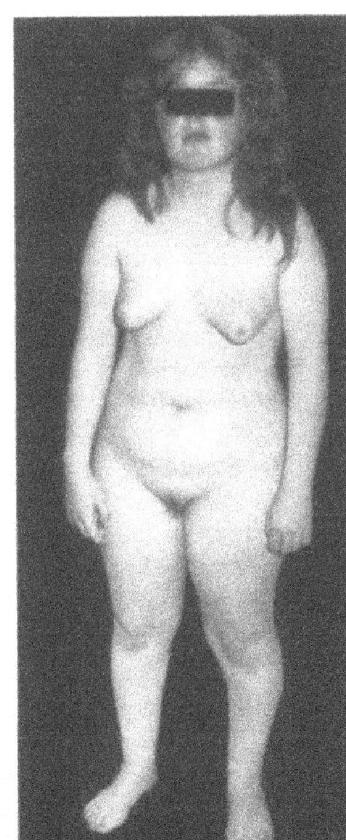

Abb. 1.7: Patientin mit Gonadendysgenesie, Karyotyp 46, XX/45, X0.

gische Tumoren werden durch Operation oder Bestrahlung behandelt. In jedem Fall ist eine Substitution mit Östrogenen und Gestagenen anzustreben mit dem Ziel, die sexuelle Reifung zu induzieren. Auch im Hinblick auf den Knochenstoffwechsel ist die Substitution mit Sexualsteroiden von großer Bedeutung.

1.3 Anatomie der weiblichen Geschlechtsorgane

M. Breckwoldt, C. Keck

1.3.1 Becken, Beckenorgane

Der **Knochenbau** des weiblichen Beckens weist gegenüber dem männlichen charakteristische Unterschiede auf, die mit der geschlechtsspezifischen Funktion zusammenhängen. Gegenüber dem männlichen Becken weist das weibliche eine stärkere Beckenneigung, ein breiteres Ausladen der Darmbeinschaufeln und eine relativ große Weite der Beckenhöhle auf. Während das Promontorium infolge starker Lumballordose kaum vorspringt und dadurch einen ovalen Beckeneingang bildet, ist beim Mann das Promontorium deutlicher ausgeprägt, der Beckeneingang erscheint herzförmig. Die Schambeinfuge ist bei der Frau deutlich schmaler als beim Mann. Diese Besonderheiten des weiblichen Beckenrings sind essenziell für die generative Funktion. Verglichen mit dem männlichen Becken verfügt das weibliche bei gleicher Gesamtstatik über eine höhere funktionelle Anpassungsfähigkeit.

Der **Beckenboden** stellt ein elastisches Stützpolster aus Muskel und Bindegewebe dar, das in drei Etagen angeordnet und am knöchernen Becken verankert ist. Die innere Schicht des Beckenbodens wird im Wesentlichen vom M. Levator ani mit seinen dachziegelartig angeordneten nach zentral hin abfallenden Zügen und dem Musculus coccygeus gebildet. Das Diaphragma pelvis lässt median einen dreieckigen Längsspalt frei zum Durchtritt von Urethra, Vagina und Rektum. Die mittlere Etage des Beckenbodens wird von einer derben bindegewebigen Platte und dem Musculus transversus perineus profundus gebildet und spannt sich zwischen den Winkeln der Schambeinäste aus. Die unterste Etage des Beckenbodens wird von willkürlich innervierten Schließmuskeln, wie dem Musculus sphinkter ani externus und dem Muskulus bulbospongiosus gebildet. Hinzu kommen die Musculi transversi perinei superficiales und die Musculi ischiocavernosi.

Die **Beckenorgane**, wie Vagina, Uterus, Tuben und Ovarien werden durch bindegewebige Systeme mit dem knöchernen Becken verbunden. Die Ligamenta cardinalia ziehen seitlich von der Beckenwand zur Cervix uteri und strahlen in die oberen Scheidenabschnitte ein. In den Ligamenta cardinalia verlaufen die wichtigsten Blutgefäße (Uteringefäße) und Lymphbahnen. Die Ligamenta sacro uterina stellen die Verbindung zwischen Cervix uteri und dem Os sacrum dar. Die Ligamenta rotunda verlaufen als muskelfaserreiche Zügel vom Tubenwinkel des Uterus zum Leistenkanal und sind von Peritoneum überdeckt. Das Ligamentum latum stellt eine Peritonealduplikatur dar, die von der seitlichen Wand des Corpus uteri zur Beckenwand zieht und die Tuben mit einschließt. Diese Bauchfellduplikatur wird von Arteria und Vena uterina und dem Ureter durchzogen. Das Lig. ovarii proprium verbindet als gefäß- und lymphbahnführendes Gebilde Uterus und Ovarien. Das Ligamentum suspensorium ovarii enthält Vena und Arteria ovarica und verläuft von der seitlichen Beckenwand zum Hilus ovarii.

1.3.1.1 Äußeres Genitale

Zu den äußeren Geschlechtsorganen rechnet man die Vulva, bestehend aus den Labia maiora, dem Mons pubis und den Labia minora, dem Introitus vaginae und die Klitoris (Abb. 1.8). Zu den inneren Geschlechtsorganen zählen Vagina, Uterus, Tuben und Ovarien. Als Mons pubis bezeichnet man das prä- und suprasymphysär gelegene Hautfettpolster, das kranial durch die quer verlaufende Schamhaargrenze begrenzt wird. Die großen Schamlippen stellen sagittal verlaufende paarige Hautwülste dar, die ventral in den Mons pubis übergehen, meist behaart sind und sich im Dammbereich als hintere Kommissur vereinigen. Die Labia maiora sind meist behaart und enthalten reichlich Schweiß- und Talgdrüsen. Medial von den großen Schamlip-

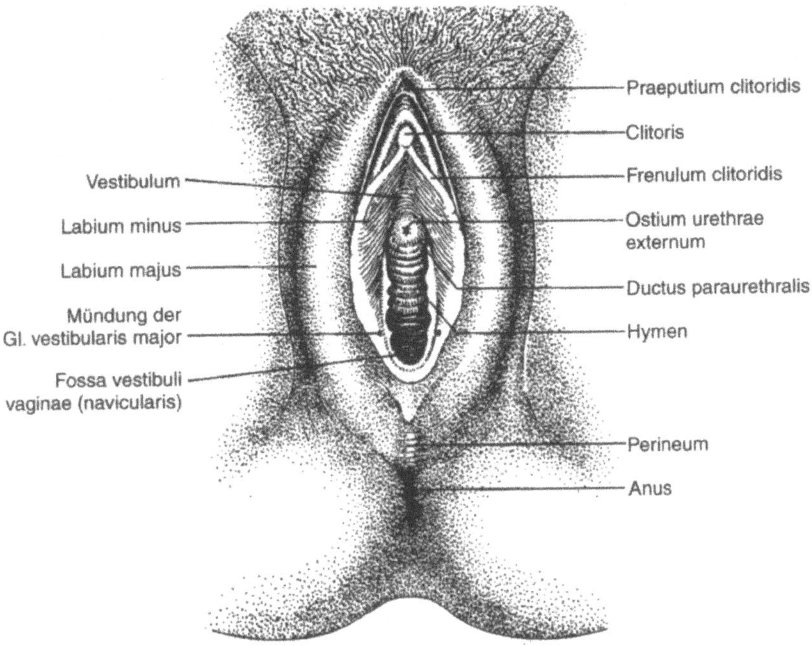

Abb. 1.8: Äußeres weibliches Genitale zur Zeit der Geschlechtsreife.

pen liegen die unbehaarten Labia minora, die sich ventralwärts oberhalb der Klitoris zum Praeputium clitoridis vereinigen und die Glans der Klitoris bedecken. Dorsal vereinigen sich die kleinen Schamlippen oberhalb der hinteren Kommissur der Labia maiora. Die kleinen Schamlippen stellen ein gefäß- und nervenreiches Bindegewebe dar, das von Plattenepithel bedeckt ist. Die medialen Ränder der kleinen Schamlippen umgrenzen das Vestibulum vaginae, den Scheideneingang. Die ventral unterhalb der Symphyse gelegene Klitoris besteht aus zwei Corpora cavernosa, die an der Basis der Symphyse ihren Ursprung nehmen, und der Glans clitoridis, analog dem Penis des Mannes. Die Klitoris ist reich an Blutgefäßen und Nervenfasern mit sensiblen Endorganen. Unterhalb der Klitoris findet sich das Orificium urethrae externum in der Tiefe des Vestibulum vaginae.

Die Glandulae vestibulares maiores (Bartholindrüsen) finden sich dorsal in den großen Schamlippen unter dem Musculus bulbo-spongiosus. Ihr Ausführungsgang mündet median an der Basis der kleinen Schamlippen in das Vestibulum vaginae. Daneben finden sich zahlreiche kleinere schleimabgebende Drüsen auf der Innenseite der kleinen Labien (glandulae vestibulares minores). Die Skene-Gänge (Ductus paraurethrales) münden neben der Harnröhrenöffnung.

Alle Organe des Vestibulum vaginae sind in ihrer Entwicklung von Sexualhormonen abhängig und durch nervale Reize, wie bei der Kohabitation stimulierbar. Dabei werden gleichzeitig die exkretorischen Drüsen des Scheideneingangs zur verstärkten Sekretion angeregt. Die Grenze zwischen äußerem und innerem Genitale stellt der Hymen dar (Hymen: griechisch = Hochzeitsgott). Dabei handelt es sich um eine gefäßreiche zentral geöffnete Gewebsplatte, die bei der Kohabitation einreißt und später als Hymenalsaum (Carunculae hymenalis) erkennbar bleibt.

1.3.1.2 Inneres Genitale

Zu den inneren Geschlechtsorganen zählen Vagina, Uterus, Tuben und die Ovarien. Die **Vagina** ist das Passageorgan, dass das äußere mit dem inneren Genitale verbindet. Die Scheidenhaut besteht aus nicht verhornendem geschichteten Plattenepithel. In das hintere Scheidengewölbe ragt die Portio vaginalis, die ebenfalls mit Plattenepithel bedeckt ist. Das hintere Scheidengewölbe liegt durch eine bindegewebige Schicht getrennt dem Peritoneum an, das den Douglas'schen Raum auskleidet. Der Douglas'sche

Raum wird nach ventral von der Scheide, nach dorsal vom Rektum begrenzt und bildet die tiefste Exkavation der Bauchhöhle (Abb. 1.9).

Die Scheidenwände und das perivaginale Gewebe sind reich an venösen Gefäßen und elastischem Bindegewebe. Daneben finden sich spiralig angeordnete Muskelfaserzüge, die dorsal in das Septum recto-vaginale und ventral in das Septum vesico-vaginale einstrahlen. Diese anatomischen Besonderheiten erlauben die notwendige funktionelle Anpassung, die für die Fortpflanzung, insbesondere für den Geburtsakt, erforderlich sind.

Die Scheidenhaut stellt keine Schleimhaut dar, da sie keine drüsigen Elemente enthält. Das Scheidenepithel zeichnet sich durch eine ausgeprägte Sensitivität gegenüber Sexualhormonen aus und verändert sein zytomorphologisches Bild in Abhängigkeit von der Ovarialfunktion. Die tiefste Schicht des Scheidenepithels stellen die Basalzellen dar, die unter dem Einfluss von Östrogenen ihre Differenzierung bis zu den Superficialzellen vollziehen. Dabei werden die Stadien der Parabasalzellen und der Intermediärzellen durchlaufen. Die Basalzellen zeichnen sich durch einen großen aufgelockerten Kern mit kleinem Zytoplasmavolumen aus, während die Superficialzellen als große polygonale eosinophile Zellen mit kleinem pyknotischen Kern charakterisiert sind (Abb. 1.10). Aufgrund der hormonabhängigen Veränderungen des Vaginalepithels lassen sich aus dem zytologischen Bild Rückschlüsse auf die endokrine Aktivität des Ovars ziehen. Bei fehlender Östrogenaktivität, wie etwa in der Kindheit, während der Laktation oder in der Postmenopause findet sich ein atrophisches Funktionsbild mit Überwiegen der Parabasal- und Basalzellen. Während des physiologischen Ovarialzyklus wird in der Follikelreifungsphase das zytologische Bild von großen Superficialzellen mit kleinem pyknotischen Kern beherrscht.

Präovulatorisch sind in etwa 80% der im Vaginalabstrich gefundenen Zellen pyknotisch (Pyknoseindex). Diese Zellen liegen meist isoliert und sind eosinophil. In der Lutealphase ändert sich das Zellbild durch den Progesteroneinfluss.

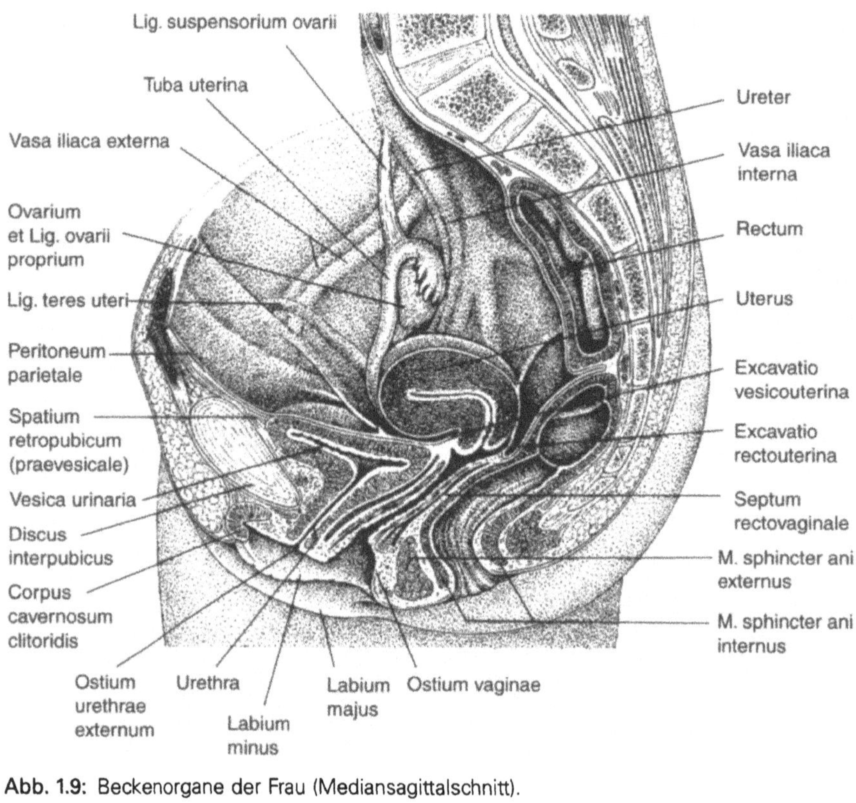

Abb. 1.9: Beckenorgane der Frau (Mediansagittalschnitt).

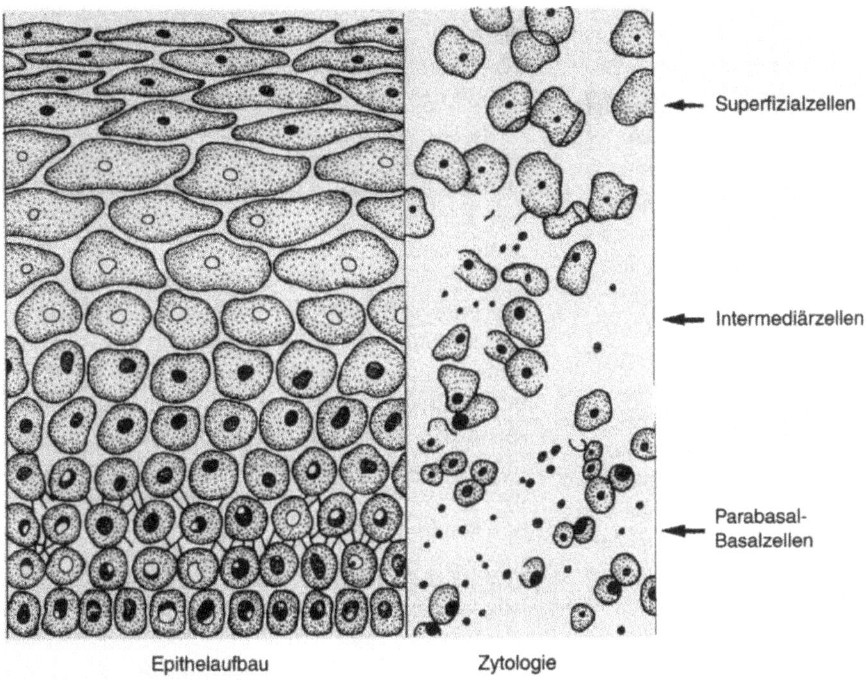

Abb. 1.10: Aufbau des Vaginalepithels.

Die Zellränder weisen eine Fältelung auf, die Zellen liegen konzentriert in Verbänden, das Zytoplasma färbt sich basophil an.

Der **Uterus** ist ein muskulöses Hohlorgan in der Mitte des kleinen Beckens gelegen, von Peritoneum bedeckt und wird durch Ligamenta rotunda, die Ligamenta cardinalia und die Ligamenta ovarii propriae elastisch in seiner Position gehalten (Abb. 1.9). Der Uterus ist das Zentralorgan für die generative Funktion, da in ihm die Embryonal- und Fötalentwicklung ablaufen. Nach Beendigung der Fötalentwicklung ist der Uterus das Austreibungsorgan bei der Geburt.

Die **Cervix uteri** stellt das untere Drittel des Uterus dar und ragt mit der Portio in das Scheidengewölbe (Abb. 1.9). Die Wandung der Cervix uteri besteht überwiegend aus derben Bindegewebe und zu etwa 10% aus ringartig angeordneter glatter Muskulatur. Die von der Zervix zur Beckenwand ziehenden bindegewebigen Wandstrukturen (Parametrium) sind oben als ligamenta cardinalia und ligamenta sacrouterina beschrieben. Der in der Mitte der Portio gelegene grübchenförmige Muttermund stellt den Eingang in den Zervikalkanal dar. Nach abgelaufenen Geburten oder Fehlgeburten ist der Muttermund meist quer gespalten. Im Gegensatz zur Portio uteri ist der Zervikalkanal mit Zylinderepithel ausgekleidet. In der Höhe des äußeren Muttermundes treffen Plattenepithel und Zylinderepithel aufeinander. Die Grenze zwischen den beiden Epithelformen verschieben sich während den einzelnen Lebensphasen. Während der Geschlechtsreife verlagert sich die Grenze zwischen nicht verhornendem Plattenepithel und Zylinderepithel nach außen und ist bei der Speculumuntersuchung gut sichtbar. Ähnlich wie das Vaginalepithel ist das prismatische schleimbildende Drüsenepithel in seiner Funktion abhängig von Sexualsteroiden. Unter dem Einfluss von Östrogenen wird reichlich glasklarer, wasserhaltiger, gut spinnbarer fadenziehender Schleim abgesondert. Gleichzeitig öffnet sich das Lumen des Zervikalkanals deutlich.

Da der Zervixschleim reichlich NaCl enthält, kommt es nach Eintrocknen des Schleims zur Kristallisation (Farnkrautphänomen). Unmittelbar nach der Ovulation wird unter dem Einfluss von Progesteron die sekretorische Leistung des Zervixepithels unterdrückt. Der Zervixschleim wird spärlich, viskös und trüb, der Zervikalkanal fest verschlossen. Der Übergang des Zervikalkanals zum Cavum uteri wird als innerer Muttermund bezeichnet, darüber beginnt das untere Uterinsegment, das in funktioneller und anatomischer Hinsicht eine Zwischenstellung zwischen Zervix und Corpus uteri einnimmt.

Im Gegensatz zur Zervix besteht die Wandung des **Corpus uteri** fast ausschließlich aus glatter Muskulatur. Die Muskelfaserstränge sind spiralig angeordnet und erlauben daher während der Schwangerschaft eine rasche Größenzunahme. Ferner ermöglicht diese Anordnung der glatten Muskelfasern, während der Menstruation und der Geburt eine rhythmisch koordinierte Kontraktilität. Die Neigung des Corpus uteri gegenüber der Zervix nach vorn wird als Anteflexio bezeichnet. Das Cavum uteri ist von einer Schleimhaut, dem Endometrium, ausgekleidet und stellt einen schmalen Spalt mit nur geringem Fassungsvermögen von etwa 50–100 µl dar. Ähnlich wie das Vaginalepithel und die Zervixdrüsen wird die Proliferation und Differenzierung des Endometriums von Sexualsteroiden gesteuert. Das Endometrium lässt sich in eine Pars basalis, die an das Myometrium angrenzt, und eine Pars functionalis unterteilen.

Die Functionalis stellt eine drüsenreiche Schleimhaut dar, die mit einschichtigem Zylinderepithel bedeckt ist und von Stromagewebe durchzogen wird. Unter dem Einfluss von Östrogenen kommt es zur Proliferation des Drüsenepithels durch mitotische Teilung. Östrogene bewirken an den Stromazellen eine Freisetzung von Wachstumsfaktoren, die über parakrine Mechanismen das Wachstum des Epithels aktivieren. Durch Progesteron wird das proliferierte Endometrium sekretorisch umgewandelt. Es bilden sich zunehmend Drüsenlumina, die mit Sekret gefüllt sind. Etwa am 22.–24. Zyklustag erreicht die sekretorische Aktivität ihr Maximum, das Endometrium ist dann für die Implantation der Blastozyste optimal vorbereitet. Ab dem 26. Zyklustag beobachtet man eine Infiltration von Leukozyten in das Stroma, es kommt zur Cytolyse und zur Abstoßung der Functionalis und damit zur Menstruation (Abb. 1.11).

Die **Tubae uterinae** entwickeln sich aus dem Müller'schen Gangsystem und verbinden das Cavum uteri mit der freien Bauchhöhle. Die Tuben sind etwa 12 cm lang und werden in 3 Abschnitte untergliedert. Der die Uteruswandung durchziehende Abschnitt wird als Pars intramuralis oder interstitialis bezeichnet. Wegen seiner relativen Enge wird der anschließende Teil die Pars isthmica genannt. Weiter abdominalwärts erweitert sich das Tubenlumen zur Pars ampullaris. Der distale Anteil der Tube wird durch den Fimbrientrichter gebildet. Die Tube ist mit Peritoneum bedeckt und besitzt eine äußere Längs- und eine innere Ringmuskulatur, die ihr eine ausgeprägte Mobilität verleihen. Die Tubenschleimhaut (Endosalpinx) besteht aus zylindrischem Epithel, das zum großen Teil mit Flimmerhärchen ausgestattet ist, zum Teil Sekret absondern kann. Das dort gebildete Sekret fließt in Richtung des Fimbrientrichters. Der Schlag der Flimmerhaare hingegen ist uteruswärts gerichtet (Abb. 1.12 und 1.13).

Sekretstrom und Aktivität der Flimmerepithelien, sowie die Kontraktilität der glatten Tubenmuskulatur sind für die Eiaufnahme, die Frühentwicklung und den Transport der Eizelle von entscheidender Bedeutung. Die Funktion der sezernierenden Epithelzellen wird durch Östrogene stimuliert, durch Progesteron inhibiert.

Der Fimbrientrichter ist weitgehend frei beweglich und kann alle Regionen der Ovaroberfläche für die Aufnahme der bei der Ovulation freigesetzten Eizelle abgreifen (Eiauffangmechanismus).

Das unmittelbar hinter dem Tubenabgang aus dem Uterus austretende Ligamentum ovarii proprium stellt eine bindegewebige Verbindung zwischen Uterus und Ovar dar. Die **Ovarien** liegen an der seitlichen Beckenwand und werden durch die Gefäße des Ligamentum suspensorium ovarii, die in den Hilus ovarii einmünden, versorgt. Etwa 2/3 der Ovarialoberfläche ragen frei in das Abdomen. Die Oberfläche des Ovars ist von einem kubisch bis zylindrischen Epithel, dem Keimepithel bedeckt. Darunter liegt die Tunica albuginea, darunter die Rindenschicht des Ovars, in der Follikel aller Reifegrade anzutreffen sind (Abb. 1.14). Beim Eintritt in die Pubertät lassen sich in den Ovarien ca. 400 000–500 000 Primordialfollikel nachweisen. Morphologisch sind Primordialfollikel gekennzeichnet durch die Eizelle, die von einer einfachen Granulosazellschicht umgeben ist und

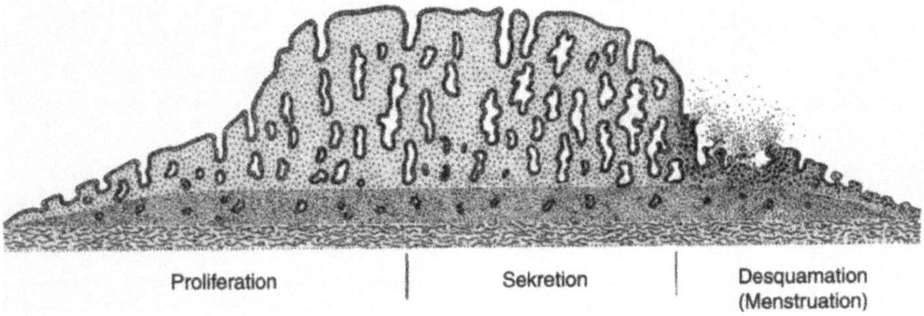

Abb. 1.11: Zyklische Veränderungen des Endometriums.

durch eine Basalmembran vom Stroma ovarii abgegrenzt wird. Sekundärfollikel zeichnen sich durch zwei oder mehrere Lagen von Granulosazellen aus. An die Basalmembran angrenzend finden sich Thekazellen, die sich in eine innere und eine äußere Zone untergliedern lassen. Während sich die Theka folliculi durch Gefäßreichtum auszeichnet, haben Granulosazellen keine Beziehung zum Gefäßsystem. Im Verlaufe der weiteren Follikelreifung entwickelt sich im Normalzyklus aus einer Kohorte mehrerer Sekundärfollikel ein dominanter Follikel zum Tertiär- und schließlich zum Graaf'schen Follikel. Der Graaf'sche Follikel ist der jeweils im Zyklus zur Ovulation ausgewählte, der bei voller Reife einen Durchmesser von 20–22 mm aufweist. Er ist ausgekleidet von gefäßlosen Granulosazellen, die in 12–20 Zellreihen vorliegen und im Cumulus oophorus die Eizelle tragen. Durch die Membrana granulosa abgegrenzt, umgeben gefäßreiche Thekazellen die Follikelwandung. Die Flüssigkeit des Follikels wird als Liquor folliculi bezeichnet.

Nach der Ovulation entsteht aus dem rupturierten Follikel durch Luteinisierung das Corpus luteum. Morphologisch erkennt man eine Faltung der Follikelwandung sowie eine ausgeprägte Vaskularisierung. Dadurch gewinnen die zuvor gefäßlosen Granulosazellen Anschluss an das Gefäßsystem. Darüber hinaus kommt es zu einer raschen Vermehrung und Vergrößerung der Granulosazellen. Die Verbindung mit dem Gefäßsystem ist essenziell für die endokrine Funktion des Corpus luteum, das für seine zunehmende Progesteronsynthese auf das Angebot entsprechender Vorstufen wie dem Cholesterin angewiesen ist. Im Corpus luteum lassen sich Granulosaluteinzellen (große Luteinzellen) und Theka-Luteinzellen (kleine Lutealzellen) unterscheiden. Bleibt die Befruchtung aus, so verliert das Corpus luteum menstruationis nach etwa 10 Tagen seine funktionelle Aktivität und geht durch Luteolyse zugrunde. Die zurückbleibenden bindegewebigen Strukturen lassen sich später als Corpus albicans identifizieren. Bei Eintritt einer Schwangerschaft wandelt sich das Corpus luteum menstruationis durch den Einfluss von

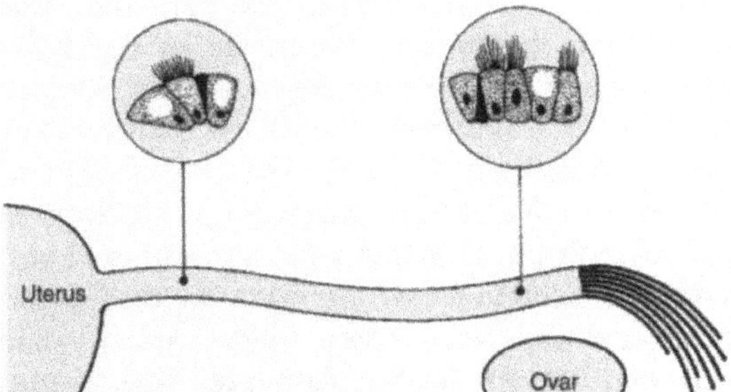

Abb. 1.12: Aufbau der Endosalpinx in den verschiedenen Abschnitten der Tube.

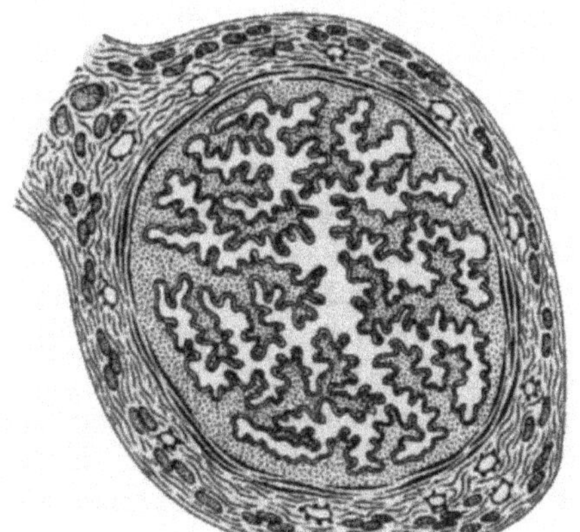

Abb. 1.13: Histologischer Querschnitt durch die Pars ampullaris der Tuba uterina.

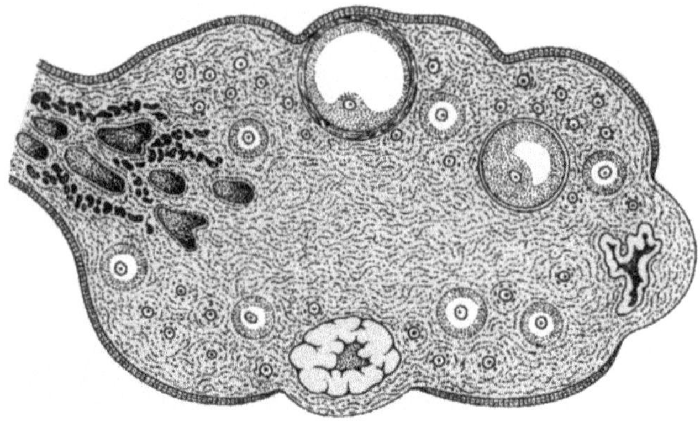

Abb. 1.14: Schematische Darstellung der Morphologie des Ovars. Außen: Deckepithel mit darunter liegender Tunica albuginea. Innen: Rindenparenchym mit Follikeln unterschiedlicher Entwicklungsstufen. Corpus luteum (bei 7h) und Corpus albicans (bei 4h). Zentral gelegene Markzone. Im Hilusbereich befinden sich polygonale Hiluszellen.

hCG in ein Corpus luteum graviditatis um. Morphologisch beobachtet man eine Zunahme der Zellzahl und eine ausgeprägte Vaskularisierung. Meist nimmt das Corpus luteum graviditatis eine zystische Struktur an. Es produziert in steigenden Mengen Östrogene und Progesteron, die für die Frühentwicklung der Gravidität essenziell sind. Die Lebensdauer des Corpus luteum graviditatis beträgt 8–10 Wochen. Danach wird die weitere Produktion der Sexualhormone von der Placenta bzw. der feto-plazentaren Einheit übernommen.

Die Blutversorgung der weiblichen Geschlechtsorgane erfolgt im Wesentlichen durch die Arteriae uterinae und die Arteriae ovaricae. Die Arteria uterina entspringt aus der Arteria iliaca interna und zieht durch das parazervikale Gewebe zum kaudalen Anteil des Uterus. Sie teilt sich dort in einen aufsteigenden und einen absteigenden Ast. Die Arteria ovarica entspringt direkt aus der Aorta. Sie verläuft im Ligamentum suspensorium ovarii zum Hilus des Ovars und anastomisiert dort mit dem aufsteigenden Ast der Arteria uterina, dem Ramus ovaricus.

Vulva und unteres Scheidendrittel werden sensorisch durch den Nervus pudendus versorgt. Die vom Ganglion mesentericum inferior ausgehenden sympathischen Nervenfasern ziehen zum Uterus, den Ovarien und dem oberen Drittel der Scheide. Die parasympathischen Nervenfasern für das innere Genitale entspringen den sacralen Nerven S 2–4, dem Nervus pelvicus.

1.4 Physiologie der Ovarialfunktion

M. Breckwoldt, C. Keck

An der Steuerung der physiologischen Ovarialfunktion sind das zentrale Nervensystem, der Hypothalamus, der Hypophysenvorderlappen und das Ovar selbst beteiligt. Die einzelnen Organe stehen miteinander durch humorale Faktoren in dynamischer Wechselbeziehung. Im Nucleus arcuatus des medio-basalen Hypothalamus finden sich als neuroendokrine Elemente spezifische Nervenzellen, die in der Lage sind, das Gonadotropin-Releasing-Hormon (GnRH) zu produzieren, zu sezernieren und an das hypophysäre Pfortadersystem abzugeben. GnRH ist ein Decapeptid, das sich aus 10 Aminosäuren zusammensetzt und durch Abspaltung aus einer höhermolekularen Vorstufe entsteht (Abb. 1.15). Die Freigabe von GnRH in das hyophysäre Pfortadersystem erfolgt durch einen noch unbekannten Zeitgeber, im Sinne einer pulsatilen Sekretion. Der Rhythmus der GnRH-Sekretion wird durch Sexualsteroide, wie Östradiol und Progesteron moduliert und erfolgt in der Follikelreifungsphase in etwa 90-minütigen Abständen. In der Lutealphase wird die Pulsfrequenz deutlich verlangsamt (Abb. 1.16). Das GnRH bindet an spezifische membranständige Rezeptoren der Adenohypophyse und induziert dort über verschiedene second-messenger-Systeme die Freisetzung und die Neusynthese der Gonadotropine FSH und LH. An der Regulation der GnRH- produzierenden Neurone sind neben den Sexualsteroiden auch Katecholamine sowie Neuropeptide und endogene Opiate beteiligt (Abb. 1.17).

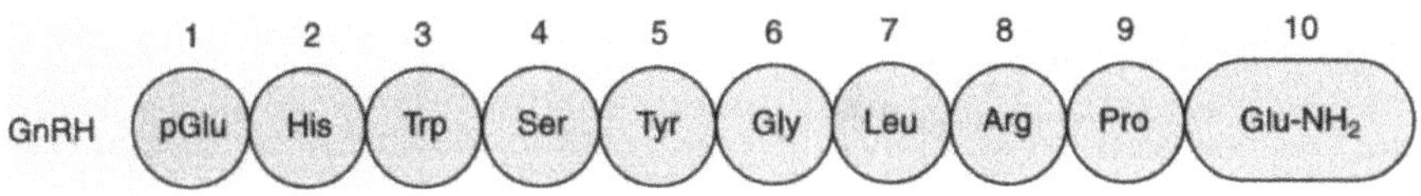

Abb. 1.15: Aminosäuresequenz von GnRH.

Die Ausschüttung der Gonadotropine aus dem Hypophysenvorderlappen erfolgt in strenger Abhängigkeit vom GnRH-Stimulus. Die aus der Hypophyse abgegebenen Gonadotropine FSH und LH binden an entsprechende membranständige Rezeptoren des Ovars und bewirken dort Follikelreifung, Ovulation und Corpus luteum Bildung. Der ovarielle Zyklus beginnt mit der Rekrutierung einer Kohorte von Follikeln. Dieser Rekrutierungsprozess wird teilweise von intraovariellen Faktoren gesteuert. Aus der rekrutierten Kohorte wird durch die Wirkung von FSH ein Follikel als dominanter Follikel selektioniert, der zum Graaf'schen Follikel heranreift, während die übrigen Begleitfollikel durch Atresie zugrunde gehen.

An der Selektion des dominanten Follikels sind neben FSH und Sexualsteroiden eine Reihe, zum Teil noch unbekannte para- und autokrine Faktoren beteiligt. Etwa am 8. Zyklustag ist der Selektionsprozess abgeschlossen, der dominante Follikel stellt nun die entscheidende Östrogenquelle dar. Ausdruck der endokrinen Aktivität des dominanten Follikels sind die bis zur Zyklusmitte kontinuierlich ansteigenden peripheren Östradiolspiegel, die kurz vor der Ovulation ihren Maximalwert erreichen und dann über einen positiven Rückkoppelungsmechanismus die charakteristische mittzyklische Ausschüttung von LH und FSH aus der Hypophyse bewirken (Abb. 1.18). An der zunehmenden Östrogensekretion des reifenden Follikels sind einerseits die *Theka-Interna*-Zellen, die den Follikel umgeben, und die stark proliferierten *Granulosazellen*, die den Follikel auskleiden, beteiligt. Die Theka-Interna Zellen bilden unter dem Einfluss von LH aus entsprechenden Vorstufen C_{19}-Steroide, wie Androstendion und Testosteron. Diese Androgene werden in den Granulosazellen unter dem Einfluss von FSH zu Östrogenen aromatisiert (Abb. 1.19). Das in der Follikelflüssigkeit in hoher Konzentration vorhandene Östradiol wirkt über auto- und parakrine Mechanismen als mitogener Faktor auf die Granulosazellen und fördert synergistisch mit FSH deren Proliferation.

Die verstärkte mittzyklische Ausschüttung von LH und FSH ist die Voraussetzung für die Ovulation. Durch einen präovulatorischen Progesteronanstieg in der Follikelflüssigkeit werden

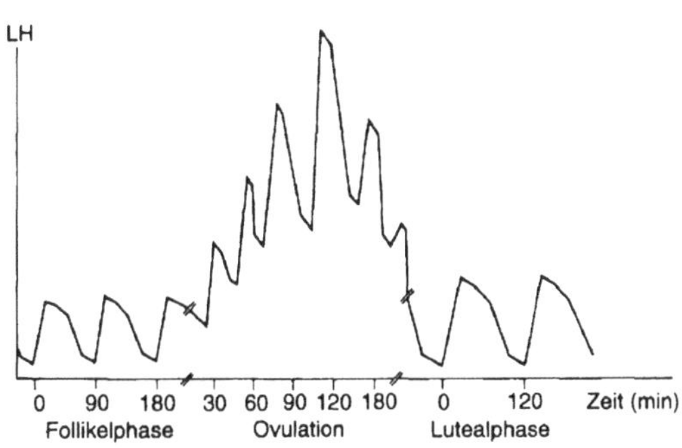

Abb. 1.16: Pulsatile LH-Sekretion. Unterschiedliche Amplitude und Frequenz der LH-Pulse in den verschiedenen Zyklusphasen.

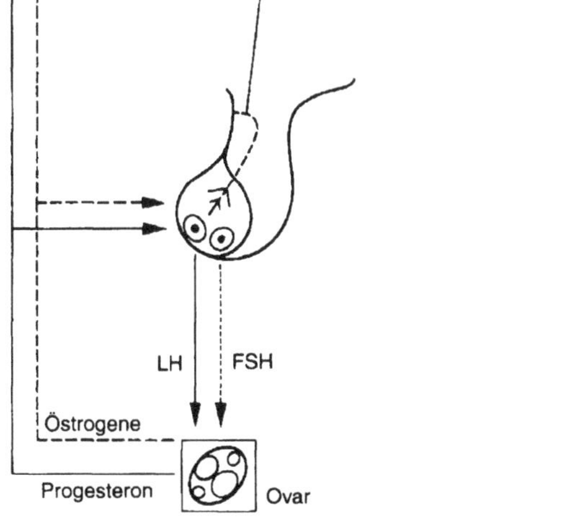

Abb. 1.17: Regulation der GnRH-produzierenden (LRH-produzierenden) Neurone. OP: endogene Opiate; DA: Dopamin; NA: Noradrenalin; 5-HT: Serotonin.

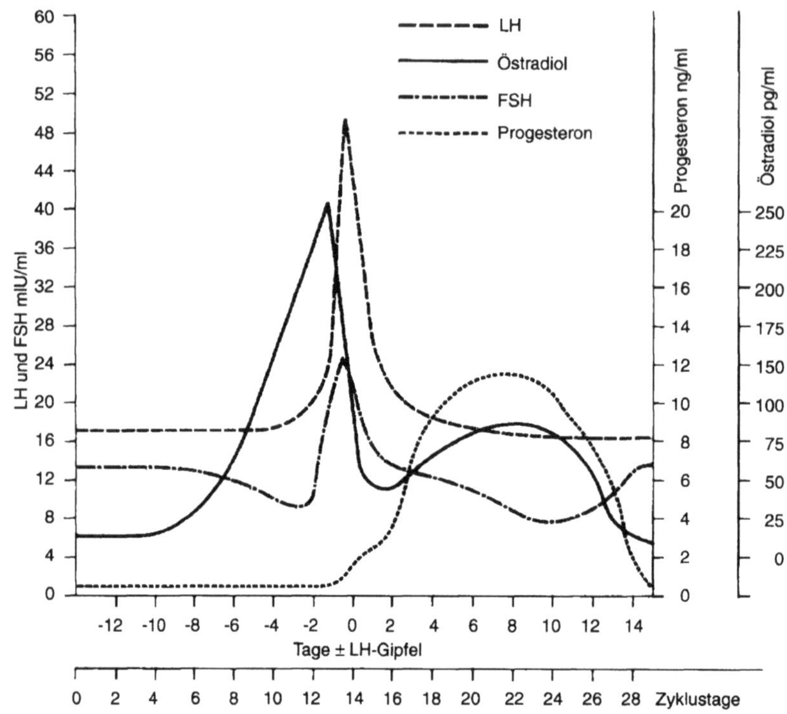

Abb. 1.18: Serumkonzentrationen von Gonadotropinen und Ovarialhormonen während des menstruellen Zyklus.

proteolytische Enzyme induziert. Kollagenase und Plasmin bewirken einen enzymatischen Abbau der Follikelwandung. Prostaglandine und intrafollikuläres Oxytocin scheinen an der Ausstoßung der reifen Eizelle aus dem rupturierten Follikel beteiligt zu sein.

Die Eizelle wird vom Fimbrientrichter der Tube aufgenommen und ist zu diesem Zeitpunkt noch von zahlreichen Granulosazellen des Cumulus oophorus umgeben. Nach der Ovulation entsteht das Corpus luteum. Es enthält luteinisierte Theka- und Granulosazellen. Durch aktive Gefäß-

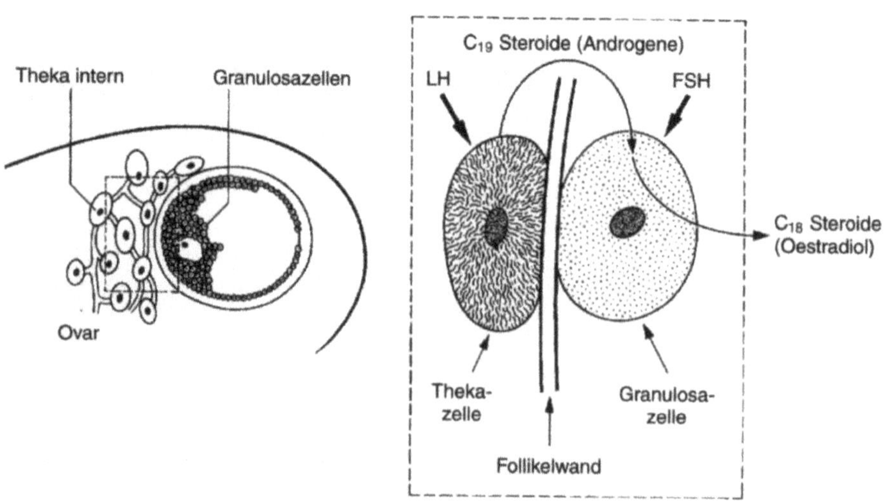

Abb. 1.19: Endokrine und parakrine Regulation der Granulosa- und Theka-Interna-Zellen.

einsprossung erhalten die luteinisierten Granulosazellen Anschluss an das Gefäßsystem. Durch den mittzyklischen FSH-Gipfel wird vermutlich die Synthese von LH-Rezeptoren auf den Membranen der luteinisierten Granulosazellen induziert. Damit wird das Corpus luteum sensitiv gegenüber LH bzw. hCG. Etwa am 7.–8. Tag nach der Ovulation erreicht das Corpus luteum seine maximale endokrine Aktivität und produziert etwa 25 mg Progesteron pro 24 Stunden. Die Lebensdauer des Corpus luteum beträgt 12–14 Tage. Nach dieser Zeit kommt es zur Luteolyse, also zur Rückbildung des Gelbkörpers, falls keine Schwangerschaft eingetreten ist. Mit der Regression des Corpus luteum beginnt der nächste Zyklus wiederum mit der Rekrutierung einer neuen **Follikelkohorte**.

Die aus dem Ovar während der Follikelreifung und der Corpus-luteum-Phase freigesetzten Sexualsteroide Östradiol und Progesteron wirken an ihren spezifischen Erfolgsorganen, wie dem Endometrium, der Cervix uteri, dem Vaginalepithel, der Brustdrüse, dem Hypothalamus und dem Hypophysenvorderlappen. Am Endometrium führen Östrogene durch Bindung an intrazelluläre Rezeptoren zu einer eindrucksvollen Proliferation. Dabei nimmt die Dicke des Endometriums zu und beträgt etwa 10–15 mm zur Zeit der Ovulation. Gleichzeitig induziert Östradiol auch die Synthese von Progesteron-Rezeptoren. Damit wird das Gewebe empfindlich für Progesteron. Nach der Corpus luteum Bildung kommt es durch die Progesteronwirkung zu einer sekretorischen Umwandlung des Endometriums. Damit werden die Voraussetzungen für die Implantation einer Blastozyste geschaffen. Progesteron hemmt seinerseits die Synthese von Östradiolrezeptoren und stellt somit ein natürliches Anti-Östrogen dar. Bleibt die Schwangerschaft aus, bildet sich das Corpus luteum zurück, die peripheren Östradiol- und Progesteronspiegel sinken ab. Dadurch kommt es zu einer ausgeprägten morphologischen und vaskulären Veränderung im Endometrium mit Gefäßspasmen und ischämischen Nekrosen. Es kommt zur Abstoßung des sekretorisch umgewandelten Endometriums, zur Menstruation. Durch Aktivierung von Cyclooxygenasen und Phospholipasen wird die Prostaglandin-Synthese verstärkt. Das Ausmaß bzw. das Verhältnis von Prostaglandin F2α zu Prostacyclin wird durch Östradiol und Progesteron reguliert. Prostaglandin F2α führt zur Kontraktion des Myometriums, Prostacyclin wirkt hingegen relaxierend. Darüber hinaus ist Prostacyclin ein wirksamer Vasodilatator und hemmt die Thrombozytenaggregation. Aufgrund der erhöhten Prostacyclinkonzentration ist das Menstrualblut nicht gerinnbar. Gleichzeitig ist die fibrinolytische Aktivität durch vermehrte Plasminfreisetzung gesteigert.

Während des Menstruationszyklus kommt es zu deutlichen morphologischen und funktionellen Veränderungen an der Cervix uteri. Unter dem Einfluss von Östrogenen sezernieren die Zervixdrüsen zunehmend Sekret, das zur Zyklusmitte verstärkt NaCl und Wasser einlagert. Damit nimmt die Viskosität des Zervixschleims ab, die Spinnbarkeit nimmt zu, das Farnkrautphänomen wird positiv. Gleichzeitig öffnet sich der Zervikalkanal. Unmittelbar nach der Ovulation kommt es durch die Progesteronwirkung zu einer raschen Abnahme der zervikalen Sekretion. Das Zervixsekret wird zäh und viskös. Der Muttermund schließt sich.

Auf hypothalamischer Ebene wirken die Sexualsteroide modulierend auf den Pulsgenerator. Während der frühen Follikelreifungsphase erfolgt die pulsatile Freisetzung von LH und FSH in etwa 90-minütigen Abständen. In der präovulatorischen Phase betragen die Abstände zwischen den einzelnen Sekretionsepisoden etwa 60 Minuten. In der Lutealphase kommt es unter dem Einfluss von Progesteron zu einer deutlichen Verlangsamung der Pulsfrequenz. FSH und LH werden in 3–4-stündigen Abständen aus dem Hypophysenvorderlappen abgegeben (Abb. 1.16). Aus dieser Betrachtung wird deutlich, dass das Ovar durch seine endokrinen Kommunikationssignale wie Östradiol und Progesteron seine eigene Physiologie weitgehend selber reguliert. Voraussetzung ist jedoch ein intakes Hypothalamus-Hypophysen-System, das auf die ovariellen Signale adäquat reagieren kann.

1.5 Pathophysiologie der Ovarialfunktion

M. Breckwoldt, C. Keck

Störungen der Ovarialfunktion lassen sich anhand ihrer klinischen Symptomatologie beschreiben und diagnostizieren (Abb. 1.20). Meist werden sie als Regeltempostörungen wie Poly-, Oligo- oder Amenorrhö auffällig. Von Hypermenorrhö spricht man bei verstärkter Menstruation mit Abgang von Blutkoageln. Die schmerzhafte Regelblutung wird als Dysmenorrhö bezeichnet, die nach ihrem zeitlichen Auftreten als primäre oder sekundäre Dysmenorrhö untergliedert wird. Die reine symptomatische Beschreibung von Zyklusstörungen vernachlässigt die zugrunde liegende Pathophysiologie.

1.5.1 Hypogonadotrope Ovarialinsuffizienz (WHO I)

Leitsymptom der hypogonadotropen oder hypothalamischen Ovarialinsuffizienz ist die primäre oder sekundäre Amenorrhö als Folge einer herabgesetzten oder fehlenden hypophysären Gonadotropinfreisetzung. Ursächlich liegt dieser Störung eine unzureichende oder fehlende hypothalamische GnRH-Sekretion zugrunde. Durch fehlende Gonadotropinstimulation bleibt eine ovarielle Östrogensekretion vollständig aus, das Endometrium wird nicht zur Proliferation angeregt und bleibt atrophisch. Die peripheren FSH-, LH- und Östradiolspiegel sind erniedrigt.

Zur Gruppe der hypogonadotropen Ovarialinsuffizienz gehören die **Pubertas tarda**, die **idiopathische Entwicklungsverzögerung** und das **Kallmann-Syndrom**, das durch die Symptomatologie von angeborener Anosmie und allgemeinem Infantilismus gekennzeichnet ist (Abb. 1.21). Darüber hinaus kann es bei **chronifizierter Anorexia nervosa** oder lang persistierender **Psychose** zur sekundären Amenorrhö kommen.

Die chronifizierte Anorexia nervosa oder psychogene Magersucht geht stets mit einer hypothalamischen Ovarialinsuffizienz einher. Der Schweregrad der ovariellen Funktionsstörung ist abhängig von der Dauer und dem Ausmaß der Gewichtsreduktion (Abb. 1.5).

Psychogene Einflüsse auf die GnRH-Freisetzung werden durch Katecholamine und endogene

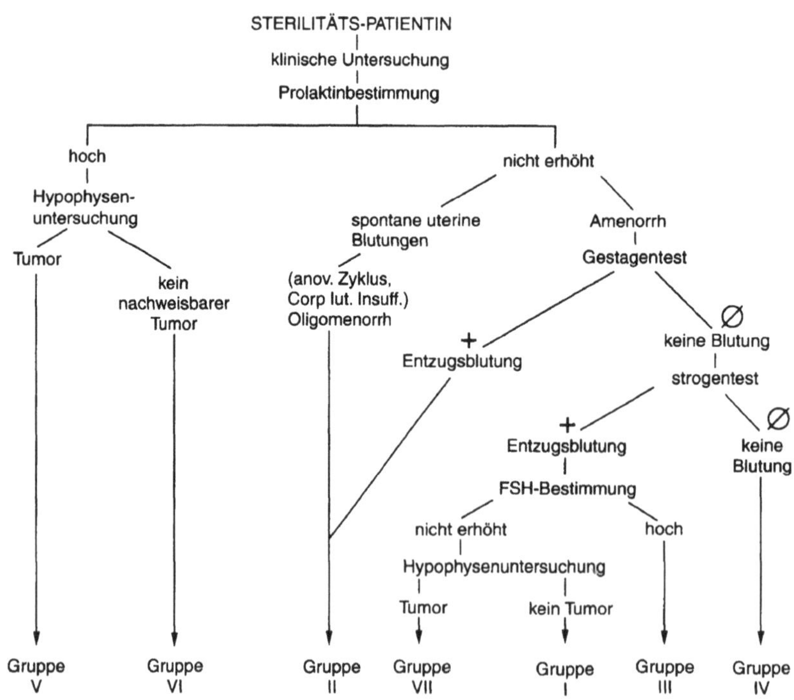

Abb. 1.20: WHO-Klassifikation der Ovarialinsuffizienz.

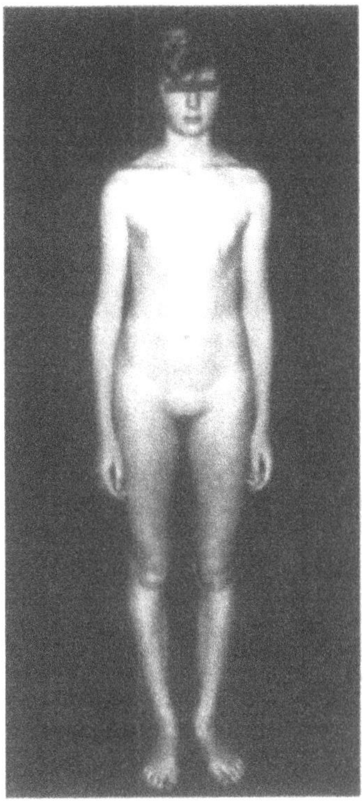

Abb. 1.21: Patientin mit Kallmann-Syndrom.

Opiate vermittelt. Die Bedeutung des Körperfetts für die Regulierung der Ovarialfunktion ist unbestritten. Eine Reduktion des Körperfetts unter 10 % des Körpergewichts geht stets mit einer Störung der Ovarialfunktion einher. So findet man auch bei extremen Leistungssportlerinnen, Balletttänzerinnen oder Bodybuilderinnen häufig eine Störung der Ovarialfunktion, die sich als sekundäre Amenorrhö äußert.

Zur Gruppe der hypogonadotropen Formen der Ovarialfunktion zählt auch das **Sheehan-Syndrom**. Dabei handelt es sich um eine hypophysäre Funktionsstörung aufgrund einer ischämischen Nekrose des Hypophysenvorderlappens im Zusammenhang mit schweren postpartalen Blutverlusten. Diese Komplikation wird heute dank der verbesserten Geburtshilfe kaum noch beobachtet.

1.5.2 Normogonadotrope Ovarialinsuffizienz (WHO II)

Die meisten ovariellen Funktionsstörungen gehen mit normalen Gonadotropin- und Östrogenspiegeln einher. Störungen wie Corpus luteum Insuffizienz, anovulatorische Zyklen, Oligomenorrhö und normogonadotrope Amenorrhö lassen sich hier einordnen. Gemeinsames Merkmal dieser Ovarialinsuffizienzen ist eine endogene Östrogenproduktion, die ausreicht, das Endometrium zur Proliferation anzuregen. Eine exogene Gestagenzufuhr wird in jedem Fall mit einer Gestagenentzugsblutung beantwortet (positiver Gestagentest).

1.5.2.1 Corpus-luteum-Insuffizienz (WHO IIa)

Der Corpus luteum Insuffizienz liegt primär eine Störung der Follikelreifung zugrunde. Die Corpus luteum Phase kann verkürzt sein, bei noch ausreichender Progesteronsekretion. In den meisten Fällen ist jedoch die Progesteronsekretion des Corpus luteum unzureichend, die Lutealphase verkürzt. Klinisch auffällig wird die Corpus luteum Insuffizienz durch Infertilität bzw. Sterilität.

Zyklen mit insuffizienter Lutealphase finden sich auch gehäuft im Präklimakterium und gehen oft mit mastopathischen Beschwerden im Sinne eines prämenstruellen Syndroms einher. Beim prämenstruellen Syndrom handelt es sich um zyklusabhängige somatische und psychische Störungen mit Neigung zur depressiven Verstimmung und verstärkter Ödembildung. Unmittelbar nach Eintreten der Menstruation verlieren sich diese Beschwerden.

1.5.2.2 Anovulatorischer Zyklus

Beim anovulatorischen Zyklus kommt es zur Follikelreifung und zur Selektion eines dominanten Follikels, der durch Atresie zugrunde geht. Die Ovulation und damit die Bildung eines Corpus luteum bleibt aus. Bei der auftretenden Menstruation handelt es sich um eine Östrogen-Entzugsblutung, aus einem nicht transformierten Endometrium.

Eine sekundäre Amenorrhö mit normalen Gonadotropinen und normalen Östrogenspiegeln wird häufig während der Adoleszenz in Verbindung mit einer vorübergehenden Reduktion des Körpergewichts (weight loss amenorrhea) beobachtet. Nach Normalisierung des Körpergewichts stellt sich im Allgemeinen der normale Zyklus wieder ein. Psychogene Faktoren spielen bei dieser Form der Ovarialinsuffizienz eine wesentliche Rolle. Pathophysiologisch liegt dieser

Störung eine unzureichende oder desynchronisierte GnRH-Sekretion zugrunde. Für die prognostische Beurteilung dieser Störung kann ein GnRH-Test hilfreich sein. Je höher die hypophysäre LH-Ausschüttung nach exogener GnRH-Gabe, desto günstiger ist die Prognose hinsichtlich einer Spontanremission.

1.5.3 Hyperandrogenämische Ovarialinsuffizienz

Eine gesteigerte Androgensekretion ovariellen oder adrenalen Ursprungs führt zu ovariellen Funktionsstörungen, die sich klinisch je nach Schweregrad als Oligomenorrhö oder Amenorrhö manifestieren und mit Virilisierungssymptomen, wie Akne, Hirsutismus oder Alopezie einhergehen können. Hierher gehören das **Syndrom der polyzystischen Ovarien** (PCO-Syndrom) und die **Hyperthecosis ovarii**. Das ursprünglich von Stein und Leventhal (1935) beschriebene PCO-Syndrom beinhaltet die Symptome Amenorrhö, Infertilität, Adipositas und Hirsutismus bei vergrößerten polyzystischen Ovarien. Morphologisch findet man im Ovar multiple zystische Follikelstrukturen, eine Verdickung der Tunica albuginea sowie eine Hyperplasie der Theka interna. Im Allgemeinen geht diese persistierende polyfollikuläre Reaktion mit einer LH-abhängigen erhöhten ovariellen Androgensekretion einher (Abb. 1.22). Die Follikel befinden sich entweder in der Entwicklung oder in zunehmender Atresie, ohne dass es zur Selektion eines dominanten Follikels kommt. Charakteristisch ist daher die Anovulation und das Fehlen von Corpus luteum Strukturen. Unter dem Einfluss der chronisch azyklischen LH-Stimulation entwickelt sich eine Thekazell-Hyperplasie. Die in den Thekazellen gebildeten C_{19}-Steroide werden durch die Granulosazellen unzureichend aromatisiert. Daher kommt es im peripheren Blut zu einer Hyperandrogenämie. Die eingeschränkte Aromatisierungskapazität der Granulosazellen beruht auf einer unzureichenden Stimulation durch FSH. Der FSH-LH-Quotient ist stark erniedrigt, die erhöhten LH-Plasmakonzentrationen kommen durch eine gesteigerte pulsatile Freisetzung zustande, wobei sowohl die Amplitude der Sekretionsepisoden als auch deren Frequenz erhöht sein können.

Die von den Thekazellen vermehrt gebildeten C_{19}-Steroide werden in peripheren Geweben wie der Haut und dem Fettgewebe zum großen Teil zu Östron aromatisiert. Dadurch kommt es zu einer chronischen Erhöhung der peripheren Östronspiegel, die wiederum die verstärkte hypophysäre Freisetzung von LH begünstigen. Neben ihrer Fähigkeit, C_{19}-Steroide FSH abhängig zu aromatisieren, sezernieren die Granulosazellen Inhibin, ein Proteohormon, das selektiv die FSH-Ausschüttung aus der Hypophyse hemmt (Abb. 1.23). Die Inhibinfreisetzung wird durch Androgenstimulation verstärkt. Damit schließt sich der Circulus vitiosus. Es ist noch immer ungeklärt, ob es sich beim PCO-Syndrom ursächlich um eine hypothalamische Dysregulation oder um eine primäre Störung der Steroidbiosynthese in den Ovarien handelt.

Abzugrenzen vom PCO ist die **Hyperthecosis ovarii**. Hierbei finden sich multiple Inseln hyperplastischer luteinisierter Thekazellen, die über das gesamte Stroma verteilt sind. Dieser Störung liegt vermutlich ein angeborener Enzymdefekt zugrunde. Klinisch werden diese Patientinnen dadurch auffällig, dass die Virilisierungssymptome wie Akne, Hirsutismus und Klitorishypertrophie besonders stark ausgeprägt sind (Abb. 1.24 und 1.25). Im Gegensatz zu dem PCO-Syndrom sind die FSH- und LH-Spiegel deutlich erniedrigt. Die peripheren Testosteronspiegel im Blut können das 8- bis 10-fache des Normalwertes betragen. Bei der Hyperthecosis ovarii scheint es sich um eine Erkrankung zu handeln, die autosomal dominant vererbt wird und als eine besondere Form der Gonadendysgenesie – vergleichbar einem androgenbildenden Ovarialtumor – betrachtet werden muss.

Androgenbildende Ovarialtumoren wie **Leydig-Zell-Tumoren** oder **Hiluszelltumoren** führen aufgrund ihrer ausgeprägten Androgensekretion zur Hyperandrogenämie. Die stark erhöhten Testosteronspiegel bewirken über negative Rückkoppelungsmechanismen eine Suppression der Gonadotropinausschüttung aus dem Hypophysenvorderlappen. Klinisches Leitsymptom ist die Amenorrhö, einhergehend mit ausgeprägter Virilisierungssymptomatik. Hyperandrogenämische Ovarialinsuffizienzen adrenalen Ursprungs finden sich im Zusammenhang mit angeborenen Störungen der Steroidbiosynthese in der Nebennierenrinde. Das bekannteste Beispiel ist das **adrenogenitale Syndrom** (AGS), bei dem es durch unterschiedliche Enzymdefekte zum Hypocortisolismus bei gleichzeitiger Hyperandrogenämie kommt. Unter den 10 bisher beschriebenen angeborenen Enzymdefekten in der Steroidbiosynthese stellt der 21-Hydroxylase-Defekt mit 95% die zahlenmäßig häufigste Form dar. Es handelt sich um ein autosomal regressives Erbleiden. Das Gen für die 21-Hydroxylase ist auf Chromosom 6 lokalisiert und eng mit den HLA Genen korreliert. Die Folge der erniedrigten Cortisolbildung ist eine mangelhafte, negative Rückkoppelung mit verstärkter CRF-ACTH-Ausschüttung aus der Hypophyse, die in ihrer Konsequenz zu einer Nebennierenrindenhyperplasie führt. Als Folge des Enzymmangels kommt es in der Nebennierenrinde zu einer verstärkten Bildung von Androgenen. Dies führt bei den Patientinnen zu Virilisierungssymptomen unterschiedlichen Ausmaßes. Beim ausgeprägten 21-Hydroxylasemangel kann auch die Aldosteronbildung in der Nebennierenrinde hochgradig gestört sein, sodass es zum Salzverlustsyndrom kommt. Ein partieller 21-Hydroxylasemangel wird oft erst im Erwachsenenalter evident. In diesen Fällen spricht man auch vom **„late-onset AGS“**. Auch diese Spätmanifestation geht mit einer Hyperandrogenämie einher und kann zu entsprechenden Störungen der Ovarialfunktion führen.

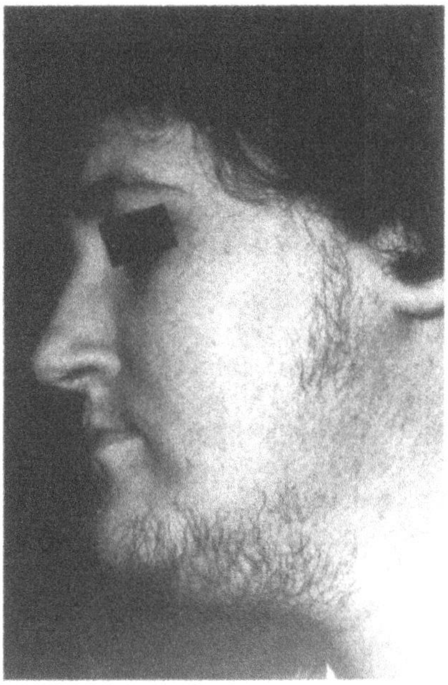

a)

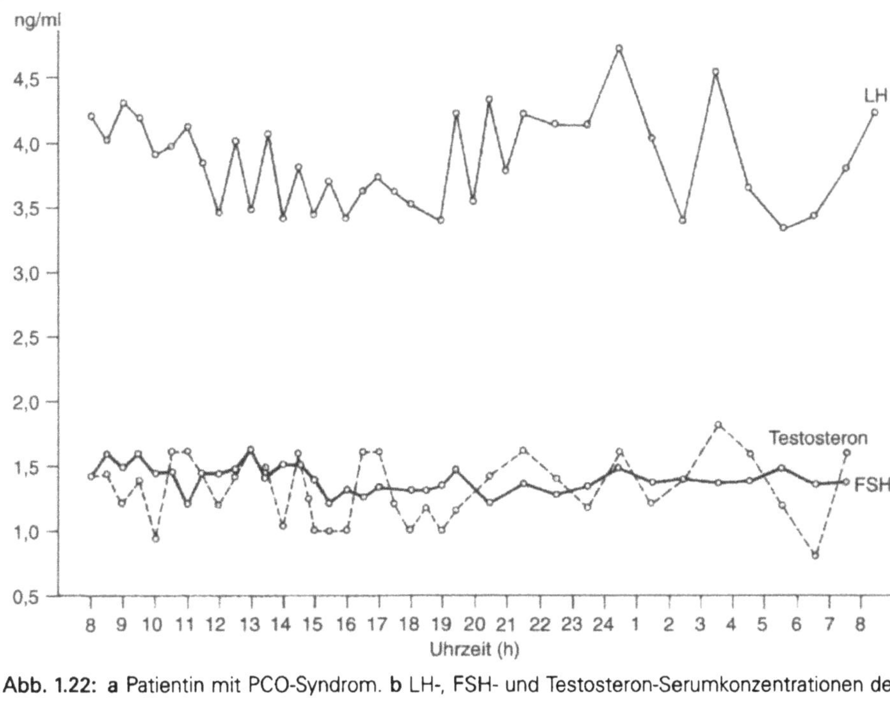

b)

Abb. 1.22: **a** Patientin mit PCO-Syndrom. **b** LH-, FSH- und Testosteron-Serumkonzentrationen der Patientin.

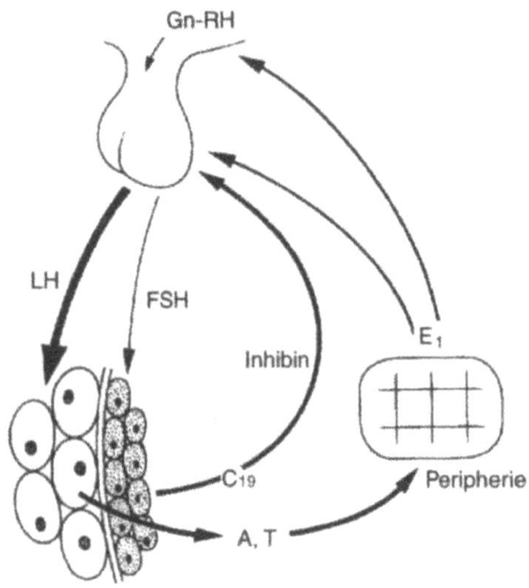

Abb. 1.23: Circulus vitiosus beim PCO-Syndrom.

Aufgrund des 21-Hydroxylasemangels kommt es nicht nur zum Anstieg der peripheren Androgenkonzentration, sondern auch der Progesteron- und 17-α-OH-Progesteronkonzentration. Daher kommt der Bestimmung von 17-α-OH-Progesteron im Serum eine entscheidende diagnostische Bedeutung bei der Abklärung und Therapie des AGS zu.

1.5.4 Hypergonadotrope Ovarialinsuffizienz (WHO III)

Hierbei handelt es sich um Patientinnen mit primärer oder sekundärer Amenorrhö aufgrund einer primären Ovarialinsuffizienz. Man findet deutlich erhöhte FSH-Konzentrationen im Plasma bei stark erniedrigten Östrogenwerten. Die häufigste Ursache für die primäre Ovarialinsuffizienz stellen genetische Faktoren dar. Diese Störungen werden meist klinisch durch die fehlende Pubertätsentwicklung auffällig.

1.5.5 Prämature Menopause

Von einer vorzeitigen Menopause spricht man, wenn es bei Patientinnen vor dem 35. Lebensjahr zur Entwicklung einer primären Ovarialinsuffizienz kommt. Die klinischen Symptome entsprechen der Symptomatologie des normalen Klimakteriums. Häufig sind jedoch die vegetativen Ausfallerscheinungen wie Hitzewallung und Schweißausbrüche besonders deutlich ausgeprägt.

Ursachen für die frühzeitige Menopause können Deletionen am terminalen Abschnitt des langen Arms des X-Chromosoms sein. Auch Punktmutationen am X-Chromosom kommen ursächlich für das Climakterium praecox in Frage. Ebenso können Polysomien des X-Chromosoms

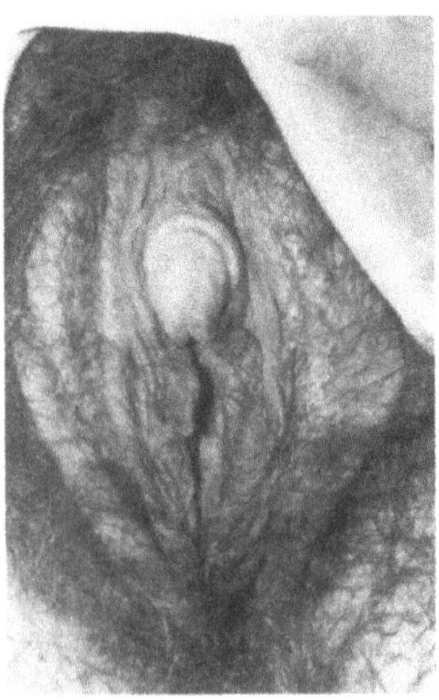

Abb. 1.24: Ausgeprägte Klitorishypertrophie bei einer Patientin mit Hyperthecosis ovarii.

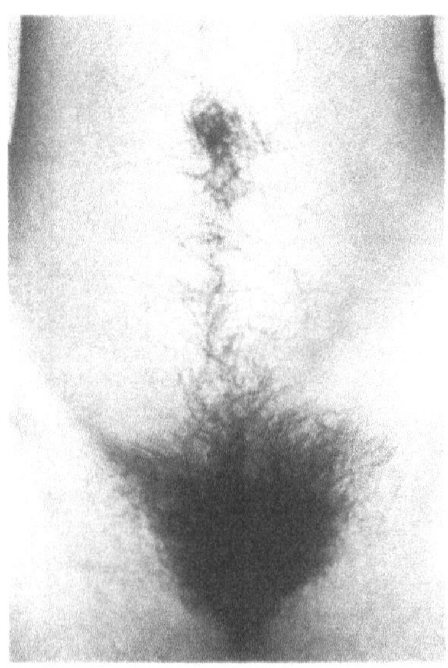

Abb. 1.25: Hirsutismus bei einer Patientin mit Hyperthecosis ovarii.

zu einem vorzeitigen Verlust der Ovarialfunktion führen. In seltenen Fällen können auch Autoimmunerkrankungen analog zum idiopathischen Morbus Addison eine vorzeitige Degeneration der steroidhormonbildenden Zellen des Ovars bewirken. Eine gehäufte Koinzidenz dieser Form der primären Ovarialinsuffizienz mit einem idiopathischen Morbus Addison wurde beschrieben. Darüber hinaus wurde mehrfach über das gleichzeitige Vorkommen von primärer Ovarialinsuffizienz und Hypothyreoidismus mit gegen Schilddrüsengewebe gerichteten Antikörpern in der Zirkulation berichtet.

Zu den exogenen Ursachen, die zu einer primären Ovarialinsuffizienz führen, gehören Zytostatika und ionisierende Strahlen. Aggressive Chemotherapie bei Leukämien oder malignen Erkrankungen des Lymphsystems können die Gonadenfunktion auch dann ungünstig beeinflussen, wenn diese Behandlung im Kindesalter vorgenommen wurde. So kann es nach erfolgreicher Chemotherapie beispielsweise eines Morbus Hodgkin in einem hohen Prozentsatz zum vorzeitigen Untergang der Ovarialfunktion kommen. Strahlentherapie und/ oder Chemotherapie gehen mit einer deutlichen Abnahme der Follikelzahl und einer Hemmung des Follikelwachstums einher.

Anatomisch bedingte Amenorrhö (WHO IV)
Im Grunde genommen handelt es sich bei diesen Frauen nicht um Patientinnen mit einer Ovarialinsuffizienz, sondern um eine durch anatomische Anomalien bedingte Amenorrhö. Das bekannteste Beispiel ist das Rokitansky-Küster-Mayer-Syndrom, mit Vaginalaplasie, bei Uterus bicornis rudimentarius solidus. Die Tuben sind normal ausgebildet, ebenso die Ovarien. Auch die Funktion der Ovarien ist ungestört.

Nach forcierter Abrasio zur Behandlung einer Fehlgeburt kann es zum Verlust des Endometriums kommen mit der Folge einer uterinen Amenorrhö (Asherman-Syndrom).

1.5.6 Hyperprolaktinämie (WHO V und VI)

Zu den hypophysären Proteohormonen, die einen Einfluss auf die Gonadenfunktion ausüben, gehört neben den Gonadotropinen FSH und LH das Prolaktin. Prolaktin weist strukturelle Verwandtschaften zum Wachstumshormon (GH) auf. Biologisch bedeutsam ist das Prolaktin insbesondere für die Entwicklung und Funktion der Brustdrüse. Synthese und Ausschüttung von Prolaktin stehen unter inhibitorischer Kontrolle durch hypothalamisches Dopamin (Abb. 1.26). Östrogene und TRH steigern die Prolaktinfreisetzung. So kommt es im Verlaufe der Schwangerschaft durch die kontinuierlich ansteigenden Östrogenspiegel zu einer entsprechenden Zunahme der Plasmaprolaktinkonzentrationen. Die Hyperprolaktinämie während der Stillzeit geht mit einer ovariellen Funktionsruhe einher, die sich klinisch als Laktationsamenorrhö äußert. Durch die Hyperprolaktinämie kommt es zu einer Störung der pulsatilen GnRH-Freisetzung aus dem Hypothalamus und damit zu einer Störung der hypophysären Gonadotropinausschüttung. Von der physiologischen Laktationshyperprolaktinämie sind pathologische Formen der vermehrten Prolaktinfreisetzung abzugrenzen. Hyperprolaktinämische Zustände können durch Prolaktin-produzierende hypophysäre Adenome verursacht werden. Diese so genannten Prolaktinome gehören zu den häufigsten hormonproduzierenden Hypophysentumoren beim Menschen. Tumoren mit einem Durchmesser bis zu 10 mm werden als Mikroprolaktinome bezeichnet. Bei Makroprolaktinomen kann es sich um sehr große, zum Teil invasive Tumoren handeln mit intra- oder suprazellulärer Ausbreitung. Hyperprolaktinämien können auch iatrogen

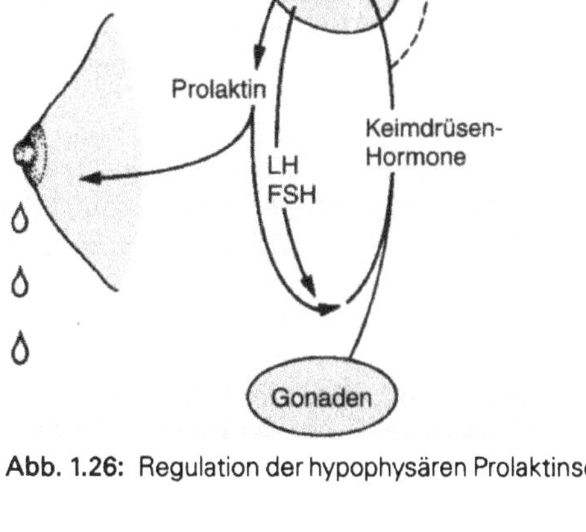

Abb. 1.26: Regulation der hypophysären Prolaktinsekretion.

induziert werden. Alle Pharmaka, die in den Dopaminstoffwechsel eingreifen, wie dopaminentspeichernde Substanzen oder Dopamin-Antagonisten können eine verstärkte Prolaktinsekretion bewirken und konsekutiv zu einer ovariellen Funktionsstörung führen. Je höher der Prolaktinspiegel, desto ausgeprägter die Ovarialinsuffizienz. Übersteigen die Prolaktinspiegel 50 ng/ml Serum, kommt es regelmäßig zur Entwicklung einer hyperprolaktinämischen Amenorrhö, die mit einer Galaktorrhö vergesellschaftet sein kann. Eine isolierte Galaktorrhö hingegen ist nicht zwangsläufig Folge einer Hyperprolaktinämie, oft sind die Prolaktinspiegel normal. Da TRH die Ausschüttung von Prolaktin stimuliert, können auch Störungen der Schilddrüsenfunktion wie Hypothyreose und Hyperthyreose mit einer Hyperprolaktinämie vergesellschaftet sein. In etwa 15–20% aller Zyklusstörungen ist eine Hyperprolaktinämie ursächlich anzunehmen. Bei mäßiggradig erhöhten Prolaktinspiegeln werden Corpus luteum Insuffizienzen, anovulatorische Zyklen oder Oligomenorrhöen beobachtet. Bei deutlich erhöhter Prolaktinkonzentration im Serum kommt es zur Amenorrhö. Für die diagnostische Abklärung der Hyperprolaktinämie werden neben der Prolaktinbestimmung bildgebende Verfahren wie Computertomografie oder NMR eingesetzt. Große Prolaktinome können zu neurologischen Symptomen wie Kopfschmerzen und Einengung des Gesichtsfeldes führen.

Da die Prolaktinsekretion durch Dopamin inhibiert wird, haben sich Dopamin-Agonisten in der Behandlung der Hyperprolaktinämie bewährt, selbst bei Nachweis von Makroprolaktinomen steht die Behandlung mit Dopamin-Agonisten im Vordergrund und macht in vielen Fällen die neurochirurgische Intervention überflüssig.

1.5.7 Hypogonadismus durch raumfordernde Prozesse (WHO VII)

Raumfordernde Prozesse in der Hypothalamus-Hypophysen-Region können zu ovariellen Funktionsstörungen führen, wenn sie die pulsatile Freisetzung von GnRH beeinträchtigen. Als Folge kommt es zu einer Störung der Freisetzung von FSH und LH aus dem Hypophysenvorderlappen. Meist handelt es sich dabei um Kraniopharyngeome, aber auch andere Tumoren wie Hamartome kommen in Frage. Zur diagnostischen Abklärung werden bildgebende Verfahren wie CT oder NMR eingesetzt. Therapeutisch kommen vor allem operative Interventionen in Betracht.

1.6 Lebensphasen der Frau und ihre Störungen

J. Huber

1.6.1 Hormonale Regulation der Fortpflanzungsfunktion

Die Fortpflanzungsfunktion wird in 2 biochemisch unterschiedlichen Hormonverbindungen gesteuert: Peptid- und Steroidhormone. Zu den Peptidhormonen gehören 3 Hormongruppen:

- GnRH, Gonadotropin-Releasing-Hormon, im Hypothalamus gebildet.
- FSH, follikelstimulierendes Hormon und LH, lutenisierendes Hormon. LH und FSH werden in der Hypophyse synthetisiert und heißen *Gonadotropine*.

Die hauptsächlich im Ovar synthetisierten Steroidhormone (ovarielle Steroidhormone) gliedern sich in *3 Gruppen*:

- Progesteron (C-21-Steroide), Androgene (C-19-Steroide), Östrogene (C-18-Steroide)

Die Steroidhormone leiten sich vom Perhydrocyclopentanphenanthren-Molekül ab, bestehend aus drei 6er-Kohlenstoffringen und einem 5er-Kohlenstoffring.

1.6.1.1 GnRH: Biogenese, Sekretion und Stoffwechsel

(GnRH-Aufbau s. Abb. 1.15).

Das Gen für das GnRH liegt am Chromosom 8 und besteht aus 4 Exons. Das Prepro-GnRH (darunter versteht man das primäre Translationsprodukt der mRNA) weist nicht nur die 10 Aminosäuren des GnRH auf, sondern ein weiteres, aus 59 Aminosäuren bestehendes Peptid, das GnRH-assoziierte Protein (GAP), das eine prolaktinsenkende Wirkung besitzt und im hypophysären Portalblut vom GnRH abgespaltet wird.

GnRH-Rezeptoren befinden sich in der Plasmamembran der gonadotropinsekretierenden Zellen des Hypophysenvorderlappens und setzen – nach dem Andocken des Hormons – einen „Secondmessenger", nämlich die Phospholipase C frei; erst diese initiiert über weitere Schritte die Ablesung der DNA und die Proteinsynthese.

Beachte: Der Steroidhormon-Rezeptor-Komplex benötigt keinen „Second messenger", sondern kann direkt im Zellkern die RNA-Synthese in Gang bringen (Abb. 1.27).

GnRH-**Stoffwechsel**. Der Abbau des GnRH Moleküls erfolgt rasch (innerhalb von Minuten) durch 2 Proteasen, die das Molekül zwischen den Aminosäuren 5 und 6 sowie zwischen 9 und 10 spalten.

Die **lange wirksamen** synthetisch hergestellten **Analoga** tauschen die Aminosäure 6 bzw. die Aminosäure 10 aus, wodurch sie vor den *Proteasen geschützt und nur langsam metabolisiert werden* können. GnRH Analoga werden klinisch z. B. bei der Behandlung der Endometriose eingesetzt.

1.6.1.2 Gonadotropine: Biogenese, Sekretion und Stoffwechsel

Die Gonadotropine bestehen (wie das thyroxinstimulierende Hormon und das plazentare Choriogonadotropin) aus *2 Peptidketten*:

- einer aus 92 Aminosäuren zusammengesetzten *identischen Alpha-Kette* und
- einer aus über 100 Aminosäuren bestehenden *Beta-Kette*, deren Aminosäuresequenz unterschiedlich und für die spezifische Wirkung verantwortlich ist.

Beide Ketten sind über Stickstoffbrücken an Zuckermoleküle gebunden (z. B. an Galaktose oder Mannose), die immerhin 15–30% des gesamten Molekulargewichtes ausmachen. Deshalb heißen diese Hormone auch **Glykoproteine**. Durch die Ankoppelung verschiedener Zuckerreste kann die biologische Aktivität der Gonadotropine modifiziert werden.

Das Gen für die Alpha-Kette liegt am Chromosom 6 und besteht aus *4 Introns* und *3 Exons*, die **Beta-Kette** wird von auf verschiedenen Chromosomen liegenden Ketten kodiert, die aus *3 Exons* und *2 Introns* bestehen.

Auch die Gonadotropine bedienen sich nach ihrer Verbindung mit dem ovariellen Rezeptor ei-

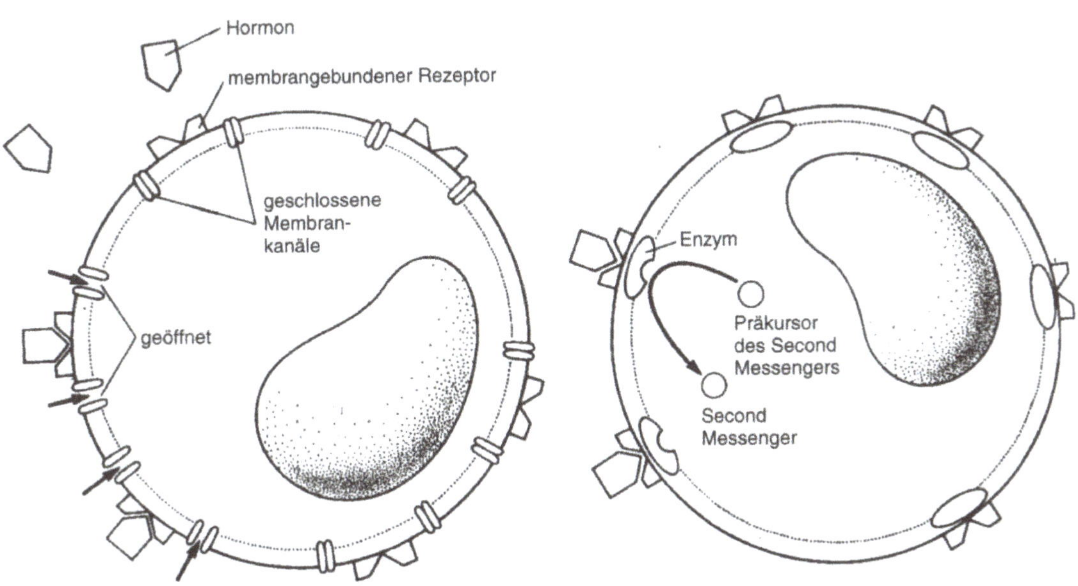

Abb. 1.27: Wirkungsmechanismus der meisten Proteine und Peptidhormone. Die Hormone binden mit Rezeptoren an der Außenseite der Zellmembrane und leiten die Aktivierung von zweiten Boten (second messenger) ein.

nes „Second messenger“, nämlich des **cAMP** (Abb. 1.27). Der **Metabolismus** der Gonadotropine erfolgt auch über *Proteasen*, allerdings ist die biologische Halbwertszeit (HWS) – im Unterschied zum GnRH – viel länger: Für das FSH beträgt sie 3, für das LH 1 Stunde.

1.6.1.3 Steroidhormone: Biogenese, Sekretion und Stoffwechsel

Die 3 Sexualsteroidgruppen leiten sich vom **Cholesterol** ab, das aus 27 C-Atomen besteht.

4 Enzymgruppen sind an der Biosynthese aus Cholesterol entscheidend beteiligt:

- **Desmolasen:** Spalten Seitenketten ab
- **Dehydrogenasen:** Dadurch werden Hydroxylgruppen in Ketone und Ketone in Hydroxylgruppen umgewandelt.
- Hydroxylasen: Führen OH Gruppen zu
- Doppelbindungen werden durch Wasserabspaltung geschaffen bzw. durch zusätzliche Wasserstoffatome entfernt.

Auf diese Weise bilden sich *3 Gruppen* von **Sexualsteroiden**:

- C-21-Steroide, **Gestagene.** Wichtigster Vertreter: **Progesteron** (s. Abb. 2.2).
- C-19-Steroide, **Androgen.** Wichtigste Vertreter: *Testosteron, Androstendion, Dehydroepiandrosteron.*
- C-18-Steroide, **Östrogene.** Wichtigste Vertreter: *17-Beta-Östradiol, Östron, Östriol* (Letzteres wird nicht im Ovar, sondern in der Leber gebildet).

Obwohl die Steroide kleine Hormone darstellen, sind an ihrer Synthese zahlreiche, über das Genom verteilte Gene beteiligt; diese Komplexität verhindert bis jetzt ihre gentechnologische Herstellung.

Steroidrezeptor. Im Unterschied zu anderen Hormonen benötigt der Steroidhormon-Rezeptor-Komplex *keinen „Second messenger“*, sondern kann direkt im Kern die Proteinsynthese initiieren (Abb. 1.28). Der Rezeptor selbst ist ein großes Peptid, das sowohl eine Hormonbindungsstelle wie auch eine DNA Bindungsstelle aufweist. Letztere ist schleifenförmig konfiguriert und rastet in der DNA an den sog. „hormone response elements“ ein, wodurch die Translation in Gang gesetzt wird.

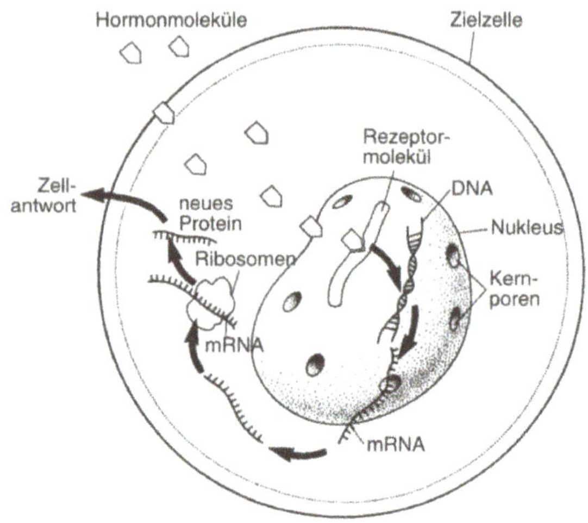

Abb. 1.28: Steroidhormonwirkung. Das Hormon durchdingt die Zellmembran und bindet an einen zytoplasmatischen (mobilen) Rezeptor. Der Hormon-Rezeptor-Komplex dringt in den Zellkern ein und bewirkt die Transkription der DNA-Kodierung spezifischer Proteine.

Metabolismus. Um die lipophilen Steroide wasserlöslich und damit auch nierengängig zu machen, müssen sie an einen Sulfat bzw. Glukuronidrest gekoppelt (=konjugiert) werden. Dadurch können sie ausgeschieden werden.

1.6.2 Hormonale Regulation der Geschlechtsreife

Direkte Hormonwirkung: Ein Hormon beeinflusst in direkter Weise das Zielorgan und bewirkt dort eine Steigerung bzw. eine Suppression der Zielsubstanz. So stimuliert das hypothalamische GnRH die Gonadotropinsynthese und -freisetzung in der Hypophyse. Sowohl das **GnRH** wie auch die **Gonadotropine** werden *pulsatil* freigesetzt: In der *Follikelphase* erfolgt ca. 1 Puls pro Stunde, in der *Lutealphase* ca. 1 Puls alle 3–5 Stunden.

Die Gonatropine ihrerseits bewirken im Ovar die Steroidsynthese, wobei das LH die Androgensynthese und das FSH die Östrogenproduktion stimuliert.

Hormonelle Rückwirkung (feedback): Hormone können auf die ihnen übergeordneten Substanzen zurückwirken und damit ein selbst organisiertes Steuerungssystem bewirken. So stimuliert das GnRH über die Gonadotropine die ovarielle Östrogensynthese. Hohe Östrogendosen können allerdings auf den Hypothalamus zurückwirken und die GnRH-Sekretion bremsen.

Interaktionen der Geschlechtshormone: Die Sexualsteroide sind mit zahlreichen anderen Hormonsystemen verbunden, von denen sie beeinflusst werden oder die sie selbst beeinflussen.

Beispiel 1: Das **Thyroxin-Releasing-Hormon (TRH)** beeinflusst nicht nur das thyroxinstimulierende Hormon *(TSH)*, sondern erhöht auch das *Prolaktin*, das seinerseits die Gonadotropine unterdrückt.

Bespiel 2: Das hypophysäre **Wachstumshormon** (STH oder GH) bewirkt eine Synthese der *insulin like growth factors (IGF)*, die wichtige Stoffwechselfunktionen übernehmen, andererseits aber auch die Hormonproduktion des Eierstocks anregen *(cogonadotrope Wirkung)*. Umgekehrt hat das Östradiol einen Einfluss auf die STH-Produktion.

- Der **Einfluss von Stress und Umwelt auf die Geschlechtshormone.** Auch stressabhängige Hormone interagieren mit der hypothalamisch-hypophysär-ovariellen Achse: Aus dem ebenfalls im HVL gebildeten Proopiomelanocortin (POMC) spalten sich das adrenokortikotrope Hormon (ACTH) sowie das Beta-Endorphin heraus. Letzteres inhibiert die Gonadotropinfreisetzung und supprimiert so den Eierstock. Das POMC wird durch den Kortisol-Releasing-Faktor (CRF), einen stressabhängigen Neurotransmittor, freigesetzt. Dies kann eine der Ursachen sein, warum Umweltbelastungen und Stress zu Zyklusstörungen, Amenorrhö und Sterilität führen. Aber auch das **Licht** steht in einer, wenn auch klinisch noch nicht ganz verstandenen Beziehung zu den Geschlechtssteroiden: Das Tages- und Mondlicht moduliert die *Melatoninfreisetzung* der Epiphyse, die ihrerseits die Gonadotropine und damit die Ovarien beeinflussen kann.

1.6.3 Ovulatorischer Zyklus

1.6.3.1 Fortpflanzungsorgane

Hormone. *GnRH und Gonadotropine* werden mit unterschiedlicher Frequenz *pulsatil* in der ersten und zweiten Zyklusphase freigesetzt. 36 Stunden vor der Ovulation erhöht das **LH sprunghaft seinen Serumkonzentrationsspiegel** (s. Abb. 1.16) um ca. das *Zehnfache*, obwohl das übergeordnete GnRH diese einmalige Amplitudenerhöhung nicht mitmacht (Abb. 1.29). Die *Ursache* liegt in einem rezeptorabhängigen Steuerungsmechanismus: Durch das vor dem Eisprung stetig ansteigende 17-Beta-Östradiol werden die hypophysären GnRH-Rezeptoren derartig vermehrt („Up Regulation der Rezeptoren"), dass trotz des quantitativ gleich bleibenden GnRH eine massive LH-Ausschüttung erfolgt. Das GnRH hat bei diesem LH-peak nur eine untergeordnete (= permissive) Bedeutung.

Geschlechtssteroide: Das **17-Beta-Östradiol** steigt postmenstruell kontinuierlich an und muss präovulatorisch mindestens eine Konzentration von 150 pg/ml erreichen. Nach dem Eisprung fällt es ab, steigt allerdings in der Lutealphase wieder an, um kurz vor der Menstruation erneut abzufallen (*„biphasischer Verlauf"*). Das **Progesteron** steigt bereits unmittelbar vor dem Eisprung leicht an und erreicht in der zweiten Zyklusphase eine Serumkonzentration von ca. 10 ng/ml. Prämenstruell fällt es ab. Die **Androgene** zeigen am Tag des Eisprungs eine leichte Konzentrationserhöhung.

Zyklische Veränderungen. Endometrium: Von der Menstruation bis zur Lutealphase nimmt das Endometrium graduell an Dicke zu, erreicht während der Ovulation eine Schleimhauthöhe von ca. 8 mm (Abb. 1.29).

Muttermund: Unmittelbar vor dem Eisprung öffnet sich der Muttermund und produziert den Muttermundschleim, der als Schleimpfropf bei der Spekulumuntersuchung auffällt bzw. den manche Frauen als weißlichen Ausfluss bemerken. Durch diese Wassereinlagerung in den Muttermundschleim werden die darin befindlichen Immunglobuline verdünnt, was – neben der mechanischen Öffnung – die Spermaaszension erleichtert.

Endometriale und ovarielle Durchblutung: Zum Zeitpunkt des Eisprungs ist die Blutperfusion in den Genitalorganen am größten – wie durch Dopplerultraschalluntersuchungen der A. ovarica bzw. der A. uterina gezeigt werden kann.

1.6.3.2 Methoden zur Erkennung der Zyklusphasen

Die Überwachung der Zyklusphasen kann mit *3 Methoden* erfolgen:

- **Klinische Methoden:** Die periovulatorische Beobachtung des *Muttermundschleimes* lässt auf eine ausreichende Östrogenproduktion

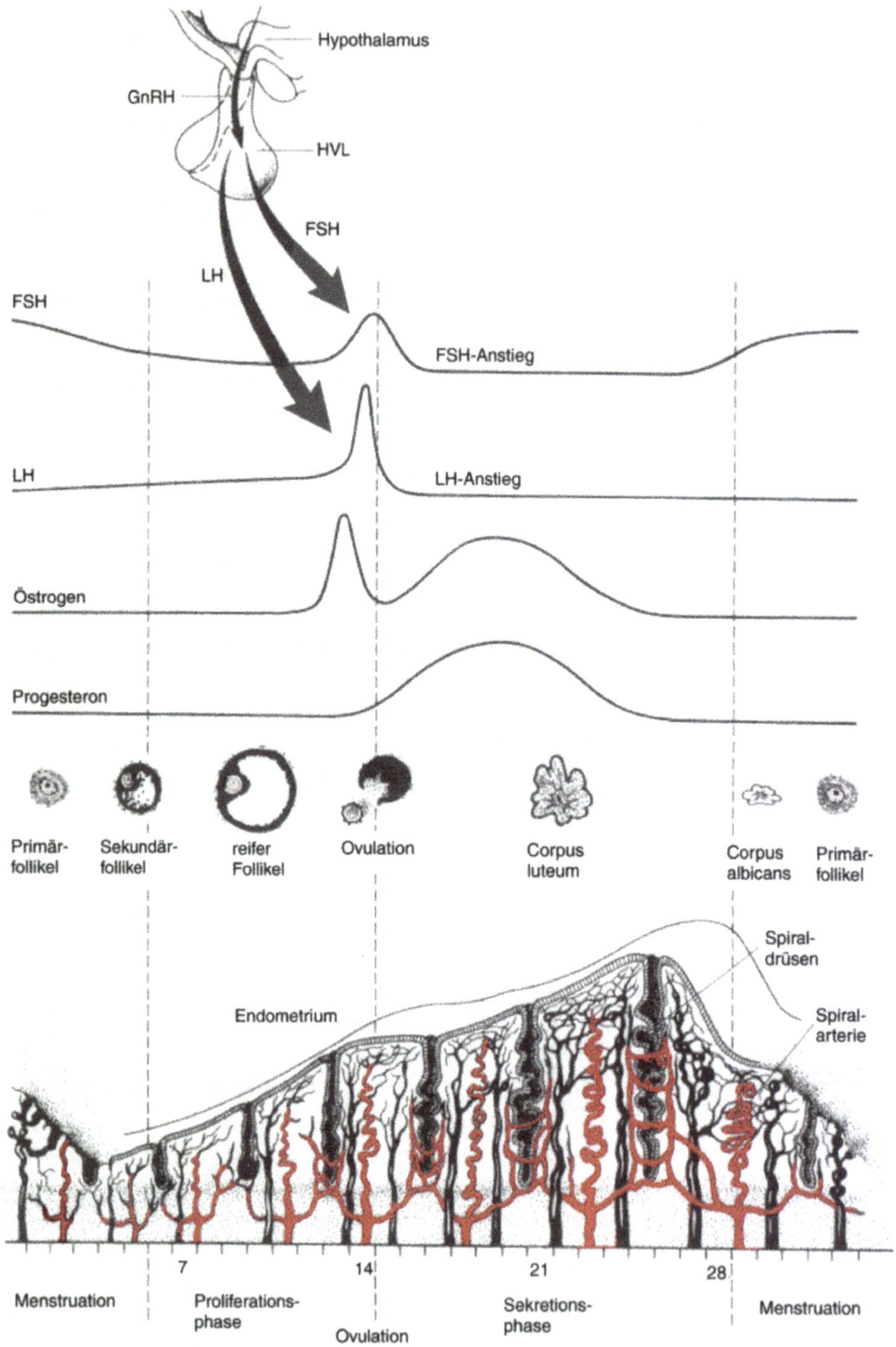

Abb. 1.29: Die Teilprozesse des Menstruationszyklus auf der Ebene des Hypophysevorderlappens (oben), des Ovars (Mitte) und des Uterus (unten). Die Abbildung beginnt mit dem Tag 1 der Menstruation und läuft bis zur Menstruationsphase des folgenden Zyklus. Die 4 Kurven geben die Plasmaspiegel der Gonadotropine, des Östrogens (hier hauptsächlich 17-Beta-Östradiol) und des Progesterons an. In der Mitte ist die entsprechende Entwicklung des Eierstockfollikels aufgezeichnet, der in diesem Zyklus reift und zur Ovulation gelangt. Der untere Teil zeigt das Endometrium mit seiner menstruellen Proliferations- und Sekretionsphase vor dem Eintritt der Menstruationsphase des beginnenden nächsten Zyklus.

schließen. Die Gelbkörperphase kann durch die *Basaltemperaturbeobachtung* kontrolliert werden: Die unmittelbar nach dem Aufwachen oral oder rektal gemessene Basaltemperatur steigt 24–48 Stunden nach dem Eisprung um 0,5 °C an und bleibt bis zum Einsetzen der Menstruation erhöht. Eine Temperaturerhöhung von mehr als 16 Tagen ist ein Schwangerschaftshinweis.

- **Biochemische Methoden:** Mit Radioimmunoassay-Untersuchungen kann man den unmittelbar präovulatorisch stattfindenden *LH-Peak*, den *Östradiolanstieg* sowie die *Progesteronkonzentration* in der zweiten Zyklusphase überwachen.
- **Ultraschalluntersuchungen:** Vaginalsonographisch kann die *Follikelreifung* (ein reifer Follikel muss mindestens 18 mm im Durchmesser groß sein), die *Endrometriumdicke* sowie die zyklusabhängige *Perfusion der Genitalarterien* überwacht werden.

1.6.3.3 Menstruelle Blutung

Durch den prämenstruellen *Konzentrationsabfall von Progesteron und Östradiol* (s. Abb. 1.18) kommt es zur Aktivierung der in den Lysosomen akkumulierten Enzyme, insbesondere der sauren Phosphatase, die die Abstoßung des Stratum functionale vom Stratum basale des Endometriums bewirkt.

Praxishinweis: Eine **normale Blutung** dauert nicht länger als 5, maximal 7 Tage und tritt durchschnittlich alle 28 Tage auf, wobei das – allerdings willkürlich festgelegte – Normintervall von 25 bis 35 Tage reicht. Der Blutverlust soll nicht mehr als 80 ml betragen (s. Abschnitt 10).

- **Menstruationsverschiebung.** Diese erfolgt dadurch, dass der blutungsinduzierende Steroidabfall entweder hinausgeschoben oder vorgezogen wird. In ersterem Fall wird einige Tage vor der zu erwartenden Regel mit der Einnahme eines Östrogen-Progestagen-Präparates begonnen, mit dem man ca. 10 Tage die Blutung hinausschieben kann.
  Beginnt man allerdings schon am 10. Tag nach Beginn der Menstruation mit dieser Östrogen-Progestagen-Pille und nimmt sie ebenfalls 10 Tage, so tritt die Blutung bereits 1–2 Tage nach Absetzen des Präparates auf – damit hat man die Blutung ca. eine Woche vorverschoben.

- **Menstruationshygiene.** Vom ärztlichen Standpunkt kann man es der Patientin überlassen, ob sie Binden oder Tampons benutzen will. Bei stärkeren Blutungen sind Menstruationsbinden zu bevorzugen, mit abklingender Periode kann auf Tampons übergegangen werden. Der Tamponwechsel richtet sich nach der Stärke der Blutung, ist jedoch mindestens einmal innerhalb von 12 Stunden vorzunehmen.

  Vergessene Tampons rufen innerhalb weniger Tage einen starken, übel riechenden Ausfluss hervor. Während der Menstruation genügen die gewohnten Reinigungsmaßnahmen in Form von Waschungen, Duschen oder Bädern. Von gynäkologischem Standpunkt ist weder gegen sportliche noch gegen sexuelle Betätigung während der Menstruation etwas einzuwenden.

1.6.4 Störungen der endokrinen Ovarialfunktion

1.6.4.1 Amenorrhö, anovulatorischer Zyklus, dysfunktionelle Blutungen

Amenorrhö: Bei der *primären* A. hat die Patientin noch nie geblutet – Verdacht auf Anlagestörung. *Sekundäre* A.: Nach einer bereits stattgefundenen Regel beträgt das Blutungsintervall mehr als 3 Monate.

Anovulatorischer Zyklus: Die Patientin hat *keinen Eisprung*, das Endometrium steht unter einer kontinuierlichen („unopposed") Östrogenstimulation, wodurch zwar eine Schleimhaut aufgebaut, aufgrund des fehlenden Progesterons das Stroma jedoch nicht ausreichend stabilisiert wird. Die dadurch bedingten *Blutungen sind meist stärker*, können jedoch auch eine *gewisse Rhythmizität* aufweisen.

Blutungsstörungen: s. Abschnitt 10.

Ätiologie: Die Ursachen können *anatomischer Natur*, aber auch durch Störungen von *Hormonen*, *Neurotransmittern* und *Wachstumsfaktoren* ausgelöst sein.

Anatomische Störungen: Gutartige (Myome) und bösartige (z. B. Endometriumkarzinom) Geschwülste des Uterus können Blutungen hervorrufen.

Hormonelle Dysfunktionen können sowohl die *Amenorrhö* wie auch den *anovulatorischen Zyklus* und *dysfunktionelle Blutungen* bedingen:

- **Hyperprolaktinämie:** Kann Anovulation, Oligomenorrhö und *Amenorrhö* hervorrufen. Klinisch bestehen dabei oft auch laktierende Mammae. *Therapie*: Prolaktinsenkung z. B. mit einem Bromicriptin-Derivat.
- **Hyperandrogenämie:** Ruft ebenfalls *Anovulation, Oligomenorrhö* und *Amenorrhö* hervor. Klinisch bestehen dabei oft auch Hirsutismus und Adipositas. *Therapie*: Antiandrogene (z. B. Cyproteronacetat) (bei gleichzeitigem Kinderwunsch: s. u.). Im Rahmen der Pubertät kann es zu einer *passageren Hyperandrogenämie* kommen, die sich durch unregelmäßige Zyklen, vor allem aber durch *Akne* und *fettiges Haar* auszeichnet. Diese, bei jungen Mädchen sehr häufig anzutreffenden Probleme sind durch eine Dissoziation zwischen ovarieller Androgen- und Östrogenproduktion hervorgerufen. Während sowohl die Nebenniere wie auch das Stroma ovarii ausreichend Androgene zur Verfügung stellen, sind die Granulosazellen noch nicht in ausreichendem Maße vorhanden, um die C-19-Steroide in C-18 zu aromatisieren. Dies führt zu einer kurzfristigen Hyperandrogenämie mit den bereits erwähnten androgenen Stigmata.
- **Schilddrüsenerkrankungen:** Die Geschlechtssteroide sind im Blut an ein Bindungsprotein, das sexualhormonbindende Globulin (SHBG) gebunden, dessen Synthese durch das Schilddrüsenhormon angeregt wird. Dadurch können Schilddrüsenerkrankungen Blutungsunregelmäßigkeiten hervorrufen.

Entsprechend der oben genannten Interaktionen verschiedener Hormonsysteme ist anzunehmen, dass auch andere extragenitale Hormone die Sexualsteroide beeinflussen.

Störungen von Neurotransmittern und Wachstumsfaktoren: Die o.g. Hormonstörungen decken ätiologisch nur einen kleinen Teil der Blutungsanomalien ab; in vielen Fällen sind die Hormonuntersuchungen normal, obwohl anamnestisch und klinisch trotzdem der Eindruck besteht, dass die Störung endokriner Genese ist. Wahrscheinlich sind in diesen Fällen Neurotransmitter und lokale Wachstumsfaktoren ursächlich involviert, die man derzeit noch nicht routinemäßig bestimmen kann.

Beispiel: Anorexia nervosa, s. Abschnitt 1.2.2.1.

Wenn *keine endokrinologischen Ursachen* für Störungen der Ovarialfunktion nachweisbar sind, ist man auf eine **symptomatische Therapie** angewiesen:

- **anovulatorische Zyklen:** *Progestagentherapie* für 10–14 Tage pro Monat. Besteht ein Kinderwunsch, so kann eine Ovulationsauslösung mit *Clomifen* vorgenommen werden.
- **Amenorrhöen, dysfunktionelle Blutungen:** Es kann entweder auch hier mit einem *Progestagen* oder mit einer *Östrogen-Progestagen-Kombination* eine Zyklusstabilisierung durchgeführt werden.

Ätiologie: *organisch*: Myome, Endometriose, Lageanomalie (z. B. Retroflexio); *dysfunktionell*: Liegt keine organische Ursache vor, wird die Ätiologie als dysfunktionell bezeichnet. Pathophysiologisch wird dabei eine übermäßige Bildung von Prostaglandinen, eine Störung der Myometriumdurchblutung und des Östrogen-Gestagen-Gleichgewichtes diskutiert.

1.6.4.2 Diagnostik

Entsprechend der Ätiologie basiert die Diagnostik auf *4 Grundpfeilern*:

- **Anamnese:** Dadurch kann vielfach bereits bei jungen Patientinnen eine Diagnose gestellt werden, vor allem, wenn trotz normaler Hormonbefunde Blutungsunregelmäßigkeiten vorhanden sind, die durch noch nicht messbare Transmitter bedingt sind.
- **Gynäkologische Untersuchung:** Dadurch werden anatomische Ursachen für Blutungsunregelmäßigkeiten erkannt. Mitunter muss konsekutiv eine Curettage angeschlossen werden.
- **Hormonuntersuchung:**
  - **Prolaktin:** zur Diagnose einer *Hyperprolaktinämie*, **Testosteron-Androstendion, DHEA** – zur Diagnose einer *Hyperandrogenämie*
  - **Gonadotropine und Östradiol** – zur Diagnose einer *Menopause* oder *PCO*
  - **T4**, T3, TSH – zur Diagnose einer *Schilddrüsenerkrankung*
- **Ultraschalluntersuchungen:** Damit kann das polyzystische Ovar (PCO) visualisiert werden.

1.6.5 Dysmenorrhö und prämenstruelles Syndrom

1.6.5.1 Ätiologie, Symptomatik

- **Dysmennorrhö:** Übermäßige Regelschmerzen, die krampfartig, ziehend oder auch als dumpfes Druckgefühl im Unterleib lokalisiert sind und mit einem allgemeinen Krankheitsgefühl (Übelkeit, Erbrechen) einhergehen können.
- **Prämenstruelles Syndrom:** Periodisch, *vor* der Regel auftretende Beschwerden im Sinne einer vermehrten seelischen und körperlichen Spannung, verbunden mit psychischer Labilität und Leistungsminderung. Die Symptomatik kann polymorph sein und von Angstzuständen über Spannungs- und Schwellungsgefühle bis zur Obstirpation und Migräne reichen. Das Wesentliche ist die *periodische, prämenstruelle Wiederkehr der Beschwerden*, die mit Eintritt der Regel meist verschwinden.

Ätiologie: unbekannt. Da allerdings die Symptomatik mit einer Progesteronsubstitution in vielen Fällen verbessert werden kann und da andererseits das Progesteron in den Wasserhaushalt eingreift, kann eine *Störung des Progesteronmetabolismus* als eine Ursache angesehen werden.

1.6.5.2 Therapie

Dysmenorrhö. Liegen **organische Ursachen** vor, so müssen diese behandelt werden. Bei **dysfunktioneller Dysmenorrhö** kann mit *Spasmolytika* und *Analgetika*, *Ovulationshemmern* oder mit einer prämenstruellen 10-tägigen Verabreichung eines *Progestagens* eine Verbesserung erzielt werden.

Prämenstruelles Syndrom. Eine symptomatische Behandlung richtet sich nach dem im Vordergrund stehenden Symptom (z. B. Diuretika bei Wasserstau). Empfehlenswert ist eine 10-tägige prämenstruelle Verabreichung von *Progesteron als Scheidenzäpfchen*.

1.6.6 Mastodynie

Unter Mastodynie versteht man die **Schmerzhaftigkeit der Brüste**, die oft mit einem Gefühl der Anschwellung und der Wassereinlagerung einhergeht. Bisweilen tritt die Mastodynie periodisch prämenstruell auf und ist damit ein Teil des prämenstruellen Syndroms.

1.6.7 Fertilitätsstörungen

Siehe Abschnitt 16.

1.6.8 Klimakterium

1.6.8.1 Physiologie

Das Klimakterium ist durch die endokrine Erschöpfung des Ovars, die allerdings stufenweise erfolgt, bedingt. Sukzessiv **fallen folgende Hormone aus**:

- **Inhibin** – dadurch steigt das FSH, oft bei noch normaler Östrogenproduktion an.
- **Progesteron** – als Folge davon entstehen – wie in der Pubertät, anovulatorische Zyklen mit Blutungsstörungen.
- **Östrogene** – durch ihren Ausfall kommt es zum klassischen *klimakterischen Symptom*, zu den *Wallungen*.
- **Androgene** – sie werden im Ovar noch einige Jahre nach der Menopause weitergebildet.

Symptomatik. Wegen der zahlreichen **extragenitalen Funktionen** der Sexualsteroide können durch den Hormonausfall neben den *Hitzewallungen* folgende Symptome entstehen: Depressionen, Schlafstörungen, Leistungsabfall, Gelenkbeschwerden, Hypercholesterinämie, Herzrhythmusstörungen, urologische, dermatologische und ophthalmologische Störungen.

Therapie

> **Praxishinweis:** Im Hinblick auf die Prophylaxe von *Osteoporose* und *Atherosklerose* ist bei manchen Frauen eine **Östrogensubstitution** besonders wichtig, ggf. auch bei subjektiver Beschwerdefreiheit.

Durch die Östrogenzufuhr (oral, transdermal, als Kristall oder Depotinjektion vaginal) können viele diesbezügliche Beschwerden gelindert bzw. beseitigt werden. Bei noch vorhandener Gebärmutter muss zusätzlich zum Östrogen auch ein Gelbkörperhormon 10–14 Tage pro Monat verschrieben werden.

Die dadurch entstehenden regelmäßigen Blutungen sind iatrogen bedingt und bedürfen keiner histologischen Abklärung.

1.6.9 Postmenopause und Senium

Als **Menopause** bezeichnet man den Zeitpunkt der letzten spontanen Blutung, die **Postmenopause** beginnt 12 Monate danach, das **Klimakterium** kennzeichnet den Zeitabschnitt zwischen dem Beginn unregelmäßiger Zyklen und dem Beginn der Postmenopause. Das **Senium** wird ab dem 65. Jahr an gerechnet.

Da die Steroidhormone mit zahlreichen anderen endokrinen Kompartementen interagieren, führt ihr Ausfall zu Symptomen, die man auf den ersten Blick nicht als „ovariell" einstufen würde. Dazu zählen vor allem Kreislaufprobleme, wie z. B. die labile Hypertonie, Herzrhythmusstörungen und ein starker Cholesterinanstieg. Durch eine angemessene Substitutionstherapie kann der im Klimakterium sprunghaft ansteigende Bedarf an Psychopharmaka, Narkotika, Antirheumatika und Lipidsenkern bei Frauen reduziert werden.

Während in der Postmenopause die Spätfolgen eines klimakterischen Östrogenmangels wie Osteoporose und Gefäßerkrankungen manifest werden, treten um Senium atrophe Erkrankungen des Genitals, vor allem die *Craurosis vulvae et vaginae* auf.

Im Unterschied zu früher ist man heute der Meinung, dass auch **im Senium eine entsprechende Östrogentherapie** vorgenommen bzw. auch begonnen werden kann. Damit werden *Blasenfunktionen*, aber auch die *Kommunikationsfähigkeit unter den älteren Menschen* verbessert.

1.6.10 Sexualleben der Frau

Siehe Abschnitt 18.

1.7 Genetische Entwicklungsstörungen und chromosomale Anomalien

W. Holzgreve, P. Min

1.7.1 Kongenitale Anomalien des weiblichen Genitaltraktes

Uterusfehlbildungen entstehen in den embryonalen und frühen fetalen Entwicklungsstadien. *Aplastische Veränderungen* werden in der 6.–9. Schwangerschaftswoche (SSW) beobachtet, häufig in Kombination mit nichtgenitalen Anomalien. *Bikornuale Anlagen* entstehen während der 10.–12. Embryonalwoche, septierte Anlagen in der frühen Fetalperiode zwischen der 12. und 17. SSW (Tab. 1.1). Die Indikation zur operativen Korrektur ist praktisch immer eine relative und stellt sich ausschließlich wegen Sterilität und Infertilität, bei habituellen Aborten oder nach Frühgeburten, wenn durch geeignete Untersuchungen eine Uterusfehlbildung nachgewiesen wird. Der gynäkologische Palpationsbefund allein erlaubt die Diagnose nicht; wesentliche Hinweise ergeben sich aus der Vorgeschichte, wie z. B. Beckenendlagengeburten oder Querlagen. Bei Uterusfehlbildungen werden häufig auch **andere uterine oder extrauterine Infertilitätsursachen** gefunden; hierzu gehören insbesondere eine *isthmozervikale Insuffizienz* in bis zu einem Drittel der Fälle, eine *uterine Hypoplasie* oder *eine defekte Lutealfunktion.* Nach diesen zusätzlichen Faktoren sollte immer gefahndet werden.

Neben den in der frühen Embryonalphase auftretenden Entwicklungsstörungen des *Harntrakts, Skelettanomalien, Herzfehlbildungen* und *Leistenbrüchen* (Tab. 1.2) treten als Begleiterkrankungen häufig eine Dysmenorrhö oder Kohabitationsstörungen auf. Die Dysmenorrhö wird besonders bei Doppelbildungen beobachtet, die mit Hämatosalpinx und Hämatometra bei Atresie des Cavum uteri oder der Cervix in einer der gedoppelten Anlagen vergesellschaftet sind. Ein Teil der Fälle beruht möglichweise auch auf einer sekundären Endometriose. Ein Nebenhorn, das Symptome verursacht, wird operativ angegangen. Die Kohabitationsstörungen können die Folge eines Vaginalseptums sein, das ohne Beschwerden keine Indikation zu operativem Vorgehen darstellt.

Nicht oblitierende Uterusanaomalien werden unter einer von 700 Frauen der Population gefunden. Von diesen ist jedoch nur jede Vierte entsprechend 25 % aller Uterusanomalieträgerinnen infertil. In der großen Mehrzahl der Fälle können Schwangerschaften bei bestehenden Uterusfehlbildungen durchaus normal verlaufen.

Tab. 1.1: Fehlentwicklung des Uterus.

Aplasie 6.–9. SSW	bikornuale Anlage 10.–12. SSW	septierte Anlage 13.–17. SSW
1. bilateral a) komplette Aplasie (nicht lebensfähige Früchte) b) inkomplette Aplasie (Mayer-Rokitansky-Küster-S.) 2. unilateral a) komplette Aplasie eines Hornes Uterus unicornis b) inkomplette Aplasie eines Hornes Uterus pseudounicornis	1. Uterus bicornis unicollis 2. Uterus bicornis bicollis 3. Uterus bicollis mit undurchgängigem Collum 4. Uterus bicollis mit Mündung in geschlossenes Vagina-Rudiment 5. kommunizierende Formen	Uterus septus a) arcuatus b) unicervicalis c) bicervicalis d) communicans

Aus einer Sammelstatistik an 701 Frauen mit Uterusfehlbildungen geht hervor, dass 1299 Schwangerschaften ausgetragen wurden. Die Häufigkeit **habitueller Aborte** oder von Frühgeburten als Folge der Uterusanomalien schwankt in den verschiedenen Statistiken der Weltliteratur zwischen 25 und 70%. In seltenen Fällen wird man sich bei lang dauernder Sterilität ohne andere erkennbare Ursache zur Korrektur einer Uterusfehlbildung entschließen.

Die **Diagnose** der Uterusfehlbildungen wird über die Hysterosalpingographie oder Hysteroskopie (s. Abschnitt 12.3) gestellt. Unter den kongenitalen Anomalien ist der *Uterus didelphys* gewöhnlich nicht mit einer Infertilität assoziiert. Die anderen variablen Grade der Reduplikation des Uterus sind jedoch mit einer reproduktiven Insuffizienz verbunden, wobei nur ca. ein Viertel aller Frauen mit einer Form der nichtobstruktiven Fehlentwicklung des Uterus Fortpflanzungsprobleme hatten.

Die Angaben in der Literatur variieren von 23,5 bis 33% mit einer Ausnahme einer höheren Angabe von 53%.

Die **Ursachen** sind nicht völlig geklärt. **Differentialdiagnostisch** kommen in Frage abnorme uterine *Kontraktionen*, eine inadäquate *Dehnung* des Uterus oder ein inadäquater *Implantationsort* (z. B. septale Implantation).

Obwohl alle Formen der Doppelfehlbildung des Uterus als Ursache einer Fortpflanzungsstörung in Frage kommen, sei jedoch betont, dass ein **septierter Uterus** viel häufiger als Infertilitätsursache nachgewiesen wird als eine **bikornuale Anlage.** Deshalb wird sich auch der operative Eingriff, z. B. die *Metroplastik*, überwiegend auf septierte Uteri beziehen.

1.7.2 Genetische Erkrankungen

Genetische Erkrankungen können in 3 Gruppen eingeteilt werden: *chromosomale Anomalien, Einzelgen-* und *multifaktorielle Erkrankungen.*

Bei den **Chromosomenstörungen** fehlen oder sind überzählig ganze Chromosomenstücke oder Teile von Chromosomen. Da bei numerischen, d. h. zahlenmäßigen Chromosomenstörungen

Tab. 1.2: Müllergang-Agenesie oder -Dysgenesie.

Nichtgenitale Anomalien
1. gestörte Entwicklung des Harntraktes – 34%: Senkniere – 43%, Nierenagenesie – 43%, Uretermissbildungen – 12%, Hufeisenniere – 5%
2. Skelettanomalien – 12%: spinale – 68%, Hüftgelenk - 14%, kostale – 10%
3. angeborene Herzmissbildungen – 4%
4. Leistenbrüche – 7%

statt der normalen 2 Genkopien unter Umständen Tausende von Genen zu viel vorhanden sind oder fehlen, können daraus sehr schwerwiegende Anomalien resultieren. Insgesamt haben etwa 0,7% aller lebendgeborenen Kinder Chromosomenstörungen.

Die **Einzelgenerkrankungen** folgen den Mendelschen Erbregeln. Inzwischen sind *mehrere tausend Erbkrankheiten* bekannt, wobei das *Wiederholungsrisiko* von Einzelgenerkrankungen häufig bei 25% oder 50% liegt.

Multifaktorielle Erbleiden entstehen durch das Wechselspiel von genetischen und Umweltfaktoren.

1.7.2.1 Chromosomen

Die Chromosomen sind Stränge von Nukleinsäuren mit Proteinen. Beim Menschen liegen 46 Chromosomen vor, wobei sich 22. sog. Autosomenpaare von den beiden Geschlechtschromosomen unterscheiden lassen. Die chromosomale Zusammensetzung eines Zellkerns wird als *Karyotyp* bezeichnet. Homologe Chromosomen tragen am gleichen Ort die jeweiligen Erbinformationen von Vater und Mutter, wobei sich während der Zellteilung die Chromosomen verdoppeln, so dass von den Eltern an die Tochterzellen identisches genetisches Material weitergegeben wird. Es gibt 2 Arten von Zellteilungen, die *Mitose* und die *Meiose*. **Mitosen** sind charakteristisch für somatische Zellen. Sie finden reichlich beim Wachstum oder bei Regenerationsleistungen statt. Bei der **Meiose** werden die Geschlechtszellen, die Gameten, geformt. Die Meiose besteht zwar aus 2 Zellteilungen, aber nur einer Verdoppelung der Chromosomen. Schließlich enthalten die reifen Eier und Spermien nur den haploiden Chromosomensatz, d. h. 23 Chromosomen. Von jedem homologen Chromosomenpaar wird zufällig auf die Tocherzellen jeweils eines vererbt, und nach der Befruchtung liegt wieder eine Zelle mit 46 Chromosomen vor.

Mitose. Die Mitose ist charakterisiert durch 4 Stadien: *Pro-, Meta-, Ana- und Telophase.* Jede Zelle verbringt den größten Teil ihres Daseins im **Interphasenstadium,** woran sich die Verdopplung der Chromosomen anschließt. In der **Prophase** beginnen die Chromosomen sich zu verkürzen und zu verdichten, wobei aber noch keine bestimmte Anordnung der Chromosomen zu erkennen ist. Die DNA ist bereits in der Interphase verdoppelt worden und befindet sich in jedem Chromosom in Form von dünnen parallelen Schwesterchromatiden, die an einer Stelle durch das Zentromer zusammengehalten werden, bevor an dieser Stelle die Teilung und die Wanderung zu den entgegenliegenden Zellpolen stattfindet. In der **Metaphase** verschwindet die Kernmembran, und die Chromosomen verdichten sich maximal. Sie befinden sich dann auf der Äquatorialplatte der Zelle auf einem Spindelapparat zwischen den beiden Zellpolen. In diesem Stadium können die Chromosomen im Lichtmikroskop besonders gut sichtbar gemacht werden. In der **Anaphase** teilt sich das Zentromer, und die Chromatiden wandern an die entgegengesetzten Pole der Zelle entlang der Spindel. Wenn sie bei den Polen angelangt sind, ist dies der Beginn der **Telophase.** Der letzte Schritt der Mitose ist dann durch die Teilung des Zytoplasmas charakterisiert, wobei sich die Chromosomen wieder lockern und der Spindelapparat verschwindet. Schließlich bildet sich um die Tochterzellen eine Membran, und die neue Interphase beginnt.

Meiose. In der Meiose werden die Keimzellen durch 2 aufeinander folgende Zellteilungen gebildet. Die **Meiose I** hat 4 Stadien, ähnlich wie die Mitose, nämlich *Pro-, Meta-, Ana- und Telophase,* aber die Prophase der Meiose I ist komplexer und kann in der Oozyte 40 Jahre oder mehr dauern. Am Ende der Prophase I und während der Metaphase werden Chiasmata geformt, d. h. Stellen, an denen die Chromosomen sich berühren und Crossing-over zwischen Chromatiden der homologen Chromosomen stattfinden kann.

Durch das **Crossing-over** zwischen väterlichen und mütterlichen Chromatiden entstehen unendlich viele Rekombinationsmöglichkeiten, wodurch letztendlich die *genetische Variabilität* gesichert ist.

Nach der Meiose I folgt die **Meiose II** ohne Interphase und ohne DNA-Replikation. Wie bei der normalen Mitose teilen die Zellen sich auf die Hälfte ihres genetischen Materials, sodass aus jeder diploiden Zelle, die durch die komplette Meiose hindurchgelaufen ist, 4 haploide Zellen gebildet werden.

In der **Spermatogenese** werden von jeder primären Spermatozyte 4 Spermatiden gebildet. Dieser Prozesss ist allerdings relativ kurz und dauert nur 60–70 Tage.

Die **Oogenese** ist ein viel komplexerer Prozess, wobei die Prophase der primären Oozyten bereits in der Fetalperiode beginnt, aber in dieser Phase arretiert ist, bis zum Beginn der Zyklustätigkeit die Oozyten wieder reifen und es zu Eisprüngen kommt. Die Meiose I ist erst zum Zeitpunkt der Ovulation abgeschlossen, wenn eine Tochterzelle 23 Chromosomen und das meiste Zytoplasma enthält und zur sekundären Oozyte wird. Die anderen 23 Chromosomen werden als Polkörperchen ausgesondert. Die zweite meiotische Teilung schließt sich unmittelbar an und wird durch Ausstoßung des zweiten Polarkörperchens nach der Befruchtung im Eileiter abgeschlossen. Deswegen wird bei der meiotischen Reifeteilung der Oozyten nur ein reifes Ei mit einem haploiden Chromosomensatz gebildet.

Vermutet wird, dass die im Vergleich zur Spermatogenese lang dauernde Meiose der Oozyte, den gesicherten Einfluss des mütterlichen Alters auf die Häufigkeit von Chromosomenstörungen begründet. Die kausalen Zusammenhänge sind auch heute noch unklar. Non-Disjunktion, meist in der ersten Reifeteilung, ist der wichtigste Mechanismus bei Entstehung von numerischen Chromosomenanomalien. Beim Down-Syndrom stammt das überzählige Chromosom 21 in 95% der Fälle von der Mutter. Ein väterlicher Alterseffekt ist nicht belegt.

1.7.2.2 Chromosomenanalyse

Methodik. Die Chromosomen werden meist in der **Metaphase** untersucht, d. h. während der Zellteilung. Als *Mitogen* bei der Karyotypisierung aus Blut wird *Phytohämagglutinin* verwendet, um die Zellteilung der Lymphozyten anzuregen. Amnionzellen werden in der Regel in Nährmedien kultiviert, die mit Zusätzen angereichert sind. Nach einer entsprechenden Wachstumsphase befinden sich die Zellen in der Metaphase, in der dann Colchizin hinzugesetzt wird, um die Zellteilung durch Unterbrechung des Spindelapparates vor der Anaphase zu arretieren. Es wird dann der hypotone Schock durchgeführt, und nach Fixierung werden die Zellen auf Objektträger aufgebracht. Die eigentliche Sichtbarmachung der Chromosomen erfolgt durch Zusatz von Farbstoffen, wobei die horizontalen Linien nach entsprechender Färbung auf den Chromosomen als Banden bezeichnet werden. Das **Bandenmuster** ist für jedes Chromosom spezifisch. Die Verwendung von Trypsin und Giemsa führt zu sog. *G-Bänderungen*, bei der sich helle und dunkle Banden abwechseln. Die *Q-Bänderung* besteht aus einer Fluoreszenzfärbung mit Quinacrin, und als *R-Bänderung* wird diejenige Technik bezeichnet, bei der eine umgekehrte Q- oder G-Bänderung durchgeführt wird. Seitdem Anfang der Siebziger Jahre die Bänderungstechniken entwickelt wurden, können Chromosomen in der Regel sehr schnell und eindeutig identifiziert werden, wobei sie zur besseren Übersicht dann im **Karyogramm** nach ihrer Größe, nach der Länge des kurzen p- und des langen q-Armes und nach ihrem *Bänderungsmuster* angeordnet werden. Die Bänderung der Chromosomen ist auch die Voraussetzung, um strukturelle Anomalien, d. h. Vorgänge wie Translokationen oder Inversionen etc. zu erkennen. Wenn in der frühen Metaphase und in der späten Prophase die Chromosomen dargestellt werden, sind diese noch weniger zusammengezogen, und an den längeren Chromosomen können bis zu 1000 Banden identifiziert werden. Diese hoch auflösende Bandentechnik erfordert jedoch eine Synchronisierung des Zellzyklus z. B. durch die Verwendung von Methotrexat, das die Chromosomenverdichtung behindert. Zur Untersuchung von kleinen **Deletionen** wie z. B. beim *Prader-Willy-Syndrom* (del 15q11) oder beim *Langer-Gideon-Syndrom* (del 8q22 bis q24) **waren hochauflösende Bänderungstechniken** erforderlich, wenn der Defekt nicht direkt auf molekularer Ebene oder durch Fluoreszenz in situ Hybridisierung untersucht wird.

1.7.2.3 Polyploidien

Numerische Chromosomenanomalien sind entweder durch ein *Vielfaches des Chromosomensatzes* **(Polyploidie)** oder durch die *Abweichung eines einzelnen Chromosoms* **(Aneuploidie)** gekennzeichnet.

Numerische Chromosomenanomalien machen etwa die Hälfte der 0,6% Chromosomenstörungen bei Lebendgeburten aus. Bei Totgeburten ist die Rate der Chromosomenstörungen allerdings auf 6% und bei Spontanaborten im zweiten Trimenon auf 15–20% und im ersten sogar auf 50–60% erhöht. Wenn eine Karyotypisierung aufgrund eines auffälligen Ultraschallergebnisses durchgeführt wird, liegen die Raten von Chromosomenstörungen in der Größenordnung von 20%.

Polyploidien können durch Fertilisation mit mehreren Spermien oder durch einen Fehler bei der ersten mitotischen Teilung eines befruchteten Eies bedingt sein. Sie führen häufig zu sehr frühem Verlust der Schwangerschaft, z. B. bereits im Präimplantationsstadium.

- Ungefähr 7% aller klinisch erkennbaren Spontanaborte werden alleine durch **Triploi-**

dien verursacht. Durch molekulargenetische Untersuchungen konnte in jüngster Zeit geklärt werden, dass die meisten der im 1. Trimenon erkannten Triploidien paternalen *Ursprungs* sind, während im zweiten und dritten Trimenon von den verbleibenden Triploiden die Mehrzahl maternalen *Ursprungs* sind. Die *paternale Gruppe* führt zu einem Phänotyp mit partieller blasiger Degeneration der Plazenta sowie hohen Alpha-Fetoprotein- und HCG-Werten, während die *maternale Form* der Triploidie durch wachstumsretardierte Feten, Oligohydramnie und sehr niedrige HCG- und AFP-Werte charakterisiert ist.

- **Tetraploidien** werden bei 2% aller Spontanaborte gefunden und resultieren in der Regel aus einer defekten ersten mitotischen Teilung, so dass daraus vier Kopien der Chromosomen entstehen. Viele dieser Schwangerschaften werden als sog. Windei erkannt.

Gelegentlich sind **Tetraploidien bei Lebendgeborenen** mit multiplen Fehlbildungen beobachtet worden. Tetraploidien im Mosaikzustand sind aber in Amnionkulturen und auch im Choriongewebe in der Regel als **Laborartefakt** anzusehen und gehen normalerweise mit der Geburt eines unauffälligen Kindes einher. Wenn ein hoher Prozentsatz tetraploider Zellen in mehreren Kulturflaschen gesehen wird, sollte dies Anlass zu weitergehenden Untersuchungen sein. In solchen Fällen kann eine fetale Blutentnahme weitere Klärung bringen.

1.7.2.4 Aneuploidien

Aneuploidien kommen als *Trisomie* und *Monosomie* vor. Etwa 70–75% aller Spontanaborte mit Chromosomenstörungen beruhen auf Aneuploidien. Die Ursache ist in der Regel eine **meiotische Non-Disjunktion.**

In **Abortstudien** haben sich Trisomien für alle Chromosomen mit Ausnahme des Chromosom 1 gefunden, dagegen viel seltener Monosomien. Häufiger ist nur die Monosomie X, und eine Monosomie 21 ist nur selten beobachtet worden.

Bei der **Geburt** sind vor allem Chromosomenstörungen neben der *Monosomie X* am häufigsten die *Trisomie 21* (Down-Syndrom), die *Trisomie 18* (Edwards-Syndrom) und die *Trisomie 13* (Pätau-Syndrom). Auch andere Aneuploidien der Geschlechtschromosomen finden sich bei Lebendgeburten.

1.7.2.5 Aneuploidien der Geschlechtschromosomen

Bei den Aneuploidien der Geschlechtschromosomen finden sich normalerweise keine Einschränkungen der Intelligenz, wohl aber Entwicklungsstörungen der Geschlechtsorgane und Geschlechtshormone.

Das **Turner-Syndrom** (45X-Karyotyp, Monosomie X) ist gekennzeichnet durch eine Ovarialdysgenesie, verbreiterten Brustwarzenabstand, gelegentlich angeborenes Lymphödem, niedrige hintere Haarlinie, Cubitus valgus, Nierenstörungen oder Herzfehler. Die Ovarien sind in der Regel nicht in der Lage, primäre Follikel zu bilden. Heute ist eine *Östrogensubstitution* in der Adoleszentenzeit bei Patientinnen mit Turner-Syndrom, häufig kombiniert mit einer *Androgen-* bzw. *Wachstumshormonbehandlung* zur Förderung des Größenwachstums üblich geworden.

Es wird geschätzt, dass 99% aller Fruchtanlagen mit Turner-Syndrom im Spontanabort enden, wobei die Häufigkeit bei Lebendgeburten etwa 1 : 10000 beträgt.

Beim **Triple-X-Zustand** ist der Phänotyp in der Regel normal, wobei sich nur *selten Fertilitätsprobleme* oder eine leichte geistige Retardierung finden. Dieser Karyotyp wird einmal unter 1000 weiblichen Lebendgeborenen bobachtet. Die betroffenen Mädchen sind nach einem frühen Wachstumsschub in der Regel groß, aber bezogen auf die Größe untergewichtig und haben gelegentlich einen verminderten Kopfumfang. Bei Tetra- oder Penta-X-Chromosomen-Karyotyp sind diese Symptome in der Regel etwas ausgeprägter.

Das **Klinefelter-Syndrom** (47, XXY) ist charakterisiert durch *Hypogenitalismus* und milde geistige Retardierung bei gelegentlich eunuchoidem Körperhabitus. Testes und Penis sind klein, und in der Pubertät entwickelt sich häufig eine Gynäkomastie. Heute wird in der Regel eine *Testosteronbehandlung* durchgeführt, um Faktoren wie Fettleibigkeit bzw. Gynäkomastie günstig zu beeinflussen.

XYY-Syndrom. Dieser Karyotyp wird unter 1000 männlichen Lebendgeborenen einmal beobachtet. Auch hier ist in der Regel ein hoher Körperwuchs auffällig, wobei aber die sexuelle Differenzierung meist normal ist und die betroffenen Männer fertil sind. Obwohl dieser Karyotyp in einigen älteren Studien bei etwa 3% der Männer in Gefängnissen und Institutionen für geistig Behinderte gefunden wurde, darf hieraus nicht eine allgemeine Charakterisierung abgeleitet werden. Insgesamt ist dieser Karyotyp nur in einer kleinen Minderzahl mit antisozialem oder gar kriminellem Verhalten assoziiert.

Autosomale Trisomien. Die Inzidenz des **Down-Syndroms** beträgt etwa 1 : 800 Geburten, wobei 1–2% aller Patienten mit Down-Syndrom einen Mosaikzustand tragen. Kinder mit Down-Syndrom fallen nach der Geburt durch Hypotonie, flaches Gesicht, kleine Ohren, kurze Metakarpalia mit Hypoplasie der Mittelphalanx des fünften Fingers, Epikanthus, lose und trockene Haut und feine Haare auf. Etwa ein Viertel bis ein Drittel aller Kinder haben Herzfehler, insbesondere Ventrikelseptumdefekte bzw. einen AV-Kanal. Der Intelligenzquotient liegt bei Kindern mit Down-Syndrom etwa um 25, wobei durch Stimulation sicherlich ein beachtlicher Grad an Selbstständigkeit erreicht werden kann. Obwohl Personen mit Down-Syndrom insgesamt eine kurze Lebenserwartung haben, leben 80% der Lebendgeborenen über 30 Jahre.

Trisomie 18. Das **Edwards-Syndrom** kommt einmal unter 3300 Lebendgeburten vor. Die Kinder fallen durch Wachstumsretardierung, geistige Retardierung und Hypertonie auf. Im Kaputbereich fallen ein prominentes Okziput und eine Mikrognathie auf, charakteristisch sind auch die überlappenden Finger (Klinodaktylie). Herzfehler sind sehr häufig, aber auch Omphalozelen, Zwerchfellhernien und andere Anomalien zusammen mit einer Wachstumsretardierung. Von den Lebendgeborenen sterben etwa 30% innerhalb des ersten Lebensmonats, und nach 5 Monaten leben von den lebendgeborenen Kindern mit Trisomie 18 nur noch etwa 5%.

Trisomie 13. Die Inzidenz des **Pätau-Syndroms** bei der Geburt ist 1 : 5000. Es finden sich vor allem Anomalien des Gehirns, des Auges und des Mittelgesichtes wie Holoprosenzephalie, Mikrozephalie, Mikrophthalmie und Lippen-Kiefer-Gaumenspalten. Herzfehler sind sehr häufig, ebenso Polydaktylien und Anomalien der Geschlechtsorgane. Die geistige und körperliche Retardierung ist sehr schwerwiegend, und etwa die Hälfte aller Schwangerschaften mit Trisomie 13 enden zwischen Zweittrimester und Geburtszeitpunkt im Spontanabort. Ungefähr die Hälfte aller lebendgeborenen Kinder mit Trisomie 13 sterben im ersten Lebensmonat.

Markerchromosomen. Markerchromosomen sind kleine überzählige Chromosomenstücke. Diese werden bei 0,03–0,15% aller Lebendgeborenen gefunden. Auch wenn geistige Retardierungen und körperliche Auffälligkeiten gelegentlich beobachtet wurden, sind die meisten Markerchromosomen ohne Auswirkungen. Für die Beratung bei pränataler Entdeckung eines solchen Markerchromosoms ist hilfreich, wenn abgeklärt werden kann, ob ein Elternteil bereits dieses Markerchromosom trägt. Heute kann häufig durch die Verwendung genetischer Sonden geklärt werden, welches Material auf diesen Markerchromosomen vorhanden ist, sodass die Beratung dann zuverlässiger wird.

Mosaikzustände. Mosaik ist definiert als das Vorhandensein zweier Zelllinien mit unterschiedlichem Karyotyp. Diese Situation kommt entweder durch mitotische Non-Disjunktion oder durch Verlust des zusätzlichen Chromosoms bei einer trisomen Fruchtanlage zustande. Mosaikzustände finden sich z. B. bei 2% aller Fälle mit Down-Syndrom und bis zu 20% aller Fälle mit Trisomie 13. Mosaikzustände werden etwa bei 0,2–0,7% aller Amnionzellkulturen gefunden und in etwa 1% aller Chorionzottenanalysen. Inzwischen besteht reichliche Erfahrung mit der Bewertung solcher Mosaikzustände, sodass die Patientinnen nach pränataler Erfassung eines Mosaikzustandes beim ungeborenen Kind verlässlich beraten werden können. Wenn es sich um eine Zelllinie handelt, die eine lebensfähige Aneuploidie darstellen kann, sollten gelegentlich weitergehende Untersuchungen wie fetale Blutentnahmen eingesetzt werden, um die möglichen Auswirkungen eines solchen Mosaikzustandes weiter einzugrenzen.

1.7.2.6 Strukturelle Chromosomenanomalien

Ungefähr 0,2% aller Neugeborenen weisen strukturelle Chromosomenanomalien auf. Hierbei kann es sich sowohl um Chromosomenbruchsyndrome wie das *Bloom-Syndrom,* die *Ataxia telangiectasia* oder die *Fanconi-Anämie* handeln. Zur Entdeckung dieser Störungen gibt es spezielle zytogenetische Techniken teilweise unter Verwendung von Zusatzsstoffen wie Methotrexat bei der Zellkultur.

Bei den **Deletionen** handelt es sich um einen Verlust von chromosomalem Material entweder innerhalb eines Chromosoms, z. B. bei *Aniridie-Wilms-Tumor-Assoziation* oder um den Verlust eines terminalen Chromosomenstückes wie beim *„Cri du chat"-Syndrom*. Ringchromosomen stellen eine spezielle Form von Deletion dar, bei denen Deletion beider terminalen Chromosomenende zur Ringbildung geführt haben.

Duplikationen können zu partiellen Trisomien führen, und auch bei **Inversionen** kann es zu Auswirkungen kommen, wenn die Genaktivität durch die veränderte Genstruktur beeinflusst wird. Kleine perizentrische Inversionen der Chromosomen 9, 10 und 11 sind in der Regel ohne klinische Bedeutung, aber die Beratung nach pränataler Dignose solcher Inversionen muss immer von einer Einzelfallanalyse ausgehen. **Translokationen** können unbalanciert und balanciert vorgefunden werden. Etwa 30–50% aller unbalancierten strukturellen Chromosomenstörungen sind vererbt, während die anderen de novo entstehen. Bei *reziproken Translokationen* handelt es sich um einen Stückeaustausch zwischen 2 nicht homologen Chromosomen, während eine Robertson-Translokation nur zwischen 2 akrozentrischen Chromosomen, z. B. 13, 14, 15, 21 und 22 stattfinden kann. Obwohl Träger einer Robertson-Translokation nur 45 Chromosomen haben, ist der Phänotyp beim balancierten Zustand unauffällig. Da es bei unbalancierten Fruchtanlagen von Trägern balancierter Translokationen häufig zu Fehlgeburten kommt, ist das Risiko, ein lebendgeborenes Kind mit unbalancierter Translokation auszutragen, bei Eltern mit balancierten Translokationen geringer als der rechnerischen Erwartung entsprechend. Die entsprechende Beratung nach pränataler Entdeckung sollte von humangenetischen Spezialisten vorgenommen werden.

Bei **de-novo-Strukturanomalien** fanden Warburton und Mitarbeiter bei Neugeborenen eine Rate von 7,6% angeborener Fehlbildungen, was etwa eine Verdopplung bis Verdreifachung der normalen Häufigkeit für Fehlbildungen zum Geburtstermin entspricht.

1.7.3 Einzelgenerkrankungen

Eine *Punktmutation* kann zu einer Veränderung der Aminosäuresequenz führen mit daraus resultierender Anomalie der Genfunktion. Wenn ein Merkmal sich im heterozygoten Zustand ausdrückt und sich auf 50% der Nachkommen beiderlei Geschlechtes vererbt, wird dieses als **dominant** bezeichnet. Dagegen werden **rezessive Merkmale** nur im homozygoten Zustand ausgedrückt.

Für den **X-chromosomalen Erbgang** ist charakteristisch, dass eine Übertragung von männlichen betroffenen Personen auf männliche Personen nicht möglich ist, während alle Töchter betroffener Männer das betreffende mutierte Gen tragen werden. Betroffene Männer können das mutierte Chromosom nicht weitergeben, und 50% der Töchter von weiblichen Überträgerinnen werden, das betreffende Chromosom tragen.

Beispiele für den **X-gekoppelten Erbgang** sind die *Duchenne-* bzw. *Becker-Muskeldystrophie* und der *Dreifußtyp* sowie die *Hämophilie* und das *Martin-Bell (Fragile-X-)-Syndrom*. Bei diesem Krankheitsbild befindet sich eine fragile Stelle auf dem distalen Abschnitt des langen Arms des X-Chromosoms. Dieser Marker kann durch spezielle zytogenetische Methoden nachgewiesen werden aber inzwischen auch mit molekulargenetischen Methoden.

Dem **multifaktoriellen Erbgang** folgen Krankheiten wie Diabetes, Herzfehler, Neuralrohrdefekte, Polyrusstenosen, Epilepsie etc., wobei das Risiko bei erstgradigen Verwandten messbar und bei weiterentfernten drittgradigen Verwandten kaum noch erhöht ist. Das Risiko für Geschwister und Nachkommen ist etwa gleich, wobei das Risiko für erstgradige Verwandte in der Größenordnung von 3–5% liegt bei einem Betroffenen, aber auf 10–15% steigt, wenn zwei erstgradig Verwandte betroffen sind. Ein Beispiel für das Zusammenspiel von genetischen und Umweltfaktoren sind Neuralrohrdefekte, bei denen sich gezeigt hat, dass durch eine *perikonzeptionelle Gabe von Folsäure* in einigen Studien das Wiederholungsrisiko bei erstgradigen Verwandten von 4,6 auf 0,7% gesenkt werden konnte.

1.7.4 Genetisches „Imprinting", uniparenterale Disomie

Imprinting. Bisher war davon ausgegangen worden, dass die Herkunft der Chromosomen, von der mütterlichen oder väterlichen Seite, sich nicht auf den Phänotypen auswirken würde. Am Beispiel der *Blasenmole* konnte jedoch gezeigt werden, dass bei **paternalem Ursprung** das *Gewebe größtenteils zystisch* ist, während bei **mütterlichem Ursprung** ein *komplett anderer Phänotyp* mit wachstumsretardiertem Kind und häufigen Spontanaborten resultiert. Auch beim *Prader-Willy-* und *Angelman-Syndrom* findet sich ein unterschiedlicher Phänotyp in Abhängigkeit vom elterlichen Ursprung der Deletion des Chromosoms 15. Es gibt weitere Beispiele für dieses Phänomen, welches „genetic imprinting" genannt wird.

Uniparenterale Disomie. Insbesondere durch die Erfahrungen in der Chorionzottendiagnostik wurden Fälle ermittelt, bei denen sich z. B. in der Plazenta eine Trisomie 16 fand, während der Fetus einen euploiden Chromosomensatz aufwies. Es zeigte sich, dass beide Chromosomen 16 des Fetus von einem Elternteil stammten. Von einer ursprünglich trisomen Fruchtanlage ist es offensichtlich zum Verlust des Chromosoms eines Elternteils gekommen, sodass beim Kind dann eine uniparentale Disomie vorliegt. Ähnliche Phänomene sind auch z. B. bei der autosomal-rezessiv vererbten zystischen Fibrose in Einzelfällen beobachtet worden sowie beim Prader-Willy-Syndrom.

1.7.5 Genetische Beratung

Indikationen für eine genetische Beratung sind u. a.

- erhöhtes Risiko für Chromosomenstörungen aufgrund fortgeschrittenen *mütterlichen Alters* bzw. Chromosomenstörungen bei vorausgegangenen Kindern
- erhöhte oder erniedrigte *AFP-Werte* bzw. Auffälligkeiten beim sog. *Triple-Test*, d. h. der Bestimmung von Alphafeto-Protein, HCG und Östriol im mütterlichen Blut im zweiten Trimenon zur Ermittlung des Risikos für kindliches Down-Syndrom
- *Mendelsche Erbleiden* in der Familiengeschichte und vorausgegangene Geburten von Kindern mit *angeborenen Fehlbildungen* oder geistiger Retardierung
- Entdeckung von Auffälligkeiten im *Ultraschall* während der Schwangerschaft
- Arzneimittel- oder Umweltgiftexposition
- mütterliche *Erkrankungen, Blutsverwandtschaft,* wiederholte Spontanaborte bzw. Totgeburten etc.

Bei der genetischen Beratung geht es um eine sachkompetente Aufklärung der Rat Suchenden über tatsächliche oder vermeintliche Risiken, wobei diese Beratung einfühlsam erfolgen sollte, da häufig sehr basale Ängste angesprochen sind. Die Beratung sollte nicht direktiv sein, sondern die Entscheidungsautonomie der Rat Suchenden anerkennen. Häufig ist die Hinzuziehung mehrerer Experten erforderlich, um genaue Diagnosen in einer Familie zu stellen und um adäquate Aussagen über das Wiederholungsrisiko machen zu können. Insbesondere wenn bei einer Schwangeren eine Entscheidung über einen intrauterinen Eingriff wie Amniozentese oder Chorionzottendiagnostik ansteht, sollte eine sorgfältige Beratung vorausgehen, weil unter anderem mögliche Eingriffsrisiken gegen den Wunsch, diagnostizierbare Krankheiten zu erfassen, abgewogen werden müssen. Neben der genauen Diagnose der in der Familie aufgetretenen Krankheiten ist in der Regel eine *Stammbaumanalyse* zur Ermittlung der Risiken nötig.

1.7.6 DNA-Analysen

Durch rapide Fortschritte im Bereich der Molekulargenetik werden immer mehr der etwa 3000 **Einzelgenerkrankungen** in ihrer genetischen Basis geklärt und die entsprechenden Gene kloniert. Durch *direkte Analysen* der Mutationen bzw. der Kopplungsanalysen von in der Nähe der interessierenden Gene liegenden *DNA-Marker* kann bei einer steigenden Zahl von Einzelgenerkrankungen die Diagnose heute über die DNA-Untersuchungen gestellt werden.

Diagnostizierbar durch DNA-Marker sind: Sichelzellanämie, Thalassamien, Lesch-Nyhan-Erkrankung, Huntington-Chorea, Ornithintranskarbamylase-Mangel, die Duchenne-Muskeldystrophie, die Norrie-Erkrankung und die 21-Hydroxylase- und die Alpha-1-Antitrypsin-Mangelkrankheit. Die Liste der auf diese Weise diagnostizierbaren Krankheiten wird ständig länger, wobei dann nicht mehr das Genprodukt, sondern die Mutation direkt untersucht werden kann.

Wenn die Untersuchung nur über die indirekte Methode, also über gekoppelte DNA-Marker möglich ist, muss in der Regel vor einer angestrebten pränatalen Diagnostik zunächst eine molekulargenetische Untersuchung des Indexfalles sowie weiterer Angehöriger durchgeführt werden.

Bei einer steigenden Zahl von Erkrankungen wie z. B. Sichelzellanämie oder dem Alpha-1-Antitrypsin-Mangel ist allerdings inzwischen eine direkte Erfassung der Mutation ohne Koppelungsanalyse möglich.

1.7.7 Screening zur Erfassung genetischer Erkrankungen

Bei Screeninguntersuchungen geht es um die Erfassung von Merkmalsträgern in der scheinbar gesunden Allgemeinbevölkerung durch Reihenuntersuchungen.

Erfolgreiche Screeningsprogramme sind in definierten ethnischen Risikogruppen durchgeführt worden, wie z. B. im Mittelmeerraum zur Erfassung von Trägern der **Thalassämie-Gene** sowie in der *Ashkenazi-jüdischen Bevölkerung* in den USA Programme zur Entdeckung des **Tay-Sachs-Gens**.

Die Erfassung von Paaren, in denen beide Eltern heterozygot sind, ermöglicht eine rechtzeitige pränatale Diagnose, bevor ein erstes Kind mit homozygotem Zustand und manifester Erkrankung geboren worden ist.

Im Jahre 1989 wurde auch das Gen für die **zystische Fibrose** kloniert, und eine bestimmte Mutation (Delta-F-508) wurde bei etwa 70–75% der Betroffenen in der nordeuropäischen Bevölkerung gefunden. Inzwischen sind zahlreiche weitere Mutationen bekannt geworden, die im homozygoten Zustand zur zystischen Fibrose führen können.

Da ungefähr eine von 25 Personen in unserer Bevölkerung Träger einer CF-Mutation ist, die im homozygoten Zustand zur zystischen Fibrose führen kann, ist auch in diesem Zusammenhang diskutiert worden, ob ein Screeningprogramm angeboten werden soll. Ein solches wäre allerdings nur dann sinnvoll, wenn dies nicht nur von der Bevölkerung gewünscht würde, sondern auch ausreichende Beratungskapazität vorhanden ist, um die teilweise schwierigen Risikoberechnungen und die möglichen Konsequenzen allgemein verständlich erklären zu können.

1.7.8 Teratologie

Mögliche teratogene Effekte können von Medikamenten, Chemikalien, Bestrahlung, Hyperthermie, Infektionen und Abweichungen im mütterlichen Stoffwechselstatus sowie von mechanischen Faktoren ausgehen.

Von Widukind Lenz, Münster, wurde erarbeitet, dass es eine bei der Thalidomid-Embryopathie ganz bestimmte sensible Periode in der Embryonalentwicklung gab, in der charakteristische Anomalien aus einer Exposition resultierten.

> Beim Menschen ist ganz allgemein die *Organogenese* von der 8.–16. SSW die Phase der größten Sensitivität im Hinblick auf teratogene Faktoren. Speziell Anomalien des Urogenitalsystems, des Gaumens bzw. des Gehirns können durchaus auch später entstehen.

Manchmal können Metabolite eines Stoffes das eigentliche Teratogen darstellen. Auch scheint es so zu sein, dass die chronische Exposition bei bestimmten Teratogenen, z. B. den Antikonvulsiva, besonders problematisch ist. Entscheidend für den möglichen teratogenen Effekt einer Substanz ist der Plazentatransfer, welcher z. B. mit dem Molekulargewicht einer Substanz zusammenhängt.

So können beispielsweise warfarinähnliche Substanzen, die als orale **Antikoagulantien** eingesetzt werden, leicht die Plazenta passieren und zu *Blutungen* beim Fetus führen, während **Heparin** mit einem Molekulargewicht von 20 000 Dalton die Plazenta nicht passieren kann. Tierstudien und in-vitro-Studien können bei der Entdeckung von Teratogenen und bei Untersuchungen der Pharmakokinetik verdächtiger Substanzen hilfreich sein.

Neben Infektionen wie Rubella, Zytomegalie, Herpes und Toxoplasmose sowie mütterlichen Stoffwechselanomalien wie Diabetes mellitus und Phenylketonurie sind u. a. folgende Noxen mit möglichen teratogenen Effekten in Zusammenhang gebracht worden:

- **Aminopterin und Methotrexat:** Hierbei handelt es sich um *Folsäureantagonisten,* die in Abhängigkeit von der Dosis nicht nur im Tierexperiment zu Malformationen führten, sondern auch beim Menschen fetale Wachstumsretardierung, Ossifikationstörungen und faziale Dysmorphien bewirken können.

- **Androgene:** Bei Einfluss starker Dosen von Testosteron zwischen Testosteronderivaten in utero wurden Vermännlichungen weiblicher Feten beschrieben.
- **Kaptopril:** Inhibitoren des angiotensinumwandelnden Enzyms sind in Zusammenhang gebracht worden mit der Entwicklung von Anurien beim Kind mit daraus folgender Oligohydramnie, intrauteriner Wachstumsverzögerung, Hypotonie sowie Schädelhypoplasie.
- **Antikonvulsiva:** Sowohl Barbiturate als auch Hydantoine, Oxazolidinderivate, Valproinsäure und Carbamazepin scheinen einen teratogenen Effekt zu haben. Die Erhöhung des teratogenen Risikos für Antikonvulsiva wird mit 6% bei Barbiturat-Hydantoin-Exposition und 1% bei Valproinsäure angegeben. Selbst bei dem als relativ sicher angesehenen Carbamazepin wurden kraniofaziale Auffälligkeiten, Fingernagelhypoplasien und Entwicklungsverzögerungen beobachtet.
- **Diphenylhydantoin:** Bei chronischer Aufnahme von Diphenylhydantoin wird ein Risiko von 10% für stärkere Ausprägungen und 30% für leichtere angegeben. Die leichteren betreffen Hypoplasien der Nägel und distalen Phalangen, die schwereren Herzfehler und Mikrozephalie.
- **Cumarinderivate:** Als Warfarin-Embryopathie wurden charakteristische Tüpfelungen der sekundären Epiphysen, Nasenhypoplasie und ZNS-Anomalien beschrieben, wobei das Risiko etwa 10 bis 25% bei Exposition zwischen der 8. und 14. SSW beträgt. Bei Expositionen im ersten Trimenon wurden Dandy-Walker-Malformationen, Augenanomalien und Corpus-callosum-Agenesien festgestellt.
- **Cyclophosphamid:** Bei Cyclophosphamideinsatz in der Schwangerschaft wird das Risiko beim Menschen mit 1 : 6 angegeben, wobei Wachstumsverzögerungen, Ektodaktylie, Syndaktylie, Herzfehlbildungen und andere Anomalien im Vordergrund stehen.
- **Diethylstilböstrol:** Es ist gut dokumentiert, dass sich bei weiblichen Nachkommen von Müttern, die im ersten Trimenon mit Diäthylstilböstrol (DES) behandelt worden sind, später eine erhöhte Inzidenz von Adenokarzinomen der Scheide findet. Diese Karzinome treten nach dem 14. Lebensjahr bei solchen Mädchen auf, die vor der 18. SSW in utero exponiert waren. Wenn die Exposition vor der 9. SSW lag, ist das Risiko für die Entwicklung einer vaginalen Adenose immerhin 75%. Es ist unklar, ob auch ein teratogener Effekt auf männliche Fruchtanlagen vorliegt.
- **Lithium:** Im Zusammenhang mit der Behandlung manisch-depressiver Leiden durch Lithium wurden Neuralrohrdefekte, Skelettstörungen, Schilddrüsenanomalien und insbesondere Herzfehler, vor allem die Epstein-Anomalie beschrieben.
- **Trimethadion und Paramethadion:** Diese beiden antiepileptischen Medikamente können Entwicklungsverzögerungen und charakteristische faziale Auffälligkeiten wie V-förmige Augenbrauen und tief sitzende Ohren, irreguläre Zähne und hohen Gaumen verursachen. Auch Herzfehler sind in diesem Zusammenhang diskutiert worden.
- **Penicillamin:** Bei diesem Medikament handelt es sich um ein Kupferchelator, bei dem nach Einnahme in der Schwangerschaft Cutis laxa, Hyperflexibilität der Gelenke und Skelettanomalien beschrieben wurden.
- **Gestagene:** Obwohl der Begriff Gestagene und der Begriff Progestine nicht genau definiert ist, ist im Zusammenhang mit hohen Dosen von 17-alpha-Hydroxyprogesteron-Kaproat bzw. einiger synthetischer Progestine in der Schwangerschaft über virilisierende Effekte berichtet worden.

Auch Neuralrohrdefekte und Extremitätenfehlbildungen wurden diskutiert, während sich in anderen Studien solche Effekte nicht fanden.

- **Radioaktive Isotope:** Die Verwendung von 131-Jod in der Schwangerschaft stellt ein potenzielles Risiko für die fetale Schilddrüsenentwicklung dar, da die Jodkonzentrierung bereits in der 10. bis 12. SSW beginnt.
- **Externe Strahlung:** Bei stärkerer Strahlenbelastung in graviditate sind Wachstumsretardierung, Augenanomalien und ZNS-Defekte beobachtet worden. Insbesondere die Mikrozephalie und geistige Retardierung sind gefürchtet und im Zusammenhang mit der Atombombenexplosion in Hiroshima und Nagasaki beobachtet worden. Vor der Implantation ist der Säugerembryo nur wenig sensitiv, und auch nach der Organogenese nimmt in der Fetalperiode die Sensitivität wieder ab.

- **Retinoide:** Wenn massive Vitamin-A-Dosen während der Schwangerschaft eingenommen werden, kann es zu Entwicklungen von Urogenitalanomalien sowie zu Symptomen des Goldenhar-Syndroms kommen. Die Einnahme von Isotretionin, welches zur Behandlung der Psoriasis eingesetzt wurde, kann zu ZNS-Anomalien, Mikrotie, Spaltbildungen und kardialen Anomalien führen.
- **Tetrazykline:** Tetrazykline können leicht die Plazentaschranke überwinden und zu einer Verfärbung der Zähne führen. Bei starken Dosen kann es auch zu weiteren Skeletteffekten und Zahnhypoplasien kommen.
- **Thalidomid:** Im Jahre 1962 wiesen Lenz und Knapp auf die durch Thalidomid-(Contergan)bedingten Fehlbildungen hin, wobei die charakteristischen Extremitätenfehlbildungen bei Exposition zwischen dem 26. und 36. Schwangerschaftstag auftraten. Als weitere Anomalien wurden geistige Retardierung, Gehirnfehlbildungen und Spaltbildungen, Hämangiome, Mikrotie, Ösophagus- und Duodenalatresie, Taubheit und Anomalien der Nieren, des Herzens und des externen Ohres beschrieben.
- **Schilddrüsenbehandlung:** Jodmangel kann zu Kretinismus führen, ebenso die Behandlung mit jodhaltigen Substanzen. Propylthiouracil und Methimazol können leicht die Plazentaschranke passieren und eine fetale Kropfbildung bewirken.
- **Vitamin D:** Hohe Dosierungen von Vitamin D, die zur Prävention und Behandlung von Rachitis eingesetzt worden sind, wurden im Zusammenhang gebracht mit supravalvulären Aortenstenosen, auffälliger Fazies und geistiger Retardierung.

- **Alkohol:** Das fetale Alkoholsyndrom ist charakterisiert durch intrauterine Wachstumsretardierung, Mikrozephalie, Maxillarhypoplasie, flaches Philtrum, dünne Oberlippe, charakteristischen fazialen Aspekt und gelegentlich Herzfehler. Auch kurzfristige Exposition kann zu Neuralrohrdefekten führen.

- **Kokain:** Crack oder Kokain können dazu führen, dass beim Feten ein niedriger Plasmacholin-esterasespiegel entsteht. Gehäuft wurden perinatale Komplikationen wie Abruptio placentae, vorzeitige Wehentätigkeit und intrauterine Fruchttode beobachtet, ebenso wie vermindertes Geburtsgewicht, Mikrozephalie, Extremitäten- und Urogenitalfehlbildungen sowie Verhaltensauffälligkeiten.

1.8 Klimakterium

H. P. G. Schneider

1.8.1 Einleitung

Der *kontinuierliche Anstieg der Lebenserwartung* der letzten Jahrzehnte ist nicht nur auf die gesunkene Säuglingssterblichkeit sowie die Senkung der Sterblichkeit im jüngeren und mittleren Erwachsenenalter zurückzuführen, sondern ganz wesentlich auch auf eine verringerte Alterssterblichkeit. Die Lebenserwartung ist einer der besten Indikatoren für den Gesundheitszustand einer Bevölkerung. International liegt Anfang der 90er Jahre Japan vorn (mit 79,6 Jahren für beide Geschlechter zusammen sowie 82,8 Jahren bei Frauen und 76,4 Jahren bei Männern). In Deutschland wurden 1993 73,1 Jahre für Männer und 79,4 Jahre für Frauen errechnet, in der ehemaligen DDR 69,9 Jahre für Männer und 77,2 Jahre für Frauen. Der auffallende Geschlechtsunterschied zugunsten einer höheren Lebenserwartung der Frauen gegenüber Männern bewegt sich zwischen 5,2 Jahren in Griechenland und 9,7 Jahren in der ehemaligen Sowjetunion. Tendenziell ist der Vorsprung der weiblichen Lebenserwartung in Ländern mit ungünstigen Sterbeverhältnissen am größten.

Warum leben Frauen länger als Männer? Epidemiologische Analysen und Erhebungen nennen einige Gründe, die eng mit dem Lebensstil verknüpft sind. Im Erwachsenenalter wird die Lebenserwartung der Männer besonders durch Herz-Kreislauf-Erkrankungen, Krebserkrankungen, dabei vorwiegend Tumoren der Atemwege und der Verdauungsorgane, und Unfälle beeinträchtigt. Die Risikofaktoren für diese Erkrankungen sind bei Männern häufiger anzutreffen, es finden sich aber auch deutliche Unterschiede im Risikoverhalten und im Präventionsverhalten der Geschlechter. Eine Ausschaltung der Todesursache Herzkrankheiten würde bei Männern über fünf Jahre mittlere Lebenserwartung addieren, bei Frauen über drei Jahre. Die Sozialisation übt nach Aussage wissenschaftlicher Untersuchungen direkte und indirekte Einflüsse auf die unterschiedliche Lebenserwartung von Männern und Frauen aus. Ein Risikoverhalten bei männlichen Mitgliedern der Gesellschaft wird akzeptiert, gefordert oder sogar gefördert. Der höhere Alkoholkonsum der Männer addiert sich zur höheren Unfallrate, der höhere Zigarettenkonsum ist ein weiterer Grund. Schadstoffbelastungen am Arbeitsplatz und geringere Inanspruchnahme von ärztlichen Vorsorgeuntersuchungen kommen hinzu. Sterblichkeit und Erkrankungshäufigkeit klaffen bei beiden Geschlechtern auseinander. Die höhere Erkrankungshäufigkeit der Frauen veranlasst zugleich eine höhere Bereitwilligkeit, hierüber zu berichten und sich ärztlich betreuen zu lassen. So leiden nach eigenen Angaben 47% der Frauen und 23% der Männer an Kopfschmerzen und Migräne, 40% der Frauen und 34% der Männer unter Stress, 67% der Frauen und 54% der Männer unter Müdigkeit sowie 60% der Frauen und 42% der Männer unter seelischer Verstimmung. In welchem Maße auch biologische Faktoren (hormonale und immunologische Einflüsse) oder Verhaltensnormen (Lebensstil, Risikofaktoren) eine Rolle spielen, wird sehr unterschiedlich erörtert. Es gibt viele *Hinweise für eine generelle protektive Wirkung der Östrogene gegen Alterungsprozesse.*

Die Weltbevölkerung nimmt um etwa 80 Millionen jedes Jahr zu und erreichte 1996 5,8 Milliarden. Dabei stieg der Anteil der Adoleszenten um etwa 0,7%, der erwachsenen Bevölkerung um 1,8% und der der Älteren um 2,4%. Die Zahl der 65-Jährigen und Älteren stieg auf 380 Millionen entsprechend einem 50-prozentigen globalen Zuwachs dieser Altersgruppe zwischen 1980 und 1995. In den Jahren 1996 bis 2020 wird die über 65-jährige Weltbevölkerung um 82% global und 104% in den weniger entwickelten Ländern im Vergleich zu 40% in den Industrieländern zunehmen. *1996 betrug die Lebenserwartung bei Geburt 65 Jahre* und war damit global um 4,6 Jahre zwischen 1980 und 1995 angestiegen; diese Anteile verteilen sich auf 4,4 Jahre für Männer und 4,9 Jahre für Frauen. Unter den 52 Millionen Todesfällen 1996 weltweit waren 17 Millionen auf Infektionen und parasitäre Erkrankungen zurückzuführen, 15 Millionen auf Herz-Kreislauf-Erkrankungen und über 6 Millionen auf Karzinome. Etwa 60% aller Krebserkrankungen werden in der Reihenfolge ihrer Häufigkeit von der Lunge, dem Magen, der Brust, Kolon/Rektum, Mundhöhle, Leber, Cervix uteri und dem Oesophagus gestellt.

1.8.2 Definition von Klimakterium und Menopause

Die klimakterischen Jahre werden umschrieben als die Jahre eines biologischen Wechsels im weiblichen Organismus, der gebunden ist an den Alterungsprozess der Ovarien. *Die Menopause* umschreibt den *Zeitpunkt der letzten vom Ovar gesteuerten Menstruationsblutung.* Die natürliche Menopause kann nur retrospektiv bestimmt werden nach Ablauf einer zwölfmonatigen Amenorrhö. Das mittlere Menopausealter liegt nach Bevölkerungsstichproben zwischen 50 und 52 Jahren, in unserer Bevölkerung im Mittel bei 51,3 Jahren. Eine deutliche Verbesserung der Definition der Wechseljahre hat die Massachusetts Women's Health Study vorgenommen, die an über 2570 Frauen beobachtete, dass sich der Eintritt der Menopause innerhalb der nächsten drei Jahre aus dem Beginn unregelmäßiger Zyklen oder dem Auftreten amenorrhoischer Episoden von drei bis sechs Monaten voraussagen lässt. Die *Perimenopause* umschreibt die Zeit um die Menopause herum, in der diese Veränderungen des Menstruationszyklus beobachtet werden und die im Mittel bei 47,5 Jahren einsetzt. Nur 10% aller Frauen verlieren ihre Menstruation ohne den Eintritt bedeutender Blutungsunregelmäßigkeiten. Die perimenopausale Übergangszeit beträgt im Mittel aller Frauen etwa vier Jahre mit einer Spannbreite von eins bis neun Jahren. Für die Praxis ist es bedeutend, sich zu vergegenwärtigen, dass nur die Hälfte aller Frauen im Durchschnittsalter von 51 Jahren die Menopause erreicht haben, die Schwankungsbreite jedoch das Alter von 48 bis 55 umfasst. Nach neueren Untersuchungen gibt es praktisch keine Beziehung zwischen Menarche und Menopausealter. Der Beitrag des subkutanen Fettes zur Östrogenproduktion erklärt jedoch, das dünnere Frauen ein früheres Menopausealter erfahren, während Rasse, Einkommensverhältnisse, der Lebensraum, die Parität oder die Körpergröße keinen wesentlichen Einfluss auf das Menopausealter ausüben. Leben im Hochland sowie Zigarettenkonsum sind mit einem früheren Menopausealter assoziiert. Es gibt Hinweise auf ein vorzeitiges Versagen der Ovarialfunktion nach Hysterektomie. Etwa 1 % aller Frauen erleben vor dem 40. Lebensjahr den Eintritt einer *prämaturen Menopause*.

Erfahrene Ärzte interpretieren die Menopause als ein bedeutsames Signal der Natur. Dieses auffallende physiologische Ereignis führt die betroffenen Frauen in ärztliche Betreuung und damit in die präventive Gesundheitsvorsorge. In diesem Sinne sollte die Menopause auch nicht als Zeichen des beginnenden körperlichen Verfalls gesehen werden, sondern als ein *Signal zur Umgestaltung des Lebens im Sinne einer bewussten Gesundheitsvorsorge*. So gesehen, ist die Menopause weniger ein Blitzschlag in die gesellschaftliche und persönliche Existenz, sondern ein Aufruf für die Gestaltung eines lebensfrohen Alters, ganz im Sinne von Voltaire: „Qui n'a pas l'esprit de son age, de son age a tout le malheur."

1.8.3 Seneszenz der Ovarien

Die Menopause ist Folge einer follikulären Erschöpfung der Ovarien mit Verlust ihrer Östrogensekretion. *Östrogene erhalten die Sexualorgane und ihre Strukturen; unter Östrogenmangel geht deren Funktion verloren und sie degenerieren*. Zu den mit Östrogenrezeptoren ausgestatteten Geweben gehören das urogenitale System, die Mamma, der Knochen, das kardiovaskuläre System, das zentrale Nervensystem sowie der gastrointestinale Trakt. Die zelluläre Reaktion auf östrogene Stimuli erfolgt über spezifische intranukleäre Rezeptoren. Die mit dem Östrogenrezeptor α oder β ausgestatteten Gewebe sind in Tabelle 1.3 gelistet. Diese östrogenen Zielgewebe sprechen mit unterschiedlicher Sensitivität auf das Hormonsignal an. Eine Hierarchie der Gewebsantwort auf Östrogene ist in Tabelle 1.4 dargestellt. Die Kenntnis einer solchen Gewebshierarchie der Östrogenreaktion ist Voraussetzung für eine angemessene Dosierung der Hormonsubstitution. Nach Barbieri lassen sich die peripheren Östrogenspiegel grob festlegen, die für eine Erhaltung der Gewebsfunktion erforderlich sind (Tabelle 1.5).

Tab. 1.3: Gewebe mit Östrogenrezeptoren (ER).

ERα	ERβ
ZNS	Hypothalamus, Hippokampus, limbisches System
Endometrium	Gefäßendothel
Leber	Osteoblasten Urothel
Testis	Testis
Ovar	Stroma; Granulosazelle des Ovars
Mamma	Duktales Endothel der Mamma; einige Mammakarzinome Lunge Prostata

Das Ovar entwickelt eine Höchstzahl von Primärfollikeln bis zur 20. SSW – etwa sieben Millionen. Danach führt die *Follikelatresie* zu einer Reduktion auf ein bis zwei Millionen Primärfollikel zum Zeitpunkt der Geburt und etwa 200 000 bis 400 000 bei Einsetzen der Geschlechtsreife. *Im Alter von etwa 35 Jahren ist die Steroidgenese des Ovars rückläufig*, und es werden weniger Inhibin und Östradiol in den Granulosazellen des Follikels produziert. Eine größere Anzahl von Follikeln wird rekrutiert, um ausreichende periphere Östrogenspiegel zu erhalten. Die abfallenden Inhibinkonzentrationen können das FSH nicht mehr ausreichend supprimieren, da FSH sich invers-proportional zum Inhibin verhält. Der hierdurch *ansteigende FSH-Titer ist der erste messbare endokrine Hinweis auf die Alterung des Ovars* (mehr als 30 IE/l); vor und während der Menstruation erreichen die FSH-Spiegel ihr Maximum. Durch diese verstärkte FSH-Sekretion wird eine beschleunigte Reifung der Follikel ausgelöst mit einer verkürzten Follikelphase. Die verstärkte FSH-Sekretion hält zunächst die peripheren Östradiolspie-

Tab. 1.4: Hierarchie der Gewebereaktion auf Östrogene.

Abstufung der Sensitivität hoch bis gering
Endometrium
Knochen
Lipide
SHBG
Fettzelle
Haut
ZNS
Vaginalsekretion
Brust
Achselhaar

Tab. 1.5: Periphere Östrogenspiegel und physiologische Gewebsreaktion.

Östradiol im Serum pg/ml	Ansprechbarkeit des Gewebes
20	Knochen
40	Vasomotorische Symptome
60	Vaginalepithel
80	Lipide
100	Leberproteinsynthese SHBG, TBG, CBC

nach Barbieri, 1992

gel; zunächst bleiben klinische Symptome aus, und ovulatorische Zyklen sind erhalten. Der LH-Anstieg, die Lutealphase und die Progesteronsekretion bleiben normal. Eine verstärkte LH-Sekretion findet sich erst nach inadäquater Lutealfunktion in der späten Perimenopause.

1.8.3.1 Perimenopause

Die Perimenopause ist *durch variable Hormonproduktion, Zykluslänge und Blutungsepisoden gekennzeichnet.* Die Zyklen verkürzen sich zunächst, werden dann bei geringerem Ansprechen der noch verbliebenen Follikel länger und schließlich schwankend mit Anovulation. Einsetzende Symptome des Östrogenmangels schwanken von Monat zu Monat in Abhängigkeit von der Östradiolproduktion. Es gibt keine etablierte Methode wie etwa eine Ovarialbiopsie, bildgebende Verfahren oder die Bestimmung von Serum-Steroidkonzentrationen, die eine Aussage zuließen über die Follikelreserve oder den Zeitpunkt der Menopause. *Die Jahre der Transition* sind charakterisiert durch ansteigende FSH- und LH-Spiegel und abfallende Niveaus der Sekretion von Östradiol und Progesteron mit gelegentlichen Sekretionsschüben des Östradiol. Ein persistierender hypergonadotroper Status (FSH und LH) signalisiert den bevorstehenden Eintritt der Menopause. Die FSH-Spiegel können nicht als Maß für eine Östrogensubstitution herangezogen werden, da kein direkter Bezug zu den peripheren Östrogenspiegeln besteht. Für den Kliniker hilfreich ist in dieser Situation der Hinweis auf die Massachusetts Women's Health Study, nach der das erstmalige Auftreten unregelmäßiger Zyklen oder drei- bis neunmonatige Episoden einer Amenorrhö das Einsetzen der Menopause innerhalb der nächsten drei Jahre erwarten lassen.

Nach Einsetzen der Menopause stabilisieren sich die Serum-Östrogenspiegel bei weniger als 30 pg/ml. Das Ovargewicht, das seit dem 30. Lebensjahr bereits rückläufig ist, ist deutlich reduziert. Gelegentlich entwickelt sich noch ein atretischer Follikel auf eine präovulatorische Größe, aber Ovulationen werden nicht mehr beobachtet. Etwa 5% aller Frauen haben bis zum Eintritt der Menopause noch regelmäßige ovulatorische Zyklen. FSH und LH stimulieren verstärkt das ovarielle Stroma, aus dem noch etwa die Hälfte die prämenopausalen Spiegel von Androstendion produziert werden, während die perimenopausalen Testosteronspiegel zunächst erhalten bleiben und noch etwa 1% des Östradiols sezerniert werden. Die Nebenniere produziert größere Mengen Androstendion, das in peripheren Adipozyten zu Östron konvertiert wird, die Konversionsrate korreliert mit dem subkutanen Fettpolster. Eine minimale Progesteronsekretion kann LH-abhängig aus dem Stroma des regressiven Ovars erfolgen. Das Verhältnis von Östron zu Östradiol kehrt sich um, die Östronspiegel fallen unter 30 pg/ml. Die Serumspiegel der Geschlechtsreife, nach Ovarektomie und in der natürlichen Menopause sind in Tabelle 1.6 gegenübergestellt.

1.8.3.2 Prämature Menopause

Ein prämatures Versagen der Ovarien mit Einsetzen der Menopause vor dem 40. Lebensjahr wird als prämature Menopause bezeichnet. Weniger als 1% aller Frauen sind betroffen. Bekannte *genetische Faktoren* betreffen Anomalien der Geschlechtschromosomen, wie das Turner-Syndrom oder ein zusätzliches X-Chromosom. *Autoimmunerkrankungen* sind mit etwa 20% als Ursache beteiligt. Hierzu gehören der Morbus Addison, die Myasthenia gravis, die rheumatoide Arthritis, der Lupus erythematodes sowie Schilddrüsen- oder Nebenschilddrüsenerkrankungen. *Iatrogene Funktionseinbußen des Ovars* betreffen chirurgische Eingriffe, ionisierende Strahlen sowie eine Chemotherapie, insbesondere mit Alkylantien oder Cyclophosphamid. Intrauterine Infektionen, wie Tuberkulose oder Mumps, können zur Follikeldestruktion führen. Die *idiopathische prämature Menopause* ist eine Ausschlussdiagnose. Zur Sicherung der Diagnose ist eine sorgfältige Anamnese erforderlich, um behandlungsfähige Ursachen zu erkennen. Bei jungen Frauen mit prämaturer Menopause

Tab. 1.6: Periphere Hormonspiegel der Frau.

Hormon	Geschlechtsreife	Ovarektomie-Status	Natürliche Menopause
Östriol pg/ml	35–500	18	15
Östron pg/ml	20–200	25–27	30
Progesteron ng/ml	0,5–30	>0,5	>0,5
Androstendion ng/ml	150	80–90	80–90
Testosteron ng/ml	20–60	11	23
FSH IU/ml	2–10*	>30	>30
LH IU/l	2–10*	>30	>30

* ohne Zyklusmitte

ist eine Hormonsubstitution absolut indiziert. Die Technologie der Assistierten Reproduktion mit der nach dem deutschen Embryonen-Schutzgesetz nicht zulässigen Eizellspende wäre eine Option für betroffene Individuen mit Kinderwunsch.

1.8.4 Klimakterische Beschwerden

Klimakterische Beschwerden umfassen eine Vielfalt von Symptomen, die Frauen in der Perimenopause erfahren. Die Charakteristika der vasomotorischen Symptome sind in Tabelle 1.7 zusammengefasst.

Die diagnostische Bewertung der klimakterischen Symptome ist in der Praxis sehr bedeutsam. Es wurden zahlreiche Schemata entwickelt, die eine Bewertung durch den Arzt oder durch die Betroffenen selbst vorsehen. Der *Kupperman-Index*, welcher zahlreiche subjektive Beschwerden erfasst und durch Faktoren zusätzlich gewichtet, war über mehrere Jahrzehnte das bevorzugte Hilfsmittel zur Quantifizierung der klimakterischen Symptome durch den betreuenden Arzt. Eine größere Objektivität wird erreicht durch Selbstbewertungsskalen, von denen im deutschsprachigen Raum die auf objektiven klimakterischen Symptomen beruhende *Menopause Rating Scale* (MRS) (Tabelle 1.8) sich besonders eignet. Diese MRS erfasst auch die Lebensqualität (QOL), gemessen an internationalen Standards wie der Short Form-36.

1.8.4.1 Altersveränderungen an Genitale und Harntrakt

Das weibliche Genitale und der untere Harntrakt sind anatomisch eng benachbart und haben mit dem Sinus urogenitalis und den Müller'schen Gängen einen gemeinsamen embryologischen Ursprung. Beide sind auch östrogenabhängige Zielgewebe. Die Prävalenz der vaginalen Atrophie und von Harnentleerungsstörungen ist bei postmenopausalen Frauen relativ hoch; ihre Häufigkeit wird eher unterschätzt. Epidemiologische Erfahrungen sprechen für eine *kausale Beziehung von urogenitaler Atrophie und dem Beginn der urogenitalen Dysfunktion*. Frauen sprechen ungern über solche Beschwerden und zögern bei Befragungen. Deshalb gibt es nicht viele verlässliche Literaturangaben (Tabelle 1.9).

Die **Harninkontinenz** beeinträchtigt zwei Drittel aller Frauen während ihrer Alltagsaufgaben. Aber 75 % aller inkontinenten Frauen konsultieren nie einen Arzt, obwohl sie seit Jahren urogenitale Beschwerden haben. Eine tägliche schwerwiegende Harninkontinenz betrifft etwa 7 bis 14 % aller postmenopausalen Frauen. Urogenitale Infektionen überwiegen in höherem Alter, besonders bei Pflegefällen.

Pathophysiologisch finden sich **bei der genitalen Atrophie** eine verminderte Reifung des Vaginalepithels, eine Verminderung der Durchblutung des benachbarten Bindegewebes, begleitet von Fragmentation der elastischen Fasern und Hyalinisierung des Kollagen. Der Glykogengehalt des Vaginalepithels ist vermindert, damit zusammenhängend eine verringerte Kolonisierung durch Lactobacillus. In der Folge führt der abgefallene vaginale pH zu Veränderungen der Vaginalflora mit einer verstärkten Besiedlung pathogener fäkaler coliformer Bakterien und von Kokken, die für die Harnwegsinfektion verantwortlich sind. Die Atrophie des Urethralepithels und die verminderte Vaskularisierung der urethralen Submukosa haben einen verringerten urethralen Verschlussdruck zur Folge. *Zur resultierenden Harninkontinenz gehören:*

Tab. 1.7: Hitzewallungen und Schweißausbrüche.

A Grundlagen

1. Subjekive Empfindungen

- plötzlich aufsteigende Hitze
- häufig nachfolgendes Frösteln oder Frieren
- begleitende Schlafstörungen mit Tief- und REM-Schlafverlust

2. Objektive Zeichen

- Hautrötung, beginnend im Brustbereich, über Gesicht, Hals und Oberarm
- profuse Transpiration

3. Physiologische Reaktion

- periphere Vasodilation
- Tachykardie
- normaler Blutdruck
- erhöhte Hauttemperatur und Abnahme der Körperkerntemperatur

B Vorkommen, Häufigkeit, Schweregrad

1. Prävalenz

- keine bis 85% in verschiedenen Kulturen
  Europa und USA 50–80%

2. Auftreten und Dauer der Episoden

- innerhalb von Tagen oder Wochen nach chirurgischer Menopause
- 80% der Frauen >= 1 Jahr
  50% 2–5 Jahre
  30% > 5 Jahre
  vereinzelt 10–15 Jahre
  vorzeitig bei hysterektomierten Frauen und Raucherinnen

3. Schweregrad und Intensität

- große Schwankungsbreite zwischen und innerhalb von Gesellschaften abhängig von kulturellen, sozio-ökonomischen und psychosozialen Faktoren

C. Wirkungsmechanismen

nicht geklärt; theoretische Erwägungen betreffen thermoregulatorische Störungen
- inädaquate Aktivierung von Wärmeabgabemechanismen mit kutaner Vasodilation und Diaphorese
- plötzliche neuroendokrine Herabregulierung des zentralen Thermostaten
  (β –Endorphin, Serotonin, Azetylcholin, Noradrenalin)
- Auslösung durch niedrige und fluktuierende perimenopausale Östrogenspiegel

D. Behandlungsmöglichkeiten

- Östrogen sehr wirksam
- weitere Steroidhormone mit Effekt, wie Progestagene und Tibolon 2,5 mg s. i. d.
- Atemkontrolle, körperliche Aktivität und Clonidin 0,05 mg s. i. d.

- Detrusorinstabilität
- verminderter Harnröhrenverschlussdruck
- beeinträchtigter urethraler Sphinktermechanismus
- kombinierte Detrusorinstabilität und Stressinkontinenz
- Überlaufinkontinenz
- Fisteln
- Harnwegsinfektionen
- medikamentös (Diuretika, Hypnotika)
- Kreislauf- oder Nierenversagen oder Kombination von beidem
- Diabetes

Die **vaginale Atrophie** manifestiert sich kurz nach der Menopause. Erhebliche Beschwerden

Tab. 1.8: Menopause Rating Scale (MRS) – Menopause-Bewertungsskala: Bewertung der Beschwerden mit 0–3 Punkten (siehe Fußnote)

Symptome
HITZEWALLUNGEN, SCHWEISSAUSBRÜCHE plötzlich aufsteigende Hitze, oft nachfolgende markante Schweißausbrüche
ANGST Gefühl körperlicher und seelischer Bedrohung
SCHLAFSTÖRUNGEN nächtliches Erwachen, Schlaflatenz
REIZBARKEIT seelische Labilität, Nervosität
DEPRESSIVE VERSTIMMUNG Dysphorie, Trübsinnigkeit
HERZSYMPTOME Palpitationen, Tachykardie
ERSCHÖPFUNGSZUSTÄNDE Energielosigkeit, Müdigkeit, Schwäche, Erschöpfung
MUSKEL-/GELENKSCHMERZEN anhaltende oder periodisch auftretende Gelenkschmerzen und Muskelkrämpfe oder -zerrungen
SEXUELLE BESCHWERDEN verminderte Libido, eingeschränkte sexuelle Aktivität und/oder Befriedigung
HARNWEGSSYMPTOME Harndrang, Harnverlust, Inkontinenz
TROCKENHEIT DER VAGINA Reizzustände, Ausfluss und Infektion, vulvovaginaler Pruritus, Dyspareunie

Durchschnittswert
Präparat:
Dosis:
Uterus vorhanden: ja/nein
Blutung vorhanden: ja/nein
Ovarien vorhanden: ja/nein

Bewertung der Beschwerden:
0 Punkte = keine Symptome
1 Punkt = leicht; Symptome werden erlebt, jedoch nicht stark genug, um Behandlung zu rechtfertigen
2 Punkte = mittel; Symptome beeinträchtigen das Wohlbefinden so, dass eine Behandlung gewünscht wird
3 Punkte = stark; Symptome stören die Lebensabläufe; Behandlung ist erforderlich

Gesamt-Punktwert $\sum \leq 33$ Punkte

mit Beeinträchtigung des Sexuallebens beklagen sehr viele Frauen. Libido, Orgasmusfähigkeit und sexuelle Ansprechbarkeit sind jedoch nicht von der lokalen Östrogenwirkung abhängig.

Ein persistierender vaginaler Fluor als Folge der lokalen Infektion oder eines Traumas der atrophischen Vagina stellt sich häufig ein. Es ist Aufgabe des betreuenden Arztes, die Ursache vaginaler Blutungen in diesem Alter besonders sorgfältig zu klären (siehe Kapitel 11 und 13).

Tab. 1.9: Urogenitale Symptome in der Postmenopause

	Prozent
Trockene Vagina	27–40
Dyspareunie	9–25
Harninkontinenz	24–29
Dysurie	5–11
Rezidivierende Harnwegsinfekte	8–13

Auszug aus Populationsstudien (nach Kenemans et al. 1996)

Die mit dem urogenitalen Altern assoziierten Veränderungen und Symptome der Vagina und des Harntraktes sind nach sorgfältiger klinischer Abklärung einschließlich Zytologie, Kolposkopie, Histologie und Urodynamik *einer Substitutionsbehandlung gut zugänglich.* Die vaginale Administration ist Methode der Wahl für Frauen

- mit vaginaler epithelialer Atrophie
- mit urogenitalen Beschwerden
- vor operativen Eingriffen am unteren Genitaltrakt
- unter systemischer Hormonsubstitution mit persistierenden Symptomen der urogenitalen Atrophie

Die **Applikationsformen und Dosierungen** zur Behandlung atrophischer Veränderungen des Urogenitaltraktes sind in Tabelle 1.10 zusammengefasst. Die erfolgreiche Behandlung der Kolpatrophie im Sinne einer Colpitis senilis ist innerhalb weniger Wochen möglich. Damit lindern sich auch die Symptome der gestörten vaginalen Trophik wie Trockenheit, Brennen, Juckreiz, Fluor und vaginale Blutungen. Eine fortschreitende Rückbildung mit dem Bild der Craurosis vaginae stellt ein wesentlich hartnäckigeres Therapieproblem dar. Die Herstellung normaler Durchblutungsverhältnisse und bindegewebiger Elastizität nimmt Monate bis Jahre in Anspruch. Störungen der Sexualität einschließlich psychosexueller Veränderungen des Alters siehe Kapitel 18.

Tab. 1.10: Östrogenbehandlung atrophischer Veränderungen des Urogenitaltraktes.

Anwendung	
Vaginal	
17β-Östradiol	Vaginalring (7,5 µg Östradiol/24 h für 3 Monate)
Konjugierte equine Östrogene	Vaginalcreme (0,625 mg/die)
Östriol	Vaginaltabletten (0,5 mg) Vaginalcreme (0,1 %)
Dienöstrol	Vaginalcreme (0,01 %)
Transdermal	
17β-Östradiol	Reservoir- oder Matrixpflaster ab 12,5 µg
Oral	
Östriol	Tabletten (0,25; 1,0 und 2,0 mg)
Standardisierte systemische HRT	Östrogen-Monotherapie Östrogen-Gestagen-Kombination dauerhaft oder sequentiell

Die empirische Basis für einen *Einfluss der Östrogene auf die Harninkontinenz* ist kontrovers. Es sind jedoch eindeutig Östrogeneffekte im Vergleich zur Plazebowirkung hinsichtlich einer subjektiven Verbesserung aller Formen der Harninkontinenz nachgewiesen; hierzu gehört insbesondere ein Einfluss auf das häufige Wasserlassen, den imperativen Harndrang und die Dysurie. Bei genuiner Stressinkontinenz ist bereits nach vier bis sechs Wochen eine Verbesserung des urethralen Verschlussdruckes nachgewiesen; bei Ansprechen sollte die Therapie langfristig fortgesetzt werden; die Kombination von α-Adrenergika mit Östrogenen kann den Behandlungserfolg zusätzlich verbessern.

1.8.4.2 Perimenopausale Zyklusstörungen

Grundlagen der Veränderungen des Menstruationszyklus in der Perimenopause sind in Kapitel 10 und unter dem Aspekt der ovariellen Seneszenz vorangehend dargestellt. Diese Blutungsstörungen gehen einher mit pathologischen Veränderungen des Reproduktionstraktes. **Zyklusanomalien** wie Polymenorrhöen, Oligomenorrhöen oder Amenorrhöen lassen an eine gestörte endokrine Regulation denken, während Metrorrhagien und intermenstruelle Blutungen eher organischen Veränderungen des Genitaltraktes zugeordnet werden oder hämatologischen, systemischen und endokrinen Einflüssen (Tabelle 1.11).

Nach Ausschluss dieser organischen oder medikamentösen Blutungsursachen bleibt eine Gruppe von Patientinnen mit *dysfunktionellen Blutungen.* Wesentlich ist die Beobachtung einer Regression des Menstruationszyklus, die sich spiegelbildlich zur Zyklusentwicklung während der Pubertät verhält (siehe Kapitel 10). Ein Überwiegen der ovariellen Östrogensekretion bei gleichzeitigem Progesteronmangel – wie bei einem anovulatorischen Zyklus – führt zur Hyperplasie des Endometriums mit zunehmender Fragilität. Es sind aber auch multifaktorielle uterine Mechanismen für die Kontrolle der Menstruationsblutung nachgewiesen. Bei Menorrhagien

Tab. 1.11: Organische Ursachen perimenopausaler Blutungsstörungen.

Genitaltrakt	
Gutartig	Verletzungen, Zervizitis, Polypen der Zervix und des Endometrium, Endometriumhyperplasie, Myomatosis uteri, Endometriose, Adenomyosis
Bösartig	Karzinome der Vulva, Vagina, Endometrium, Zervix
Allgemeine organische Erkrankungen	Dysfunktion der Nebeniere, Schilddrüse, Leber, Niere
Blutungsübel	Willebrand-Jürgens-Syndrom, Gerinnungsfaktormagel II, V, VII, X, XI, Leukämien, Thrombozytopenie
Medikation	Antikoagulantien, Sexualhormone, IUD, Chemotherapie, Hämodialyse, Antiepileptika
Abortive Gravidität	Ektope Gravidität, Trophoblasttumor, Aborte

(Menstruationsblutverlust bei 80 ml) ist das Stroma und subendometriale Gefäßbett betroffen mit Störungen der lokalen Hämostase und Prostaglandinsekretion.

Die **Behandlung** betrifft entweder die spezifischen organischen Ursachen (siehe dort) oder die Einflussnahme auf funktionelle Störungen. Hierzu gehören die zyklusgerechte Progesteronsubstitution mit nachfolgender sekretorischer Transformation des Endometrium. Das Ausmaß dieser Transformation hängt von der Wahl des Progestogens, der Dosierung und Behandlungsdauer ab. Die Behandlungsgrundsätze dysfunktioneller Blutungen mit Progestogenen oder nichthormonal mit Prostaglandinsynthetase-Inhibitoren, Antifibrinolytika, Danazol oder GnRH-Analoga ist in Tabelle 1.12 skizziert. Darüber hinaus können vaginale Blutungsstörungen auch operativ behandelt werden (siehe Kapitel 12). Hierher gehört vor allem die transzervikale Endometriumablation mit einer etwa 85-prozentigen Erfolgsrate; langfristige Untersuchungsergebnisse stehen jedoch nicht zur Verfügung. Als therapeutische Ultima ratio verbleibt die *Hysterektomie*, die bei 45- bis 60-jährigen Frauen in drei von vier Fällen wegen Blutungsstörungen oder Fibromyomatosis durchgeführt wird. Die Hysterektomierate dieser Altersgruppe beträgt 23,8 % nach unseren repräsentativen Umfragen des Jahres 1996; bei 12 % der Frauen dieses Alters werden Ovarektomien durchgeführt.

Trotz der Vielzahl rationaler Therapieansätze der Behandlung perimenopausaler Zyklusstörungen gibt es kein einheitliches Vorgehen für Frauen dieser Altersgruppe. Deshalb bedarf es gerade hier einer auf den Einzelfall zugeschnittenen Therapieentscheidung.

1.8.4.3 Extragenitale klimakterische Beschwerden

Die typischen vasomotorischen Beschwerden des Klimakterium in Kombination mit Schlaflosigkeit, Reizbarkeit, Ermüdung und Palpitationen bilden sich bei erfolgreicher Behandlung gemeinsam zurück. Ob jedoch auch depressive Verstimmungszustände, Gelenk- und Muskelbeschwerden sowie die epitheliale Atrophie der Haut, der Mundregion und der Konjunktiva spezifisch dem Östrogenmangel zuzuschreiben sind, bleibt in der Literatur umstritten.

1.8.4.3.1 Dysphorische Verstimmungszustände
Um den Kriterien des Diagnostic and Statistical Manual of Mental Disorders gerecht zu werden, kann die **Diagnose** einer echten Depression nur einer Person zugeschrieben werden, die über zwei Wochen oder länger depressiv verstimmt ist oder ihr allgemeines Interesse eingebüßt hat, begleitet von anderen psychischen Störungen. Eine **Dysthymie** ist charakterisiert durch eine über mindestens zwei Jahre anhaltende Neigung zu depressiven Verstimmungen von insgesamt mehrtägiger Dauer und über die Hälfte der gesamten Beobachtungszeit anhaltend. Prämenstruelle dysphorische Verstimmungen sind zyklisch auftretende psychiatrische Symptome, die nach der Ovulation einsetzen und innerhalb der ersten Tage der nachfolgenden Menses sich wieder zurückbilden. Diese unterscheiden sich deutlich von Stimmungsschwankungen mit prämenstrueller Exazerbation, die auch eine depressive Komponente haben, über den gesamten Zyklus hinweg beobachtet werden können und vor Einsetzen der Menses sich intensivieren. *Die Menopause*, weder chirurgisch induziert noch natürlich, *erhöht nicht die Rate echter Depressionen*. Die große Massachusetts Women's Health Study, eine prospektive Kohortenstudie an über 2500 Frauen im Alter von 45 bis 55 Jahren, ergab in der Tat neu auftretende depressive

Tab. 1.12: Behandlung dysfunktioneller Blutungsstörungen.

A. Beseitigung der Blutung

1. Hormonale Intervention
   Orale Progestagene, z. B. Norethisteronazetat 5 mg täglich für 10 Tage
2. Dilation und Kürettage
   bei persistierneder Blutung nach Hormongabe; Vorteil die histologische Abklärung und fast immer wirksam

B. Prävention des Rezidivs

1. Orale Kontrazeptiva (siehe Kapitel 2)
2. Progestagene

Schema	Ziel	Anwendung
Zyklustag 16–25	luteale Substitution	oral
Zyklustag 5–25	Endometriale Proliferationshemmung	oral
kontinuierlich	endometriale Suppression	oral, IUD, i. m., trandermal
Pille	kombinierte OC	oral

C. Prostaglandinsynthetasehemmer

	Menge	
Mefenaminsäure	500 mg	t. i. d.
Naproxen	500 mg	b. i. d.
Ibuprofen	400 mg	t. i. d.
Diclofenac	50 mg	t. i. d.

D. Antifibrinolytika

Tranexamsäure	1,0–1,5 g	t. i. d.

E. GnRH-Analoga

Nasalspray, s. c. Implantat
Cave: klimakterische Symptome und Osteoporoserisiko
ggf. add back von Östrogenen

Symptome in der Perimenopause, aber von transitorischem Charakter. *Nach Übergang in die Postmenopause nimmt die Depressionsneigung ab.* Aus der Anamnese einer Depression lässt sich die Depression zum Zeitpunkt der Menopause am besten vorhersagen. Ihr assoziiert sind ein geringeres Bildungsniveau, die Partnerschaft (verwitwet, geschieden, getrennt) und psychosozialer Stress anderer Herkunft. Kliniker bemühen sich seit langem um eine Erklärung für zum Zeitpunkt der menopausalen Transition erstmals auftretende depressive Verstimmungszustände. Bestimmende Begleitfaktoren sind gesundheitliche Störungen oder die allgemeine emotionale Last des Übergangsalters. Es zeigt sich jedoch deutlich, dass *Frauen, die einmal auf reproduktive Veränderungen mit einer affektiven Störung reagieren* (Dysphorie unter Pilleneinnahme, prämenstruelles Syndrom, postpartale Depression), *eher auch zum Zeitpunkt der Menopause betroffen sind.*

Die *neuroendokrine* Forschung weist auf eine *Beeinflussung des Tryptophan- und Katecholaminstoffwechsels durch Östrogene* hin. Häufig wird eine Stimmungsaufhellung unter Hormonsubstitution beobachtet. Diese ist offenbar abhängig von der Östrogendosis, weshalb auch von einem „zentralen tonischen Effekt" der Östrogene gesprochen wird. Ein Behandlungsversuch über mindestens drei Monate, vorzugsweise transdermal, hat sich am besten bewährt. Sollte kein Einfluss auf die Stimmungslage beobachtet werden, erscheint eine Hormonsubstitution wenig aussichtsreich, und es ist eine andere antidepressive Behandlung angezeigt.

1.8.4.3.2 Gelenk- und Muskelbeschwerden

Viele Frauen erfahren dauerhaft oder periodisch deutliche Gelenk- und Muskelbeschwerden. Die physikalische Untersuchung, unterstützt durch bildgebende Verfahren, ergibt häufig keine degenerativen Gelenkveränderungen. Zusammenhänge der typischen Muskelspannungen und -krämpfe mit vasomotorischen Symptomen, dem Body mass index oder dem Knochenmineralgehalt wurden nicht gefunden. Die Beschwerden sind unterschiedlich stark ausgeprägt bis hin zu deutlichem Vermeidensverhalten bei körperlicher Bewegung und Belastung. Es gibt *nur wenige aussagefähige Untersuchungen über den Einfluss einer Östrogenbehandlung* auf *Muskelbeschwerden und Arthralgie*. Unkontrollierte Untersuchungen weisen auf eine Beseitigung der Beschwerden bei einer von vier Frauen innerhalb von zwölf Wochen hin, Linderungen bei etwa jeder zweiten und völlig fehlende Wirksamkeit bei etwa einem Drittel. Dies entspricht allgemeiner praktischer Erfahrung. Ein Hormonsubstitutionsversuch über drei Monate ist angezeigt.

1.8.4.3.3 Epitheliale Atrophie

Die Haut ist ein *geschlechtshormonabhängiges Organ*. Die Lebensspanne der Epidermalzellen von 100 Tagen bei jungen Menschen geht bei über 50-Jährigen auf 46 Tage zurück. Die Haut wird dünner, durchsichtiger und auch vulnerabel. Mit abnehmender Mitoserate der Epidermis steigt die Pigmentierung, Altersflecken treten vermehrt auf. Die Kollagenbündel der Haut entwirren sich mit Abnahme der kutanen Elastizität. Sexualsteroide erhöhen die Kollagen- und Muskelfibrillen der Haut ähnlich wie auch an den Blutgefäßen mit Einfluss auf ihre Elastizität. Die Sexualhormone beeinflussen die Kollagensynthese und Kollagendichte und damit die interzelluläre Matrix, von der Schwangerschaft her vertraute Phänomene. *In zeitlicher Koinzidenz zur Seneszenz der Ovarien vermindern sich Hautdicke, deren Kollagengehalt und Kapillarisierung*. Eine *Hormonsubstitution kann diesen Zustand umkehren*. Da nicht nur das Östrogen, sondern auch das Testosteron über die Kornifikation in die Differenzierung der Keratinozyten eingreift, bewährt sich auch eine Kombination von Östrogen und Testosteron. Aus diesen Gründen ist – besonders bei hysterektomierten Frauen – die subkutane Implantation eines Östradiolkristalls (25 mg) mit einem Testosteronkristall (100 mg) synchron empfohlen worden, wodurch die Kollagensynthese und die Epidermisdicke zunimmt; ein solches Implantat hat einen etwa sechsmonatigen Therapieeffekt. Sind nur einige Hautareale betroffen, können die Hormone auch topisch angewandt werden.

Andere epitheliale Veränderungen betreffen die Mundregion, Zungenbrennen, Geschmacksveränderungen ohne Hinweis auf Zahnerkrankung. Die Keratoconjunctivitis sicca reagiert sehr gut sowohl auf topische als auch systemische Östrogenbehandlung. Andere Augenbeschwerden betreffen insbesondere den Mangel an Tränenflüssigkeit, der auch günstig durch Östrogene beeinflusst wird. Kontrollierte klinische Studien zu dieser Problematik sind angezeigt.

1.8.5 Metabolische Langzeitfolgen des Klimakteriums und ihre Prävention

Außer der Behandlung und Vorbeugung länger bestehender klimakterischer Symptome und urogenitaler Beschwerden gehört angesichts der demographischen Entwicklung zu den besonderen ärztlichen Aufgaben unserer Zeit, die Gesundheit sowie die körperliche und geistige Lebensfähigkeit und das seelische Gleichgewicht der Frau im dritten Lebensabschnitt aufrechtzuerhalten. Hierzu gehört vor allem die *Verhütung der Osteoporose* mit ihren Folgezuständen drohender knöcherner Frakturen, der *Atherosklerose mit Herzinfarkt und Schlaganfall* sowie die *Erhaltung der Vigilanz, der kognitiven Leistungen* und *die Prävention oder das Hinausschieben hirnorganischen Alterns wie des Morbus Alzheimer. Ziel ist eine „Kompression der Morbidität“*, also der Versuch, Alterskrankheit und Invalidität durch Prävention auf einen möglichst eng begrenzten Zeitraum vor Ablauf der individuellen Lebenserwartung zusammenzudrängen. Die epidemiologischen Daten sind viel versprechend; *mit einer präventiven hormonellen Langzeitsubstitution gelingt eine Herabsetzung der allgemeinen Morbidität sowie der Mortalität mit einer Lebensverlängerung um im Mittel zwei bis drei Jahre*. Unter *Langzeitsubstitution* verstehen wir die *Verabfolgung der fehlenden ovariellen Hormone über mehr als fünf Jahre*. Während die vegetativen Symptome des klimakterischen Syndroms meist innerhalb von drei bis fünf Jahren abklingen, ist nach etwa fünf Jahren die Entscheidung zu fällen, ob die Substitution unter präventiver Zielsetzung weitergeführt werden soll. Voraussetzungen für eine Langzeitsubstitution mit Östrogenen sind eine bisherige gute Verträglichkeit und komplikationsloser Verlauf der Substitution, erkennbare positive Wirkungen, Beachtung aktueller Kontraindikationen und Behandlungsrisiken und eine individuelle Risikoabschätzung hinsichtlich der Osteoporose, des Herzinfarktes, des Schlaganfalls, allgemeiner kognitiver Störungen und insbesondere des Morbus Alzheimer. Ein ausführliches Aufklärungsgespräch fördert die Motivation der Patientinnen.

1.8.5.1 Kardiovaskuläre Erkrankungen

Die Sexualhormone schützen das kardiovaskuläre System in vielfältiger Weise; *Östrogene senken den Cholesterinspiegel, normalisieren den Blutdruck und verbessern stenokardische Beschwerden.* Sie wirken demnach wie Nitropräparate, Kalziumantagonisten und Clofibratderivate. Deshalb eignen sie sich für die primäre Behandlung von Herz-Kreislauf-Problemen. Eine symptomatische Behandlung mit Lipidsenkern, Antihypertensiva oder Betablockern erübrigt sich in vielen Fällen. Ein derartiger Schutzeffekt der Sexualsteroide für das kardiovaskuläre System der Frau resultiert aus ihren spezifischen reproduktiven Aufgaben. Aus der Schwangerschaft lässt sich der lipidsenkende Effekt der Sexualsteroide erklären. Um den Fetus wie auch das periphere Gewebe mit ausreichend Cholesterin und Triglyzeriden zu versorgen, werden unter dem Einfluss von Sexualsteroiden vermehrt Triglyzeride aus der Leber freigesetzt und hohe Mengen Cholesterin und Triglyzeride durch entsprechende Rezeptoren in das periphere Gewebe eingeschleust. Hieraus resultiert insgesamt eine Abnahme der Blutfette. Außerdem amplifiziert Östradiol die LDL-Rezeptoren der Leber und senkt damit den Cholesterinspiegel. Aus der Analogie dieser Grundkenntnisse lässt sich unser heutiges Wissen um den sexuellen Dimorphismus kardiovaskulärer Erkrankungen (CVD) ableiten.

Während das **Atheroskleroserisiko** bei Männern mit steigendem Lebensalter eine nahezu lineare Zunahme erfährt, ist das Risiko bei der Frau bis zur Menopause relativ gering, während in den Jahren danach das CVD-Risiko für Frauen exponentiell zunimmt, wobei die Morbiditätsrate sich in Abständen von nur fünf Jahren fast verdoppelt. Die in Tabelle 1.13 aufgelisteten **Risikofaktoren für CVD** haben ihre höchste Prädiktivität für die Altersgruppe der 50- bis 69-Jährigen. Ungefähr zwei Drittel aller CVD-abhängigen Ereignisse betreffen 20% der Frauen mit der höchsten Risikobelastung.

Mit zunehmendem Lebensalter steigen die Serumspiegel von Cholesterin, LDL und somit auch von LDL-Cholesterin an. *Die durch Östrogenmangel bedingten Veränderungen des Lipidstoffwechsels* werden daher besonders auffällig, wenn das Defizit in einer frühen Phase des Lebens auftritt, etwa durch eine prämature Menopause oder nach bilateraler Ovarektomie. Ohne Substitution ist der Cholesterinspiegel im Serum 11 bis 15 Jahre nach bilateraler Ovarektomie um 25% und 16 bis 20 Jahre nach dem Eingriff um 40% angestiegen. Die weniger ausgeprägte Veränderung bei natürlicher und zeitgerechter Menopause erklärt sich aus dem eher allmählichen, nicht schlagartigen Erlöschen der Östrogensekretion. Die Definition pathologisch veränderter Lipide im Serum ist in Tabelle 1.13 angefügt. Die metabolischen Östrogenwirkungen mit den sich

Tab. 1.13: Risikofaktoren für kardiovaskuläre Erkrankungen der Frau.

- Alter und prämature Menopause
- Bluthochdruck
- Dyslipidämie*
- Rauchen
- Übergewicht
- Diabetes mellitus
- familiäre Belastung
  CVD vor 60. Lebensjahr bei Mutter oder Schwester
  CVD vor 50. Lebensjahr bei Vater oder Bruder
- Periphere Gefäßerkrankung
- sitzende Lebensweise
- Stress

* Gesamtcholesterin	>200 mg/dl (5,2 mmol/l)
HDL- Cholesterin	<50 mg/dl (1,3 mmol/l)
LDL- Cholesterin	>130 mg/dl (3,4 mmol/l)
Triglyzeride	>250 mg/dl (2,3 mmol/l)
Gesamtcholesterin/ HDL-Cholesterin:	3,8–5,6 durchschnittlich 5,7–8,3 erhöht > 8,3 gefährdet

daraus ergebenden Veränderungen für die Serumkonzentrationen der Lipide sind in Tabelle 1.14 skizziert.

Östrogene hemmen den Oxidationsprozess, der die Kaskade der Bildung von „fatty streaks“ als Ausgangspunkt der Entstehung der atherosklerotischen Plaque in Gang setzt; sie können auch zur Rückbildung bestehender atherosklerotischer Plaques beitragen. Hinzu tritt ein kalziumantagonistischer Effekt der Östrogene mit Senkung des peripheren Gefäßwiderstandes, Verbesserung der Mikroperfusion und Senkung des diastolischen Blutdruckwertes, vor allem unter Belastungsbedingungen. Eine Senkung des peripheren Widerstandes bedeutet auch eine Verbesserung der Elastizität der Gefäße. Östrogene wirken auch direkt auf die Gefäßwand durch Normalisierung der Azetylcholinreaktion der Gefäße; bei Östrogenmangelzuständen tritt eine ausgeprägte Vasokonstriktion ein, unter Östrogensubstitution kommt es zur deutlichen Vasodilatation. Östrogene können auch atherosklerotisch verengte Koronargefäße dilatieren, weil sie die NO-Synthese des Endothels ausgeprägt stimulieren, so dass selbst Vasospasmen durchbrochen und pektanginöse Beschwerden (Syndrom X, Prinzmetal-Angina) behoben werden können.

Eine der großen amerikanischen **Präventionsstudien** (Nurses' Health Study), die seit über zwanzig Jahren prospektiv den *Einfluss der Hormonsubstitution auf das Herzinfarkt- und Schlaganfallrisiko* untersucht, konnte eine dosisabhängige Reduktion des koronaren Herzerkrankungsrisikos auf etwa die Hälfte nachweisen; dabei haben geringe Dosen von 0,3 oder 0,625 mg konjugierter Östrogene das Erkrankungsrisiko um 60 bis 65% abgesenkt. Dieser Effekt ist ausgeprägter bei Frauen mit belastender Familienanamnese. Das Schlaganfallrisiko konnte nur mit der niedrigen Dosis von 0,3 mg konjugierter Östrogene reduziert werden,

Tab. 1.14: Östrogenwirkungen auf den Lipidstoffwechsel.

Metabolische Wirkung auf die Leber	Veränderung der Serumkonzentrationen
VLDL-Synthese ↑	Gesamtcholesterin ↓
LDL-Rezeptoren ↑	Triglyzeride ↑
Triglyzeridsynthese ↓	VLDL ↑
HDL-Synthese ↑	LDL ↓
	HDL_2 ↑
	HDL_3 ↑

höhere Dosen waren entweder ineffektiv oder erwiesen sich eher als nachteilig.

Die sekundäre Prävention bei bestehenden kardiovaskulären Erkrankungen wurde erstmals prospektiv über vier bis fünf Jahre in der amerikanischen HERS-Studie untersucht. Hier hat die dauerhafte kombinierte Verabfolgung von 0,625 mg konjugierten Östrogenen mit 2,5 mg Medroxyprogesteronazetat (MPA) in den ersten Behandlungsmonaten zu einer geringfügigen Erhöhung kardiovaskulärer Komplikationen geführt, nach Ablauf von vier Jahren jedoch das Risiko um ein Drittel abgesenkt; dies ist ein Effekt, der durch andere kardiologische Präventionsstrategien nicht erreicht wird.

Die Women's Health Initiative (WHI) wurde ab 1991 als besonders bedeutsame – gewiss aber größte bisher angelegte – Präventionsstudie durchgeführt. Aus der Gesamtheit von über 60000 Teilnehmerinnen im Durchschnittsalter von 63 Jahren wurden in der prospektiven, randomisierten und placebokontrolliert angelegten Untersuchung nach Verabfolgung des gleichen Kombinationspräparates wie bei der obengenannten HERS-Studie nach fünfeinhalb Jahren abweichende kardiovaskuläre Risiken gefunden. Die Hazard Ratio (Risikobewertung im jährlichen Intervall) betrug nach 5,1 Jahren 1,29 (95% Cl 1.02–1.63); die Herzinfarktmortalität war jedoch nicht verändert. Absolut gesehen, ergab sich eine jährliche Häufung koronarer Herzerkrankungen von 3,7 auf 1000 Frauen unter CEE/MPA im Vergleich zu 3,0 Fällen auf 1000 Frauen bei Placeboeinnahme. Das hohe Eingangsalter der Probandinnen lässt die Klassifizierung als primäre Präventionsstudie nicht zu.

Die Terminologie primärer und sekundärer Prävention von koronaren Herzerkrankungen verleitet zu Fehlschlüssen. Die Hälfte aller postmenopausalen Frauen, die plötzlich an einem Herzinfarkt versterben, haben zuvor keine klinischen Warnsymptome wie etwa eine Angina pectoris verspürt. Das koronare Atherom entwickelt sich in früher Jugend, und die Mehrzahl aller koronaren Plaques, die zum Infarkt führen, hat ein eher geringes Volumen.

Aus dieser Sicht heraus wurde der Begriff einer „risikoadjustierten Intervention“ geprägt. Die Stratifizierung des individuellen Risikos sollte über klassische Risikofaktoren und daraus abgeleitete Algorithmen erfolgen (http://www.chd-taskforce.de).

Ziel einer Behandlung muss die Stabilisierung der Plaques sein; ein solcher Effekt ist zuverlässig für die Statine nachgewiesen. Alle Präventionsstudien mit Statinen bei vergleichbaren Frauengruppen wie unter den Bedingungen der HERS- oder WHI-Analyse ergeben günstige Statineffekte, auch wenn die Effekte einer Hormonsubstitution uneinheitlich ausfallen. Deshalb sind aus internationaler Sicht Sexualhormone kein primäres Behandlungsprinzip zur Absenkung individueller Herz-Kreislauf-Risiken. Erst nach kardiotherapeutischer Stabilisierung kann der zusätzliche Einsatz von Sexualhormonen erwogen werden, sollten sich hierfür Indikationen aus ihrem breiten Wirkungsspektrum ergeben (z. B. klimakterische Symptome, urogenitale Störungen, Osteoporoseprävention, mentale Altersschwäche).

1.8.5.2 Osteoporose

Die WHO hat die Osteoporose definiert als „eine Erkrankung, die durch eine erniedrigte Knochenmasse mit Verfall der knöchernen Mikroarchitektur charakterisiert ist, gefolgt von erhöhter Fragilität des Knochens und in der Folge erhöhtem Frakturrisiko“. Für den Kliniker bleibt dabei unerheblich, ob der *Knochenmasseverlust altersphysiologisch* ist *oder* eine *biomechanische oder stoffwechselbedingte Ursache* hat. Die Strukturveränderungen manifestieren sich zunächst am stoffwechselaktiveren trabekulären Knochen, später auch am kortikalen Knochen, und führen zu einer erhöhten Brüchigkeit. Dies bedeutet, dass schon bei geringem Trauma eine Fraktur auftritt. In den Wirbelkörpern führt eine Verminderung der Knochenmasse mit gleichzeitigem Verlust der physiologischen Bälkchenstruktur zu den typischen Sinterungsfrakturen, die auch als chronisch verlaufende, rezidivierende Spontanfrakturen bezeichnet werden.

1.8.5.2.1 Zur Diagnostik der Osteoporose

Die Osteoporose wird erfasst aus

1. der Erhebung der Anamnese,
2. der körperlichen, klinischen Untersuchung,
3. bei entsprechendem klinischen Verdacht Durchführung einer Röntgenuntersuchung der Brust- und Lendenwirbelsäule in zwei Ebenen,
4. einer Knochendichtemessung bei weiter bestehendem Verdacht einer Osteoporose,
5. einer Blut- und Urinuntersuchung zur Differentialdiagnose und Diagnoseabsicherung,
6. Knochenmarker (Annex Tabelle 1.17) sind nur in seltenen Fällen indiziert.

Die **Osteodensitometrie** ist die gegenwärtig einzige verfügbare nichtinvasive Methode, mit der in vivo die Knochenmasse bestimmt werden kann. Die verschiedenen verfügbaren Verfahren sind die Quantitative Computertomographie (QCT), die periphere Quantitative Computertomographie (pQCT), die Ein-Energie-Röntgenschwächung (SXA = single X-ray absorptiometry) und die Zwei-Energie-Röntgenschwächungsmethode (DXA = dual X-ray absorptiometry). **Der quantitative Ultraschall** kann derzeit nur eingeschränkt für Routineuntersuchungen empfohlen werden. Bisherige Untersuchungen konnten lediglich den Zusammenhang zwischen erniedrigtem QUS-Messwert und einem erhöhten materialbezogenen Frakturrisiko darstellen; die Methode ist jedoch noch nicht standardisiert und qualitätsgesichert. Eine Zuordnung zu dem Referenzsystem der WHO (Tabelle 1.15) muss wegen Abweichung der Referenzwerte erst klinisch validiert werden. Die *Osteodensitometrie* ist angezeigt *zur Sekundärprävention* (Osteoporose ohne Fraktur, Verhinderung der Erstfraktur) *und Tertiärprävention* (weitere Frakturen verhindern bei prävalenter osteoporotischer Fraktur).

Risikofaktoren für die Entwicklung einer Osteopenie und Osteoporose können genetisch bedingt sein oder sich herleiten aus dem Ernährungsverhalten, Lebenswandel, konstitutionsbiologischen endokrinen Varianten oder als Folge einer medikamentösen Behandlung (siehe Tabelle 1.16). Der im Vordergrund stehende Risikofaktor ist jedoch die verminderte endogene Östrogensekretion, betrifft deshalb potenziell je-

Tab. 1.15: Osteopenie und Osteoporose (WHO).

Osteopenie	BMD	1,0–2,5 SD unter Norm
Osteoporose	BMD	>=2,5 SD unter Norm
Osteofraktose	BMD	>= 2,5 SD unter Norm mit einer oder mehr fragilitätsbedingten Frakturen

Präventive Hormonsubstitution ab Osteopeniestatus

Tab. 1.16: Risikofaktoren für Osteoporose.

Genetik	• Rasse (Weiße > Schwarze) • (Frauen > Männer) • Familiäre Neigung
Ernährung	• Kalziummangel • Verstärkter Konsum von Alkohol Kaffee Natrium tierischem Eiweiß
Lebensweise	• Rauchen • Geringe körperliche Aktivität
Endokrinium	• Menopausealter (vorzeitig) • Körperliche Konstitution
Medikamente	• Heparin • Antikonvulsiva • Chemotherapeutika • Immunsuppression • Kortikosteroide • Schilddrüsenhormone

Tab. 1.17: Behandlung der Osteoporose.

Hemmung der Resorption*
– Östrogene – Kalzium – Vitamin D – Kalzitonin – Bisphosponate – SERMs, z. B. Raloxifen und Tibolon – anabole Steroide
Stimulation der Neubildung**
– Natriumfluorid – Monofluorophosphat

Annex:
* Marker der Resorption:
alkalische Phosphatase, Osteokalzin, Kollagen-Typ-I-Peptide
**Marker der Stimulation:
Hydroxyprolin/Kreatinin im Harn, Hydroxypyridinium-crosslinks des Kollagen, cross-linked Telopeptid des Typ-I-Kollagen, Serum-Tartrat-resistente saure Phosphatase

de Frau, die das Menopausealter erreicht oder überschritten hat:

- Nach dem 50. Lebensjahr erfahren etwa 40% aller weißen Frauen eine osteoporosebedingte Fraktur, vorzugsweise Wirbelkörper, Radius oder Oberschenkelhals. Letztere führt besonders häufig zur Invalidität.
- Die Prävalenz der femoralen Osteopenie schwankt von 34 bis 50%, der femoralen Osteoporose von 17 bis 20%; rund 80% aller Oberschenkelhalsfrakturen sind mit einer Osteoporose assoziiert.
- Oberschenkelhalsfrakturen postmenopausaler Frauen haben eine Sterblichkeit innerhalb eines Jahres von 5 bis 20%. Unter den Überlebenden kann jede zweite nicht mehr ohne Unterstützung gehen und wiederum jede zweite nicht unabhängig leben.

1.8.5.2.2 Behandlungsprinzipien der Osteoporose

Die Behandlungsprinzipien der Osteoporose sind in Tabelle 1.17 zusammengefasst. *Östrogene* sind das *Mittel der Wahl zur Verhinderung des Knochenmasseverlustes* und stellen zugleich den einzigen Behandlungsweg dar, der unwidersprochen die Frakturrate sowohl des appendikulären Knochens wie auch der Wirbelsäule herabsetzt. *Kalzitonin* (subkutan und intranasal) dient auch zur Prävention der Osteoporose. *Bisphosphonate, anabole Steroide* und *Fluoride* eignen sich für die Behandlung der schweren Formen der Osteoporose, wobei Bisphosphonate und Fluoride vor allem den vertebralen Knochen angehen. In der späten Postmenopause empfiehlt sich die Kombination von Östrogenen in niedriger Dosierung mit 1200 mg *Kalzium* pro Tag und 600 IE *Vitamin D.* Weitere Entwicklungen betreffen den Einsatz der selektiven Östrogenrezeptormodulatoren (SERMs) wie *Raloxifen* (30 bis 60 mg per os pro Tag) und *Tibolon* (2,5 mg per os pro Tag). *Gestagene* haben einen zusätzlichen, offenbar anabolen Effekt auf die Knochendichte und führen sequenziell wie auch besonders dauerhaft kombiniert zu einer zusätzlichen Absenkung des Frakturrisikos. Haben die antiresorptiven Behandlungsprinzipien ihr volles Potenzial entwickelt? Aus neuerer Sicht treten erweiterte Behandlungspotenziale hinzu, eher zuzuordnen als **Neuere Anabolika**

- Strontium
- anabole Steroide und selektive Androgenrezeptormodulatoren
- Statine
- Wachtumshormone und -faktoren
- Prostaglandin E_2
- parathyreoides Hormon (PTH)

PTH führt zu einem größeren Knochenvolumen über eine 40-prozentige Verstärkung der Knochendichte und eine 20-prozentige Verstärkung der Knochenmasse (Wirbelkörper); da die Knochendichte der Knochenmasse bezogen auf die Knochenfläche entspricht, muss sich die gesamte Knochenoberfläche entsprechend vergrößern. Antiresorptiv wirksame Agenzien senken alle das Frakturrisiko um etwa 40 bis 50% ab. Der bedeutendste therapeutische Effekt wird durch Bisphosphonate erzielt. PTH wirkt über eine Stimulation der Knochenremodellierung; hierdurch wird neues Knochengewebe auch im Bereiche bereits defekter trabekulärer Strukturen angelegt. Eine kurzfristige Behandlung (ein bis zwei Jahre) mit PTH eröffnet deshalb neue Perspektiven der Behandlungsstrategien einer Osteoporose und ihrer Folgezustände.

1.8.6 Krebsrisiko und Reproduktionsorgane

Die allgemeinen Grundlagen zu Epidemiologie und Prävalenz wie auch unsere heutigen pathophysiologischen Vorstellungen der Krebsentwicklung an Endometrium, Brustdrüse, Ovar und Vagina sind in den onkologischen Beiträgen dargestellt. Deshalb soll an dieser Stelle lediglich auf den Zusammenhang zwischen Hormonsubstitution und dem Krebsrisiko der Reproduktionsorgane der Frau eingegangen werden.

Die **Substitution mit Sexualhormonen** hat offenbar keinen Einfluss auf maligne Erkrankungen von Organen, die nicht zum weiblichen Reproduktionstrakt gehören. Mögliche Ausnahme ist das Meningiom, in dessen Tumorzellen Progesteronrezeptoren nachgewiesen wurden. Darüber hinaus sind in der Mukosa des Gastrointestinaltraktes Östradiol-ß-Rezeptoren nachgewiesen worden. Hierin wird eine Erklärung für die 20-prozentige Absenkung des *Kolon-* und 15-prozentige Absenkung des *Rektumkarzinoms* unter Hormonsubstitution gesehen; dies hat eine Metaanalyse aus achtzehn weltweiten Veröffentlichungen ergeben. Im Übrigen finden sich Rezeptoren für Östradiol und Progesteron in nahezu allen reproduktiven Organen der Frau. Deshalb werden diese Organe häufig auch als hormonabhängig oder hormonassoziiert beschrieben.

Trotz des Nachweises von Östrogenrezeptoren gibt es keinen Hinweis auf eine Beeinflussung des Plattenepithelkarzinoms der Vulva, der Vagina oder der Zervix durch *HRT.* Das Risiko eines Adenokarzinoms der Zervix und der Vagina ist ebenfalls offenbar nicht erhöht, ein eher sehr geringfügiger Einfluss auf das Ovarialkarzinom kann nach heutigem Wissensstand nicht völlig ausgeschlossen werden. Hinsichtlich der Risiken des Endometrium- und Mammakarzinoms muss zwischen reiner Östrogen- und kombinierter Östrogen-Progestogen-Substitution unterschieden werden. Obwohl die sequenzielle oder dauerhaft kombinierte Behandlung mit Östrogenen und Gestagenen heute in vielen Ländern bevorzugt wird, beruhen langfristige Untersuchungen der Abhängigkeit des Karzinomrisikos von der Hormonsubstitution vorwiegend auf reiner Östrogengabe, insbesondere der von konjugierten Östrogenen. Eine *Übersicht über das Karzinomrisiko* unter HRT gibt Tabelle 1.18.

Tab. 1.18: HRT und Krebsrisiko.

1. Krebsrisiko nicht erhöht	
– maligne Erkrankungen nicht reproduktiver Organe, Ausnahme: Meningiom	
– Plattenepithelkarzinome der Vulva, Vagina und Zervix	
– Adenokarzinom des Endometrium (mit Gestagenzusatz)	
– Mammakarzinom mit ERT* < 5 Jahre	
– Mammakarzinom mit HRT** < 5 Jahre	
– Absenkung der kolorektalen Karzinome	
2. Krebsrisiko wahrscheinlich nicht erhöht	
– Ovarialkarzinom	
– Adenokarzinom der Zervix und Vagina	
– Mammakarzinom > 2 Jahre nach Abbruch von ERT und HRT	
3. Krebsrisiko geringfügig erhöht	
– duktales und lobuläres Carcinoma in situ der Mamma > 5 Jahre unter ERT und HRT (gilt nicht für das invasive Karzinom!)	
4. Krebsrisiko erhöht	
– Endometriumkarzinom mit ER jemals	RR 2,3
>10 Jahre	RR 9,5
>5 Jahre	RR 1,25
5. Mortalität verringernd	
Endometriumkarzinom unter HRT	
Mammakarzinom unter HRT	

* ERT = Östrogensubstitution
** HRT = Östrogen-Gestagen-Substitution

Angesichts aller Schwierigkeiten der Interpretation epidemiologischer Untersuchungen sollte auch bei der unter längerfristiger Hormonsubstitution erkennbaren höheren Inzidenz von Mamma- oder Endometriumtumoren bei der Beratung von Patientinnen die gleichzeitig abgesenkte Mortalität nicht außer Acht gelassen werden, und zwar unabhängig von der Abwägung dieser Risiken gegenüber allen Vor- und Nachteilen einer langfristigen präventiven Behandlung.

1.8.7 Zentrales Nervensystem

Östrogene haben einen tiefgreifenden Einfluss auf die neuronale Architektur und Organisation. Außerdem sind sie unverzichtbar für das Neuroendokrinium und die Steuerung des Verhaltens. Östrogene und Progesteron modulieren die Genexpression im Gehirn, indem sie die Aktivierung hypothalamischer Rezeptoren, die in das Sexualverhalten involviert sind, beeinflussen, umgekehrt aber wieder von Neurotransmittern stimuliert werden. Neurotrophe Faktoren sind für das Überleben von Neuronen Voraussetzung. Unter anderem können sympathische Neurone ohne den nerve growth factor (NGF) nicht überleben; dieser gehört zu den Neurotrophinen, deren Aufgabe darin besteht, einen neuronalen Schutzeffekt auszuüben und Immunkompetenz, Wachstum und Apoptose zu regeln. In Abwesenheit von NGF können sich B-Zellen nicht mehr des Antigens, dem sie ausgesetzt waren, erinnern, da sie vorzeitig der Apoptose unterworfen wurden. Ist der NGF vorhanden, werden sie vor dem programmierten Zelltod geschützt – das immunologische Gedächtnis bleibt länger erhalten. Da zwischen Progesteron und NGF ein physiologischer Zusammenhang besteht, greift über dieses Zytokin das Gelbkörperhormon in die Lebensdauer von Nerven- und Immunzellen ein. Der TGF-β, der auch östrogeninduziert ist, hat zwischen den motorischen und sensorischen Synapsen die Aufgabe eines Wachstumsfaktors und ist an der funktionellen Ausbildung von Synapsen und damit der Herstellung von Assoziationsbrücken und am Lernprozess entscheidend beteiligt. Damit *fördern Östrogene* über solche Zytokine *die Ausbildung der zerebralen Plastizität.* An Nagerembryonen ist das östrogenabhängige Auswachsen von Neuronen des Limbischen Systems und deren synaptische Verknüpfung nachgewiesen worden. Hinsichtlich der heutigen Vorstellungen zur Pathophysiologie des Morbus Alzheimer dominieren zwei Prozesse:

- die extrazelluläre Plaquebildung
- die intrazelluläre Aggregierung neurofibrillärer Tangles aus dem Tau-Protein.

Die Bildung von β-A-4-Amyloiden und die Hyperphosphorylierung des Tau-Proteins geschieht über kalziumabhängige Prozesse. Östrogene wirken schwach kalziumantagonistisch und damit möglicherweise neuroprotektiv. Neben klinischen Daten gibt es auch Hinweise aus In-vitro-Versuchen, wonach das *Östrogen direkt an der Entsorgung des Amyloidprecursors beteiligt* ist. Die Akkumulation des Amyloidprecursors wird als ein wesentlicher ätiologischer Mosaikstein in der Pathogenese des Morbus Alzheimer angesehen, wobei der Organismus bestrebt ist, diese Prekursoren abzubauen und zu entsorgen. Die α-Sekretase gehört zu jenen Proteasen, die das Amyloid an einer spezifischen Stelle zerlegt und in einer löslichen Form konvertiert. In Zellkulturen konnte nachgewiesen werden, dass das 17-β-Östradiol zu einer Enzyminduktion jener α-Sekretase führt, die dann das APP entsorgt.

Veränderungen, die **bei Morbus Alzheimer** gefunden werden, betreffen insbesondere Radikalschäden, Störungen kalziumgesteuerter Prozesse und einen Interleukin-6-Anstieg, Vorgänge, die sämtlich durch Östrogene antagonisiert werden.

Diese Hinweise mögen die vorhandenen epidemiologischen Beobachtungen stützen, nach denen *Östrogene die kognitive Funktion*, insbesondere die Gedächtnisleistung und logisches Handeln *verbessern.* Die amerikanische Leisure World Cohort Study hat erstmals einen Nachweis für eine deutliche Absenkung des Morbus-Alzheimer-Risikos durch Östrogensubstitution ergeben (RR 0,69, 95% CI 0,46–1,03). Andere Studien unterstützen die Beobachtung, dass eine mehrjährige Östrogensubstitution die klinische Manifestation des Morbus Alzheimer um fünf bis zehn Jahre verzögern kann.

Eine weitere Beobachtung während der reproduktiven Jahre sind *höhere zerebrale Flussvolumina* und -geschwindigkeiten bei Frauen als bei Männern. Nach der Menopause nimmt bei Frauen die zerebrale Blutversorgung ab. *Unter Östrogensubstitution* wurde wiederum Dopplerultrasonographisch eine Reduktion des Gefäßwiderstandes der Arteria carotis interna, der Arteria cerebri media und der Zentralarterie der Retina beobachtet. Die *Zugabe eines Progestogens* (Medroxyprogesteronazetat) *modifiziert* diese *positiven Östrogeneffekte nicht.*

Der **Schlaganfall** ist die dritthäufigste Todesursache von Amerikanerinnen und Europäerinnen. Eine 50-jährige weiße Frau hat ein 20-prozentiges Lebenszeitrisiko eines Schlaganfalls und ein 8-prozentiges Mortalitätsrisiko nach Schlaganfall. In mehreren weltweiten Studien wurden 20 bis 50% weniger zerebrale Insulte bei Östrogeneinnahme beobachtet. Dabei scheint dieser Effekt besonders bei aktueller Einnahme ausgeprägt zu sein.

Die vermehrte zerebrale Blutversorgung, das eher verringerte Schlaganfallrisiko und die Verzögerung der Entwicklung eines Morbus Alzheimer mit den positiven Effekten auf die kognitiven Funktionen lassen eine Östrogensubstitution unter diesen Bedingungen als sehr sinnvoll erscheinen. Auf jeden Fall sind *Östrogene bei Frauen mit entsprechender Vorgeschichte nicht kontraindiziert.* Die aus der oben zitierten WHI-Studie abgeleiteten nachteiligen Effekte eines zusätzlich verabfolgten Progestogens sollten nach unserem gegenwärtigen Kenntnisstand eher zur Zurückhaltung mit einer Kombinationstherapie veranlassen. Es bleiben jedoch Zweifel, ob sich die auf das MPA bezogenen Ergebnisse auf alle Gestagene übertragen lassen; das hat mit seiner partialen Glukokortikoidwirkung einen thrombogenen Effekt über die Hochregulierung des Thrombinrezeptors.

1.8.8 Zukunftsperspektiven

Die Hormonsubstitution ist mit einer erhöhten Lebenserwartung menopausaler Frauen verknüpft. In Nordamerika und Europa wird diese präventive Behandlung gegenwärtig nur von 20 bis 30% menopausaler Frauen angenommen, obwohl 85% Symptome entwickeln. Nur 5 bis 6% aller Frauen entscheiden sich für HRT über mehr als fünf Jahre. Dies ist auf eine Reihe von Faktoren zurückzuführen, insbesondere die subjektiven Vorstellungen von dem Klimakterium, die allgemeine Einstellung gegenüber Hormonen, Krebsangst, unzureichende Information oder auch ungünstige Erfahrungen mit einer Hormonbehandlung. Deshalb hat sich als *Grundprinzip des Beginnes einer Substitutionsbehandlung die Suche nach der minimalen effektiven Dosis bewährt.* Der behandelnde Arzt hat die Option, seine ihm anvertraute Patientin auf diese minimale Dosis zu titrieren. Gegenwärtige Untersuchungen bestätigen, dass eine low-dose-therapy auch stark symptomatische Frauen erfolgreich behandelt und vor allem hyperöstrogene Nebenwirkungen wie Ödembildung, Brustspannen oder auch Kopfschmerzen deutlich absenkt. Dadurch wird die Zahl der Therapieversager geringer und die langfristige Compliance erhöht. Die Beachtung der Grundsätze der minimal effektiven Dosis einer Hormonsubstitution garantiert Wirkungen an allen Zielorganen wie bei neuropsychologischen Symptomen, am Knochen, den Blutlipiden und am Endometrium. Es gibt auch Hinweise, dass gerade bei älteren Frauen die Knochenmasse und der Frakturstatus günstig beeinflusst werden und dass, wenn das Brustkrebsrisiko sich bei längerer Behandlung geringfügig steigert, dieser Effekt vermieden werden kann.

Die Entwicklung nichtöstrogener Behandlungsprinzipien gehört zu den gegenwärtigen Bestrebungen der klinischen und Grundlagenforschung. Selektive Östrogenrezeptormodulatoren sind ein solcher Weg, der angesichts der Differenzierung hormonaler Zielgewebe mit variablen Rezeptoren (Östradiol-α- und -β-Rezeptoren, verschiedene Progesteronrezeptoren) das Interesse an einer individualisierten, risikoadaptierten und gewebsspezifischen Hormonbehandlung erheblich gesteigert hat. *Die individualisierte Hormonsubstitution* ist eine Voraussetzung für eine optimale Wirksamkeit, Sicherheit und Verträglichkeit. Auf diese Weise nähert sich die gegenwärtige Ärztegeneration dem *Ziel einer präventiven Absenkung oder Kompression der Altersmorbidität.*

1.8.9 Literatur

[1] Kupperman H. S., M. G. H. Blatt, H. Wiesbaden et al.: Comparative clinical evaluation of estrogen preparations by the menopausal and amenorrhöal indices. J. Clin. Endocrinol. *13* (1953) 688.

[2] Kenemans, P., R. Barentsen, P. van Weijer: Practical HRT. Medical Forum International 1996.

[3] Lauritzen, C.: Altersgynäkologie. G. Thieme, Stuttgart 1996.

[4] Huber, J.: Endokrine Gynäkologie. W. Maudrich, Wien 1998.

[5] Wallis, L. A.: Textbook on Women's Health, Lippincott - Raven, Philadelphia 1998.

[6] Schneider, H. P. G., L. A. J. Heinemann, H.-P. Rosemeier et al.: The Menopause Rating Scale (MRS): comparision with Kupperman index and quality-of-life scale SF-36. Climacteric *3* (2000) 50–58.

[7] Schneider, H. P. G., L. A. J. Heinemann, H.-P. Rosemeier et al.: The Menopause Rating Scale (MRS): reliability of scores of menopausal complaints. Climacteric *3* (2000) 59–64.

2. Familienplanung

H. Kuhl

2.1 Methoden der Kontrazeption

Es gibt zahlreiche meist reversible Methoden der Empfängnisverhütung, die größtenteils zu Lasten der Frau gehen. Jede kontrazeptive Maßnahme stellt einen Kompromiss hinsichtlich der Forderungen nach optimaler Wirksamkeit, Verträglichkeit und Anwendbarkeit dar. Entscheidend für die Auswahl des Kontrazeptivums sind die individuellen Gegebenheiten wie Lebenssituation, Gesundheitszustand, Familienbild, Prädisposition, Risiken und Nebenwirkungen, therapeutische Ziele usw., die sich mit der Zeit bzw. dem Alter ändern können. In Deutschland verwendet etwa die Hälfte der Frauen im reproduktionsfähigen Alter hormonale Kontrazeptiva, wobei reine Gestagen-Präparate (Minipille, Depot-Gestagene) nur von geringer Bedeutung sind.

Die **Zuverlässigkeit** der verschiedenen Methoden ist sehr unterschiedlich, wobei in den meisten Fällen nicht Methodenversager (bei perfekter Anwendung), sondern Anwendungsfehler die Ursache ungewollter Schwangerschaften darstellen (Tab. 2.1). Die Versagerrate lässt sich als **Pearl-Index** (Zahl der Schwangerschaften pro 100 Frauen pro Anwendungsjahr = 100 Frauenjahre) oder mit Hilfe der **Life-Table-Methode** (kumulative Wahrscheinlichkeit einer Schwangerschaft auf der Basis monatlich ermittelter Schwangerschaftsraten) darstellen. Da nach Erreichen des 35. Lebensjahres die Fertilität rasch abnimmt, nimmt auch die Wahrscheinlichkeit von Methodenversagern mit dem Alter ab.

2.2 Hormonale Kontrazeptiva

Man unterscheidet zwischen den **Ovulationshemmern**, die ein Östrogen und ein Gestagen enthalten, und den reinen Gestagen-Präparaten. Da die Dosierungen der Ovulationshemmer durch Verwendung stark wirksamer Gestagene deutlich reduziert werden konnten, wurde die missverständliche Bezeichnung **Mikropille** eingeführt, obwohl es keinen Beleg für eine geringere Komplikationsrate gibt. Die Bezeichnung „niedrig dosierte Ovulationshemmer" oder „Mikropille" bezieht sich nur auf die Dosis des in nahezu allen Präparaten verwendeten Ethinylestradiols. Dagegen sind die Dosierungen der Gestagene nicht miteinander vergleichbar, da es sich um unterschiedliche Substanzen mit unterschiedlicher hormonaler Wirkungsstärke handelt. Zu den reinen Gestagen-Präparaten zählen die **Minipille**, die injizierbaren **Depot-Gestagene**, die **Implantate** und das **gestagenhaltige Intrauterinpessar**. Reine Gestagene haben im Allgemeinen geringere Auswirkungen auf den Organismus und verursachen weniger Komplikationen als Ovulationshemmer. Nachteilig sind die häufig auftretenden Blutungsprobleme.

2.2.1 Ovulationshemmer

Die Anwendung von Ovulationshemmern zählt zu den zuverlässigsten reversiblen Methoden der Empfängnisverhütung. Ovulationshemmer sind Kombinationen eines synthetischen Östrogens mit einem synthetischen Gestagen, deren Inaktivierungsrate gegenüber den natürlichen Sexualsteroiden so weit verzögert ist, dass sie in niedriger Dosierung oral wirksam sind.

2.2.1.1 Zusammensetzung

An der Ovulationshemmung sind die Östrogen- und Gestagenkomponente in synergistischer Weise beteiligt, wobei in den modernen niedrig

Tab. 2.1: Häufigkeit ungewollter Schwangerschaften der verschiedenen kontrazeptiven Methoden pro 100 Frauen im ersten Jahr (Pearl-Index) bei perfekter bzw. typischer Anwendung sowie ihr Anteil an der Empfängnisverhütung in Deutschland.

Methode	perfekte Anwendung	typische Anwendung	Anteil
keine Kontrazeption	85	85	3 %
Sterilisation			12 %
Sterilisation der Frau	0,1	0,4	
Sterilisation des Mannes	0,1	0,2	
Ovulationshemmer	0,1	1	50 %
Minipille	0,5	3	0,3 %
Depot-Medroxyprogesteronacetat	0,3	0,3	0,2 %
Depot-Norethisteronenanthat		1,5	0,1 %
Gestagen-Implantat	0,3	0,9	
Intrauterinpessar (Levonorgestrel)	0,1	0,1	0,3 %
Intrauterinpessar (Kupfer)	0,6	1	13 %
Barrieremethoden			13 %
Diaphragma + Spermizid	6	18	
Kondom	3	12	
Spermizid	6	21	
Portiokappe (Nulliparae)	9	18	
Portiokappe (Parae)	26	36	
Coitus interruptus	4	19	1 %
Periodische Abstinenz		20	7 %
Basaltemperaturmethode	3		
Symptothermale Methode	2		

dosierten Präparaten dem **Gestagen die größere Bedeutung** zukommt, da es meist in einer Dosis enthalten ist, die allein zur Ovulationshemmung ausreicht (Tab. 2.2). In Deutschland sind über 60 Ovulationshemmer auf dem Markt, die fast alle als Östrogen das Ethinylestradiol enthalten. Das **Ethinylestradiol ist in erster Linie für die Zykluskontrolle** verantwortlich. Dies ist auch der Grund dafür, dass es noch keine Ovulationshemmer mit Estradiol gibt, denn das natürliche Östrogen hat in Gegenwart eines Gestagens nur eine unzureichende Wirkung am Endometrium.

Die Ovulationshemmer kann man in verschiedene Präparatetypen unterteilen, die sich zum Teil hinsichtlich der Zuverlässigkeit und der Zykluskontrolle unterscheiden (Abb. 2.1). Am zuverlässigsten sind die **monophasischen Kombinati-**

Tab. 2.2: Ovulationshemmdosis der Gestagene und Dosierung der Gestagene in der ersten Einnahmewoche bei Kombinationspräparaten und Zwei- oder Dreistufenpräparaten.

Gestagen	Ovulationshemmdosis	Dosis in Kombinationspräparaten	Anfangsdosis in Stufenpräparaten
Chlormadinonacetat	1,7 mg	2 mg	1 mg
Cyproteronacetat	1 mg	2 mg	
Dienogest	1 mg	2 mg	
Norgestimat	0,2 mg	0,25 mg	0,18 mg
Levonorgestrel	0,06 mg	0,125 mg	0,05 mg
Norethisteron	0,4 mg	0,5 mg	0,5 mg
Norethisteronacetat	0,5 mg	0,6 mg	
Lynestrenol	2 mg	0,75 mg	
Desogestrel	0,06 mg	0,15 mg	0,025 mg
Gestoden	0,04 mg	0,075 mg	0,05 mg
Drospirenon	2 mg	3 mg	

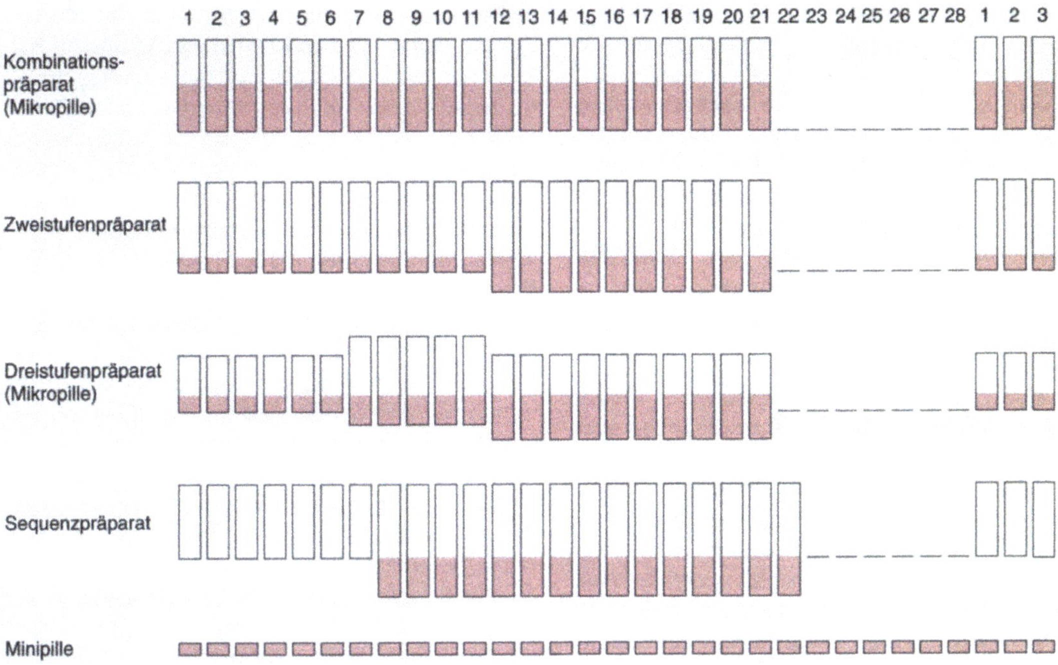

Abb. 2.1: Die verschiedenen Typen der oralen Kontrazeptiva (weiß = Östrogen; schwarz = Gestagen)

onspräparate, da in jeder Tablette das Gestagen in ausreichender Dosierung enthalten ist. Unter dem Einfluss des Gestagens wird die östrogenabhängige Proliferation des Endometriums von Anfang an gehemmt, und es kommt nur zu einem geringen Aufbau der Schleimhaut. Dadurch werden einerseits die Dauer und Schwere der Entzugsblutung reduziert und Dysmenorrhöen weitgehend verhindert, andererseits können vor allem in den ersten Anwendungszyklen Zwischenblutungen auftreten, die aber in der Folgezeit zurückgehen.

Demgegenüber bewirken die **Zweiphasenpräparate**, die in der ersten Phase nur ein Östrogen enthalten, eine zyklusgerechte Proliferation. In der nachfolgenden Kombinationsphase kommt es dann zur sekretorischen Transformation des Endometriums und zu einer menstruationsähnlichen Blutung. Dadurch ist in den meisten Fällen eine gute Zykluskontrolle gewährleistet. Als Nachteil ist die geringere kontrazeptive Wirksamkeit zu sehen, da die Ethinylestradioldosis von 50 µg in der ersten Einnahmewoche nicht ausreicht, um bei allen Frauen die Ovulation zu verhindern. Bei alleiniger Anwendung beträgt nämlich die Ovulationshemmdosis des Ethinylestradiols 100 µg täglich.

Auch die **Zwei- und Dreistufenpräparate** sind wegen ihrer niedrigen Gestagendosis in der ersten Stufe etwas geringer wirksam und tolerieren Einnahmefehler weniger (Tab. 2.2). Sie zählen zwar zu den niedrig dosierten Ovulationshemmern, bieten aber keine bessere Zykluskontrolle oder andere Vorteile im Vergleich zu den monophasischen Kombinationspräparaten.

2.2.1.2 Wirkungsmechanismus

Die hohe kontrazeptive Sicherheit der Ovulationshemmer beruht auf den **vielfältigen Angriffspunkten** im weiblichen Organismus. Östrogen und Gestagen stören bzw. reduzieren in synergistischer Weise die Freisetzung der Gonadotropine und stören dadurch die Follikelreifung. Gleichzeitig wird auch durch einen direkten Einfluss auf das Ovar die Steroidsynthese beeinträchtigt. Infolgedessen kommt es bei den meisten Frauen zur Senkung des Estradiol- und Testosteronspiegels und zur Hemmung der Ovulation. Das mit der Pille zugeführte Ethinylestradiol hat jedoch eine **ausreichende östrogene Wirkung** auf den Organismus, sodass normalerweise nicht mit Östrogenmangelsymptomen zu rechnen ist.

Von großer Bedeutung für die kontrazeptive Wirkung sind die peripheren Wirkungen der Gestagenkomponente: das Gestagen verändert den Zervixschleim (**Hemmung der Spermienaszension**), stört die Tubenfunktion (**Beeinträchtigung des Transports und der Entwicklung der Zygote**) und verursacht eine vorzeitige Transformation und Proliferationshemmung des Endometriums (**Erschwerung der Nidation**). Das Fehlen der Gestagenkomponente in der ersten Phase der Zweiphasenpräparate erklärt deren geringere Effektivität.

Seit Einführung der Ovulationshemmer werden die Tabletten an 3 von 4 Wochen eingenommen. Während des hormonfreien Intervalls von 7 Tagen kommt es nicht nur zur Hormonentzugsblutung, die zwischen dem 2. und 4. Tag nach der letzten Einnahme beginnt, sondern bei einem Teil der Frauen auch zum Beginn einer **Follikelreifung**. Diese setzt sich häufig während der nun folgenden Einnahmewoche fort und ist mit einer zunehmenden ovariellen Estradiolproduktion verbunden. Trotzdem wird bei korrekter Einnahme die Ovulation zuverlässig gehemmt. Die reifenden Follikel sollten nicht mit Follikelzysten verwechselt werden, auch wenn sie gelegentlich bis zur dritten Einnahmewoche persistieren; normalerweise verschwinden sie spätestens im folgenden Einnahmezyklus. Dieses Phänomen bedeutet, dass die erste Einnahmewoche den kritischen Zeitraum für die kontrazeptive Wirksamkeit darstellt und das Vergessen von Tabletten an diesen Tagen für die meisten ungewollten Schwangerschaften verantwortlich ist. **Deshalb darf das hormonfreie Intervall von 7 Tagen nicht verlängert werden**. Vielmehr lässt sich durch eine Verkürzung auf 4 oder 5 Tage oder durch die kontinuierliche Einnahme des Präparats ohne Pause die Zuverlässigkeit erhöhen.

Östrogene und Gestagene beeinflussen den gesamten Organismus und verändern zahlreiche physiologische Parameter und Stoffwechselvorgänge. Bei entsprechender **Disposition** kann dies zu den verschiedensten Begleiterscheinungen und **Nebenwirkungen** führen.

2.2.1.3 Pharmakologie der kontrazeptiven Steroide

Als Östrogenkomponente der Ovulationshemmer ist das oral stark wirksame **Ethinylestradiol** noch immer nicht zu ersetzen, da es zur Störung der Follikelreifung und Ovulationshemmung beiträgt und auch in Gegenwart eines Gestagens eine ausreichende Wirkung auf das Endometrium entfaltet. Damit gewährleistet es eine ausreichende Zyklusstabilität, da die 17α-Ethinylgruppe die Umwandlung in das inaktive Estron verhindert, die in den Endometriumzellen durch Gestagene gesteigert wird. Mestranol, der 3-Methylether des Ethinylestradiols, wird rasch nach der Einnahme in die Wirksubstanz Ethinylestradiol umgewandelt. Ethinylestradiol hat eine proliferative Wirkung auf das Epithel des Endometriums, der Tuben, Vagina und Urethra, stimuliert die Produktion des Zervixschleims und fördert in der Brustdrüse das Wachstum der Duktuli. Es reduziert dosis- und zeitabhängig die Gonadotropinsekretion, wirkt gefäßerweiternd, hemmt den Knochenabbau, stimuliert die Synthese vieler hepatischer Serumparameter und beeinflusst den Stoffwechsel. Die Veränderungen im Gerinnungssystem können bei der Erhöhung des Thromboserisikos eine Rolle spielen. Aufgrund der ausgeprägten intestinalen und hepatischen Metabolisierung beträgt die Bioverfügbarkeit des Ethinylestradiols bei oraler Anwendung 38–48 %. Innerhalb von 1–3 h nach der Einnahme werden die höchsten Ethinylestradiolkonzentrationen im Serum erreicht, die bei einer Dosis von 30 μg bei 100 pg/ml und von 50 μg bei 150 pg/ml liegen. Dabei findet man sehr große Unterschiede sowohl von Tag zu Tag als auch zwischen verschiedenen Frauen. Im Blut ist Ethinylestradiol nur an Albumin, jedoch nicht am Sexualhormon-bindenden Globulin (SHBG) gebunden.

Als **Gestagenkomponente** werden entweder Nortestosteron-Derivate oder Progesteron-Derivate verwendet (Abb. 2.2). Einige der Gestagene sind Prohormone, die rasch nach der Einnahme in die eigentlichen Wirksubstanzen umgewandelt werden (Tab. 2.3). Seit einiger Zeit steht ein Spirolacton-Derivat zur Verfügung, das Drospirenon. Die Gestagene treten meist als Antagonisten der Östrogene in Erscheinung. Beispielsweise hemmen sie die östrogeninduzierte Proliferation des Endometriums und verursachen dessen sekretorische Transformation. Durch diesen Differenzierungsschritt ist eine weitere Proliferation nicht mehr möglich. Gestagene reduzieren die Tubenmotilität und den Zervixschleim, erhöhen die Basaltemperatur um etwa 0,5 °C, be-

Östrogene

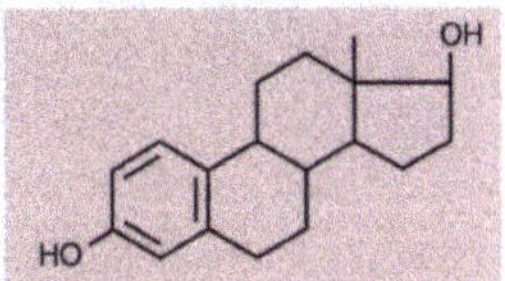

Estradiol

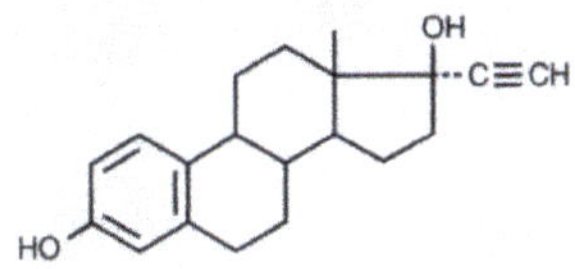

Ethinylestradiol

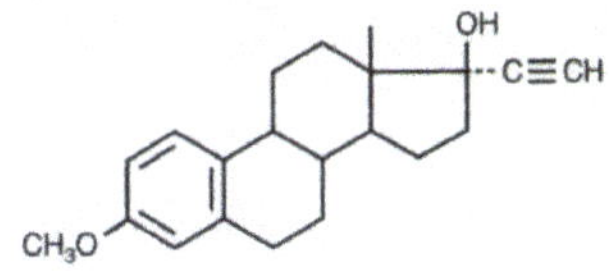

Mestranol

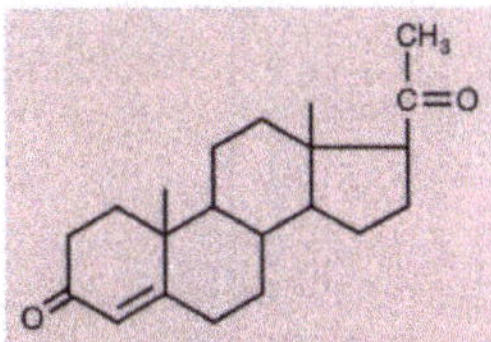

Progesteron

Progesteron-Derivate

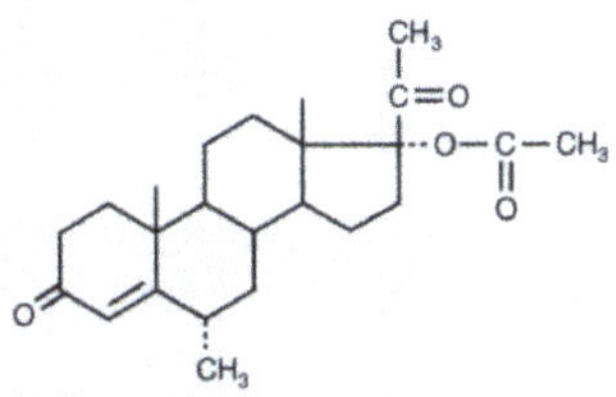

Medroxyprogesteronacetat

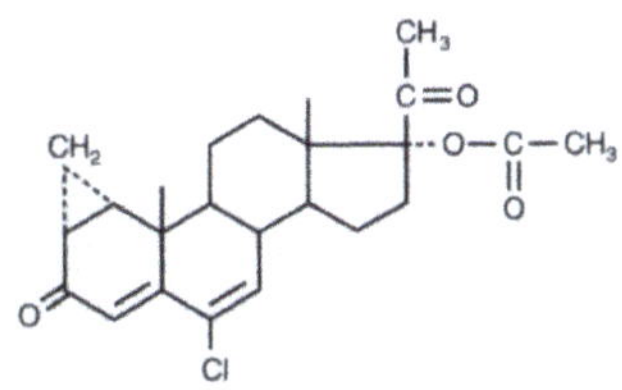

Cyproteronacetat

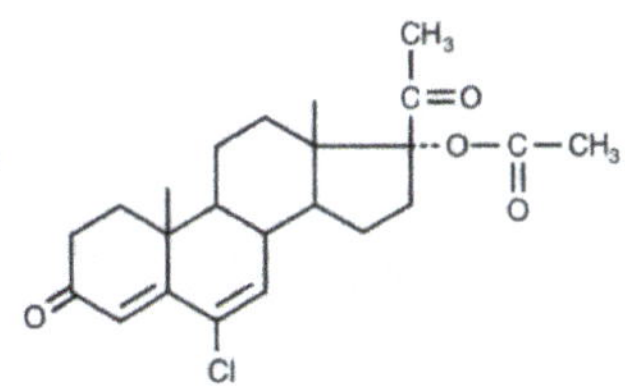

Chlormadinonacetat

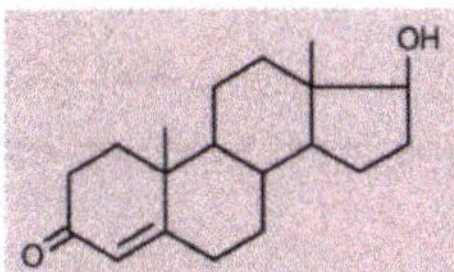

19-Nortestosteron

Nortestosteron-Derivate: Estrane (13-Methyl-gonane)

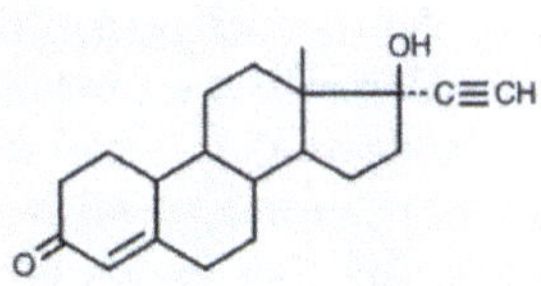

Norethisteron

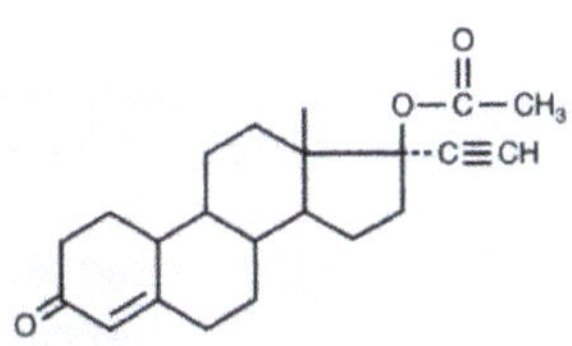

Norethisteronacetat

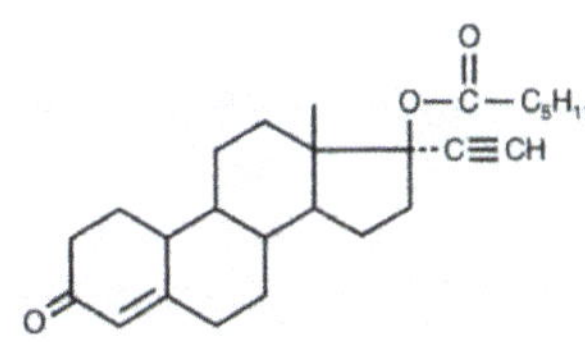

Norethisteronenanthat

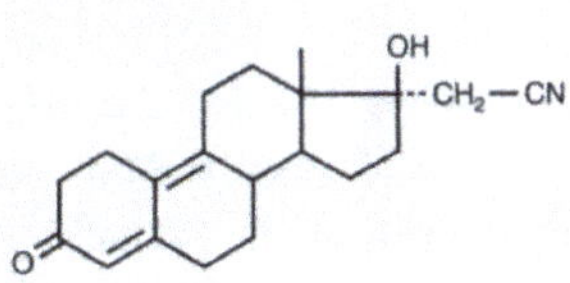

Dienogest

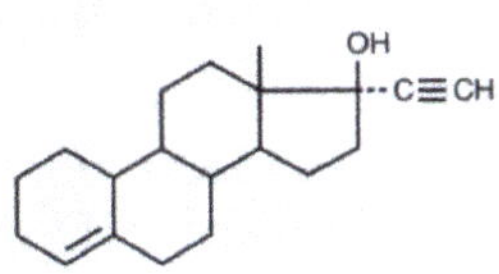

Lynestrenol

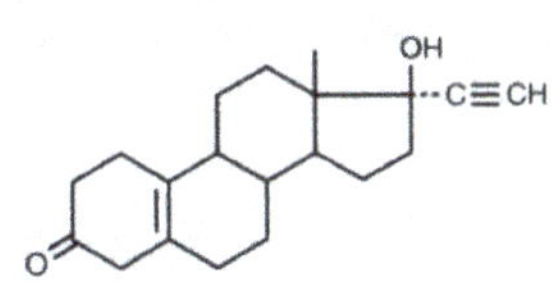

Norethynodrel

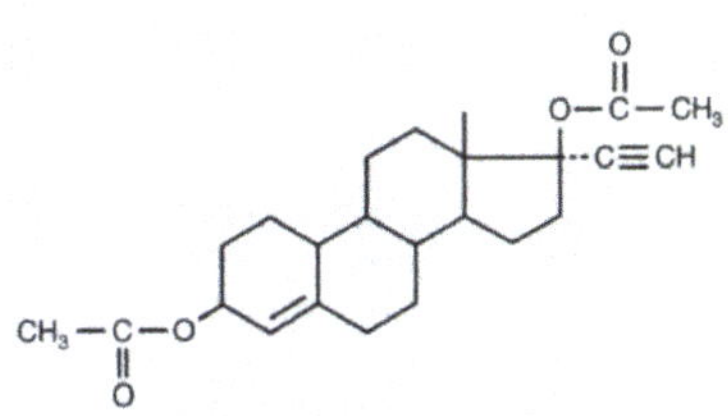

Ethynodioldiacetat

Abb. 2.2a

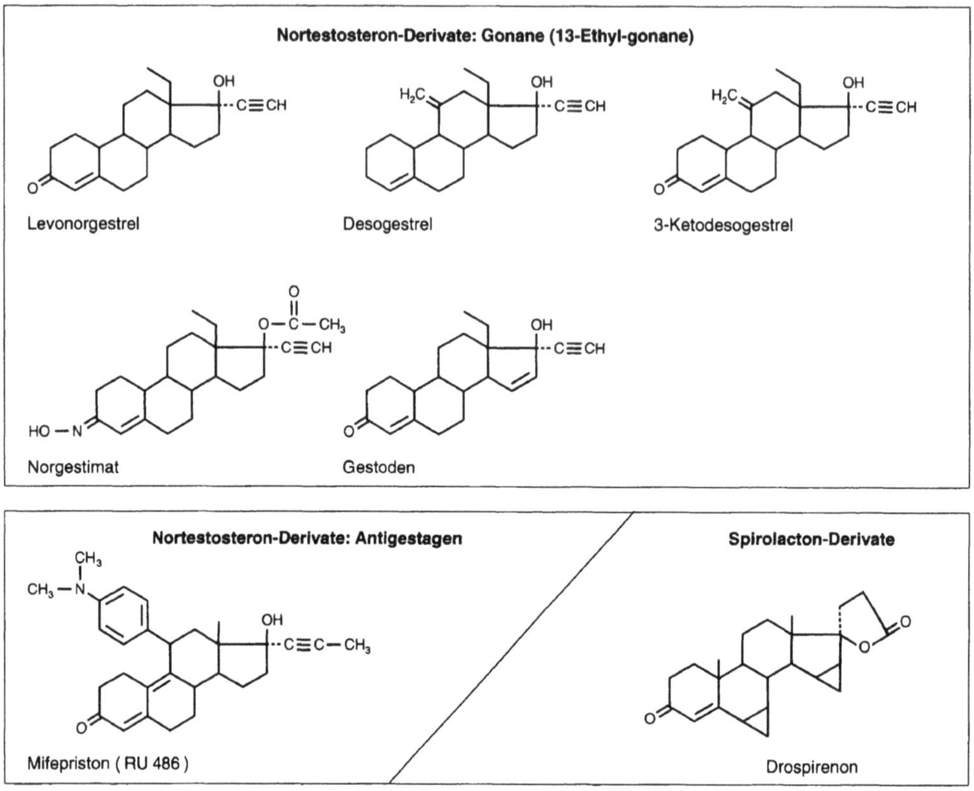

Abb. 2.2b

Abb. 2.2: Strukturformeln der bei der Kontrazeption verwendeten Östrogene und Gestagene (nach Kuhl/Jung-Hoffmann: Kontrazeption. Stuttgart, Thieme Verlag 1999)

einflussen zahlreiche Stoffwechselvorgänge (z. B. Lipid- und Glukosemetabolismus).

Die meisten Gestageneffekte sind von der synergistischen Wirkung eines Östrogens abhängig. Östrogene induzieren nämlich den Progesteronrezeptor, während Gestagene die Östrogen- und Progesteronrezeptoren reduzieren. Gestagene sowie einige ihrer Metaboliten können auch in unterschiedlicher Weise an den Androgen-, Glukokortikoid- oder Mineralokortikoidrezeptor binden und entsprechende agonistische oder antagonistische Effekte auslösen. Dabei korrelieren die Wirkungen nicht mit der Bindungsaffinität. Auf diese Weise unterscheiden sich die Gestagene nicht nur in ihrer Wirkungsstärke – und damit der verwendeten Dosis –, sondern auch in ihrem **Wirkungsspektrum**, das aber in den üblichen Dosierungen meist ohne klinische Relevanz ist (Tab. 2.4).

Tab. 2.3: Gestagen-Prohormone („Prodrugs"), die nach der Einnahme in wirksame Gestagene umgewandelt werden.

Prohormon	Gestagen
Norethisteronacetat	Norethisteron
Norethisteronenanthat	Norethisteron
Norethisteron	Norethisteron
Ethynodioldiacetat	Norethisteron
Lynestrenol	Norethisteron
Norethynodrel	Norethisteron
Desogestrel	3-Keto-desogestrel
Norgestimat	Levonorgestrel

Die **Nortestosteron-Derivate** weisen gewisse androgene Eigenschaften auf und haben aufgrund der 17α-Ethinylgruppe auch ausgeprägte hepatische Wirkungen. Eine Ausnahme stellt Dienogest dar, das anstelle der Ethinylgruppe eine Cyanomethylgruppe besitzt und antiandrogene Eigenschaften hat. Die Nortestosterone-Derivate sind wirksamer und können deshalb niedriger dosiert werden als Progesteron-Derivate. Ihre Inaktivierung verläuft meist über eine Reduktion der Ketogruppe an C3 und/oder der C4-C5-Doppelbindung. Im Blut sind sie – mit Ausnahme des Dienogest – mit hoher Affinität

Tab. 2.4: Wirkungsspektrum der Gestagene (überwiegend tierexperimentell ermittelt).

Gestagen	antiöstrogen	östrogen	androgen	antiandrogen	glukokortikoid	antimineralokortikoid
Progesteron	+	–	–	(+)	(+)	+
Chlormadinonacetat	+	–	–	+	+	–
Cyproteronacetat	+	–	–	+	+	–
Medroxyprogesteronacetat	+	–	(+)	–	+	–
Dienogest	+	–	–	+	–	–
Norethisteron	+	(+)	+	–	–	–
Norethisteronacetat	+	(+)	+	–	–	–
Lynestrenol	+	(+)	+	–	–	–
Levonorgestrel	+	–	+	–	–	–
Norgestimat	+	–	+	–		
Desogestrel	+	–	+	–		–
Gestoden	+	–	+	–	(+)	+

an SHBG sowie mit geringer Affinität an Albumin gebunden. Die Nortestosteron-Derivate lassen sich noch in die „Estrane" (13-Methyl-Gonane) und „Gonane" (13-Ethyl-Gonane) unterteilen (Abb. 2.2), wobei Letztere eine höhere Wirkungsstärke aufweisen.

Durch Einführung geeigneter Substituenten in den Ring A und/oder B des Progesteronmoleküls entstanden **Progesteron-Derivate**, die weitaus langsamer inaktiviert werden als Progesteron. Dabei verläuft die Metabolisierung im Wesentlichen über Hydroxylierungsreaktionen. Während Medroxyprogesteronacetat einen schwachen Androgeneffekt zeigt, besitzen Chlormadinonacetat und vor allem Cyproteronacetat antiandrogene Eigenschaften. Die glukokortikoiden Wirkungen der Progesteron-Derivate machen sich erst bei hohen Dosierungen bemerkbar.

2.2.1.4 Anwendung der Ovulationshemmer

Vor der Verordnung ist eine allgemeine, **gynäkologische und Familienanmnese** sowie eine allgemeine und gynäkologische **Untersuchung** erforderlich, da sich dabei Hinweise auf Risikofaktoren ergeben können. Weitergehende Maßnahmen (z. B. Hämostase, Fettstoffwechsel, Glukosetoleranz) sind nur bei Vorliegen entsprechender Symptome oder anamnestischer Hinweise erforderlich. **Hormonuntersuchungen** sind – mit Ausnahme besonderer Indikationen (z. B. Androgenisierungserscheinungen) – normalerweise nicht nötig. Durch die Suppression der Ovarialfunktion kann der Estradiolspiegel sehr niedrig sein. Trotzdem besteht aufgrund der starken Östrogenwirkung des eingenommenen Ethinylestradiols normalerweise kein Östrogenmangel. Vor der Verordnung sollte die Patientin über die Vor- und Nachteile, die Risiken, Wirkungen und Nebenwirkungen der Ovulationshemmer informiert werden, um Ängsten und einem unbegründeten Absetzen vorzubeugen. Die Erstverordnung sollte nur für 3–4 Monate erfolgen. Danach sollte bei einer **Kontrolluntersuchung** überprüft werden, ob ein Wechsel auf ein anderes Präparat oder eine andere Methode nötig ist. Weitere Kontrollen sollten alle 6 bzw. 12 Monate erfolgen. Die Patientin sollte darauf hingewiesen werden, dass bei besonderen Ereignissen (z. B. Vergessen der Einnahme, Medikamente, Ausbleiben der Entzugsblutung, Verdacht auf eine Komplikation) der Arzt sofort konsultiert werden soll.

Das **für die individuelle Frau geeignete Präparat** lässt sich nur empirisch erkennen; dazu kann weder die Konstitution noch ein „Hormonstatus" beitragen. Eine Ausnahme stellen Androgenisierungserscheinungen dar, bei denen die Anwendung von Ovulationshemmern mit antiandrogen wirksamen Gestagenen Vorteile bringen kann. Wenn keine besonderen Indikationen für höher dosierte Präparate vorliegen, sollte man zunächst einen Ovulationshemmer mit niedriger Östrogendosis auswählen. Dabei sollte auf die Möglichkeit vorübergehend auftretender **Zwischenblutungen** während der ersten drei Zyklen hingewiesen werden, die danach meist zurückgehen. Von besonderer Bedeutung ist es, mit Hilfe der Anamnese und Untersuchung mögliche Risikofaktoren zu erkennen und **Kontraindikationen** zu beachten (Tab. 2.5). Ebenso wichtig

Tab. 2.5: Absolute und relative Kontraindikationen für Ovulationshemmer.

Absolute Kontraindikationen	Relative Kontraindikationen
Akute und chronisch progrediente Lebererkrankungen (z. B. Zirrhose, Virushepatitis)	Lebererkrankungen (z. B. Porphyrie)
Störungen der Gallensekretion, intrahepatische Cholestase (auch in der Anamnese)	Gallenblasenerkrankungen
vorausgegangene oder bestehende thromboembolische Erkrankungen (Venenthrombosen, Schlaganfall, Herzinfarkt)	vorausgegangene oder bestehende Thrombophlebitiden
Mikro- oder Makroangiopathien	Gefäßverletzungen
Hereditäre Thrombophilie	Störungen der Hämostase
Lupus erythematodes	Angina pectoris
Vaskulitis	Herz- und Niereninsuffizienz, Ödeme
Antiphospholipid-Antikörper	Herzoperationen
Durchblutungsstörungen	Rauchen
schwer einstellbare Hypertonie	Hypertonie
Diabetes mellitus mit Angiopathien	Diabetes mellitus
Hyperhomocysteinämie	Adipositas
schwer behandelbare Hypertriglyceridämie	Fettstoffwechselstörungen
hämolytisch-urämisches Syndrom	geplante Operationen mit erhöhtem Thromboserisiko
Herzklappenerkrankung mit Komplikationen	Kunststoffprothesen (z. B. Herzklappen)
rekurrierende Migräne mit fokalen neurologischen Symptomem	Migräne
ungeklärte uterine Blutungen	Endometriumkarzinom
Mammakarzinom	Zervixkarzinom Uterusmyome längerfristige Ruhigstellung Laktation

ist es, die Patientin darauf hinzuweisen, dass bei einer Schwangerschaft oder bei Auftreten bestimmter Symptome oder Erkrankungen das Präparat sofort abgesetzt und der Arzt konsultiert werden muss (Tab. 2.6).

Subjektive Beschwerden oder **Nebenwirkungen**, die meist zu Beginn der Einnahme auftreten und meist ohne klinische Relevanz sind, sind häufig der Grund für eine vorzeitige Beendigung der Einnahme eines Ovulationshemmers. Dazu zählen eine Gewichtszunahme, die meist mit einer erhöhten Kalorienaufnahme und nur sehr selten mit einer Wasserretention zusammenhängt sowie Zwischenblutungen. Zahlreiche Studien haben gezeigt, dass Übelkeit, intestinale Störungen, Stimmungsveränderungen und Libidoverlust nicht häufiger auftreten als in ovulatorischen Zyklen.

Bei der **erstmaligen Anwendung** eines Ovulationshemmers beginnt man die Einnahme am ersten Menstruationstag. Dadurch wird eine bestehende Schwangerschaft ausgeschlossen und die Wirksamkeit erhöht. Die Tabletten werden täglich möglichst zur gleichen Zeit eingenommen. Nach 21 Tagen folgt das einnahmefreie Intervall von 7 Tagen, in dem die iatrogene Entzugsblutung stattfindet. Danach wird mit der neuen Packung (stets am gleichen Wochentag) begonnen. Das **hormonfreie Intervall** von 7 Tagen darf nicht verlängert werden, da sonst die Kontrazeption in Frage gestellt ist, doch gibt es keine Einwände gegen eine Verkürzung des Intervalls. Man kann auch das Präparat ohne einnahmefreies Intervall kontinuierlich einnehmen, ohne dass – außer mit einer Amenorrhö – mit besonderen Nebenwirkungen zu rechnen ist. Dazu sind jedoch nur monophasische Kombinationspräparate geeignet. Bei einem **Wechsel** auf ein schwächer wirksames, ein Zweiphasen- oder Dreistufenpräparat sollte das einnahmefreie Intervall verkürzt

Tab. 2.6: Warnsignale und Gründe für ein sofortiges Absetzen von Ovulationshemmern.

Schwangerschaft
erstmaliges Auftreten oder Verschlimmerung einer Migräne oder von starken Kopfschmerzen
flüchtige zerebrale Attacken (z. B. Sprachstörungen, taubes Gefühl eines Körperteils)
akute Sehstörungen (z. B. Gesichtsfeldausfall, Doppeltsehen, Blindheit)
starke Schmerzen in der Brust, die beim Atmen zunehmen (Herzinfarkt)
Schwellung oder starke Schmerzen in einem Bein (Venenthrombose)
Schmerzen in der Brust, unklare Atembeschwerden, Blutspucken (Lungenembolie)
Thrombophlebitis (Venenentzündung)
Cholestatischer Ikterus (Gelbsucht)
schwere Oberbauchschmerzen (Lebererkrankungen, Gallensteine, Thrombose)
starker Blutdruckanstieg
schwerer generalisierter Hautausschlag (Erythema multiforme)
Vergrößerung bestehender Myome
4–6 Wochen vor einer geplanten Operation mit erhöhtem Thromboserisiko
längere Ruhigstellung (z. B. nach Unfall)

oder ausgelassen werden, während bei einem Wechsel auf ein stärker wirksames Präparat das Einnahmeschema unverändert bleibt. Eine gelegentliche **Pillenpause** von 2–3 Monaten, wie sie früher empfohlen wurde, ist abzulehnen, da sie häufig zu ungewollten Schwangerschaften führt. Zyklusstörungen nach Beendigung der Einnahme sind normalerweise dispositionsbedingt und nicht die Spätfolge einer langfristigen Anwendung von Ovulationshemmern. Für die **Dauer der hormonalen Kontrazeption** gibt es keine festgelegten Grenzen. Sie richtet sich in erster Linie nach den Indikationen, der Verträglichkeit und den Risikofaktoren. Viele Frauen wenden Ovulationshemmer über 10 oder 20 Jahre ohne erkennbare Nachteile an.

Bei der Verordnung an **Jugendliche** sind die ärztliche Aufklärung und Beratung von besonderer Bedeutung. Dabei sollte auch das Risiko sexuell übertragbarer Erkrankungen angesprochen werden. Wegen ihrer Zuverlässigkeit sind Ovulationshemmer das Mittel der Wahl, doch sollte auch auf die Möglichkeit der Postkoitalpille hingewiesen werden. Die bisher vorliegenden Untersuchungen haben gezeigt, dass orale Kontrazeptiva keinen Einfluss auf das spätere Zyklusgeschehen oder die Fertilität haben, sodass sie auch bei noch bestehenden Zyklusstörungen verordnet werden können. Bei der Verordnung ist die Situation der Jugendlichen sowie die Notwendigkeit einer Kontrazeption zu berücksichtigen. Ist das Mädchen jünger als 14 Jahre, ist grundsätzlich die Zustimmung der Eltern erforderlich. Ausnahmen sind nur möglich, wenn die geistige Reife und Einsichtsfähigkeit hinsichtlich der Bedeutung und Konsequenzen der kontrazeptiven Maßnahmen gegeben ist.

Bei **älteren Frauen** nimmt zwar die Fertilität ab, doch ist wegen der zunehmenden Problematik einer Schwangerschaft bei Frauen über 40 Jahren eine sichere Kontrazeption besonders wichtig. Deshalb sind niedrig dosierte Ovulationshemmer geeignet, sofern die Frauen gesund sind und keine Kontraindikationen und Risikofaktoren vorhanden sind. Zu beachten sind auch die Vorteile der hormonalen Kontrazeption (keine klimakterischen Beschwerden, stabiler Zyklus, Senkung des Risikos einer Endometriumhyperplasie, keine Osteoporose).

2.2.1.5 Gefährdung der kontrazeptiven Wirkung

Einnahmefehler

Ungewollte Schwangerschaften, die während der Anwendung von Ovulationshemmern auftreten, werden häufig als „Pillenversager“ bezeichnet, sind aber meist die Folge des Vergessens der Tabletteneinnahme. Dabei handelt es sich überwiegend um mehrere Tabletten, da bei systematischen Untersuchungen das Auslassen von ein oder zwei Tabletten die Ovulationshemmung nicht beeinträchtigte. Nur in wenigen Fällen ist damit zu rechnen, dass Resorptionsstörungen oder eine übermäßige Metabolisierung die Ursache des Versagens ist. Häufig sind auch Wechselwirkungen mit Medikamenten beteiligt; dabei ist zu bedenken, dass eine Enzymindukation noch einige Zeit nach dem Absetzen des Medikaments wirksam sein kann. Da im hormonfreien Intervall von 7 Tagen die Follikelreifung beginnen kann, ist das Schwangerschaftsrisiko am höchsten, wenn Tabletten in der ersten Einnahmewoche vergessen werden. Das Risiko ist am höchsten für

Zweiphasenpräparate und ist höher für Dreistufen- als für monophasische Kombinationspräparate. Bei Auslassen von Tabletten kommt es meist zu Schmier- oder Durchbruchblutungen.

Wenn in der ersten Woche eine Tablette vergessen wurde, ist die ausgelassene Tablette sofort einzunehmen und ansonsten die Anwendung nach Vorschrift fortzusetzen. Handelt es sich um schwächer wirksame Präparate oder wurden zwei und mehr Tabletten vergessen, so sollten zusätzliche kontrazeptive Maßnahmen getroffen werden. Gegebenenfalls kann innerhalb von 72 h die Postkoitalpille angewandt bzw. innerhalb von 5 Tagen nach dem Koitus ein kupferhaltiges Intrauterinpessar gelegt werden. Bei Einnahmefehlern in der zweiten Woche ist nur eine Tablette zusätzlich einzunehmen. Wurden mehrere Tabletten vergessen, erhöhen zusätzliche kontrazeptive Maßnahmen die Sicherheit. Bei einem Fehler in der dritten Einnahmewoche sollte die Einnahme beendet werden und nach 7 Tagen mit einer neuen Packung begonnen werden, wobei das hormonfreie Intervall nicht ausgedehnt werden darf.

Körpergewicht, Darmerkrankungen, Genussmittel

Das Körpergewicht ist normalerweise ohne größere Bedeutung für die Serumspiegel der kontrazeptiven Steroide; lediglich bei Untergewicht kann der Abbau verstärkt sein. Ansonsten bestimmen die genetische oder erworbene Disposition sowie Einflüsse der Nahrung und Genussmittel die Serumkonzentrationen der Wirkstoffe, die großen Schwankungen unterworfen sind.

Chronischer Alkoholgenuss kann die Wirksamkeit reduzieren, nicht aber kurzzeitiger Alkoholgenuss. Ob Rauchen oder Drogen die Wirksamkeit beeinflussen, ist nicht geklärt.

Die Resorption der kontrazeptiven Steroide im Dünndarm ist innerhalb von 2–3 h nach der Einnahme weitgehend abgeschlossen, sodass **Erbrechen** nur während dieses Zeitraums von Bedeutung ist. Der Einfluss einer **Diarrhö** hängt von der Schwere der Erkrankung ab.

Bei **Zöliakie, zystischer Fibrose** (Mukoviszidose), **ulzerativer Kolitis** und **Morbus Crohn** ist die Wirksamkeit eines Ovulationshemmers normalerweise nicht beeinträchtigt. Auch eine teilweise Resektion des Dünndarms, eine Ileostomie oder Proktokolektomie haben nur geringe Auswirkungen.

Wechselwirkungen mit Medikamenten

Zahlreiche Medikamente können eine Senkung der Serumspiegel der kontrazeptiven Steroide verursachen, wobei entweder über eine **Enzyminduktion in der Leber** die Inaktivierungsrate des Ethinylestradiols oder des Gestagens gesteigert oder (bei Antibiotika) durch Schädigung der Bakterien im Kolon die Rückresorption des Ethinylestradiols reduziert sind. Während die **Beeinträchtigung der enterohepatischen Zirkulation** durch Antibiotika wegen der Bildung resistenter Bakterienstämme zeitlich limitiert ist, kann eine Enzymindukation bis zu 4 Wochen nach Absetzen des Medikaments noch wirksam bleiben.

Zu den Medikamenten, die eine Enzyminduktion verursachen können, zählen u. a. einige Antikonvulsiva, Tranquilizer, Rifampicin sowie andere Antibiotika, Analgetika und Griseofulvin. Bei den meisten Medikamenten ist die Möglichkeit von Wechselwirkungen mit den hormonalen Kontrazeptiva bisher nicht untersucht.

Wichtig ist, dass es bei den Interaktionen von Medikamenten **große individuelle Unterschiede** gibt, sodass z. B. ein Antiepileptikum bei einer Patientin eine Senkung der Serumkonzentrationen des Ethinylestradiols und Gestagens um 80% verursacht, bei einer anderen Frau aber keinen Effekt hat. Dementsprechend sind Empfehlungen, hoch dosierte Ovulationshemmer zu verwenden, fragwürdig. Immerhin waren 90% der bis 1985 in England im Zusammenhang mit vermuteter Medikamenteneinwirkung gemeldeten ungewollten Schwangerschaften mit hoch dosierten Präparaten eingetreten.

Erste Hinweise auf mögliche Wechselwirkungen sind **plötzlich auftretende Zwischenblutungen**. Handelt es sich um eine **kurzzeitige Arzneimittelbehandlung**, sollten vorübergehend zusätzliche kontrazeptive Maßnahmen angewandt werden. Stattdessen kann man auch durch die ununterbrochene Einnahme eines monophasischen Kombinationspräparats mit starker Gestagenkomponente die Wirksamkeit des Ovulationshemmers soweit erhöhen, dass auch bei einer Interaktion zumindest ein Gestageneffekt wie bei der Minipille gegeben ist. Die gleiche Maßnahme empfiehlt sich auch bei einer **langfristigen medikamentösen Therapie**.

Es besteht auch die Möglichkeit, dass Ovulationshemmer die Wirksamkeit von Medikamenten beeinflussen. Dies ist meist ohne größere Bedeutung und lässt sich durch Dosisanpassung korrigieren. Lediglich bei Anwendung von Cumarinderivaten sollte der gerinnungshemmende Effekt kontrolliert werden, während der des Heparins nicht beeinflusst wird.

2.2.1.6 Therapeutische Anwendung

Verschiebung der Menstruation
Eine Verschiebung der Menstruation oder der Entzugsblutung wegen Examens, Urlaubs oder Sports ist bei Anwendung monophasischer Kombinationspräparate problemlos möglich. In einem ovulatorischen Zyklus lässt sich die Menstruation dadurch verhindern, dass man in der Mitte der Lutealphase mit der Einnahme eines Ovulationshemmers beginnt. Wendet man bereits einen Ovulationshemmer an, so lässt sich die iatrogene Entzugsblutung verhindern. indem das einnahmefreie Intervall von 7 Tagen ausgelassen und die Einnahme nach der letzten Tablette einer Packung ohne Pause mit der nächsten Packung fortgesetzt wird. Die Entzugsblutung tritt erst 2–4 Tage nach der letzten Tabletteneinnahme ein. Eine Vorverlegung der Entzugsblutung um maximal eine Woche ist bei Anwendung eines Kombinationspräparats möglich, indem die letzten 1–7 Tabletten weggelassen werden. Wichtig ist, die Einnahme der nächsten Packung rechtzeitig zu beginnen, d. h. das hormonfreie Intervall von 7 Tagen nicht auszudehnen.

Unterdrückung der Menstruation
Bei Frauen, die regelmäßige Entzugsblutungen als lästig empfinden oder die an **zyklusabhängigen Beschwerden** leiden (z. B. zyklusabhängige Ödeme oder Kopfschmerzen, Dysmenorrhö unter der Pille, Migräne im einnahmefreien Intervall), kann man durch ununterbrochene Einnahme eines monophasischen Kombinationspräparats über 3 oder 6 Monate (mit anschließendem einnahmefreien Intervall von 7 Tagen) die Zahl der Entzugsblutungen reduzieren und eine Besserung der Beschwerden erreichen. Das Kombinationspräparat kann auch langfristig ohne Pause eingenommen werden, wobei es zur Amenorrhö aufgrund eines atrophischen Endometriums kommt.

Blutungsstörungen, Menorrhagien, Dysmenorrhö, Mittelschmerz
Bei Frauen mit unregelmäßigen Zyklen lässt sich durch die Anwendung von Ovulationshemmern die Zykluskontrolle häufig verbessern. Wenn es unter einem Kombinationspräparat zu Zwischenblutungen kommt, lässt sich mit einem Zweiphasenpräparat oder einem „mikrophasischen“ Präparat meist ein stabiler Zyklus erreichen. Bei Menorrhagien lassen sich durch die Anwendung niedrig dosierter Kombinationspräparate die Länge und Schwere der Entzugsblutungen erheblich reduzieren. Dysmenorrhöen können durch Kombinationspräparate mit der Dauer der Anwendung sehr effektiv gebessert oder beseitigt werden. Zuvor sollten jedoch organische Ursachen ausgeschlossen werden. Auch der so genannte Mittelschmerz zum Zeitpunkt der Ovulation lässt sich mit Ovulationshemmern verhindern.

Endometriose, Uterusmyome
Nach einer Endometrioseoperation steht die Suppression der Östrogenwirkung im Vordergrund. Dabei können niedrig dosierte Ovulationshemmer zwar eine Besserung der Symptomatik, jedoch keine Atrophie der Endometrioseherde bewirken, sodass nach Absetzen mit Rezidiven zu rechnen ist. Bei Uterusmyomen sind die Auswirkungen niedrig dosierter Ovulationshemmer individuell unterschiedlich.

Funktionelle Ovarialzysten, Polyzystische Ovarien
Die Einnahme von monophasischen Kombinationspräparaten reduziert das Risiko funktioneller Ovarialzysten. Bei bestehenden Follikelzysten ist die Wirkung fraglich, doch lassen sich Rezidive verhindern. Beim polyzystischen Ovarsyndrom (PCO) bewirken Ovulationshemmer durch Suppression der LH-Freisetzung eine Verkleinerung des Ovars und eine Senkung des Testosteronspiegels. In Kombination mit einem GnRH-Agonisten kann es sogar wieder zu ovulatorischen Zyklen kommen.

Benigne Mastopathien
Ovulationshemmer reduzieren in Abhängigkeit von der Einnahmedauer und der Wirkungsstärke des Gestagens das Risiko gutartiger Brusterkrankungen, insbesondere das der fibrozystischen Formen. Deshalb können bei Mastopathien 1.

oder 2. Grades gestagenbetonte Ovulationshemmer angewandt werden.

Prämenstruelles Syndrom
Ähnlich wie reine Gestagene waren Ovulationshemmer im Doppelblindversuch nicht wirksamer als ein Placebo. Trotzdem kann im Einzelfall ein monophasisches Kombinationspräparat eine Besserung der Symptomatik bringen.

Androgenisierungserscheinungen
Bei vielen Fällen von Akne, Seborrhö, Hirsutismus und Alopezie ist eine verstärkte lokale Androgenwirkung im Haarfollikel die Ursache. Deshalb lässt sich bei leichten bis mittelschweren Formen durch die langfristige Anwendung eines Ovulationshemmers eine Besserung erzielen, wenn die Ursache in einem erhöhten Serumspiegel des Testosterons oder von Androgenpräkursoren (z. B. DHEA-S, Androstendion) zu suchen ist. Ovulationshemmer reduzieren nicht nur die ovarielle Androgensynthese, sondern auch die adrenale Produktion z. B. von DHEA. Darüber hinaus kann durch eine Erhöhung eines niedrigen SHBG-Spiegels der freie Anteil des Testosterons reduziert werden.

In vielen Fällen werden Präparate bevorzugt, die ein Gestagen mit antiandrogenen Eigenschaften enthalten. Durch kompetitive Bindung am Androgenrezeptor können solche Gestagene die Wirkung des endogenen Androgens inhibieren. Dies gilt vor allem für Cyproteronacetat, in geringerem Maße für Dienogest und Chlormadinonacetat. Da hierbei die lokale Konzentration des Antiandrogens entscheidend ist, sind bei schwereren Androgenisierungserscheinungen, die meist auf einer erhöhten Androgensensitivität beruhen, für eine ausreichende Wirkung höhere Dosen von Cyproteronacetat nötig.

Bei der Therapie ist zu beachten, dass der Effekt der Präparate zeitabhängig ist. Bei Akne und Seborrhö wird eine ausreichende Besserung erst nach 3–6 Monaten, bei Hirsutismus nach 9 Monaten und bei einer androgenetischen Alopezie nach 12 Monaten sichtbar. Nach Absetzen der Präparate treten die Symptome meist wieder auf. Ist eine Erhöhung der Cyproteronacetat-Dosis erforderlich, so ergänzt man die Einnahme des Ovulationshemmers (35 μg Ethinylestradiol + 2 mg Cyproteronacetat) durch die zusätzliche Einnahme von 5–10 mg Cyproteronacetat an den ersten 15 Tagen, da das Gestagen im Fett akkumuliert und nur mit diesem Schema eine Entzugsblutung möglich ist. Bei unzureichender Wirkung ist eine Erhöhung der Cyproteronacetatdosis auf 25–100 mg an den ersten 10 Tagen möglich. Bei der androgenetischen Alopezie wird der beste Effekt mit der alleinigen Einnahme des Ovulationshemmers erzielt; die Erhöhung der Cyproteronacetatdosis kann sich sogar als ungünstig erweisen.

2.2.1.7 Einfluss auf Stoffwechsel und endokrine Systeme

Ethinylestradiol und – in geringerem Maße – die synthetischen Gestagene beeinflussen zahlreiche klinisch-chemische Laborparameter. Dabei werden Veränderungen in eine Richtung, die normalerweise ein erhöhtes gesundheitliches Risiko signalisiert, analog interpretiert, obwohl jeglicher Beleg dafür fehlt. Beispielsweise stellt eine Hypertriglyceridämie (z. B. aufgrund einer gestörten Elimination der VLDL-Remnants in der Leber) bei unbehandelten Frauen ein erhöhtes kardiovaskuläres Risiko dar. Dagegen bedeutet der durch Ethinylestradiol induzierte Anstieg der Triglyzeride nur eine Erhöhung des Turnovers, bei der die hepatische Aufnahme der Remnants durch das Östrogen sogar verstärkt ist.

Ovulationshemmer haben einen ausgeprägten Effekt auf den **Fettstoffwechsel**. Östrogene mit starkem hepatischem Effekt wie Ethinylestradiol erhöhen nicht nur die Synthese der Triglyzeride und VLDL, sondern auch die HDL, während Gestagene – insbesondere solche mit androgenen Eigenschaften – einen antagonistischen Effekt haben. Deshalb entscheidet die Zusammensetzung der Ovulationshemmer über die resultierende Wirkung auf die Lipoproteine. Bei den modernen Präparaten sind HDL und VLDL meist leicht erhöht und LDL unverändert.

Niedrig dosierte Ovulationshemmer können eine **leichte Hyperinsulinämie** verursachen, wobei sowohl die Sekretion als auch die Clearance des Insulins gesteigert ist. Es ist fraglich, ob die leichte Insulinresistenz und die geringfügig beeinträchtigte Glukosetoleranz eine klinische Bedeutung haben.

Das Ethinylestradiol verursacht eine Erhöhung vieler **Gerinnungsparameter**, die normalerweise durch einen gleichzeitigen Anstieg einiger **Fibrinolyseparameter** kompensiert wird. Trotzdem muss man von einer erhöhten Gerinnungsbereitschaft des Blutes ausgehen, aufgrund derer das Thromboserisiko bei disponierten Frauen erhöht ist.

Ovulationshemmer verursachen eine Aktivierung des **Renin-Angiotensin-Aldosteronsystems**, die zu einer verstärkten Wasser- und Natriumretention führen kann. Jedoch kommt es nur bei wenigen Frauen zu einem stärkeren Blutdruckanstieg. Durch Erhöhung des Corticosteroid-bindenden Globulins (CBG) und Reduktion der Clearance kommt es zu einer leichten Zunahme des **Cortisols**, während die adrenale Androgensynthese vermindert wird. Der ebenfalls vom Ethinylestradiol bewirkte Anstieg des Thyroxin-bindenden Globulins (TBG) führt zu einem Anstieg des T3 und T4. Die unverändert bleibenden Serumspiegel des FT3, FT4 und TSH zeigen jedoch, dass die **Schilddrüsenfunktion** unverändert bleibt.

Leichte Veränderungen der **Leberfunktionsparameter**, die zu Beginn der Einnahme auftreten können, normalisieren sich meist innerhalb weniger Monate.

2.2.1.8 Nebenwirkungen und Risiken

Die Anwendung hormonaler Kontrazeptiva ist nicht nur mit einer Erhöhung des relativen Risikos bestimmter Erkrankungen verbunden – wobei das absolute Risiko meist sehr gering ist –, sie hat auch zum Teil sehr **günstige Auswirkungen** auf die Inzidenz bestimmter Erkrankungen (Tab. 2.7). Dabei handelt es sich vor allem um menstruationsbezogene Beschwerden, aszendierende Genitalinfektionen und das Endometrium- und Ovarialkarzinom. Dadurch kommt es zu einer erheblichen Einsparung von Krankenhausaufenthalten. Unerwünschte Wirkungen der Ovulationshemmer sind in Tabelle 2.8 dargestellt.

Tab. 2.7: Günstige Auswirkungen der Ovulationshemmer auf verschiedene Beschwerden und Erkrankungen (Verringerung des relativen Risikos im Vergleich zu unbehandelten Frauen).

Erkrankung	relatives Risiko
Eisenmangelanämie	0,6
Menorrhagie	0,5
unregelmäßige Zyklen	0,65
Zwischenblutungen	0,7
Dysmenorrhö	0,35
aszendierende Genitalinfektionen	0,5
benigne Brusterkrankungen	0,7
rheumatoide Arthritis	0,5
funktionelle Ovarialzysten	0,5
Ovarialkarzinom	0,35
Endometriumkarzinom	0,5

Zu beachten ist, dass es sich bei den Daten um relative Risiken handelt, die häufig ein verzerrtes Bild über das tatsächliche Risiko vermitteln. Beispielsweise bedeutet eine 50-fache Erhöhung des relativen Risikos der sehr seltenen benignen Lebererkrankungen, dass die Zahl der betroffenen Frauen unter der Anwendung von Ovulationshemmern auf 3–4 pro 100 000 Frauen jährlich ansteigt.

Die **Mortalität** war unter der Anwendung der älteren, hoch dosierten Präparate um 40% erhöht, wobei vor allem Raucherinnen über 35 Jahre betroffen waren. Sie scheint heute bei Anwendung der niedrig dosierten Präparate nicht mehr erhöht zu sein, vermutlich eine Folge der Reduktion der Ethinylestradioldosis und der sorgfältigeren Beachtung der Kontraindikationen und Risikofaktoren.

Fertilität und Schwangerschaft

Normalerweise treten nach Absetzen der oralen Kontrazeptiva rasch wieder ovulatorische Zyklen

Tab. 2.8: Unerwünschte Wirkungen der Ovulationshemmer (Erhöhung des relativen Risikos von Erkrankungen im Vergleich zu unbehandelten Frauen).

Erkrankung	relatives Risiko
Herz-Kreisauferkrankungen (gesamt)	1,5
Herzinfarkt (gesamt)	3,3
Herzinfarkt (Nichtraucherinnen)	1
Herzinfarkt (leichtes Rauchen)	3,5
Herzinfarkt (starkes Rauchen)	20
zerebrovaskuläre Erkrankungen (gesamt)	1,4
zerebrale Thrombosen	2,5
Subarachnoidalblutungen (starkes Rauchen)	10
Lungenembolien	3
tiefe Beinvenenthrombosen	2,5
Gallenblasenerkrankungen	3
benigne Lebertumore	50
Leberzellkarzinom	3
Erythema nodosum et multiforme	3
Pruritus	2
photosensitive Ekzeme	4
Reizstoffekzeme	2
Dermatitis	2
Chloasma	1,5
Zervizitis (6 Jahre Einnahme)	3
Chlamydieninfektion	2,5

auf, wobei die erste Ovulation meist nur mit einer Verspätung von 1–2 Wochen stattfindet. Nur bei einem Teil der Nulliparae über 30 Jahren hat man eine vorübergehende Beeinträchtigung der Fertilität beobachtet. Bei Jugendlichen mit noch unregelmäßigen Zyklen hat auch eine langfristige Ovulationshemmung keinen Einfluss auf die Fertilität. Umgekehrt gibt es keinen Beweis für einen „Rebound-Effekt", d. h. eine erhöhte Fertilität nach Absetzen.

Die vorherige Anwendung von Ovulationshemmern hat keinen Einfluss auf eine nachfolgende Schwangerschaft (Schwangerschaftsdauer, Abortrate, Geschlechtsverhältnis, Geburtsgewicht, Totgeburten). Es gibt auch keine Hinweise auf ein erhöhtes teratogenes Risiko. Bei Fehlbildungen sind eher andere Medikamente, Rauchen, Alkohol und Koffein beteiligt. Werden Ovulationshemmer aus Unkenntnis während einer Frühschwangerschaft eingenommen, so muss nicht mit Störungen der Sexualdifferenzierung gerechnet werden. Es ist nicht notwendig, bei Kinderwunsch nach Absetzen die Empfängnis hinauszuschieben.

Zyklusstörungen

Am häufigsten treten **Zwischenblutungen** im ersten Einnahmezyklus auf, gehen aber danach von 20–30% auf 5–7% nach dem dritten Zyklus zurück. Ist dies nicht der Fall, kann man meist durch Anwendung eines Zweiphasenpräparats einen stabilen Zyklus erreichen, während Dreistufenpräparate keinen Vorteil bieten. Häufigste Ursache sind das Auslassen von Tabletten oder die Wechselwirkung mit bestimmten Medikamenten. **Schmierblutungen** können auch aus den Gefäßen eines atrophischen Endometriums herrühren. Sie sistieren meist ohne zusätzliche Behandlung. Bei rezidivierenden Zwischenblutungen ist nach Ausschluss organischer Ursachen häufig ein Wechsel auf ein Zweiphasenpräparat erfolgreich. Zum **Ausbleiben der Entzugsblutung** kommt es bei 1–3% der Zyklen mit niedrig dosierten Kombinationspräparaten. In diesem Fall ist ein Wechsel des Präparats (höhere Östrogendosis, Zweiphasenpräparat) sinnvoll. Eine **Ovulationshemmer-Amenorrhö** tritt bei 1–3% der Frauen nach Absetzen auf und entspricht damit der Inzidenz anderer Formen der sekundären Amenorrhö. Deshalb ist ein Kausalzusammenhang zweifelhaft. Wenn keine Schwangerschaft besteht, sind nicht selten eine Hyperprolaktinämie, hypothalamische Störungen, ein Über- oder Untergewicht die Ursache. Bei 40–60% der Fälle kommt es zu einer spontanen Normalisierung der Zyklen.

Genitaltrakt

Normalerweise ist die Östrogenwirkung der oralen Kontrazeptiva zur Aufrechterhaltung des normalen Vaginalmilieus ausreichend. Wenn das Gefühl einer **trockenen Scheide** auftritt, ist ein Wechsel auf ein östrogenbetontes Präparat zu empfehlen. Dies gilt auch bei Auftreten einer **Candida-Vulvovaginitis**, für die ein Hemmeffekt des Östrogens und ein fördernder des Gestagens angenommen wird. Ovulationshemmer erhöhen die Inzidenz einer **Chlamydien-Zervizitis** sowie – in geringerem Maße – einer Gonokokken- und Trichomonadeninfektion und erleichtern die Entstehung von Erosionen und Ulzera der Zervix.

Trotz der häufigeren Chlamydieninfektionen ist das Auftreten symptomatischer **aszendierender Infektionen** erheblich seltener. Auch der Verlauf einer Salpingitis ist weniger schwer, wenn orale Kontrazeptiva angewandt werden.

Brustdrüse, Laktation und Hyperprolaktinämie

Ovulationshemmer können eine Größenzunahme der Brust, Wassereinlagerung und Mastodynien verursachen. Sie verringern aber das Risiko **gutartiger Brusterkrankungen** in Abhängigkeit von Einnahmedauer und Wirkungsstärke des Gestagens. Bei Mastopathien 1. und 2. Grades sind gestagenbetonte Präparate zu empfehlen.

Auch wenn Ovulationshemmer nur einen geringen Einfluss auf die Milch und die Stillleistung haben und die Entwicklung des Säuglings nicht beeinträchtigen, sollten sie während der **Laktation** nicht angewandt werden, da ein geringer Teil der eingenommenen Steroide in der Milch erscheint. Stattdessen kann die Minipille ab der 6. postpartalen Woche angewandt werden.

Niedrig dosierte Ovulationshemmer erhöhen weder die Inzidenz einer Hyperprolaktinämie noch die von Prolaktinomen. Bei bestehendem **Mikroprolaktinom** können nach medikamentöser Normalisierung und unter Kontrolle des Prolaktinspiegels orale Kontrazeptiva angewandt werden.

Venöse thromboembolische Erkrankungen
Ovulationshemmer verändern nicht nur das Gerinnungs- und Fibrinolysesystem, sondern beeinflussen auch die Funktion der Thrombozyten und des Endothels. Trotzdem sind die Mechanismen, die zu einer venösen Thrombose führen, unbekannt.

Das Risiko venöser thromboembolischer Erkrankungen steigt unter der Behandlung mit niedrig dosierten Ovulationshemmern auf etwa das 3-fache an, wobei das absolute Risiko mit 5 pro 10 000 Frauen jährlich sehr gering und die Mortalität minimal sind. Das Risiko ist abhängig von der Dosis des Ethinylestradiols und möglicherweise vom Typ des Gestagens, wobei Levonorgestrel und Norethisteron einen geringeren Einfluss zu haben scheinen. Venöse Thrombosen entwickeln sich **überwiegend in den ersten 6 Monaten der Einnahme**, was auf die Bedeutung einer Prädisposition hinweist. Nach Beendigung der Einnahme normalisiert sich das Risiko innerhalb von 3 Monaten. Risikofaktoren sind eine Thrombose in der Vorgeschichte, eine belastete Familienanamnese, das Alter, eine Thrombophlebitis und Adipositas, nicht aber Varikosis und Rauchen.

In den meisten Fällen liegt eine **Thrombophilie** vor, wie z. B. APC-Resistenz, Mangel an Antithrombin, Protein C oder Protein S, Antiphospholipid-Antikörper, Hyperhomocysteinämie, Dysfibrinogenämie, Mangel an Faktor XII oder Plasminogen sowie andere Störungen des fibrinolytischen Systems. Bei einer belasteten Eigen- oder Familienanamnese lässt sich durch ein selektives Screening (APC-Resistenz, Mangel an Antithrombin, Protein C und S) eine Disposition erkennen und das individuelle Risiko abschätzen. Normalerweise sind Ovulationshemmer bei Vorliegen einer Thrombophilie kontraindiziert. Ein allgemeines Screening ist wegen der ungünstigen Kosten-Nutzen-Relation nicht gerechtfertigt, da die Prävalenz der hereditären Thrombophilien gering ist, nur ein kleiner Teil der betroffenen Frauen eine Thrombose erleidet und selbst unter den hereditären Fällen bei einem Drittel die Ursache nicht feststellbar ist.

Bei Patientinnen, die unter einer Antikoagulantientherapie stehen, sind Ovulationshemmer wegen des teratogenen Risikos zu empfehlen. Zudem reduzieren sie den Blutverlust bei der Entzugsblutung. Vor geplanten Operationen mit erhöhtem Thromboserisiko bzw. Immobilisierung sollten Ovulationshemmer 4–6 Wochen zuvor abgesetzt werden. Die Minipille erhöht das Thromboserisiko nicht.

Venenerkrankungen
Östrogene erweitern die Venen und erhöhen die Kapillarpermeabilität, Gestagene verstärken die Dehnbarkeit der Venen. Bei disponierten Frauen kann es deshalb unter der Einnahme von Ovulationshemmern zu Ödemen, „schweren Beinen“, Schmerzen und Krämpfen in den Beinen kommen. Bei Auftreten einseitiger Schmerzen in einem Bein ist eine Thrombose auszuschließen.

Schlaganfall
Schlaganfälle sind bei jungen Frauen mit 0,5–1 pro 10 000 Frauen jährlich sehr selten, und das relative Risiko steigt unter den niedrig dosierten Ovulationshemmern nur geringfügig an (+40 %). Dabei handelt es sich meist um einen ischämischen Schlaganfall, während hämorrhagische Erkrankungen nur bei Frauen über 35 Jahren zunehmen. Wichtigste Risikofaktoren sind das Alter, Rauchen und Hypertonie. Ungewöhnliche Kopfschmerzen oder andere zerebrale Symptome können als Vorboten eines Schlaganfalls in Erscheinung treten.

Herzinfarkt
Bei jungen Frauen ist der Herzinfarkt ein äußerst seltenes Ereignis. Zu den Risikofaktoren zählen vor allem Alter, Rauchen, Hypertonie, Diabetes mellitus, Adipositas und Hyperlipoproteinämie. Die Einnahme von Ovulationshemmern erhöht zwar das Risiko insgesamt auf das 2- bis 3-fache, doch sind davon **meist Raucherinnen betroffen**. Gesunde Nichtraucherinnen unter 35 Jahren sind durch orale Kontrazeptiva nicht gefährdet.

Da unter dem Einfluss des Ethinylestradiols die Entstehung einer Atherosklerose eher verhindert als gefördert wird – es hemmt die Oxidation der LDL und die Proliferation der glatten Muskelzellen und wirkt vasodilatatorisch –, dürften lokale Vasospasmen, die im Bereich von Endothelläsionen auftreten und von der Gestagenkomponente verstärkt werden können, die Ursache einer koronaren Ischämie sein.

Diabetes mellitus
Niedrig dosierte Ovulationshemmer verursachen nur eine leichte Verschlechterung der Glukosetoleranz und Insulinresistenz. Sie erhöhen aber nicht das Risiko eines Diabetes mellitus, auch nicht bei pathologischer Glukosetoleranz. Deshalb können orale Kontrazeptiva von Diabetikerinnen für einen begrenzten Zeitraum angewandt werden, sofern keine Angiopathien oder zusätzlichen Risikofaktoren vorhanden sind.

Leber
Ovulationshemmer beeinflussen die hepatischen Funktionen und können morphologische Veränderungen der Leber verursachen. Trotzdem beobachtet man zu Beginn der Einnahme niedrig dosierter Ovulationshemmer nur bei 1% der Frauen einen Anstieg der Leberfunktionsparameter, die sich meist in den folgenden Monaten normalisieren. Bei disponierten Frauen kann sich eine **intrahepatische Cholestase** mit Pruritus oder Ikterus entwickeln, sie geht aber nach Absetzen meist wieder zurück. Ebenso kann bei disponierten Frauen eine **Porphyrie** auftreten. Andererseits lässt sich eine bestehende zyklusabhängige Porphyrie häufig durch die Behandlung mit Ovulationshemmern verhindern. Ovulationshemmer haben keinen Einfluss auf die Entstehung und den Verlauf einer **Hepatitis**. Sie steigern aber bei disponierten Frauen das Risiko von **Gallensteinen**, da sie die Zusammensetzung der Galle verändern. Bei bestehender Hypertriglyzeridämie können orale Kontrazeptiva über eine exzessive Erhöhung der Triglyzeride eine **Pankreatitis** verursachen. Bei chronischen schweren Lebererkrankungen sind Ovulationshemmer kontraindiziert.

Neurologische Erkrankungen
Ovulationshemmer haben keinen Einfluss auf den Verlauf von **Epilepsien**. Sie sind aufgrund ihrer kontrazeptiven Wirksamkeit besonders geeignet, da bestimmte Antikonvulsiva das teratogene Risiko erhöhen können. Bei Anwendung von Medikamenten, die die Wirksamkeit der oralen Kontrazeptiva durch Enzyminduktion beeinträchtigen, ist die ununterbrochene Einnahme (ohne hormonfreies Intervall) von Präparaten mit starker Gestagenkomponente vorzuziehen.

Wenn **Migräne** unter der Anwendung oraler Kontrazeptiva erstmals auftritt oder sich verschlechtert, ist die Einnahme zu beenden. Andererseits lassen sich zyklusabhängig auftretende Attacken nicht selten durch Ovulationshemmer bessern. Orale Kontrazeptiva scheinen keinen Einfluss auf Manifestation und Verlauf der **multiplen Sklerose** zu haben.

Psychiatrische Erkrankungen
Ovulationshemmer können bei Frauen mit **prämenstruellem Syndrom** eine subjektive Besserung bewirken, auch wenn der Effekt bei Doppelblindversuchen nicht besser als der eines Placebos ist.

Ein signifikanter Einfluss auf **Depressionen** und andere psychische Erkrankungen konnte nicht gefunden werden. **Psychosen** können durch Ovulationshemmer sowohl gebessert als auch verschlechtert werden.

Neoplasien
Die Anwendung von Ovulationshemmern erhöht die Zahl der diagnostizierten **Mammakarzinome** geringfügig. Unabhängig von der Dauer der Anwendung ist das relative Risiko während der Einnahme um 24% höher, geht aber nach Absetzen innerhalb von 5 Jahren wieder zurück. Daraus ist zu schließen, dass nicht die Entstehung, sondern das Wachstum bestehender okkulter Tumore beeinflusst wird. Das absolute Risiko ist minimal: Wenn 10 000 Frauen im Alter zwischen 25 und 29 Jahren orale Kontrazeptiva über 5 Jahre einnehmen, so werden in den folgenden 20 Jahren insgesamt nur 3 Fälle zusätzlich entdeckt. Es wurde festgestellt, dass die unter der hormonalen Kontrazeption diagnostizierten Fälle weniger aggressiv und in einem günstigeren Stadium sind sowie eine bessere Prognose haben.

Ovulationshemmer reduzieren das Risiko des **Endometriumkarzinoms** um 50–60%. Der protektive Effekt ist von der Dauer der Anwendung und der Wirkungsstärke des Gestagens abhängig und bleibt auch nach Absetzen über mehrere Jahre erhalten. Orale Kontrazeptiva reduzieren das Risiko eines **Chorionkarzinoms** bei Frauen, die nach Entfernung einer Blasenmole Ovulationshemmer einnehmen.

Vermutlich besteht zwischen der Anwendung oraler Kontrazeptiva und dem Auftreten von **zervikalen Neoplasien** ein kausaler Zusammenhang. Das Auftreten von Meta- und Dysplasien des Portioepithels wird vor allem dem Einfluss der Gestagenkomponente zugeschrieben. Die Zunahme der Inzidenz des Zervixkarzinoms wird jedoch vom Sexualverhalten entscheidend beeinflusst, denn das Risiko ist nur bei Frauen erhöht, die mit dem humanen Papillomavirus infiziert sind. Durch regelmäßige zytologische Abstriche lassen sich zervikale Neoplasien rechtzeitig erkennen und behandeln. Ovulationshemmer verringern das Risiko des epithelialen **Ovarialkarzinoms** um etwa 40%. Der Schutz korreliert mit der Einnahmedauer und bleibt auch nach Absetzen über viele Jahre erhalten.

Orale Kontrazeptiva haben keinen Einfluss auf das Risiko des malignen **Melanoms**. Sie erhöhen jedoch das Risiko der sehr selten auftretenden **benignen Lebertumore**. In solchen Fällen ist wegen des Risikos intraperitonealer Blutungen der Ovulationshemmer sofort abzusetzen, wobei es meist zu einer Rückbildung kommt. Primäre **Leberzellkarzinome** entwickeln sich meist bei Frauen mit Leberzirrhose (Alkohol, Hepatitis B und C). Hierbei haben Ovulationshemmer keinen Einfluss.

Es scheint einen Zusammenhang zwischen dem Auftreten des Mammakarzinoms und des **Meningioms** zu geben, doch liegen keine Untersuchungen über den Einfluss oraler Kontrazeptiva vor.

Es gibt keine weiteren malignen Tumore, bei denen Ovulationshemmer kontraindiziert sind.

2.2.2 Minipille

Die Minipille ist weniger zuverlässig als ein Ovulationshemmer, da sie in erster Linie über die peripheren Gestageneffekte wirkt. Sie hat nur einen geringen Einfluss auf den Metabolismus und verursacht kaum Nebenwirkungen. Deshalb ist sie auch für die meisten Frauen mit Risikofaktoren geeignet, hat aber den Nachteil einer schlechten Zykluskontrolle. Letztere ist hauptsächlich dafür verantwortlich, dass sich die Minipille nicht durchsetzen konnte.

2.2.2.1 Zusammensetzung und Wirkungsweise

Bei der Minipille handelt es sich um ein reines Gestagen, das täglich ohne Unterbrechung in sehr niedriger Dosierung eingenommen wird. Da die Gestagenwirkung etwa 3 h nach Einnahme ihr Maximum erreicht und knapp 24 h wirksam bleibt, muss die Einnahme immer zur gleichen Tageszeit erfolgen. Es stehen Präparate mit 0,35 mg Norethisteron, 0,5 mg Lynestrenol oder 30 µg Levonorgestrel zur Verfügung. Bei erstmaliger Anwendung beginnt man mit der Einnahme am ersten Menstruationstag. Wenn die 35 Tabletten aufgebraucht sind, wird am folgenden Tag mit der nächsten Packung begonnen. Die Einnahme wird auch während der Menstruation oder bei Zwischenblutungen fortgesetzt. Wird die Einnahme um einige Stunden verzögert oder vergessen, sollten zusätzliche kontrazeptive Maßnahmen ergriffen werden. Bei verlängerter Amenorrhö ist ein Schwangerschaftstest anzuraten.

Die kontrazeptive Wirkung beruht auf den gestageninduzierten Veränderungen des Zervixschleims, der zäh und undurchlässig wird, sodass die Spermienaszension weitgehend verhindert wird. Darüber hinaus kommt es zu einer gewissen Hemmung der Endometriumproliferation mit vorzeitig beginnender sekretorischer Transformation sowie zu einer Störung der Tubenfunktion. Im Falle einer Befruchtung führt die Desynchronisation zwischen Embryoentwicklung und -transport sowie der Veränderungen des Endometriums dazu, dass eine Implantation nicht mehr möglich ist. Darüber hinaus wird trotz der niedrigen Gestagendosis bei 15–40% der Zyklen die Ovulation gehemmt, und bei einem großen Teil der übrigen Zyklen ist die Corpus-luteum-Funktion beeinträchtigt. Häufig kann man während der Follikelreifung sehr hohe Estradiolspiegel beobachten.

Der Pearl-Index wird bei korrekter Anwendung mit 0,5 angegeben, dürfte aber in der Praxis bei 3 liegen.

2.2.2.2 Indikationen und Kontraindikationen

Die Minipille ist vor allem **für Frauen mit Risikofaktoren geeignet**, bei denen Ovulationshemmer kontraindiziert sind. Dazu zählen Frauen mit Diabetes mellitus, Adipositas, Migräne, mäßiger Hypertonie und einem erhöhten Thromboembolierisiko. Wegen der abnehmenden Fertilität stellt sie für Frauen über 40 Jahre eine sehr zuverlässige Methode dar. Da sie die Milchleistung nicht beeinflusst und die Milch kaum mit

Steroiden belastet wird, ist sie bei der Laktation das Mittel der Wahl.

Die Minipille ist nicht geeignet für Frauen, bei denen die pünktliche Einnahme fraglich ist sowie – wegen der häufig hohen Estradiolspiegel – für Patientinnen mit Endometriose, Uterus myomatosus oder Mastopathie. Zu den **Kontraindikationen** zählen eine Schwangerschaft, ungeklärte vaginale Blutungen und das Mammakarzinom. Wegen des erhöhten Risikos einer Tubargravidität sollte die Minipille bei einer entsprechenden Vorgeschichte oder bei Vorhandensein nur einer Tube nicht verordnet werden. Relative Kontraindikationen sind Ovarialzysten, nicht-tolerierbare Blutungen, Lebererkrankungen, Malabsorption und die Behandlung mit Medikamenten, bei denen Wechselwirkungen möglich sind.

2.2.2.3 Nebenwirkungen und Risiken

Die Minipille ist sehr gut verträglich, schwerwiegende Nebenwirkungen oder Komplikationen sind nicht zu erwarten. Günstige Wirkungen sind bei Dysmenorrhöen sowie gelegentlich beim Prämenstruellen Syndrom zu beobachten. Nebenwirkungen wie Übelkeit, Gewichtszunahme, Depressionen treten nicht häufiger auf als in einem unbehandelten Zyklus. Wichtigste Nebenwirkungen sind Menstruationsstörungen bei 30–60% der Zyklen sowie Schmier- oder Durchbruchblutungen, die bei jeder zweiten Frau auftreten. Bei 20% bleibt die Menstruation gelegentlich aus. Kopfschmerzen und Hypertonie werden kaum registriert, während funktionelle Ovarialzysten nicht selten sind. Im Falle eines Versagens ist das relative Risiko einer Extrauteringravidität deutlich erhöht. Es beruht vermutlich auf der gestagenbedingten Störung des Eitransports.

2.2.3 Depot-Gestagene

Depot-Gestagene stellen eine zuverlässige Kontrazeptionsmethode dar. Sie erfordern regelmäßige Injektionen im Abstand von 2 oder 3 Monaten, sodass die tägliche Einnahme entfällt. Da es sich um reine Gestagenpräparate handelt, sind die gesundheitlichen Risiken sehr gering. Allerdings ist beim Auftreten von Nebenwirkungen ein sofortiges Absetzen nicht möglich. Es gibt zwei Präparate, von denen Depo-Clinovir zuverlässiger wirkt, während Noristerat eine bessere Zykluskontrolle bietet.

2.2.3.1 Zusammensetzung und Wirkungsweise

Depo-Clinovir stellt eine wässrige Suspension von 150 mg Medroxyprogesteronacetat dar, die an der Injektionsstelle ein kristallines Depot bildet, aus dem ständig geringe Mengen des Gestagens gleichmäßig freigesetzt werden. Trotz der relativ hohen Dosis sind nach der Injektion die Serumspiegel des Medroxyprogesteronacetats mit 2–3 ng/ml relativ niedrig und fallen allmählich bis zur nächsten Applikation auf 1 ng/ml ab. Depo-Clinovir verursacht eine ausgeprägte Suppression der Gonadotropine und der Ovarialfunktion und hemmt die Ovulation für mindestens 14 Wochen. Darüber hinaus trägt die Gestagenwirkung auf den Zervixschleim, die Tuben und das Endometrium zur kontrazeptiven Wirkung bei. Nach einer vorübergehenden Phase von Zwischenblutungen kommt es nach einigen Monaten zur Atrophie des Endometriums und zur Amenorrhö. Die erste Injektion erfolgt während der ersten 5 Tage der Menstruation. Bei regelmäßigen Injektionen im Abstand von 3 Monaten beträgt der Pearl-Index 0,3. Nach Absetzen dauert es 4–8 Monate nach der letzten Injektion, bis es wieder zu Ovulationen kommt.

Bei **Noristerat** handelt es sich um eine ölige Lösung von 200 mg Norethisteronenanthat, die ebenfalls nach der Injektion im Muskel ein Depot bildet. Der Ester wird nach der Freisetzung gespalten, sodass als Wirksubstanz das Norethisteron zirkuliert. Dabei werden in den ersten 2–4 Wochen relativ hohe Serumspiegel von etwa 8 ng/ml erreicht, die danach rasch abfallen. Dementsprechend ist die Ovulation nur in den ersten Wochen gehemmt, und 6–8 Wochen nach der Injektion können wieder Ovulationen auftreten, sodass der kontrazeptive Effekt bis zur nächsten Injektion auf den peripheren Gestagenwirkungen beruht. Die erste Injektion erfolgt während der ersten 5 Menstruationstage und wird alle 2 Monate wiederholt. Bei regelmäßigen Injektionen alle 2 Monate beträgt der Pearl-Index 0,6, bei Intervallen von 3 Monaten 1,5. Noristerat verursacht kein atrophisches Endometrium, sondern stört die phasengerechte Ausreifung des Endometriums, doch zeigen 75% der Frauen einigermaßen regelmäßige Blutungsintervalle.

2.2.3.2 Indikationen und Kontraindikationen

Die Anwendung der Depot-Gestagene ist beschränkt auf Frauen, die einen normalen Zyklus haben und andere kontrazeptive Methoden nicht vertragen. Für stillende Frauen sind sie nicht zugelassen, obwohl sie die Laktation nicht beeinflussen. Indiziert sind sie vor allem bei Frauen, die keine ethinylestradiolhaltigen Präparate anwenden dürfen oder vertragen. Besonders geeignet sind sie für Frauen, bei denen die korrekte Anwendung anderer Methoden fraglich oder nicht möglich ist (z. B. gastrointestinale Störungen, Drogen- oder Alkoholabhängigkeit, geistig Behinderte). Zyklisch auftretende Beschwerden (z. B. Migräne, prämenstruelles Syndrom) lassen sich häufig durch Depo-Clinovir bessern, und bei Epilepsien kann man unter der Behandlung mit Depo-Clinovir eine Abnahme der Anfallshäufigkeit beobachten. Über günstige Auswirkungen wurde auch bei Mastopathie, Uterusmyomen, Endometriose, Dysmenorrhö, schweren Blutungen und Sichelzellenkrankheit berichtet. Depo-Clinovir reduziert das Risiko von Ovarialzysten, ektopischen Schwangerschaften, Endometriumkarzinom und aszendierenden Genitalinfektionen. Aufgrund einer massiven Suppression der Östrogenproduktion kann es bei älteren Frauen zu Östrogenmangelerscheinungen kommen, während bei jungen Frauen der Knochenaufbau beeinträchtigt sein kann. Depot-Gestagene können auch bei Varikose oder einer Thrombose in der Anamnese angewandt werden. Wenn Frauen nur vorübergehend eine Kontrazeption wünschen und danach schwanger werden wollen, sollte Norethisteronenanthat bevorzugt werden.

Zu den Kontraindikationen zählen ungeklärte vaginale Blutungen, eine Schwangerschaft, psychosexuelle Störungen, schwere Zyklusstörungen, eine akute Hepatitis, schwere Lebererkrankungen sowie chronische systemische Erkrankungen. Bei erhöhtem Risiko einer Atherosklerose oder anderer arterieller Erkrankungen sind Depot-Gestagene kontraindiziert.

2.2.3.3 Nebenwirkungen und Risiken

In den ersten Monaten der Behandlung mit Depo-Clinovir treten bei 30% der Frauen Zwischenblutungen auf, die mit zunehmender Anwendungsdauer zurückgehen. Eine Amenorrhö ist nach einem Jahr bei 50% und nach zwei Jahren bei 70% erreicht. Bei Noristerat sind Zwischenblutungen selten. Nach Absetzen von Depo-Clinovir ist eine Schwangerschaft nach durchschnittlich 9 Monaten möglich. Ursache ist das sehr langsame Verschwinden der Rest-Depots. Langfristige Auswirkungen auf die Fertilität sind nicht zu erwarten. Nach Absetzen von Noristerat konzipieren die meisten Frauen innerhalb von 3–6 Monaten. Zu den Nebenwirkungen zählen eine Gewichtszunahme aufgrund einer erhöhten Kalorienaufnahme, zu den Begleiterscheinungen Übelkeit, Brustspannen, Blähungen, Kopfschmerzen, Depressionen und gelegentlich Akne. Trotz der Suppression der endogenen Östrogene und des dauernden Gestageneinflusses schützt Depo-Clinovir nicht vor dem Mammakarzinom.

2.2.4 Andere hormonale Kontrazeptionsmethoden

2.2.4.1 Gestagen-Implantate

Norplant besteht aus 6 länglichen levonorgestrelhaltigen Silastic-Kapseln, die im ersten Jahr täglich 50–80 µg, in den folgenden Jahren 30–35 µg Levonorgestrel freisetzen. Sie werden mit Hilfe eines Trokars an der Innenseite des Oberarms subkutan implantiert. Die Levonorgestrelspiegel liegen zunächst bei 0,3 ng/ml, später bei 0,2 ng/ml. Die Kontrazeption beruht auf den gestagenen Wirkungen auf Zervix, Tuben und Endometrium; bei etwa der Hälfte der Zyklen ist auch die Ovulation gehemmt. Nach 3–5 Jahren werden die Kapseln wieder entfernt. Die Methode ist mit einem Pearl-Index von 0,3 sehr zuverlässig. Nachteilig sind die häufig auftretenden Zwischenblutungen. Indikationen und Kontraindikationen entsprechen weitgehend denen der Depot-Gestagene. **Norplant-2** besteht aus 2 Silasticstäbchen, die in ähnlicher Weise implantiert werden und einen Levonorgestrelspiegel von 0,5 ng/ml gewährleisten. Es ist nur 3 Jahre lang wirksam. **Implanon** ist ein Ethylenvinylacetat-Stäbchen, das in gleichmäßiger Weise täglich zunächst 60 µg, später 30 µg 3-Keto-desogestrel freisetzt und in ähnlicher Weise wirkt wie Norplant. Zu Beginn liegen die 3-Keto-desogestrelspiegel bei 0,5 ng/ml, nach 3 Jahren bei 0,2 ng/ml. Da bei allen Frauen die Ovulation gehemmt ist, zählt Implanon zu den sichersten kontrazeptiven Methoden. Die Nebenwirkungen, Indikationen und Kontraindikationen sind mit denen von Norplant vergleichbar.

2.2.4.2 Einmonatsspritze

Es handelt sich um Präparate, die ein Depot-Östrogen und ein Depot-Gestagen enthalten und in Abständen von 4 Wochen injiziert werden. Nach einer Übergangsphase mit unregelmäßigen Zyklen und Zwischenblutungen stellen sich regelmäßige Zyklen ein. Bei Anwendung eines Präparats mit 5 mg Estradiolcypionat und 25 mg Medroxyprogesteronacetat **(Lunelle, Cyclofem)** ist die Ovulation zuverlässig gehemmt. Man beobachtet in der ersten Woche mit 250 pg/ml relativ hohe Estradiolspiegel, die nach 2 Wochen auf 50 pg/ml abgefallen sind. Die Begleiterscheinungen entsprechen denen bei Einnahme von Ovulationshemmern.

2.2.4.3 GnRH-Agonisten

Analoge des GnRH, die weitaus stärker und länger wirken als das endogene GnRH, verursachen eine „Down-Regulation" der GnRH-Rezeptoren und damit eine Hemmung der Gonadotropin-Freisetzung. Durch die tägliche intranasale Applikation von 300–400 µg Buserelin lässt sich die Ovulation hemmen, wobei noch Östrogene gebildet werden und deshalb eine regelmäßige Gestagengabe erforderlich ist.

Bei subkutaner oder intramuskulärer Injektion von Depot-GnRH-Agonisten einmal pro Monat lässt sich eine massive Suppression der Ovarialfunktion erzielen, wobei es zu einem Östrogenmangel kommt.

2.3 Hormonale Interzeption

Wenn in der periovulatorischen Phase Sexualverkehr ohne kontrazeptive Maßnahmen erfolgt, liegt die Wahrscheinlichkeit einer Fertilisation bei 30%. Zwischen der Befruchtung und dem Beginn der Implantation vergehen 7 Tage, sodass ausreichend Zeit ist, durch Störung der Tubenfunktion und Endometriumentwicklung die Nidation und damit eine Schwangerschaft zu verhindern. Da der Vorgang der Implantation erst 10–12 Tage nach der Ovulation abgeschlossen ist, ist die postkoitale Interzeption nicht als Abortinduktion zu werten. Sie ist für eine Daueranwendung nicht geeignet, sondern nur als Notfallmaßnahme sinnvoll.

2.3.1 Postkoitalpille

Durch die Einnahme von 2 Tabletten mit je 50 µg Ethinylestradiol + 0,25 mg Levonorgestrel innerhalb von 72 h nach dem Koitus sowie von 2 weiteren Tabletten 12 h später werden die hormonabhängigen Vorgänge des Wachstums und der Wanderung der Zygote sowie der Entwicklung des Endometriums gestört, sodass eine Implantation nicht möglich ist. Die tatsächliche Effektivität wird auf 75% geschätzt. Dabei ist die Postkoitalpille umso wirksamer, je früher sie eingenommen wird. Noch effektiver soll die Einnahme von 0,75 mg Levonorgestrel innerhalb von 72 h nach dem Koitus und einer weiteren Einnahme von 0,75 mg im Abstand von 12 h sein. Zu den Nebenwirkungen zählen neben Kopfschmerzen und Brustspannen vor allem Übelkeit und Erbrechen, sodass vorsorglich ein Antiemetikum empfohlen wird. Bei der Hälfte der Frauen treten innerhalb einer Woche Blutungen auf. Im Falle eines Versagens ist das relative Risiko einer Extrauteringravidität erhöht.

2.3.2 Intrauterinpessar zur Interzeption

Wenn die Frist von maximal 72 h für die Anwendung der Postkoitalpille verstrichen ist, kann man bis zum 5. Tag nach dem Koitus durch Legen eines kupferhaltigen Intrauterinpessars die Implantation verhindern. Die Methode ist mit einer Versagerquote von 0,1% sehr wirksam.

2.3.3 Antigestagene zur Interzeption

Das Antigestagen Mifepriston (RU486) ist nicht nur zum Abbruch einer Frühschwangerschaft, sondern auch zur postkoitalen Interzeption geeignet. Da die Wanderung und Entwicklung der Zygote und die Entwicklung des Endometriums von der ansteigenden Progesteronkonzentration abhängig sind, verhindert die Unterbrechung der Progesteronwirkung durch die einmalige Einnahme von 600 mg Mifepriston innerhalb von 72 h nach dem Koitus zuverlässig die Implantation.

2.4 Intrauterinpessar

Die modernen kupfertragenden Intrauterinpessare (IUP) zählen zu den zuverlässigsten reversiblen Methoden der Empfängnisverhütung. Sie verursachen keine systemischen Wirkungen, sind geeignet für die Laktation oder für prämenopausale Frauen, die eine Hormonsubstituion benötigen. Allerdings handelt es sich um eine invasive Methode, die keinen Schutz vor aszendierenden Infektionen bietet und Blutungsstörungen verursachen kann.

2.4.1 Typen und Wirkungsweise

Wirkstofffreie IUP bestehen aus Polyethylen oder Polypropylen, von denen nur noch das Lippes-Loop bei besonderen Indikationen zur Anwendung kommt. Die Wirkung beruht in erster Linie auf einer unspezifischen Fremdkörperreaktion im Bereich des Kontakts mit dem Endometrium. Es kommt zu einer Infiltration des Stromas und Epithels mit Mastzellen, Leukozyten und Makrophagen. Die Wirksamkeit wie auch die Blutungsstörungen und Schmerzen korrelieren mit der betroffenen Fläche des Endometriums und damit mit der Größe des IUP. Im ersten Jahr nach Einlage des Lippes Loops wurde ein Pearl-Index von 3 und eine Ausstoßungsrate von 12–20% angegeben. Die Liegedauer des inerten IUP ist unbegrenzt. In China wird ein rostfreier Stahlring als IUP verwendet, der aber mit einer Schwangerschaftsrate von 10% in 2 Jahren weniger zuverlässig ist.

Durch eine Kupferwicklung um den vertikalen Arm konnte die Wirksamkeit trotz einer deutlichen Verkleinerung des Pessars verstärkt werden, sodass die **kupfertragenden IUP** heute die Standardmethode darstellen. Die Wirkung beruht wie bei den inerten IUP primär auf der oberflächlichen Fremdkörperreaktion des Endometriums, die durch die Kupferionen beschleunigt und verstärkt wird, sodass eine weitaus größere Fläche betroffen ist. Durch Inaktivierung von Enzymen und Erhöhung der Prostaglandinproduktion kommt es zur Entzündung und Störung der Struktur des Endometriums. Dies hat eine starke Infiltration des Stromas und Epithels mit Leukozyten und Makrophagen zur Folge. Dadurch wird nicht nur die Implantation gestört, sondern durch weitgehende Phagozytose der Spermien sowie die spermizide Wirkung der Kupferionen die Möglichkeit einer Befruchtung stark reduziert. In der Praxis dürfte der Pearl-Index bei jungen Frauen etwa 3 betragen, während bei Frauen über 35 Jahre ein Wert von 0,5 ermittelt wurde. Die Effektivität hängt in erster Linie von der Kupferoberfläche ab. Die Versagerquote ist in den beiden ersten Jahren nach der Insertion am höchsten. Zuverlässige Daten über die Wirkungsdauer liegen nicht vor, doch ist von mindestens 5 Jahren auszugehen. Nach Verschwinden des Kupferdrahts nimmt die Wirksamkeit des IUP erheblich ab, da es eine geringere Größe als die reinen Kunststoff-IUP aufweist.

Das **levonorgestrelhaltige IUP** (Mirena) enthält in seinem senkrechten Arm 52 mg des synthetischen Gestagens. Bei einer Freisetzungsrate von zunächst 20 µg, später 15 µg täglich sind sie über 5 Jahre wirksam. Es kommt zu einer Akkumulation des Levonorgestrels im Endometrium und Myometrium, sodass sich ein atrophisches Endometrium entwickelt. Darüber hinaus werden der Zervixschleim verändert und die Motilität und Kapazitation der Spermien gehemmt. Dadurch wird eine sehr zuverlässige Kontrazeption mit einem Pearl-Index von 0,2 im ersten Jahr und von 0,1 in den folgenden Jahren erreicht. Bei 15% der Frauen ist die Ovulation gehemmt. Da dieses IUP dicker ist als die kupfertragenden IUP, kann das Legen schwierig sein. Trotz der hohen lokalen Levonorgestrelkonzentration, die 1000-mal so hoch ist wie im Serum, ist die Suppression nach Entfernen des IUP rasch reversibel. Die Serumspiegel des Levonorgestrels liegen zwischen 0,1 und 0,15 ng/ml, sodass die systemischen Gestagenwirkungen gering sind.

2.4.2 Indikationen, Kontraindikationen und Anwendung

Die Entscheidung für ein kupfertragendes IUP sollte erst nach sorgfältiger Anamnese und Untersuchung gefällt werden, wobei besonderer

Tab. 2.9: Absolute und relative Kontraindikationen für die Anwendung kupfertragender Intrauterinpessare.

Absolute Kontraindikationen	Relative Kontraindikationen
Schwangerschaft	Zustand nach Sectio
Septischer Abort	Extrauteringravidität in der Anamnese
Ungeklärte vaginale Blutungen	Vorhandensein nur einer Tube
Verdacht auf Genitalkarzinom	Nulliparae
Uterusfehlbildungen	Alter unter 20 Jahren
Erhöhtes Risiko sexuell übertragbarer Erkrankungen	Uterushypoplasie
Aszendierende Infektionen in der Anamnese	Uterushyperplasie
Akute Endometritis oder Adnexitiden	Lageanomalien des Uterus
Zervizitis, Ausfluss	Uterus myomatosus
Prostatitis oder Epididymitis des Partners	Endometriose
Dysmenorrhö	Stenosierung des Zervikalkanals
Hypermenorrhö	Expulsion eines Intrauterinpessars
Häufige Zwischenblutungen	Therapie mit Antikoagulanzien
Anämie	Erhöhtes Risiko einer Endokarditis
Gerinnungsstörungen	Diabetes mellitus
Therapie mit Thrombozytenaggregationshemmern	Immunsuppression
Kupferallergie	

Wert auf die Menstruationsgeschichte, Infektionen und organische Besonderheiten des Uterus sowie das Risiko sexuell übertragbarer Krankheiten zu legen ist. Die relativen und absoluten Kontraindikationen sind in Tab. 2.9 aufgeführt. Da es sich um eine invasive Methode handelt, ist zuvor eine ausführliche Aufklärung über Wirkungen und Risiken erforderlich.

Bei **Jugendlichen** wird das IUP wegen des häufigeren Partnerwechsels und des dadurch erhöhten Risikos aszendierender Infektionen als Mittel zweiter Wahl bezeichnet. Wenn orale Kontrazeptiva nicht in Frage kommen, ist es trotzdem der Anwendung unsicherer Methoden vorzuziehen. Die junge Frau sollte einen regelmäßigen Zyklus haben und nicht an Dysmenorrhö leiden. Es muss sichergestellt sein, dass sie einsichts- und willensfähig ist, was üblicherweise ab dem Alter von 16 Jahren der Fall ist. Bei Jugendlichen unter 16 Jahren ist normalerweise die Einwilligung der Eltern notwendig.

Bei **Frauen über 40 Jahren** ist das IUP das Mittel der Wahl, da es in dieser Altersgruppe sehr zuverlässig wirkt und bei Vorliegen klimakterischer Beschwerden eine risikoarme Hormonsubstitution zulässt.

Das IUP kann während des gesamten Zyklus gelegt werden, doch wird üblicherweise der Zeitpunkt nach Beginn der Menstruation bevorzugt, da eine Schwangerschaft ausgeschlossen und der Zervikalkanal erweitert sind. Die Auswahl des IUP richtet sich nach der Größe des Cavum uteri, wobei die **Insertion** nach Vorschrift erfolgen soll. Nach Feststellung von Zustand, Lage und Größe des Uterus werden Vagina und Portio sorgfältig desinfiziert, der Uterus gestreckt und die Sondenlänge gemessen. Anschließend wird das IUP mit dem Applikator entsprechend der Sondenlänge bis zum Fundus eingeführt. Nach Zurückziehen des Applikators liegt das IUP korrekt am Fundus (Abb. 2.3). Die Kontrolle erfolgt sonographisch sofort oder nach der nächsten Menstruation. Die Liegedauer sollte sich nach

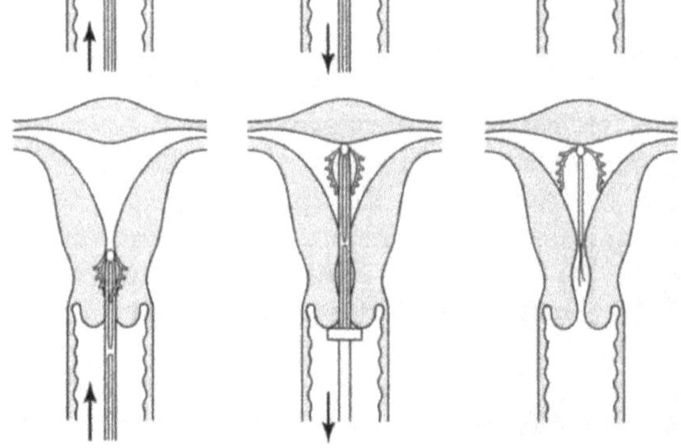

Abb. 2.3: Legen bzw. korrekte Lage eines Kupfer-T-Intrauterinpessars (oben) und eines Multiload Cu375 (unten)

den Angaben des Herstellers richten. Das **Entfernen des IUP** erfolgt vor oder während der Menstruation, kann aber bei Auftreten von Komplikationen sofort vorgenommen werden. Nach dem Entfernen sind die Veränderungen im Endometrium völlig reversibel, sodass es keine Beeinträchtigung der Fertilität gibt.

Das **levonorgestrelhaltige IUP**, das nur für Multiparae über 35 Jahre zugelassen ist, sollte bei jüngeren Nulliparae nicht angewandt werden. Es ist vor allem zur Behandlung von Dysmenorrhöen, Hypermenorrhöen bzw. Menorrhagien geeignet und kann auch mit einer Östrogensubstitution verbunden werden.

2.4.3 Nebenwirkungen und Risiken

Bei Anwendung kupfertragender IUP kommt es nicht zu einem Anstieg des Serum-Kupfers. Es ist auch nicht mit einer Beeinträchtigung der Fertilität zu rechnen, sofern keine Infektionen aufgetreten sind. Zu den häufigsten Nebenwirkungen, die teilweise schon beim Legen verursacht werden, zählen Schmerzen, Perforationen, Dislokationen, Ausstoßungen, Menorrhagien, Zwischenblutungen, Genitalinfektionen sowie intra- und extrauterine Graviditäten. Blutungen und Krämpfe, die vor allem zu Beginn auftreten und mit zunehmender Liegedauer zurückgehen, lassen sich mit Prostaglandinsynthesehemmern behandeln. Schmerzen und Blutungen werden nicht selten von einer Dislokation, Perforation, einer partiellen Expulsion oder Extrauteringravidität verursacht. Ursache ist meist eine inkorrekte Lage des IUP (bei bis zu 10%) oder ein zu kleines IUP, das dann zur Zervix hin verschoben werden kann.

Die **Perforationsrate** liegt bei 0,1% und wird überwiegend durch den Arzt verursacht, wenn er bei der Insertion das IUP in die Funduswand schiebt. Bei einer Dislokation muss das IUP entfernt und durch ein neues ersetzt werden. Bei Verdacht auf eine Perforation muss die Lage des IUP (sonographisch oder röntgenologisch) festgestellt werden.

Bei 1–10% der Frauen kommt es während des ersten Jahres zur **Ausstoßung** des IUP, insbesondere bei Nulliparae und Frauen mit Dysmenorrhö. Ursache ist meist eine inkorrekte Lage. Die Expulsion muss in jedem Fall nachgewiesen werden.

Mit Ausnahme der levonorgestrelhaltigen IUP stellen verstärkte, verlängerte oder schmerzhafte **Blutungen** die häufigste Nebenwirkung der IUP dar, und sie sind bei 15% der Frauen der Anlass zum Abbruch der Behandlung. In den ersten Monaten treten auch häufig intermenstruelle Schmierblutungen auf. Bei anhaltenden Blutungen sollte das IUP entfernt und die Ursache abgeklärt werden. Bei Anwendung des levonorgestrelhaltigen IUP kommt es dagegen zu einer Abnahme der Blutungen bis zur Amenorrhö.

Das Risiko **aszendierender Infektionen**, die häufig die Ursache von Infertilität oder Extrauteringraviditäten sind, ist unter der Anwendung kupfertragender IUP doppelt so hoch wie bei Frauen ohne Kontrazeption und 5-mal so hoch wie bei Anwendung von Barrieremethoden oder oralen Kontrazeptiva. Da bei einer Infektion der klinische Verlauf schwerer ist, sollte das IUP entfernt werden. Es gibt zwei Hauptgründe für Infektionen, nämlich die bei der Insertion vom Arzt verursachte sowie die beim Sexualverkehr übertragene Erkrankung. Das Risiko nimmt mit dem Alter ab und ist bei Frauen unter 20 Jahren 10-mal so hoch wie bei Frauen über 30 Jahren. Wichtig ist vor dem Legen des IUP die sorgfältige Desinfektion der Vagina und Portio sowie der verwendeten Instrumente. Tritt eine Infektion erst nach 3 Monaten auf, ist eine sexuelle Übertragung anzunehmen. Vor allem bei jungen Frauen ist das Sexualverhalten ein entscheidender Risikofaktor. Die Kupferionen eines IUP wirken nicht bakterizid, während das levonorgestrelhaltige IUP durch den Gestageneffekt auf den Zervixschleim protektiv wirkt.

Das IUP hat keinen Einfluss auf das Risiko intrazervikaler Neoplasien oder des **Endometriumkarzinoms**. Die permanente Fremdkörperreaktion bleibt ohne Folgen, da bei der Menstruation das Gewebe regelmäßig abgestoßen wird.

2.4.4 Schwangerschaft bei liegendem IUP

In der Praxis liegt die Versagerrate zwischen 1 und 6 pro 100 Frauen jährlich. Ursache sind meist Uterusanomalien oder ein zu kleines IUP, die eine Dislokation oder Ausstoßung zur Folge hatten. Ist eine Schwangerschaft diagnostiziert, ist die Lage des IUP zu überprüfen. Meist findet man dann das IUP intrazervikal oder im unteren Korpusdrittel. Falls der Wunsch besteht, die Schwangerschaft auszutragen, sollte das IUP entfernt werden, da Infektions- und Komplikationsrisiko bei liegendem IUP hoch sind. Beim Entfernen des IUP kommt es bei einem Drittel der Fälle zu einem spontanen Abort. Jede Schwangerschaft mit liegendem IUP stellt eine **Risikoschwangerschaft** dar, bei der die Rate an Spontanaborten bis zu 50% beträgt und das Risiko schwerer Blutungen, eines septischen Aborts sowie die Mortalität erhöht sind. Dagegen ist das Fehlbildungsrisiko nicht erhöht.

Die Inzidenz der **Extrauteringravidität** bei liegendem IUP beträgt etwa 1,5 pro 1000 Frauen jährlich. Auch wenn das absolute Risiko durch die Kontrazeption um 90% reduziert ist, ist das relative Risiko einer ektopischen Schwangerschaft deutlich höher als bei Anwendung von Ovulationshemmern oder Barrieremethoden. Der Anteil der ektopischen Schwangerschaften, der normalerweise bei 0,5% liegt, steigt mit dem Kupfer-IUP auf 4%.

2.5 Barrieremethoden

Barrieremethoden stellen in bestimmten Situationen die einzige akzeptable Kontrazeptionsmethode dar. Darüber hinaus ist ihre Anwendung nicht mit einem gesundheitlichen Risiko verbunden und bietet sogar einen Schutz vor sexuell übertragbaren Erkrankungen. Sie sind relativ kompliziert in der Anwendung und erfordern eine Vorplanung, sodass das Risiko von Anwendungsfehlern groß ist. Deshalb zählen sie in der allgemeinen Praxis zu den unzuverlässigen Methoden.

2.5.1 Diaphragma

Das Diaphragma besteht aus einer gewölbten Membran aus Latexgummi, die über einen elastischen Ring gespannt ist. Bei korrekter Lage teilt es die Vagina in zwei Teile, wobei sich Zervix und vordere Scheidenwand im oberen Teil befinden. Es wird durch die Spannung der Ringfeder und den Muskeltonus zwischen Schambein und hinterem Scheidengewölbe fixiert (Abb. 2.4). Da es genau passen muss, muss zunächst der Gynäkologe die richtige Größe ermitteln, wobei Anpassringe mit unterschiedlichem Durchmesser hilfreich sind. Die kontrazeptive Wirkung ist entscheidend davon abhängig, dass zumindest die Innenseite sowie der Rand des Diaphragmas **mit spermizider Creme** bestrichen werden. Das **Einlegen** kann bis zu 2 h vor dem Koitus vorgenommen werden. Dazu wird der Ring zusammengedrückt und von der Patientin mit Zeigefinder und Daumen eingeführt. Nach dem Koitus muss das Diaphragma noch mindestens 6–8 h in der Vagina verbleiben, damit alle Spermien abgetötet werden. Es kann normalerweise über 2–3 Jahre funktionsfähig bleiben.

Bei korrekter Anwendung durch ältere und hoch motivierte Frauen kann ein Pearl-Index von 3 erreicht werden, doch ist bei allgemeiner Anwendung ein Wert von 18 realistisch. Geeignet ist die Methode für Frauen, die nur selten Sexualverkehr haben. Durch die Kombination mit ei-

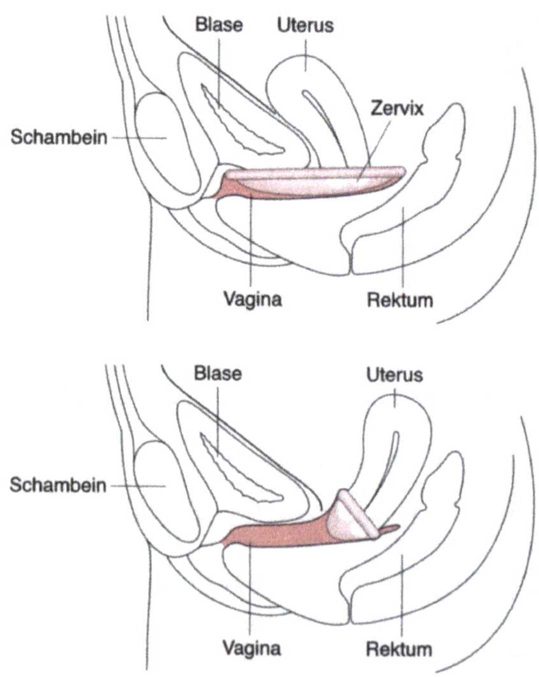

Abb. 2.4: Diaphragma (oben) und Zervixkappe (unten) in korrekter Lage (nach J. Wortman: Barrier Methods. Population Reports H4, 1976)

nem Spermizid ist ein Schutz vor venerischen Erkrankungen und aszendierenden Genitalinfektionen gegeben.

Als **Kontraindikationen** gelten Scheidensenkungen, Einengungen der Vagina, mangelnder Muskeltonus der Vaginalwand, Lageanomalien des Uterus, Vaginitis, Zervizitis und chronische Harnwegsinfektionen.

Systemische Wirkungen oder **Komplikationen** sind nicht zu erwarten. Vereinzelt treten Allergien gegen Latex oder Spermizide auf sowie Irritationen des Vaginalepithels durch das Spermizid. Erhöht ist das Risiko von Infektionen des Harntrakts. Bei zu großen Diaphragmen können Druckulzerationen, Dyspareunie und Läsionen der Vaginalschleimhaut auftreten

2.5.2 Portiokappe

Es handelt sich um elastische Kappen aus Latex, die in verschiedenen Modellen und Größen zur Verfügung stehen. Sie können von der Frau selbst auf die Portio aufgesetzt und wieder entfernt werden. Die Wirksamkeit hängt davon ab, dass sie genau passen, und wird gesteigert, wenn die Kappe vor dem Einführen zu einem Drittel mit Spermizid gefüllt wird. Die Portiokappe wird mit Daumen und Zeigefinger zusammengedrückt eingeführt und mit dem Zeigefinger auf den Muttermund gedrückt, wo sie sich festsaugt (Abb. 2.4). Sie sollte 20 min vor dem Koitus appliziert werden und danach für mindestens 6–8 h verbleiben. Sie kann auch mehrere Tage auf der Portio belassen werden. Kontraindikationen sind Erosionen, Fehlbildungen oder Läsionen der Zervix sowie Entzündungen. Vereinzelt treten Irritationen der Portio, Druckulzerationen und Schwellungen auf. Sie ist ähnlich wirksam wie das Diaphragma mit einem Pearl-Index von 18 für Nulliparae und von 36 für Parae. Versager treten vor allem dann auf, wenn die Portiokappe nicht passt und verrutscht.

Neuentwicklungen wie die „Fem cap“ oder das „Lea contraceptivum“ stellen Modifikationen dar, deren kontrazeptive Wirksamkeit der einer Portiokappe entspricht.

2.5.3 Spermizide

Spermizide sind chemische Verhütungsmittel, die aus nicht-ionischen Tensiden (langkettigen Alkoholen wie Octoxinol-9 oder Nonoxinol-9) bestehen und einen Zerfall der Spermienmembran verursachen. Dadurch werden die Spermien immobilisiert und abgetötet. Sie werden in Form von Zäpfchen, Tabletten, Schaum, Creme, Gel oder mit einem Schwämmchen vor dem Koitus in die Vagina eingeführt und bilden eine schaumartige Schicht vor der Zervix, die als chemische und physikalische Barriere wirkt. Wie die Spermien werden auch die Membranen von Bakterien, Viren und Trichomonaden zerstört. In einigen Präparaten sind zusätzlich schwache Säuren (Milchsäure, Borsäure, Weinsäure) enthalten.

Die Vorschriften müssen genau eingehalten werden. Das Schmelzen und Auflösen eines Suppositoriums dauert bis zu 10 min, während der mit einem Applikator eingeführte fertige Schaum sofort wirksam ist. Die spermizide Wirkung hält 1–2 h an. Vor einem erneuten Koitus ist das Spermizid neu zu applizieren. Spermizide sollten nur in Kombination mit anderen Barrieremethoden wie Kondom oder Diaphragma angewandt werden. Sie sind geeignet für Frauen, die nur selten Sexualverkehr haben, und schützen vor venerischen Erkrankungen. Kontraindikationen sind nicht bekannt.

Zu den Nebenwirkungen zählen Irritationen des Vaginalepithels, Juckreiz und Wärmegefühl. Bei häufiger Anwendung kann die Vaginalflora geschädigt werden. Systemische oder metabolische Wirkungen der Spermizide sind nicht bekannt.

2.5.4 Kondom

Das Kondom besteht aus einem 0,3–0,8 mm dicken Latex-Material und kann mit Spermiziden und Gleitmitteln versehen sein. Es kommt in den letzten Jahren zunehmend zur Anwendung, da es vor sexuell übertragbaren Krankheiten (einschließlich HIV und HPV) schützt. Dagegen bieten Kondome aus Schafdarm keinen Infektionsschutz. Das Kondom wird über den erigierten Penis abgerollt, wobei darauf zu achten ist, dass das Reservoir am Ende des Kondoms keine Luft enthält. Es kann nur einmal benutzt werden. Ölige Mittel wie Vaseline, Cremes und Medikamente auf alkoholischer oder Fett-Basis können das Kondom schädigen. Obwohl das Kondom bei korrekter Anwendung relativ zuverlässig ist, muss in der Realität mit einem Pearl-Index von

12 gerechnet werden. Ursache des Versagens sind häufig ein Reißen, Platzen oder Abrutschen des Kondoms wegen falscher Handhabung. Durch Kombination mit einem Spermizid lässt sich die Sicherheit erhöhen.

Inzwischen gibt es auch Kondome für die Frau. Sie sind 16 cm lang und bestehen aus Latex oder Polyurethan. Beim Einführen wird der kleinere von zwei elastischen Ringen zusammengedrückt vor die Zervix gebracht, sodass das Kondom Halt findet. Der Außenring mit dem offenen Ende bleibt außerhalb der Vagina. Der Pearl-Index wird auf 20 geschätzt. Wegen der unpraktischen Handhabung hat es sich nicht durchsetzen können.

2.6 Natürliche Familienplanung

Die natürliche Familienplanung (NFP) wurde von der WHO als Methode definiert, die durch Beobachtung von physiologischen Symptomen während der fertilen und infertilen Phase des Menstruationszyklus die Verhütung oder Planung von Schwangerschaften ermöglicht. Es handelt sich um kostengünstige Maßnahmen, die ohne Störung des Zyklusverlaufs und ohne gesundheitliches Risiko angewandt werden. Sie sind aber relativ umständlich in der Durchführung, erfordern eine erhebliche Disziplin und zählen deshalb zu den unzuverlässigen Methoden.

2.6.1 Periodische Abstinenz

Bei dieser Methode wird der ungeschützte Sexualverkehr auf die unfruchtbare Phase des Zyklus beschränkt, die durch Messung der Basaltemperatur, Beobachtung des Zervixschleims oder des Muttermundes sowie rechnerisch ermittelt wird. Bei strenger Anwendung durch hoch motivierte Paare lässt sich ein Pearl-Index von 3 erreichen, doch ist bei allgemeiner Anwendung mit einem Wert von 20–30 zu rechnen. Wichtig ist die gründliche Instruktion der Frauen über die praktische Durchführung.

Für das Funktionieren der Methode sind folgende Fakten von Bedeutung:

- die Zyklen sollen regelmäßig sein
- der Ovulationstermin muss zuverlässig erkannt werden
- die Spermien können bis zu 7 Tage in der Zervixwand überleben
- die unbefruchtete Eizelle ist weniger als 24 h fertil.
- Daraus ergibt sich, dass in dem Zeitraum zwischen dem zweiten Tag nach der Ovulation und dem 8. Tag vor der folgenden Ovulation eine unfruchtbare Phase besteht. Problematisch sind die sichere Erkennung des Ovulationstermins, die Abschätzung der Dauer der Follikelphase zwischen Menstruationsbeginn und nächster Ovulation sowie die disziplinierte Einhaltung der Regeln.

Die **Kalendermethode nach Knaus-Ogino** hat sich als sehr unzuverlässig erwiesen, da auf der Basis einer Beobachtungszeit von 6 oder 12 Menstruationszyklen die fruchtbaren und unfruchtbaren Tage für die Zukunft berechnet wurden.

Die **Temperaturmethode** beruht auf dem biphasischen Verlauf der Körpertemperatur während eines ovulatorischen Zyklus. Das nach der Ovulation rasch ansteigende Progesteron (bzw. einige seiner reduzierten Metaboliten) bewirken im Hypothalamus eine Erhöhung der Kerntemperatur um 0,3–0,5 °C. Bei regelmäßigem Zyklus lässt sich durch tägliche Temperaturmessung vor dem Aufstehen die unfruchtbare Phase erkennen. Sie beginnt am 3. Tag nach dem Temperaturanstieg und endet mit der Menstruation. Wegen der Überlebenszeit der Spermien von 7 Tagen liegt die fruchtbare Phase zwischen dem 7. Tag vor der erwarteten Ovulation im Folgezyklus und einen Tag nach der Ovulation. Da die nächste Ovulation auch früher eintreten kann, sollte zur Sicherheit der geschätzte Zeitraum der fruchtbaren Phase zwischen dem 10.Tag vor der nächsten Ovulation und dem 3. Tag des Temperaturanstiegs erweitert werden (Abb. 2.5). Ein Ausbleiben des Temperaturanstiegs bedeutet jedoch nicht, dass der Zyklus anovulatorisch ist, da manche Frauen ovulieren, ohne dass sich die Temperatur ändert.

Die **Ovulationsmethode nach Billings** stützt sich auf die typischen Veränderungen des Zervixschleims im Zyklus. Er ist während der Lutealphase zäh und viskös, sodass sich die Portio trocken anfühlt. Mit dem Anstieg der Östrogene

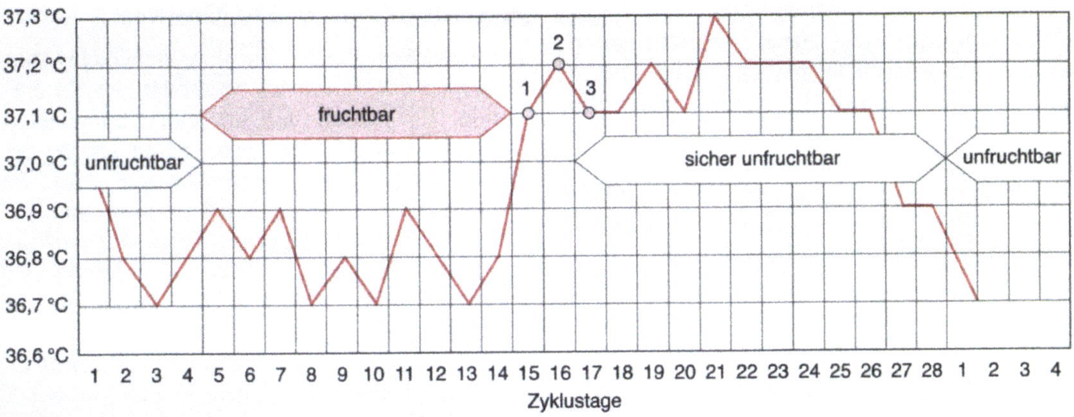

Abb. 2.5: Natürliche Familienplanung: die Methode der Temperaturmessung (nach Kuhl/Jung-Hoffmann: Kontrazeption. Stuttgart, Thieme Verlag 1999)

während der Follikelphase nimmt die Schleimproduktion zu, sodass sich die Portio bis zum Ovulationstag immer feuchter anfühlt, bevor mit dem Progesteronanstieg nach der Ovulation die Schleimproduktion abrupt endet. Durch tägliches Erfühlen der Portio mit dem Finger lässt sich die fertile Zeit vor der Ovulation verfolgen.

Bei der **symptothermalen Methode** wird die Temperaturmethode mit der Billings-Methode kombiniert und evtl. durch Kalenderberechnungen ergänzt. **Elektronische Geräte** benutzen das gleiche Prinzip (z. B. Temperaturmessung), ersparen aber der Frau die Registrierung und Berechnung der fruchtbaren bzw. unfruchtbaren Tage.

Durch direkte **Hormonbestimmungen im Urin** lässt sich der Ovulationszeitpunkt exakter festlegen. Mit Hilfe von Teststäbchen kann man anhand eines Farbumschlags den zyklusabhängigen Anstieg des LH sowie bestimmter Metaboliten von Estradiol (Estron-3-glucuronid) und/oder Progesteron (Pregnandiol-3-glucuronid) erkennen.

Da bei allen Methoden der periodischen Abstinenz das entscheidende Problem die disziplinierte Einhaltung der Regeln darstellt, unterscheiden sich die aufgeführten Methoden hinsichtlich ihrer Unzuverlässigkeit nur graduell.

2.6.2 Stillen

Bei einer Frau, die voll stillt, nicht zufüttert und – ab 2 Monate post partum – noch keine Regelblutung hat, beträgt die Empfängniswahrscheinlichkeit für die ersten 6 Monate nach der Entbindung maximal 2%. Für die Hemmwirkung der Laktation ist die Intensität und Dauer des Saugreizes entscheidend, durch den die Prolaktinsekretion stimuliert und die GnRH-Freisetzung gestört wird. Dadurch kommt es zum Ausbleiben der Ovulation oder zu einer Corpus-luteum-Insuffizienz. Die **Lactational Amenorrhea-Method** (LAM) ist umso effektiver ist, je höher die Stillfrequenz rund um die Uhr ist. Nach 6 Monaten Stillzeit sollten jedoch zusätzliche kontrazeptive Maßnahmen ergriffen werden.

2.6.3 Andere Methoden

Die Zuverlässigkeit des **Coitus interruptus**, d. h. die Unterbrechung des Koitus vor der Ejakulation, hängt von der Selbstbeherrschung und Disziplin des Mannes ab. Mit einem Pearl-Index von 19 zählt er zu den unzuverlässigen Methoden. Die **Vaginalspülung** ist völlig ungeeignet, da die Spermien innerhalb weniger Sekunden nach der Ejakulationin in den Zervikalkanal einwandern und von der Spülflüssigkeit nicht mehr erreicht werden.

2.7 Sterilisation

Die Sterilisation ist das Mittel der Wahl für Partner, deren Familienbild endgültig abgeschlossen ist.

2.7.1 Sterilisation der Frau

Sie ist geeignet für Frauen, die bereits Kinder haben und endgültig keine mehr wollen, sowie für Frauen, die aus medizinischen oder eugenischen Gründen eine sichere Kontrazeption benötigen. Unverheiratete und kinderlose Frauen unter 25 Jahren sollten keinesfalls sterilisiert werden, da bei einer Meinungsänderung die Wiederherstellung der Fertilität fraglich ist. Vor einer Sterilisation sind eine sorgfältige Aufklärung der Patientin über Folgen und Risiken sowie die schriftliche Einwilligung unabdingbar. Die Sterilisation kann jederzeit durchgeführt werden, wenn eine Schwangerschaft ausgeschlossen ist, z. B. während der ersten 7 Tage nach der Menstruation oder postpartal innerhalb von 72 h.

Zu den **Kontraindikationen** zählen ein Ileus, akute Beckenentzündungen, intraabdominale Tumore, schwere chronische Herz- und Lungenerkrankungen sowie nach einer Schwangerschaft eine Präeklampsie, Sepsis, Infektion, Blutungen und Traumata.

Der Zugang erfolgt entweder endoskopisch (z. B. Laparoskopie) oder chirurgisch (z. B. Laparotomie, Minilaparotomie, Kolpotomie). Die Sterilisation kann durch partielle Resektion der Tuben oder durch Okklusion der Tuben (mechanisch, thermische oder elektrische Koagulation) erfolgen. Die kumulative **Schwangerschaftsrate**, die mit dem Alter abnimmt, liegt in den ersten beiden Jahren bei etwa 8 pro 1000 Sterilisationen. Am zuverlässigsten sind die partielle Salpingektomie und die elektrische unipolare Koagulation, während die Anwendung von Clips am unzuverlässigsten ist. Dabei sind meist technische Fehler die Ursache des Versagens. Bei einem Drittel dieser Fälle handelt es sich um **Extrauteringraviditäten** (0,45 pro 100 sterilisierte Frauen über 10 Jahre). Die Mortalität wird auf 2–4 pro 100 000 Sterilisationen geschätzt, wobei die Hälfte der Todesfälle auf Narkosezwischenfällen beruht. Schwere **Komplikationen** (Narkosezwischenfälle, Verletzungen, Perforationen, Hämorrhagien, Infektionen, kardiovaskuläre Komplikationen) treten bei weniger als 2%, leichtere (Wundinfektionen, leichte Blutungen) bei 5% der Sterilisationen auf.

Die Erfolgsaussichten einer Reanastomose hängen vom Alter und von dem Ausmaß und der Lage der zerstörten Tubensegmente ab. Zu beachten ist dabei das erhöhte Risiko einer Extrauteringravidität.

2.7.2 Sterilisation des Mannes

Die Vasektomie zählt zu den sichersten, einfachsten und wirksamsten Methoden der Kontrazeption. Es handelt sich um einen ambulanten operativen Eingriff von etwa 15 min Dauer, der unter Lokalanästhesie vorgenommen wird. Er führt zu einer sicheren Kontrazeption und bedeutet ein extrem geringes Gesundheitsrisiko. Durch den Eingriff wird die Wanderung der Spermien in die Samenbläschen, wo sie bis zur Ejakulation gespeichert werden, blockiert. Da dieser Vorrat erst nach 25–30 Ejakulationen erschöpft ist, muss nach einer Vasektomie durch **Kontrolluntersuchungen** nachgewiesen werden, dass keine Spermien mehr im Ejakulat vorhanden sind. So konnte man nach 20 Wochen bei 93% der sterilisierten Männer eine Azoospermie feststellen. Bis zur Azoospermie sollten zusätzliche kontrazeptive Maßnahmen ergriffen werden. Es werden weiterhin Spermien produziert, die durch den Samenleiter bis zur Okklusionsstelle wandern, wo sie eliminiert werden. Gegen die entstehenden Fragmente können Antikörper gebildet werden. Der Pearl-Index der Vasektomie liegt zwischen 0,5 und 1. Häufigste Ursachen eines Versagens sind ein Koitus vor Erreichen der Azoospermie, die Durchtrennung oder Okklusion falscher Strukturen anstelle des Samenleiters und spontane Rekanalisierungen. Zu den Kontraindikationen zählen lokale Hautinfektionen oder Entzündungen des Genitaltrakts.

Auch wenn eine mikrochirurgische **Reanastomose** bei 90% der Fälle gelingt, zählt die Vasektomie zu den irreversiblen Maßnahmen, da die Schwangerschaftsrate nur 50% erreicht. Ursache ist die Bildung von **Sperma-Antikörpern**. Da viele Männer bis ins hohe Alter fertil sind, wiegt eine Vasektomie schwerer als eine Sterilisation der Frau, deren Fertilität nach dem 40. Lebensjahr rasch abnimmt. Die meisten Nebenwirkungen (Schwellungen, Einblutungen, Schmerzen) verschwinden nach 1–2 Wochen. Infektionen und Hämatome werden bei bis zu 3% beobachtet; die Mortalität ist mit 1,5 pro 100 000 Sterilisationen extrem niedrig. Das Risiko einer Atherosklerose, Impotenz oder Störung des Endokriniums ist nicht erhöht. Ob das Risiko des Prostatakarzinoms erhöht ist, ist umstritten.

2.8 Medikamentöse Kontrazeption des Mannes

Die seit mehr als 30 Jahren laufenden Bemühungen um die Entwicklung einer akzeptablen hormonalen Kontrazeption des Mannes, die mit den Möglichkeiten bei der Frau vergleichbar wäre, sind bisher erfolglos geblieben. Die komplizierten hormonalen Steuerungsmechanismen der Frau sind weitaus leichter zu stören als die permanente Produktion der Spermien.

2.8.1 Kontrazeption mit Sexualsteroiden

Eine Suppression der Gonadotropinsekretion durch **Androgene**, **Anabolika** oder Kombinationen von **Androgenen mit Gestagenen** führt bei 50–70% der Männer zur Azoospermie und bei den meisten übrigen zur Oligospermie. Folgende Probleme stehen einer wirksamen und akzeptablen Kontrazeption im Wege:

Bei oraler Applikation sind extrem hohe Steroiddosen erforderlich, die die Leberfunktionen beeinträchtigen würden. Deshalb sind **nur Injektionen möglich**, die regelmäßig im Abstand von 1–2 Wochen erfolgen müssen. Eine ausreichende Hemmwirkung macht sich im Ejakulat erst nach 2–4 Monaten bemerkbar, und die Suppressionsphase dauert insgesamt 6 Monate. Da die Methode bei einigen Männern völlig wirkungslos bleibt, ist eine **Überprüfung mittels Spermatogramm notwendig**. Trotz regelmäßiger kontinuierlicher Behandlung nach Erreichen der Azoospermie kann es zu einer partiellen oder vollständigen **Wiederherstellung der Spermatogenese** kommen, sodass eine regelmäßige Überwachung mit Spermatogrammen erforderlich ist. Nach Absetzen dauert es 6 Monate bis zur völligen Wiederherstellung der Fertilität. Als **Nebenwirkungen** treten eine Gewichtszunahme (anabole Wirkung der Androgene), Akne, Gynäkomastie, Prostatahyperplasie, Müdigkeit und Zunahme des Hämatokrits auf.

Bisher wurden folgende Schemata getestet:

- Wöchentliche Injektionen von 100–300 mg Testosteronenanthat;
- Injektionen eines Depot-Anabolikums im Abstand von 1–3 Wochen sowie zusätzlich 250 mg Depot-Medroxyprogesteronacetat alle 6 Wochen;
- Wöchentliche Injektionen von 100 mg Testosteronenanthat und täglich oral 0,5 mg Levonorgestrel.

Als gerade noch akzeptable Grenze wurde von der WHO eine Oligospermie von <3 Millionen Spermien pro ml festgelegt. Dabei ist mit einem **Pearl-Index von etwa 8 pro 100 Personenjahre** zu rechnen.

2.8.2 Kontrazeption mit GnRH-Analogen oder Gossypol

Regelmäßige Injektionen von **GnRH-Agonisten oder -Antagonisten** können die Gonadotropine und damit die Spermatogenese supprimieren. Die nowendige Substitution mit Testosteron führt jedoch zu einer Abschwächung des Hemmeffekts.

Das aus Baumwollsamenöl gewonnene **Gossypol** supprimiert nicht nur die Spermatogenese, sondern auch die Motilität der Spermien, sodass die kontrazeptive Wirkung relativ zuverlässig ist. Allerdings treten verschiedene schwerwiegende Nebenwirkungen auf (z. B. bei 1% Hypokaliämie), und die Azoospermie ist bei 10% der Männer nicht reversibel.

3. Normale Schwangerschaft und Geburt

3.1 Konzeption, Implantation und ihre Störungen, Embryonalentwicklung

V. Briese

Während der intrauterinen Entwicklung führt ein Gewebezuwachs der Embryonalanlage zu einer 40 000fachen Gewichtsvergrößerung. Der Evolutionsprozess dieses hochentwickelten Systems wird durch morphogenetische Mechanismen gesteuert und kann in *3 Stadien* eingeteilt werden:

- Die erste Periode umfasst 3 Wochen. Charakteristisch ist die **Segmentbildung** der befruchteten Eizelle und Transformation in eine Embryonalanlage.
- Die zweite Periode reicht bis zur vollendeten 8. Schwangerschaftswoche (SSW); *kritische Phase aufgrund der spezifischen* **Morpho- und Organogenese.**
- Nach der Differenzierung der Organanlagen schließt sich die **Fetalperiode** an; Wachstum und Histogenese der Organe insbesondere des ZNS.

3.1.1 Konzeption

Mit der Konzeption beginnt die *Präimplantationsphase:* Vereinigung der Gameten im Eileiter.

3 Stunden nach dem Geschlechtsverkehr erreichen einige Spermatozoen die Ampulle der Tube. Es werden **2 Reifungsstadien** durchlaufen:

- *Kapazitation:* Depolarisation der das Akrosom bedeckenden Zellmembran und Calciumeinstrom in die Zelle. Verlust protektiver Substanzen. Auflösung der Akrosomenkappe,
- *Akrosomale Reaktion:* Fusion zellulärer Areale innerhalb der akrosomalen Membranen. Freisetzung der Enzyme Hyaluronidase, Neuraminidase und Akrosin.

Nach Freisetzung des trypsin-ähnlichen akrosomalen Enzyms Akrosin erfolgt die *Penetration* von Corona radiata und Zona pellucida. Die sich anschließende *Imprägnation* umfasst die Aufnahme des Spermatozoons in das Ooplasma durch die vitelline Membran.

Die **Polyspermie** wird **verhindert** durch 2 *Mechanismen*:

- Depolarisation der vitellinen Membran nach Spermatozoen-Penetration: *1. Block*
- Matrix-Release in den perivitellinen Raum aus kortikalen Granula zur Dichteerhöhung der Zona pellucida: *2. Block.*

An der sich anschließenden Kernverschmelzung ist nur ein Spermatozoenkopf beteiligt, dessen Vorkern mit dem Pronucleus der Eizelle verschmilzt. Bei Einleitung der Befruchtung – Kontakt des Spermatozoons mit der Vitellinmembran – vollzieht sich die *zweite Reifeteilung* der weiblichen Keimzelle mit dem Ergebnis eines *haploiden Chromosomensatzes* im Pronucleus. Auch die männliche Keimzelle besitzt nach zwei Reifungsteilungen einen haploiden Chromosomensatz.

3.1.2 Eientwicklung und -wanderung

Erste mitotische Teilungen der im ampullären Tubenteil fertilisierten Oozyte führen zwischen dem vierten und fünften Tag zur Differenzierung der **Blastozyste** (Abb. 3.1).

Furchung und Entstehung der Keimblase

- Einzellenstadium: erste 24 Stunden
- Erste Teilung 30 Stunden nach Befruchtung in der Ampulle
- Stadium der mehrzelligen Frucht: weitere Teilungsschritte in 12-stündlichem Abstand synchronisiert in allen Zellen bis zum 16-Zellen-Stadium (Tochterzellen, Blastomeren)
- Die Embryonalanlage erreicht das Cavum uteri im 8-Zellen-Stadium. Entwicklung zur 32-zelligen Morula.

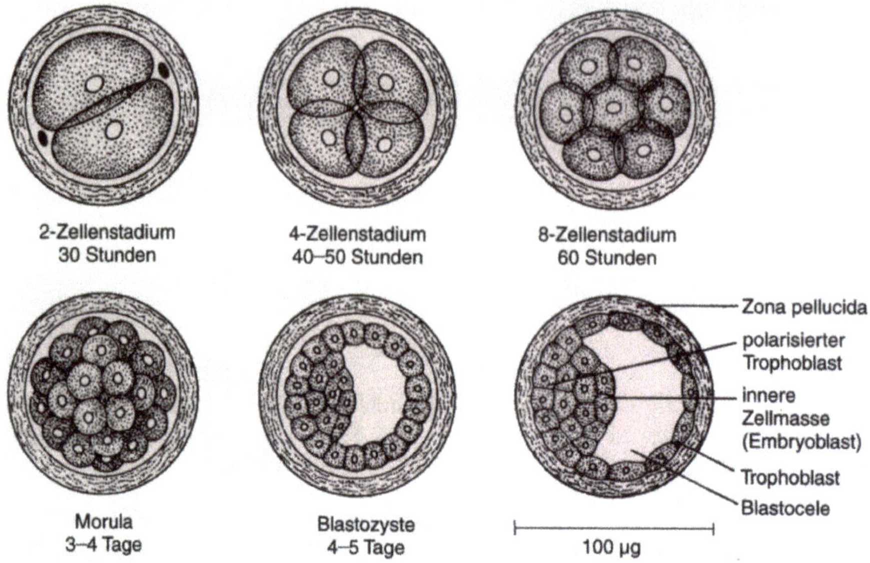

Abb. 3.1: Furchung der befruchteten Eizelle (Zygote), Strukturen der Blastozyste

- Stadium der freien **Blastozyste:** Formation der äußeren 53-zelligen Wand (*Trophoblast*), Bildung der Blastozele und eines inneren 5-zelligen Haufens (*Embryoblast*).

Die Weiterentwicklung der Blastozyste erfolgt 5–6 Tage nach der Ovulation durch Aufsprengen der Zona pellucida mit Hilfe perforierender Trophoblastfortsätze. Der Embryoblast stellt den *Implantationspol* mit dem Zentrum der Trophoblastaktivität dar.

Endokrine und immunologische Veränderungen in der **Präimplantationsphase** sind durch Wechselwirkungen von Blastozyste und mütterlichem Organismus geprägt, nach der Implantation durch das Zusammenspiel von Embryo, Trophoblast und mütterlichem Organismus. Durch Interaktion des transformierenden Wachstumsfaktors-α (transforming growth factor-α; TGF-α), exprimiert durch das Uterusepithel, mit dem epidermalen Wachstumsfaktor-Rezeptor (epidermal growth factor receptor, EGF-R) der Oberfläche des Trophoblastgewebes wird der Prozess der im Eileiter beginnenden Kommunikation zwischen Uterusepithel und Trophoblast eingeleitet und die Blastozyste zum Ort der späteren Implantation geleitet (Homing).

Endokrinologie. Ungefähr 24–48 Stunden nach der Befruchtung kann im mütterlichen Serum der *Early-Pregnancy-Factor* (EPF) nachgewiesen werden. Der EPF stellt einen immunsuppressiven Faktor dar, der den Embryo vor der mütterlichen Abwehr schützt. Eine ähnliche Aufgabe wird *dem Uteroglobin* zugeschrieben, das im Endometrium unter dem Einfluss embryonaler Faktoren und von Progesteron gebildet wird. Uteroglobin maskiert die von der Mutter genetisch unterschiedlichen Oberflächenproteine des Embryos.

3.1.3 Implantation und Plazentation

Die Vorbereitung des Endometriums für die **Nidation** beinhaltet:

- eine erhöhte *sekretorische Aktivität* der Drüsenepithelien,
- die Umwandlung der Lamina functionalis zur *Decidua basalis*,
- die Ausbildung einer *interzellulären Grundsubstanz* aus niedermolekularen Stoffwechselprodukten,
- ein subepitheliales *Kapillarnetz mit Lakunen* von Spiralarterien ausgehend.

Der Implantationsvorgang umfasst *4 Stadien*:

- **Apposition** durch Kontakt zwischen Mikrovilli des polarisierten Trophoblasten und Ausstülpungen des Endometriums (Pinopoden). Ersatz der Mikrovilli durch adhäsive Glykoproteine (6.–7. Tag),

- **Penetration** in die Epithelschicht durch kontraktile Mikrofilamente der Trophoblastzellen,
- **Degradation** der uterinen Epithelschicht, Trophoblastdifferenzierung,
- Migration **(Tapping)** in subepitheliales Gewebe, Kontakt mit Arteriolen und Venolen. Stromabwärts wuchernder Synzytiotrophoblast (Abb. 3.2).

Die **Trophoblastinvasion** wird durch *Proteinasen* (Fibronectin, Kollagenasen), *Adhesine* und entsprechende Rezeptoren (Integrin, Cadherin) sowie durch HLA-*Antigene der Klasse I* (HLA-Gene) reguliert.

Praxishinweis: Bei *Aborten, intrauteriner Wachstumsretardierung* und *Präeklampsie* ist die Expression von Fibronectin-Rezeptoren mit dem Ergebnis einer insuffizienten Trophoblastinvasion vermindert. Die weitere Folge ist ein unzureichender Gefäßwandumbau der Spiralarterien durch den endovaskulären extravillösen Trophoblasten und somit ein geringerer Durchmesser uteroplazentarer Gefäße.

Immunologie der fetomaternalen Interaktion: Der *extravillöse Trophoblast* exprimiert nichtklassische Klasse-I-HLA-Antigene (HLA-G). *Villöser* und Synzytiotrophoblast exprimieren keine HLA-G. Der extravillöse Trophoblast vermischt sich mit reichlich vorhandenen mütterlichen Leukozyten im Plazentabett. Es handelt sich in der Hauptsache um *große granuläre Lymphozyten* (large granular lymphocytes, LGL). HLA-G schützt den Trophoblasten vor Zerstörung durch die großen granulären Lymphozyten. Andererseits ist die Interaktion des Trophoblasten mit den Lymphozyten bedeutsam für die Trophoblastinvasion. *Zytokine* der mütterlichen granulären Lymphozyten stimulieren die Zytokinproduktion in den Trophoblastzellen und ermöglichen deren Proliferation.

Bildung der Sekundärzotten. Die Primärzotten bestehen aus zentralem Zyto- und Synzytiotrophoblasten sowie den zentral verlaufenden fetalen Gefäßen.

Die Primärzotten bilden die Stammzotten, von denen zahlreiche Aufzweigungen ausgehen – *Sekundärzotten*.

Hämodynamik. Während der Schwangerschaft ist ein erhöhter Blutfluss (200–600 ml/min) in den uterinen Gefäßen des Plazentabettes erforderlich. Der uteroplazentare Blutfluss erhöht sich in erster Linie durch einen *verminderten Gefäßwiderstand* in den Spiralaterien. Das Gefäßendothel wird durch *endovaskuläre Trophoblastzellen* ersetzt. Somit wird eine konstante Dilatation der Gefäße zur Aufrechterhaltung des Blutflusses relativ unabhängig von mütterlichen Regulationsmechanismen gewährleistet.

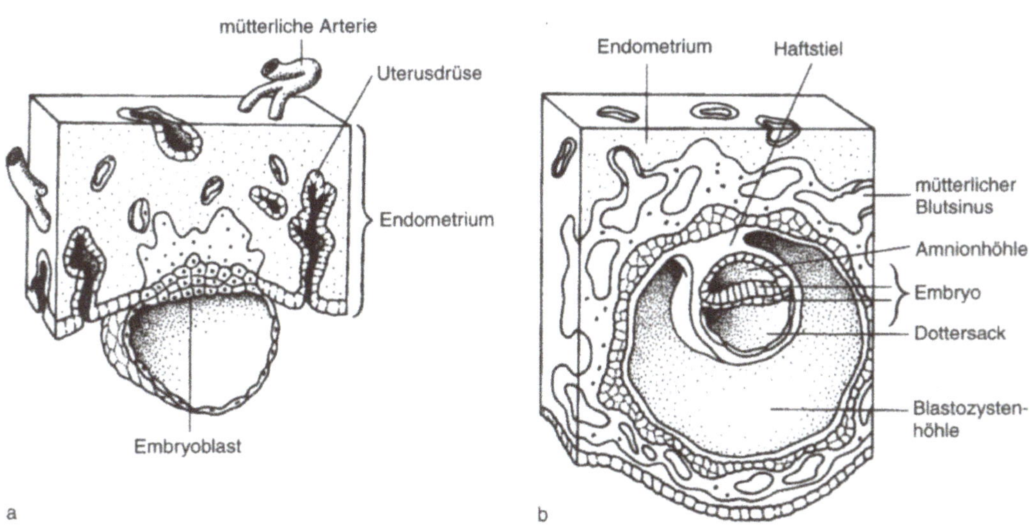

Abb. 3.2: A Beginnende Implantation. B Nach der Implantation: Der Embryoblast differenziert sich in den Embryo, das Amnion und den Dottersack. Das Chorion stimuliert das Wachstum der umgebenden mütterlichen Blutgefäße

3.1.4 Entwicklung des Embryos

3.1.4.1 Segmentation und Nidation

Noch während der Implantation beginnt die Differenzierung des Embryoblasten. Ekto- und Entoderm bilden zusammen die **zweiblättrige Keimscheibe.** Durch *Zellvermehrung* und *Bewegungsvorgänge* von Zellen wird der embryonale Bauplan (Topogenese) realisiert. Am 12.–14. Tag entsteht auf der Dorsalseite der Keimscheibe der *Primitivstreifen*, der sich an seinem kranialen Ende zum Primitivknoten mit Primitivgrube entwickelt. Zwischen Ekto- und Endoderm wandert das Mesoderm ein, und es entsteht die *dreiblättrige Keimscheibe*. Diesen Prozess der Zellverschiebung nennt man **Gastrulation**. Aus dem Kopffortsatz des Primitivstreifens entwickelt sich die Notochorda – ein primitives Achsenskelett. Der Kopffortsatz ist ein Mesodermstreifen. Die *Notochorda* induziert das Ektoderm zur Bildung des Neuroektoderms. Das Mesoderm gliedert sich in verschiedene Abschnitte. Zwischen dem 20. und 30. Tag bilden sich aus dem paraxialen Mesoderm *38 Somitenpaare*. Der ventromediale Teil (Sklerotom) der Somiten differenziert sich zu Knorpel-, Knochen- und Bindegewebe, während sich aus dem dorsolateralen (Dermomyotom) Skelettmuskeln und die Kutislamelle der Haut entwickeln.

Normale Stadien der embryonalen Entwicklung bis zum 27. Tag. **Präembryonale Periode:** (Tage nach Ovulation mit Entwicklungsvorgängen):

- *Befruchtung bis 4. Tag*: Furchungseinteilungen, Bildung der Morula
- *4.–7. Tag*: Bildung der Blastozyste, Implantation
- *7.–12. Tag*: Embryonalanlage: Ausbildung von Amnion und extraembryonalem Zölom. **Differenzierung des Trophoblasten** in Zyto- und Synzytiotrophoblast. Ekto- und Entoderm bilden die **zweiblättrige Keimscheibe**
- *13.–19. Tag*: Verzweigung der Chorionzotten, Dottersack, Primitivstreifen und -knoten, (Hensen-Knoten) entwickeln sich, Abschluss der Präsomitenperiode nach Ausbildung der Neuralplatte und -falten
- *20.–23. Tag:* Embryo 1,5–2,0 mm Scheitel-Steiß-Länge (SSL). Formation der ersten **Somiten**, Neuralfalten und Notochorda verlängern sich in kaudaler Richtung, Kopf und Schwanzfalten treten auf, Kloakenmembran und Enddarm differenzieren sich
- *24.–27. Tag*: Embryo: 4 mm SSL. Neuralrinnenverschluss, Ausbildung der primären **Hirnbläschen,** Differenzierung von **Augenbläschen** und -linse, **Ohrbläschen** sind erkennbar, **Extremitätenknospen,** Anlagen von **Leber, Pankreas, Lungen, Glandula thyreoidea, Urnierenkanälchen** und **Herz** sind zu erkennen, Vereinigung der beiden Herzschläuche.

Normale Stadien der embryonalen Entwicklung bis zum 52. Tag. **Embryonale Periode:**

- *27.–29. Tag*: Embryo: 4–5 mm. Anlage der 4 Kiemenbögen, **ventraler Herzwulst**
- *28.–32. Tag*: Embryo: 7–8 mm. Anlage von Lungen und primären Bronchien. Hirnentwicklung: Vergrößerung der Endhirnbläschen, Blasalganglion und Corpora striata erkennbar. Darmanlage: Dünndarmschlinge ausgebildet, deutliche ileozäkale Grenze
- *32.–36. Tag*: Embryo: 10–13 mm. Nasenlöcher, Augen und Ohrhöcker abgrenzbar, **Handanlage in Karpal- und Digitalregion untergliedert, Ober-, Unterschenkel und Fuß untergliedert, Mesenterium ausgebildet**. Meatus acusticus externus zwischen dem ersten und zweiten Kiemenbogen ausgebildet Herzanlage: Teilung des Truncus arteriosus in Aorta und Truncus pulmonalis, rechter und linker Atrioventrikularkanal getrennt
- *36.–40. Tag*: Embryo: 14–20 mm. Ausgebildet sind: Müller-Gänge, Ureter, Nierenbecken und Nierenkelche, Nackenbeuge, Aorten- und Pulmonalklappe, Finger- und Zehenstrahlen
- *42.–46. Tag*: Embryo: 22–27 mm. Weitere Ausbildung der Extremitäten, Formung von Ohrmuschel und Augenlidern
- *46.–52. Tag*: Embryo: 30 mm. Aufrichtung des Kopfes, Hals abgrenzbar, Differenzierung der Extremitäten, mit Ultraschall Bewegungen erkennbar, Hände und Füße berühren sich in der Mittellinie.

3.1.4.2 Derivate der Keimblätter

Derivate des Ektoderms sind:

- *Oberflächenektoderm:* Epidermis, Haare, Nägel, Schweißdrüsen, Talgdrüsen, Milchdrüsen, Linse des Auges, Innenohr, Schmelz der Zähne, und Hypophysenlappen
- *Neuroektoderm:* Aus dem Neuralohr entwickeln sich Zentralnervensystem, Retina, Epiphyse und Hypophysenhinterlappen; aus der Neuralleiste Hirnnerven und sensible Nerven mit Ganglien, Nebennierenmark, sympathische Ganglien und -Nerven, Schwann-Zellen
- *Kopfmesenchym:* Schädel, Dentin, Muskel und Bindegewebe des Kopfes, Kiemenbogenknorpel.

Derivate des Entoderms sind:

- *Epithelialer Teil* der Tonsillen, des Pharynx, der Gll. thyreoidea et parathyreoidea, Tuba pharayngotympanica

- *epitheliarer Teil* der Paukenhöhle, Trachea, Bronchien und Lungen
- *epitheliarer Teil* des Gastrointestinaltrakts, der Leber, des Pankreas
- *epitheliarer Teil* von Urachus und Harnblase.

Derivate des Mesoderms sind:

- *paraxiales Mesoderm:* Skelett mit Ausnahme des Schädels, Muskeln des Körpers, Dermis der Haut, Bindegewebe
- *intermediäres Mesoderm:* Urogenitalsystem (Gonade, Geschlechtswege und akzessorische Geschlechtsdrüsen)
- *Seitenplattenmesoderm:* kardiovaskuläres System, Blutzellen, Lymphsystem und Zellen des lymphatischen Systems, Milz, Nebennierenrinde, Eingeweide, seröse Häute des Perikards, der Pleura und des Peritoneums.

3.1.4.3 Zölom

Beim Embryo im Stadium des Primitivstreifens treten im Seitenplatten- und im Mesoderm der kardiogenen Region Spalträume auf, die zusammenfließen und das hufeisenförmige Zölom bilden. Das Mesoderm wird dadurch in 2 Lagen geteilt: das *somatische* Mesoderm grenzt an das Ektoderm und das *splanchnische* Mesoderm grenzt an das Entoderm.

Aus dem Zölom gehen hervor: **Perikardhöhle, Pleurahöhle** und **Peritonealhöhle**.

Die vollständige Trennung von Pleura- und Peritonealhöhle erfolgt in der 6. Schwangerschaftswoche.

3.1.4.4 Dottersack

Im Zusammenhang mit der Entstehung des extraembryonalen Zöloms degeneriert der primäre Dottersack, und es entsteht ein kleinerer sekundärer Dottersack, der von Entoderm ausgekleidet ist. In dem Dottersackmesoderm bilden sich die ersten Blutinseln, in denen Blutzellen entstehen. Es handelt sich um *pluripotente Stammzellen.*

Im Verlauf der Schwangerschaft verlagert sich die Hämatopoese hauptsächlich auf die fetale Leber und auf das Knochenmark. Die Granulopoese steht hinter der Erythropoese zurück. Während der 3. Woche wandern die Urgeschlechtszellen aus der Dottersackwand in den Embryo. Der Teil des Dottersackes, der in den Embryo einbezogen wird, bildet das Epithel des Darmrohres: *Vorder-, Mittel-, Enddarm.* Aus den Darmabschnitten gehen hervor:

- **Vorderdarm:** Pharynx, unterer Teil des Respirationstrakts, Ösophagus, Magen, Leber, Pankreas, Gallengangsystem, Duodenum,
- **Mitteldarm:** Dünndarm nach Ductus choledochus, Caecum, Appendix, Colon ascendens, proximaler Teil des Colon transversum,
- **Enddarm:** distales Colon transversum, Colon descendens, Colon sigmoideum, Rektum, oberer Teil des Analkanals, ein Teil des Urogenitalsystems.

3.1.4.5 Allantois

Die Allantois tritt am 16. Tag als Divertikel des Dottersackes auf. Zwischen der 3. und 5. Woche bildet sich das Blut in der Wandung der Allantois; ihre Blutgefäße transformieren sich zu den *Umbilikalvenen und -arterien.* Aus dem intraembryonalen Teil entsteht der *Urachus* und beim Kind die *Chorda urachi* im Lig. umbilicale medianum.

3.1.5 Embryopathien

Entsprechend der Entwicklungsphasen des menschlichen Embryos kann ein **Fehlbildungskalender** erstellt werden (Abb. 3.3). *Gametopathien* betreffen Veränderungen der weiblichen und männlichen Geschlechtszellen, *Blastopathien* den Embryo- oder Trophoblasten, *Embryopathien* den Embryo, das Amnion oder das Chorion, *Fetopathien* den Feten oder die Plazenta.

Auch eine *Tumorenentwicklung* ist bereits in der Embryonalperiode möglich:

- Möglichkeit der Differenzierung von Tumorzellen bereits im 8-zelligen Morulastadium
- Entwicklung eines Chorionkarzinoms aus dem Zytotrophoblasten (s. Abschnitt 14.4.1)
- Teratomenentstehung aus Ektoderm, Entoderm oder Mesoderm.

Ursachen: Erbfaktoren, Umweltfaktoren wie Arzneimittel (Zytostatika, Thyreostatika, Kumarinderivate, Sulfonylharnstoffe, Diethylstilbestrol), Infektionen (Röteln, Toxoplasmose, Herpes simplex, Hepatitis, Mumps, Morbilli, Poliomyelitis, Varizella, Zytomegalie), Sauerstoffmangel, Hormone, Hypovitaminosen (A, B, D), Alkohol, Drogen.

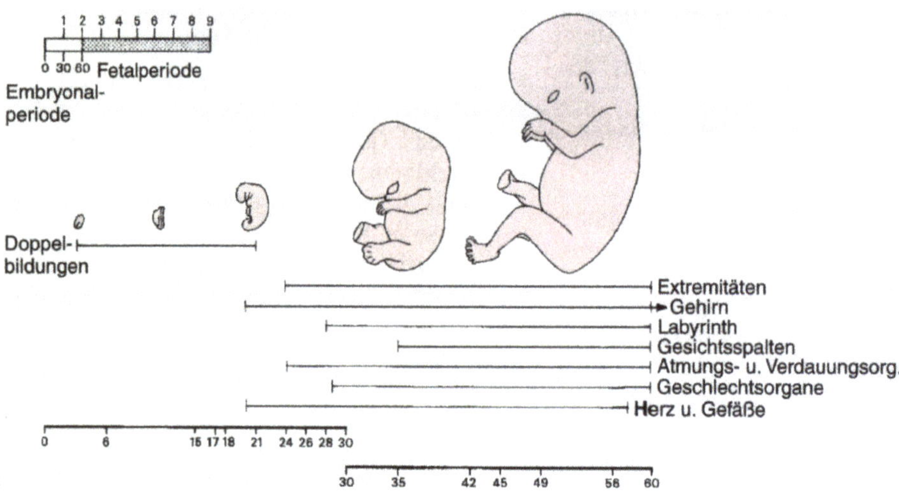

Abb. 3.3: Fehlbildungskalender entsprechend der Organogenese (Zeitplan in Tagen)

Diagnostik: Die Darstellung von Körperformen und Organanlagen erfolgt mittels **Sonographie.** Detaillierte Aussagen sind *erst nach der 12. Schwangerschaftswoche möglich.* Während der Embryonalperiode besteht die Möglichkeit der **Chorionbiopsie**. Es werden *Trophoblastzellen* kultiviert und die Chromosomen zur Darstellung gebracht.

Pränatale Prävention der Lippen-Kiefer-Gaumenspalten (LKG). Basierend auf dem generellen Konzept einer Vitaminmangelsituation kommen ernährungsbiologische Probleme in die Diskussion. Bei Patientinnen mit einem anamnestisch bekannten Indexpatienten sollte bereits präkonzeptionell mit einer *Polyvitamintherapie* begonnen werden (Vitamine A, B_1, B_2, B_6, C, D_3, Nicotinat, Folsäure). Auch bei **Neuralrohrdefekten** werden Präventionsprogramme empfohlen.

Präkonzeptionelle Beratung und medikamentöse Einstellung. Patientinnen mit *chronischen Erkrankungen* und entsprechender medikamentöser Substitution sollten bereits vor der Konzeption optimal therapiert werden.

Beispiel: prägravide Stoffwechseleinstellung bei **Diabetis mellitus** mit der Forderung einer *Normoglykämie* bereits 6 Wochen vor einer geplanten Schwangerschaft.

3.2 Entwicklung der Plazenta und des Feten

V. Briese

3.2.1 Plazenta

Die Plazenta verbindet und trennt Mutter und Fet (Abb. 3.4 und 3.5):

- **Toleranz** des fetalen *Allotransplantats* und **Gasaustausch** zwischen Mutter und Fet
- **Transport** von Energieträgern, Stoffwechselprodukten, Antikörpern, Hormonen und Elektrolyten und **Syntheseleistungen**: Hormone, Enzyme, Proteine.

Die **plazentare Grenzfläche** besteht aus:

- *Trophoblastgewebe:* villöser und extravillöser Trophoblast und *Bindegewebe*: bindegewebiger Kern der Zotten
- *Gefäßendothel:* Endothel der fetalen Kapillaren und Makrophagen: Hofbauer-Zellen.

3.2.1.1 Reife Plazenta

Diskoide Form, Durchmesser 20 cm, Gewicht 500 g. Der Aufbau von Plazenta und materno-

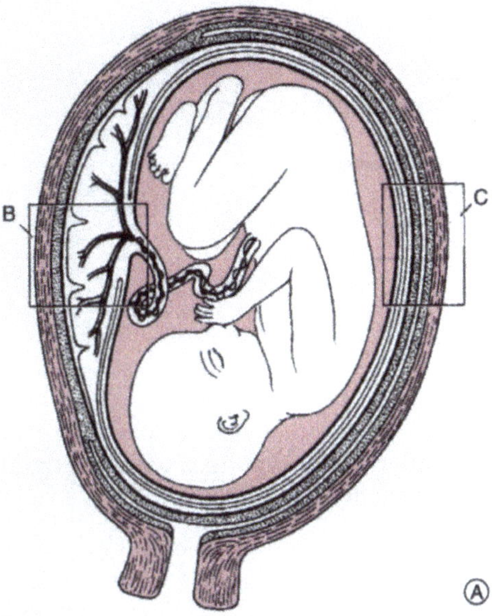

Abb. 3.4: **A** Die fetoplazentare Einheit (modifiziert nach Bischoff); **B** Struktur eines Plazentons; **C** Amniochorion
NS: Nabelschnur, **CP** Chorionplatte, **ST** Synzytiotrophoblast, **ILS** interlobuläres Septum, **DS** Dezidua des interlobulären Septums, **ZTS** Zytotrophoblast des interlobulären Septums (extravillöser Trophoblast), **CV** Chorionvilli, **ACV** anchoring Chorionvilli, d.h. in der Dezidua verankerte Chorionzotte (direkter maternofetaler Kontakt), **ZT** Zytotrophoblast-Insel, **IVR** intervillöser Raum, **ZTBP** extravillöser Trophoblast in der Basalplatte, **DB2** Dezidua basalis – obere Schicht, **DB1** Dezidua basalis – untere Schicht, **STE** Synzytiotrophoblast-Embolus, d. h. deportierter Trophoblast, **IZT** interstitieller Trophoblast, **IVT** intravaskulärer Trophoblast, **TPL** Trennungslinie der Plazenta nach der Geburt, **UPV** uteroplazentare Vene, **UPA** uteroplazentare Arterie

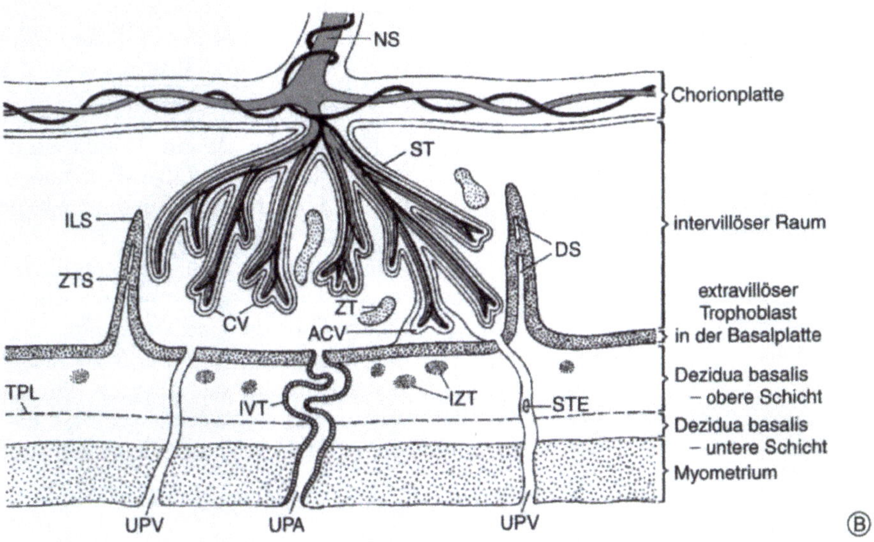

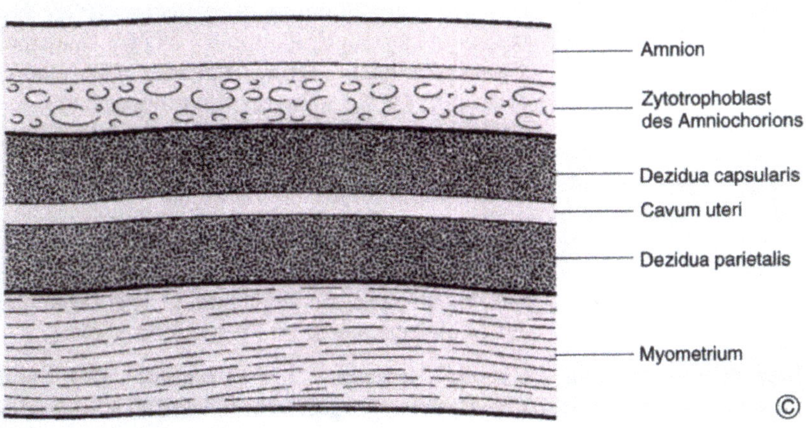

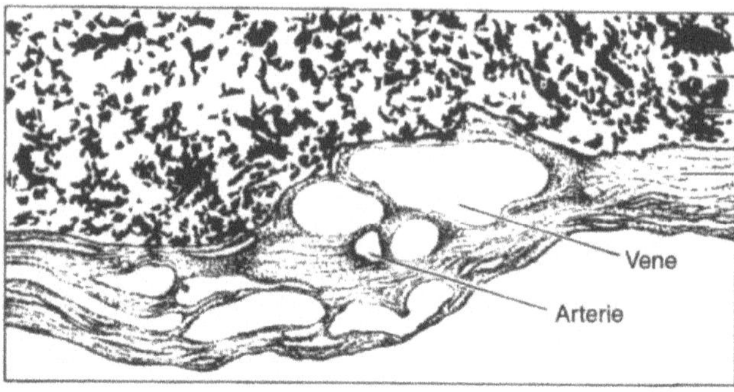

Abb. 3.5: Mikroskopisches Bild der Basalplatte

fetaler Grenzmembran ist in der Abbildung 3.4 dargestellt.

3.2.1.2 Trophoblastpopulationen

Man unterscheidet zwischen 2 Populationen:

- **Villöser Trophoblast.** Mehrkernige Synzytiotrophoblastzellen begrenzen den Trophoblasten zum mütterlichen Blut. Es handelt sich um hochdifferenziertes, metabolisch aktives Gewebe, verantwortlich für Transport- und Syntheseleistungen. Das *Synzytium* entwickelt sich aus mononukleären villösen *Zytotrophoblastzellen.* Die ultrastrukturell weniger differenzierten Zytotrophoblastzellen synthetisieren und speichern zahlreiche regulatorische Peptide, u. a. Hormone, Glykoproteine, Zytokine.
- **Der extravillöse Trophoblast** stellt eine heterogene Population dar:
- Zytotrophoblast der *Zellkolumnen* und des *Trophoblastschildes*; Sekretion großer Mengen von extrazellulärer Matrix
- *interstitieller Trophoblast*; Invasion in endometriales Stroma
- *endovaskulärer Trophoblast*; Migration in das Lumen der Spiralaterien und in die Gefäßwand
- *Trophoblast des Chorion laeve*; Interaktion mit Zellen der Decidua parietalis
- *deportierter Trophoblast*; multinukleäre Synzytiotrophoblastzellen, diploide Trophoblastzellen, kernlose Fragmente gelangen durch villöse Abbrüche in den mütterlichen Blutkreislauf (100 000 Zellen/Tag).

3.2.1.3 Nabelschnur

Während der Frühentwicklung besitzt der Embryo noch einen relativ dicken Haftstiel mit 2 Umbilikalarterien, 1 Umbilikalvene, Allantois und Mesodermzellen.

Die Arterien führen das Blut vom Embryo in die Chorionzotten, und die Vene führt das Blut zum Embryo zurück. Nach Überzug durch das Amnionektoderm in der 5. Woche entsteht der eigentliche Nabelstrang. Aus dem primären Mesoderm entwickelt sich das Bindegewebe des Nabelstrangs – die *Wharton-Sulze.*

- Länge der Nabelschnur: 50 cm, Durchmesser: 12 mm, bis zu 40 spiralförmige Windungen, echte und falsche Knoten (unregelmäßige Ausstülpungen der Blutgefäße)
- Nach Geburt Unterbrechung der umbilikalen Zirkulation. Bindegewebige Umbildung des intraembryonalen Teils der *Umbilikalgefäße*: Vene, Lig. teres hepatis im Lig. falciforme hepatis, proximaler Abschnitt der Arterien, Teil der A. iliaca interna mit A. vesicalis superior, distaler Teil der Arterien, Lig. umbilicale mediale.

3.2.1.4 Hormonproduktion

Als endokrines Organ werden in der Plazenta mehrere Proteohormone synthetisiert: **HCG,** humanes Choriongonadotropin; **HPL**, humanes Plazentalaktogen; **HCT**, humanes Chorionthyreotropin; **HCC**, humanes Chorioncorticotropin; **LHRH,** luteinisierendes Releasing-Hormon; **TRH**, Thyreotropin Releasing-Hormon; **CRF**, Corticotropin Releasing-Hormon.

Ebenfalls in der Plazenta werden die Steroidhormone **Östrogen** und **Progesteron** synthetisiert. Für die erfolgreiche Implantation und Erhaltung der Schwangerschaft ist Progesteron wichtig.

Corpus luteum. 17α-Östradiol (E) und 17α-Hydroxyprogesteron (17-OPH) sind Sekretionsprodukte des Corpus luteum. 17-OHP gilt als spezifischer Marker für die Funktion des Corpus luteum, kann zunächst nur vom Corpus luteum produziert werden, da die Plazenta nicht über die 17α-Hydroxylase verfügt. Die mütterliche 17-OPH-Serumkonzentration fällt in den ersten Schwangerschaftswochen ab. Erst in der 25. Schwangerschaftswoche kommt es zum erneuten Konzentrationsanstieg aufgrund der 17α-OPH-Synthese in der fetalen Nebennierenrinde.

2 Wochen nach der Ovulation ist **Relaxin** im mütterlichen Serum nachweisbar – ein weiteres Sekretionsprodukt des Corpus luteum. Relaxin ist ein Peptidhormon und besteht aus 2 Polypeptidketten von 22 und 30 Aminosäuren. Die Relaxin-Synthese in der Schwangerschaft wird später von der *Dezidua* übernommen.

Die Wirkungen des Relaxins sind:

- Steigerung der *Prostazyklinsynthese* im Endometrium
- Verminderte Myometriumkontraktilität
- Zervixerweichung durch verminderte Prolinsynthese in der Zervix.

Mit der Entwicklung des Synzytiotrophoblasten wird das **humane Choriongonadotropin** (**HCG**) zunehmend synthetisiert.

HCG ist ein Glykoprotein mit einem Molekulargewicht von 37 000 D, welches aus einer unspezifischen α-Untereinheit mit 82 Aminosäuren und einer spezifischen β-Untereinheit mit 145 Aminosäuren besteht. Die α-Untereinheit ist identisch mit denjenigen von FSH, LH und TSH. In immunologischen Tests werden Antikörper verwandt, die gegen die β-Untereinheit gerichtet sind.

Der Verlauf der HCG-Serumkonzentration ist in Abbildung 3.6 dargestellt.

Praxishinweis: Bei *ektoper Gravidität* und gestörter Schwangerschaft, die zum Abort führt, finden sich deutlich erniedrigte HCG-Werte.

Die bedeutenste **HCG-Wirkung** ist in der Stimulation des Corpus luteum zu sehen, die zum *luteoplazentaren Shift* führt: HCG bindet an den LH-Rezeptor des Corpus luteum → stimuliert die Progesteronsekretion → Corpus-luteum-Zellen werden HCG refraktär → verminderte luteale Progesteronsynthese → zunehmende plazentare Progesteronsynthese.

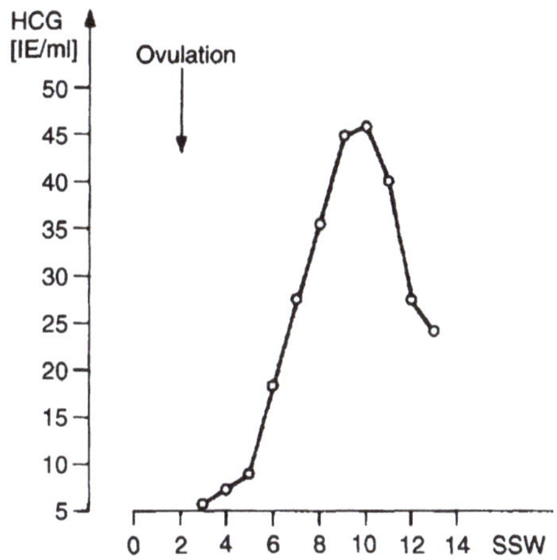

Abb. 3.6: Serumkonzentration von HCG in der Schwangerschaft (aus Wieacker)

Weitere HCG-Wirkungen sind:

- Stimulation der *Leydig-Zellen* des fetalen Hodens und Regulation der Testosteronproduktion bei männlichen Feten
- Aktivierung der fetalen Nebennierenrinde
- thyreotrope Wirkung (u. a. hyperthyreote Stoffwechsellage bei Blasenmolen mit exzessiven HCG-Spiegeln)
- Hemmung der Prostaglandinsynthese ($PGF_2\alpha$) im Endometrium.

Die **Prolaktinsynthese** stellt ein Beispiel für *autokrine Regulation* der Hormonsynthese dar (Abb. 3.7).

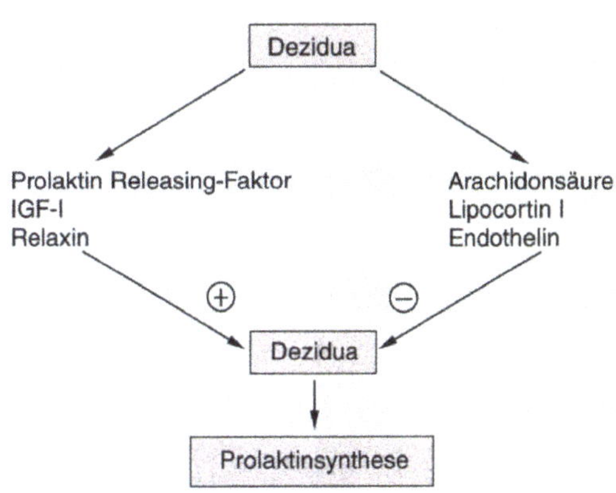

Abb. 3.7: Autokrine Regulation der Prolaktinsynthese in der Dezidua. Die stimulierenden Faktoren IGF-I und Relaxin stammen aus der Dezidua und Plazenta, der Prolaktin-Releasing-Faktor aus der Dezidua. Die hemmenden Faktoren werden in Plazenta und Dezidua synthetisiert. Prolaktin wirkt immunsuppressiv

3.2.1.5 Stoffaustausch

Die wesentlichen am Stoffaustausch beteiligten Parameter sind in Abbildung 3.8 dargestellt, Austauschvorgänge in Tabelle 3.1.

Fetaler Kohlenhydratmetabolismus

- erleichterte Diffusion aus dem mütterlichen Kreislauf
- fetale Glukoseproduktion aus den durch die plazentaren Transportsysteme bereitgestellten Aminosäuren
- erhöhte Glukosezufuhr zum fetalen Gehirn und für fetale Herzentwicklung aus dem Lipidstoffwechsel
- fetale Leber speichert Glykogen, Glukosefreisetzung durch Glukose-6-Phosphatase-Aktivität möglich.

Praxishinweis: Die Glykogenreserven des Neugeborenen sinken postnatal in einen kritischen Bereich. Eine *postnatale Hypoglykämie* insbesondere bei intrauterin retardierten Feten ist zu beachten.

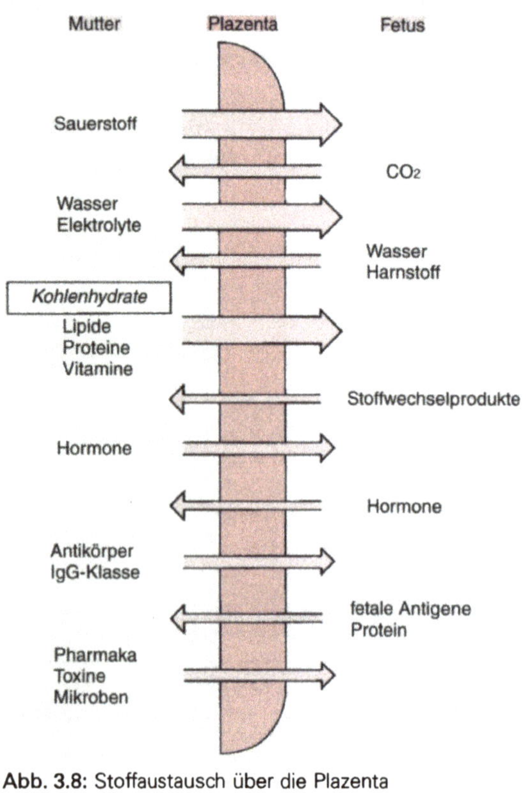

Abb. 3.8: Stoffaustausch über die Plazenta

Tab. 3.1: Austauschvorgänge in der Plazenta.

Mechanismen	Substanzen
passive Stoffbewegung	
– einfache Diffusion	O_2, CO_2, Harnstoff, Substanzen; MG 500 D
– erleichterte Diffusion	Glukose, Laktat: Transport mit Carrier-Molekülen
– Filtration	Blutzellen, Makromoleküle, hydrophile Medikamente
aktiver Transport	Aminosäuren, Vitamine
– enzymatisch:	Proteine, Lipide, IgG-Antikörper
– Pinozytose:	

Aminosäurestoffwechsel

- 3 separate Systeme für den transplazentaren maternofetalen Aminosäuretransport: Alanin-bevorzugtes System, Leuzin-bevorzugtes- und Alanin-Serin-bevorzugtes System. Es handelt sich um aktive Transportsysteme
- essentielle Aminosäuren: Methionin, Zystin, Histidin, Isoleuzin, Leuzin, Lysin, Phenylalanin, Threonin, Tryptophan, Valin
- Fett synthetisiert selbstständig Aminosäuren.

Fettsäurestoffwechsel

- Transfer freier Fettsäuren durch die Plazenta: 20%
- fetale de novo Synthese: 80% (Stimulation: Fetales Cortisol, Thyroxin und Insulin)
- HPL vermindert plazentaren Transfer von freien Fettsäuren; mütterliche Regulation des Eigenbedarfs freier Fettsäuren.

Spurenelemente

- *aktiver Transport* durch die Plazenta
- *Zink:* Kofaktor für Enzyme und Proteinsynthese, bedeutsam für ZNS-Entwicklung, *Calcium*: Knochenentwicklung
- *Kupfer:* Kofaktor für Enzyme, ZNS-Entwicklung, *Mangan:* hohe Konzentration in Mitochondrien
- *Chrom:* in organischen Verbindungen mit Nikotinsäure wichtiger Faktor für die periphere Insulinwirkung.

Plazentarer Gasaustausch

- *freie Diffusion* von O_2 und CO_2 in Abhängigkeit vom Druckgradienten (Abb. 3.9),
- Aufrechterhaltung des O_2-Druckgradienten durch

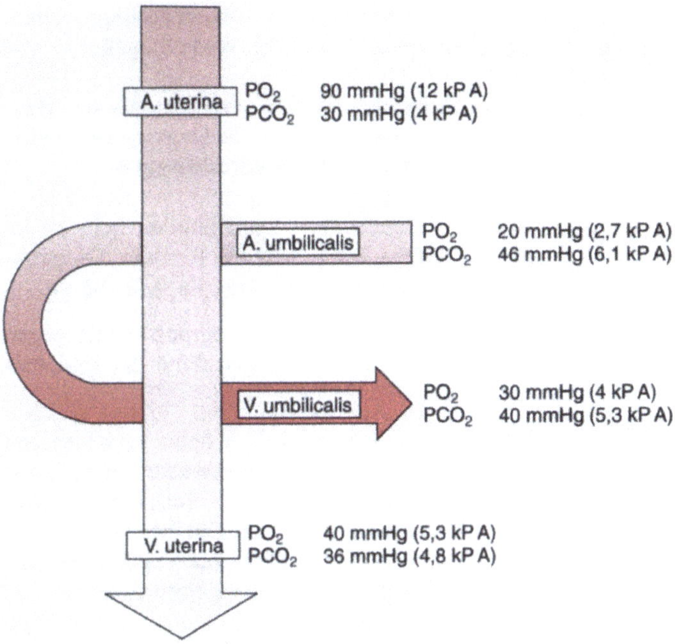

Abb. 3.9: Gasaustausch in der Plazenta

  - hohe fetale Hämoglobinkonzentration (17 g%)
  - hohe O_2-Affinität des fetalen Hämoglobins (HbF)
  - den Bohr-Effekt (CO_2-Akkumulation vermindert O_2-Affinität des maternalen Hb und erhöht HbF-O_2-Affinität)
- erhöhter fetomaternaler CO_2-Gradient durch
  - maternale PCO_2-Verminderung in der Schwangerschaft,
  - erhöhte CO_2-Affinität des mütterlichen Blutes (Haldane-Effekt).

3.2.1.6 Biologisch aktive Proteine

In der Plazenta wurden ca. 100 verschiedene Enzyme nachgewiesen, des Weiteren Regulator-, Transport-, Speicher- und Strukturproteine.

- *Enzyme:* alkalische Phosphatase, Histaminasen, Oxytocinase, Hydroxysteroiddehydrogenase, Galactosidasen
- *Proenzyme:* Fibrin-stabilisierender Faktor (F XIII)
- *Aktivatoren:* Colony-stimulierender Faktor, Plasminogen-Aktivator
- *Inhibitoren:* Urokinase-Inhibitor, Ribonuclease-Inhibitor, Protease-Inhibitor (PP_5)
- *immunregulatorische Proteine:* Plazentaprotein 15 (PP_{15}), schwangerschaftsassoziiertes Plasmaprotein A (PAPP-A), schwangerschaftsassoziiertes β_1-Makroglobulin (β_1-PAM)
- *Transport- und Speicherproteine:* IgG (Fc)-Rezeptor, Transferrin-Rezeptor, α_2-Makroglobulin-Rezeptor, Insulin-Rezeptor, Somatomedin C-Rezeptor, Transcobalamin II-Rezeptor, LHRH-Rezeptor
- *Strukturproteine:* Kollagen, Fibronectin, Fibrinogen, Laminin, Proteoglykose.

3.2.1.7 Materno-feto-plazentare Einheit

Die Plazenta stellt ein **inkomplettes endokrines Organ** dar: Enzyme für Steroidbiosynthese reichen nicht aus. Die Plazenta benötigt Vorstufen der Hormone (Präkursoren) aus dem mütterlichen und fetalen Kompartiment. Andererseits kann der Fet plazentare Steroidhormone metabolisieren.

Östriolstoffwechsel in der Schwangerschaft:

fetale Nebenniere: Produktion von Dehydroepiandrosteronsulfat (DHEAS)

fetale Leber: Bildung von 16-OH-DHEAS, *Plazenta*: Östriol.

3.2.2 Fruchtwasser

Siehe Abschnitt 3.4.2.

Praxishinweis: *Sonographische* semiquantitative Beurteilung der **Fruchtwassermenge:**

Anhydramnion, Oligohydramnion, verminderte, normale, vermehrte Fruchtwassermenge, Hydramnion, Polyhydramnion; möglich ist auch die Angabe der Fläche eines **Fruchtwasserdepots.** Der sonographische Nachweis der fetalen **Fruchtwasserpassage** erfolgt durch Beurteilung der Füllungszustände von Magen, Darm und Harnblase (fetale Trinkmenge 500 ml/Tag).

Die **Amniozentese** ist nach der 12. Schwangerschaftswoche möglich; diagnostische Bedeutung besitzen:

- *Alpha-Fetoprotein erhöht:* Neuralrohrdefekte, Bauchwanddefekte, intrauteriner Fruchttod, Ösophagusatresie, kongenitale Nephrose, Turner Syndrom, Fallot-Tetralogie, Gemini, Hämangiom der Nabelschnur
- *Alpha-Fetoprotein erniedrigt:* autosomale Trisomie, Abort, Trophoblaststörungen
- *Azetylcholinesterase:* Neuralrohrdefekte
- *Bilirubinoide erhöht:* Morbus haemolyticus. Phospholipide-(Surfactant)Bestimmung → Beurteilung der Lungenreife
- *Thyroxin erniedrigt:* Hypothyreose
- *Testosteron erhöht:* Virilisierung weiblicher Feten bei adrenogenitalem Syndrom der Mutter möglich
- *Amnionzellkultur:* chromosomale Aberration, angeborene Stoffwechselstörungen.

3.2.3 Fetalentwicklung

Die Fetalentwicklung ist gekennzeichnet durch Wachstumsprozesse und Histogenese. Für das fetale **Wachstum** sind neben dem *Wachstumshormon* (GH, STH) Mediatoren notwendig:

Somatomedine (Sm A, B, C). Somatomedine besitzen eine durch Insulin-Antikörper nichtsuppressive insulinähnliche Aktivität und werden als insulinähnliche Wachstumsfaktoren (insulin-like growth factors; IGF I und II) bezeichnet; SmC entspricht IGF I. Neben STH erfolgt die Kontrolle der Somatomedinproduktion auch über HPL (materno-feto-plazentare Einheit). Fetale Schilddrüsenhormone, insbesondere Thyroxin, sind für anabole Stoffwechselfunktionen von Bedeutung – Proteinsynthese, Eisentransport. Die fetale Niere produziert Erythropoetin, reguliert den Insulinabbau.

3.2.3.1 Entwicklung des Skeletts

Die Verknorpelung der mesenchymalen *Wirbelanlagen* erfolgt in der 6. Woche, gegen Ende der Fetalperiode existieren *3 Verknöcherungszentren*: 1 im Wirbelknochen, 2 im Wirbelbogen.

Praxishinweis: Exakte *sonographische* Betrachtung der *3 Verknöcherungszentren* zum **Ausschluss dorsaler Spaltbildungen.**

Schädel: knöcherne Bestandteile bei einem 80 mm langen Feten sind Os frontale, Os parietale, Squama temporalis, Maxilla, Mandibula.

Extremitäten: Anlage des Knorpelskeletts gegen Ende der 7. Woche mit Ausnahme der Endphalangen.

Gesicht: In der 6. und 7. Woche verschmelzen die beiden medialen Nasenwülste zum Zwischenkiefersegment: mittlerer Teil der Oberlippen und primärer Gaumen. Der bleibende Gaumen entwickelt sich aus den beiden Gaumenfortsätzen der Oberkieferwülste (9.–12. Woche)

3.2.3.2 Gehirnentwicklung

Die Phase der *Neuronenteilung ist in der 28. SSW abgeschlossen*, Differenzierung der Neuronen bis zum 4. Lebensjahr. Beginn der Myelinisierung: 24. SSW.

Praxishinweis: Intrauterine, peri- und postnatale Schädigungen des Gehirns treten in Arealen mit gerade abgelaufener Zelldifferenzierung auf. Hypoxische Schäden sind immer symmetrisch und betreffen die am weitesten in Entwicklung befindlichen Hirnareale am stärksten

- beim **unreifen Neugeborenen** die großen Hirnkerne, Stammhirn und Zerebellum
- beim **reifen Kind** die Hirnrinde, periventrikuläre Gebiete.

3.2.3.3 Lungenatmung

Der komplikationslose Übergang des Gasstoffwechsels von der Plazenta auf die Lungen hängt ab von einem reifen regulatorischen Atemzentrum, reifen funktionsfähigen Lungen und einer komplikationslosen Umstellung des Lungenkreislaufs. Der pulmonale Gasaustausch beginnt nach der Geburt mit der Schnapp- oder Schluckatmung und wird nach 30–60 Sekunden durch die rhythmische Atmung abgelöst. Anatomisch sind die *Lungen bis zur 26.–28. Schwanger-*

schaftswoche so ausgereift, dass ein extrauteriner Gasaustausch möglich ist. Von der 24. Schwangerschaftswoche an wird der *Antiatelektasefaktor*, ein Phospholipid (Dipalmitoyllecithin) gebildet, der ab der **34. SSW** in ausreichender Menge zur Verfügung steht, sodass die **Lungen funktionell reif sind.**

3.2.3.4 Kreislauf

Die Kompensation der geringeren Sauerstoffsättigung des fetalen Blutes zur Realisierung der Sauerstoffversorgung u. a. von Gehirn und Leber erfolgt durch Umleitungen und Gefäßkurzschlüsse: *Ductus venosus* (Arantii), *Ductus arteriosus* (Botalli), *Foramen ovale.*

Eine Abnabelung 3 Minuten nach der Geburt führt dem Neugeborenen **eine Reserveblutmenge von 100 ml** zu, um die Durchblutung der Lungenstrombahn zu erleichtern.

3.2.3.5 Leber, Nieren

Die vollständige Funktion der **Leber** als Stoffwechselorgan ist erst in der frühen Säuglingszeit gewährleistet. Intrauterin werden Abbauprodukte des Bilirubinstoffwechsels transplazentar eliminiert. Der *Neugeborenenikterus* am 4. und 5. Lebenstag ist Ausdruck der Leberunreife.

Die Konzentration harnpflichtiger Substanzen in der **Niere** erfolgt ab der 20. Schwangerschaftswoche. Postnatal liegt eine physiologische *Isosthenurie* vor, reichliche Flüssigkeitszufuhr ist notwendig.

3.2.4 Fetopathien

Fetopathien umfassen Entwicklungsstörungen von Fet und Plazenta vom **61.–280. Tag**.

Mit Beginn der Fetalperiode ist die Organentwicklung im Wesentlichen abgeschlossen, lediglich die *Anlagen von Hirnstrukturen und des Ventrikelsystems* reichen in die Fetalperiode und führen zu entsprechenden Fetopathien, z. B. mentale Retardierung, Hydrozephalus. Die äußere *Geschlechtsdifferenzierung* ist in der 16. Schwangerschaftswoche abgeschlossen. Ab der 18. Woche tritt das *Organwachstum* in den Vordergrund. Die Entwicklung der *blutbildenden Organe* umfasst die gesamte intrauterine Periode.

Parvovirus-B19-Infektionen können insbesondere in der 24.–28. Schwangerschaftswoche zu schweren **fetalen Anämien** führen. Toxoplasmoseinfektionen führen zum **Hydrozephalus** und zu **Verkalkungen im Plexus chorioideus**.

Ursachen. Exogene Störungen führen zu Organschäden (Fetopathien):

- Infektionen: Toxoplasmose, Varizellen, Hepatitis B, Listeriose, Röteln, Zytomegalie, Herpes simplex, Parvovirus B19, HIV
- mütterlicher Substratmangel, Beeinflussung durch chronische mütterliche Erkrankungen
- Störungen der uteroplazentaren Durchblutung, schwangerschaftsspezifische Erkrankungen, Nikotin, Alkohol, Plazentainsuffizienzsyndrom
- Plazentastofftransfer, Medikamente
- Umwelt-, sozioökonomische, ökologische Faktoren.

Diagnostik: Bei intrauteriner Wachstumsretardierung ist nach Fetopathien zu suchen:

Sonographie mit fetaler Organbeurteilung, Infektionsserologie, *zervikovaginale Infektionsdiagnostik, Karyotypisierung* (bei schwerer Retardierung) durch Amniozentese, Chordozentese, Plazentese.

Therapiemöglichkeiten: Bei fetalen Herzrhythmusstörungen können Antiarrhythmika an die Mutter oder an den Fetus (Chordozentese) verabreicht werden. Hämatologische Erkrankungen, wie schwere fetale Anämien, werden durch ultraschallgeführte Transfusionen in die Nabelvene behandelt. Die ventrikuläre Drainage stellt eine intrauterine Therapiemöglichkeit des Hydrozephalus dar. Vor Einsatz intrauteriner fetaler Therapiemaßnahmen ist jedoch eine umfangreiche Vordiagnostik erforderlich.

3.3 Adaptation des mütterlichen Organismus

R. Huch

Mütterliche Anpassungen an die Schwangerschaft sind entscheidend für das kindliche Gedeihen in utero. Sie betreffen den Fruchthalter (Uterus), die anderen Genitalorgane, das mütterliche Becken und zahlreiche andere Organsysteme. Die Veränderungen setzen sehr früh in der Schwangerschaft ein, und die Abweichungen von der normalen weiblichen Physiologie sind sehr groß.

> Nach heutigem Kenntnisstand werden die mütterlichen Veränderungen von der Fruchtanlage gesteuert.

3.3.1 Gewichtszunahme

Normal ist eine **Gewichtszunahme von etwa 10–12 kg** bei der Einlingsschwangerschaft. Sie kommt zustande durch:

- Neubildung mütterlichen Gewebes
- schwangerschaftstypische mütterliche Wassereinlagerung
- Fetus, Plazenta, Fruchtwasser (etwa zur Hälfte).

Die Zunahme in der zweiten ist größer als in der ersten Schwangerschaftshälfte.

Mit zunehmender Abweichung von der Normveränderung (Abb. 3.10) des Gewichtes nach unten und nach oben nehmen Schwangerschaftskomplikationen und fetale Entwicklungsstörungen zu.

Die Konzentration des Mehrgewichtes im Abdomen führt zu einer typischen Haltungsänderung der Schwangeren. Der **Schwerpunktsverlagerung** mit zunehmender Lendenlordose wird durch Zurücknahme der Schultern bei Aufrichtung des Halses und des Kopfes entgegengewirkt („königlicher Gang der schwangeren Frau").

3.3.2 Schwangerschaftstypische Hormone

Hormone verursachen die mütterlichen Anpassungen. Die wichtigsten sind:

- Hormone, die in der Regel nicht außerhalb der Schwangerschaft gebildet werden
  - Humanes Choriongonadotropin (HCG)
  - Humanes Plazentalaktogen (HPL)
  - Relaxin
- Hormone, die in der Schwangerschaft in größerer Menge gebildet werden
  - s. Abschnitt 3.2.1.4.
  - Östrogene
  - Progesteron.

Bildungsorte sind: **Trophoblast (Plazenta), Ovarien, Dezidua** und die sog. **feto-materno-plazentare Einheit** (Steroidsynthese im Trophoblasten aus mütterlichen und fetalen Vorstufen).

Wichtigste spezifische Funktionen der Hormone:

- **HCG:** Erhalt Corpus luteum, Verhinderung Menstrualblutung,
- **HPL:** Anabole, lipolytische und insulinogene Stoffwechselwirkung, Wachstum Milchdrüsen und Milchproduktion, Erythropoiese,
- **Relaxin:** Prostaglandinsynthese, Abnahme Uteruskontraktilität, Zervixerweichung,

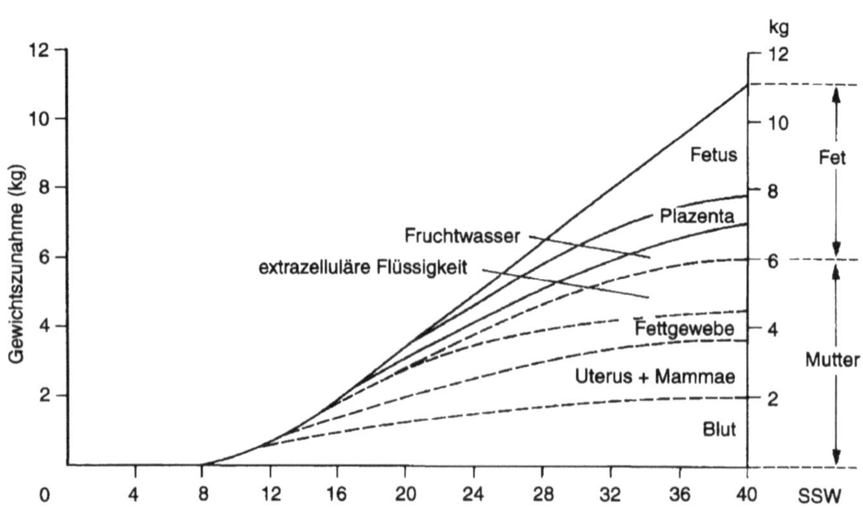

Abb. 3.10: Gewichtszunahme in der Schwangerschaft und Anteile der verschiedenen Kompartimente (nach Pitkin, 1976)

- **Östrogene:** Anabole Wirkung, Bindegewebeauflockerung, Körperwasserzunahme, Gefäßerweiterung, Sensitivitätssteigerung Atmung,
- **Progesteron:** Relaxation glatte Muskulatur, zentrale Sollwertverstellung, z. B. Temperatur, Atmung, Appetit; anabole Wirkung.

Das **Progesteron** wird als **das eigentliche Schwangerschaftshormon** bezeichnet. Dadurch wird die glatte Uterusmuskulatur im Sinne der Erhaltung der Schwangerschaft bis zum Termin ruhig gestellt. Da der Tonus der glatten Muskulatur auch in anderen Bereichen abnimmt, erklären sich viele schwangerschaftstypische Veränderungen und Beschwerden (u. a. Abnahme Darmtonus: Verstopfung; Abnahme Gefäßtonus: Abnahme diastolischer Blutdruck, Varizen; Abnahme Ureterentonus: Neigung zu Harnwegsinfektionen).

3.3.3 Mütterliche kardiovaskuläre Adaptation

Veränderungen des Herz-Kreislauf-Systems stehen im Dienst des zunehmenden Sauerstoffbedarfs bei Mutter und Fet und der ausreichenden Steigerung der Durchblutung der utero-plazentaren und der anderen Gefäßgebiete (u. a. Niere, Haut).

Die wesentlichen Veränderungen bei der Einlingsschwangerschaft in der 2. Schwangerschaftshälfte betreffen:

- **Gesamtblutvolumen** mit einem Anstieg von ca. 1,5 l
- **Herzminutenvolumen** mit einem Anstieg von 4,5 auf 6 l/min
- Pulsfrequenz steigt von ca. 70 auf 85 Schläge/min
- Schlagvolumen mit einem Anstieg von 65 auf 70 ml
- arterieller Blutdruck: systolisch leichter Anstieg, diastolisch leichter Abfall, der Mitteldruck bleibt konstant
- venöser Blutdruck in der V. femoralis: Anstieg von 10 auf 25 cm Wassersäule
- **peripherer Widerstand:** zunächst Abfall, Ende SS leichter Anstieg
- Organdurchblutung: starke Zunahme Uterus, Haut, Nieren

3.3.3.1 Blutvolumen, Herzminutenvolumen, Schlagvolumen

Bereits früh, in der 6.–8. Schwangerschaftswoche (SSW), steigt das **Blutvolumen** an, wobei das Plasmavolumen eine größere Zunahme im Vergleich zum Erythrozytenvolumen erfährt. Unter dem Einfluss der Östrogene, Aldosteron, Renin und Angiotensin II kommt es zu einer generellen Elektrolyt- und Wasserretention mit Zunahme der intra- und extravasalen Flüssigkeit. Bei abnehmendem Gefäßtonus vergrößert sich das Gefäßbett. Die Blutvolumenanpassung ist essenziell für Wachstum und Entwicklung des Kindes. Größere Volumenzunahmen werden bei Mehrlingen beobachtet, umgekehrt Schwangerschaftskomplikationen, wenn die normale Volumenexpansion ausbleibt (siehe Abschnitt 5.7.4.6). Die normale Blutvolumenzunahme mit einem Peak in der Spätschwangerschaft beträgt rund 40%.

Auch das **Herzminutenvolumen (HMV)** steigt um 25–40% an. Dieser Anstieg beginnt sehr früh in der Schwangerschaft. Bereits in der 8. SSW beträgt die Zunahme des HMW rund 2/3 der Gesamtzunahme. In der ersten Schwangerschaftshälfte hat die **Schlagvolumenzunahme** den entscheidenden Anteil an der HMV-Zunahme, was auf die **östrogenbedingte** vergrößerte **Herzkontraktilität** und das hohe Blutvolumen zurückzuführen ist. In der zweiten Schwangerschaftshälfte kommt es auch zu einer deutlichen Steigerung der **Herzfrequenz.**

3.3.3.2 Herzgröße, Blutdruck, peripherer Widerstand

Die bekannte Korrelation zwischen Blutvolumen und **Herzgröße** bleibt auch in der Schwangerschaft erhalten. Röntgenologische und echokardiographische Untersuchungen zeigen eine **Größenzunahme** in der Schwangerschaft. Es ist unklar, ob sich hierbei nur die Herzhöhlen vergrößern oder ob es sich um eine echte Vermehrung der Herzmuskelmasse handelt. In der Spätschwangerschaft kommt es durch das Aufsteigen des Uterus in Richtung Brustraum zu einer **Lageveränderung** des Herzens.

Der **arterielle Mitteldruck** bleibt in der unkomplizierten Schwangerschaft relativ unverändert, der **systolische Blutdruck** steigt leicht an, und der **diastolische Blutdruck** nimmt leicht ab. Dadurch kommt es in der Schwangerschaft zu einer Vergrößerung der **Blutdruckamplitude**. Dies reflektiert das angestiegene HMV und eine Abnahme des **peripheren Widerstandes.** Für Letztere sind das Progesteron – wie erwähnt – und **Prostaglandine** verantwortlich.

Prostaglandine (PG) sind hormonähnliche Substanzen, die ubiquitär gebildet werden (so z. B. auch in der Plazenta, im Amnion, in der Dezidua) und ausgehend von der Arachidonsäure in zahlreichen Untergruppen vorkommen. Für die SS sind bedeutend **PGE_2, PGF_{2alpha}** und **PGI_2 (Prostazyklin)** und spielen eine Rolle durch *lokale Aktion* am Bildungsort bei der *kardiovaskulären Adaptation,* der Steigerung des *uterinen Blutflusses* und der *geburtsauslösenden Prozesse.*

In der Schwangerschaft sind die vasodilatatorisch wirkenden **Prostaglandine E_2** und das in der Gefäßwand gebildete **PGI_2** im Vergleich zu Nichtschwangeren stark erhöht. Pathophysiologisch ist eine ausgewogene Balance zwischen **PGI_2** und dem in den Blutplättchen gebildeten **Thromboxan** bedeutsam. Bei gestörter Balance ist die Schwangerschaft durch eine hypertensive Erkrankung (s. Abschnitt 5.7) gefährdet.

3.3.3.3 Venendruck, Vena-cava-inferior-Syndrom (V.-c.-i.-S.), Orthostase

Die **Venendruck**veränderungen in der Schwangerschaft sind das Resultat der Veränderungen des Blutvolumens und des Gefäßtonus. Da das Blutvolumen zunimmt, der abnehmende Venentonus aber die venöse Kapazität vergrößert, bleibt der zentrale Venendruck relativ unverändert. Im Stehen jedoch, spät in der Schwangerschaft auch im Liegen, kommt es durch Kompression von großen Venen im kleinen Becken und der V. cava durch den Uterus in der unteren Extremität zu Venendruckanstiegen bis zu 30 cm H_2O.

- **V.-c.-i.-S.:** Kompression der V. cava inf. durch den 7–8 kg schweren Uterus in der Spätschwangerschaft mit Verminderung von venösem Rückstrom und HMV, betrifft ca. 10% der Schwangeren in Rückenlage (Abb. 3.11), 70% im Stehen. V. cava und teilweise auch die Aorta können auf der knöchernen Unterlage des Promontoriums eingeengt oder total komprimiert werden.

Die pathogenetische Sequenz ist wie folgt:

- Rückfluss zum Herzen vermindert
- Herzvorfüllung vermindert
- Abnahme Schlagvolumen
- kompensatorische Tachykardie
  bzw. bei Versagen der Kompensation
- Kreislaufversagen
- Abnahme/Sistierung fetale Blutversorgung

Instinktiv vermeiden Frauen in der Spätschwangerschaft bei Auftreten der ersten Symptome (Unruhe, Herzfrequenzbeschleunigung) die Rückenlage.

Die **Orthostase** erfordert in der Spätschwangerschaft ebenfalls durch eine Venenkompression und durch das Versacken großer Blutvolumina in die Beinvenen große mütterliche Kreislaufanpassungen. Bei etwa 70% der Frauen kommt es im letzten Schwangerschaftsdrittel zu einer analogen Erscheinung wie beim Vena-cava-inferior-Syndrom im Liegen. Erstaunlicherweise erleiden Schwangere sehr selten orthostatische Synkopen, weil ein sehr wirksamer Regelkreis existiert (Abb. 3.12), indem **uterine Kontraktionen,** die offenbar zu Form- oder Lageveränderungen des Uterus führen, die Kompression beseitigen und den Blutrückfluss zum Herzen in Gang setzen.

Stehen ist eine erhebliche körperliche Belastung und u. U. für die Frühgeburtlichkeit ein großes Risiko. Stehen über einen längeren Zeitraum sollte unbedingt vermieden werden. Das **Mutterschutzgesetz** trägt diesen Erkenntnissen (fraglich: ausreichend?) Rechnung, indem es berufliches Stehen länger als 4 Stunden täglich untersagt.

3.3.3.4 Organ- und Hautdurchblutung

In der Schwangerschaft erfolgt eine ausgeprägte Durchblutungssteigerung einiger bevorzugter Gefäßgebiete, am ausgeprägtesten bei

- Haut
- Nieren
- Uterus, Plazenta.

Die Abb. 3.13 zeigt die Veränderungen im Verlauf der Schwangerschaft und die Größenordnung der Steigerung.

Hautdurchblutung. Die Steigerung der Hautdurchblutung steht im Dienst der Wärmeableitung, die durch

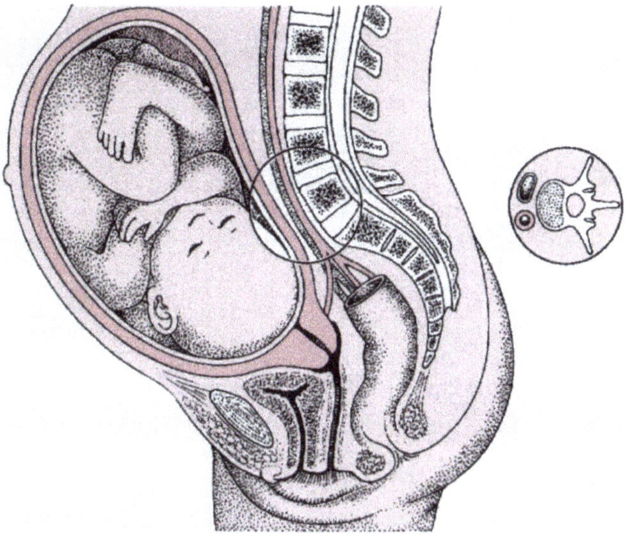

Abb. 3.11: Entstehung der Gefäßkompression in mütterlicher Rückenlage oder im Stehen

- allgemeine Stoffwechselsteigerung und
- große Stoffwechselaktivität der Plazenta und das wachsende Kind

vermehrt erforderlich wird. Die **Handdurchblutung** z. B. wird auf das 5–7fache gesteigert. Durch ein günstiges Volumen-Oberflächenverhältnis und durch einen großen Anteil arteriovenöser Anastomosen ist dieses Gefäßgebiet besonders gut zur Thermoregulation geeignet.

Auch viele Hautveränderungen in der Schwangerschaft finden ihre Erklärung durch die vermehrte Durchblutung: **Palmarerythem, Spider,** häufig auftretende **Te-**

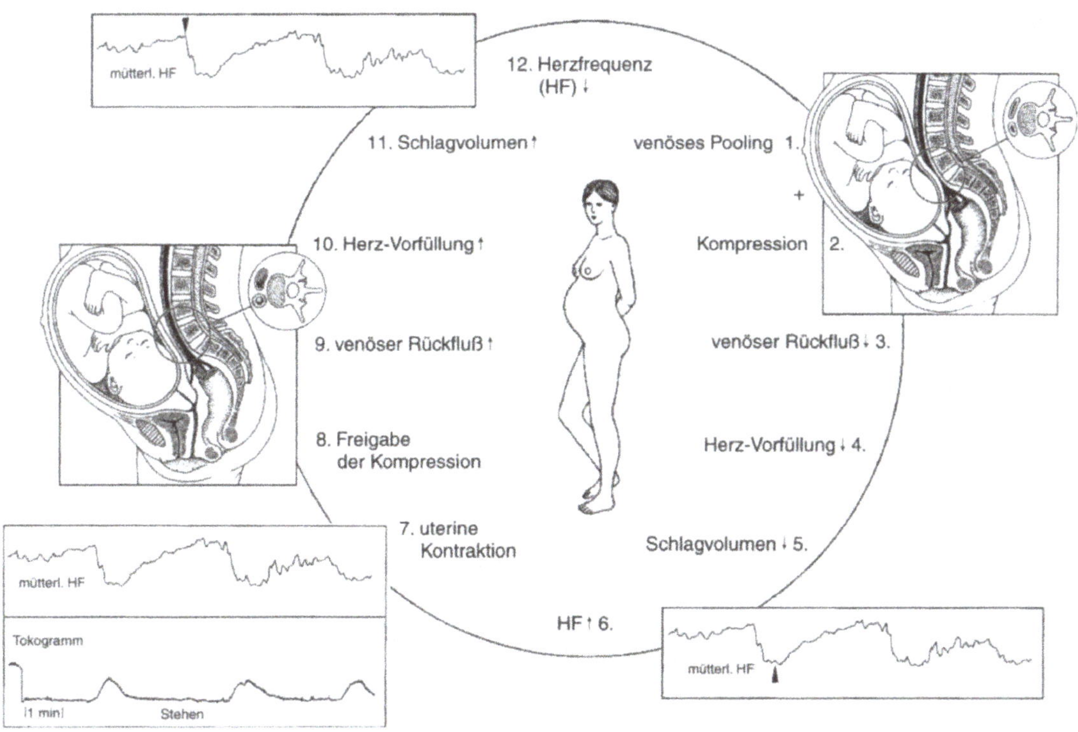

Abb. 3.12: Kreislaufparameter einer Schwangeren bei Orthostase-Reaktion. Beachte den kompensatorischen Effekt der uterinen Kontraktionen

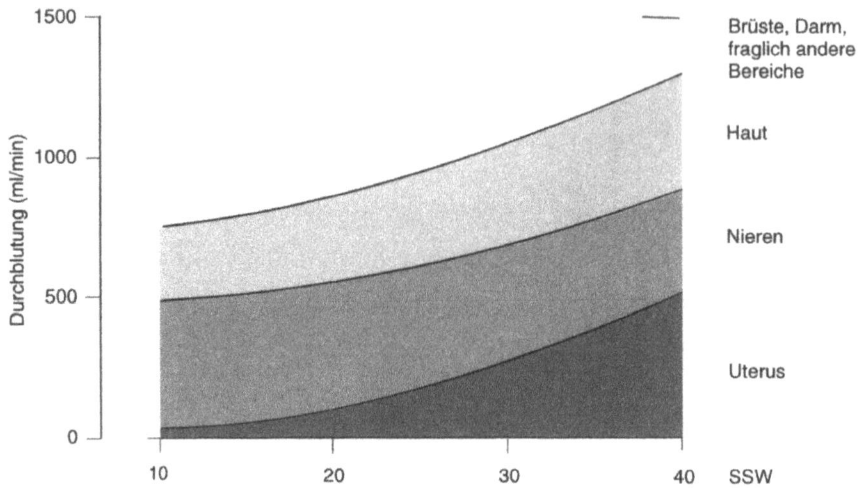

Abb. 3.13: Verteilung des gesteigerten Herzminutenvolumens während der Schwangerschaft (modifiziert nach de Swiet, in: Hytten et al. 1980)

leangiektasien. Im Einklang mit den Beobachtungen einer generellen Vasodilatation stehen Symptomverbesserungen bei Beschwerden, denen ein Vasospasmus zugrunde liegt. So bessert sich z. B. bei vielen Frauen in der Schwangerschaft ein bestehender **Morbus Raynaud.**

Die **Nierendurchblutung** wird um 30–50% gesteigert (Abb. 3.13). Die glomeruläre Filtrationsrate, die Größe der Glomerula, die Gesamtgröße der Nieren und das Nierengewicht nehmen zu. Hormonelle Einflüsse und die Blutvolumenexpansion sind verantwortlich.

Die **uteroplazentare Durchblutung** nimmt exponentiell zu (Abb. 3.13). Am Termin beträgt die Durchblutung etwa 500–700 ml/min bei Einlingen und ist entsprechend größer bei Mehrlingen. Diese Durchblutungszunahme ist entscheidend für das kindliche Wachstum, wie es der parallele exponentielle Anstieg von Uterusdurchblutung und Fetusgewicht beweist (Abb. 3.14). Es sind zwei Schlussfolgerungen möglich:

- die Durchblutungszunahme entscheidet die Gewichtszunahme;
- das genetisch vorhandene Wachstumspotenzial des Kindes „erzwingt" die Durchblutungszunahme.

Für beides gibt es ausreichend klinische Beobachtungen und experimentelle Befunde.

Voraussetzung für die Durchblutungszunahme ist eine **Widerstandsabnahme** im uteroplazentaren Stromgebiet. Es kommt zu einer massiven Erweiterung der uterinen Gefäße. Tierexperimentell hat man eine 1000fache Lumenvergrößerung der Spiralarterien gemessen. Beim Menschen kann man heute diese Widerstandsabnahme mit Doppler-Ultraschall beobachten. Die vaskuläre Adaptation erfolgt in der ersten Schwangerschaftshälfte und ist bei komplikationslosem Schwangerschaftsverlauf bis zur ca. 18. SSW abgeschlossen.

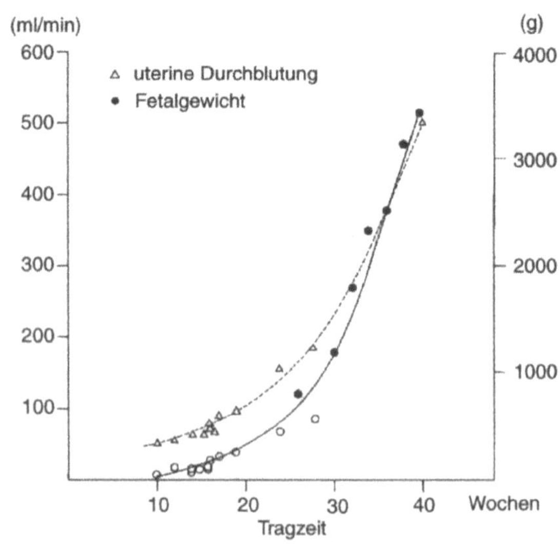

Abb. 3.14: Exponenzieller Anstieg von Uterusdurchblutung und Fetusgewicht mit der Tragzeit (s. Käser et al. 1981)

Abbildung 3.15 zeigt schematisch die Verhältnisse bei der menschlichen Schwangerschaft, im oberen Teil etwa vor der 10. SSW und vor der Vasodilatation, im unteren Teil nach erfolgter Gefäßerweiterung. Die Dopplerspektren zeigen eine Flusszunahme in der Diastole bei Widerstandsabnahme. Darauf basiert auch die klinische Diagnostik bei Verdacht auf fetale Mangelentwicklung durch nicht ausreichende Durchblutung.

Viele Theorien für diese vaskuläre Adaptation sind diskutiert worden. Sie beinhalten hormonelle, metabolische und hämodynamische Faktoren. Faszinierend ist das **Konzept von Brosens**, nach dem durch Trophoblastzellen (fetale Zellen!), die stromaufwärts in die mütterlichen Gefäße wandern, die elastischen Fasern in den mütterlichen Gefäßen zerstört werden und so die Gefäßerweiterung auslösen. Man hat Trophoblastzellen in mütterlichen Gefäßlumina identifizieren können. Damit würde die Adaptation des mütterlichen Organismus nicht nur durch (*fetale*) *Hormone,* sondern auch über *fetale Zellen* gesteuert. Diese adaptive Gefäßdilatation bzw. deren Ausbleiben hat Bedeutung bei hypertensiven Schwangerschaftserkrankungen (s. Abschnitt 5.7).

Auch **andere Organsysteme** werden stärker durchblutet:

- **Mammae** (Vorbereitung Laktation)
- **Schleimhäute** (deutlich sichtbar an der Lividität)

Für weitere Gefäßgebiete sind die Untersuchungen beim Menschen sehr widersprüchlich, auch, weil in der intakten menschlichen Schwangerschaft solche Untersuchungen, die invasiv sein müssen, ihre Grenzen haben.

3.3.4 Erythrozyten, Hämoglobin (Hb)

Die Plasmavolumenzunahme ist in der Schwangerschaft größer als die Erythrozytenzunahme (siehe auch Abschnitt 3.3.3.1). Obwohl die Gesamterythrozytenmenge zunimmt, kommt es zu einem **Abfall** der Konzentrationen von **Hämoglobin** und **Hämatokrit.** Der Hb-Normalbereich beträgt **11–13 g/dl**. Die Abbildung 3.16 zeigt den physiologischen Verlauf in der Schwangerschaft mit einem Nadir im mittleren Schwangerschaftsdrittel.

- **Eisenbilanz:** Erythrozytenneubildung bei Mutter und Fet führt zu einer **negativen Eisenbilanz** und Entleerung der Eisenspeicher. **Täglicher Eisenbedarf 3–7 mg**.

Er kann nicht aus der Nahrung gedeckt werden. Ohne Eisensubstitution haben viele Frauen am Termin einen latenten oder manifesten Eisenmangel bzw. eine **Eisenmangelanämie (1. und 3. Trimenon Hb unter 11 g/dl, 2. Trimenon Hb unter 10,5 g/dl)**.

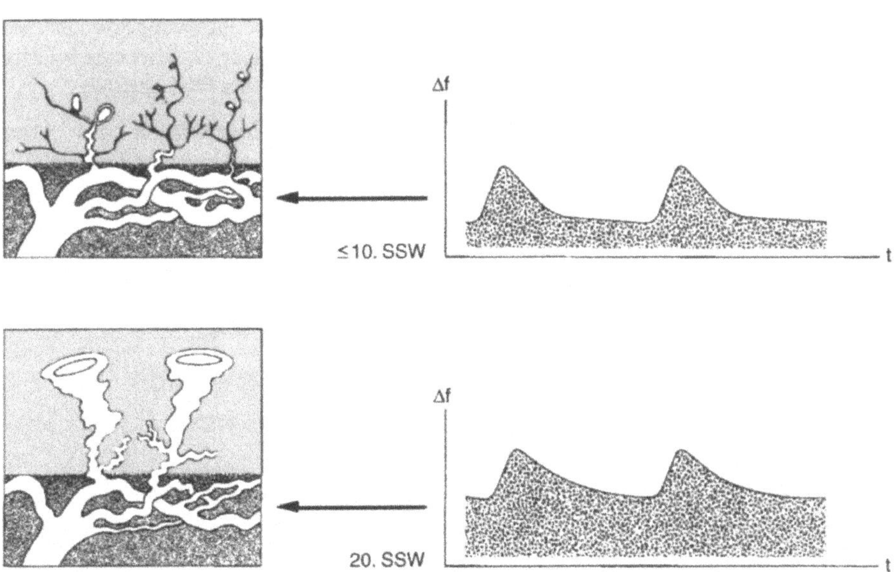

Abb. 3.15: Schematische Darstellung der mütterlichen Gefäßerweiterung an der Basalplatte und Auswirkungen auf die mit Doppler-Ultraschall zu registrierenden Strömungsprofile

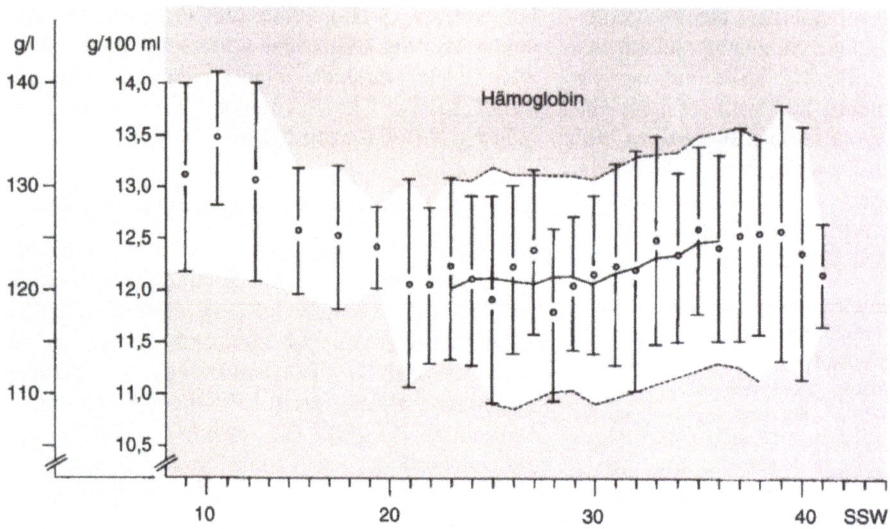

Abb. 3.16: Physiologischer Verlauf von Hämoglobinwerten in der Schwangerschaft (nach Göltner, 1980)

- **Stimuli für die Erythropoiese.** In der Schwangerschaft **Erythropoietinwerte** bis zu vierfach erhöht gegenüber Erwachsenennorm. Hauptbildungsort Niere.

Nach wie vor weiß man nicht, was den Erythropoietin-Stimulus darstellt. Wie später noch zu beschreiben ist, haben Schwangere hohe arterielle Sauerstoffdruckwerte – eine Hypoxämie scheidet als Stimulus deshalb aus. Auch liegt keine echte Anämie vor. Diskutiert werden hormonelle Einflüsse oder die große Nierendurchblutung in der Schwangerschaft mit lokal hohem Sauerstoffbedarf bei energieverbrauchenden Prozessen.

Weitere hämatologische Veränderungen und Abweichungen anderer Blutbestandteile sind:

Rotes Blutbild: Erythrozyten, Hämoglobin, Hämatokrit: relativer Abfall, MCV, HCH, MCHC: unverändert, Retikulozytenanstieg

Leukozyten: Anstieg bei physiologischer Linksverschiebung

Thrombozyten: im Wesentlichen unverändert, fragliche leichte Abnahme

Blutvolumen: Anstieg

Elektrolyte: im Wesentlichen unverändert

Gesamtproteine, Albumin, Gammaglobulin: Abfall, Alpha- und Betaglobuline: Anstieg

Blutsenkungsgeschwindigkeit: Anstieg

Gerinnungsparameter, besonders Fibrinogen, Faktoren VII, VIII, IX, X: Anstieg, Fibrinolyse, besonders Plasminogen: Abfall

Physiologische Veränderungen erklären häufige Schwangerschaftsprobleme, z. B.:

Abfall/Albumine = Abnahme/onkotischer Druck = **Ödeme**

Zunahme Parameter Koagulation und Abnahme fibrinolytische Aktivität = **erhöhte Thromboseneigung**

3.3.5 Atmung

Bereits sehr früh in der Schwangerschaft wird die Atmung gesteigert. Der O_2-Verbrauch ist bereits in der 8.–11. SSW um 40% erhöht.

Veränderte CO_2-Empfindlichkeit des Atemzentrums. Progesteron wird in erster Linie für die veränderte Empfindlichkeit des Atemzentrums verantwortlich gemacht:

- durch direkten Effekt auf das Atemzentrum
- durch direkte Wirkung in der Lunge (vermehrte Wassereinlagerung)

3.3.5.1 Alveoläre Ventilation

Entscheidend für den Gasaustausch ist die alveoläre Ventilation:

Normoventilation = dem Bedarf entsprechend, = Konstanz Blutgase und pH

Hypoventilation = nicht dem Bedarf entsprechend (z. B. zu flache Atmung), = Abfall pCO_2, Anstieg pCO_2, pH azidotisch

Hyperventilation = über den Bedarf gesteigert, = Anstieg pO_2, Abfall pCO_2, pH alkalotisch

Eine **Hyperventilation** ist physiologisch in der Schwangerschaft. Sie beginnt früh in der Schwangerschaft (Abb. 3.17). Die pCO_2-Werte liegen zwischen **30–32 mmHg bzw. 4,0–4,3 kPa**. Die resultierende (respiratorische) Alkalose wird weitgehend kompensiert. Der pH in der Schwangerschaft liegt bei 7,40–7,42.

3.3.5.2 Atemminuten- und Atemzugvolumen, Atemfrequenz

Die entscheidenden atemmechanischen Veränderungen zeigt die Abbildung 3.18 schematisch. Sie führen zu:

- einer Steigerung des Atemminutenvolumens um 50%
- einer Steigerung des Atemzugvolumens um 20–25%
- einer Steigerung der alveolären Ventilation um fast 70% (siehe vorher Hyperventilation)
- einer Abnahme des exspiratorischen Reservevolumens
- einer Abnahme des Residualvolumens
- zu einer Abnahme der funktionellen Reservekapazität (FRC).

Dabei bleibt die Atemfrequenz relativ konstant.

Welche Konsequenzen dies für die mütterliche Atmung, insbesondere während der Geburt durch schmerzinduzierte Atemunregelmäßigkeiten hat, lässt sich an den Zahlen in der Abbildung 3.18 leicht demonstrieren. Bei der nichtschwangeren Frau gelangen mit dem einzelnen Atemzug von 450 ml rund 300 ml in die Alveolen (450 ml–150 ml Totraumbelüftung). Bei einer FRC von beispielsweise 1700 ml beträgt das Verhältnis Frischluft: FRC 1 : 6. Bei der schwangeren Frau am Termin verteilen sich 450 ml (600–150 ml) auf 1350 ml, entsprechend einem Verhältnis von 1 : 3. Beides, eine kurze Atempause oder ein vertiefter Atemzug haben daher große Konsequenzen auf die Blutgase.

Praxishinweis: Bei der Schwangeren fehlt quasi der Puffer für Atemunregelmäßigkeiten durch die *verkleinerte FRC*. Daher muss bei einer Narkose die Intubation sehr rasch erfolgen: Bereits eine **Apnoe von 30 sec**. führt zu unakzeptablen **pO_2**-Abfällen, die Nachteile für die fetale Sauerstoffversorgung haben.

3.3.6 Gastrointestinaltrakt, Leber

Mit enger Korrelation zu den in der Schwangerschaft steigenden Östrogen- und Progesteronspiegeln und unter dem Einfluss mechanischer Auswirkungen des sich ausdehnenden Uterus können auch in diesen Organbereichen typische Veränderungen festgestellt werden. Tabelle 3.2 fasst die wichtigsten physiologischen Veränderungen zusammen, die oft Krankheitswert erhalten:

3.3.7 Haut und Bindegewebe

Die wichtigsten Veränderungen sind die folgenden:

Lividität der Schleimhäute (durch Zunahme der Hautkapillardurchblutung)

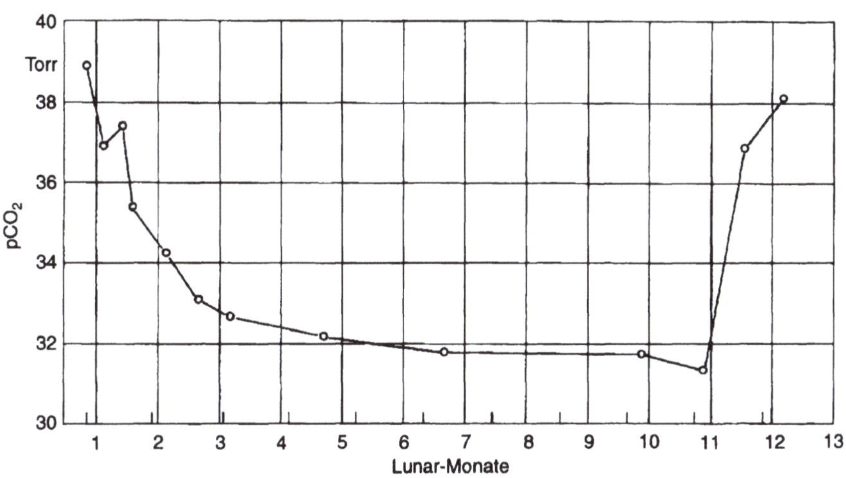

Abb. 3.17: Arterieller pCO_2-Verlauf in der Schwangerschaft

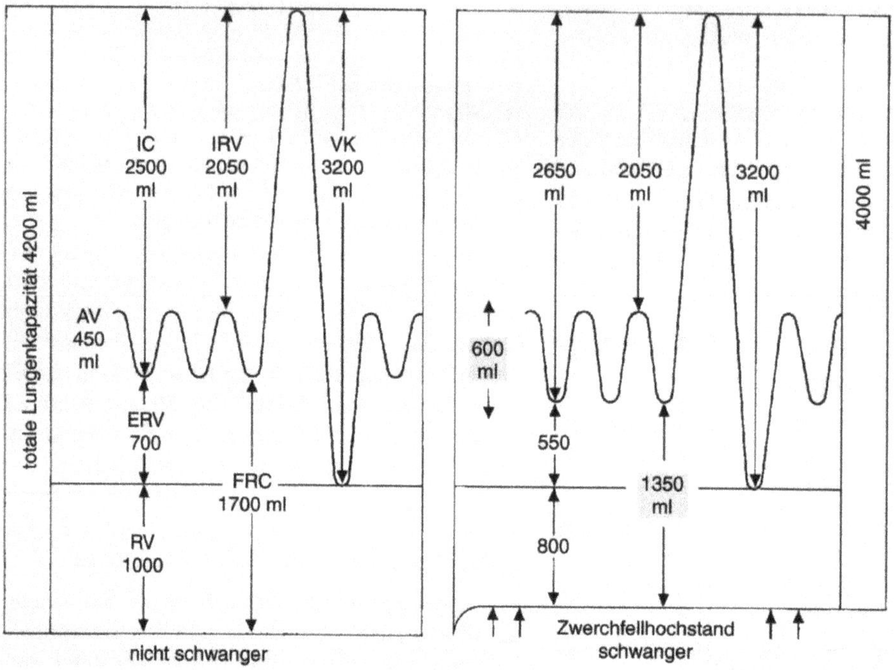

Abb. 3.18: Veränderungen der Lungenvolumina in der späten Schwangerschaft (nach Bonica, 1974). Die entscheidenden Veränderungen wurden farbig markiert. **AV** Atemzugvolumen, **RV** Residualvolumen, **ERV** exspiratorisches Reservevolumen (Ausatemreserve), **IC** inspiratorische Kapazität, **FRC** funktionelle Residualkapazität, **IRV** inspiratorisches Reservevolumen, **VK** Vitalkapazität

Hyperpigmentierungen, besonders bei dunkelhaarigen Frauen, im Gesicht, Warzenhof an den Mammae, äußeres Genitale, Linea alba, sog. Chloasmen gravidarum, verstärkt bei Sonnenexposition (durch Östrogene und Progesteron, Letzteres mit einer nachgewiesenen melanogenen Potenz).

Striae gravidarum, streifenförmige Spaltbildungen in der Haut, durch die Gefäße der Subkutis bläulich-rötlich durchschimmern, bevorzugt am Bauch, an Oberschenkeln, am Gesäß und an Brüsten (durch Dehnung des Gewebes bei konstitutionellen Bindegewebefaktoren und erhöhten Nebennierenrindenhormonen).

Tab. 3.2: Veränderungen in der Schwangerschaft im Gastrointestinalsystem und in der Leber.

Organ	Veränderungen	Konsequenzen
Mundhöhle	Gingivitis, vermehrter Speichelfluss	
Ösophagus	reduzierter Sphinktertonus	Sodbrennen
Magen	Tonusabnahme, verlängerte Entleerungszeit, abnehmende Azidität (?)	Refluxneigung (Erbrechen), bessere Resorption, vermehrtes Aspirationsrisiko, Besserung vorhandener Ulzera
Dickdarm, Dünndarm	Abnahme von Tonus und Peristaltik, größere Mikrovilli, Lageveränderung von Zökum und Appendix	Obstipation, bessere Resorption, erschwerte Diagnose „Appendizitis"
Gallenblase	Abnahme von Tonus und Peristaltik	Risiko der Steinbildung
Leber	Verdrängung durch wachsenden Uterus, veränderte Produktion von Enzymen	erschwerte Diagnostik bei Leberfunktionsstörungen

Verringerter Haarausfall wird häufig beobachtet (durch Verlängerung der Anagenphase des Haarzyklus durch Östrogene). Nach der Schwangerschaft hat der häufig vermehrt auftretende Haarausfall eine analoge Erklärung (Zunahme der Haare in der Katagen- und Telogenphase des Haarzyklus bei Östrogenentzug).

3.3.8 Genitalorgane und Uterus

Die Veränderungen bei den Genitalorganen und im Becken sind durch

- **Mehrdurchblutung**
- **Gewebeauflockerung** durch Blutfülle und Wassereinlagerung
- **Hypertrophie von Muskel- und Bindegewebe**

gekennzeichnet. Bei den **Ovarien** ist neben der allgemeinen Größenzunahme die Größenzunahme des Corpus luteum in der Frühschwangerschaft zu erwähnen.

Uterus. Quantitativ und qualitativ finden die größten Veränderungen am Uterus statt.

Die Gebärmutter ist ein muskuläres Hohlorgan mit einem hohen Bindegewebsanteil. Ohne Schwangerschaft lässt sich das Organ in Korpus, Isthmus und Zervix untergliedern, wobei der kugelige Korpus und Isthmus etwa zwei Drittel und die zylindrische Zervix ein Drittel ausmachen. Die **Gewichtsangaben** variieren zwischen 35 und 65 g. Durch die Schwangerschaft kommt es nicht nur zur Umwandlung des Endometriums (Dezidualisierung), sondern hormonell und durch Dehnung induziert zu einem erheblichen Wachstum. Diese **Volumenzunahme** erfolgt überwiegend durch Hypertrophie der glatten Muskelzellen und durch Quellung der amorphen Bindegewebsgrundsubstanz. In den letzten Wochen der Schwangerschaft, wenn der Uterus vom kleinen Becken bis zum Rippenbogen reicht, beträgt das Gewicht im Mittel ohne Inhalt 1000–1200 g. Die Dicke der muskulären Uteruswand nimmt dabei zunächst zu, hat ihr Maximum etwa im 4. Schwangerschaftsmonat mit 2–2,5 cm und ist am Ende der Schwangerschaft nur noch 0,5–1 cm.

Dieser **Gestaltswechsel** (Abb. 3.19) erfolgt stetig in der Schwangerschaft und wird vor allen Dingen von der Größe der Fruchtanlage bestimmt. Etwa in der 14. SSW füllt die Fruchtanlage das Uteruskavum vollständig aus und bewirkt nun durch ihre eigene Größenzunahme eine Längsausdehnung bzw. -wachstum der Gebärmutter. In der Abbildung wird die Uterusgestalt *vor* der Schwangerschaft mit der Form am Ende der Schwangerschaft verglichen, nachdem der Isthmusbereich als unteres Uterussegment mit in den Fruchtraum einbezogen wurde.

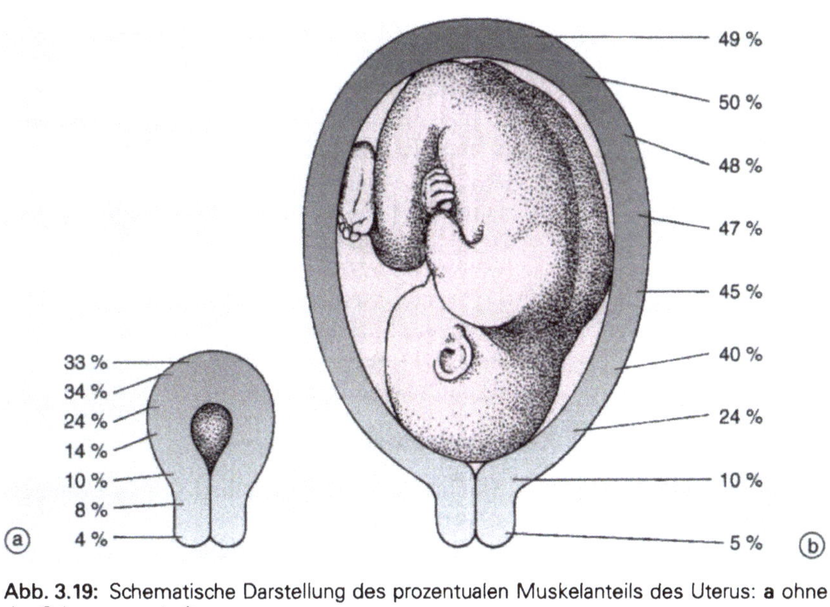

Abb. 3.19: Schematische Darstellung des prozentualen Muskelanteils des Uterus: **a** ohne Schwangerschaft; **b** am Ende der Schwangerschaft

Wie die Abbildung 3.19 zeigt, hat der Uteruskorpus große muskuläre Anteile, geringe im Isthmus- und Zervixbereich. Hier ist der Bindegewebsanteil hoch. So erklärt sich das Wachstum des Uterus nach cranial und der feste Verschluss nach caudal. Die Muskelfaser- und Bindegewebsfaseranordnungen sowie die Gefäßverläufe sind für das Längenwachstum ausgelegt. Der korkenzieherartige Verlauf der Gefäße geht mit dem Wachstum in Streckung über.

3.4 Fetale Physiologie

R. Huch

Kenntnisse über die fetalen Lebensvorgänge verdanken wir intensiver tierexperimenteller Forschung und in zunehmendem Maße der Beobachtung beim Menschen durch den Einsatz überwiegend nichtinvasiver diagnostischer Verfahren, vor allen Dingen der Ultraschalltechnik.

3.4.1 Entwicklungsphasen

Bei der zeitlichen Beschreibung der Phasen der physiologischen Entwicklung muss betont werden, dass es sich nicht um Entwicklungsschritte, sondern um ein Entwicklungskontinuum handelt. Ebenso ist der Übergang zur Lebensfähigkeit ex utero fließend (etwa bei 25. SSW). Die rein mathematische Division der 9 Kalendermonate in drei Trimester wird klinisch genutzt, reflektiert aber nicht Entwicklungsabschnitte. Das Modell der fetalen Schwangerschaftsstadien nach Pringle (Abb. 3.20) trägt den Erkenntnissen des Entwicklungskontinuums mehr Rechnung.

1. **embryologisches Stadium bis zur 8. SSW post conceptionem (p. c.) bzw. 10. SSW post menstruationem (p. m.)**
   rasches Zellwachstum, Entwicklung der Organsysteme
2. **frühes fetales Stadium bis zur 25. SSW p. m.**
   (zu diesem Zeitpunkt Lungenentwicklung in der sog. sakkulären Phase, ab hier theoretisch Gasaustausch möglich)
   a) **primitive Phase bis 15. SSW p. m.**
      - Entwicklung der Nierenfunktion, ab 15. SSW fetaler Urin Hauptanteil an der Bildung des Fruchtwassers
   b) **transitorische Phase bis 25. SSW p. m.**
      - Entwicklung der definitiven Funktion der meisten Organsysteme:
        - Erythropoiese beginnt im Knochenmark
        - kanalikuläre Lungenentwicklung, primitives Lungenkapillarnetz
        - ab 20. SSW Beginn Insulinsekretion
        - zwischen 22. und 24. SSW endgültige Struktur der Haut
3. **spätes fetales Stadium**
   a) **unreife Phase bis 36. SSW**
      - Lungenreifung
   b) **reife Phase ab 37. SSW**
      - Fettdepotbildung, endokrine Vorgänge zur Auslösung der Geburt.

3.4.2 Fruchtwasser

Die unmittelbare Umgebung des Feten wird von fetalen Strukturen gebildet. Eine optimale Fruchtwassermenge bedeutet mechanischen Schutz, verbessert die fetale Thermoregulation, gestattet Entwicklung und Wachstum von Skelett- und Atemmuskulatur sowie der Lungen.

Die **Fruchtwassermenge** wird vom *Gestationsalter, fetalem Gewicht und dem der Plazenta* bestimmt. Sie hat ihr Maximum zwischen 32. und 36./38. SSW mit mittleren 1000 ml, um zum Termin hin deutlich, bei Übertragung ausgeprägt, abzunehmen. Fruchtwasservolumina über 1,5 l am Termin werden als **Poly-**, unter 500 ml als **Oligohydramnion** bezeichnet.

Der Fruchtwasserumsatz, Produktion und Wiederaufnahme, hat eine große Dynamik. Die Abbildung 3.21 zeigt die Orte der Produktion und Wiederaufnahme bzw. Resorption.

Bildungsorte sind:

- Amnion- und Chorionepithel (Frühschwangerschaft)
- fetale Haut (bis etwa zur 20.–24. SSW)
- fetale Nieren (2. Schwangerschaftshälfte 30–60 ml/Urin pro Stunde)

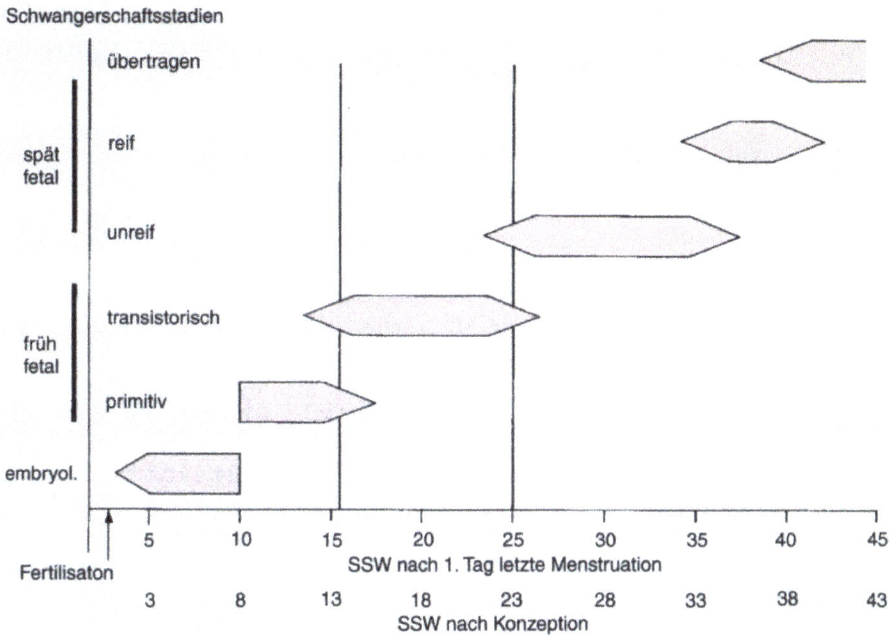

Abb. 3.20: Schwangerschaftsstadien nach Pringle (1988) mit zeitlich überlappenden Anfängen und Enden

Orte der Rückresorption sind:

- Amnion- und Chorionepithel
- Darmtrakt (durch Schlucken)
- Respirationstrakt (?)

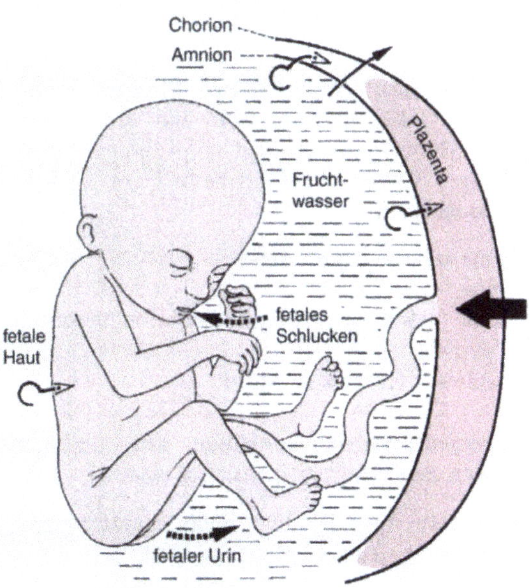

Abb. 3.21: Gesicherte oder vermutete Strukturen oder fetale Organsysteme, die an der Fruchtwasserbildung und -eliminierung beteiligt sind

Bei Nierenfunktionsstörungen oder -agenesien ist die Fruchtwassermenge deutlich vermindert (Oligohydramnion), bei Agenesien im Ösophagus-Magen-Darm-Trakt deutlich vermehrt (Polyhydramnion).

Praxishinweis: *Klinisch* bedeutungsvoll sind **Fruchtwasseranalysen**

- aus abgeschilferten **fetalen Zellen** im Fruchtwasser können *Chromosomenstörungen*, das *fetale Geschlecht* und *Stoffwechselerkrankungen* diagnostiziert werden
- bei offenen *Neuralrohrdefekten* ist das **Alpha-Fetoprotein** erhöht
- durch Ausatmung der **intrapulmonalen Flüssigkeit** ins Fruchtwasser kann die *Lungenreife* ermittelt werden (s. Abschnitt 3.4.4)
- die spektrophotometrische Untersuchung erlaubt den Nachweis von **pathologischen Pigmentbeimischungen**, z. B. fetale Hämolyseprodukte bei *M. haemolyticus fetalis*
- **Mekoniumnachweis** im Fruchtwasser, in hypoxämischen Phasen abgesetzter Darminhalt ins Fruchtwasser, erlaubt bis zu einem gewissen Grad eine *Zustandsdiagnostik* (s. Abschnitt 5.1.2).

3.4.3 Fetaler Kreislauf, Blutbildung und Sauerstoffversorgung

Die Blutkreisläufe bei Mutter und Fet sind getrennte Systeme. Erythrozyten, Plasma und andere Blutbestandteile sind durch mehrere Gewebeschichten in der Plazenta voneinander getrennt.

Der fetale Kreislauf zeichnet sich durch folgende Besonderheiten aus:

Intrauterin existiert ein intra- und extrakorporaler Kreislauf (Nabelschnur, Zottengefäße in der Plazenta). Etwa 50% des Herzauswurfes fließen extrakorporal.

In der Nabelschnur sind 3 Gefäße angelegt, 1 Vene (V. umbilicalis), in der das in der Plazenta oxygenierte Blut fließt, 2 Arterien (Aa umbilicales), in denen das kohlendioxydbeladene Blut in die Plazenta zurückfließt.

Zahlreiche Shunts im Kreislauf

- Ductus venosus
- Ductus arteriosus (Botalli)
- offenes Foramen ovale.

führen zur Mischung unterschiedlich oxygenierten Blutes. Der obere Körperbereich wird mit höher sauerstoffgesättigtem Blut versorgt.

3.4.3.1 Regulierung des Herzminutenvolumens (HMV)

Bereits früh in der Schwangerschaft werden Herzauswurf und Blutumverteilung durch extrakardiale Mechanismen (sympathische und parasympathische Nervenfasern ab 6. SSW nachweisbar, Presso- und Chemorezeptoren ebenfalls embryonal bereits angelegt) geregelt. Die Herzfrequenz ist hoch im intrauterinen Leben (max. 170–190 Schläge/min in der 8.–9. SSW, Normfrequenz spätere Schwangerschaft 110–150 Schläge/min). Die Fähigkeit zur Blutumverteilung mit selektiver Mehrdurchblutung wichtiger Organbereiche (Hirn, Herz, Nebenniere) auf Kosten anderer Gebiete bei Hypoxämie nimmt im Verlauf der Schwangerschaft zu.

3.4.3.2 Blutbildung

Die Entwicklung der Blutgefäße erfolgt zwischen dem 13. und 25. Tag nach Befruchtung innerhalb des Dottersackes, des Haftstiels und des Chorions. Die Blutbildung verändert ihren Ort im Verlauf der fetalen Entwicklung (Abb. 3.22):

- **Beginn Dottersack:** Bildung hämoglobinreicher, kernhaltiger Blutzellen
- **Milz und Leber** ab 2. Fetalmonat
- **Knochenmark** im letzten Schwangerschaftsdrittel

Im intrauterinen Leben werden drei verschiedene Hämoglobintypen gebildet (Abb. 3.22), embryonales, fetales (HbF) und adultes (HbA), die sich durch die Globinstruktur unterscheiden. Bis zur 32. SSW macht das HbF rund 95% aus. Am Termin beträgt der fetale Anteil noch rund 80%. Der fetale Erythrozyt ist größer als der Erwachsenenerythrozyt. Das fetale Hämoglobin hat eine größere Sauerstoffaffinität, was die Sauerstoffaufnahme in der Plazenta erleichtert.

3.4.3.3 Gasaustausch zwischen Mutter und Fet

Für den Gasaustausch sind entscheidend:

- Größe der mütterlichen und fetalen Durchblutung auf beiden Seiten der Plazenta
- mütterliche Blutgassituation
- Größe der Austauschfläche (Plazentagröße und Zottenkapillarisierung)
- Strömungsgeometrie

Das Zusammentreffen zweier flüssiger Phasen erschwert den Gasaustausch und erfolgt zwischen Mutter und Fet nicht vollständig. Wie die Tabelle 3.3 zeigt, resultiert beim Feten nach Erwachsenenstandards

- eine relative Hypoxämie
- eine Hyperkapnie
- eine gemischte respiratorisch-metabolische Azidose
- **„Mount Everest in utero"**

Kompensationsmechanismen des niedrigen fetalen Sauerstoffpartialdruckes sind:

- erhöhte O_2-Affinität, hohe Herzfrequenz, große O_2-Ausschöpfung im Blut
- Steigerung der O_2-Transportkapazität durch hohe Erythrozytenzahlen, (Hämoglobinwerte am Termin 16–18 g/100 ml)

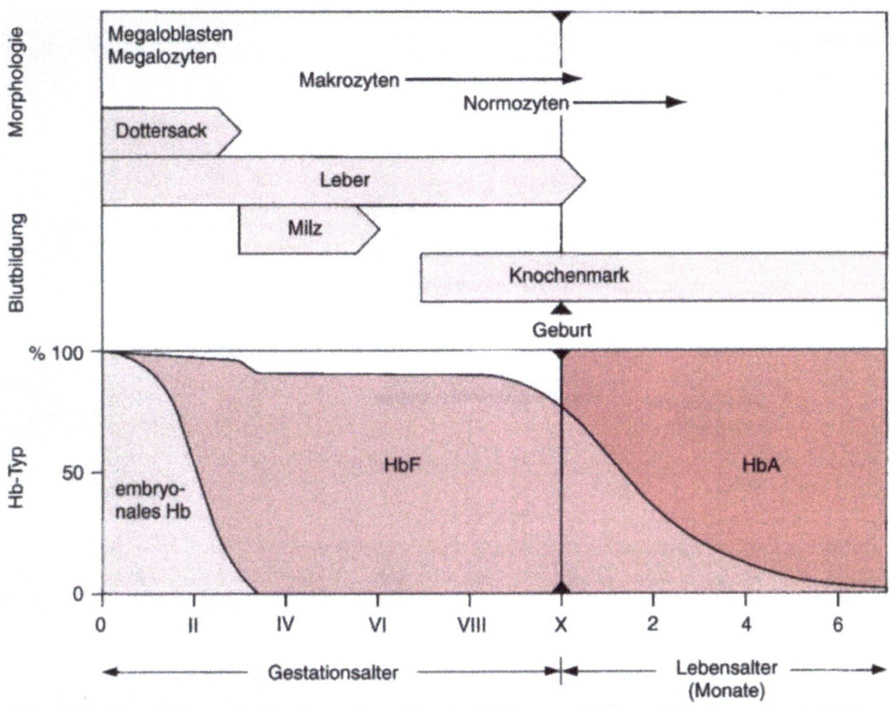

Abb. 3.22: Entwicklung der Erythropoiese, Ort der Bildung und Hämoglobintypen (nach Kleihauer u. Haas, 1980)

Durch diese Ausgangssituation in der Schwangerschaft besteht während der Geburt die Gefahr, dass durch uterine Kontraktionen (Kompression der zuführenden Gefäße in der Uterusmuskulatur) oder Nabelschnurkompressionen phasenhaft die Sauerstoffversorgung verschlechtert wird. Im klinischen Alltag bietet die Herztonkontrolle (s. Abschnitt 3.9.3) die größte Chance, Hypoxämiephasen während der Geburt zu vermeiden.

Tab. 3.3: Unterschiede in den Blutgasen und Säure-Basen-Status im mütterlichen und fetalen Kreislauf

	Plazenta maternal: A. uterina	fetal: V. umbilicalis
pO_2	~100 (13)	~30 mm Hg (4 kPa)
SO_2	~97	~60–70 %
CO_2	~14,5	~13 Vol %
pCO_2	~30 (4)	~45 mm Hg (6 kPa)
BE	− 2	− 4–6 mval/l
pH	~7,42	~7,30

3.4.4 Lungenentwicklung und -reifung

Morphologisch gliedert sich die Lungenentwicklung in 4 Stadien: embryonales, pseudoglanduläres, kanalikuläres und sakkuläres (Abb. 3.23). Ausgehend von einem Tracheobronchialbaum kommt es peripherwärts zu tuben- und traubenförmigen Ausbuchtungen. Vom Epithel geht die Bildung der Alveolen aus. Ab etwa 22.–24. SSW differenziert sich das Epithel in Typ I- und Typ II-Pneumozyten.

In den **Typ II-Pneumozyten**, die nur ca. 5 % des Oberflächenepithels ausmachen, bilden sich sog. Lamellarkörperchen aus, die eine oberflächenspannungssenkende Substanz, einen **Antiatelektasefaktor – Surfactant** – bilden. Diese an der Grenze zwischen Luftraum und Alveolarwand vorhandene Substanz verhindert den Alveolorkollaps bei Ausatmung. Ventilation und Perfusion sind bei fehlendem Surfactant erschwert oder unmöglich. Die *Surfactantproduktion* wird messbar zwischen der 25. und 30. SSW und reicht in der Regel *nicht vor der 34.–36. SSW* in ihrer Menge und Zusammensetzung aus, um eine Spontanatmung mit ausreichender Oxygenierung nach Geburt zu ermöglichen.

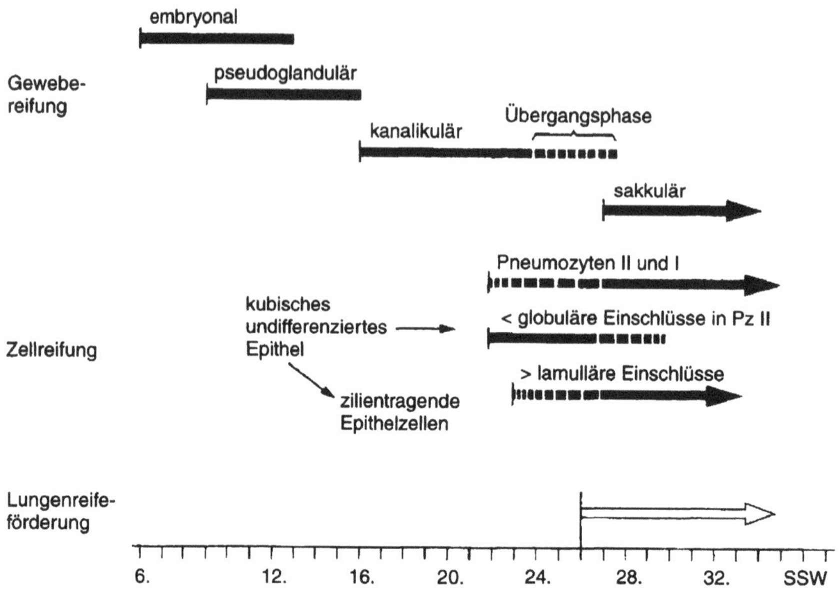

Abb. 3.23: Entwicklung der Lungen in utero (nach Vogel, 1984)

Das Surfactant ist ein Lipoproteinkomplex mit einem hohen Lezithinanteil. Der gesamte Vorgang der Reifung auf zellulärer Ebene und Bildung von Surfactant wird **biochemische Lungenreifung** benannt.

Durch fetale Atembewegungen (siehe Abschnitt 3.4.6) gelangen intrapulmonale Sekrete – und damit auch Surfactant – in das Fruchtwasser. Durch eine Fruchtwasserpunktion und -gewinnung kann so die Lungenreife bestimmt werden. Eine therapeutische Förderung der Lungenreifung ist durch an die Mutter verabreichte Glukokortikoide und Schilddrüsenhormone möglich. Surfactant kann heute durch Lungenlavage oder synthetische Herstellung gewonnen und bei Surfactantmangel auch postnatal eingesetzt werden.

3.4.5 Fetale Bewegungen

Bewegungen des Feten werden von der werdenden Mutter wahrgenommen (Erstgebärende etwa ab 20. SSW). Ultraschallbeobachtungen haben gestattet, die Entwicklung der fetalen Bewegungen systematisch zu beschreiben. Erste Bewegungsmuster sind ab 7.–8. SSW erkennbar. Etwa in der 9.–10. SSW beginnen generalisierte Bewegungen. Isolierte Arm- oder Beinbewegungen, Kopfdrehungen, -beugungen, Schlucken, Hand- und Gesichtskontakt sind bereits zwischen der 10. und 12. SSW zu identifizieren. Erste Atembewegungen (siehe Abschnitt 3.4.6) sind etwa in der 11. SSW zu registrieren, und Mundöffnen und Trinken kann zwischen der 11. und 13. SSW beobachtet werden. Frequenz und Ablauf der Bewegungen sind ein empfindlicher Indikator für die Intaktheit der neurologischen und motorischen Funktionen und werden für die Zustandsdiagnostik genutzt.

3.4.6 Fetale Atembewegungen (FAB)

Seit den 70er Jahren wissen wir, dass der erste Atemzug nicht bei Geburt stattfindet, sondern dass in utero Atembewegungen physiologisch sind. FAB sind rhythmische, oft hochfrequente Atemzüge mit unterschiedlicher Amplitude und sehr variablen Apnoephasen, in der 2. Schwangerschaftshälfte in etwa in 35 % der Zeit vorhanden. FAB haben eine zirkadiane Rhythmik. Sie nehmen nach den Mahlzeiten zu und nach einigen Genussmitteln (Nikotin, Alkohol z. B.) ab. Wie beim Frühgeborenen handelt es sich um eine sog. **paradoxe Atmung:**

- bei der Einatmung nach innen gerichtete Bewegung des Thorax und
- Auswärtsbewegung des Abdomens.

FAB sind wichtig für Entwicklung, Wachstum und Reifung der Lungen. Fehlende FAB führen zur **Lungenhypoplasie.**

3.5 Uterine Physiologie

R. Huch

Von der Schwangerschaft zur Geburt macht der Uterus einen Funktionswandel vom Versorgungs- und Halteorgan zum Austreibungsorgan durch. Für Korpus und Zervix sind die Aufgaben während Schwangerschaft und Geburt diametral verschieden (Abb. 3.24). Eng damit verbunden sind Prozesse, die den spontanen Geburtsbeginn durch einen auslösenden Faktor triggern. Nach den heutigen Erkenntnissen gehen diese auslösenden Signale vom Feten aus. Die Schwangerschaftsdauer ist artspezifisch determiniert.

3.5.1 Uterine Kontraktilität

Das Myometrium besteht aus glatten Muskelzellen. Eine Muskelkontraktion kommt durch eine calciumabhängige Interaktion der Zellproteine Aktin und Myosin zustande. Sie wird in erster Linie durch die enzymatische Phosphorylierung des Myosins reguliert. Schlüsselenzym ist die Myosinleichtkettenkinase (myosin light chain kinase, MLCK), deren Aktivität durch Calcium, Kalmodulin und cyklisches Adenosinmonophosphat (cAMP) geregelt wird. Hormone ihrerseits beeinflussen diese Substanzen.

Die Innervation erfolgt durch das vegetative Nervensystem. Die hormonelle Kontrolle der Kontraktion überwiegt. Jede Muskelzelle ist zur Erregungsbildung fähig. Die Erregungsausbreitung erfolgt myogen, von Zelle zu Zelle, durch sog. gap junctions, Poren in den Zellmembranen, die sich im Laufe der Schwangerschaft und vermehrt zum Geburtstermin hin ausbilden.

Wehen

Wehen werden synonym für Kontraktionen gebraucht und deuten den schmerzhaften Charakter an. Man unterscheidet fokale (lokale) und koordinierte Kontraktionen. Im Laufe der Schwangerschaft (Schwangerschaftswehen) nimmt ihre Häufigkeit zu. Als Geburtswehen werden Kontraktionen bezeichnet, wenn sie rhythmisch, in Minutenabständen auftreten und zur Zervixeröffnung führen. Nach Zeitpunkt des Auftretens, Art und Intensität unterscheidet man:

- **Schwangerschaftswehen:** unregelmäßig, in der Regel schmerzlos, „Uterus trainiert", nicht koordiniert oft nur lokal am Uterus
- **Alvarez-Wellen:** 2. Schwangerschaftshälfte häufiger, Frequenz typisch 10 pro 10 min, 2–3 mm Hg
- **Vor- oder Senkwehen** zum Zeitpunkt der Leibessenkung, d. h. 4 Wochen vor Entbindung beginnend, arhythmisch
- **Braxton-Hicks Kontraktionen:** ab 20.–28. SSW, 10–15, später bis zu 30 mm Hg, unregelmäßig, oft lange Intervalle
- **Geburtswehen**
  - **Eröffnungswehen:** koordiniert und rhythmisch, eröffnen den Muttermund, schmerzhaft, Frequenz 4–5 pro 10 min, 50–60 mm Hg
  - **Austreibungswehen:** Verstärkung koordinierter und rhythmischer Wehen zur Austreibung des Kindes (> 60 mm Hg)
  - **Presswehen:** Verstärkung der Austreibungswehen durch Bauchpresse, Steigerung des intraabdominalen Druckes vom Ausmaß der Bauchpresse abhängig (einige 100 mm Hg möglich)
- **Nachgeburtswehen** setzen nach der Geburt des Kindes ein, führen zur Lösung und Ausstoßung der Plazenta

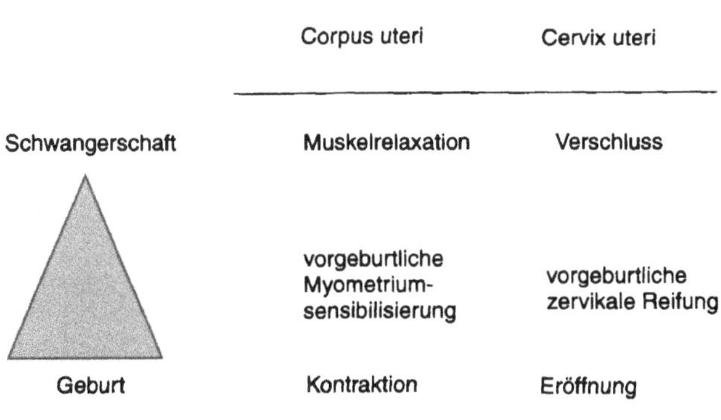

Abb. 3.24: Funktionswandel des Uterus vom Halte- zum Austreibungsorgan während der Schwangerschaft bis zur Geburt

- **Nachwehen** zur Uterusinvolution, Blutstillung im Bereich Plazentasitz, werden schmerzhafter mit zunehmender Parität.

Druckanstieg. Bei koordinierter Kontraktion der gesamten Uterusmuskulatur entsteht im Inneren des Uterus ein Druckanstieg, weil Fruchtwasser, Plazenta und Fetus nicht komprimierbar sind. In der Regel Ausgang von einem Schrittmacher in den Tubenwinkeln im Corpus uteri und Ausbreitung der Kontraktion zervixwärts. Wie Abbildung 3.25 zeigt, kann mit Drucksensoren bei interner Ableitung die Wehentätigkeit aufgeschrieben werden (Tokographie von Tokos (griech.) = Geburt). Der Druckanstieg einer Kontraktion addiert sich zu einem sog. Basaltonus, unter dem der Uterus während der Schwangerschaft und Geburt steht.

Etwa ab 20 mmHg Druck kann man Wehen durch die Bauchdecken fühlen, und diese Grenze ist während der Geburt oft auch mit der subjektiven Schmerzempfindung identisch. Die Dauer einer Kontraktion beträgt etwa eine knappe Minute. In dieser Zeit komprimiert die Uterusmuskulatur partiell oder komplett, besonders bei den mehrere 100 mm Hg betragenden Presswehen, die Plazentargefäße der Mutter. Damit wird die plazentare Versorgung während einer Kontraktion partiell oder ganz unterbrochen mit phasenhaftem O_2-Mangel für den Fetus.

Dadurch besteht während der Geburt ein großes Risiko, dass bei sehr intensiven und/oder häufigen Kontraktionen **Sauerstoffmangel** entsteht.

3.5.2 Beeinflussung der uterinen Kontraktilität

Die Tabelle 3.4 nennt hemmende und fördernde Substanzen oder Mechanismen auf die Uteruskontraktion. Sie erfordern häufig strukturelle oder funktionelle Veränderungen bei Uterus und Zervix, um wirksam zu sein. Ihr Einsatz erfolgt zum Teil therapeutisch zur **Wehenförderung bei Geburt** sowie zur **Wehenunterdrückung bei vorzeitig aufgetretener Wehentätigkeit** oder bei zu **intensiver Wehentätigkeit**.

Östrogene und Progesteron haben eine bedeutende Rolle für die vorgeburtlichen Veränderungen, bei der

- gap-junction-Formation
- Oxytocinrezeptorenbildung
- Prostaglandinsynthese.

Prostaglandine ihrerseits, die in der Zervix, Myometrium, Dezidua, Amnion, Chorionhaut und Plazenta gebildet werden, führen zu Struk-

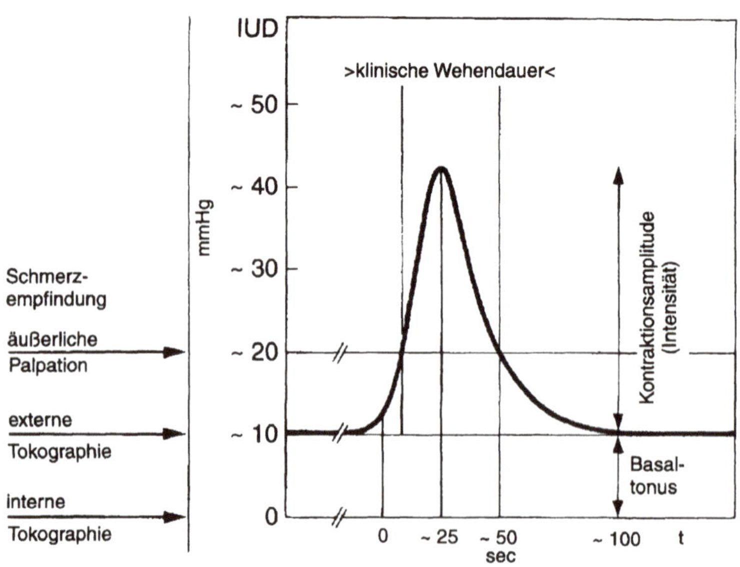

Abb. 3.25: Schematische Darstellung einer Wehendruckkurve bei uterusinterner Abteilung (interne Tokographie, nach Fischer, 1981)

Tab. 3.4: Wehenhemmende und -fördernde Hormone bzw. Substanzen oder Mechanismen (durch Fettdruck markiert endogene Substanzen bzw. Mechanismen) (nach von Mandach, 1994).

hemmend	Art der Wirkung (z. T. vermutet)
Adrenalin	Stimulierung der Beta-Rezeptoren
Beta-Adrenergika	Stimulierung von Beta-Rezeptoren und intrazelluläre cAMP-Triggerung
Progesteron	Erhöhung des Ruhepotenzials der Muskelzelle, lokale Prostaglandin-Blockade, Verhinderung von gap junction-Bildung
Relaxin	Wirkung wie Progesteron (?), Unterdrückung der Oxytocinsekretion (?)
Prostaglandinsynthetasehemmer (z. B. Aspirin, Indomethazin)	Prostaglandin-Antagonismus (s. u.)
Alkohol	Unterdrückung der zentralen Oxytocinsekretion
Magnesium Sulfat	Kalziumantagonismus und intrazelluläre cAMP-Triggerung
Kalziumantagonisten	Verhinderung des Einstroms von extrazellulärem Kalzium
fördernd	
Noradrenalin	Stimulierung von Alpha-Rezeptoren
Östrogene	Erniedrigung des Ruhepotenzials der Muskelzelle, Sensibilisierung des Muskels für Oxytocin, Förderung der gap junction-Bildung (Antagonismus zu Progesteron)
Prostaglandine	gap junction-Formation, Kalziumerhöhung in der Muskelzelle, Reifung der Zervix
Oxytocin	Erniedrigung des Ruhepotenzials der Muskelzelle
Rezeptorzunahme **Myometrium für Oxytocin**	verstärkte Oxytocinwirkung
gap junction-Formation **Myometrium**	verbesserte Reizleitung
Dehnung Uterusmuskel **Druck des kindlichen Kopfes auf die Zervix** **Blasensprung**	Stimulierung der Synthese von Prostaglandin, Oxytocin und Östradiol

tur- und Funktionsveränderungen, die für die Initiierung der Geburt wichtig sind.

Oxytocin, ein Peptidhormon im Hypophysenhinterlappen, erfordert zur Wirksamkeit die Prostaglandinsynthese, zervikale Reifung und starke Zunahme der Oxytocinrezeptoren. Ohne Prostaglandinsynthese und zervikale Reifung ist Oxytocin wirkungslos.

3.5.3 Vorgeburtliche Reifung der Zervix

Reifung ist Erweichung und Verkürzung der Zervix durch

- Kollagenabbau
- Zunahme hydrophiler Mukopolysaccachride
- Zunahme der Wassereinlagerung

Der Kollagenabbau erfolgt durch proteolytische Enzyme, und er wird von einem entzündlichen Infiltrat begleitet, die das Zervixgewebe ödematös verändern und den Gefäßreichtum steigern. Hier spielen lokal gebildete Prostaglandine, besonders **PGE_2**, eine wichtige Rolle.

3.5.4 Geburtsauslösende Faktoren

Im Gegensatz zu einigen Tierspezies ist beim Menschen das komplexe Zusammenspiel der auslösenden Faktoren bzw. ihre Sequenz beim Fortschreiten des Geburtsprozesses in Einzelheiten immer noch unklar. Am wahrscheinlichsten ist folgender initialer Mechanismus:

- **fetales ACTH** löst in der fetalen Nebenniere **steigende Kortisolproduktion** aus und

- **fetales Kortisol** triggert
  - Prostaglandinsynthese
  - veränderte Steroidproduktion
  - gap junction-Bildung
  - veränderte Oxytocinempfindlichkeit.

3.6 Schwangerenbetreuung

W. Holzgreve, F. Louwen

Die Betreuung einer Schwangerschaft bedeutet für den Arzt, Sorge für zwei Individuen zu tragen. Die entsprechenden Untersuchungen während der Schwangerschaft mit dem Ziel, den Gesundheitszustand der Mutter und die fetale Erkrankung zu überwachen, werden unter dem Stichwort *Schwangerenvorsorge* zusammengefasst. Bei belasteter Anamnese der Frau kann die Betreuung idealerweise auch schon vor der Schwangerschaft beginnen. Somit stellt die Schwangerschaftsvorsorge die entscheidende Präventivmaßnahme zur Reduktion der mütterlichen sowie kindlichen Mortalität und Morbidität dar.

3.6.1 Mütterliche und perinatale Mortalität

3.6.1.1 Mütterliche Mortalität

Die **WHO-Definition** bezeichnet mit mütterlicher Mortalität Sterbefälle von Frauen, deren Tod in direktem Zusammenhang mit Schwangerschaft, Entbindung und Wochenbett, d. h. innerhalb von *42 Tagen* (*6 Wochen*) nach der Geburt stehen, bezogen auf 100 000 Lebendgeborene.

In Europa und den USA beträgt die Müttersterblichkeit zwischen 10–50 auf 100 000 Lebendgeborene. Dabei ist die mütterliche Mortalität in der Bundesrepublik **Deutschland** kontinuierlich zurückgegangen. Lag der Anteil **1960 noch bei 106,3**/100 000, so wurden **1986 noch 8,0 Sterbefälle** auf 100 000 Lebendgeborene registriert.

Mütterliche Mortalität steht gehäuft mit folgenden **Erkrankungen** ursächlich in Zusammenhang (s. Abschnitt 5.7 bis 5.10, 11.9):

- *Infektionen* 15–20, *hypertensive Schwangerschaftserkrankung* (Präeklampsie, HELLP-Syndrom) 10–20, *Hämorrhagien* 12–16 und *Thromboembolien* 10–20%

Hinzu kommen als wesentliche **Risikofaktoren** für mütterliche Todesfälle.

- *Sectio caesarea* 20%, *Fehlgeburten* (Schwangerschaftsabbruch und Spontanaborte) 10%

Infektionen: Eine präventive und prophylaktische Diagnose und Therapie während der Schwangerschaftsvorsorge ist geeignet, die mütterlichen Sterbefälle zu reduzieren. Hierzu zählen insbesondere die Beachtung der *Hygiene* im Kreißsaal und Wochenbett bzw. die gezielte *Therapie nach Antibiogramm.* Die engmaschige Überwachung und Therapie des *vorzeitigen Blasensprunges* unter stationären Bedingungen zur Vermeidung aszendierender Infektionen ist sehr wichtig.

Hypertensive Schwangerschaftserkrankungen (s. Abschnitt 5.7): Die bislang ungeklärte Ursache der HES ist Gegenstand intensiver Forschung. Dennoch kann im Rahmen einer Schwangerschaftsvorsorge frühzeitig eine *Präeklampsie* diagnostiziert werden. Das *HELLP-Syndrom* tritt spontan, häufig auch ohne Präeklampsiezeichen auf. Eine stationäre Betreuung dieser Hochrisikoschwangerschaften in geeigneten Kliniken (Perinatalzentren) dient der Reduktion maternaler und perinataler Mortalität.

Hämorrhagien und Thromboembolien lassen sich häufig vermeiden. Insbesondere prädisponierende Faktoren wie Placenta praevia, Mehrlingsschwangerschaften, maternale Erkrankungen (Thrombose, Gerinnungsstörungen, thrombozytäre Erkrankungen, Gestosen) sowie Uterusrupturrisikofaktoren müssen bei der Schwangerschaftsvorsorge und geburtshilflichen Überwachung beachtet werden.

Da die **Müttersterblichkeit** in Zusammenhang mit der Intensität der Schwangerschaftsvorsorge steht, muss den Risikofaktoren bzw. ihrer frühzeitigen Diagnostik die Aufmerksamkeit des betreuenden Arztes gelten (vgl. Abb. 5.1).

3.6.1.2 Kindliche Mortalität

Die WHO definiert die *perinatale Mortaltität* mit allen vor, während oder nach der Geburt verstorbenen Kindern (inklusive 7. Lebenstag) von mehr als 500 g bezogen auf 1000 Lebend- und Totgeborene.

Unter Säuglingssterblichkeit wird die Sterblichkeit aller Lebendgeborenen bis zum Ende des 1. Lebensjahres verstanden.

In Deutschland ist die perinatale Mortalität inzwischen auf einen extrem niedrigen Wert von 6–7/1000 Geborenen abgesunken.

Frühgeborene nehmen mit 40–70 % den weitaus größten Anteil ein, gefolgt von Kindern mit **angeborenen Fehlbildungen** (20–25 %).

Ein Zusammenhang zwischen der Intensität der Schwangerenvorsorge bzw. der verspäteten stationären Einweisung von Hochrisikoschwangeren in geeignete Kliniken (Perinatalzentren) lässt sich nachweisen. So konnte in der Bundesrepublik Deutschland die perinatale Mortalität von 19,3/1000 (1975) innerhalb einer Dekade auf 7,6/1000 gesenkt werden.

Ursächlich für perinatale Todesfälle sind:

- *Plazentainuiffizienz* mit Hypoxie des Kindes, *Atemwegstörungen*, z. B. hyaline Membranen
- *fetale Fehlbildungen, Geburtstraumata* (Hirnblutung, Hypoxie), *Blutgruppeninkompatibilität* bzw. immunologischer Hydrops
- *Diabetes mellitus*, Gestationsdiabetes

Wegen der noch immer hohen kindlichen Mortalität und Morbidität bei Früh- und Mangelgeburten kommt einer Optimierung der Schwangerenvorsorge zur Reduktion der Frühgeburtenrate sowie einer entsprechenden adaptierten Geburtsleitung und neonatologischen Versorgung eine besondere Bedeutung zu.

Als **Frühgeburt** wird der *Geburtszeitpunkt vor 37 + 0 SSW* definiert.

Mütterliche Faktoren, die zur Frühgeburtlichkeit führen können, sind:

sehr junge Gravide, relativ alte Gravide, psychische Belastung, Nikotin, hypertone Schwangerschaftserkrankung, Nierenerkrankung, Zervixinsuffizienz, Uterus-, Lageanomalien, Hydramnion, Mehrlingsschwangerschaften, Ovarialinsuffizienz.

Meldepflichtig sind alle Kinder, die unmittelbar nach der Geburt ein *Lebenszeichen* hatten (Herztöne, Nabelschnurpulsation, Lungenatmung) oder die tot zur Welt gekommen sind und mindestens *500 g gewogen* haben (*Personenstandsgesetz*).

Die Frühgeborenenrate wie auch die mütterliche und kindliche Mortalität werden von **sozioökonomischen Faktoren** beeinflusst: Der Familienstand scheint bei doppelter mütterlicher Mortalität lediger Mütter zwischen 20 und 40 Jahren besonders beachtenswert.

Die Doppelbelastung mit Beruf und Familie, ein Nikotinabusus der Mutter, aber auch des Vaters – bei nicht rauchenden Müttern – und Alkoholabusus sind bekannte Risikofaktoren.

Diabetes, hypertone Schwangerschaftserkrankungen, immunologisch bedingte fetale Anämien (Rhesusinkompatibilität etc.) und Infektionen erhöhen die kindliche Morbidität. Schwerwiegende Folgen sind vermeidbar durch entsprechende Vorsorgemaßnahmen.

3.6.2 Mutterschutzgesetz

Das Mutterschutzgesetz und die vom Bundesausschuss der Ärzte und Krankenkassen in Deutschland aufgestellten Mutterschutzrichtlinien umfassen einen Katalog, der geeignet ist, die angesprochene mütterliche und kindliche Schwangerschaftsvorsorge zu optimieren.

Das Mutterschutzrecht gilt für Frauen in einem **Arbeitsverhältnis** und für in **Heimarbeit** beschäftigte Frauen. Werdende Mütter dürfen nicht beschäftigt werden, sofern die Arbeit eine Gefahr für Gesundheit der Mutter und des Kindes bedeutet, insbesondere werden Akkord- und Fließbandarbeit, Arbeiten, bei denen ständig mehr als 5 kg oder gelegentlich mehr als 10 kg gehoben werden, nicht zugelassen.

Bei ständiger Arbeit im Stehen müssen Sitzgelegenheiten vorhanden sein.

Beschäftigung mit Arbeiten, welche die Frau schädigenden Einflüssen aussetzen können, ebenso wie Hitze, Kälte, Erschütterungen, schädigende Stoffe, Strahlen und Staub sind verboten.

Strahlenexposition in der Schwangerschaft: Ionisierende Strahlen (sicher ab 10 rad) führen während der Blastogenese zum Tod des Fetus, in der Organogenese zu Organfehlbildungen, und sie können auch noch Feten im späteren Schwangerschaftsverlauf gefährden im Hinblick auf das Leukämie- oder Krebsrisiko.

Folgende **Gebote** gelten für stillende Mütter:

- keine *Nachtarbeit* zwischen 20.00 und 6.00 Uhr, keine *Arbeit an Sonn- und Feiertagen;* Ausnahmen bilden hauswirtschaftliche Betriebe, Krankenpflege, Gaststätten usw., dann muss jedoch mindestens einmal wöchentlich eine Ruhezeit von 24 Stunden anschließend möglich sein.
- Die *Höchstarbeitszeit* beträgt 8½ Stunden pro Tag, in einer Doppelwoche nicht mehr als 90 Stunden. Ausnahme bilden die Haus- und Landwirtschaft.

Fristen

- Der *Mutterschutz* umfasst 6 Wochen vor dem ärztlich bescheinigten Geburtstermin bis 8 Wochen postpartal. Bei Früh- und Mehrlingsschwangerschaft verlängert sich das postpartale Intervall auf 12 Wochen.
- Die Fristen verlängern sich durch die *Stillzeit* nicht, es muss aber ohne Verdienstausfall Stillzeit gewährleistet werden (insgesamt 1 Stunde).
- Auf ausdrücklichen eigenen Wunsch dürfen Frauen präpartal länger arbeiten.

In dieser Zeit wird **Mutterschaftsgeld** in Höhe des Nettogehaltes gezahlt. Eine **Kündigung** in dieser Zeit bis 4 Monate postpartal ist unzulässig unter der Voraussetzung, dass der Arbeitgeber von der Schwangerschaft wusste oder sie ihm 2 Wochen nach Erteilung der Kündigung mitgeteilt wurde. *Ärztliche Betreuung, Hebammenhilfe und Entbindung werden von den Krankenkassen finanziert.*

3.6.3 Diagnose der Schwangerschaft

Möglichst bald nach Ausbleiben der Menstruation sollte eine Schwangerschaftsdiagnostik erfolgen.

Neben der sekundären Amenorrhö werden als unsichere Schwangerschaftszeichen *Brustspannungsgefühl*, morgendliche *Übelkeit* und gelegentliches *Erbrechen* angegeben.

3.6.3.1 Anamnese

Die *allgemeine* geburtshilfliche Anamnese erlaubt meist bereits klinisch eine genaue Festlegung des Schwangerschaftsalters und die frühzeitige Erkennung von Risikofaktoren (s. Abschnitt 5.1).

Die **Zyklusanamnese** umfasst die Feststellung des Datums, der Dauer und Stärke der letzten und vorletzten Periode. Besondere Bedeutung bezüglich des rechnerischen Schwangerschaftsalters wird den *Zyklusintervallen* beigemessen. Sie können durch endogene oder exogene (orale Kontrazeption) Umstände beeinflusst sein. Nach Absetzen der Ovulationshemmer können Oligomenorrhöen durch verzögerte Follikelreifung auftreten. Die Stärke der letzten Blutung kann bei Hypomenorrhö ein Hinweis auf eine Implantationsblutung sein.

Nach der *Naegele-Regel* lässt sich der errechnete Termin (ET) für den Entbindungszeitpunkt festlegen. **1. Tag der letzten Regel minus 3 Monate plus 7 Tage bei 28-tägigem Zyklus** (L. R. – 3 Mo. + 7 T.).

Bei verlängerter Zyklusdauer müssen die entsprechenden Tage dem ET hinzuaddiert werden.

Die spezielle geburtshilfliche Anamnese umfasst vorausgegangene Schwangerschaften, gynäkologische allgemeine Erkrankungen und Operationen, die Familien- und Sozialanamnese sowie Erkrankungen seit der rechnerisch vermuteten Konzeption.

Die Erhebung der vorausgegangenen Schwangerschaften und Geburten mit dem jeweiligen Entbindungsmodus und schwangerschaftsassoziierten Komplikationen sowie der Fehlgeburten erlaubt eine frühzeitige Feststellung besonderer individueller Risiken.

Definitionen

- **Nulligravida** – eine Frau, die bisher nicht schwanger war, **Primigravida** – eine Frau, die erstmals schwanger ist,

- **Plurigravida** – eine Frau, die 2–5-mal schwanger war, **Multigravida** – eine Frau, die mehr als 5-mal schwanger war,
- **Nullipara** – eine Frau, die bisher nicht geboren hat, **Primipara** – eine Frau, die erstmals entbunden wird (*Erstgebärende*),
- **Pluripara** – eine Frau, die 2–5-mal entbunden wurde (*Mehrgebärende*), **Multipara** – eine Frau, die mehr als 5-mal entbunden wurde (*Vielgebärende*).

Die **Schwangerschaftsanamnese** erfasst die Anzahl, den Abstand, die Dauer, den Verlauf sowie den Ausgang der vorausgegangenen Schwangerschaften. Schwangerschaftserkrankungen und geburtshilfliche Komplikationen einschließlich der Nachgeburtsperiode geben einen Aufschluss über die Risiken der diagnostizierten Schwangerschaft.

Auch die *Geburtsgewichte* bei vorausgegangenen Schwangerschaften können hinweisend für zu erwartende Komplikationen (Makrosomie bei Gestationsdiabetes) sein.

Vorausgegangene Fehl- und Mangelgeburten machen häufig eine detaillierte Auseinandersetzung mit den in und nach diesen Schwangerschaften erhobene Befunde notwendig, um entsprechende Maßnahmen zur Verhinderung einer erneuten Komplikation einzuleiten (Zervixinsuffizienz, Uterusfehlbildungen, Chromosomenanomalien, Infektionen). Zeitpunkt und Curretagetechnik sowie Komplikationen vorausgegangener Fehlgeburten inclusive extrauteriner Graviditäten und Schwangerschaftsabbrüche komplettieren die geburtshilfliche Anamnese.

Gynäkologische Erkrankungen und Operationen (Konisation, Myomenukleation, Sectio, Metroplastik, mikrochirurgische Tubenplastik nach Salpingitiden oder Sterilisationen) geben Hinweis auf potenzielle Komplikationen. Auch vorausgegangene allgemeine Erkrankungen (Nephropathien, Diabetes, Herz-, Kreislauferkrankungen, akute und chronische Infektionserkrankungen, Allergien) und Operationen im Rahmen vorausgegangener Therapieverfahren und Unfälle (Beckenanomalien und Beckenfrakturen) werden exakt erfasst.

Die **Sozialanamnese** umfasst ein Screening potenzieller Risikofaktoren wie Familienstand, Berufstätigkeit, Sozialstatus und das Alter der Patientin als unabhängigem Risikofaktor.

Die **Familienanamnese** lässt neben einer Erfassung genetischer Belastung auch Hinweise auf multifaktoriell vererbte oder familiär gehäufte Komplikationen (Gestationsdiabetes, Gestosen) zu.

3.6.3.2 Gynäkologische Untersuchung

Die vaginale Untersuchung erfolgt zunächst nach den Kriterien der gynäkologischen Untersuchung (s. Abschnitt 9.2).

Zur **Spekulumeinstellung** wird mit der freien Hand der Introitus durch Spreizen der Labia minora entfaltet, anschließend wird das hintere Spekulum hochkant eingeführt und durch eine Drehung in den queren Durchmesser in die Scheide eingeführt. Über das hintere Spekulum wird dann das vordere eingesetzt. Es erfolgt eine Inspektion der Vagina sowie der Portio.

Durch Weiterstellung der Gefäße und vermehrte Durchblutung kommt es bereits in den ersten Schwangerschaftswochen zur *Lividität* von *Vagina* und *Portio*. Bei Erstuntersuchungen in graviditate wird eine *Krebsvorsorgeuntersuchung* mit Zellabstrichen der Portio und Zervix sowie evtl. eine Kolposkopie durchgeführt. Die Zytodiagnostik wird mit dem Verfahren nach Papanicolaou durchgeführt. Anschließend ist eine *Abstrichentnahme zum Ausschluss pathologischer Keime* aus Zervix und Urethra (Chlamydien) mit speziellem Entnahmebesteck und entsprechenden Medien sinnvoll (s. Abschnitt 11.7).

Die sich anschließende **digitale Palpation** lässt etwa ab der 8. SSW eine *Uterusvergrößerung* diagnostizieren. Diese ist östrogenabhängig, da sie die kontraktilen Elemente und energiereichen Substanzen in der Gebärmuttermuskulatur fördern.

Die Auflockerung des Uterus lässt sich zunächst im Bereich der Zervix palpieren. Daraus resultiert das *Hegar-Schwangerschaftszeichen,* das eine Fingerspitzenberührung der vaginal eingeführten inneren Hand vor der Zervix mit den Fingern der äußeren abdominal palpierenden Hand hinter der Zervix ermöglicht. Es schließt sich eine Palpation der Adnexe und Parametrien wie bei der gynäkologischen Routineuntersuchung an.

Brüste. Auf die in den ersten Wochen von Schwangeren häufig beklagte Brustschwellung mit gelegentlicher Kolostrumbildung sollte trotzdem mit einer palpatorischen Untersuchung der Mammae im Rahmen einer Vorsorgeuntersuchung reagiert werden.

Eine Zunahme der **Hautpigmentierung** lässt sich in der Schwangerschaft durch vermehrte Bildung einer melaninartigen Substanz besonders bei dunklem Hauttyp erklären. Pigmentflecken im Gesicht werden als *Chloasma uterinum*, Pigmentierung von Nabel zu Symphyse als *Linea nigra* bezeichnet. Die letztere Pigmentierung kann von den durch Überdehnung der Haut auftretenden *Striae* im letzten Trimenon unterschieden werden.

Weitere dermatologische Auffälligkeiten, meist im 3. Trimenon, ergeben sich durch eine Verlangsamung des intrahepatischen Gallenflusses oder Gallenstaus bei der *cholestatischen Schwangerschaftshepatose.*

Neben den Symptomen Pruritus und Ikterus lassen sich laborchemisch eine Hyperbilirubinämie und Erhöhung der alkalischen Phosphatase diagnostizieren.

Die **sicheren Zeichen** einer Frühschwangerschaft lassen sich immunologisch oder **vaginalsonographisch** diagnostizieren.

- Bereits **2 Wochen** nach Konzeption lassen sich *Fruchtblase* und **Chorealsaum** intrauterin nachweisen.
- *Differentialdiagnostisch* ist in dieser Schwangerschaft häufig allerdings die Abgrenzung zum sog. intrauterinen Pseudochorealsaum bei ektoper Gravidität problematisch.
- Ab der **6. SSW** zeigt der Embryo bei einer Scheitelsteißlänge (SSL) von etwa 6 mm eine eindeutige **Herzaktion**.

Die genaue Ermittlung der SSL hat gegenüber der Berechnung des Schwangerschaftsalters aus der Zyklusanamnese aufgrund der konstanten **Wachstumsperzentilen** (Abb. 7.13) der Frühschwangerschaft deutliche Vorteile der Genauigkeit der Berechnung des Schwangerschaftsalters und der Festlegung des errechneten Termins (ET). Eine frühzeitige sonographische Diagnostik ist daher sehr hilfreich.

Besonders früh ist auch der **immunologische Schwangerschaftstest** von HCG im Serum oder Urin Hinweis auf eine Frühschwangerschaft.

Mit einem *quantitativen HCG-Nachweis* kann eine Schwangerschaft bereits 12–14 Tage nach der Ovulation festgestellt werden. Eine exakte quantitative Bestimmung des HCG im Serum wird durch Radioimmunoassay (*RIA*) ermöglicht. Etwa *8–10 Tage* nach der Ovulation, d. h. kurz nach der Implantation und noch vor Ausbleiben der Periode, ist HCG heute bereits messbar. Ab dem *36.–40. Tag nach der Menstruation* kann *HCG im Morgenurin* einer Schwangeren nachgewiesen werden. Der Verlaufskontrolle bei gestörter Frühgravidität kommt insbesondere bei drohendem Abort oder Verdacht auf eine Extrauteringravidität neben der sonographischen Diagnostik Bedeutung zu.

Darüber hinaus gelten historisch gesehen der palpatorische Nachweis von Kindsteilen oder Kindsbewegung, die etwa ab der **18. SSW** für eine **Multigravida** und ab der **20. SSW** für eine **Erstgravida** spürbar werden, als sicherere Schwangerschaftsnachweise.

3.6.4 Untersuchungen in der Schwangerenvorsorge

3.6.4.1 Erste Schwangerenvorsorge

Nach Feststellung der Schwangerschaft schließen sich nach den **Mutterschaftsrichtlinien** folgende Untersuchungen an:

- Feststellung des *Allgemeinzustandes*, Bestimmung des *Körpergewichtes, Blutdruckmessung*
- *Antikörper-(Ak)-Suchtest* (indirekter Coombs-Test 1. u. 3. Trimenon) und *Röteln-Hämagglutinationshemmungstest* (1 : 32 sicher, < 1 : 8 kein Schutz), die Wahrscheinlichkeit für die Ausbildung einer Embryopathie (Gregg-Syndrom) liegt bei frischer mütterlicher Infektion in der 9. SSW bei ca. 30 %
- *Lues-Suchreaktion* (Treponema-pallida-Hämagglutionationshemmungstest (TPHA) (ab 5. SS-Monat plazentagängig)
- *Hämoglobin-, Blutgruppenbestimmung, Urinstatus* (Mittelstrahlurin): Eiweiß, Zucker, Sediment, ggf. bakteriologische Untersuchung.

Eine **Bakteriurie** wird in der Schwangerschaft grundsätzlich schon ab einer Keimzahl von 50 000/ml behandelt. Die physiologische Weitstellung des Ureters erhöht die Keimaszension zum Nierenbecken mit nachfolgender Pylonephritis (Ampicillin, Amoxicillin, bei Allergien: Oralcephalosporin, s. Abschnitt 11.7).

3.6.4.2 Schwangerschaftsberatung

Nach einer Erhebung von Anamnese, Untersuchungsbefunden und Diagnose der Schwangerschaft erfolgt eine eingehende Information der Schwangeren über die Untersuchungsergebnisse und eine möglicherweise sich ergebende Risikokonstellation. Darüber hinaus bietet sich bereits frühzeitig eine Besprechung der für die **Schwangerschaftsverhaltensmaßregeln** wesentlichen Punkte an:

Ernährung in der Schwangerschaft und Genussmittel
In Deutschland ist weniger die Unterernährung denn die *Fehlernährung* einer Schwangeren in der Beratung zu beachten.

Der tägliche Bedarf an Proteinen, Fetten und Kohlehydraten bleibt in etwa gleich, die Menge ändert sich jedoch beim Übergang zum III. Trimenon.

Bei der **Nahrungsaufnahme** wird ein Verhältnis von 2 : 1 tierischer zu pflanzlichen Proteinen empfohlen, um den Bedarf an essenziellen Aminosäuren zu decken. Die tägliche Kohlenhydratmenge steigt von 290 g in den ersten beiden Trimena auf 340 g im letzten Trimenon.

Auch der **Kalorienbedarf** ändert sich im Schwangerschaftsverlauf somit von ca. 8400 kJ (2000 kcal) außerhalb der Schwangerschaft auf etwa 9600 kJ (2300 kcal).

In der Aufnahme der Mineralstoffe und Spurenelemente gilt besondere Beachtung dem erhöhten Bedarf an **Eisen** und **Kalzium.** Bei erniedrigten Hb-Werten (unter 12 g/100 ml) wird eine Eisensubstitution notwendig.

Eine **Magnesiummehrzufuhr** von 150 mg/Tag lässt sich durch Obst und Gemüse sicherstellen. Somit kann auch der Vitaminbedarf, insbesondere der gesteigerte **Folsäurebedarf** in der Regel gedeckt werden.

Bei **erhöhtem Körpergewicht** adipöser Patientinnen muss eine Eingliederung in die Gruppe der Risikoschwangeren erfolgen, eine erhöhte Rate an geburtshilflichen Komplikationen und eine gesteigerte perinatale Mortalität legen eine besondere Beachtung der Ernährungsgewohnheiten nahe.

> **Praxishinweis:** Gewichtszunahme durch **Ernährung:** 1. Trimenon 250 g, 3. Trimenon 400 g/Woche (insgesamt 8–12 kg).

Relevant für eine Kontrolle des Körpergewichtes auch zur frühzeitigen Feststellung einer Ödemneigung der Patientin, die auf eine drohende Gestose hinweisen kann.

Reisen und sportliche Betätigung
Für die Schwangere ergeben sich hinsichtlich des **Sports** kaum Besonderheiten. Lediglich Sportarten mit erhöhter Verletzungsgefahr und Leistungssport sollten nur unter engmaschiger ärztlicher Kontrolle ausgeführt werden.

Körperlich anstrengende **Reisen** müssen in der Schwangerschaft zurückhaltend geplant werden. Die günstigste Reisezeit liegt im **II. Trimenon,** da die Fehlgeburtsrate des I. Trimenons und die Frühgeburtlichkeit des III. Trimenons erhöhte Risiken ausmachen. Klimawechsel und Höhenschwankungen sollten wegen der entsprechenden physiologischen Anpassungsschwierigkeiten gemieden werden. Regionen, die einen besonderen Impfschutz, insbesondere mit Lebendimpfstoffen, erfordern, sollten während der Schwangerschaft nicht besucht werden.

3.6.4.3 Schwangerenbetreuung

Bei unauffälligem Untersuchungsbefund und Schwangerschaftsverlauf erfolgen die Vorsorgeuntersuchungen alle 4 Wochen und in den letzten beiden Schwangerschaftsmonaten zweiwöchentlich, so dass insgesamt 10–12 Untersuchungen resultieren.

Asymptomatische Auffälligkeiten wie Bakteriurie, latenter Diabetes, Gestationsdiabetes und eine intrauterine Wachstumsretardierung verdienen bei unkomplizierten Schwangerschaften in der Diagnostik besondere Beachtung.

Die folgenden einzelnen **Vorsorgeuntersuchungen** nach Feststellung der Schwangerschaft und Erstdianostik setzten sich zusammen aus der *physikalischen Diagnostik, der Urindiagnostik, der Blutuntersuchung* und der *Sonographie.*

> **Praxishinweis:** Die **Palpation des Fundusstandes** ergibt bei der zeitgerecht entwickelten *Einlingsschwangerschaft ohne Hydramnion* folgende Höhenstände:
>
> - **12. Woche:** Oberkante der Symphyse, **24. Woche:** Nabelhöhe
> - **36. Woche:** Rippenbogen, **40. Woche:** 2 Querfinger unterhalb des Rippenbogens

Im 8. und 9. Monat gewinnt die Bestimmung der kindlichen Stellung und Lage an Bedeutung. Die **Leopold-Handgriffe** erlauben eine orientierende Übersicht, obgleich *die sonographische Lage- und Stellungsdiagnostik der Palpation überlegen ist.*

- 1. Leopold-Handgriff: Fundusstand
- 2. Leopold-Handgriff: Stellung und kleine Teile
- 3. Leopold-Handgriff: Lage und Einstellung
- 4. Leopold-Handgriff: Beziehung des vorangegangenen Teiles zum Beckeneingang

Unter der Geburt dient der **Zangenmeister-Handgriff** zur Diagnose eines relativen Missverhältnis zwischen kindlichem Kopfumfang und mütterlichem Beckeneingang.

Einzelheiten s. Dudenhausen, „Praktische Geburtshilfe"

Sonographie. Während der Schwangerschaft sollte mindestens *3-mal* eine sonographische Kontrolle des kindlichen Wohlbefindens erfolgen.

Eine **erste Ultraschalluntersuchung** in der Frühschwangerschaft erlaubt eine exakte *Schwangerschaftsalterbestimmung* und eine frühzeitige Diagnose einer *Mehrlingsschwangerschaft.* Die frühe Ultraschalluntersuchung hat bei Mehrlingen den Vorteil einer häufig frühzeitig möglichen Differenzierung zwischen mono- und dizygoter Anlage.

Monozygote Anlagen haben eine deutlich erhöhte Komplikationsrate, die mit dem Zeitpunkt der Teilung der Fruchtanlage in zwei Individuen korreliert. Die monoamniote Mehrlingsschwangerschaft hat ein 40%iges Risiko des Verlustes eines Feten allein aufgrund von Nabelschnurkomplikationen. Die monochoreale Plazentaanlage kann die Ausbildung eines feto-fetalen Transfusionssyndroms mit hoher fetaler Mortalitätsrate bedingen.

Etwa zwischen der 17. und 20. SSW sollte eine sonographische **Screeninguntersuchung auf fetale Fehlbildungen** im Rahmen der pränatalen Diagnostik angeboten werden. Im Hinblick auf ein kindliches Down-Syndrom besteht heute die Möglichkeit, das Risiko nicht unter Berücksichtigung des Alters alleine, sondern unter gleichzeitiger Berücksichtigung der Serum-Parameter AFP, HCG und unkonjugiertem Östriol abklären zu lassen (sog. **Triple-Test**). Frühzeitige intrauterine Wachstumsretardierungen sind bei gleichzeitigem Vorhandensein morphologischer Auffälligkeiten mit einer hohen Inzidenz an Aneuploidien assoziiert.

Zur **Karyotypisierung** bieten sich mehrere Verfahren an, die sich im Diagnosezeitpunkt und in der -dauer unterscheiden. Die historisch größte Erfahrung besteht bei der Fruchtwasseruntersuchung **(Amniozentese)**. Diese Technik wird meist ab der 15. SSW durchgeführt, kann aber auch bereits in der 13./14. SSW erfolgen (*sog. Frühamniozentese*). Das Ergebnis liegt aber wegen der zur Karyotypisierung erforderlichen Zellkultur in der Regel frühestens nach 2 Wochen vor. Neben der Gewinnung fetaler Zellen zur Karyotypisierung dient die Amniozentese auch der Ermittlung der **Alpha-Fetoprotein-Konzentration** bei Verdacht auf Neuralrohrdefekte.

Bildungsorte von Alpha-Fetoprotein sind die fetale Leber und der Dottersack. Über den kindlichen Urin gelangt es in das Fruchtwasser. Die AFP-Konzentration in fetalem Serum erreicht in der 13. SSW ein Maximum, in maternalem Serum dagegen erst in der 30. SSW aufgrund einer veränderten Plazentaschranke. Der Quotient des maternalen Serums zum FW-Spiegel beträgt etwa 1 : 1000. Aufgrund eines zusätzlichen Austritts von AFP durch Neuralrohrdefekte ist die Konzentration im Fruchtwasser und konsekutiv im maternalen Serum erhöht.

An **Amnionzellen** können auch *biochemische Untersuchungen* zum Ausschluss von Stoffwechselleiden sowie *Einzelgenuntersuchungen* durchgeführt werden.

Schließlich gelingt durch Amniozentese auch der Nachweis einer Reihe weiterer diagnostisch wertvoller Parameter von der quantitativen Bestimmung der Bilirubinoide mittels des Liley-Diagramms zur Überwachung hämolytischer Erkrankungen bei fetaler immunologischer Anämie (z. B. Rhesus-Inkompatibilität) bis zur Abschätzung der fetalen Lungenreife durch Ermittlung des Lecithin/Sphingomyelin-Quotienten (L/S-Ratio). Liegt der L/S-Quotient über 2, so wird die Wahrscheinlichkeit für ein hyalines Membransyndrom (Surfactant-Mangel in der Lunge) unter 5% angegeben.

Zur Karyotypisierung in der Frühschwangerschaft ab der 9. SSW steht bereits die **Chorionzotten-Diagnostik** zur Verfügung.

Der Karyotyp nach Chorionzotten-Aspiration liegt nach sog. Direktpräparation in derselben Woche und als Kulturergebnis bereits in der auf den Eingriff folgenden Woche vor.

Weiterhin kann die Choriondiagnostik im Zusammenhang mit der *Polymerase-Kettenreaktion* (PCR) zur Diagnose einiger plazentarer Virusinfektionen in ausgewählten Fällen bereits eingesetzt werden. Auch die Diagnose *monogener Erbleiden* ist durch die Chorionzottenbiopsie deutlich bezüglich des Schwangerschaftsalters vorverlegt.

In der **30. SSW** steht die Diagnostik des *kindlichen Wachstums* im Vordergrund. Bei Nachweis einer Retardierung ist eine dopplersonographische Untersuchung der A. uterina und der A. umbilicalis zur Diagnose einer Plazentainsuffizienz sinnvoll. Die fetale Zustandsdiagnostik lässt sich durch die **doppler-sonographische Untersuchung** der fetalen Aorta descendens und der A. cerebri media des Feten ergänzen.

Darüber hinaus erfolgt ab dem II. Trimenon eine Überwachung des Feten durch die Kardiotokographie (CTG), auch im Rahmen der Schwangerschaftsvorsorge vor dem Termin (s. Abschnitt 5.1.1).

Zur Diagnostik im letzten Trimenon gehört neben der allgemeinen fetalen und maternalen Diagnostik auch die Ermittlung von möglichen Risiken unter der Geburt.

Die **Beckendiagnostik** gibt Auskunft über den Geburtskanal und unter Berücksichtigung der kindlichen Maße über die Möglichkeit der spontanen Entbindung (s. Abschnitt 3.8.2).

Die Austastung des Beckens über dem Beckeneingang im vorangehendem Teil des Feten wird mit zwei Fingern vaginal durchgeführt. Ist das Promontorium und die Linea terminalis digital nicht auszutasten, so kann in der Regel von einem ausreichend weiten Beckeneingang ausgegangen werden. Insbesondere bei *Beckenendlage* (s. Abschnitt. 6.1.3) und dem Ziel einer spontanen Entbindung kann eine röntgenologische Zusatzdiagnostik mittels einer Computertomographie (CT) oder in jüngster Zeit eine Magnetresonanztomographie (MRT) zur Ermittlung der Beckenmaße nötig werden (s. Abb. 6.10 und 6.11).

Als obligat ist durch die Deutsche Gesellschaft für Gynäkologie und Geburtshilfe ein weiterer **Screeningtest** zur Erfassung des **Gestationsdiabetes** eingeführt worden. Unabhängig vom Nüchternzustand der Frau soll im II. Trimenon mit der Gabe von 50 g Glukose in geeigneter oraler Lösung nach einer Stunde die kapilläre Blutglukosekonzentration gemessen werden. Werte von > 140 mg/dl gelten als positiv und legen eine Diagnostik des Gestationsdiabetes mittels eines oralen Glukosetoleranz-Tests (oGTT) nahe. Dieser wird nach 12-stündiger Nahrungskarenz mit 75 g Glukose durchgeführt. Die kapillären Blutglukosespiegel vor Applikation bzw. 1 und 2 Stunden danach erlauben die Diagnose dieser Kohlenhydrattoleranzstörung. Eine entsprechende Diät bzw. blutzuckertagesprofilabhängig eine Insulinsubstitution für den Zeitraum der Schwangerschaft schließen sich an.

3.6.4.4 Impfungen in der Schwangerschaft

Kontraindiziert sind

- **Impfungen mit Lebendimpfstoff** gegen *Gelbfieber, Masern, Hepatitis, Tb*
- **Impfungen aus vitaler Indikation** oder bei drohendem Infektionsrisiko betreffen *Tetanus, Cholera, Tollwut, Polio* (nur Salk-Impfstoff, Totimpfstoff)
- **Eingeschränkt kontraindiziert** ist eine Impfung gegen *Grippe, Diphterie* und *Typhus*.

Im Rahmen der pränatalen Diagnostik stehen heute eine Reihe von differenzierten Untersuchungsmethoden bei **Infektionen in der Schwangerschaft** zur Verfügung. Bei sicherem Nachweis von IgM gegen *Röteln, Herpes* oder *Zytomegalievirus* (CMV) können je nach Erreger und Infektionszeitpunkt eine Plazentapunktion, eine Amniozentese oder eine Fetalblutanalyse Information über den Infektionsstatus des Feten geben.

Durch diese Methoden konnte die Schwangerschaftsabbruchrate bei nachgewiesener Infektion der Mutter deutlich gesenkt werden: Statt der bisher nur statistischen Beratung kann der *Placentatransfer* direkt geprüft werden.

Der Diagnose einer mütterlichen **Ringelrötelninfektion** mit Parvo-B-19-Virus ist in den letzten Jahren besondere Bedeutung zugekommen. Die meist endemisch auftretenden Parvovirusinfektionen führen zwar bei Erwachsenen häufig zu keiner oder nur zu einer milden, grippeähnlichen Symptomatik, können aber beim Feten schwere aplastische Anämien verursachen.

Die frühzeitige Diagnose über Ultraschall, IgM-Nachweis aus Nabelschnurblut und PCR ermöglicht bei intensiver pränataler Diagnostik eine rechtzeitige pränatale Therapie mit intrauterinen Bluttransfusionen durch ultraschallkontrollierte Chordozentesen, was bei etwa 12% der frischen mütterlichen Infektionen erforderlich wird.

Bei Nachweis einer frischen **Toxoplasmoseerkrankung** in graviditate sollte die Schwangere konsequent vor der 16. SSW mit Spiramycin und danach mit einer Kombination aus *Pyrimethamin* und *Langzeitsulfonamid* behandelt werden. Auch wenn diese Behandlung sehr effektiv ist, entscheiden sich manche Frauen wegen des Restrisikos zu einer pränatalen Diagnostik durch Chordo- bzw. Amniozentese.

3.6.5 Geburtsvorbereitung

Systematische Geburtsvorbereitung durch **Informationsveranstaltungen** für werdende Mütter und ggf. ihre Partner ermöglichen bereits vor der Geburt einen weitgehenden Austausch über den Geburtsablauf, die Geburtsmethoden und die Versorgung des Neugeborenen. Häufig werden die geburtsvorbereitenden Kurse in enger Kooperation zwischen Geburtshelfern, Hebammen, Kinderärzten und Kinderkrankenpflegepersonal durchgeführt.

Darüber hinaus werden besondere Methoden zur **psychologischen Vorbereitung** auf die Geburt angeboten, um Ängste, Schuldgefühle oder Fehlinformationen abzubauen, da Information auch eine Reduktion bestehender Ängste bedeuten kann.

Schwangerschaftsvorbereitungskurse nach *Read* oder *Lamaze* bzw. Methoden des autogenen Trainings können zu einer Geburtserleichterung beitragen.

Das Konzept der **Angst-Spannung-Schmerz-Syndrom-Kette** bei **Read** unternimmt den Versuch, die Schmerzhaftigkeit als Resultat einer tradierten Angst durch intensive Vorbereitung der Frau zu einer natürlichen, **angstfreien** Geburt zu vermeiden.

Der Ansatz von **Lamaze** geht von der gleichen Kette von Symptomen aus, begreift allerdings den Schmerz als Pawlow-Reflex der Angst. In seinem Ansatz wird besonderer Wert auf die positive Motivation zur Geburt mit dem Ersatz der Angst vor der Geburt durch die Freude auf das Kind gesetzt.

Besondere Beachtung sollte stets der **Schwangerengymnastik** unabhängig von anderen geburtsvorbereitenden Maßnahmen geschenkt werden. Zur gymnastischen Geburtsvorbereitung zählen insbesondere Lagerungs- und Entspannungsübungen, die Beckenbodenkräftigung sowie das Einüben der Bauch-, Hechel- und Pressatmung, um unter der Geburt mit der besonderen Atemtechnik zur Entspannung des vegetativen Systems den Geburtsfortschritt zu unterstützen und gleichzeitig eine optimale Oxygenierung des Kindes zu gewährleisten.

3.7 Konfliktsituationen in der Schwangerschaft – Schwangerschaftsabbruch

W. Holzgreve, E. Danzer

3.7.1 Rechtliche Aspekte

Eines der ethisch schwierigsten Kapitel in der Frauenheilkunde und Geburtsmedizin ist die Thematik des Schwangerschaftsabbruches. Neben *medizinischen* Fragen, welche z. B. die Sicherheit der verschiedenen Methoden betrifft, sind hier *juristische und weltanschaulich-religiöse Aspekte* angesprochen.

Anhaltende Diskussionen in der Öffentlichkeit und in den Fraktionen des Deutschen Bundestages nach der deutschen Vereinigung ausgelöst durch den Einigungsvertrag Artikel 31 Abs. 4 Satz 1, führten zu einer neuen gesetzlichen Regelung zum Schwangerschaftsabbruch. Diese trat am 1. Januar 1996 für das gesamte Bundesgebiet in Kraft. Die Rechtslage in beiden Teilgebieten Deutschlands ging in der Frage des Schwangerschaftsabbruchs weit auseinander, bis dato galt die sogenannte **Indikationsreglung** im früheren Bundesgebiet und die so genannte **Fristenregelung** in den neuen Ländern und Berlin-Ost.

Nach Angaben des Bundesamtes für Statistik (Schwangerschaftsabbrüche 1996 bis 1998. Wirtschaft und Statistik (WiSta) Heft 11/1999, hrsg. vom Statistischen Bundesamt.) war bis 1996 eine Beendigung der Schwangerschaft (früheres Bundesgebiet) gemäß § 218a StGB dann nicht strafbar, wenn die Schwangere den Schwangerschaftsabbruch wünschte und nach ärztlicher Erkenntnis der Abbruch notwendig ist, um eine Gefahr von der Schwangeren abzuwenden. Dieser Tatbestand war insbesondere in folgenden vom Gesetzgeber genannten Fällen erfüllt – **Indikationsregelung:**

- wenn nach ärztlicher Erkenntnis eine Gefahr für das Leben der Schwangeren oder die Gefahr einer schwerwiegenden Beeinträchtigung ihres körperlichen und seelischen Gesundheitszustandes besteht und diese nicht auf andere für sie zumutbare Weise abgewendet werden kann **(medizinische Indikation)**
- um von der Schwangeren die Gefahr einer schwerwiegenden Notlage abzuwenden **(soziale Indikation)**
- wenn nach ärztlicher Erkenntnis dringende Gründe für die Annahme sprechen, dass das Kind in Folge einer Erbanlage oder schädlichen Einflüssen vor der Geburt an einer nicht behebbaren Schädigung seines Gesundheitszustandes leiden würde, die so schwer wiegt, dass von der Schwangeren die Fortsetzung der Schwangerschaft nicht verlangt werden kann **(embryopatische Indikation)**
- wenn nach ärztlicher Erkenntnis an einer Schwangeren eine rechtswidrige Handlung begangen worden ist oder dringende Gründe für die Annahme sprechen, dass die Schwangerschaft auf einer strafbaren Handlung beruht **(kriminologische Indikation);** mit Einwilligung der Patientin kann der Arzt eine Auskunft bei der Staatsanwaltschaft einholen und etwa vorhandene Ermittlungsakten einsehen.

Die Indikation musste von einem Arzt (**ohne** Beteiligung des den Schwangerschaftsabbruch ausführenden Arztes) gestellt werden und eine einschlägige Beratung der Schwangeren durch eine autorisierte Person durchgeführt werden. Der Schwangerschaftsabbruch war nur in den ersten 12 bzw. bei dem Vorliegen einer embryopathischen Indikation bis zur 22. Schwangerschaftswoche (das entspricht in der Regel 24 Wochen nach dem ersten Tag der letzten Regelblutung) erlaubt.

In der ehemaligen DDR musste der behandelnde Arzt auf der Grundlage der damals geltenden Rechtsvorschrift die Schwangere über die medizinische Bedeutung eines Schwangerschaftsabbruchs aufklären. Der Schwangerschaftsabbruch musste innerhalb von 12 Wochen (post menstruationem) im Krankenhaus erfolgen **(Fristenregelung).**

Erst mit dem Urteil des Bundesverfassungsgerichtes von 1993 war es möglich, die gesetzlichen Regelungen zur Beendigung der Schwangerschaft für Gesamtdeutschland neu zu regeln. Die Vorgaben des Bundesverfassungsgerichtes wurden im **Schwangeren- und Familienhilfeänderungsgesetz (SFHÄndG)** von 1995 genauer ausgeführt. Folgende Grundsätze gelten für den Schwangerschaftsabbruch:

Schwangerschaftsabbrüche sind grundsätzlich strafbar. Es gelten folgende Ausnahmen:

1. Beratungsregelung: Der Abbruch ist nicht strafbar,

- wenn die Schwangerschaft innerhalb von 12 Wochen nach der Empfängnis durch einen Arzt abgebrochen wird
- wenn die schwangere Frau die Abruptio verlangt
- wenn die Schwangere dem Arzt durch die Bescheinigung einer anerkannten Beratungsstelle eine mindestens 3 Tage zurückliegende Schwangerschaftskonfliktberatung nach § 219 StGB nachgewiesen hat.

2. Indikationsstellung

Eine Terminierung der Schwangerschaft ist nicht rechtswidrig im Falle:

- einer **medizinischen Indikation**, wenn der Schwangerschaftsabbruch unter Berücksichtigung der gegenwärtigen und zukünftigen Lebensverhältnisse notwendig ist, um Lebensgefahr oder die Gefahr einer schwerwiegenden Beeinträchtigung des körperlichen oder seelischen Gesundheitszustandes der schwangeren Frau abzuwenden; in diesen Fällen besteht **keine** zeitliche Begrenzung.
- einer **kriminologischen Indikation** bis zur 12. Woche nach der Empfängnis, wenn drin-

gende Gründe für die Annahme sprechen, dass die Schwangerschaft auf einem Sexualdelikt beruht (sexueller Missbrauch von Kindern, Vergewaltigung, sexuelle Nötigung oder sexueller Missbrauch Widerstandsunfähiger).

In seiner Urteilsbegründung hat das Bundesverfassungsgericht – neben der **Schutzpflicht** für das ungeborene Leben – auch eine **Beobachtungspflicht** gefordert, um die Wirkung des Gesetzes zu prüfen und gegebenenfalls Nachbesserungen und Korrekturen vorzunehmen.

Ein **Schwangerschaftsabbruch bei einer Minderjährigen** kann auch **ohne Einwilligung** der **Erziehungsberechtigten** durchgeführt werden, wenn die Minderjährige dies ausdrücklich wünscht und nach ärztlicher Erkenntnis über die genügende Einsichtsfähigkeit verfügt, wirksam in den Eingriff einwilligen zu können. Wünschen die Eltern den Schwangerschaftsabbruch, während die minderjährige Schwangere das Kind austragen will, ist der **Wille der Minderjährigen entscheidend**. In Deutschland müssen vorgenommene Schwangerschaftsabbrüche an das Statistische Bundesamt in Wiesbaden **gemeldet** werden.

Der **Arzt** muss vor einer Terminierung der Schwangerschaft den Schwangerschaftskonflikt, in dem die Frau steht, im Rahmen ärztlicher Erkenntnismöglichkeit eingehend mit der Frau erörtern, prüfen und beurteilen. Eine Einwilligung und Bestätigung der Beweggründe der Schwangeren ist damit nicht verbunden. Der Arzt muss allerdings prüfen, ob die Schwangere die Abruptio innerlich bejaht oder von außen gedrängt wird. Insbesondere soll der Arzt die Frau auf die Tragweite des Eingriffs, d. h. die darin unweigerlich enthaltene Zerstörung von Leben und eventuell psychische Folgen des Schwangerschaftsabbruchs hinweisen, er soll jedoch die Schwangere nicht unnötig verängstigen.

- Der Arzt muss ausschließen, dass **das Geschlecht des Kindes** innerhalb der 12-Wochen-Frist der Frau oder Dritten mit Ausnahme des ärztlichen Personals bekannt wird, es sei denn eine derartige Mitteilung wäre medizinisch indiziert.
- **Kein Arzt** kann gezwungen werden, an einem Schwangerschaftsabbruch (mit Ausnahme des medizinisch indizierten) teilzunehmen, und aus einer Weigerung dürfen keine beruflichen Nachteile erwachsen.

Sowohl für die medizinische wie auch kriminologische Indikation besteht eine Leistungspflicht der gesetzlichen Krankenkassen.

3.7.2 Methoden des Schwangerschaftsabbruchs

Bei den Methoden des Schwangerschaftsabbruches wird zwischen chirurgischen und medikamentösen Verfahren unterschieden. Zu den chirurgischen Verfahren werden die **Vakuumaspiration** mit und ohne Dilatation, die klassische **Kürettage,** die **Evakuation** mit der Abortzange sowie die **vaginale** und **abdominale Hysterotomie** gezählt. Für die medikamentöse Terminierung der Schwangerschaft kommen **Prostaglandine** und **Antigestagene** zum Einsatz. Im Individualfall hängt das Vorgehen im Wesentlichen vom Schwangerschaftsalter, dem Vorhandensein von präexistenten Erkrankungen, dem gleichzeitigen Bestehen anderer therapiebedürftiger Krankheiten sowie den Kontraindikationen und substanzspezifischen Nebenwirkungen der abortauslösenden Medikamente ab.

3.7.2.1 Chirurgische Methoden

Absaugen und Kürettage: Hierzu wird zunächst eine **bimanuelle Untersuchung** vorgenommen, die über die Größe und Lage des Uterus sowie die Stellung der Zervix zum Corpus uteri (Anteflexio-Retroflexio) orientieren soll, sowie eine **Ultraschalluntersuchung,** da exakte Kenntnisse über Schwangerschaftsalter, Lage der Frucht und anatomische Besonderheiten des Uterus von großer Wichtigkeit für die Durchführung eines operativen Eingriffes sind. Je nach Schwangerschaftsalter ist ein unterschiedliches Vorgehen notwendig. In der Regel erfolgt vor Beginn des Eingriffs eine Scheiden- und Zervixdekontamination. Bei der Terminierung der Schwangerschaft vor der 6. Schwangerschaftswoche ist eine vorherige Dilatation des Zervixhalses nicht immer notwendig. In ausgewählten Fällen kann eine Abruptio dann auch ohne Narkose erfolgen. Bei Schwangerschaftsabbrüchen nach der 6. Schwangerschaftswoche ist, vor der Absaugung eine Dilation z. B. durch Hegarstifte unumgänglich. Das notwendige Ausmaß der mechanischen Dilatation ist von der embryonalen Kopfgröße abhängig. Der zu erreichende Durchmesser in Millimeter entspricht ungefähr dem Alter der Schwangerschaft in Wochen. Aufgrund der durch die Dilatation hervorgerufenen Dehnungsschmerzen werden diese Eingriffe in Lokal- bzw. Allgemeinanästhesie durchgeführt. Um mögliche Verletzungen der Zervix oder des Uterus zu vermeiden, können intrazervikal oder vaginal Prostaglandine präoperativ appliziert werden. Unter dem Einfluss der Prostaglandine kommt es zur Abnahme der zervikalen Festigkeit und eine nachfolgende Dilatation wird wesentlich vereinfacht. Wenn das Rohr zum Absaugen eingeführt wird, muss dieses in seiner Biegung der Uterusposition angeglichen werden. Das angesaugte Gewebe sollte daraufhin untersucht werden, ob es fetale Anteile enthält. In Abhängigkeit der Erfahrung des Operateurs kann eine Nachkürettage notwendig sein. Die wesentlichen Vorteile einer Vakuumaspiration sind die schnelle Entfernung des Gewebes, der geringe Blutverlust sowie das seltene Auftreten schwerer Komplikationen.

Aufgrund der stärkeren Gewebstraumatisierung bei der so genannten **klassischen Kürettage** und der damit verbundenen Aktivierung des Gerinnungssystems ist mit einer verstärkten Blutungsneigung zu rechnen. Da die Gebärmutter stumpf kürettiert wird, kann es erforderlich sein, den Embryo bzw. Feten oder auch Plazentaanteile mit einer Abortzange zu entfernen. Hierbei wird der Embryo bzw. der Fetus oft in Einzelteilen entfernt, eine postoperative Überprüfung der Vollständigkeit ist daher immer durchzuführen.

3.7.2.2 Medikamentöse Methoden

Im Gegensatz zu den *chirurgischen* Methoden bieten die *medikamentösen* auch die Möglichkeit der Selbstapplikation. Ferner können die zum Einsatz kommenden Medikamente zur Vorbereitung und Erleichterung chirurgischer Schwangerschaftsabbrüche genutzt werden und als selbstständige Verfahren zur Induzierung einer Abruptio im II. Trimester, wenn eine übliche operative Methode nicht mehr ohne weiteres durchführbar ist, dienen.

Prostaglandine (PG): Der Wirkmechanismus beruht auf der Fähigkeit dieser Substanzen, auch in der Frühschwangerschaft Uteruskontraktionen herbeizuführen (s. Abschnitt 3.5.2). Die wichtigsten zur Abortinduktion eingesetzten Prostaglandine sind das PGF_2-alpha, das PGE_2, sowie das **16-Phenoxy-PGE_2**. Weitere klinisch wichtige Porstaglandine sind das 15-Methyl-PGF_2-alpha und das 15-Methyl-PGE_2.

Sowohl PGF_2-alpha und PGE_2 sind i. v. und intravaginal appliziert worden, ebenso Prostaglandinanaloga. Bei den PGE-Analoga sind gastrointestinale Nebeneffekte seltener, wobei Brechreiz und Diarrhö insgesamt doch noch in bis zu 50% der Fälle vorkommen. Auch Uterusschmerzen werden von 12% aller Frauen angegeben. Prostaglandine können auch im Zusammenhang mit *Antiprogestinen* wie *RU 486* eingesetzt werden. Bei Gabe von *Prostaglandin-E-Analoga* kommt es in 92–94% der Fälle zum kompletten Abort. PGE_2-Gel und -Tabletten können ebenfalls erfolgreich zur Vorbereitung der Zervix eingesetzt werden und resultieren manchmal schon in einer Ausstoßung des Schwangerschaftsproduktes. Fiebrige Verläufe wurden in einigen Studien bei etwa 5% der Patientinnen beobachtet. In Tabelle 3.5 sind die Nebenwirkungen, Komplikationen sowie die Kontraindikationen für die prostaglandininduzierte Abruptio zusammengefasst.

Antigestagene (AG): AG führen zu einer Hemmung der Progesteronwirkung, wodurch der Uterus eine spontane Aktivität entwickelt und das Myometrium leichter auf Prostaglandine anspricht. *Mifepreston* (RU 486) ist ein Progesteronrezeptorblocker im Myometrium, Endometrium und in der Dezidua. 24–36 Stunden nach Administration des Antiprogestins setzt eine gesteigerte *Sensitivität gegenüber Prostaglandin* ein. Untersuchungen in Frankreich, Großbritannien, Schweden und China zeigten, dass RU 486 bei 87% der Patientinnen nach einer einmaligen Dosis von 600 mg einen kompletten Abort verursacht. Diese Rate kann noch gesteigert werden, wenn RU 486 wiederholt über 2–4 Tage appliziert wird. Die besondere Effizienz von RU 486 im Zusammenhang mit der Applikation von PGE_2-alpha ist bewiesen dadurch, dass bis zur 7. Amenorrhöwoche die Rate kompletter Aborte bei der kombinierten Behandlung zwischen 90 und 100% liegt.

RU 486 hat wenig **Nebeneffekte**, und der Blutverlust ist gering, insbesondere bei gleichzeitiger Applikation von Prostaglandin. Obwohl Übelkeit

Tab. 3.5: Wichtige Kontraindikationen sowie Nebenwirkungen und Komplikationen von Prostaglandinen bei Schwangerschaftsabbrüchen.

Kontraindikation:	Glaukom (spastische Engstellung bzw. Verschluss des Tränenkanals durch PGE_2)
	Epilepsie (Kontraktion zerebraler Gefäße, Krampfauslösung durch verminderte Oxygenierung nach PGF_2-alpha-Applikation
	Spastische Bronchitis/Asthma (Dyspnoe und Asthmaanfall durch PGE_2, und PGF_2-alpha)
	Hypertonie (PGF_2-alpha erhöht den Blutdruck durch Steigerung des Gefäßtonus und des Gefäßwiderstands)
	Operationen am Uterus (durch PGE_2 und PGF_2-alpha ausgelöste Kontraktionen können eine Uterusruptur begünstigen)
Nebenwirkungen/ Komplikationen:	Übelkeit/Erbrechen/Diarrhö (Überstimulierung der glatten Muskulatur des Magen-Darm-Traktes durch PGE_2 und PGF_2-alpha)
	Gerinnungstörungen/Blutungen (durch Hemmung der Thrombozytenaggregation – PGE_2 und PGF_2-alpha)
	Allergische Reaktionen (aufgrund der entzündungsfördernden Wirkung von PGF_2-alpha)
	Zervix/-abriss (aufgrund von Dauerkontraktionen durch PGE_2, und PGF_2 alpha)

und Brechreiz vorkommen können, ist speziell die Diarrhö als eine der gefürchteten Prostaglandinnebeneffekte nicht vorhanden. Auch uterine Krämpfe, die bei Prostaglandinapplikation nicht selten vorkommen, werden bei der Gabe von RU 486 seltener beobachtet.

3.7.3 Techniken des Schwangerschaftsabbruchs im II. Trimenon

Neben der *Saugkürettage* und *Hysterotomie bzw. -ektomie* kommen zwischen der 12. und 16. Schwangerschaftswoche, vor allem aber bei noch weiter fortgeschrittenen Schwangerschaften Prostaglandine zum Einsatz. Die intra- und extraamniale Applikation von Prostaglandinen ist aufgrund der heute zur Verfügung stehenden uterospezifischen Prostaglandinanaloga verlassen worden. Speziell in den USA wird die **Dilations- und Evakuierungstechnik** auch im II. Trimenon sehr häufig eingesetzt, während diese Methode früher in der Regel nur bis zur 12. Schwangerschaftswoche eingesetzt wurde. Limitierender Faktor dieser Methode ist u. a., dass der Fetus nach dem Abbruch nicht mehr sorgfältig untersucht werden kann, was insbesondere im Zusammenhang mit der Beratung über ein Wiederholungsrisiko (z. B. bei Verdacht einer chromosomalen Störung) ein echter Nachteil ist. Die Instillation von hypertoner Kochsalzlösung bzw. hyperosmolarem Harnstoff sind in Deutschland obsolet.

An der Universitäts-Frauenklinik Münster wurden über 200 Schwangerschaftsabbrüche im II. Trimester durch **intraamniale Applikation von Ethacridin-Säure (Rivanol)** durchgeführt. Die Nachuntersuchungen ergaben, dass die Anwendung von **Ethacridin-Säure** extrem nebenwirkungsarm und subjektiv viel besser verträglich als die Prostaglandinapplikation ist, da der Gebärmutterhals zunächst von innen aufgeweicht wird, bevor Kontraktionen einsetzen. Da es sich um eine antiinflammatorische Substanz handelt, sind Entzündungen als eine bei jedem Schwangerschaftsabbruch gefürchtete Komplikation sehr selten, auch im Hinblick auf Nachblutungen und Perforationen ist diese in China tausendfach angewendete Methode sehr nebenwirkungsarm. Ein Nachteil ist, dass zwischen intraamnialer Applikation und Ausstoßung ein durchschnittliches Intervall von etwa 40 Stunden vergeht und deshalb eine einfühlsame Führung während der Abortinduktion durch den behandelnden Arzt notwendig ist.

3.7.4 Komplikationen des Schwangerschaftsabbruchs

Der Schwangerschaftsabbruch stellt eine Gefährdung der reproduktiven Gesundheit der Frau dar. In der Literatur schwanken die Angaben über das Auftreten von Komplikationen beim Schwangerschaftsabbruch zwischen 2,1–10%. Die Häufigkeit ist abhängig von

- dem Schwangerschaftsalter
- dem Schwangerschaftsstatus (intakt oder gestört)
- spezifischen Risikofaktoren der Schwangeren (Stoffwechselstörungen, Infektionen, Herz-Kreislauf-Erkrankungen, Uterusfehlbildungen)
- der Methode des Schwangerschaftsabbruchs.

Es werden **akute, frühe und späte Komplikationen** unterschieden (Tab. 3.6). Akutkomplika-

Tab. 3.6: Wichtige Komplikationen nach vorzeitiger Beendigung der Schwangerschaft.

Akute Komplikationen:	Zervixriss Uterusperforation Starker Blutverlust Parametritis Thrombose und Embolie Fieber > 38 °C Narkosezwischenfälle
Frühe Komplikationen:	Weiterbestehen der Schwangerschaft Zervixriss Perforation Mensdysregulationen Blutungen und/oder Anämien Aszendierende Genitalinfektion Rhesus-Immunisierung Thrombose und Embolie Postabortales Schmerzsyndrom Depression post partum
Späte Komplikationen:	Sterilität Extrauteringravidität Zervixinsuffizienz Spätabort Frühabort Depression post partum Rhesus-Isoimmunisierung

tionen treten während des Eingriffes bzw. innerhalb der ersten 24 Stunden nach dem Eingriff auf. Störungen, die innerhalb der ersten 6 Wochen nach dem Abbruch auftreten, werden als Frühkomplikationen bezeichnet. Spätkomplikationen sind Störungen, die oft erst nach Jahren Krankheitswert erlangen.

Eine sehr ernsthafte Komplikation des Schwangerschaftsabbruchs ist eine **Rhesus-Sensibilisierung** bei einer Rh-negativen Frau. Im I. Trimenon tritt dies ohne Schutz in etwa 4–7% aller Fälle auf. Daher wird empfohlen, nach einem Ersttrimesterabbruch mindestens 50 µg Rhesus-Immunglobulin zu applizieren. Im Zweittrimester sollte 300 µg Anti-D unmittelbar nach der Kürettage appliziert werden.

Zurückbleibende intakte Schwangerschaft: Insbesondere in den ersten 2 Wochen nach Ausbleiben der Menstruation, bei einer Extrauteringravidität, bei nicht erkannten Uterusanomalien sowie nach vorausgegangener Perforation ist die Gefahr des Weiterbestehens der Schwangerschaft gegeben. Eine Zunahme des Bauchumfangs in den folgenden Wochen sowie das Fortbestehen subjektiver Schwangerschaftszeichen weisen darauf hin, dass der Eingriff wahrscheinlich nicht erfolgreich verlaufen ist. Die Diagnose wird dann durch eine Tast- und Ultraschalluntersuchung sowie der Bestimmung des Schwangerschaftshormons (ß-HCG) gestellt. Für den behandelnden Arzt ergibt sich die schwere Entscheidung, ob ein erneuter Schwangerschaftsabbruch durchgeführt werden soll, da unabhängig von der primären Indikation, bei dem ersten Versuch die Schwangerschaft zu beenden, eine Verletzung der Frucht vorliegen kann. Eine exakte präoperative Diagnostik und eine histologische Untersuchung des Abortmaterials kann das Auftreten dieser Komplikation verringern.

Eine weitere wichtige Komplikation stellt die **unvollständige Ausräumung** der Gebärmutter dar. Diese wird entweder sofort, d. h. postoperativ oder erst nach einigen Tagen aufgrund von Sekundärerscheinungen wie vaginale Blutungen, Infektionen sowie Fieber bemerkt. Klinisch sichere Zeichen einer vollständigen Ausräumung der Gebärmutter sind nach Entfernung der Plazenta das Auftreten von schaumigem Blut und die Abnahme der Blutung. Bei Weiterbestehen der Blutung muss differentialdiagnostisch eine Uterusatonie bzw. eine Uterusverletzung von einer unvollständigen Ausräumung abgegrenzt werden. Unter Antibiotikaprophylaxe sollte eine erneute vorsichtige Kürettage erfolgen.

Uterusperforation: Infolge der Gewebstraumatisierung während eines operativen Eingriffs, bei Fehleinschätzung der Schwangerschaftsgröße oder der Stellung des Uterus, bei Unerfahrenheit des Operateurs bzw. der bei der Dilatation des Gebärmutterhalses angewandten forcierten Gewalt kann es, wenn auch selten, zu einer Perforation des Uterus kommen. Im Gegensatz zu einer Verletzung im Medianbereich in Richtung des Douglas'schen Raumes, ist bei Perforation in Richtung des parametranen Gewebes die Gefahr einer schweren Schädigung gegeben. Bei dieser seitlichen Verletzung des Uterus wird das Versorgungsgebiet der Arteria uterina tangiert. Es kann zu einer massiven Blutung in den Parametranbereich kommen.

Bei Verdacht auf eine Perforation des Uterus sollte die Patientin sorgfältig überwacht werden, um die Entwicklung einer akuten Unterbauchsymptomatik frühzeitig zu erkennen. Die Sicherung der Diagnose bzw. eine Therapie ist dann per Laparotomie bzw. Laparoskopie möglich.

Die **Letalität** eines Schwangerschaftsabbruchs zeigt eine starke Abhängigkeit vom Gestationsalter. Während in der 8. SSW nur zwischen 0,5 und 0,7 mütterliche Todesfälle auf 100 000 legale Schwangerschaftsabbrüche registriert werden, waren dies ab der 20. SSW bereits 22,9. Des Weiteren wird in der Literatur über eine Abhängigkeit der Letalität von der Methode diskutiert.

3.7.5 Selektiver Fetozid bei Mehrlingsschwangerschaften

Falls in einer Mehrlingsschwangerschaft die pränatale Diagnose diskonkordante chromosomale oder sonstige Anomalien erbringt und sich die Frage eines Schwangerschaftsabbruches stellt, kann dieser durch die ultraschallgesteuerte Applikation von Kaliumchlorid (KCL) intrakardial bei dem betroffenen Feten herbeigeführt werden. Die direkte intrakardiale Applikation von 5–15 mE KCL führt zu einem fetalen Herzstillstand und stellt eine komplikationslose Methode dar. Das Risiko für ein sog. *Dead fetus syndrome* mit disseminierter intravasaler Gerinnung scheint sehr gering zu sein. Dennoch wird eine 14-tägige Kontrolle der Gerinnungsparameter empfohlen. Bei monochorialen Schwangerschaften führt ein selektiver Fetozid aufgrund von plazentaren Gefäßverbindungen meistens zum intrauterinen Fruchttod der betreffenden Mehrlinge. Insbesondere bei diskonkordanten Anomalien, die letal sind und mit Problemen wie Polyhydramnie einhergehen, kann ein selektiver Fetozid die *Chancen für den Erhalt des gesunden Kindes in utero verbessern.*

3.7.6 Reduktionen bei hohen Mehrlingsschwangerschaften

Ein besonders schwerwiegendes Dilemma stellen hohe Mehrlingsschwangerschaften dar, die spontan selten sind, aber nach Ovulationsinduktion leichter auftreten können. Bereits bei Vierlingsschwangerschaften steigt das Risiko für ein schweres neurologisches Handicap bei jedem einzelnen Kind, insbesondere aufgrund der zu erwartenden Frühgeburtlichkeit, deutlich an, sodass schließlich das Lebensrecht der an sich unauffälligen Kinder abgewogen werden muss gegen die erheblichen Komplikationsraten für Mutter und Kinder. Da dieses Dilemma ethisch kaum zu lösen ist, sollten alle Versuche unternommen werden, die Entstehung von hohen Mehrlingsschwangerschaften zu verhindern. Falls diese aber doch eingetreten sind, haben einige Pränatalmediziner in Abwägung des Für und Wider sich bereit erklärt, mit der oben beschriebenen Technik der KCL-Applikation hohe Mehrlingsschwangerschaften auf Drillingsschwangerschaften zu reduzieren, um die Gesamtaussichten für einen problemlosen Ausgang der Schwangerschaft zu erhöhen.

3.7.7 Nachfolgeuntersuchungen nach Schwangerschaftsabbruch

Wenn ein Schwangerschaftsabbruch aus medizinisch (-embryopatischer) Indikation durchgeführt wird, ist die Diagnose postnatal zu bestätigen. Zur Diagnosefindung können neben einer sorgfältigen fetopathologischen Allgemeinuntersuchung Röntgenbilder oder Laboruntersuchungen indiziert sein, da z. B. bei den verschiedenen Formen der zystischen Nierendysplasien u. U. entweder ein kaum erhöhtes Wiederholungsrisiko, aber auch autosomal-rezessive Erbgänge mit 25%igem bzw. autosomal-dominante mit 50%igem Wiederholungsrisiko vorkommen. Nur eine *spezialisierte fetalpathologische Untersuchung* kann ausreichende Daten für eine adäquate Beratung liefern.

3.7.8 Psychologische Aspekte des Schwangerschaftsabbruches

Nach Angabe des Statistischen Bundesamtes (Statistisches Bundesamt, Fachserie 12, R3, 1999 „Schwangerschaftsabbrüche 1999 nach Beratungsregelung und Ländern") wurden 1999 in Deutschland insgesamt 126 776 Schwangerschaftsabbrüche registriert. Über die psychischen Komplikationen nach Schwangerschaftsabbruch liegen zahlreiche Untersuchungen vor. Es ist inzwischen gut bekannt, dass Frauen auch bei bewusster Entscheidung zum Schwangerschaftsabbruch sehr häufig danach längerfristig psychologische Probleme bei der Verarbeitung der Erfahrung haben. Die Häufigkeit und die Schwere psychischer Komplikationen sind im Wesentlichen von soziokulturellen Faktoren wie Partner, der Indikation, Akzeptanz der Abruptio, Offenheit der Beratung, Entkriminalisierung etc. abhängig. Etwa 10% der Frauen leiden nach Abruptio unter psychologischen Komplikationen wie sexuelle Dysfunktion, schwere depressive Phasen und Schuldgefühle, psychosomatische Dekompensation oder Suizid. Nicht selten sind ärztliche bzw. psychologische Intervention erforderlich.

Eigene Erfahrungen zeigen, dass Frauen, die während des Schwangerschaftsabbruches aus medizinisch (-embryopathischer) Indikation diesen zu verdrängen versucht haben und z. B. das Kind bewusst nicht angesehen haben, auch häufig schwerwiegendere Probleme bei der Verarbeitung haben als diejenigen, die sich aktiv, wenn auch in einem schmerzlichen Prozess, z. B. mit dem Anblick des abortierten Kindes, auseinander gesetzt haben.

Für manche Eltern ist es hilfreich, wenn sie nach unglücklichem Schwangerschaftsausgang, z. B. intrauterinem Fruchttod, das Kind beerdigen können, obwohl dies nach dem Personenstandsgesetz bei Abruptio nicht vorgesehen ist. Es erscheint wichtig, dass sich die im geburtshilflichen Bereich Tätigen bewusst sind, dass neben den Freuden der normalen Geburtshilfe gerade auch diejenigen Frauen und Partner Anspruch auf einfühlsame Betreuung haben, deren Schwangerschaftsverlauf unglücklich ist und möglicherweise sogar, z. B. bei pränatal festgestellten schweren und unheilbaren kindlichen Erkrankungen, mit einem Schwangerschaftsabbruch endete.

3.7.9 Internationaler Vergleich von Schwangerschaftsabbrüchen

Ein Internationaler Vergleich der Anzahl der legal durchgeführten Schwangerschaftsabbrüche (es wird die Anzahl der Schwangerschaftsabbrüche je 10 000 Frauen im Alter von 15–49 Jahren zugrunde gelegt) ist aufgrund unterschiedlicher Erfassungsmethoden sowie unterschiedlicher gesetzlicher Regelung nur bedingt möglich. Trotz allem zeigt sich, dass Deutschland neben Griechenland, Spanien und den Niederlanden (zwischen 1992 und 1997) zu den Ländern mit den geringsten Schwangerschaftsabbruchquoten gehört. Die höchsten Abbruchquoten wurden in osteuropäischen Ländern festgestellt (Russische Föderation, Rumänien, Ukraine, Estland). Die USA sowie Japan weisen ebenfalls Schwangerschaftsabbruchquoten auf, die über dem deutschen Wert liegen.

3.8 Regelhafte Geburt

J.W. Dudenhausen

Faktoren der Geburt sind das *Kind* (traditionell als Geburtsobjekt bezeichnet), der *Geburtskanal* und die *Geburtskräfte*.

3.8.1 Kind (Geburtsobjekt)

Das reife Kind ist etwa 52 cm lang und wiegt etwa 3400 g. Man unterscheidet **große Teile** (Kopf, Steiß, Rücken) und **kleine Teile** (Arme, Beine).

Geburtsmechanisch ist der **Kopf** von besonderer Bedeutung, man beschreibt am Kopf *Längsdurchmesser* (Abb. 3.26) und *Querdurchmesser* (Abb. 3.27) und tastet *Nähte* und *Fontanellen* (Abb. 3.28).

Wichtige Maße des **kindlichen Rumpfes:** Schulterbreite 12, -umfang 35 cm, Hüftweite 10–11, -umfang 27 cm.

Geburtsmechanisch wichtige Begriffe:

- Lage: Längsachse des Kindes zum mütterlichen Körper; normal: Längslage, *pathologisch: Querlage*
- Stellung: Stellung des kindlichen Rückens innerhalb des Uterus, Stellung des Rückens nach links (*1. Stellung*), Stellung des Rückens nach rechts (*2. Stellung*)
- Haltung: Die Haltung beschreibt das Verhältnis von kindlichen Teilen zueinander. Das Kind hält während der Geburt seinen Kopf gebeugt (normale Flexionshaltung) oder es hält seinen Kopf deflektiert (*pathologische Deflexionshaltung*).
- Einstellung: Beziehung des vorangehenden Kindsteiles zum Geburtskanal; normal: Hinterhauptseinstellung; *pathologisch: Stirneinstellung* oder *Beckenendeinstellung*.

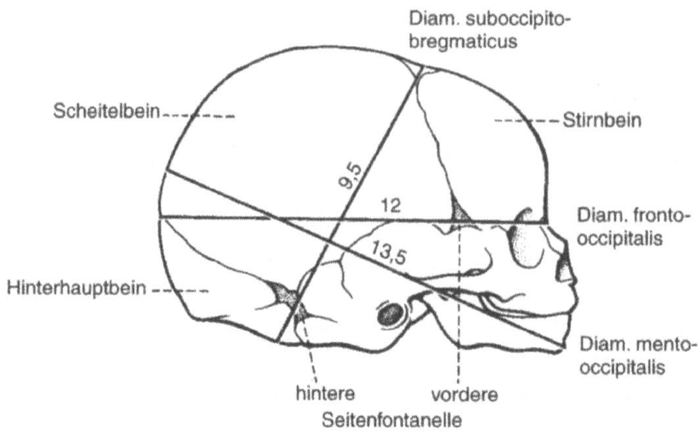

Abb. 3.26: Die 3 Längsdurchmesser und zugehörige Umfänge des Kopfes: kleiner schräger Dm. – Diameter suboccipito-bregmaticus (9,5 cm) bzw. Planum suboccipito-bregmaticum (32 cm), sog. kleines Hutmaß; gerader Dm. – Diameter fronto-occipitalis (12 cm) bzw. Planum fronto-occipitale (34 cm), sog. großes Hutmaß; großer schräger Dm. – Diameter mento-occipitalis (13,5 cm) bzw. Planum mento-occipitale (35 cm)

3.8.2 Geburtskanal

Das **knöcherne Becken** (Beckenring aus Os ilium, Os pubis, Os ischii, Os sacrum und Os coccygis) bestimmt Form und Richtung des Geburtskanals und dient der Befestigung des Weichteilschlauches. Im Bereich des querovalen **Beckeneinganges** gibt es folgende wichtige geburtshilfliche Punkte und Linien: das *Promontorium*, die *Linea terminalis* sowie die *geraden*, *queren* und *schrägen Durchmesser* (Abb. 3.29).

Der Beckeneingang begrenzt die **Beckenhöhle** (häufig als *Beckenmitte* bezeichnet), ein zylinderförmiger Raum, dessen Biegung um die Symphyse herum typisch ist (*Knie des Geburtskanals*). Die Verbindungslinie der Mittelpunkte aller geraden Durchmesser wird als *Führungslinie* bezeichnet (Abb. 3.30). Eine wichtige Markierung in der Beckenhöhle ist die Verbindung der Spinae ischiadicae, die *Interspinallinie.*

Der **Beckenausgang** besteht aus 2 fast senkrecht aufeinander stehenden etwa halbkreisförmigen Ebenen (Abb. 3.31), die von den Schambögen, der Symphyse, den Tubera ischiadica, den Ligg. sacrotuberalia und der Steißbeinspitze begrenzt werden.

Weichteilschlauch. Der nicht knöcherne Anteil des Geburtskanals (Weichteilschlauch) besteht aus einem inneren Schlauch (Abb. 3.32) und dem äußeren Anteil, der *Beckenbodenmuskulatur* (Abb. 3.33).

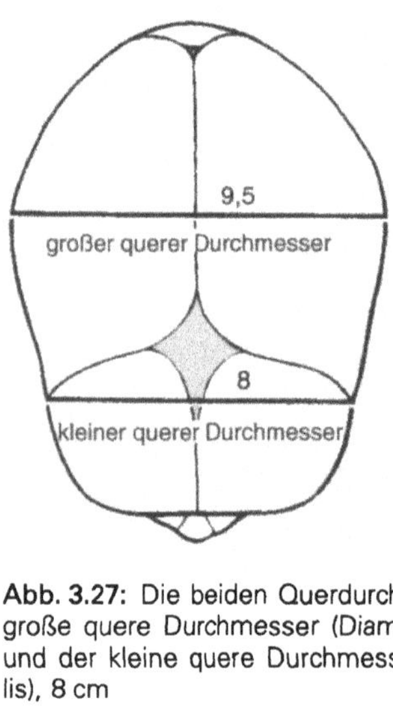

Abb. 3.27: Die beiden Querdurchmesser des Kopfes, der große quere Durchmesser (Diameter biparietalis), 9,5 cm und der kleine quere Durchmesser (Diameter bitemporalis), 8 cm

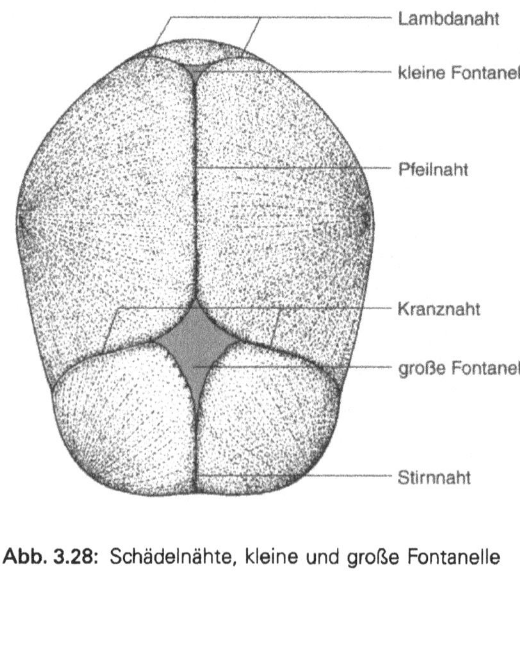

Abb. 3.28: Schädelnähte, kleine und große Fontanelle

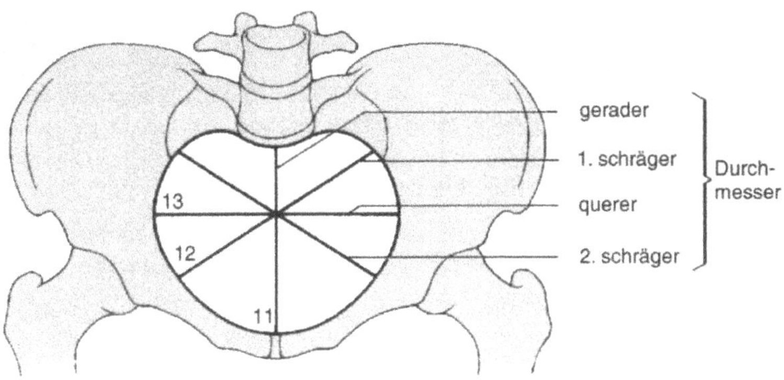

Abb. 3.29: Querovaler Beckeneingang: gerader, 1. schräger, querer, 2. schräger Durchmesser mit der jeweiligen Länge (in cm)

3.8.3 Geburtskräfte (Wehen)

Die Kontraktionen der Uterusmuskulatur (Wehen) führen zur Eröffnung des Muttermundes sowie zum Durchtritt des Kindes durch den Geburtskanal.

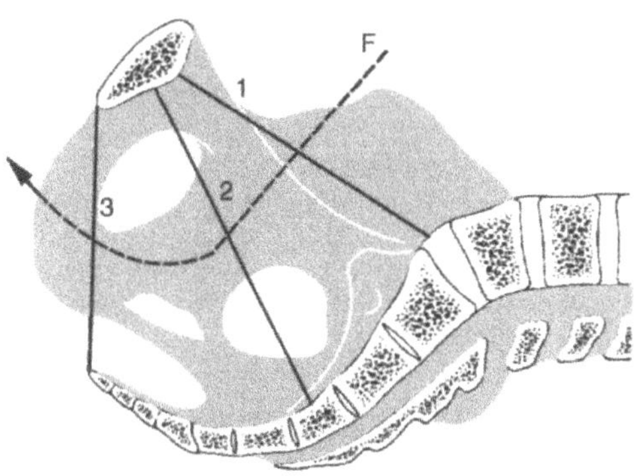

Abb. 3.30: Medianer Sagittalschnitt durch das Becken. 1 Beckeneingang, 2 Beckenhöhle (oder -mitte), 3 Beckenausgang, F Führungslinie mit Knie des Beckenkanals

Die **Arten der Wehen,** geordnet nach ihrer zeitlichen Folge gibt Abschnitt 3.5.1 wieder.

Mit Beginn der Geburt zeigt der Uterus eine *funktionelle Zweiteilung* in einen *oberen aktiven* und einen *unteren passiven* Abschnitt. Der obere aktive Abschnitt ist das Corpus uteri, der untere passive Abschnitt sind das untere Uterinsegment und die Zervix. Durch Kontraktionen des Corpus uteri **(Retraktion)** kommt es zur Dehnung und Erweiterung des passiven Uterusabschnittes **(Distraktion).** Die Grenze zwischen dem oberen und unteren Abschnitt ist der **Kontraktionsring.**

3.8.4 Ursachen des Geburtseintritts

Warum es nach etwa 280 Tagen der menschlichen Schwangerschaft zur Geburtsauslösung kommt, ist endgültig nicht geklärt. Es ist beim physiologischen Geburtseintritt am Ende der Schwangerschaft wahrscheinlich, dass parallel verlaufende **Reifungsvorgänge** (Plazentareife, fetale Reifung, Zervixreifung) mit weiteren **induktiven Faktoren** der Geburtsauslösung zusammengehen (zunehmende Oxytocinempfindlich-

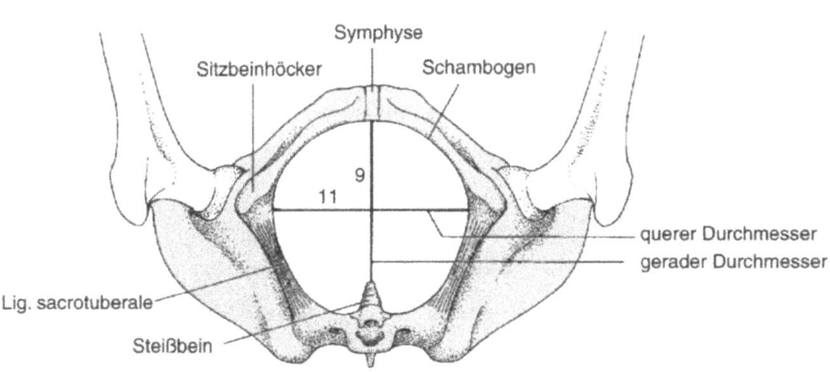

Abb. 3.31: Beckenausgang mit seinen beiden Durchmessern (in cm)

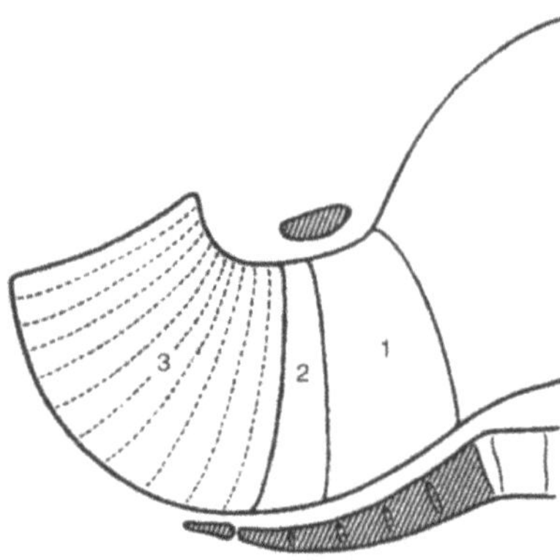

Abb. 3.32: Völlig ausgewalztes inneres Weichteilrohr am Ende der Austreibungsperiode von innen gesehen: 1 – unteres Uterinsegment, 2 – Zervikalkanal, 3 – Weichteilansatzrohr (Scheide und Vulva)

keit, zunehmende Oxytocinsekretion). Entscheidende Bedeutung kommt der gesteigerten Prostaglandinsynthese in der Dezidua und in den Eihäuten zu. Diese Produktionssteigerung wird durch lokalen Progesteronentzug, immunologische und nicht-infektiöse Entzündungsreaktionen erklärt, v. a. als Antwort auf einen bakteriellen Reiz und die Mediatorenfreisetzung wie Interleukin-1, Interleukin-6, Interleukin-8 sowie Tumornekrosefaktor (TNF). Interleukin-1 bewirkt darüber hinaus die Einwanderung von Leukozyten in die Zervix und eine dortige Steigerung der Kollagenase-Protease-Wirkung mit der Folge von Strukturänderungen des Zervixgewebes. Ob diese Regelkreisänderung letztlich durch eine **Triggerung vom Feten** in Form einer Oxytocinausschüttung erfolgt, ist heute endgültig nicht entschieden.

3.8.5 Geburtsmechanismus

Das Kind macht bei der normalen Geburt 5 wesentliche *Bewegungen* (Abb. 3.34) durch:

- Die **Flexion des Kopfes** führt zu einem günstigeren (kleineren) Kopfumfang für den Durchtritt.
- Die **Progressionsbewegung** ist eine Folge der uterinen Kontraktionen.
- Die **interne Rotation** geschieht, wenn der Kopf auf dem Beckenboden oder nahezu auf dem Beckenboden steht. Bei der normalen Geburt, bei der das Vorderhaupt nach vorn zeigt (vordere Hinterhauptslage), ist die Leitstelle auf dem Hinterhaupt bzw. in der Nähe der kleinen Fontanelle.
- Bei der **Deflexion** dreht sich der kindliche Kopf um die Symphyse, sodass die Stirn, das Gesicht, das Kinn geboren werden und in das Bett schauen.
- Die **externe Rotation** erfolgt, da die Schultern auf dem Beckenboden angelangt sind

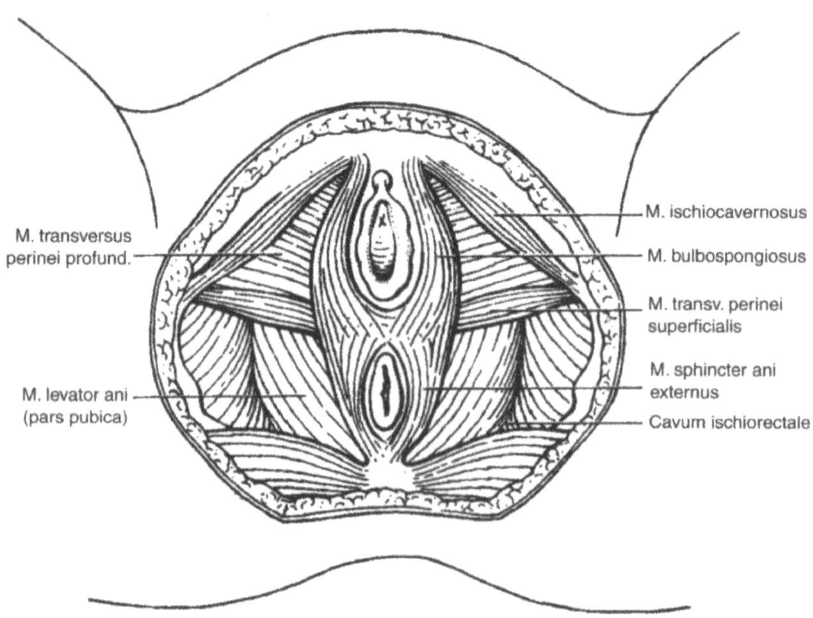

Abb. 3.33: Beckenbodenmuskulatur (außerhalb der Geburt). Unter der Geburt wird sie zum äußeren Schlauch ausgewalzt

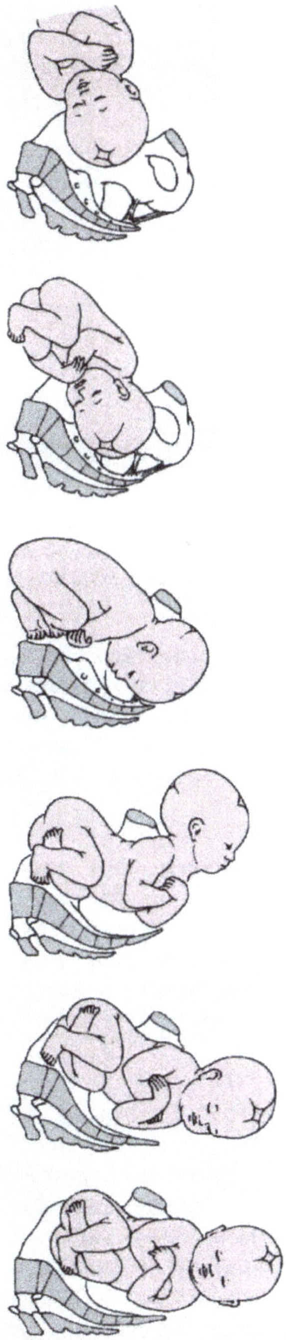

Abb. 3.34: Bewegungen des Kindes beim Durchtritt durch den Geburtskanal

und sich nun die Schultern in den geraden Durchmesser des längsovalen Beckenausgangs drehen müssen. Normalerweise erscheint zuerst die vordere Schulter unter der Symphyse und später die hintere Schulter.

3.8.6 Geburtsphasen

Die Geburt wird in *3 Phasen* geteilt:

- **Eröffnungsperiode:** Beginn mit regelmäßiger, zervixwirksamer Wehentätigkeit, Ende vollständiger Muttermund
- **Austreibungsperiode:** *Beginn* vollständiger Muttermund, *Ende* vollständige Geburt des Kindes
- **Plazentarperiode:** *Beginn* vollständige Geburt des Kindes, *Ende* vollständige Geburt der Plazenta

3.8.6.1 Leitung der Eröffnungsperiode

Die Eröffnungsperiode beginnt mit der regelmäßigen *Wehentätigkeit*, die zur *Eröffnung des Muttermundes* führt. Während der Eröffnungsperiode wird die Erweiterung des Muttermundes regelmäßig (etwa alle 2 Stunden) geprüft. Außerdem wird das Tiefertreten des Kindes durch die Höhenstandsdiagnostik überprüft.

Höhenstandsdiagnostik: Das Verhältnis des am tiefsten in das mütterliche Becken eingetretenen Punktes des vorangehenden Teiles **(Leitstelle)** zu der Interspinallinie (Abb. 3.35).

> Die Hauptfrage der Höhenstandsdiagnostik, nämlich *ob dieser Kopf in dieses Becken hineinpasst* bzw. darin tiefer tritt, wird entschieden durch die Größe des Beckeneingangs im Verhältnis zum wirksamen Kopfumfang.

Da das Verhältnis des Kopfumfanges zum Beckeneingang bei der vaginalen Untersuchung nicht zu klären ist, werden indirekte Maße für das Tiefertreten des kindlichen Kopfes verwendet, nämlich die *Leitstelle im Verhältnis zur Interspinallinie.*

Höhenstand des Kopfes bei *vaginaler Untersuchung*:

- *Beckeneingang:* Der Kopf steht so lange im Beckeneingang, wie die Leitstelle des Kopfes über der I-Linie zu tasten ist.
- *Beckenhöhle:* Der Kopf steht in Beckenhöhle, wenn die Leitstelle unterhalb der I-Linie zu tasten ist.
- *Beckenboden:* Der Kopf steht auf Beckenboden, wenn man den Finger nicht oder fast nicht mehr zwischen Kopf und Beckenboden einschieben kann.

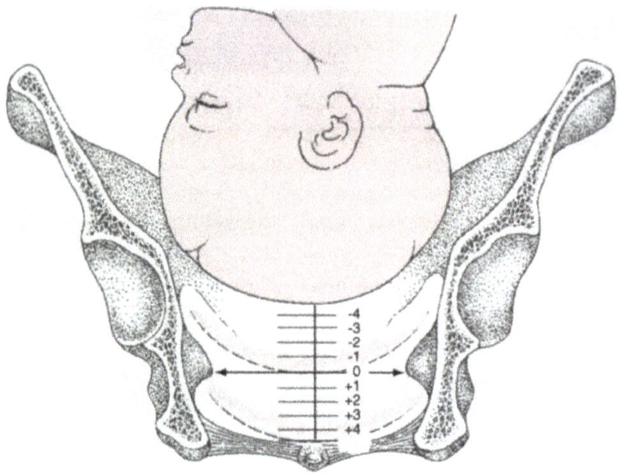

Abb. 3.35: Höhenstandsdiagnostik: Abstand der Leitstelle von der Interspinallinie (in cm)

- *Beckenausgang:* Der Kopf steht in Beckenausgang, wenn er in der Tiefe sichtbar ist.

Bei regelrechtem Verlauf *springt die Fruchtblase* in der *zweiten Hälfte der Eröffnungsperiode,* wenn der Muttermund nahezu oder vollständig eröffnet ist.

Arten des **Fruchtblasensprungs:**

- *rechtzeitiger Blasensprung:* Blasensprung am Ende der Eröffnungsperiode
- *frühzeitiger Blasensprung:* Blasensprung während der Eröffnungsperiode
- *vorzeitiger Blasensprung:* Blasensprung vor Beginn der Eröffnungsperiode (wichtige Unterscheidung: vorzeitiger Blasensprung bei reifem Kind oder vor 35+0 SSW)
- *hoher Blasensprung:* Blasensprung oberhalb des Muttermundbereiches bei erhaltenem unteren Blasenpol

Während der Eröffnungsperiode müssen das Kind überwacht (s. Abschnitt 3.9) und einige Vitalparameter der Mutter regelmäßig geprüft werden: Blutdruck, Pulsrate und die Temperatur (alle 2 Stunden). Die wichtigste Arbeit während der Eröffnungsperiode ist außerdem die Zuwendung des geburtshilflichen Teams zu der Gebärenden, unter Umständen die Bekämpfung des Geburtsschmerzes neben der Überwachung von Mutter und Kind. Die Befunde werden in ein *Partogramm* eingetragen.

Heute wird man der Gebärenden möglichst viel Freiraum einräumen bei der Wahl der Position, bei den Bewegungen, solange es Mutter und Kind gut geht. Diese Tatsache lässt sich durch die kontinuierliche Registrierung der kindlichen Herztöne und Wehentätigkeit objektivieren.

Wenn die Gebärende zu Liegen wünscht, so sollte sie nicht die Rückenlage wegen eines möglichen Vena-cava-inferior-Syndroms, sondern eine Seitenlage einnehmen (s. Abschnitt 3.3.3.3). Bei der Wahl der *Seitenlage* gilt die Lagerungsregel.

Praxishinweis, Lagerungsregel: Man lagert die Frau stets auf die Seite, auf der die Stelle des Kopfes ist, die tiefer und nach vorn treten soll, beispielsweise: kleine Fontanelle links vorn, Lagerung auf die linke Seite.

3.8.6.2 Leitung der Austreibungsperiode

Während der Austreibungsperiode wird das Kind so weit in das mütterliche Becken befördert, dass der Kopf auf dem Beckenboden ankommt. Nun beginnt der zweite Teil der Austreibungsperiode, der durch die Unterstützung der Wehenarbeit durch die Bauchpresse (Presswehen) gekennzeichnet ist, die **Pressperiode.**

Wirkung der Presswehen: Herauspressen des auf Beckenboden stehenden Kopfes im Bogen um die Symphyse herum. Dadurch Weitung des Weichteilschlauches auf Kopfdurchgängigkeit. Die Presswehen werden reflektorisch über die Nerven des Beckenbodens ausgelöst und durch aktive Mitarbeit der Schwangeren unterstützt.

Das **Mitpressen** muss zur *richtigen Zeit* erfolgen und *4 Voraussetzungen* erfüllen:

- Der Muttermund muss **vollständig** eröffnet und die **Blase gesprungen** sein.
- Der Kopf muss auf **Beckenboden** und die Pfeilnaht im **geraden Durchmesser** des Beckenbodens stehen.

Frühes Mitpressen sollte verhindert werden, da die Kreißenden durch zu frühe Presswehen erschöpft werden.

Während der Pressperiode muss das Kind kontinuierlich überwacht werden, da es die *gefährlichste Periode* der Geburt für das Kind ist.

Von praktischer Bedeutung ist vor allem in der Austreibungsperiode die Ausbildung und Beobachtung der **Geburtsgeschwulst.** Zu ihr kommt es so gut wie immer nach dem Blasensprung. Der Wegfall der Blase führt dazu, dass der Kopf jetzt von den Weichteilen des Geburtskanals umschnürt wird. Dieser zirkuläre Schnürring führt zur venösen Stauung und zu einem Ödem der Kopfschwarte.

Praxishinweis: Die Kopfgeschwulst (*Caput succedaneum*) findet sich immer an der Leitstelle, also bei I. Schädellage in der Umgebung der kleinen Fontanelle und dem rechten Scheitelbein, bei II. Schädellage in der Umgebung der kleinen Fontanelle auf dem linken Scheitelbein. *Je länger eine Geburt dauert, desto ausgeprägter wird die Geburtsgeschwulst.*

Von der Geburtsgeschwulst abzutrennen ist das **Kephalhämatom,** ein subperiostales Hämatom.

Eine wichtige Funktion während des Austreibens des Kindes hat der *Dammschutz,* der beim Durchschneiden des kindlichen Kopfes angewandt wird. Die Hauptaufgabe ist, das langsame Durchtreten des kindlichen Kopfes zu gewährleisten (Kopfbremse!).

Bei ungünstiger Weite des Weichteilschlauches, schlechten Herztönen oder operativen Entbindungen wird der **Dammschnitt** durchgeführt, bei dem man je nach Schnittrichtung eine *mediane* von einer *mediolateralen Episiotomie* unterscheidet. *Indikationen* sind: drohender Dammriss, Gefährdung des Kindes, frühgeborenes Kind, Beckenendlage, Zwillinge, operative Entbindung.

Nach Durchtritt des kindlichen Kopfes werden die **Schultern entwickelt.** Dazu macht das Kind eine äußere Rotation durch. Die nun im geraden Durchmesser des Beckenausganges stehenden Schultern werden in der Form entwickelt, dass der Kopf mit beiden Händen flach über dem Scheitelbein und den Wangen des Kindes gefasst wird und der Kopf mit diesem Griff dammwärts gesenkt wird, bis die vordere Schulter unter der Schamfuge erscheint. Nach Geburt der vorderen Schulter wird der kindliche Kopf nun zur Symphyse hin gehoben, dadurch wird die hintere Schulter über den Damm geleitet. Im Anschluss an die Geburt der Schulter wird in verlängerter Führungslinie des Beckens das Kind aus dem Becken heraus entwickelt.

3.8.6.3 Abnabelung

Das Neugeborene kann *sofort, früh* oder *spät abgenabelt* werden.

- Sofortabnabelung: Abklemmen der Nabelschnur unmittelbar nach Entwicklung des Kindes. Diese Form der Abnabelung ist beim Morbus haemolyticus fetalis indiziert.
- Frühabnabelung: Die Nabelschnur wird nach der ersten Versorgung des Neugeborenen etwa 1 Minute nach der Geburt abgeklemmt.
- Spätabnabelung: Die Nabelschnur wird nach Übertritt des Plazentablutes bzw. nach Sistieren der Nabelschnurpulsationen abgeklemmt.

Es gibt bei der normalen Geburt keine sachliche Begründung für die Bevorzugung oder Benachteiligung der Früh- bzw. Spätabnabelung. Bei Kindern, die eine Anämie haben oder die das *Risiko einer Anämie* aufweisen wie z. B. *Frühgeborene* oder *Mehrlinge,* sollte eine **Spätabnabelung** bevorzugt werden.

3.8.6.4 Leitung der Nachgeburtsperiode, Plazentarperiode

In der Nachgeburtsperiode wird die Lösung und Ausstoßung der Plazenta abgewartet.

Die Plazentarperiode ist durch die hohe **Blutungsgefahr** gekennzeichnet und muss daher besonders überwacht werden (s. u.).

Plazentalösung. Durch Kontraktionen und Retraktion des Uterus kommt es zu einer Verkleinerung der Innenfläche. Damit wird die Plazenta vollständig von der Innenwand gelöst, wobei deren Lösung bereits während der Austreibungsperiode beginnt. Die Ablösung erfolgt im mütterlichen Anteil, in der Decidua basalis. Dabei bildet sich zwischen der Uteruswand und der von ihr abgehobenen Plazentafläche ein *retroplazentares Hämatom,* das teilweise während oder nach Lösung der Plazenta aus der Scheide fließt. Die physiologische *Lösungsblutung umfasst etwa 300 ml.* Ablösung und Ausstoßung der Plazenta dauern, wenn keine medikamentöse Leitung der Plazentarperiode angewandt wird, etwa 20 min. Die **Blutstillung** an der Haftstelle nach Lösung und Ausstoßung der Plazenta wird durch folgende Faktoren hervorgerufen: durch die Kontraktion der Uterusmuskulatur, die zu einer Muskelligatur der Gefäße führt, und durch Gefäßthromben in den offenen Gefäßlumina der Plazentahaftfläche.

Lösungszeichen der Plazenta sind **Uterus-** (Kantungszeichen, Abb. 3.36) und **Nabelschnurzeichen** (Abb. 3.37). Tritt innerhalb von 30 Minuten keine Plazentalösung auf bzw. sind die Lösungszeichen negativ, besteht eine *verzögerte Lösung*.

Plazentaausstoßung. Das Hauptziel in der Leitung der Plazentarperiode besteht darin, **drohende Blutverluste** bei der Lösung und der Ausstoßung zu vermeiden. Daher sind die *medikamentöse Blutungsprophylaxe* (Schnellinfusion eines Oxytocin-Tropfes oder 3 IE Oxytocin i. v.) und **Plazentaentfernung durch Zug an der Nabelschnur** (Cord-Traction) heute die Methode der Wahl.

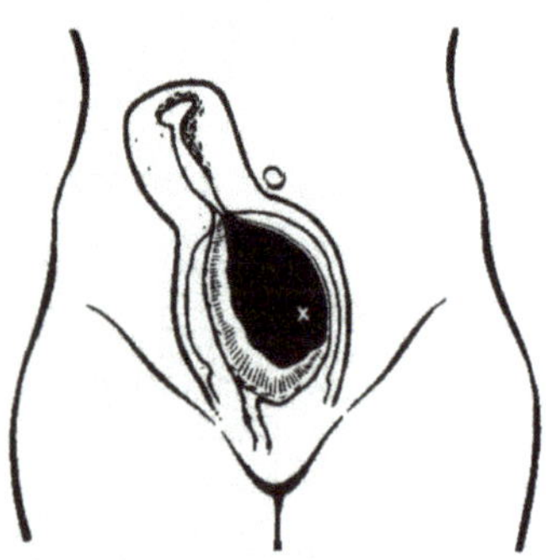

Abb. 3.36: Uteruszeichen. Die Plazenta liegt vollständig gelöst im unteren Uterinsegment. Der Uterus ist über die Plazenta hinweg nach oben rechts gestiegen und steht 2–3 Querfinger bis handbreit oberhalb des Nabels. Er ist schmal, hart und kantig

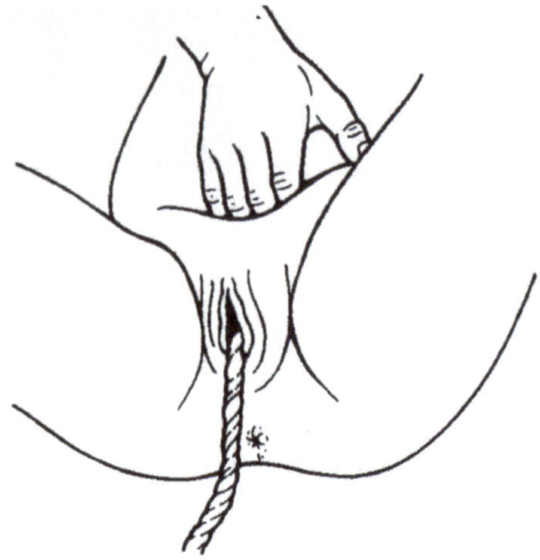

Abb. 3.37: Nabelschnurzeichen. Die zwischen Uterus und Symphyse promontoriumwärts eindringende Hand bewegt den Uterus nach oben. Zieht sich dabei die Nabelschnur zurück, so ist die Plazenta noch nicht gelöst

Der Plazentarperiode folgt die **Postplazentarperiode.** Sie umfasst die ersten beiden Stunden nach der Ausstoßung der Plazenta. In dieser Zeit sind die *Gefahren für eine Blutung groß,* daher benötigt die frisch Entbundene eine erhöhte Aufmerksamkeit. Dazu gehört die Kontrolle der Blutung und die Überwachung des Kontraktionszustandes der Gebärmutter.

Nach der Geburt der Plazenta muss die Plazenta geprüft werden, ob sie vollständig ist. Außerdem muss die Nabelschnur geprüft werden, ob 3 Gefäße durchschnitten worden sind.

3.8.7 Geburtsdauer

Die normale Geburtsdauer beträgt bei Erstgebärenden etwa 12, bei Mehrgebärenden etwa 8 Stunden.

Eine zulässige Höchstdauer einer Geburt ist schwierig anzugeben. Allgemein ist man heute der Ansicht, dass eine Geburt nicht länger als 24 Stunden dauern soll. Wichtiger als die Angabe der Geburtsdauer ist für die Geburtshilfe die Kontrolle des Geburtsfortschrittes. Diese erfolgt in einem *Partogramm.* Im Partogramm werden die Muttermundweite und der Höhenstand des vorangehenden Teiles sowie der Verlauf der Pfeilnaht dokumentiert.

3.9 Überwachung des Feten während der Geburt

J. W. Dudenhausen

Der Sauerstoffmangel während der Geburt kann den subpartalen Tod, den neonatalen Tod oder bleibende Schäden des Kindes verursachen. Daher wurden verschiedene Überwachungsverfahren zur **Erkennung des subpartalen Sauerstoffmangels** des Feten entwickelt.

- Auskultation der *kindlichen Herztöne* und Beachtung der *Fruchtwasserfarbe*
- **Kardiotokographie:** kontinuierliche Registrierung der Herzschlagfrequenz des Feten und der mütterlichen Wehen
- **Fetalblutanalyse:** Untersuchung des fetalen Säure-Basen-Haushaltes aus dem vorangehenden Teil des Feten.

3.9.1 Auskultation der kindlichen Herztöne

Die normale Herzfrequenz (Schläge pro Minute, SpM) des Kindes beträgt 110–150/min. Beträgt die Herzfrequenz in 3 aufeinander folgenden Wehenpausen jeweils unter 100/min, so ist mit einer Gefährdung des Kindes zu rechnen: sog. *schlechte Herztöne.*

Die diskontinuierliche Auskultation der kindlichen Herztöne mit dem Holztonrohr nach Pinard wird heute nicht mehr als gleichwertig mit der kontinuierlichen Überwachung (Kardiotokographie) empfunden.

3.9.2 Inspektion der Fruchtwasserfarbe

Grünes oder grünliches Fruchtwasser infolge eines vorzeitigen Mekoniumabganges bedeutet, dass das Kind einem Sauerstoffmangel unterlag oder unterliegt. Bei Fruchtwasserverfärbung ist die Kardiotokographie angezeigt.

3.9.3 Kardiotokographie (CTG)

Unter CTG versteht man die kontinuierliche Registrierung der *Herzschlagfrequenz des Feten* und der *mütterlichen Wehen.*

Die **Herzfrequenz** des Feten wird heute meist über einen *Ultraschallaufnehmer vom Bauch der Mutter* registriert. Als Rohsignal für diese Methode werden die Herzwandbewegungen benutzt. Aus dem Zeitabstand zweier Herzaktionen wird die Frequenz der Herzschläge berechnet und ausgedruckt (beat-to-beat-Methode).

Von den zur Verfügung stehenden Techniken zur **Wehenschreibung** (Tokographie) wird heute in der Regel die *externe Ableitung* über einen auf dem Bauch der Schwangeren befestigten Taststift benutzt. Die externe Registrierung der Wehen lässt Schlüsse zu über Häufigkeit und Abstand der Wehen, nicht über ihre Stärke (Abb. 3.38). Diese muss klinisch geprüft werden, indem die Änderung des Kontraktionszustandes der Gebärmutter durch die mütterliche Bauchwand ertastet wird.

3.9.3.1 Herzfrequenzmuster

Die klinische **Einteilung** der Herzfrequenzmuster erfolgt in 3 Gruppen: *langfristige, mittelfristige, kurzfristige* Herzfrequenzmuster.

- **Langfristige Herzfrequenzmuster: Basalfrequenz.** Die *normale* Herzfrequenz beträgt 110–150/min. Bei *Bradykardie* sinkt die Basalfrequenz länger als 3 min auf unter 110/min: leichte Bradykardie 100–109, schwere Bradykardie unter 100/min (Abb. 3.39). Bei *Tachykardie:* steigt die Basalfrequenz länger als 10 min auf über

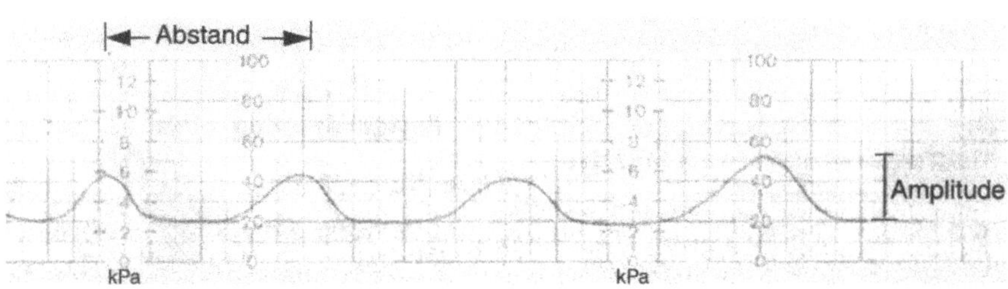

Abb. 3.38: Externe Wehenschreibung zur Feststellung der Wehenfrequenz, nicht jedoch der Wehenstärke (Amplitude)

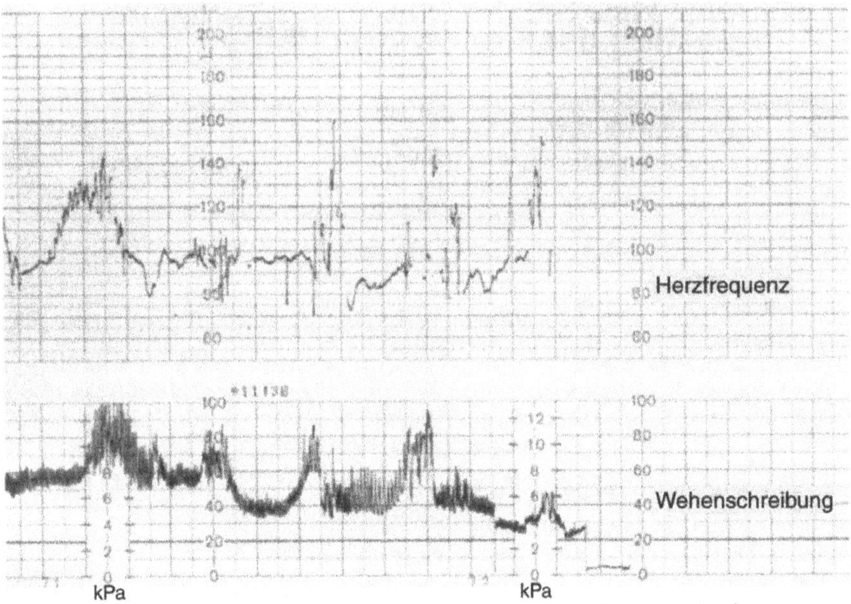

Abb. 3.39: Bradykardie in der Austreibungsperiode (Hf-Herzfrequenz)

150/min: leichte Tachykardie 151–160, mittelgradige Tachykardie 161–180, schwere Tachykardie mehr als 180/min (Abb. 3.40).

- **Mittelfristige Herzfrequenzmuster:** Akzelerationen bzw. Dezelerationen.
  Akzelerationen: Herzfrequenzanstiege, die sporadisch unabhängig von Wehen oder periodisch wehenabhängig auftreten können. Als Akzeleration wird ein Frequenzanstieg dann bezeichnet, wenn er länger als 15 sec dauert und eine höhere Amplitude als 15/min besitzt (Abb. 3.41). *Dezelerationen* (Abb. 3.42): Bei den wehenabhängigen Herzfrequenzabfällen unterscheidet man uniforme Dezele-

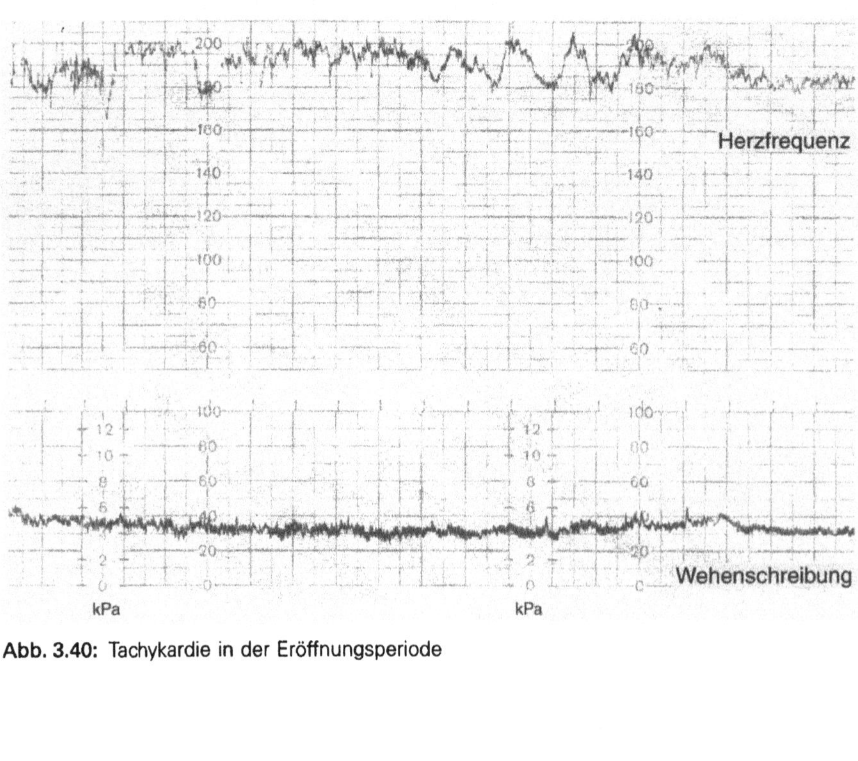

Abb. 3.40: Tachykardie in der Eröffnungsperiode

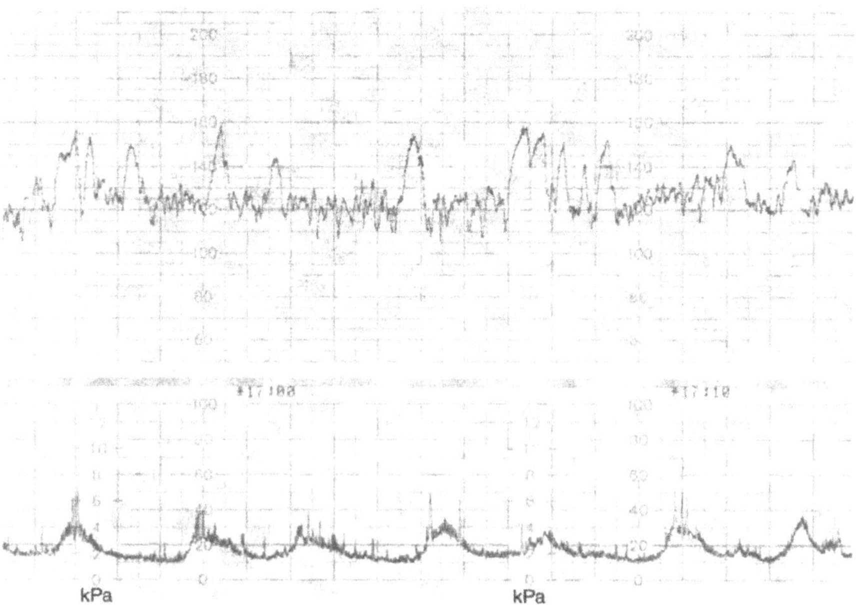

Abb. 3.41: Akzelerationen in der Eröffnungsperiode

rationen (*Früh-* und *Spätdezelerationen*) und nicht uniforme, *variable Dezelerationen* mit günstigen oder ungünstigen Zusatzkriterien (Abb. 3.43)

- **Kurzfristige Herzfrequenzmuster: Oszillationen.** Oszillationen sind gekennzeichnet durch die Oszillationsamplitude, Abstand der Umkehrpunkte: *silent* weniger als 5 SpM, *eingeschränkt undulatorisch* 5–9 SpM, *undulatorisch* 10–25 SpM und *saltatorisch* über 25 SpM.

Pathophysiologie. Diese Einteilung beruht auf pathophysiologischen Vorstellungen zur Regulation der Herzfrequenz des Feten, die biochemische, neurale und hämodynamische Faktoren umfasst. Eine Kompression des kindlichen Kopfes während der Wehen führt über die Stimulation des N. vagus zu einer wehensynchronen Verlangsamung der Herzfrequenz *(frühe Dezeleration).* Bei der Kontraktion der Gebärmuttermuskulatur kommt es zur Kompression der Spiralarterien beim Durchtritt durch die Ge-

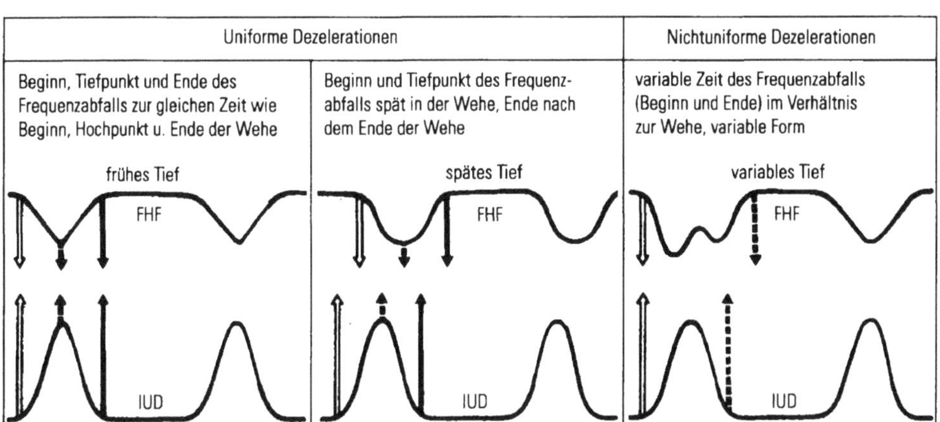

Abb. 3.42: Schema der wehenabhängigen Dezelerationen (FHF-fetale Herzfrequenz, IUD-intrauteriner Druck)

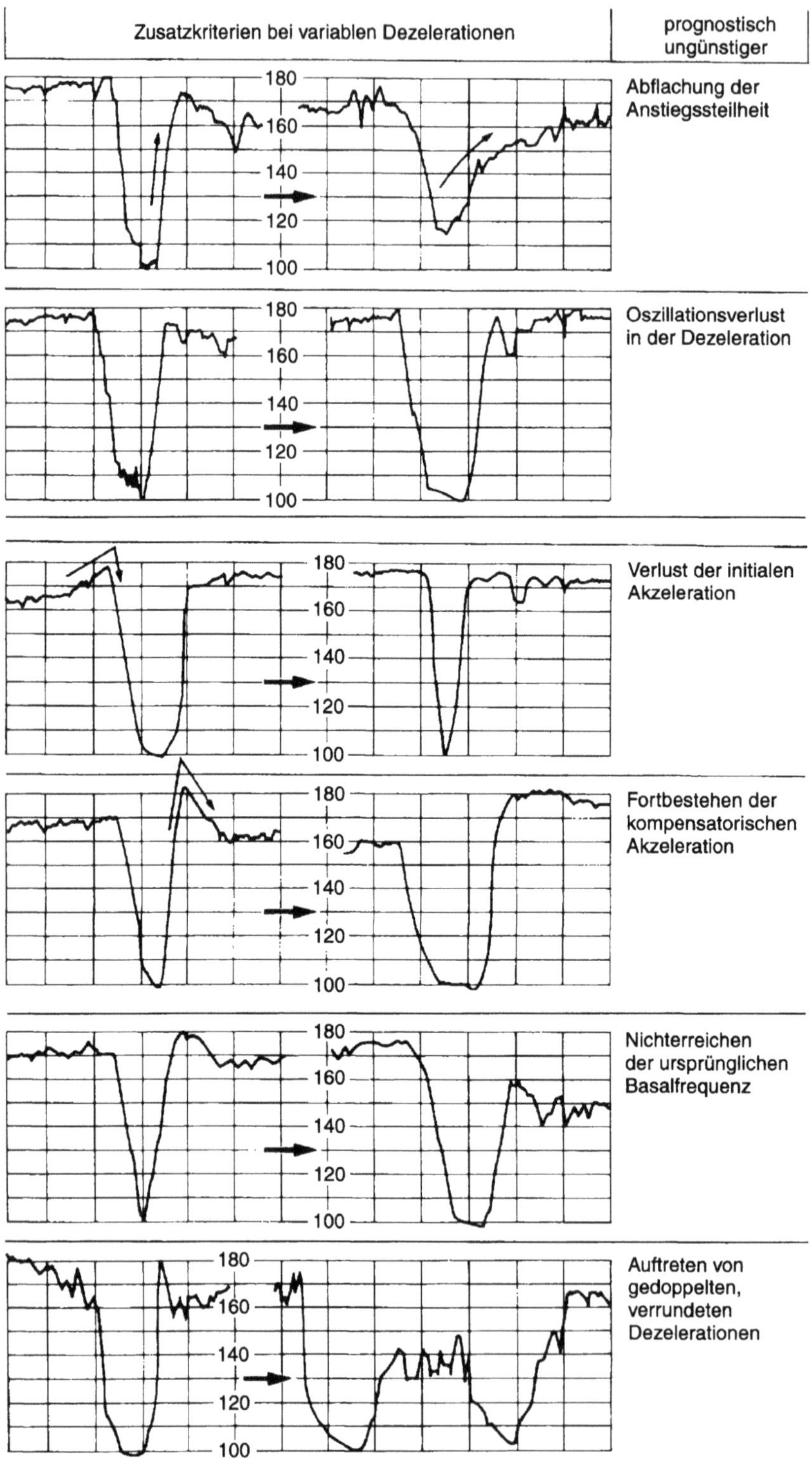

Abb. 3.43: Zusatzkriterien zur Beurteilung variabler Dezelerationen – prognostisch günstigere Muster links, prognostisch ungünstigere rechts (nach W. M. Fischer)

bärmutterwand und zu einer wehenabhängigen Durchblutungsminderung im uteroplazentaren Kreislauf. Dadurch kann es zu einem wehenabhängigen Sauerstoffminderangebot an den Feten kommen. Erleidet der Fet dabei einen Sauerstoffmangel, so sinkt die Herzfrequenz des Feten wehenabhängig und im typischen Fall sich erst nach der Wehe erholend ab *(späte Dezeleration)*. Unterbrechung des Nabelschnurkreislaufes durch Kompression der Nabelschnurvene oder der -arterien führt zu wehenabhängigen Herzfrequenzabfällen. Der damit gestörte venöse Blutrückfluss zum Fetus führt über Reflexe der Barorezeptoren zu einer wehenabhängigen *variablen Dezeleration* (Abb. 3.44).

Die **CTG-Befundung** sollte mit einem semiquantitativen CTG-Score erfolgen (Abb. 3.45).

3.9.3.2 Indikationen zur kardiotokographischen Überwachung während der Geburt

Heute wird bei allen Geburten eine lückenlose fetale Herzfrequenzüberwachung angestrebt, da

- ein Sauerstoffmangel frühzeitig erkannt und Spätschäden vermieden werden und
- klinisch und forensisch ein hohes Maß an Sicherheit gewonnen wird.

Die Frage, ob eine **intermittierende Überwachung** (Überwachungspausen von einer halben Stunde gegenüber einer Überwachungsphase von einer halben Stunde beispielsweise in der ersten Hälfte der Eröffnungsperiode) oder eine **diskontinuierliche Auskultation** der kindlichen Herztöne mit dem Herztonrohr nach Pinard der **kontinuierlichen Überwachung** unterlegen sind, ist mit letzter wissenschaftlicher Sicherheit noch nicht entschieden.

Die Gefahr einer Überdiagnostik und Übertherapie (unnötige operative Entbindungen) muss durch Zusatzuntersuchungen Rechnung getragen werden.

3.9.4 Fetalblutanalyse (FBA)

Die wichtigste Zusatzuntersuchung, einen fetalen Sauerstoffmangel zu erkennen, ist die *Fetalblutanalyse.*

CTG versus FBA. Die routinemäßige Überwachung des Feten während der Geburt erfolgt heute durch die *Kardiotokographie* s. o.: Da außer der fetalen Hypoxie auch andere Ereignisse die fetale Herzfrequenz beeinflussen, ist die Einschätzung des intrauterinen Zustandes des ungeborenen Kindes mit der Kardiotokographie al-

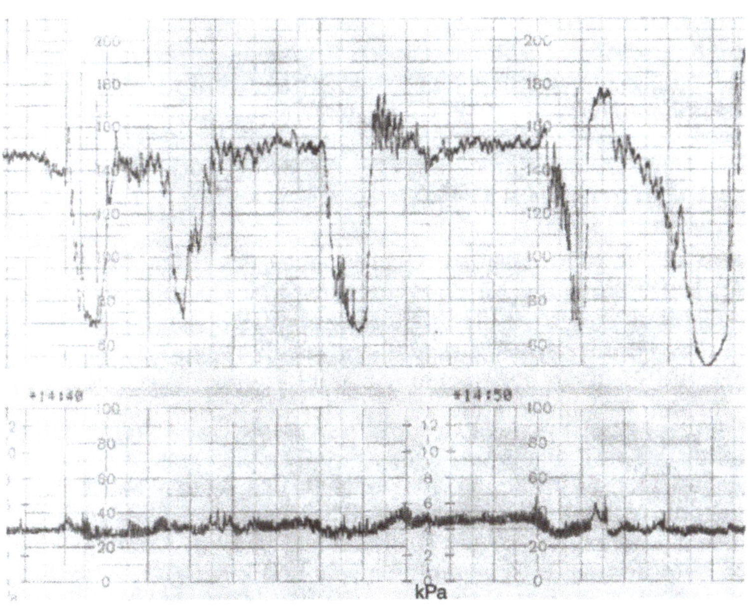

Abb. 3.44: Variable Dezelerationen bei ungenügender externer Wehenregistrierung

		0	1	2	Σ
basale FHF	Niveau (spm)	< 100 > 170	100–110 150–170	100–150	
	Bandbreite (spm)	< 5	5–10 > 30	10–30	
	Nulldurchgänge (n/min)	< 2	2–6	> 6	
FHF Alterationen	Akzelerationen	keine	periodische	sporadische	
	Dezelerationen	späte, variable mit prognostisch ungünstigen Zusatzkriterien	variable	keine, sporadisch auftretende Dip 0	
	Zustandsindex				

Registrierdauer: 30 min
Berücksichtigung des jeweils ungünstigsten Musters
zusätzliches Zeitkrierium für basale FHF: 10 min Mindestdauer [grau unterlegt]

Abb. 3.45: Score zur Beurteilung des fetalen Zustandes (nach Fischer et al.), entsprechend den FIGO-Richtlinien, geänderte Fassung, 1988. Es werden 5 Kriterien mit Punkten von 0–2 belegt, eine Punktezahl von 8–10 ist Ausdruck des physiologischen fetalen Zustandes. 5–7 Punkte lassen das Wohlergehen des Kindes prognostisch fraglich erscheinen. 4 Punkte und weniger sprechen für eine bedrohliche Beeinträchtigung des Feten

lein nur begrenzt möglich. Ihr kommt daher eine *Selektionsfunktion* für die Fetalblutanalyse zu, mit der die *sichere Diagnose* und *Gradeinteilung einer fetalen Hypoxie* möglich ist.

Pathophysiologie. Der Bestimmung von Größen des fetalen Säure-Basen-Haushaltes liegt die Vorstellung zugrunde, dass Störungen des Gasaustausches zwischen fetalem und mütterlichem Kreislauf zur *fetalen Azidose* führen. Kommt diese aufgrund eines Sauerstoffmangels und einer CO_2-Abgabestörung zustande, beispielsweise bei einer fetalen Zirkulationsstörung (Nabelschnurkomplikation) oder einer akuten Plazentainsuffizienz, so entsteht aus der *Hyperkapnie* eine *respiratorische Azidose*. Kommt die Azidose dadurch zustande, dass beim Sauerstoffmangel die anaerobe Glykolyse zur Laktatbildung führt, so entsteht eine *metabolische Azidose*:

Praxishinweis: Die Bestimmung von **aktuellem pH-Wert** und Basenüberschuss (BE) im fetalen Blut sind geeignet, das *Vorliegen* bzw. das *Ausmaß einer Störung* des Säure-Basen-Haushaltes zu erkennen.

Als Größe zur Bestimmung der metabolischen Azidität wird der Basenüberschuss benutzt. Die Entwicklung von Biosensoren ermöglicht die Laktat-Bestimmung im Fetalblut und damit die direkte Messung eines metabolischen Parameters des Säure-Basen-Haushaltes.

Neben der Festlegung des Adzidosetypes ist die Bestimmung wichtig für die Beurteilung der Progredienz einer Störung: Am Beginn einer Sauerstoffmangelsituation besteht eine respiratorische Azidose. Je länger der Sauerstoffmangel anhält, um so stärker wird der metabolische Charakter der Azidose. Den typischen Ablauf eines akuten Sauerstoffmangels sub partu zeigt Abb. 3.46.

Die Untersuchungen verschiedener Autoren haben übereinstimmend gezeigt, dass der pH-Wert normalerweise während der Geburt langsam sinkt (Abb. 3.47). Für den klinischen Gebrauch wurde eine Stadieneinteilung der erhöhten fetalen Azidität vorgeschlagen (Tab. 3.7).

Die fetalen Blutproben werden mit der **Fetalblutentnahmetechnik** nach Saling gewonnen (Abb. 3.48).

3.9.4.1 Indikation zur Fetalblutanalyse

Die Indikation zur Fetalblutentnahme wird bei *suspekten kardiotokographischen Herzfrequenzmustern* gestellt:

- Bradykardie zwischen 110 und 100/min von längerer Dauer als 10 min; Bradykardie unter 100/min sofort
- Späte oder variable Tiefs (3-mal und öfter aufeinander folgend)

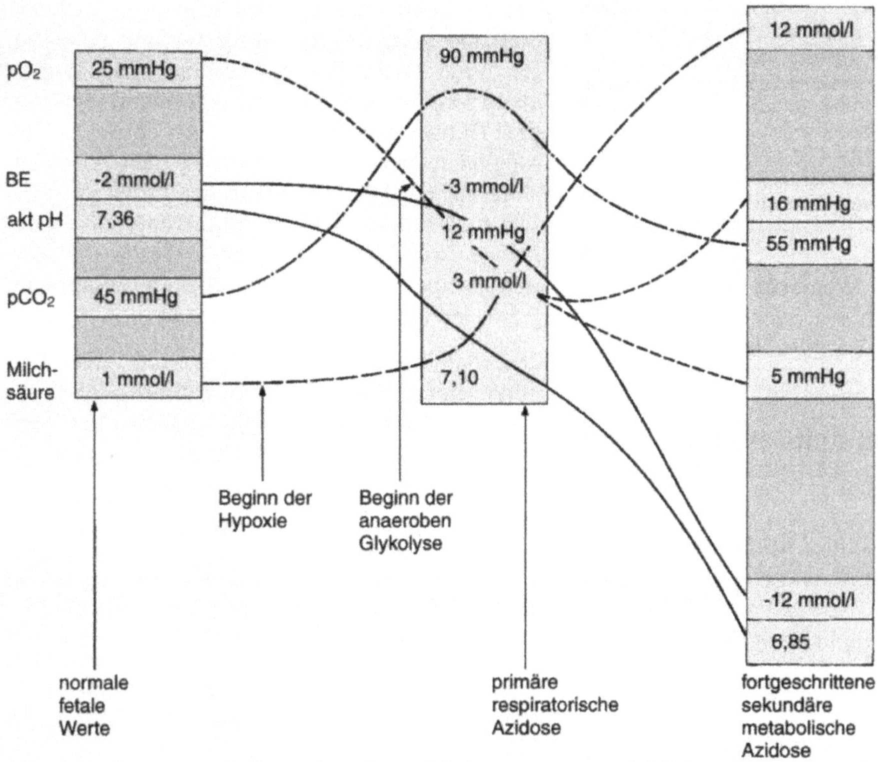

Abb. 3.46: Blutgase, pH, Basenüberschuss, BE (base excess) und Milchsäuregehalt des fetalen Blutes bei akutem Sauerstoffmangel (verändert nach Saling)

Steht bei diesen Indikationen der Kopf schon auf dem Beckenboden oder im Beckenausgang, kann die klinische Konsequenz einer vaginal-operativen Geburtsbeendigung auch ohne Fetalblutanalyse erfolgen, da der operative Eingriff verhältnismäßig gering ist und die Fetalblutentnahme einen Zeitverlust darstellt.

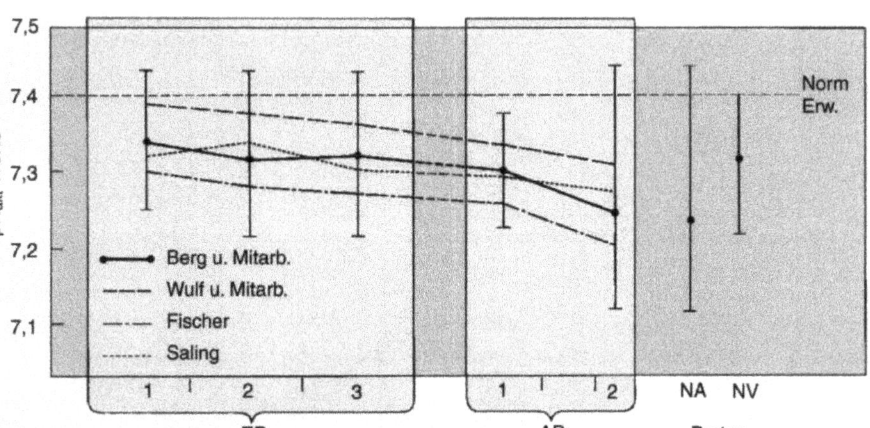

Abb. 3.47: Verlauf der pH-Werte sub partu nach verschiedenen Untersuchern. EP 1, 2 und 3: verschiedene Stadien der Öffnungsphase. A 1 und 2: frühe und späte Austreibungsphase. NA: Nabelarterie, NV: Nabelvene (nach Berg et al., Fischer, Saling, Wulf et al.)

Tab. 3.7: Stadieneinteilung der erhöhten fetalen Azidität während der Geburt (aus E. Saling: Das Kind im Bereich der Geburtshilfe. Stuttgart, Thieme 1966).

7,24–7,20	Präazidose (präpathologische Werte)
7,19–7,15	leichte Azidose
7,14–7,10	mittelgradige Azidose
7,09–7,00	fortgeschritene Azidose
6,99 und weniger	schwere Azidose

Die **Indikation zur Wiederholung** der Fetalblutanalyse ergibt sich aus dem Persistieren und möglicherweise der Verschlechterung der Herzfrequenzmuster.

3.9.4.2 Fetale und maternogene Azidose

Ein Absinken der fetalen pH-Werte ist Ausdruck eines Sauerstoffmangels und gilt als Alarmzeichen. Die wichtigsten **4 Ursachen** sind: Nabelschnurkomplikation, Plazentainsuffizienz, uterine Minderdurchblutung, schlechte (zu starke, zu häufige) Wehen.

Eine **maternogene Aziditätssteigerung** des Feten kann auf einfachste Weise durch gleichzeitige Bestimmung der Basenüberschuss-Werte bei Mutter und Feten diagnostiziert werden. Eine Blutgasmessung bei der Mutter sollte immer dann erfolgen, wenn die fetalen pH-Werte auf unter 7,30 reduziert sind. Liegt die Differenz der Basenüberschuss-Werte zwischen Mutter und Fet bei 3 mmol/l oder weniger, handelt es sich um eine maternogene Aziditätssteigerung beim Feten. Eine solche Situation zwingt nicht in gleichem Umfang wie die drohende fetale Hypoxie, die Geburt sofort operativ zu beenden. Ein möglicher Nachteil der maternogenen Aziditätssteigerung ist die Abnahme der Pufferreserven. Die maternogene Aziditätssteigerung soll in der *frühen Eröffnungsperiode* 10–20%, in der *Austreibungsperiode* 30–50% aller metabolischen Azidosen des Feten verursachen.

Die maternogene Aziditätssteigerung kann hervorgerufen werden durch mütterliche *Hyperventilation, Hungerzustand* oder diabetische Stoffwechselentgleisung, verstärkte *Wehentätigkeit.*

Differentialdiagnose. Die seltenen **Störungen der peripheren Zirkulation** am vorangehenden Teil des Kindes, die zur irrtümlichen Annahme einer fetalen Azidose führen könnten, gehen zumeist mit einem hochgradig ausgeprägten Caput succedaneum (Geburtsgeschwulst) einher. Durch das mehr aktive Vorgehen in der heutigen Geburtshilfe werden stark prolongierte Geburten jedoch immer seltener. Daher hat auch die Frequenz des hochgradig ausgeprägten Caput succedaneum stark abgenommen.

Praxishinweis: Die **intrauterine Hypoxie** tritt bei etwa 5% aller Schwangerschaften und Geburten auf. Sie ist mit etwa 30% eine wichtige Ursache der perinatalen Mortalität und zugleich für eine große Anzahl der frühkindlichen Hirnschäden verantwortlich zu machen.

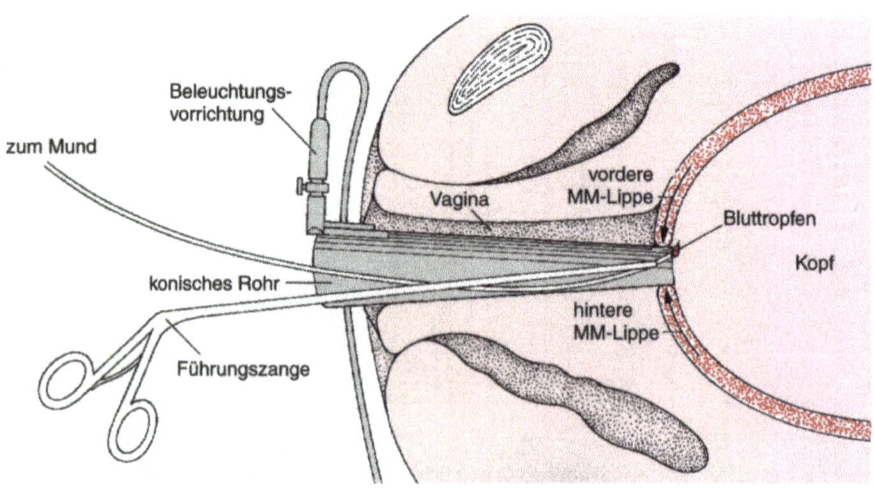

Abb. 3.48: Schema der endoskopischen Fetalblutentnahme, sog. Saling-Technik

Daraus ergibt sich für den Geburtshelfer die Bedeutung der frühzeitigen Diagnostik und konsequenten Therapie der intrauterinen Hypoxie.

Störungen der intrauterinen Sauerstoffversorgung können nach dem zeitlichen Verlauf als *akute* oder *chronische* Störungen ablaufen. Nach dem Ort der Störung unterscheidet man *mütterliche, uteroplazentare* oder *postplazentare* Ursachen der Sauerstoffminderung.

3.9.4.3 Therapie der intrauterinen Hypoxie

Therapeutische Möglichkeiten sind:

- Behandlung mütterlicher Grundkrankheiten, Volumensubstitution,
- *Tokolyse* in der Eröffnungs- und Austreibungsperiode,
- operative Entbindung und indirekte Therapie des Feten über die Mutter.

Vor allem bei den mütterlichen Ursachen der fetalen Hypoxie (Ventilationsstörungen, lageabhängige Störungen z. B. in Form des Vena-cava-inferior-Syndroms, Anämie, eklamptischer Anfall u. a.) besteht die Therapie in der Behandlung der Grundursache, z. B. Beatmung, Umlagerung, Volumensubstitution, antikonvulsive Therapie.

Die utero- und postplazentaren Ursachen werden häufig bei beginnender Wehentätigkeit oder bei Wehenpathologien manifest. Unter diesen Umständen ist die Tokolyse zur Verbesserung der Sauerstoffversorgung auf Dauer oder zur Überbrückung der sog. Entscheidungs-Entwicklungs-Zeit bis zum operativen Eingriff sinnvoll (*intrauterine Reanimation*). Wichtig ist, dass die vorübergehende Wehenhemmung nicht erst bei zu tief abgesunkenen pH-Werten einsetzt. Die Tokolyse ermöglicht, die Geburt fortzuführen oder die operative Entbindung auf vaginalem oder abdominalem Wege vorzubereiten. Die letztgenannten Entscheidungen werden nach geburtshilflichem Befund und nach dem Säure-Basen-Haushalt des Feten getroffen.

4. Normales Wochenbett

J. W. Dudenhausen

Wochenbett oder Puerperium nennt man die Zeit nach der Geburt der vollständigen Plazenta bis zum Ende der Rückbildung der durch Schwangerschaft und Geburt am Körper der Frau entstandenen Veränderungen. Dieser Prozess nimmt etwa 6–8 Wochen in Anspruch und ist gekennzeichnet durch folgende *4 Vorgänge: Rückbildungs-, Wundheilungsvorgänge, Laktation,* Wiederaufnahme der *Ovarialfunktion.*

4.1 Rückbildungsvorgänge

Folgende **Organe** werden auf ihre ursprüngliche Lage, Form und Beschaffenheit zurückgebildet: Uterus, Beckenboden, Bauchdecken, Beckengürtel, Blase, Darm; Rückbildung der Wassereinlagerung u. a.

Hormonstatus, Durchblutung. Bei der Ausstoßung der Plazenta fallen die Plazentahormone *HCG, HPL,* die *Gestagene* und *Östrogene* schlagartig aus. Außerdem führen die Wochenbettwehen zur Kontraktion der Gebärmutter und damit zu einer *Verminderung der Blutversorgung* der Uterusmuskulatur.

Bei den **Wochenbettwehen** werden neben einer stärkeren *Dauerkontraktion* die *rhythmischen Nachwehen,* die vor allem bei Mehrgebärenden in den ersten Wochenbettstagen auftreten, und die *Reizwehen* als Folge des Anlegens des Kindes an die Brust unterschieden. Diese Reizwehen werden durch den Saugreiz an der Brust über eine vermehrte Ausschüttung des wehenerregenden Oxytocins hervorgerufen. Die Wochenbettwehen führen zu einer verminderten Blutversorgung der Uterusmuskulatur und damit zu einem Abbau von Muskelfasern. Außerdem unterstützen sie die Ausstoßung des Wundsekrets aus der Gebärmutter (*Lochien*). Diese Vorgänge verursachen eine Gewichtsverminderung und Verkleinerung der Gebärmutter im Wochenbett von etwa 1000 auf 50–70 g. Die Verkleinerung der Gebärmutter ist kontrollierbar am **Stand des Uterusfundus** in den ersten Wochenbettstagen:

- Am 1. Tag etwa in Nabelhöhe, am 5. Tag etwa in der Mitte zwischen Nabel und Symphyse und am 10. Tag etwa in Symphysenhöhe.

Natürlich kann diese Größenveränderung der Gebärmutter **sonographisch** verfolgt werden.

4.2 Wundheilungsvorgänge

Zeichen der Wundheilung der Plazentahaftfläche ist der **Wochenfluss, die Lochien,** die sich in Farbe und Konsistenz charakteristisch verändern:

- 1.–3. Tag blutig, **Lochia rubra;** 4.–7. Tag braun-rot, dünnflüssig, **Lochia fusca**
- 2. Wochenbettswoche gelb, **Lochia flava;** ab 3. Wochenbettswoche weiß, **Lochia alba**

Die Beschaffenheit der Lochien sind ein Zeichen der Heilung der großen physiologischen Wundfläche, der Plazentahaftstelle, in der Uterushöhle. Die dort noch vorhandenen Dezidua- und Gewebsreste werden durch Einwanderung von Granulozyten, Lymphozyten und Phagozyten verflüssigt. Die Reste der Dezidua bilden den Grundstock für das neue Endometrium. Die Epithelialisierung der großen Wundfläche geschieht von den Drüsenresten der Endometriumdrüsen aus, die bei der Ablösung der Plazenta und der Eihäute stehen geblieben sind. Abgesehen von diesen Wundheilungsvorgängen bilden die korpuskulären Blutbestandteile aber auch einen Schutzwall gegen das Eindringen von Bakterien.

4.3 Laktation

Die Laktation im Wochenbett setzt eine *Mammo-* und *Laktogenese* voraus. Unter **Mammogenese** verstehen wir die von Östrogenen und Progesteron gesteuerte Entwicklung und den Aufbau der Milchdrüse zum funktionsfähigen Organ. Unter **Laktogenese** wird die Vorbereitung der Milchdrüse in der Schwangerschaft auf die Milcherzeugung verstanden. Diese Umwandlung geschieht durch den Einfluss von Östrogen und Progesteron, die Drüsenzelldifferenzierung wird aber auf das hypophysäre Prolaktin und das plazentare HPL zurückgeführt. Während der Schwangerschaft wird lediglich ein ganz geringes Volumen Vormilch (*Kolostrum*) gebildet, die plazentaren Steroidhormone hemmen eine weitere Sekretion.

Nach Ausstoßen der Plazenta und nach drastischem Abfall der plazentaren Steroidhormone wird die Milchsekretion in den Drüsenzellen angestoßen, **Galaktogenese.** Während des Wochenbetts wird die Laktation unterhalten. **Galaktopoese.** Für diese Galaktopoese ist der Saugakt an der Brust und die dadurch vermehrte Oxytocinausschüttung aus dem Hypophysenhinterlappen und die Prolaktinproduktion des Hypophysenvorderlappens eine entscheidende Voraussetzung.

Die Entleerung der Milch wird als **Galaktokinese** bezeichnet. Das Oxytocin regt die Kontraktion der Myoepithelien der Alveolarwand an, so dass die Milch durch Muskelkontraktion herausgepresst wird. Sie wird im Wesentlichen vom Saugreiz an der Brustwarze und von der Entleerung der Brust unterhalten.

Zusammensetzung der Milch. In den ersten Wochenbettstagen wird ausschließlich das *Kolostrum* gebildet. Etwa am 3. Wochenbettstag kommt es unter der Wirkung des Prolaktins zu einer vermehrten Galaktogenese, und bis Ende der 2. Wochenbettswoche wird die *Übergangsmilch,* später die *reife Frauenmilch* gebildet (Tab. 4.1).

4.4 Wiederaufnahme der Ovarialfunktion

Nach Ausstoßen der Plazenta und der dadurch bedingten abrupten *Senkung der Steroidhormone* fällt die Bremsung des Hypophysenvorderlappens aus. Damit werden wieder gonadotrope Hormone gebildet, wodurch die Ovarialfunktion wieder in Gang kommt.

Bei stillenden Frauen kommt der Regelkreis zwischen HVL und Ovarien häufig erst nach dem Abstillen in Gang. Das Ausbleiben der Regelblutung während der Stillzeit wird als *Laktations-Amenorrhö* bezeichnet. Häufig sind die ersten Zyklen nach Geburt und Wochenbett *anovulatorische* Zyklen. Bei nichtstillenden Frauen tritt meist 5–6 Wochen nach der Geburt die erste Blutung wieder auf. Auch hier gehen den Blutungen häufig keine Ovulationen voraus.

Praxishinweis: *Stillen, Laktations-Amenorrhö* und häufige *anovulatorische Zyklen* bieten **keine sichere Kontrazeption.**

Tab. 4.1: Wesentliche Bestandteile von Frauen- und Kuhmilch im Vergleich (in g pro 100 ml).

	Eiweiß	Fett	Laktose	Mineralien	Kalorien	Joule
Frauenmilch:						
Kolostrum	1,8	3,0	6,5	0,35	65	165
Übergangsmilch (4.–14.Tag)	1,5	3,8	6,5	0,25	70	290
reife Frauenmilch	1,3	4,0	6,0	0,23	70	290
Kuhmilch	3,5	4,0	4,5	0,7	70	290

4.5 Klinik des Wochenbetts

Die Hauptaufgabe während des Wochenbetts besteht darin, den normalen Heilungsablauf der großen Gebärmutterwunde zu kontrollieren und zu unterstützen. Normalerweise beträgt die *Pulsfrequenz* 60–80/min, die *Temperatur* ist unter 37° C. Neben der Kontrolle des Fundusstandes ist die Kontrolle der *Lochien* wichtig.

Sodann müssen die Wöchnerinnen auf die vermehrte *Urinausscheidung* im Wochenbett sowie die *Wochenbettsobstipation* hingewiesen werden.

Wochenbettgymnastik. Die Rückbildung der Veränderungen der Bauch- und Beckenmuskulatur wird ganz wesentlich durch eine Gymnastik unterstützt. Diese wird auch zu Vorbeugungen von Senkungen der Scheide und der Gebärmutter sowie zur Vorbeugung von Kreuz- und Rückenschmerzen empfohlen. Die Gymnastik sollte nicht nur während des klinischen Wochenbetts regelmäßig, sondern auch nach der Entlassung zu Hause von der Wöchnerin etwa 3–4 Monate durchgeführt werden.

Thromboseprophylaxe. Ähnlich wie die Gymnastik auch eine Kreislauffunktion hat, ist heute das Frühaufstehen als Thromboseprophylaxe anerkannt. Bei Wöchnerinnen mit einer Thrombosegefährdung (Adipositas, Diabetes, Zustand nach Beinvenen- oder Beckenvenenthrombose u. a.) ist neben dem Frühaufstehen eine Thromboseprophylaxe mit *Kompressionsstrümpfen* und eine *Low-dose-Heparinisierung* (beispielsweise 2 × 7500 I.E. Heparin s. c.) zu empfehlen.

4.6 Anleitung zum Stillen

Praxishinweis: Die Brusternährung des Neugeborenen ist für das Gedeihen der Kinder von großer Bedeutung. *Die Infektanfälligkeit von brusternährten Kindern ist erheblich niedriger als von Kindern mit künstlicher Ernährung,* so ist z. B. die Zahl von Darminfektionen, Dermatitiden, Rhinitiden, chronischen Pulmonalinfekten und Allergien geringer.

Es muss bei einer medikamentösen Behandlung im Wochenbett darauf geachtet werden, ob die **Medikamente in die Milch übergehen** und ob die **Mitbehandlung des Kindes gewünscht** oder unerwünscht bzw. gefährlich ist.

Stilltechnik. Die Wöchnerin muss angeleitet werden, die richtige Stilltechnik zu erlernen. Besonders das Stillen in den ersten Wochenbettstagen erfordert Geduld, da der Säugling erst lernen muss, den ganzen Warzenhof mit dem Mund zu erfassen und kräftig zu saugen. Die Mutter ist bei der Haltung zum Stillen anzuleiten (beispielsweise auch im seitlichen Liegen). Während des Saugens muss auf eine freie Nasenatmung des Kindes geachtet werden. Bei jeder Mahlzeit müssen beide Brüste nacheinander dem Kind gegeben werden, wobei die zuerst angelegte Brust jeweils gewechselt wird. Heute wird das Stillen ohne feste Anlegezeiten, das **Stillen nach Bedarf** (self demand feeding) bevorzugt. Dies bedeutet die jederzeitige Erfüllung des kindlichen Grundbedürfnisses nach Nahrungszufuhr und Mutterkontakt. Die einzelne Anlegezeit sollte auf 5–10 Minuten beschränkt sein. Auf diese Weise werden kleine Wunden an der Brustwarze vermieden, damit wird eine Prävention der Brustentzündung betrieben. Eine Brustmilchernährung für etwa 4 Monate wird heute empfohlen. In einigen Fällen wird das Trinken erschwert (*Stillschwierigkeiten*) oder unmöglich gemacht (*Stillhindernisse*). **Stillschwierigkeiten** sind z. B. Rhagaden oder ein geringes Volumen der Milch. Von Seiten des Kindes können Stillschwierigkeiten durch Trinkschwäche infolge einer Hyperbilirubinämie oder einer Lippen-Kiefer-Gaumenspalte (LKG) bestehen. Stillschwierigkeiten sollten mit geeigneten Maßnahmen überwunden werden. Beispielsweise lässt sich bei einer Lippen-Kiefer-Gaumenspalte durch eine entsprechende Plattenbildung am Gaumen diese Stillschwierigkeit frühzeitig beheben. Bei Milchstauung hilft die Anwendung eines Oxytocin-Nasensprays.

Unter **Stillhindernissen** verstehen wir die *Kontraindikationen zum Stillen:* z. B. offene Tuberkulose der Mutter oder HIV-Seropositivität.

4.7 Abstillen

Wird die Laktation gehemmt, bevor sie eingesetzt hat, sprechen wir von **primärem** Abstillen. Wird die bereits in Gang gekommene Laktation unterdrückt, liegt ein **sekundäres** Abstillen vor.

Heute wird in der Regel das Abstillen medikamentös durchgeführt. Mittel der Wahl sind die Hemmer der Prolaktinsekretion *Bromocriptin, Lisurid oder Cabergolin.* Beim medikamentösen Abstillen sind physikalische Abstillmaßnahmen nicht mehr nötig.

Sollte diese Therapie nicht durchgeführt werden, so sind **physikalische Maßnahmen** angezeigt und meist auch erfolgreich: *kalte Brustumschläge, fest sitzender Büstenhalter, verminderte Trinkmenge,* evtl. *Diuretika* per os.

5. Risikoschwangerschaft, Betreuung von Risikoschwangeren

Nach den geburtshilflichen Untersuchungen bei der ersten oder jeder weiteren Schwangerenuntersuchung ist zu entscheiden: Handelt es sich um eine normale Schwangerschaft oder handelt es sich um eine Schwangere, aus deren Anamnese oder aus deren Befunden sich Risiken für die Schwangerschaft ergeben?

Dabei müssen sowohl das **Risikomerkmal** erkannt als auch die besondere **Weiterbetreuung** der Schwangeren entschieden werden.

Es ist heute anerkannt, dass bei einer Frau mit einer normalen Schwangerschaft das Risiko für Mutter und Kind, im Zusammenhang mit der Schwangerschaft zu versterben, gering ist, während mit hinzutretenden Risikofaktoren perinatale Todesfälle häufiger werden. Dabei ist zu betonen, dass es sowohl verschiedene Auflistungen von Risikomerkmalen gibt als auch die Wertigkeit verschiedener Risikofaktoren unterschiedlich ist.

In der Auflistung einer immer größer werdenden Zahl von Risikofaktoren ist die Gefahr enthalten, dass Beziehungen zwischen Risikofaktoren und perinataler Mortalität immer unklarer werden.

Als Beispiel für anamnestische oder Befundrisiken wird der Mutterpass dargestellt (Abb. 5.1).

Anzustreben ist eine evaluierte Risikoliste, über die aber noch keine Einigkeit besteht. Die statistische Evaluierung einzelner Risikomerkmale ist schwer, da ein Risikomerkmal unter verschiedenen Bedingungen, beispielsweise des Alters oder des Sozialstatus, nicht unbedingt die gleiche Wertigkeit haben muss.

Betreuung der Risikoschwangeren. Die wichtigste Folge der Erkennung eines oder mehrerer Risikofaktoren in der Schwangerschaft ist die *besondere* Betreuung der Riskikoschwangeren. Da häufig allgemeine mütterliche Erkrankungen vorliegen, ist die *Kooperation mit anderen Fachdisziplinen* außerordentlich wichtig. Die besondere Betreuung der Risikoschwangeren auch aus primär geburtshilflicher Sicht erfordert eine Individualisierung des Behandlungskonzeptes: Je nach Risikofaktor müssen die Häufigkeit der Konsultationen festgelegt und der Einsatz geburtshilflicher Überwachungsmethoden angeordnet werden. Auch die Überweisung der Schwangeren in ein höhergradiges Zentrum ist zu überlegen: *Regionalisierung der Hoch-Risikoschwangerenberatung und -Geburtshilfe.*

Gerade die Betreuung der Risikoschwangeren ist eine Maßnahme zur Senkung der mütterlichen Sterblichkeit in Zusammenhang mit der Schwangerschaft, Geburt und Wochenbett sowie zur Senkung der perinatalen Mortalität des Kindes (Definition s. Abschnitt 3.6.1).

> Es ist heute anerkannt, dass durch die Schwangerenvorsorge, speziell die Risiko-Schwangerenvorsorge, die Müttersterblichkeit und die perinatale Moralität, aber auch die Morbidität gesenkt werden können. Hier sind als typische Beispiele die Früherkennung und die Vermeidung einer Frühgeburt sowie die Früherkennung und Behandlung der intrauterinen Mangelentwicklung zu nennen.

5.1 Diagnostische Methoden

J. W. Dudenhausen

Neben den bei der Schwangerenberatung der risikofreien Schwangeren (s. Abschnitt 3.6 Einführung) aufgeführten klinischen und apparativen Untersuchungsmethoden gibt es zusätzliche Methoden, die vor allem zur Betreuung der Risiko-Schwangeren eingesetzt werden und das Wohl-

A. Anamnese und allgemeine Befunde/erste Vorsorgeuntersuchung	**B. Besondere Befunde im Schwangerschaftsverlauf**
– Familiäre Belastung (Diabetes, Hypertonie, Fehlbildungen, genetische Krankheiten, psychische Krankheiten) – Frühere eigene schwere Erkrankungen (z. B. Herz, Lunge, Leber, Nieren, ZNS, Psyche) – Blutungs-/Thromboseneigung, Allergien, frühere Bluttransfusionen – Besondere psychische Belastung (z. B. familiäreoder berufliche), soziale Belastung (Integrationsprobleme, wirtsch. Probleme) – Rhesus-Inkompatibilität (bei vorangegangenen Schwangerschaften) – Diabetes mellitus, Adipositas, Kleinwuchs, Skelettanomalien, Schwangere unter 18 Jahren, über 35 Jahren – Vielgebärende (mehr als 4 Kinder) – Zustand nach Sterilitätsbehandlung, Frühgeburt (vor Ende der 37. SSW), Mangelgeburt, 2 oder mehr Aborten (Abbrüchen) – Totes/geschädigtes Kind in der Anamnese, Komplikationen bei vorausgegangenen Entbindungen – Komplikationen post partum – Zustand nach Sektio, andere Uterusoperationen – Rasche Schwangerschaftsfolge (weniger als 1 Jahr), andere Besonderheiten	– Behandlungsbedürftige Allgemeinerkrankungen – Dauermedikation, Abusus, besondere psychische Belastung, soziale Belastung – Blutungen vor der 28. SSW, nach der 28. SSW, Placenta praevia, Mehrlingsschwangerschaft – Hydramnion, Oligohydramnie, Terminunklarheit, Plazentainsuffizienz, Isthmozervikale Insuffizienz, vorzeitige Wehentätigkeit – Anämie, Harnwegsinfektion, indirekter Coombstest positiv, Risiko aus anderen serologischen Befunden – Hypertonie (Blutdruck über 140/90), Eiweißausscheidung 1 ‰ (entsprechend 1000 mg/l) oder mehr, gradige – schwere Ödeme – Hypotonie, Gestationsdiabetes, Lageanomalie, andere Besonderheiten

Abb. 5.1: Mutterpass. Risikoliste für die erste Vorsorgeuntersuchung (A) und den Schwangerschaftsverlauf (B). Insgesamt sind 52 Fragen enthalten, die überwiegend mit „Ja" oder „Nein" zu beantworten sind

befinden des Feten prüfen können. Auch für die Risiko-Schwangerenberatung gilt: *Die apparativen Zusatzmethoden müssen eingebettet werden in die ärztliche Betreuung der Schwangeren.*

Von den vielen Methoden, die heute angegeben sind, deren Stellenwerte aber teilweise nicht endgültig festgelegt sind, sollen erwähnt werden: *CTG, Amnioskopie, Dopplersonographie, Ultraschalldiagnostik, Hormonbestimmungen, Lungenreifebestimmungen.*

5.1.1 Kardiotokographie (CTG)

Non-Stress-Test. Bei der Überwachung der Risikoschwangerschaft (antepartales CTG) spielt neben der Einteilung der Herzfrequenzmuster, die in Abschnitt 3.9.3.1 dargestellt wurde, vor allem der sog. Non-Stress-Test eine Rolle. Darunter verstehen wir die Registrierung der kindlichen Herzfrequenz und der Wehentätigkeit ohne äußere (medikamentöse oder akustische) Stimulierung. Es werden in einem etwa halbstündigen CTG die eigene Wehentätigkeit der Schwangeren sowie die Herzfrequenz des Kindes registriert. Der Non-Stress-Test (Abb. 5.2) zeigt dann ein *fetales Wohlbefinden*, wenn in 20 Minuten 2 oder mehr spontane Akzelerationen mit einer Amplitude von 15 SpM und mit 15 sec Dauer registriert werden. Werden diese Akzelerationen nicht registriert, so kann man versuchen, das Kind zu stimulieren, beispielsweise durch akustische Reize. Viele Kinder, denen es gut geht, reagieren auf diese Stimulation mit einer Akzeleration. Wird dieses nicht erreicht, so ist das CTG länger zu schreiben in der Hoffnung, dass das Kind seinen Schlaf- bzw. Wachzustand ändert und spontan eine Akzeleration zeigt.

Stress-Test. Alternativ besteht die Möglichkeit, den Non-Stress-Test zu einem Stress-Test zu erweitern. Darunter verstehen wir die Belastung der Schwangeren durch Wehentätigkeit infolge einer körperlichen Belastung (*Kniebeugen-Belastungs-Test*) oder infolge von Wehenmitteln (*Oxytocin-Belastungs-Test* oder *Prostaglandin-Belastungstest*).

Pathologische Befunde. Werden im antepartalen Kardiotokogramm ohne Belastung oder mit Belastung pathologische Befunde erhoben, so muss durch eine längere *Kardiotokographie* oder in Abhängigkeit von den Befunden auch eine *exaktere Diagnostik* (Dopplersonographie, biophysikalisches Profil, Fetalblutanalyse) der Zustand des Feten geklärt werden.

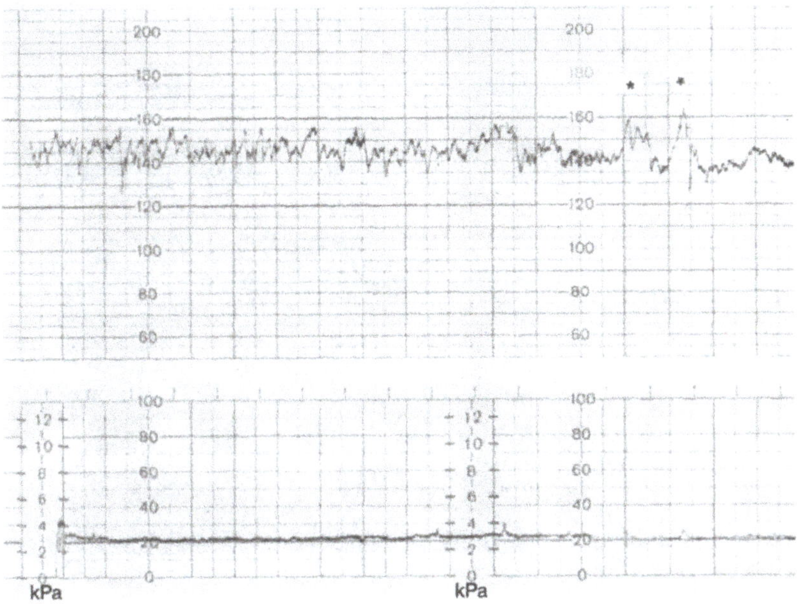

Abb. 5.2: Normales antepartales CTG ohne Wehentätigkeit, aber mit Akzeleration (*)

5.1.2 Amnioskopie

Die Amnioskopie deckt eine hypoxische Gefährdung des Kindes in der Spätschwangerschaft und zu Beginn der Geburt auf, solange die Blase steht (Abb. 5.3). *Farbe* und *Menge* des Fruchtwassers werden beurteilt. *Klares und milchiges Fruchtwasser* sind physiologisch und damit unverdächtige Befunde.

Die häufigste Gefährdung des Kindes in der Spätschwangerschaft, die *intrauterine Sauerstoffminderversorgung*, führt geradezu ausnahmslos als Frühsymptom zum **Mekoniumabgang: grünes Fruchtwasser.**

Als *Ursache* für den Mekoniumabgang wird die sog. *Sauerstoff-Sparschaltung* des fetalen Kreislaufes angesehen, wobei eine Minderdurchblutung des Darmes mit lokaler *Hypoxie und Hyperperistaltik* auslösend ist.

Eine **reduzierte Fruchtwassermenge** bzw. **fehlendes Fruchtwasser** kommen gehäuft bei *Plazentainsuffizienz und Terminüberschreitung* vor.

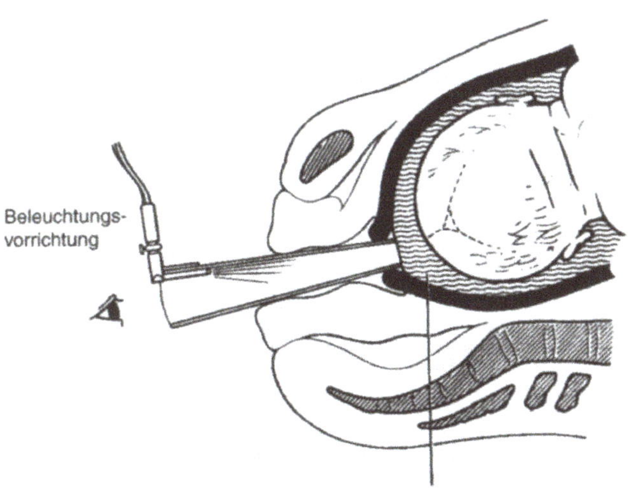

Abb. 5.3: Schema der Amnioskopie

5.1.2.1 Indikationen zur Amnioskopie

- hypertensive Erkrankung in der Schwangerschaft (HES) ab 36/0 Schwangerschaftswochen sowie
- **Terminüberschreitung** vom errechneten Termin an.

Vor allem bei der HES (s. Abschnitt 5.7) wird man häufig eher die Kardiotokographie einsetzen, wenn der Muttermund noch nicht eröffnet ist und eine Amnioskopie unter Umständen nicht oder nur schwer möglich ist.

Die **klinische Konsequenz** aus einem pathologischen amnioskopischen Befund ist die *kardiotokographische Intensivüberwachung.*

5.1.3 Dopplersonographie

Durch Kombination der Ultraschall-B-Bild- und Doppler-Technik gelingt eine nichtinvasive Blutflussmessung bei der Mutter und dem Feten. Verschiedene Gefäße des Feten und des Uterus sind lokalisierbar und der Blutfluss in diesen Gefäßen zu untersuchen.

Biophysikalische Grundlage. Die vom Ultraschallsender ausgesandten Frequenzen werden von den sich bewegenden Erythrozyten mit einer Frequenzänderung (Doppler-Effekt) reflektiert. Da sich die Erythrozyten in verschiedener Geschwindigkeit bewegen, gibt es eine große Zahl unterschiedlicher Frequenzänderungen. Diese werden mit Hilfe eines Frequenzanalysators ausgewertet, in dem Menge und Verteilung der Frequenzen zu einem bestimmten Zeitpunkt über einem Gefäßquerschnitt dargestellt werden. Infolge der pulsatilen Strömung in den Arterien wandert die Blutsäule schubweise voran. Verschiedene Faktoren beeinflussen diese Bewegung, wie die *Viskosität* des Blutes, die *Menge der korpuskulären Anteile* des Blutes, der *Widerstand* des nachgeschalteten Gefäßbettes, die *Kontraktionskraft des Herzens,* die *Elastizität der Gefäßwand,* der *Durchmesser des Gefäßes* u. a. Das Flussspektrum während Systole und Diastole erlaubt Rückschlüsse auf die verschiedenen beeinflussenden Größen.

In der Geburtshilfe werden vor allem die großen **fetalen Gefäße,** die *Aorta,* die *intrakraniellen Arterien,* die *Nabelschnurarterie* (Abb. 5.4 und 5.5) sowie die **mütterlichen** Aa. uterinae (Abb. 5.6 und 5.7) zur Bestimmung der materno-plazento-fetalen Hämodynamik genutzt. Am weitesten verbreitet ist heute die qualitative Analyse der Flussspektren durch Angabe verschiedener Formbewertungsindices, z. B. Quotient aus

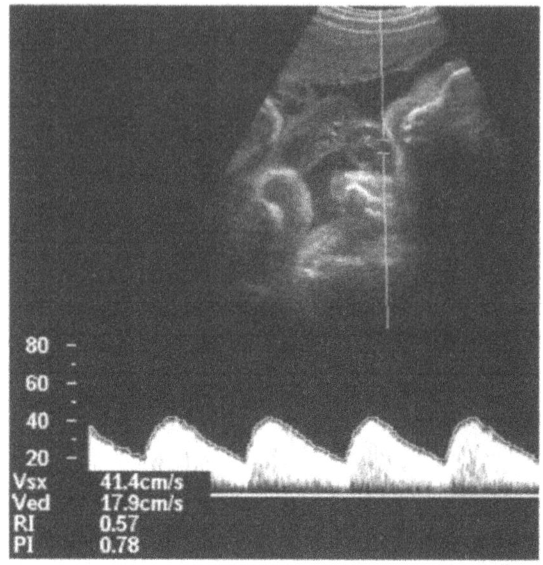

Abb. 5.4: Blutflussmessung in der A. umbilicalis in der 30. SSW

maximaler Geschwindigkeit während der Systole zu minimaler Geschwindigkeit in der Diastole.

Wenn auch noch nicht endgültig der Stellenwert dieser Methode festgelegt ist, so zeigt die klinische Erfahrung, dass bei bestimmten pathologischen Flussspektren die Gefährdung des Kindes angenommen werden muss, so z. B. bei *fehlendem diastolischen Fluss in der Nabelschnurarterie.*

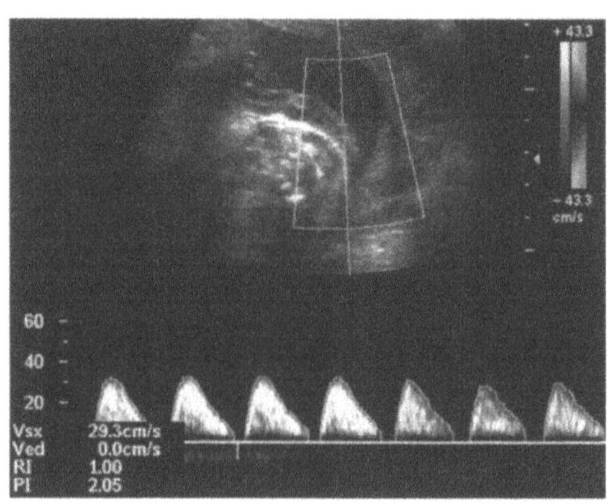

Abb. 5.5: Blutflussmessung in der A. umbilicalis mit diastolischem Null-Fluss

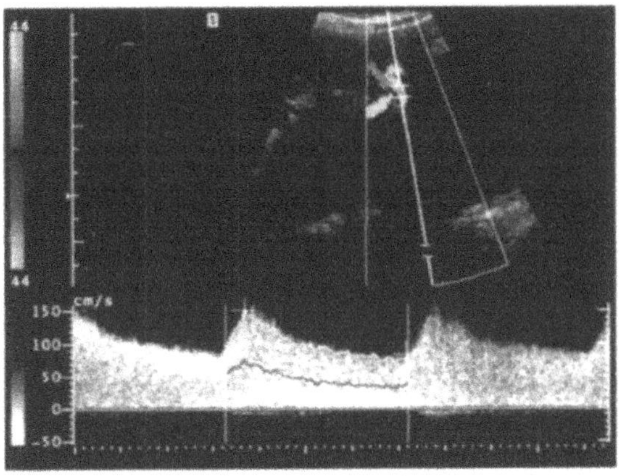

Abb. 5.6: Bluflussmessung in der A. uterina in der 22. SSW

5.1.3.1 Indikationen zur Dopplersonographie

- hypertensive Erkrankung in der Schwangerschaft, Viskositätsänderungen des mütterlichen Blutes (Hk-Anstieg über 38 %)
- vorzeitige Wehentätigkeit, Verdacht auf Plazentainsuffizienz, Plazentatumor, Oligohydramnion
- Wachstumsrestriktion, fetale Herzrhythmusstörungen, Kardiopathie, nicht immunologischer Hydrops fetalis, M. haemolyticus fetalis
- Diabetes mellitus, pathologisches CTG, Verdacht auf fetale Hypoxie, Mehrlinge, Therapiekontrollen

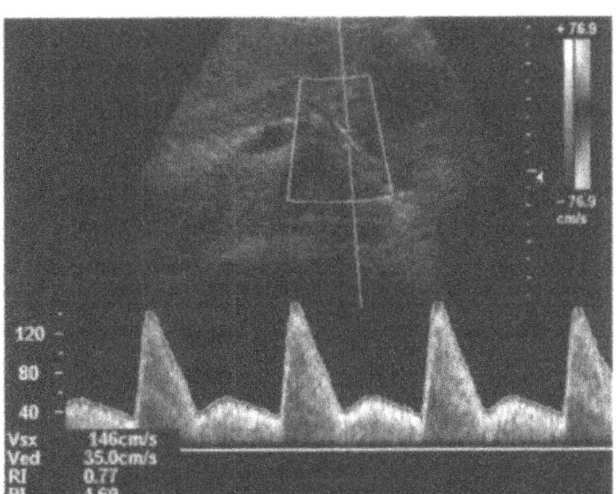

Abb. 5.7: Blutflussmessung in der A. umbilicalis in der

5.1.4 Hormonbestimmungen

Von den Hormonen, die die Plazenta als endokrines Organ (s. Abschnitt 3.2.1.4) bildet, ist in der Krankenversorgung heute das **Choriongonadotropin** von Bedeutung. Die HCG-Produktion des Trophoblasten ist die Grundlage der immunologischen Schwangerschaftsteste, bei denen der HCG-Nachweis im Blut oder in Urinproben erfolgt.

Die weitverbreiteten **Schwangerschaftstests** im Urin mit einer Antigen-Antikörper-Reaktion zwischen HCG und HCG-Antikörpern wird etwa **35 Tage nach Beginn der letzten Regel positiv.**

Mit der Einführung von Antikörpern, die gegen die Beta-Kette des HCG-Moleküls gerichtet sind, sowie der Einführung dieser Testmethode in die Serumdiagnostik kann die Schwangerschaft zum Termin der erwarteten Regel festgestellt werden.

Die **HCG-Bestimmung** ist darüber hinaus bedeutungsvoll für die Diagnostik der *gestörten Frühschwangerschaft.*

Für die Überwachung von Risikoschwangerschaften sind die *Hormonbestimmungen* (HPL, Östriol) heute vollkommen *entbehrlich.*

5.1.5 Lungenreifediagnostik

Zur **Entwicklung der Lungen** und **Surfactant-Bildung** siehe Abschnitt 3.4.4, Abb. 3.23, und Abschnitt 3.2.3.3.

Die Lungenreifediagnostik erfolgt durch Bestimmung der Surfactantkonzentration bzw. eines Teils des Surfactants, der *Lezithine,* nach transabdominaler *Amniozentese.* Zur Ermittlung der Oberflächenspannung bzw. Lezithinkonzentration im Fruchtwasserpunktat wird meist der *Lezithin-Sphingomyelin-Quotient verwendet.* Ist die L/S-Ratio gleich oder **über 2, ist die Wahrscheinlichkeit einer Lungenunreife gering,** bei Werten **unter 2 ist die Lungenreife noch nicht gegeben.**

Indikationen zur Lungenreifediagnostik sind: drohende *Frühgeburt* und geplante, *vorzeitige Schwangerschaftsbeendigung* wegen Gefährdung von Mutter oder Kind.

5.2 Geburtshilfliche Erkrankungen

F. Kainer

5.2.1 Abortus (Fehlgeburt)

Definitionen: Ein Abortus ist eine vorzeitige Beendigung der Schwangerschaft durch Ausstoßen einer toten Frucht mit einem *Geburtsgewicht unter 500 g.*

Ein Neugeborenes unter 500 g mit Lebenszeichen (Nachweis des Herzschlags, Pulsieren der Nabelschnur, Einsetzen der Lungenatmung) ist ein Frühgeborenes.

- **Spontanabort:** Vorzeitige Beendigung der Schwangerschaft aus natürlicher Ursache.
- **Artifizieller Abort (Abruptio oder Interruptio):** Künstliche Beendigung der Schwangerschaft aus medizinischer, embryopathischer, kriminologischer oder psychosozialer Indikation.
- **Krimineller Abort:** Strafbare Beendigung der Schwangerschaft nach dem gültigen Strafrecht.
- **Frühabort** (bis 12. SSW): Unter einem **Frühestabort** versteht man den Abgang eines Schwangerschaftproduktes um die Implantationsphase.
- **Spätabort:** Fehlgeburt bis 22. SSW.

Epidemiologie: Die Anzahl der Fehlgeburten bezogen auf die Anzahl der Geburten wird mit 10–15% angegeben, wobei Frühestaborte nicht berücksichtigt sind. Das Wiederholungsrisiko nach einem Spontanabort beträgt etwa 20%, steigt aber bei habitueller Abortneigung (drei aufeinander folgende Aborte) auf über 30% an.

5.2.1.1 Ursachen beim Spontanabort

Ovuläre Abortursachen. Entwicklungsstörungen der Frucht (*Abortivei*).

Chromosomenstörungen: Monosomien, Trisomien. *Eibettschäden*: fehlentwickeltes Endometrium (mechanische, chemische Reizung der Schleimhaut, unterwertige Sekretion des Endometriums). **Mütterliche Abortursachen.** *Uterine Ursachen*: Hypoplasie des Uterus, Fehlbildungen (Uterus duplex, -subseptus, -bicornis). *Intrauterine Adhäsionen* (Ashermann-Syndrom). *Uterusmyome. Zervixinsuffizienz*: vorausgegangene Operationen (Konisation, Kürettage), Bindegewebsschwäche. *Infektionen*: Toxoplasmose, Röteln, Listeriose, Zytomegalie, aszendierende intrauterine Infektionen (Chlamydien, gramnegative Stäbchen). *Hormonelle Störungen*: Diabetes mellitus, Schilddrüsenfunktionsstörung, Corpusluteum-Insuffizienz. *Immunologische Ursachen*: erhöhte Übereinstimmung im HLA-System (Human Leucocytic Antigen System) zwischen Mutter und Vater. *Psychische, soziale Ursachen*: seelische Belastungen, berufliche Überforderung.

5.2.1.2 Klinischer Verlauf, Diagnostik, Therapie

Klinik. Die Hauptsymptome einer Fehlgeburt sind

- **uterine Blutungen**
- **Uteruskontraktionen**
- **Abgang von Gewebe** oder Fruchtwasser.

Diagnostik. Die Ultraschalluntersuchung ist die zuverlässigste Untersuchungsmethode zur Beurteilung einer gestörten Frühschwangerschaft.

In Abhängigkeit vom Untersuchungsbefund werden die verschiedenen **Stadien** einer Fehlgeburt wie folgt eingeteilt:

a) Abortus imminens

Die drohende Fehlgeburt geht mit uterinen Blutungen bei intakter Schwangerschaft einher. Das **klinische Bild** ist gekennzeichnet durch zumeist leichte uterine Blutungen. Kreuz- sowie ziehende Unterbauchschmerzen sind Hinweiszeichen für eine Wehentätigkeit.

Vaginalbefund: Geringe bis mäßig starke Blutung aus dem Zervikalkanal. Die Portio ist erhalten (3 cm), der Muttermund sowie der Zervikalkanal sind geschlossen. Der Uterus ist entsprechend der Schwangerschaftsdauer vergrößert und aufgelockert.

Ultraschallbefund: Sonographisch findet sich eine intakte intrauterine Schwangerschaft. Die Darstellung einer *intrauterinen* Schwangerschaft ist bereits *wenige Tage nach Ausbleiben der Regelblutung* möglich. Neben der Anlage der Fruchthöhle ist die Darstellung der *fetalen Herzaktion* entscheidend (möglich ab 6. SSW). Eine evtl. vorhandene

Einblutung in die Gebärmutterhöhle ist sonographisch gut darstellbar. In der Spätschwangerschaft kann die Veränderung der Zervix mit Eröffnung des inneren Muttermundes einen Hinweis für eine drohende Fehlgeburt darstellen.

Biochemische Parameter: Bei unklaren Ultraschallbefunden können HCG-Verlaufskontrollen sinnvoll sein.

Therapie: Relative Bettruhe bis zur deutlichen Besserung der Symptome. In der Folge ist das Vermeiden von beruflicher Überforderung anzustreben. Eine sinnvolle medikamentöse Therapie steht im ersten Schwangerschaftsdrittel nicht zur Verfügung.

Prognose: Die Prognose ist von Ausmaß und Dauer der Blutung abhängig.

b) Abortus incipiens

In Gang befindlicher, nicht mehr aufzuhaltender Abort. Das **klinische Bild** ist gekennzeichnet durch mittelstarke bis starke *Blutungen* mit Abgang von Koageln sowie *Gewebeanteilen.* Krampfartige *Unterbauchschmerzen* sind Ausdruck einer starken Wehentätigkeit.

Vaginalbefund: *Eröffnung des Zervikalkanals* mit Verkürzung der Portiolänge. Neben Blutkoageln in der Scheide sind vielfach bereits Gewebsanteile im Zervikalkanal sichtbar.

Therapie: Schmerzbehandlung der Mutter, Nachkürretage in Allgemeinnarkose nach Ausstoßung der embryonalen/fetalen Fruchtanteile.

c) Abortus completus (vollständiger Abort)

Fet und Plazenta sind vollständig ausgestoßen. **Klinisch** findet sich eine geringe uterine Blutung bei Nachlassen der wehenartigen Unterbauchbeschwerden.

Untersuchungsbefund: Geringe Blutung aus dem geöffneten Zervikalkanal. Der Zervikalkanal kann jedoch auch schon wieder geschlossen sein (Zustand nach Abortus). Der Uterus ist kleiner als der Schwangerschaftsdauer entsprechend.

Ultraschall: Es lassen sich intrauterin keine Frucht- oder Plazentaanteile mehr darstellen. Der Uterus ist meist noch gering vergrößert.

Therapie: Nachkürettage in Abhängigkeit von der Blutungsstärke.

d) Abortus incompletus (unvollständiger Abort)

Der Embryo/Fet ist bereits ausgestoßen, Plazentaanteile befinden sich noch in utero. Nach der teilweisen Ausstoßung der Frucht steht klinisch die Blutung im Vordergrund.

Vaginalbefund: Es zeigt sich eine meist starke uterine Blutung. Aus dem Zervikalkanal, der eröffnet ist, können Gewebsanteile herausragen. Der Uterus ist kleiner als der Schwangerschaftsdauer entsprechend und mäßig gut kontrahiert.

Ultraschallbefund: Eine typische Fruchthöhle mit Embryo fehlt. Das Kavum ist ausgefüllt von

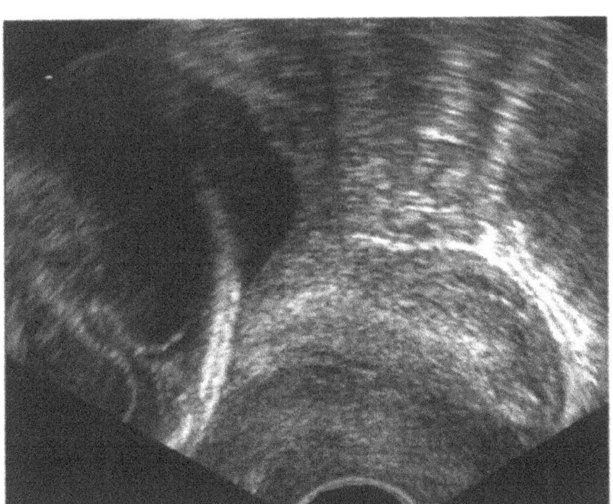

Abb. 5.8: Vaginosonographische Darstellung einer intakten Zervix mit geschlossenem inneren Muttermund

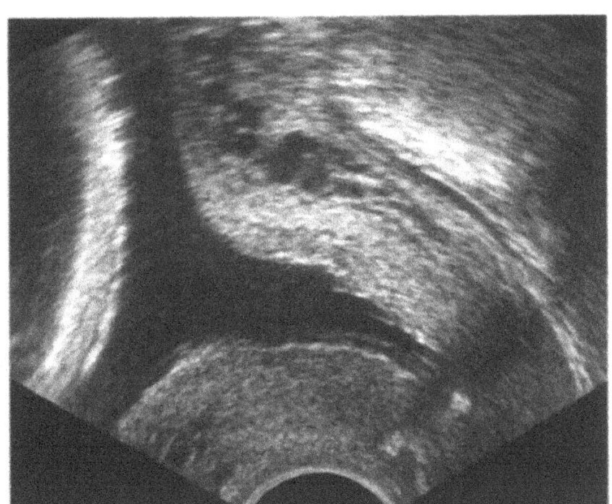

Abb. 5.9: Vaginosonographische Darstellung einer veränderten Zervix mit Eröffnung des inneren Muttermundes

teils soliden, teils zystischen Echostrukturen, die dem verbliebenen Abortmaterial und Blutkoagula entsprechen.

Therapie: Eine *digitale* sowie *instrumentelle Ausräumung* in Allgemeinnarkose muss umgehend durchgeführt werden, da es durch die zurückgebliebenen Plazentareste zu erheblichen Blutungen kommen kann. Im Zervikalkanal liegendes Gewebe wird mit der Abortusfasszange entfernt. So weit es möglich ist, werden anschließend Gewebsreste primär digital aus dem Cavum uteri entfernt. Eine vollständige Entleerung des Uterus geschieht mit der größtmöglichen stumpfen Kürette. Die Kürettage erfolgt unter parenteraler Wehenmittelgabe.

e) Abortivei (Windmole, Windei, blighted ovum)

Anlage einer Fruchthöhle ohne embryonale Strukturen. **Klinisch** kann es zum Auftreten von Schmierblutungen kommen. Die subjektiven Schwangerschaftszeichen bei der Frau sind häufig nur gering ausgeprägt.

Vaginalbefund: Die Portio ist erhalten. Der Zervikalkanal ist geschlossen. Der Uterus ist kleiner als der Schwangerschaftsdauer entsprechend und nur gering aufgelockert.

Ultraschallbefund: Eine Fruchtblase größer als 2,5 cm ohne embryonale Strukturen spricht für eine *Molenschwangerschaft.* Die Fruchthöhle zeigt eine unregelmäßige Kontur und ist, bedingt durch den Turgorverlust der Fruchthöhle, meist stark eingedellt.

Therapie: Ist die Diagnose gesichert, so erfolgt eine Saugkürettage. Bei einer Primigravida sowie bei sehr rigidem Muttermund ist vor dem Aufdehnen des Zervikalkanals (bis Hegar 12 oder 13) lokal verabreichtes Prostaglandin zu empfehlen. Es werden so Verletzungen vermieden, die bei späteren Schwangerschaften zu einer Zervixinsuffizienz führen können.

Applikation: Vaginalsuppositorium Gemeprost (PGE 1-Derivat) (Cergem®); 1 mg Gemeprost führt nach 3–6 Stunden bei > 80% zu einer Erweichung und Dilatation der Zervix.

f) Embryonalmole (missed abortion, verhaltene Fehlgeburt)

Die Fruchtanlage ohne Vitalitätszeichen verbleibt intrauterin.

Klinisch können Schmierblutungen, ziehende Unterbauchbeschwerden die ersten Symptome sein. Die gestörte Schwangerschaft kann aber für die Frau wochenlang symptomlos verlaufen.

Vaginalbefund: Der Uterus ist meist deutlich kleiner als der Schwangerschaftsdauer entsprechend. Der Befund ist umso ausgeprägter, je länger der Fruchttod zurückliegt.

Ultraschallbefund. Eine Fruchtanlage *ohne Vitalitätszeichen* ist darstellbar. Herzaktion und Bewegungen fehlen. Durch Stoßpalpation kommt es zu passiven Bewegungen, der Embryo fällt immer wieder auf die gleiche Stelle zurück. Kommt es im II. Trimenon zum Absterben der Frucht, so findet sich oft ein Hautödem sowie das Spalding-Phänomen (Übereinanderschieben der Schädelknochen).

Hormonuntersuchungen: Eine Verlaufskontrolle der HCG-*Konzentration* ist in nicht eindeutigen Fällen eine hilfreiche Zusatzuntersuchung.

Therapie: In den ersten 12 SSW wird eine Saugkürettage durchgeführt (Abb. 5.10). Eine Reifung der Zervix mit Prostaglandin kann deren Dilatation erleichtern. Ab der 13. SSW wird die Abortinduktion mit Prostaglandin durchgeführt. Nach der Ausstoßung erfolgt die vollständige Entleerung des Uterus mit einer stumpfen Kürette.

Intravenöse Infusion von Prostaglandin:

Sulproston (Prostaglandin E^2 – Derivat, Nalador®): 1 Amp (500 µg) auf 250 ml (0,9% NaCl), wobei mit einer Dosierung von1,7 µg/min begonnen wird und max. bis auf 8,3 µg/min gesteigert werden kann. Die Maximaldosis beträgt 1500 µg.

Cergem® (*Gemeprost 1,0 mg*): Vaginalsuppositorium

g) Abortus habitualis (habitueller Abort)

3 oder mehr aufeinander folgende Fehlgeburten.

- *Vor der 12. SSW* spielen Fehlbildungen des Embryos sowie degenerative Trophoblastenveränderungen eine wichtige Rolle. Diese Fälle sind keiner Therapie zugänglich. Ein nicht unerheblicher Anteil habitueller Aborte ist auf ein *Versagen der fetomaternalen Immunregulation* zurückzuführen. Diese partnerspezifische Regulationsstörung kann möglicherweise in vitro nachgewiesen werden.

Habituelle Aborte im *II. Trimenon* können durch *Infektionen* oder eine *Zervixinsuffizienz* ver-

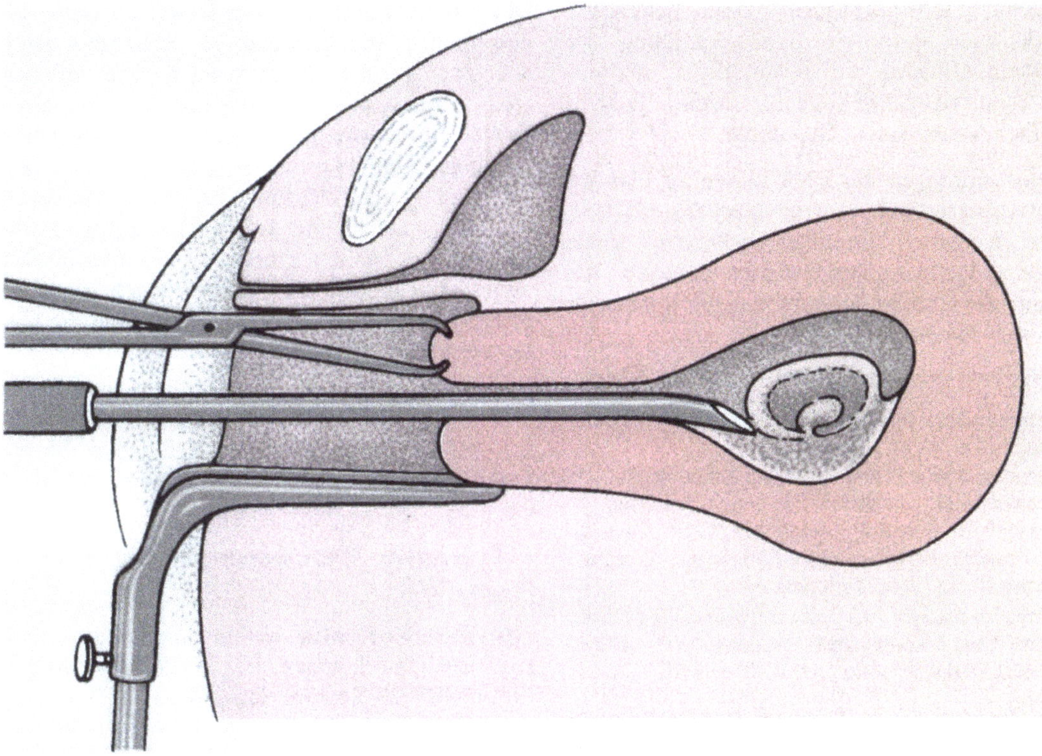

Abb. 5.10: Kürettage bei gestörter Frühschwangerschaft. Nach Anhaken der Portio und Aufdehnen des Zervikalkanales wird mit einer Saugkürette der Inhalt des Cavum uteri abgesaugt

ursacht sein. Das rechtzeitige Erkennen mit anschließender ausreichender Therapie einer aszendierenden Infektion ist von großer Bedeutung. Nach Ausschluss von Infektionen kann ein operativer Verschluss der Zervix sinnvoll sein. Für die Beurteilung des Zervixbefundes wird die vaginosonographische Beurteilung der Zervix eingesetzt; Veränderungen der Zervixlänge sowie eine Eröffnung des inneren Muttermundes können so erfasst werden (siehe Abb. 5.8 und Abb. 5.9).

5.2.1.3 Komplikationen

- **fieberhafter unkomplizierter Abort**

Abort mit Temperaturen über 38 °C, wobei die Infektion auf den Uterus beschränkt bleibt. Grundlage ist eine aszendierende intrauterine Infektion (Enterokokken, E. coli, Bacteroides fragilis u. a.), die vielfach nach unsachgemäßer instrumenteller Ausräumung bei Schwangerschaftsabbrüchen und Aborten auftreten kann. Ziel der Therapie ist eine schonende Entleerung des infizierten Uterusinhaltes mit einer Saugkürettage unter Antibiotikatherapie.

- **fieberhafter komplizierter Abort**

Abort meist mit hohem Fieber unter Mitbeteiligung von Adnexe, einer Parametritis sowie Pelveoperitonitis. Entscheidend ist primär eine Antibiotikatherapie mit einem breitem Wirkungsspektrum. Die Kürettage mit einem hohem Risiko für eine Perforation des Uterus erfolgt unter ausreichender Wehenmittelgabe.

- **septischer Abort**

Abort mit Allgemeininfektion und der Gefahr des septischen Schocks (*Endotoxinschock.*)

Bakterielle Toxine aktivieren das Gerinnungssystem. Die dadurch ausgelöste *disseminierte intravasale Gerinnung* (*DIC*) führt zur Thrombosierung der Endstrombahn von zahlreichen Organen (Nieren, Lungen, ZNS) mit *Lungenödem, akutem Nierenversagen* und **Verbrauchskoagulopathie**.

Klinische Leitsymptome des septischen Schocks sind schwerste Beeinträchtigung des Allgemeinbefindens mit Schüttelfrost, marmorierte Haut, Kaltschweißigkeit, Unruhe, Tachypnoe, Tachykardie sowie Hypotonie.

Funktionsstörungen des ZNS führen zu Unruhe, Verwirrtheitszustände sowie Nackensteifigkeit. Zusätzlich können Extremitätenschmerzen sowie unklare abdominelle Beschwerden auftreten. Als Zeichen des akuten Nierenversagens kommt es zur Oligo- bis Anurie.

Überwachungsmaßnahmen beim septischen Abort

- Atemfrequenz, Pulsfrequenz, Blutdruck, Temperaturkontrolle
- Erregernachweis (Zervixabstrich, Blutkultur)
- Dauerkatheter (stündliche Urinmenge, -analyse)
- Blutanalyse: Blutbild (Leukozyten, CRP: C-reaktives Protein), Blutgasanalyse, Elektrolyte, Kreatinin, Harnstoff, Bilirubin, Transaminasen
- Gerinnungsanalyse: Thrombozytenzahl, Clot-Observation-Test, Thrombinzeit, Quicktest, PTT, Fibrin-Fibrinogenspaltprodukte, Antithrombin III.

Die äußerst schlechte Prognose eines septischen Schocks (Mortalität bis 80%) kann durch eine engmaschige Überwachung und konsequente Therapie deutlich verbessert werden (Mortalität < 10%).

Therapie. *Venöser Zugang:* Volumenersatz, zentraler Venenkatheter, Gabe von tiefgekühltem Frischplasma, übliche Intensivtherapie, Dopamin (200 mg/min), Kortikoide (Prednison 5 mg/kg KG), Heparin: 100 E/kg KG in 24 Stunden i. v.

Antibiotika: Ampicillin 6–12 g 8-stündlich i. v., Metronidazol 500 mg 8-stündlich i. v.

AT-III-Substitution: initial 2000 E, weitere Therapie in Abhängigkeit vom Verbrauch (bis 3000 E/die)

Entleerung des Uterus: Kürettage nach Antibiotikumtherapie. Hysterektomie, falls keine rasche Verbesserung einritt.

Bei jedem septischen Abort sollten therapeutisch bereits Maßnahmen wie bei der Therapie eines Endotoxinschockes gesetzt werden, um dieses schwere Krankheitsbild verhindern zu können. Kommt es unter konservativer Behandlung nicht zu einer raschen Besserung, so ist die Entleerung des Uterus durchzuführen, falls erforderlich kann eine Hysterektomie lebensrettend sein.

Dead fetus syndrome: Bei Retention einer abgestorbenen Frucht kann es frühestens nach 8 Tagen, gewöhnlich aber nach 5–6 Wochen zum Auftreten einer Koagulopathie kommen. Durch Einschwemmung von thromboplastischen Dezidua- oder Plazentamaterial kommt es zur Aktivierung der Gerinnung mit einem Verbrauch von Fibrinogen. Eine ausgeprägte Blutung tritt vielfach erst bei der Entleerung des Uterus oder unmittelbar danach auf. Therapeutisch ist neben einer evtl. erforderlichen Schocktherapie die Gabe von Fibrinogen indiziert.

5.2.1.4 Präventive Maßnahmen

Ein Teil der Faktoren, die zur Fehlgeburt führen, kann durch präventive Maßnahmen verhindert werden:

- **Präventive Maßnahmen vor der Schwangerschaft**

Operative Korrektur von unvollkommenen Uterusdoppelfehlbildungen. Bei der *Strassman-Operation* wird das Septum reseziert und die lateralen Wundränder werden wieder vernäht. Uterussepten können hysteroskopisch abgetragen werden. Die Entfernung von großen **Myomen** (Enukleation) erhöht die Chance einer Schwangerschaft. Während der Schwangerschaft sind Myome nur bei akuter Symptomatik (Nekrose) zu entfernen.

Lageanomalien des Uterus (Retroflexio uteri) sind in aller Regel kein Grund für eine operative Aufrichtung, da sich der Uterus im ersten Schwangerschaftsdrittel von selbst aufrichtet. Ausnahmsweise wird eine bimanuelle Aufrichtung in Narkose mit der 14. SSW erforderlich.

- **Konservative Therapie vor der Schwangerschaft**

Hier ist in erster Linie der **Diabetes mellitus** zu nennen. Ein schlecht eingestellter Diabetes mellitus führt zu einer erhöhten Abort- bzw. Fehlbildungsrate.

- **Operative Therapie während der Schwangerschaft**

Verschlussoperationen der Zervix: Sämtliche operativen Eingriffe an der Zervix werden erst nach vorhandenen Abstrichen von der Zervix (Bakterien, Chlamydien) durchgeführt werden. Bei positivem Ergebnis erfolgt vorher eine antibiotische Therapie.

Zerklage (Abb. 5.11): Bei einem eindeutigen Vorliegen einer Zervixinsuffizienz ist eine Zerklage sinnvoll. Die Operation wird zwischen der 14. und 16. SSW durchgeführt. Als obere Grenze ist die 28. SSW anzusehen. Kommt es während der Schwangerschaft ohne wesentliche Wehentätigkeit zum Fruchtblasenprolaps, so ist eine *Notfallzerklage* mit Reposition der Fruchtblase eine sinnvolle Therapiemöglichkeit.

Ein Mersilenebändchen (-faden) wird unter Schleimhaut um die Zervix geführt, um so den Zervikalkanal zu verschließen (Mc Donald). Modifikationen der Operation (nach Shirodkar – vorheriges Abpräparieren der Harnblase) führen zu keinem besseren Ergebnis.

Das Zerklageband wird bei Wehenbeginn oder mit 37/0 SSW entfernt.

Totaler Muttermundsverschluss (Abb. 5.12): Nach wiederholten Fehlgeburten ist ein totaler Verschluss des äußeren Muttermundes ab der 13. SSW in Erwägung zu ziehen. Nach Entfernung der Schleimhaut im Bereich der Portio und dem äußeren Anteil des Zervikalkanales wird der Muttermund mehrschichtig quer vernäht.

Eine Eröffnung des äußeren Muttermundes wird bei beginnender Wehentätigkeit durchgeführt.

- **Konservative Therapie während der Schwangerschaft**

Psychosoziale Faktoren haben einen wichtigen Einfluss auf das Abortgeschehen. Außergewöhnliche **berufliche Belastungen** sind zu vermeiden. Auf den Gebrauch von **Genussmitteln** (Nikotin, Alkohol) ist während der Schwangerschaft zu verzichten. **Aszendierende Infektionen** spielen eine entscheidende Rolle in der Auslösung von Fehlgeburten. Sie können zu vorzeitiger Wehentätigkeit und zum Blasensprung führen. Sie können teilweise durch eine rechtzeitige Therapie verhindert werden.

5.2.2 Ektope Schwangerschaft

Ektope Schwangerschaft (Abb. 5.13): Entwicklung der Frucht außerhalb des Cavum uteri, einschließlich der zervikalen sowie kornualen Lokalisation.

Extrauteringravidität (EUG): Schwangerschaft außerhalb des Uterus.

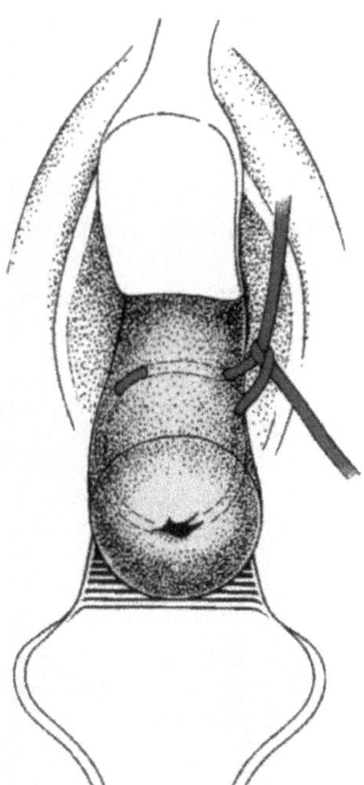

Abb. 5.11: Zerklage nach McDonald. Ein Mersileneband wird mit einer großen (Dechamps) Nadel subepithelial entgegen dem Uhrzeigersinn möglichst nahe am inneren Muttermund um die Zervix gelegt

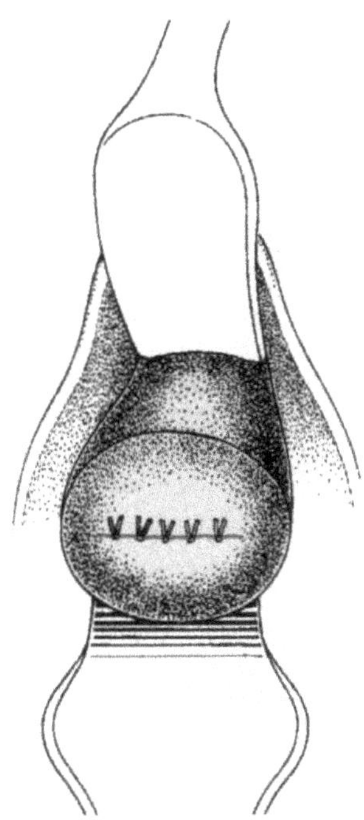

Abb. 5.12: Totaler Muttermundverschluss: Nach scharfer Entfernung der Schleimhaut wird der äußere Muttermund zweischichtig quer vernäht

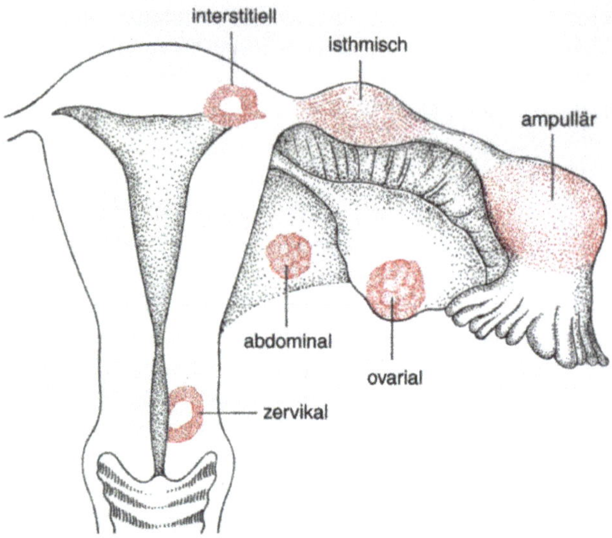

Abb. 5.13: Lokalisation einer ektopen Schwangerschaft: zervikal, interstitiell, ampullär, ovarial, abdominal

- Die häufigste Form ist die **Tubargravidität** (Eileiterschwangerschaft) in 95% der Fälle, bei der die Schwangerschaft in der Tube angelegt ist. Eine Implantation in der Tube ist in deren ampullärem Anteil am häufigsten, seltener kommt es zur Einnistung im isthmischen oder interstitiellen Anteil.
- Seltenere Lokalisation sind das Ovar **(Ovarialschwangerschaft)** sowie das Peritoneum **(Abdominalschwangerschaft)**.

Epidemiologie: In den letzten Jahren wird insgesamt eine Zunahme der EUG beobachtet. Die Angaben über die Häufigkeit schwanken zwischen 1 : 30 bis 1 : 230 Geburten.

Mögliche Ursachen für die EUG-Zunahme sind eine häufigere Anwendung von Intrauterinpessaren (IUP), eine Zunahme von aszendierenden Genitalinfektionen (Adnexitis) sowie vermehrte Sterilitätsbehandlungen. Störungen des Eitransportes führen unabhängig von deren Ursache zu einer erhöhten Rate von ektopen Schwangerschaften.

5.2.2.1 Ätiologie

Ursachen für eine EUG sind:

- **Störungen der Tubendurchgängigkeit:** Adnexitis (IUP, Sexualverhalten), Endometriose (isthmischer Anteil der Tube), Operationen an der Tube (mikrochirurgische Sterilitätsoperationen, vorangegangene EUG)
- **peritubare Verwachsungen:** Operationen im kleinen Becken, Appendizitis, Appendektomie
- **angeborene Anomalien der Tube, hormonelle Störungen**: Motilitätsstörungen der Tube, Ovarialinsuffizienz.

5.2.2.2 Pathogenese

Die weitere Entwicklung der EUG hängt in erster Linie von der Lokalisation der Fruchtanlage in der Tube ab.

- **Tubarabort:** Bei einer Implantation im ampullären Anteil der Tube entwickelt sich das Krankheitsgeschehen chronisch. Anfangs ist für die Entwicklung der Fruchtanlage genug Platz zur Verfügung. Da sich das Eibett aber zumeist als untauglich erweist, stirbt die Frucht ab. Es kommt zur teilweisen Ablösung des Trophoblasten von der Schleimhaut und in der Folge zu Blutungen in die Tube (*Hämatosalpinx*) und aus dem Tubenostium (*peritubares Hämatom*).

Durch Kontraktionen der Tube kann die Frucht in das Abdomen ausgestoßen werden. Das dezidual transformierte Endometrium wird durch den Abfall der chorialen Hormone unter uterinen Schmierblutungen ausgestoßen.

- **Tubarruptur:** Bei Implantation im isthmischen Teil rupturiert die Tube mit plötzlich auftretenden starken intraabdominalen Blutungen.

5.2.2.3 Klinik und Diagnostik

Die klinischen Symptome einer EUG können *akut auftreten* (*Tubarruptur*), oder sie entwickeln sich *protrahiert* und weniger dramatisch in verschiedenen Stadien (*Tubarabort*). Im Verlauf der Erkrankung sind *3 Stadien* zu unterscheiden.

- **Stadium I (symptomloses Stadium):** *Sekundäre Amenorrhö.* Die subjektiven Schwangerschaftszeichen können wie bei einer normalen intrauterinen Schwangerschaft vorhanden sein. Der *Schwangerschaftstest* (*β-HCG-Test*) ist positiv.

Untersuchungsbefund: Livide Portio, der Zervikalkanal ist geschlossen. Der Uterus ist normal groß, palpatorisch aber zumeist weicher als außerhalb der Schwangerschaft. Es ist kein pathologischer Adnexbefund palpabel.

Vaginalsonographie: Für die frühzeitige Diagnose wird die Vaginalsonographie eingesetzt. Intrauterin ist keine Fruchthöhle darstellbar. Das Endometrium ist in etwa 60% hoch aufgebaut und es kann sich zentral ein echoarmer Ring („Pseudogestationssack") bilden. Im Adnexbereich kann das sonographische Bild sehr unterschiedlich sein. Ultraschallzeichen bei Extrauteringravidität im Adnexbereich sind in etwa bei 75% der Fälle darstellbar. Eine inhomogene komplexe Raumforderung (Trophoblast, Blutung) findet sich in ca. 25% der Fälle. In der Hälfte der Fälle ist in der Raumforderung die typische echoarme Ringstruktur der Chorionhöhle darstellbar. In 1 bis 5% der Fälle ist eine intakte Extrauteringravidität mit Herzaktion des Embryos darstellbar. Eine intakte Eileiterschwangerschaft ist nur in 1 bis 5% darstellbar.

Laparoskopie: Ist die Diagnose einer EUG bereits sonographisch sehr wahrscheinlich, so kann auch im symptomlosen Stadium die weitere Abklärung und Therapie mit der Laparoskopie erfolgen. Bei nicht eindeutigen Ultraschallbefunden und niedrigen β-HCG-Werten sollte im symptomfreien Stadium eher zugewartet werden, da eine sehr frühe und daher sehr kleine EUG laparoskopisch eventuell noch nicht zu erkennen ist. Auch ist immer an eine sehr frühe intrauterine Schwangerschaft zu denken.

- **Stadium II (symptomarmes Stadium):** Neben der *sekundären Amenorrhö* ist eine *Schmierblutung* 6–8 Wochen nach der letzten Regel ein weiteres charakteristisches Kennzeichen. Das klassische Beschwerdebild wird zusätzlich durch *abdominelle Beschwerden* mit Betonung der Schmerzen auf einer Seite charakterisiert. *Untersuchungsbefund:* Uterine Schmierblutung. Ein typischer Palpationsbefund ist auch in diesem Stadium vielfach noch nicht zu erheben. Die Bewegungen des Uterus sind jedoch oft eindeutig schmerzhaft („Schiebeschmerz der Portio").

Vaginalsonographie: Zusätzlich zu den sonographischen Hinweiszeichen wie beim Stadium I kann ein peritubares Hämatom sowie eine intraabdominelle Flüssigkeitsansammlung (Douglas-Raum) darstellbar sein. Da länger zurückliegende Blutungen vermehrt solide Anteile beinhalten (Koagula), entsteht sonographisch oft ein sehr multiformes Bild.

Laparoskopie: Die definitive Diagnose wird mit der Laparoskopie gestellt: Blut im Abdomen, aufgetriebene, bläulich verfärbte Tube.

Douglas-Punktion: Punktion der intraperitonealen Flüssigkeitsansammlung vom hinteren Scheidengewölbe aus. Wird Blut aspiriert, so ist die EUG höchst wahrscheinlich, ein negativer Befund schließt eine EUG jedoch nicht aus. Die Untersuchungsmethode hat nur noch historische Bedeutung.

- **Stadium III (Stadium des peritonealen Schocks)**

Tubarabort: Durch die Blutung in das Abdomen kommt es zur peritonealen Reizung mit schockartigen Symptomen wie *Kaltschweißigkeit, Schwächegefühl, Unruhe, Tachykardie.* Die Beschwerden können schubweise auftreten. Die zunehmenden abdominellen Schmerzen sind meist eindeutig auf eine Seite im Unterbauch lokalisiert. Bei zunehmender Symptomatik zeigt sich das Bild eines *akuten Abdomen.*

Untersuchungsbefund: Abwehrspannung im Unterbauch. Meist uterine Schmierblutungen, deutlicher Portioschiebeschmerz. Der Douglas-Raum ist durch die intraabdominelle Blutansammlung (retrouterine Hämatozele) vorgewölbt. Im Adnexbereich ist die aufgetriebene Tube sowie das peritubare Hämatom als teigige Resistenz tastbar.

Vaginalsonographie: Es zeigen sich die gleichen Befunde wie im Stadium II. Die verstärkte Flüssigkeitsansammlung im Douglas-Raum und peritubar ist meist besser darstellbar.

Tubarruptur: Die Stadien I und II fehlen bei der Tubarruptur. Ohne Vorwarnung kommt es zum Auftreten eines *akuten Abdomens mit Schocksymptomatik. Untersuchungsbefund:* Abwehrspannung im gesamten Abdomen mit Druck- und Klopfschmerzhaftigkeit. Eine vaginale Untersuchung ist aufgrund der starken Schmerzen kaum durchführbar. Die Bewegungen des Uterus sind stark schmerzhaft. Der Douglas-Raum ist vorgewölbt.

Ultraschalluntersuchung: Reichlich Flüssigkeit im Abdomen. Keine intrauterine Fruchthöhle darstellbar. Blutkoagel sind meist als unterschiedliche echodichte Strukturen zu erkennen.

5.2.2.4 Differentialdiagnostik

Eine **schmerzhafte Frühgravidität** kommt auch bei regelrechter Implantation der Schwangerschaft vor. Hier ist die Differentialdiagnostik vor allem durch die Vaginalsonographie zumeist einfach. Ein **Überstimulationssyndrom** mit stark vergrößerten Ovarialtumoren und Aszites kommt vor allem nach medikamentöser Ovulationsauslösung mit Gonadotropinen vor. **Rupturierte Corpus-luteum-Zysten** können ebenso zu einer peritonealen Reizung mit akuter Symptomatik führen. In seltenen Fällen ist ein gleichzeitiges Vorkommen von **intra- und extrauteriner Schwangerschaft** in Betracht zu ziehen. Bei Verdacht auf eine **Appendizitis** während der Schwangerschaft sollte rechtzeitig operativ interveniert werden, da es zu sehr foudyranten Verläufen kommen kann.

5.2.2.5 Therapie

Die Behandlung der EUG erfolgt durch Operation: *Laparoskopie* (*selten Laparotomie*).

Laparoskopie: Therapie der Wahl bei EUG ist die Laparoskopie. Ziel der Operation ist die Erhaltung einer funktionsfähigen Tube. *Operationsverfahren* sind:

- **Salpingotomie** (Abb. 5.14a, Abb. 5.14b): Eröffnung der Tube mit einer Inzision an der antimesenterialen Seite.

Die Entfernung des Schwangerschaftsproduktes nach vorheriger Koagulation gelingt meist problemlos mit einer Fasszange, anschließend ausgiebige Spülung des Wundgebietes. Bei stärkerer Blutung wird eine schonende Blutstillung mit der bipolaren Elektrode durchgeführt. Eine leichte Blutung aus der Tube sistiert meist spontan nach einigen Minuten. Die kleine Inzision muss nicht vernäht werden. Wird die Inzision aufgrund einer stärkeren Blutung vergrößert, können anschließend Adaptionsnähte gelegt werden.

- **Salpingektomie:** Bei starker Blutung sowie schlechter Tubenqualität soll die Tube entfernt werden.

Lokale Instillation von Medikamenten: Bei β-HCG-Werten < 3000 mU/ml kann ein Einspritzen von Medikamenten in die Tube ausreichen: Prostaglandin (PG $F_{2\alpha}$, 10 mg Dinoprost®, Methotrexat oder Glukose 50 %).

Bei sonographisch eindeutig darstellbarer EUG kann die Instillation auch über eine **vaginalsonographisch gelenkte Punktion** erfolgen. In seltenen Fällen ist bei Symptomfreiheit und sinkenden β-HCG-Werten auch eine **Spontanheilung** möglich.

Laparotomie: Bei *akuter Schocksymptomatik* und geringer Erfahrung des Operateurs mit der Laparoskopie ist der primären Laparotomie der Vorzug zu geben.

5.2.3 Blutgruppeninkompatibilität

Die *klassische Blutgruppeninkompatibilität* bedeutet Unverträglichkeit von Blutgruppenantigenen zwischen Mutter und Kind mit Hämolyse von fetalen Erythrozyten durch transplazentar übertragene mütterliche Blutgruppenantikörper. Die *Rhesusinkompatibilität* tritt bei Rh-negativer Mutter und Rh-positivem Kind auf.

5.2.3.1 Klassische Blutgruppeninkompatibilität

Unverträglichkeiten im **AB0-System** können entstehen, wenn die Mutter die **Blutgruppe 0** und das Kind die **Blutgruppe A** oder seltener die Blutgruppe B hat. Eine *intrauterine Schädigung* ist extrem selten. Meist finden sich nur leichte Neugeborenenanämien. Eine Sensibilisierung ist auch gegen **Kell-, Duffy-, Kidd-Antigene** möglich, die Folge ist aber zumeist nur eine leichte *Anämie.*

5.2.3.2 Rhesusinkompatibilität

Epidemiologie. In Europa sind etwa 15 % der Bevölkerung Rh-negativ, wobei in 5 % der Fälle ohne Rhesusprophylaxe mit einer Antikörperbildung zu rechnen ist. Dies kommt dadurch zustande, dass etwa 50 % der Rhesus-positiven Väter heterozygot sind und daher der Fetus

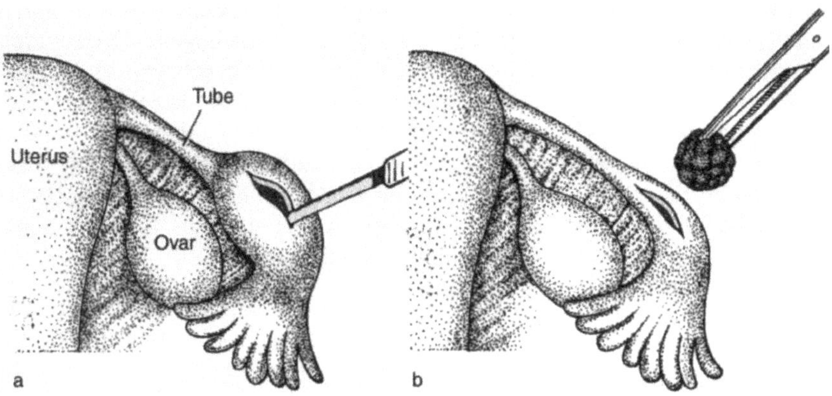

Abb. 5.14: a) Ampulläre Extrauteringravidität: Inzision der Tubenwand antimesenteriell über der Nidationsstelle. Uterus, Ovar, Tube b) Nach Entfernung des Trophoblasten kann nach Blutstillung die Inzisionswunde offen gelassen werden

Rhesus-negativ sein kann. Auch kommt es in der ersten Schwangerschaft meist noch zu keiner Antikörperbildung. Seit Einführung der Rhesusprophylaxe ist mit einem Morbus haemolyticus auf 1000 Lebendgeburten zu rechnen.

Pathogenese: Der Fetus kann eine andere Blutgruppe als die Mutter haben. Die Blutgruppenantigene befinden sich auf der Oberfläche der Erythrozyten. Bei einer Geburt, Fehlgeburt, Abruptio, intrauterinen Eingriffen oder EUG können fetale Erythrozyten in den mütterlichen Kreislauf gelangen, wo sie eine Antikörperbildung gegen fetale Erythrozyten auslösen. Diese Antikörper sind plazentagängig und führen zur fetalen Hämolyse. Die häufigste Form ist die *Rhesusunverträglichkeit*.

Das Rhesussystem ist eine sehr komplexe Blutgruppe. Das Rh-Antigen wird von 3 Gruppen gebildet: **Dd, Cc, Ee.** In 98% wird eine Inkompatibilität durch das D-Antigen (Rhesusfaktor D) hervorgerufen, evtl. sind auch andere Rhesus-Antikörper vorhanden.

Hämolysefolgen treten intra- und extrauterin auf:

- **intrauterin:** Die Anämie des Fetus führt zu einer extramedullären Blutbildung in Leber und Milz. Eine verminderte Eiweißproduktion in der Leber führt zu Hypoproteinämie. Bei schwerer Anämie kommt es zum *Hydrops fetalis* mit Flüssigkeitsansammlungen im Abdomen, Thorax sowie der Haut. Die *Kardiomegalie* mit Herzinsuffizienz spielt bei der Entstehung des Hydrops eine wichtige Rolle. Gleichzeitig kommt es zum Hydrops der Plazenta sowie zu einer Vermehrung des Fruchtwassers (*Hydramnion*). In der Folge kommt es zu fetaler *Hypoxie* und *Azidose* bis zum intrauterinen *Fruchttod*.
- **extrauterin:** In etwa 30% der Fälle kommt es zur Anämie (*Anaemia neonatorum*) durch verstärkten Erythrozytenzerfall mit *Hyperbilirubinämie*. Das Bilirubin wird intrauterin von der Mutter abgebaut, die unreife (niedrige Gluconyltransferase) und durch die extramedulläre Blutbildung vielfach geschädigte Leber ist nicht in der Lage das Bilirubin zu verarbeiten. Das lipidlösliche, zytotoxische Bilirubin reichert sich im ZNS (Balsalganglien) an und löst eine Bilirubinenzephalopathie (*Icterus gravis*) aus.

Diagnostik

- **Mütterliche Serodiagnostik:** Bei jeder Schwangerschaftserstkontrolle wird die Blutgruppe festgestellt und auf vorhandene Antikörper untersucht. Bei Rh-negativer Blutgruppe entscheidet der Antikörperstatus über die Frequenz der weiteren Untersuchungen:
  - Rhesus-Antikörper (Ak) negativ: Antikörpersuche in der 20., 28., 36. SSW
  - Rh-Ak-Titer <1 : 16: Kontrolluntersuchungen alle 2 Wochen
  - Rh-Ak-Titer >1 : 16: intensivierte fetale Überwachung mit Ultraschall, Amniozentese, Fetalblutanalyse.

Die Antikörpertiter bei manifester Erkrankung haben im weiteren Verlauf der Schwangerschaft nur eine geringe prognostische Bedeutung.

- **Väterliche Serodiagnostik:** Blutgruppenbestimmung. Bei heterozygoten Vätern ist in 50 % mit Rh-negativen Kindern zu rechnen.
- **Ultraschalluntersuchung:** Die Bestimmung des Bauchumfanges (*Hepatomegalie*) ist ein wichtiger Verlaufsparameter. Der erste Hinweis für einen Hydrops fetalis ist ein *Aszite*s. In der Folge kommt es zum Hydrothorax mit Hautödemen. Die Beurteilung der *Herzgröße* sowie der *Klappenfunktion* (Trikuspidalinsuffizienz) spielt ebenso eine wichtige Rolle. Die kompensatorische Zunahme der Blutflussgeschwindigkeit bei Anämie kann in der Arteria cerebri media mit der Dopplersonographie bestimmt werden. Zusätzlich kommt es bei schwerer Anämie zum *Hydramnion* und zur *Plazentahypertrophie*. Da Auffälligkeiten die Ultraschallparameter erst bei schwerer Anämie auftreten, sind zusätzlich invasive Untersuchungen erforderlich.
- **Fruchtwasseruntersuchung:** Die Bestimmung der *Bilirubinoidkonzentration* im Fruchtwasser gilt als Maß für den Grad der Gefährdung des Feten. Die Farbintensität des Fruchtwassers kann spektrophotometrisch untersucht werden, wobei für den Morbus haemolyticus fetalis das typische Absorptionsmaximum zwischen 410 und 460 nm Wellenlänge liegt. Am häufigsten wird die Extinktionsmessung nach Liley bei 450 nm durchgeführt. Der Delta E-Wert (Delta E 450) ergibt sich durch Subtraktion der Extinktionswerte der Normalfruchtwasserkurve vom Maximalwert der Extinktion bei 450 nm Wellenlänge. Die so errechneten Delta E-Werte werden anschließend in ein Diagramm eingetragen, wo nach Liley 3 Schweregrade unterschieden werden:

  Zone I: wahrscheinlich nur leichte Erkrankung oder Rh-negativer Fetus. Wiederholung der Untersuchung alle 3 Wochen.
  Zone II: Beobachtungszone. Wiederholung der Untersuchung nach 1–2 Wochen. Bei lungenreifen Feten Entbindung anstreben. Weiterführende Diagnostik mit fetaler Blutanalyse.
  Zone III: akut gefährdete Feten. Fetale Therapie extra- oder intrauterin.

Der *Vorteil* der Methode ist das niedrige Eingriffsrisiko und die Möglichkeit der gleichzeitigen Bestimmung der Lungenreife. Auch der fetale Rhesusfaktor kann mit der Amniozentese bestimmt werden. Der *Nachteil* der Methode sind Beeinflussung der Delta E-Werte durch Störfaktoren (Blutbeimengungen, Mekonium, Vorhandensein einer Duodenalstenose). Außerdem besteht keine direkte Korrelation zum Schweregrad der Anämie und dem Delta E-Wert. Bei hochpathologischen Werten kann die Gefahr für den Fetus gering sein, umgekehrt kann auch bei niedrigen Delta E-Werten eine ausgeprägte Anämie vorliegen.

- **Chordozentese:** Die zuverlässigste Methode ist die Bestimmung des fetalen Blutbildes und der fetalen Blutgruppe. Das Blut wird unter Ultraschallsicht aus der Nabelvene entnommen.

Bestimmung des *roten Blutbildes:* Erythrozytenzahl, Hämoglobin, Hämatokrit, Retikulozyten, Serumbilirubin. Bestimmung der *Blutgruppe* mit Erfassung der an die Erythrozyten gebundenen Antikörper (Coombs-Test). Das *Risiko* der Untersuchung ist höher als bei der Amniozentese, hängt jedoch von der Erfahrung des Untersuchers ab. Neben akuten Risiken wie Blutung, vorzeitigen Wehen und Blasensprung ist auch an die Möglichkeit einer Boosterung zu denken.

Therapie

- **intrauterine Transfusion:** Bei Hämatokritwerten < 30 % (Hb-Werten < 10 g %) wird eine Transfusion über die Nabelvene oder in den intrahepatischen Anteil der V. umbilicalis unter Ultraschallkontrolle durchgeführt. Der Hämatokrit des zu transfundierenden Blutes soll sehr hoch (70–80 %) sein, damit die Transfusionsmenge niedrig gehalten werden kann. Es wird Blut der Blutgruppe 0/Rh negativ, Kell-negativ verwendet. Die Konserve muss mit dem Blut der Mutter kompatibel sein. Die Transfusion kann rasch durchgeführt werden (10 ml in 1–2 min). Das *Risiko* erhöht sich mit der Dauer des Eingriffes sowie nach mehrfachen Punktionsversuchen. (Abb. 5.15).
- **Intraperitoneale Transfusion:** Bei schwierigen intravenösen Punktionen sowie um das Intervall bis zur nächsten Transfusion zu verringern, kann Blut auch intraperitoneal gegeben werden. Die Erythrozyten gelangen über das Lymphsystem in die fetale Blutbahn. Das Transfusionsvolumen sollte 100 ml nicht überschreiten, da es durch Kompression der Nabelvene zum Sistieren des fetalen Kreislau-

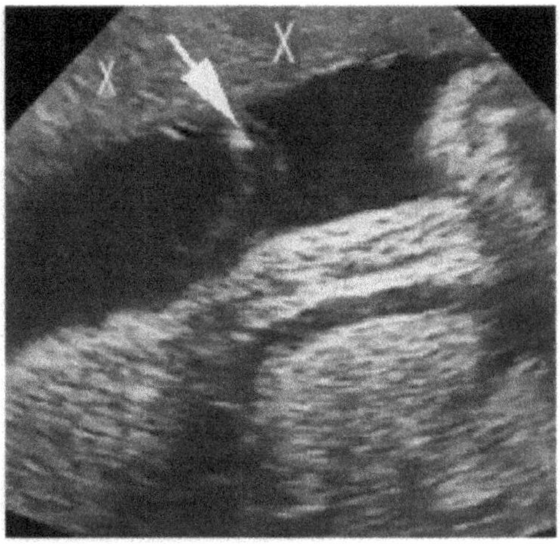

Abb. 5.15: Intrauterine Transfusion: Die Nadelspitze (Pfeil) ist in der Nabelschnurvene sichtbar. X: Plazenta. Im fetalen Abdomen ist bereits ein Aszites darstellbar

fes kommen kann. Das Transfusionvolumen wird nach der Bowman-Formel berechnet. Transfusionsvolumen = (SSW-20) × 10 ml. Bei vorhandenem *Hydrops fetalis* ist die Resorption der transfundierten Erythrozyten allerdings stark beeinträchtigt.

- **Plasmapherese:** Bei der Plasmapherese werden Antikörper aus dem mütterlichen Serum entfernt. 1–2-mal wöchentlich werden 1500–2500 ml Plasma ersetzt. Der Eingriff ist jedoch mit einem hohen Aufwand verbunden. Eine Indikation ist gegeben, wenn bereits sehr frühzeitig (< 18. SSW) eine Therapie erforderlich ist. Die Gabe von *Glukokortikoiden* bewirkt eine Herabsetzung der Antigen-Antikörper-Affinität, gleichzeitig kommt es zur Förderung der Lungenreife, was bei vorzeitiger Entbindung einen positiven Nebeneffekt hat.
- **Austauschtransfusion:** *Postnatal* ist bei klinisch manifester Rhesusunverträglichkeit die Austauschtransfusion die Therapie der Wahl.

Rhesus-Prophylaxe

Anti-D-Globulin verhindert die Sensibilisierung einer Rh-negativen Mutter nach fetomaternaler Transfusion von Rh-positivem Blut. Die in den mütterlichen Kreislauf gelangten fetalen Erythrozyten werden vor der Auslösung einer Antikörperbildung inaktiviert.

Im **Wochenbett** und nach einer Fehlgeburt wird Anti-D spätestens 72 Stunden nach der Entbindung appliziert (300 μg Immunglobulin-Anti-D; 1,5 ml Rhesogam® i. m.). Eine verstärkte Transfusion zwischen Fetus und Mutter kann mit der Kleihauer-Betke-Methode (Färbemethode zum Nachweis von fetalem Hämoglobin) bestimmt werden. Es werden pro 20 ml geschätztem transfundierten fetalen Blut zusätzlich 300 μg Anti-D verabreicht.

In der **Schwangerschaft** wird bei Blutungen und nach intrauterinen Eingriffen die Anti-D-Gabe durchgeführt. Bei negativer Antikörperkontrolle mit 28. SSW wird routinemäßig (Mutterschaftsrichtlinien!) eine Rhesus-Prophylaxe veranlasst, um eine Sensibilisierung während der Schwangerschaft zu verhindern.

5.3 Regelwidrige Schwangerschaftsdauer

F. Kainer

Eine pathologische Schwangerschaftsdauer besteht bei Frühgeburt, vorzeitigem Blasensprung und Übertragung.

5.3.1 Frühgeburt

- Bei einer Frühgeburt dauert die Schwangerschaft weniger als 37 Wochen: Geburt vor der vollendeten 37. SSW.
- **Untergewichtige Neugeborene** (LBW = „low birth weight infants") sind alle Lebendgeborenen mit einem Geburtsgewicht von weniger als 2500 g. Dabei ist jedoch zu berücksichtigen, dass es sich bei etwa einem Drittel um untergewichtige reifgeborene Kinder handelt.
- **Sehr untergewichtige Neugeborene** (VLBW = „very low birth weight infants") sind Lebendgeborene mit einem Geburtsgewicht unter 1500 g.
- **Extrem untergewichtige Neugeborene** (VVLBW = „very very low birth weight infants") sind Lebendgeborene mit einem Geburtsgewicht unter 1000 g.

Epidemiologie. Die Häufigkeit der Frühgeburtlichkeit im *deutschsprachigen Raum* liegt zwischen *5 und 10%*. Sie ist nach ethnischer Zugehörigkeit und Religion unterschiedlich. In Entwicklungsländern (Lateinamerika) beträgt die Häufigkeit bis 40%. Der Anteil der Frühgeborenen macht jedoch etwa 75% der in der Neonatalperiode verstorbenen Kinder aus. Ein Geburtsgewicht unter 1500 g (VLBW) findet sich bei etwa 1% aller Lebendgeborenen, davon sind ein Drittel der Kinder unter 1000 g (VVLBW). Neben der hohen Sterblichkeit (zwei Drittel der perinatalen Mortalität) sind die Frühgeborenen auch durch eine erhöhte Früh- und Spätmorbidität gefährdet.

5.3.1.1 Ätiologie

Die Ätiologie bleibt im individuellen Fall oft unklar. Es handelt sich um ein multifaktorielles Geschehen, das zu vorzeitiger Wehentätigkeit und zur Eröffnung der Zervix führt. Neben organischen Ursachen (Infektionen) spielen auch psychosoziale Faktoren eine Rolle.

Risikofaktoren der Frühgeburtlichkeit sind:

- *psychosoziale Faktoren:* alleinstehende Schwangere, psychische Überbeanspruchung, niedriger Sozialstatus,
- *Alter der Mutter* (<18 bzw. >40 Jahre),
- *mütterliche Erkrankungen:* vaginale, zervikale *Infektionen,* Genitalfehlbildungen (Uterus duplex, -bicornis, -subseptus), Myome, Zervixinsuffizienz (Verletzungen, Bindegewebsschwäche), Allgemeinerkrankungen (Nieren-, Harnwegsentzündungen, Lebererkrankungen, Anämie), Nikotinabusus, Mangelernährung;
- *anamnestische Belastungen:* vorausgegangene Frühgeburten, Zustand nach mehr als zwei Fehlgeburten oder Abruptiones, vorausgegangene Totgeburt;
- *Schwangerschaftskomplikationen:* Mehrlinge, Hydramnion, Placenta praevia, Blutungen in der Schwangerschaft, schwangerschaftsinduzierte Hypertonie, Plazentainsuffizienz.

5.3.1.2 Pathophysiologie

Die Auslösung der Frühgeburt scheint durch den *Prostaglandinstoffwechsel* wesentlich beeinflusst zu sein. Durch lokale Entzündungen und mechanische Reize der Zervix kommt es zur Bildung von wehenauslösenden Prostaglandinen. Neben *fetalen Einflüssen* (Mangelentwicklung) sind auch *hormonelle Umstellungen* (Progesteron, Östrogene, Oxytocin) für die vorzeitige Geburtsauslösung von Bedeutung. Die pathophysiologischen Zusammenhänge sind aber in vielen Punkten noch ungelöst.

5.3.1.3 Klinik, Diagnostik

Die frühzeitige Diagnostik einer drohenden Frühgeburt ermöglicht eine optimale Behandlung. Die Symptome sind aber individuell sehr verschieden, sodass in der Schwangerenberatung zusätzlich vor allem auf die *Risikofaktoren* geachtet werden muss.

- **Vorzeitige Wehentätigkeit:** Die vorzeitige Wehentätigkeit ist definiert als regelmäßige schmerzhafte Kontraktion von mindestens *30 sec.* mit einer Häufigkeit von *2 Wehen pro 10 Minuten* für mindestens *eine halbe Stunde.*

Das *subjektive Empfinden* der Wehentätigkeit ist sehr unterschiedlich. Die einfachste Dokumentation ist ein Notieren der Wehentätigkeit (*Wehenkalender*). Die Wehen können durch Palpation oder besser durch eine äußere Wehenmessung (*externe Tokographie*) registriert werden. Die Stärke der Kontraktion wird von der Schwangeren angegeben. Unregelmäßige Kontraktionen sind ab 20. SSW jedoch häufig festzustellen.

- **Vorzeitige Zervixreifung:** Bei der vaginalen Untersuchung ist auf die Verkürzung und Konsistenz der Zervix sowie auf die Eröffnung des Muttermundes zu achten. Neben der Palpation der Zervix kann deren Länge und der innere Muttermund vaginalsonographisch dargestellt werden. Eine Verkürzung sowie Auflockerung der Zervix mit Erweiterung des Zervixkanals (Vaginosonographie, siehe Abb. 5.9) spricht für eine drohende Frühgeburt. Wichtig sind vor allem regelmäßige Verlaufskontrollen. Bei einer Eröffnung der Zervix ohne merkbare Wehentätigkeit spricht man von einer *Zervixinsuffizienz.* Sie tritt als Folge einer konstitutionellen Bindegewebsschwäche oder posttraumatisch durch eine Schädigung des inneren Muttermundes nach einer Geburt oder Abrasio auf.
- **Vaginale Blutung:** Blutungen treten bei Eröffnung des Zervixkanales als sog. *Zeichnungsblutung* auf. Sie sind meist Ausdruck einer zervixwirksamen Wehentätigkeit.

- **Vorzeitiger Blasensprung:** Eine vorzeitige Wehentätigkeit geht in 20–25% der Fälle mit einem vorzeitigen Blasensprung einher.
  - *Ultraschalluntersuchung:* Fruchtwassermenge, Zervixlänge, innerer Muttermund;
  - *Spekulumuntersuchung,* vaginaler Untersuchungsbefund (Blutung, Fruchtwasserabgang), *Zervixabstriche* auf Chlamydien und Bakterien;
  - *Wehenobjektivierung* durch Tokographie und *Laborkontrolle:* Blutbild, CRP, Urin.

5.3.1.4 Therapie

a) **Ruhigstellung:** Bei übermäßiger körperlicher oder seelischer Belastung ist die Herausnahme aus dem Berufsleben, Entlastung im Haushalt und häusliche Bettruhe die erste Maßnahme. Eine ambulante Betreuung und psychische Führung durch eine Hebamme ist sinnvoll. Bei einem Großteil der Schwangeren ist keine weitere medikamentöse Therapie erforderlich. Bei vorzeitiger Wehentätigkeit, zusätzlichen Risikofaktoren und schwierigen familiären Verhältnissen ist primär eine stationäre Überwachung mit relativer Bettruhe anzuraten.

b) **Normalisierung der Scheidenflora:** Ansäuerung des Scheidenmilieus und Wiederherstellung einer physiologischen Scheidenflora. (L-Ascorbinsäure: Vagi-C®, Laktobazillen-Präparate: Gynoflor®, Vagiflor®).

c) **Lokale Gabe von Desinfektiva:** bei symptomatischer vaginaler Infektion Lokaltherapie mit Metronidazol (Vagi-hex®-Vaginaltabletten), Clindamycin (Sobelin®-Vaginalcreme).

d) Medikamentöse Wehenhemmung (Tokolyse)

Beta-Sympathomimetika: Neben Alpha- und Betarezeptoren sind im Uterus vor allem *Beta-2-Rezeptoren* vorhanden. Deren Erregung durch Adrenalin oder Adrenalinabkömmlinge führt zur Hemmung der Uteruskontraktion und gleichzeitig zur kardialen Stimulierung über Beta-1-Rezeptoren.

Eine **Tokolyse** ist bei *zervixwirksamer Wehentätigkeit* bei normal versorgtem Feten zwischen der **20. und 34. SSW** indiziert, wenn keine mütterlichen Kontraindikationen vorhanden sind.

Dosierung

- **Parenteral.** *Infusionslösung:* 40 ml Partusisten® (4 Amp. zu 0,5 mg Fenoterol) in 460 ml Laevulose 5%. *Anfangsdosierung:* 40–60 ml/h (1 ml entspricht 0,004 mg Fenoterol). Eine Reduzierung erfolgt nach Wehentätigkeit unter Beachtung der Nebenwirkungen auf 12 ml/h.
- **Orale Therapie:** Eine orale Therapie wird aufgrund des fraglichen Therapieerfolges nur selten durchgeführt. Die orale Therapie sollte 30 Min. vor Absetzen der Infusion beginnen.

Die Anfangsdosierung beträgt 8 Tabletten Partusisten (1 Tabl. enthält 5 mg Fenoterol). Je nach Wehentätigkeit wird die Dosierung anschließend auf eine 4–6-stündliche Gabe reduziert. Weitere gebräuchliche Beta-Sympathomimetika siehe Tabelle 5.1.

Nebenwirkungen: Die Beeinflussung der Beta-Rezeptoren anderer Organe führt zu typischen Nebenwirkungen.

- **Kardiovaskuläre Nebenwirkungen**

Tachykardie: durch positive Ino- und Chronotropie. In 80–100% der Schwangeren kommt es zu einer Tachykardie. Bei lang anhaltender Tachykardie von 130–140/min ist eine Reduktion der Dosierung erforderlich.

Blutdruck: Zunahme des systolischen, Abnahme des diastolischen Druckes. Der arterielle Mitteldruck sinkt trotz steigendem Herzminutenvolumen aufgrund einer peripheren Vasodilatation ab.

Herzrhythmusstörungen sowie Myokardschädigungen treten vor allem bei Überdosierungen auf.

- **Pulmonale Nebenwirkungen**

Lungenödem: Bei einer Einschränkung der Nierenfunktion und gleichzeitiger Anwendung von Glukokortikoiden (Lungenreifeinduktion) kann es zum interstitiellen Lungenödem aufgrund einer vermehrten Wasserretention kommen.

Tab. 5.1: Weitere gebräuchliche Beta-Sympathomimetika.

Präparate	oral/die	parental
Ritodrine (Prepar)	4–8 × 10 mg	100–250 µg/min
Hexoprenalin (Gynepral)	6–8 × 0,5 mg	0,2–0,3 µg/min
Clenbuterol (Spiropent)	2–4 × 0,02 µg	–
Terbutalin (Bricanyl)	2–4 × 5 mg	10–80 µg/min

- **Stoffwechselinteraktionen**

Es kommt zur Lipolyse im Fettgewebe bei verstärkter Glukoneogenese in der Leber und in der Skelettmuskulatur. Der Blutzucker steigt an (falsch positive Glukosetoleranzteste). Bei Diabetes mellitus muss unter Tokolyse vielfach eine Neueinstellung der Insulintherapie vorgenommen werden. Massive Entgleisungen bis zum Coma diabeticum sind möglich. Die Blutzuckerwerte normalisieren sich in der Regel nach etwa 72 Stunden. Die Elektrolytentgleisung mündet in eine *Hypokaliämie.*

- **Subjektive Nebenwirkungen**

Im Vordergrund stehen Herzklopfen, Beklemmungsgefühl, innere Unruhe und Zittrigkeit. Weiterhin kommt es zu Übelkeit, Kopfschmerzen, Gesichtsrötung und Schweißausbrüchen. Die Ruhigstellung der Darmmuskulatur führt zur Obstipation. Auch bei oraler Tokolyse ist mit diesen Nebenwirkungen zu rechnen.

- **Fetale, neonatale Nebenwirkungen**

Betamimetika sind plazentagängig und führen daher auch beim Fetus zur Rezeptorstimulation. Bei Neugeborenen kann es zu Hypoglykämien, Hypokalzämien, Hypotonien sowie zum Ileus kommen.

Kontraindikationen. *Absolute:* mütterliche Herzerkrankungen, Glaukom, entgleister Diabetes mellitus, Phäochromozytom, Amnioninfektionssyndrom, fetale Mangelversorgung. *Relative:* Schwangerschaftsinduzierte Hypertonie (RR > 160/100), Diabetes mellitus, Darmatonie, mütterliche Infektionen mit Fieber.

Magnesium hat einen *kardioprotektiven und tokolytischen Effekt.* Es eignet sich als Alternative bei Kontraindikationen von Betamimetika, obwohl der tokolytische Effekt geringer ist. Es ist vor allem eine sinnvolle Zusatztherapie zur Beta-Mimetikatherapie, da es durch die mögliche Dosisreduktion zur deutlichen Verbesserung der Nebenwirkungen kommt.

Dosierung

- **Parenteral:** 4 Amp. (Mg 5-Sulfat 50%) auf 460 ml Laevulose 5%. Die Dosierung beträgt 20 ml/h und kann bis auf 60 ml/h gesteigert werden.

Auch bei oraler Applikation von Magnesium kann die Dosierung der Betamimetika signifikant verringert werden. Magnesiumaspartat ist für die orale Therapie vorzuziehen, da es eine wesentlich geringere laxierende Wirkung hat.

- **oral:** 20 mmol/die (2 Beutel Magnesium-Diasporal Granulat, oder 4 Tabletten/Tag Magnesium 5-Longoral).

- **Prostaglandinantagonisten (Indometacin, Azetylsalizylsäure):** Prostaglandinsynthesehemmung bewirkt Wehenhemmung. Eine Therapie sollte nur in Ausnahmesituationen erfolgen.
- **Lungenreifeinduktion:** *Glukokortikoide* reduzieren das Auftreten eines Atemnotsyndroms. Eine Lungenreifeinduktion wird ab 24 + 0 bis 34 + 0 SSW als sinnvoll angesehen.

Dosierung: 8 mg Betamethason an 2 folgenden Tagen. Nach 8–10 Tagen Wiederholung der Behandlung.

Kontraindikationen: Amnioninfektionssyndrom, florides Ulkus, Temperatur über 38 °C, schlecht eingestellter Diabetes, Präeklampsie.

Antibiotikatherapie: Bei Nachweis einer vaginalen/zervikalen Infektion ist eine antibiotische Therapie durchzuführen.

Operative Zervixumschlingung

- *Zerklage:* Bei Eröffnung der Zervix ohne merkbare Wehentätigkeit kann bis zur 28. SSW eine Zerklage sinnvoll sein. Entscheidend ist eine vorherige Therapie einer zervikalen Infektion. Auch bei einem Fruchtblasenprolaps bei noch nicht vollständig verstrichener Zervix kann die Reposition und anschließende Zerklage zur Verlängerung der Schwangerschaft beitragen.
- *Zerklagepessar* (Abb. 5.16): Das Einlegen eines Pessars kann im Gegensatz zur Zerklage ohne Narkose durchgeführt werden.

Der Einsatz des Zerklage-Pessars als alternative Methode hat zu einem deutlichen Rückgang der Zerklage geführt. Ein weiterer Vorteil liegt in der ambulanten und risikoarmen Anwendung. Weitere Untersuchungen müssen aber noch zeigen, inwieweit überhaupt eine Indikation zur Pessartherapie gegeben ist.

5.3.1.5 Geburtsleitung

Das unreife Kind ist besonders empfindlich gegenüber *Hypoxie, Trauma* und *Infektion.* Eine

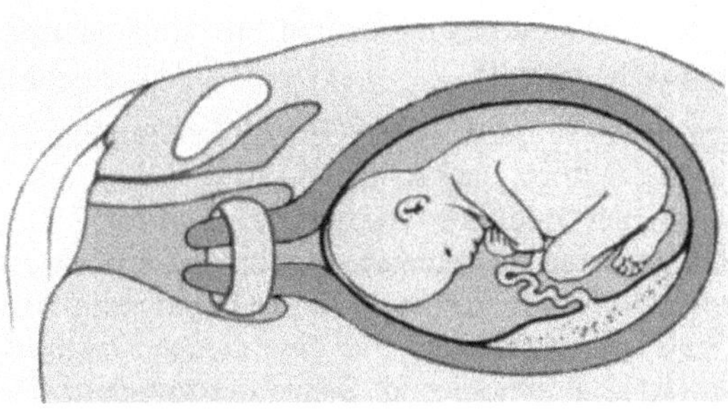

Abb. 5.16: Stützpessar: Zerklagepessar (Arabinpessar) in situ

schonende Geburtsleitung und Vermeidung einer Hypoxie ist daher gerade bei Frühgeborenen von entscheidender Bedeutung für die spätere Prognose.

- **Geburtsleitung bei vaginaler Entbindung:**

Protrahierte Geburtsverläufe sollen vermieden werden. Die Fruchtblase soll erhalten werden, wenn nicht andere Indikationen (Fetalblutuntersuchung) eine Amniotomie erforderlich machen. Da Analgetika zur Depression des Neugeborenen führen, ist der Periduralanästhesie der Vorzug zu geben. Zur Abkürzung der Pressperiode ist eine Episiotomie obligat.

Zur Dehnung des Dammes kann zusätzlich ein breites hinteres Spekulum verwendet werden (Spiegelentbindung). Bei protrahiertem Geburtsverlauf oder drohender Asphyxie kann eine Zangenentbindung durchgeführt werden. Um den Kopf vor einer zusätzlichen Kompression zu bewahren, wird eine Parallelzange (Bamberger Divergenzzange) verwendet. Eine Vakuumextraktion ist *kontraindiziert.* Die Abnabelung erfolgt bei einer Frühgeburt erst nach 40–60 sec, um noch ausreichend Blut aus der Plazenta in den fetalen Kreislauf zu bekommen.

- **Geburtsleitung bei Schnittentbindung:**

Eine Sektio ist indiziert bei *Einstellungs- und Lageanomalien* (Beckenendlage, Querlage), *protrahiertem Geburtsverlauf, intrauteriner Hypoxie.* Die Indikation ist auch bei *Schädellagen* großzügig zu stellen, da eine Asphyxie oder eine traumatische Geburt die Prognose des Neugeborenen wesentlich verschlechtert.

Für eine atraumatische Geburt ist die Operationstechnik mitverantwortlich. Die Entwicklung soll nach Möglichkeit in der Fruchtblase und langsam erfolgen. Wenn das untere Uterinsegment noch unzureichend entfaltet ist, ermöglicht ein uteriner Längsschnitt (L-förmige Inzision) eine schonende Entwicklung.

5.3.2 Vorzeitiger Blasensprung

- **Vorzeitiger Blasensprung** (VBS) bedeutet Abgang von Fruchtwasser aus der Zervix/Vagina vor dem Auftreten von regelmäßigen Wehen.
- **Regelrechter Blasensprung:** Abgang von Fruchtwasser bei vollständig erweitertem Muttermund in der Austreibungsperiode
- **Frühzeitiger Blasensprung:** Abgang von Fruchtwasser im Verlauf der Eröffnungsperiode.
- **Hoher Blasensprung:** Abgang von Fruchtwasser bei intaktem unteren Eipol.

Epidemiologie. Ein vorzeitiger Blasensprung kommt bei etwa 10% aller Geburten vor, wobei es sich in den allermeisten Fällen bereits um ein reifes Kind handelt. In 2–5% der Fälle beträgt das Geburtsgewicht unter 2500 g. In etwa 0,5% aller Geburten ist das Geburtsgewicht nach vorzeitigem Blasensprung <1000 g. Im Kollektiv der Frühgeburten beträgt der Anteil mit VBS hingegen 20–40%.

5.3.2.1 Ätiologie, Pathophysiologie

Ursachen sind:

- Infektion des unteren Genitaltrakts; vorzeitige Wehentätigkeit, Zervixinsuffizienz;
- Hydramnion, Mehrlingsschwangerschaft; iatrogen (intrauterine Eingriffe, Zerklage).

Infektionen des unteren Genitaltraktes spielen bei intraamnialen Infektionen eine wichtige Rolle. Sie können als Folge eines Blasensprunges auftreten, sind in vielen Fällen aber auch als Ursache für den Blasensprung anzusehen. Zervikale Mikroorganismen können durch Bildung von Enzymen die zervikale Barriere stören, andererseits über die Freisetzung von Prostaglandinen zu vorzeitiger Wehentätigkeit führen.

Die Häufigkeit einer Keimbesiedelung und das Keimspektrum ist von geographischen und sozioökonomischen Faktoren abhängig.

5.3.2.2 Klinik

Die Schwangere spürt meist ein schwallartiges **Abgehen von klarer Flüssigkeit.** Es kann auch ein kontinuierlicher Abgang von Flüssigkeit bemerkt werden. Als Folge kann es zu einem *Amnioninfektionssyndrom mit Fieber* und mütterlicher und fetaler *Tachykardie* kommen. Damit verbunden ist meist ein *schmerzhafter Uterus* mit Wehentätigkeit.

5.3.2.3 Diagnostik

Spekulumeinstellung: Der Fruchtwasserabgang kann entweder direkt aus dem äußeren Muttermund beobachtet werden, oder er wird durch Flüssigkeitsansammlung im hinteren Fornix erkannt, evtl. Provokation von Fruchtwasserabgang durch Pressen oder Husten. Die Untersuchung hat stets unter sterilen Bedingungen zu erfolgen. Eine zusätzliche Bestimmung von fetalen Fibronectins (Amnichek®) kann in Zweifelsfällen sinnvoll sein.

> **Praxishinweis:** Bei unklaren Befunden kann zusätzlich eine Bestimmung des pH-Wertes der Flüssigkeit (Lackmuspapier) durchgeführt werden. Der Scheiden-pH liegt zwischen 4,0–4,5. Das *Fruchtwasser* ist alkalisch (pH-Wert 7,0–7,5).

Es sind jedoch falsche positive Befunde durch Blutbeimengungen und vaginale Entzündungen möglich.

Im **zytologischen Abstrich** sind Epidermiszellen des Feten sowie Lanugohaare ein Hinweis für einen Fruchtwasserabgang. Durch Trocknen von Fruchtwasser auf einem Objektträger entstehen typische farnkrautähnliche Strukturen (*Farnkrauttest*).

Bei jedem vorzeitigen Blasensprung und Frühgeburtlichkeit wird ein Abstrich auf Bakterien und Chlamydien durchgeführt. Eine **vaginale Untersuchung** zur Erhebung der Zervixreife sollte äußerst zurückhaltend erfolgen, da Keimverschleppung droht.

- **Abstrichuntersuchungen:** G. vaginalis, B-Streptokokken, Chlamydien.

Gardnerella vaginalis: Führt zusammen mit anderen anaeroben Erregern zur sog. *Aminkolpitis*. Die normale Laktobazillusflora ist beinahe vollständig verdrängt. Die Diagnostik wird mit dem Amintest (Zugabe von 2 Tropfen 10-prozentige Kalilauge zum Scheidensekret, was zum typischen Fischgeruch führt) und dem Nativausstrich (clue cells = Vaginalepithelien mit dichtem Epithelrasen) gestellt.

Gruppe-B-Streptokokken (GBS): Vorkommen im Vaginalabstrich zwischen 6–30%. Mit einer kindlichen Infektion ist nur bei 2–4/1000 Lebendgeburten zu rechnen. Kommt es jedoch zu einer kindlichen Infektion, ist mit sehr schweren Verläufen zu rechnen. Für eine rasche Diagnostik werden zunehmend Schnelltestuntersuchungen eingesetzt (Strep B Patho DX Test, Quidel-GBS-Schnelltest).

Chlamydien: Infektionen führen zur *Pneumomie* und zur *Konjunktivitis* bei Neugeborenen.

Weitere Erreger, die im Zusammenhang mit einem vorzeitigen Blasensprung auftreten sind *Mykoplasmen, E. coli, Anaerobier, Neisseria gonorrhoeae*.

- **Ultraschalluntersuchung:** Primär erfolgt eine Beurteilung der *Fruchtwassermenge*, der *Lage der Plazenta* und der Ausschluss eines eventuellen *Nabelschnurvorfalles* (Farb-Doppler). Bei fehlendem Fruchtwasser ist es meist schwierig, eine genaue Beurteilung des Feten durchzuführen.

Zur weiteren Abklärung kann eine **Fruchtwasserauffüllung** sinnvoll sein. Gleichzeitig kann ein **Farbstoff** (Indigokarmin) in die Amnionhöhle gegeben werden, um die Diagnostik in unklaren Fällen zu sichern. Kann bei einer Amniozentese Fruchtwasser gewonnen werden, so wird neben der *Lungenreifebestimmung* auch eine *bakteriologische Untersuchung* des Fruchtwassers durchgeführt.

- **Kardiotokogramm:** Eine fetale Tachykardie zeigt mit hoher Sicherheit eine intrauterine Infektion des Feten an. Zusätzlich ist die Beurteilung der Wehentätigkeit für das weitere Vorgehen mitentscheidend.
- **Labordiagnostik:** Komplettes Blutbild (Leukozytose mit Linksverschiebung), C-reaktives Protein (CRP), Urinanalyse zum Ausschluss eines Harnweginfektes.

5.3.2.4 Klinisches Vorgehen

1. Vorzeitiger Blasensprung in Terminnähe. Bei Geburt ist mit einem lungenreifen Kind zu rechnen, das bei zu langer Dauer des Blasensprunges durch eine Infektion gefährdet ist. Die Infektionsmorbidität steigt nach 24 Stunden deutlich an. Es sollte daher nach etwa 6–10 Stunden mit der Geburtseinleitung begonnen werden, um das Infektionsrisiko möglichst niedrig zu halten. Nach 24 Stunden würden zwar 90% der Schwangeren spontane Wehen bekommen, zu diesem Zeitpunkt sollte das Kind aber bereits geboren sein. Die Geburtseinleitung unterscheidet sich nicht vom Vorgehen bei stehender Fruchtblase. Bei *reifer Zervix* Oxytocininfusion, bei *unreifer Zervix* wird eine Geburtseinleitung mit lokaler Prostaglandinapplikation durchgeführt.

2. **Blasensprung vor 37/0 Schwangerschaftswochen:** Eine generelle Empfehlung zum Vorgehen in dieser Gruppe ist kaum möglich. Neben organisatorischen Strukturen (Perinatalzentrum mit Neonatologie) spielen auch individuelle Faktoren (Risiken aus vorangegangenen Schwangerschaften, Wunsch der Eltern) in der Therapieplanung eine wichtige Rolle. Insgesamt gilt jedoch: je jünger die Schwangerschaft, umso eher wird man schwangerschaftserhaltende Maßnahmen setzen. Es ist das Risiko der Frühgeburtlichkeit gegen das Risiko der Infektion abzuwägen. Bei Feten < 32/0 SSW ist die perinatale Mortalität vorwiegend durch die Frühgeburtlichkeit und nicht durch das Infektionsrisiko bestimmt. Neben dem fetalen Morbiditätsrisiko ist auch das mütterliche Infektionsrisiko mit zu berücksichtigen.

> **Praxishinweis:** Bei Verdacht auf ein *Amnioninfektionssyndrom* wird unabhängig von der Schwangerschaftswoche die Geburt unter antibiotischer Abdeckung eingeleitet.

Sind keine Hinweise für eine Entzündung vorhanden, so sind 3 Gruppen zu berücksichtigen:

- **Blasensprung >32/0 SSW, geschätztes Gewicht >2000 g**

Aktives Vorgehen. Das Risiko für den Feten aufgrund einer Infektion ist größer als aufgrund der Frühgeburtlichkeit. Das Vorgehen unterscheidet sich nicht wesentlich von der Gruppe mit vorzeitigem Blasensprung in Terminnähe. Zwischen der 32. und 34. SSW wird jedoch noch großzügig eine Antibiotikatherapie durchgeführt und bei unauffälliger Schwangerschaft werden 24 bis 48 Stunden für eine Akzeleration der Lungenreife abgewartet.

- **Blasensprung 28/0–32/0 SSW, geschätztes Gewicht 1000–2000 g**

Abwartendes Verhalten für 48 Stunden. Sind keine Hinweise für eine Infektion vorhanden, wird ein abwartendes Verhalten von 24–48 Stunden durchgeführt. Eine Lungenreifeinduktion mit Glukokortikoiden sowie eine Antibiotikagabe wird empfohlen. Eine engmaschige Überwachung mit CTG (fetale Tachykardie) und mütterlichen *Laborparametern* (Leukozyten, Differentialblutbild, Thrombozyten, CRP) ist erforderlich.

- **Blasensprung 24/0–28/0 SSW, geschätztes Gewicht <1000 g**

Abwartendes Verhalten. Anfangs absolute *Bettruhe*. Zweimal täglich Kontrolle der *Laborwerte* und *Beurteilung der fetalen Herzfrequenz* (*CTG*). Eine *Ultraschallkontrolle* mit Beurteilung der Fruchtwassermenge und Erstellen eines biophysikalischen Profils erfolgt zweimal pro Woche. **Lungenreifeinduktion** mit Glukokortikoiden. Bei Wehentätigkeit wird eine Tokolyse durchgeführt. Eine *Amniozentese* kann zur Lungenreifediagnostik sowie zur Bestimmung einer Bakteriologie durchgeführt werden. Eine *Antibiotikatherapie* wird entsprechend den bakteriologischen Abstrichen durchgeführt.

Bei einem vorzeitigen Blasensprung <24 SSW erfolgt ein individuelles Vorgehen nach Beratung der Eltern durch Geburtmediziner und Neonatologen.

5.3.3 Terminüberschreitung, Übertragung

Terminüberschreitung: Überschreiten des Geburtstermines bei gesicherter Schwangerschaftsdauer durch Anamnese oder Frühultraschalluntersuchung.

Übertragung: Schwangerschaftsdauer >42 SSW.

Epidemiologie. Echte *Übertragungen* sind selten. Bei bekanntem Ovulationstermin kommt es in 2,5% zu einer Übertragung. Wird die Schwangerschaftsdauer nach der letzten Regelblutung berechnet, so werden Zahlen bis 10% angegeben.

Ätiologie. Die Ursache ist in den meisten Fällen unklar. Neben einer herabgesetzten Erregbarkeit des Uterus scheinen auch fetale Faktoren eine wichtige Rolle zu spielen (Übertragung bei Anenzephalus). Eine Tragzeitverlängerung führt zu einer erhöhten Gefährdung des Kindes durch plazentare Minderversorgung.

5.3.3.1 Diagnostik

Ultraschall: Ein häufiges Symptom ist eine Verminderung der *Fruchtwassermenge* mit Abnahme der *fetalen Bewegungen*. Entscheidend für die Diagnostik einer Übertragung ist aber eine zuverlässige *Biometrie* in der Frühschwangerschaft.

Kardiotokographie (Nonstress-Test): Das Herzfrequenzmuster des Fetus ermöglicht eine frühzeitige Diagnose einer hypoxischen Gefährdung. Die CTG-Überwachung erfolgt in 2-tägigen Abständen ab dem errechneten Termin.

Amnioskopie: Beurteilung von Farbe und Menge des Fruchtwassers. Als Zeichen der Reife des Darmes und bei Hypoxie des Feten kommt es zu einem Mekoniumabgang. Das *Fruchtwasser* wird dadurch *grün* gefärbt. Die Amnioskopie hat in der Überwachung bei Terminüberschreitung an Bedeutung verloren, da die Beurteilung der Fruchtwassermenge mit der Sonographie einfacher und effektiver ist.

Kindliche Übertragungszeichen (Stadieneinteilung nach Clifford): Nach der Geburt können am Kind verschiedene Hinweiszeichen für den Schweregrad der nutritiven Mangelversorgung festgestellt werden.

Stadium I: fehlende Vernix caseosa, faltige, trockene, schuppende Haut mit geringem subkutanen Fett. Lange Fingernägel mit sog. Waschfrauenhänden und -füßen.

Stadium II: Grüne Verfärbung durch mekoniumhaltiges Fruchtwasser von Haut, Nabelschnur und Eihäuten.

Stadium III: Verfärbung der kindlichen Haut und der Nabelschnur durch eingedicktes gelbgrünes Fruchtwasser. Dehydratation.

5.3.3.2 Therapie bei Terminüberschreitung

Praxishinweis. Das geburtshilfliche Vorgehen ist von Hinweisen für eine *fetale Gefährdung* sowie vom *Zervixbefund* abhängig.

- Vielfach wird bei einer *Terminüberschreitung von 10 bis 12 Tagen* die Geburtseinleitung empfohlen.
- Eine Kontrolle der *Fruchtwassermenge* ist 1–2-mal wöchentlich zu empfehlen.
- Eine *Herztonkurve* wird 2–3-mal wöchentlich durchgeführt, wobei vor allem auf die Reaktion der Herzfrequenz des Feten bei spontaner Wehentätigkeit zu achten ist.
- Bei reduzierter Fruchtwassermenge, pathologischem Kardiotokogramm sowie grünem Fruchtwasser wird die Geburt eingeleitet.

Die **Methoden zur Geburtseinleitung** sind vom Zervixbefund abhängig:

- **Prostaglandin Gel** (500 µg PGE_2 -Gel: Prepidil®-Gel; Dinoproston 1 mg: Minprostin® E_2 Vaginalgel): Bei unzureichender Wirkung ist eine Wiederholung nach 4–6 Stunden möglich. Eine kontinuierliche kardiotokographische Überwachung in der ersten Stunde ist aufgrund der raschen Wirkung des PG-Gels erforderlich.
- **Prostaglandin-Tabletten** (3 mg PGE_2-Vaginaltablette, Minprostin® E_2-Vaginaltablette): Die Anwendung der Tablette ist bei etwas reiferem Zervix indiziert (Bishop-Score 5 u. 6). Die Applikation erfolgt in den hinteren Fornix (intrazervikale Gabe kontraindiziert!). Eine Wiederholung ist nach 6–8 Stunden möglich. Eine kardiotokographische Überwachung wird bei Wehentätigkeit, spätestens aber nach 2 Stunden durchgeführt.
- **Oxytocininfusion** (Syntocinon®): Die kontinuierliche parenterale Verabreichung von Oxytocin ist bei reifer Zervix (Bishop-Score >6) zielführend. Die Anfangsdosierung beträgt 0,5–1,0 mE/min, in 30–60-minütigen Intervallen wird um 1–2 mE/min bis zur erwünschten Wehentätigkeit gesteigert. Die Maximaldosierung von 4 mE/ml sollte nicht überschritten werden. Die Überwachung des Feten muss kontinuierlich erfolgen.
- **Prostaglandin – intravenös** (PGE_2, Minprostin® E_2-Ampullen): Eine i. v. Gabe von Prostaglandin ist auch zur Geburtseinleitung bei unreifem Befund durchführbar. Die lokale Verabreichung ist jedoch zu bevorzugen. Die Anfangsdosierung von 0,2 µg/min wird 30-minütig um 0,2–0,4 µg/min bis zur regelmäßigen Wehentätigkeit gesteigert. Eine kontinuierliche kardiotokographische Überwachung ist erforderlich.
- **Amniotomie und „Eipollösung“** (digitale Ablösung des unteren Eipols mit zarter Er-

weiterung der Zervix) sind bei geburtsreifem Zervixbefund Maßnahmen, die zu spontanen Wehen führen können oder eine Geburtseinleitung mit Oxytocin verkürzen.

5.4 Intrauterine Mangelentwicklung

F. Kainer

Mangelgeborenes: Neugeborenes mit einem **Geburtsgewicht** (bezogen auf das Schwangerschaftsalter) *unter der 10. Perzentile* einer Standardkurve.

SGA fetus: „small for gestational age" fetus. Bezeichnung für einen Feten unter der 10. Perzentile im Gegensatz zu zeitgerecht entwickelten (AGA fetus: „appropriate for gestational age" fetus) oder makrosomen (LGA fetus: „large for gestational age" fetus) Feten.

5.4.1 Ätiopathogenese

Eine Ursache für eine Mangelentwicklung kann in etwa 50% der Fälle gefunden werden. Ein für das Schwangerschaftsalter zu kleines Kind muss keineswegs immer eine pathologische Ursache haben. Ethnische, geographische Einflüsse, das Geschlecht des Kindes sowie die Größe der Eltern können das Wachstum in erheblichem Maße beeinflussen. Ein verzögertes intrauterines Wachstum kann von fetalen Störungen verursacht sein, häufiger führen aber exogene Ursachen zu einer fetalen Mangelentwicklung. In Abhängigkeit vom *Zeitpunkt* der Mangelentwicklung können 2 Formen unterschieden werden:

- **Typ I (symmetrische Form):** Wachstumsretardierung um die Schwangerschaftsmitte. Alle Körpermaße sind gleichmäßig betroffen. In dieser Gruppe finden sich hochsignifikant häufiger kongenitale Fehlbildungen.
- **Typ II (asymmetrische Form):** Die Mangelentwicklung entsteht im letzten Schwangerschaftsdrittel. Es handelt sich um die *häufigere Form* (70–80%), wobei vor allem das Wachstum des Rumpfes bei zunächst normaler Größe des Kopfes und der Extremitäten reduziert ist.

5.4.1.1 Genetische Ursachen

In 10–15% sind Chromosomenstörungen sowie verschiedene Syndrome für ein vermindertes Wachstum verantwortlich. Bei einer Trisomie 21 (*Down-Syndrom*) ist der Wachstumsrückstand geringer ausgeprägt als bei einer *Trisomie 18* und *Trisomie 13*. Auch Störungen der Geschlechtshormone (*Turner-Syndrom*) gehen mit einer Wachstumsretardierung einher.

Verschiedene **Fehlbildungssyndrome** mit Anomalien des Skelettsystems (Osteogenesis imperfecta, tanatophorer Zwergwuchs etc.) sowie schwere **Organfehlbildungen** (Potter-Syndrom, Anencephalus) gehen mit Wachstumsverzögerungen einher.

5.4.1.2 Infektionen

In 5–10% sind intrauterine Infektionen für eine Mangelentwicklung verantwortlich.

Zytomegalie: Bei frischer Virusinfektion kommt es neben der Wachstumsretardierung zu Fehlbildungen des ZNS: Mikrozephalus, intrakranielle Verkalkungen. *Toxoplasmose, Listeriose und Rötelinfektionen* können ebenso zu einer schweren intrauterinen Wachstumsbeeinträchtigung führen.

5.4.1.3 Exogene Faktoren

Nikotin gehört zu der häufigsten vermeidbaren Ursache einer intrauterinen Mangelentwicklung. Das Ausmaß der Gewichtsreduktion ist von der Anzahl der Zigaretten abhängig.

Alkohol führt neben der Mangelentwicklung zum Alkoholsyndrom mit typischem Aussehen (kraniofaziale Dysmorphie), mentaler Retardierung und Herzfehlbildungen.

Drogenkonsum (Heroin) und *Medikamente* (Warfarin, Methotrexat) gehen mit einer erhöhten Inzidenz von mangelentwickelten Kindern einher, wobei bei Drogenkonsum auch andere Ursachen (HIV-Infektion, soziales Umfeld, Nikotin) mit eine Rolle spielen.

5.4.1.4 Störungen der Plazenta

- **Placenta praevia:** Durch die ungünstige Implantation kann es aufgrund einer Minderdurchblutung der Plazenta zu Wachstumsbeeinträchtigung des Feten kommen.

- Unter **Plazentainsuffizienz** wird ganz allgemein eine Beeinträchtigung des Stoffaustausches zwischen Mutter und Kind verstanden, je nach dem zeitlichen Ablauf unterscheidet man eine *akute* und *chronische* Form.

Die **akute** Plazentainsuffizienz ist gekennzeichnet durch eine akute Durchblutungsstörung (Plazentainfarkte, vorzeitige Plazentalösung) der Plazenta mit einer Beeinträchtigung des materno-fetalen Gasaustausches. Die akute Form läuft in Minuten bis Stunden ab, und sie führt zur intrauterinen Asphyxie oder zum akuten Sterben des Feten.

Die **chronische** Plazentainsuffizienz besteht über Wochen oder Monate und führt zur *intrauterinen Mangelentwicklung*, wobei es in der Folge auch zur intrauterinen Asphyxie mit Sterben des Feten kommen kann.

Die Funktionsstörung wird durch eine Kombination von verschiedenen **morphologischen Veränderungen** der Plazenta hervorgerufen:

- chronische Durchblutungsstörungen durch pathologisch gesteigerte Fibrinablagerung an den Plazentazotten und im intervillösen Raum,
- Obliteration von Gefäßen (Endangiopathia obliterans),
- Minderwuchs der Plazenta mit kleiner Balsalfläche,
- Zottenreifungsstörungen (Zottenunreife, Zottenfibrose).

Der **Begriff der Plazentainsuffizienz** sollte auf die morphologische Beschreibung der Plazentapathologie beschränkt bleiben, da durch eine zu weitreichende klinische Anwendung dieses Begriffes die tatsächlichen Ursachen einer Mangelentwicklung eher verschleiert als klar dargestellt werden.

5.4.1.5 Mütterliche Erkrankungen

Die mütterliche **Hypertonie** ist die häufigste Ursache einer intrauterinen Mangelentwicklung. Eine schwere **Anämie** führt zu einem verminderten Sauerstofftransport zum Feten. Weitere Ursachen sind mütterliche *Mangelernährung, Hypotonie, gastrointestinale sowie Nierenerkrankungen, Autoimmunerkrankungen.*

5.4.1.6 Mehrlingsschwangerschaft

Bei Mehrlingsschwangerschaften finden sich gehäuft *morphologische Plazentaveränderungen* im Sinne einer Plazentainsuffizienz.

5.4.2 Diagnostik

- **Symphysen-Fundus-Abstand:** Durch die verminderte Größenzunahme des Uterus ist der Symphysen-Fundus-Abstand für die errechnete Schwangerschaftswoche zu klein. Mit dieser einfachen Methode können **50–70 %** der mangelentwickelten Kinder erkannt werden.
- **Ultraschall:** Die genaueste fetale Gewichtsschätzung ist mit einer Umfangsbestimmung von Kopf und Abdomen möglich. Eine Abnahme der Fruchtwassermenge ist teilweise durch eine verminderte Urinproduktion erklärbar und findet sich bei 80% der Fälle. Neben der Biometrie gilt es, schwere Fehlbildungen zu erkennen, die evtl. zu einer Änderung des geburtshilflichen Vorgehens führen können.
- **Doppler-Sonographie:** Die Beurteilung der utero-feto-plazentaren Hämodynamik ermöglicht eine frühzeitige Erfassung von gefährdeten Feten. Es werden die Durchströmungsverhältnisse in der Nabelschnurarterie, in den zerebralen Gefäßen (A. cerebri media), der fetalen Aorta sowie in den uterinen Gefäßen bestimmt.
- **Invasive Diagnostik:** Eine rasche genetische Abklärung ist mit einer *Plazentapunktion* möglich. Eine *Fruchtwasseruntersuchung* ermöglicht neben der genetischen Abklärung auch eine Bestimmung der fetalen Lungenreife. Eine ultraschallkontrollierte *Nabelschnurpunktion* ermöglicht neben der genetischen Abklärung auch die Bestimmung von Infektionsparametern sowie die Beurteilung des Nabelschnurblut-pH.

5.4.3 Therapie, klinisches Vorgehen

Sind Risikofaktoren vorhanden, die zu einer intrauterinen Mangelentwicklung führen, so kann der Verlauf durch verschiedene Maßnahmen positiv beeinflusst werden:

- **Allgemeine Maßnahmen.** Die Herausnahme aus beruflich bedingter Überlastung und *Schonung* der Schwangeren mit Bettruhe hat einen positiven Einfluss auf die Durchblutung der Plazenta. Das strikte *Vermeiden von Nikotin* und *Alkohol* ist unbedingt erforderlich. Die Behandlung von mütterlichen Grunderkrankungen ist nötig (Hypertonie, Hypotonie, Anämie, Malabsorption, Infektionen).

- **Medikamentöse Therapie. Azetylsalicylsäure** kann in niedriger Dosierung (100 mg/die) zu einer Thrombozytenaggregationshemmung und daher zu einer Verbesserung der Fließeigenschaften des Blutes führen. Zusätzlich wird möglicherweise durch eine gesteigerte **Prostazyklinproduktion** eine uteroplazentare Minderdurchblutung verhindert.
- **Vorzeitige Entbindung.** Da eine bereits vorhandene Funktionsstörung der Plazenta nicht zu behandeln ist, besteht die einzige Therapiemöglichkeit vielfach in der vorzeitigen Entbindung. Es gilt dabei, das Risiko der Frühgeburtlichkeit gegen das Risiko einer intrauterinen Mangelversorgung mit drohendem Fruchttod abzuwägen. Eine ausführliche *Ultraschalluntersuchung* (Fruchtwassermenge, Wachstum, Blutflussmessung) in Zusammenhang mit der Kardiotokographie (CTG) ermöglicht es, den Schweregrad der fetalen Gefährdung abzuschätzen und den optimalen Entbindungszeitpunkt zu bestimmen.

Praxishinweis: Der **Zeitpunkt der Entbindung** hängt in erster Linie vom *Kardiotokogrammbefund* ab. Die Wahl des **Entbindungsmodus** ist von der *Zervixreife, der Lage des Fetus* und vom *CTG* abhängig.

Bei *pathologischem CTG* und *geburtsunreifer Zervix* wird die primäre Schnittentbindung durchgeführt. Ebenso ist bei Beckenendlage die primäre Schnittentbindung indiziert. Aufgrund der eingeschränkten Reservekapazität der Plazenta sollten protrahierte Geburtsverläufe vermieden werden.

Bei *geburtsreifer Zervix* und unauffälligem CTG-Befund wird die vaginale Entbindung angestrebt, wobei die Geburtseinleitung unter permanenter CTG-Überwachung erfolgt.

Prognose. Die perinatale Mortalität ist im Vergleich zu normgewichtigen Kindern 2–3-mal höher, wobei das höchste Risiko bei Kindern mit gleichzeitiger Frühgeburtlichkeit besteht. *Intrapartal* tritt häufiger eine intrauterine Asphyxie auf, was zu einer erhöhten operativen Entbindungsrate führt. Es finden sich *postpartal* gehäuft Hypoglykämien, Hypokalzämien sowie eine Polyzythämie. Das Neugeborene ist extrem anfällig für eine *Unterkühlung.* Die **Langzeitprognose** ist schlechter als bei normgewichtigen Kindern. Es finden sich in dieser Gruppe vermehrt *neurologische Auffälligkeiten* mit einer höheren Rate von Lern- und Verhaltensstörungen. Das Risiko eines plötzlichen Kindstodes ist erhöht. Eine entsprechende Nachbetreuung dieser Risikogruppe ist erforderlich.

5.5 Mehrlingsschwangerschaft, Mehrlingsgeburt

J. W. Dudenhausen

Definition: Gleichzeitig entwickelte und kurz nacheinander geborene Kinder.

Häufigkeit: Große geographische Schwankungen. Die *Hellin-Regel* (1895) ist für Europa weiter gültig:

- Zwillinge 1:85 1 : 85
- Drillinge 1:85^2 1 : 7 225
- Vierlinge 1:85^3 1 : 614 125
- Fünflinge 1:85^4 1 : 52 200 625

In der **Frühschwangerschaft** sind Mehrlinge häufiger.

Höhergradige Mehrlinge. Dramatischer Anstieg seit den späten 80er Jahren; in den alten Bundesländern der BRD stieg die Drillingsrate von 1975–1990 auf 170%, in den Niederlanden auf 300%. *Ursache* sind Ovulationsinduktionen und IVF.

Zytogie: Verwandtschaftsgrad von Mehrlingen bezogen auf die Anzahl der befruchteten Eizellen (Zygote), z. B. monozygot (eineiig), Dizygot (zweieiig).

Monozygote Zwillinge entstehen bei der Teilung 1 Embryos. *Häufigkeit:* 4/1000 Geburten.

Formen:

1. dichorionisch-diamniote Zwillinge (30%) bei Teilung des Embryos bis zum 5. Tag p. c.
2. monochorionisch-monoamniotische Zwillinge (70%) bei Teilung 5.–7. Tag p. c.
3. monochorionisch-monoamniotische Zwillinge (1%) bei Teilung nach Tag 8 p. c.

4. *verbundene Zwillinge* entstehen durch eine zeitlich spätere Teilung. *Häufigkeit* (Europa): 1/33 000 Geburten

Dizygote Zwillinge (DZ) entstehen durch Befruchtung zweier Eizellen aus 2 Follikeln.

5.5.1 Mütterliche Adaptation

Die Adaptation des mütterlichen Organismus ist bei Mehrlingsschwangerschaft ausgeprägter:

- *Herzminutenvolumen* (HMV). Bei *Einlingsschwangerschaft* ist das HMV in der 32.–36. SSW 25–30% (Maximalwert) höher, bei *Zwillingsschwangerschaft* 50–60%; 500 ml Blut zirkulieren zusätzlich.
- *Schwangerschaftsanämie.* Blutvolumenzunahme und erhöhter fetaler Bedarf an Eisen, Folsäure prädisponieren verstärkt zur Anämie.

Praxishinweis: Die Kreislaufbelastung bei Mehrlingen ist in der 32.–36. SSW am höchsten (*cave* herzkranke Schwangere!).

- *Organdysfunktion.* Die Raumforderung des Mehrlingsuterus begünstigt mechanische Funktionsstörungen *viszeraler Organe*, der Zwerchfellhochstand beeinträchtigt die *Atmung*.

5.5.2 Schwangerenbetreuung

Vorsorgeuntersuchungen

1. frühzeitige Diagnostik der Mehrlingsschwangerschaft
2. Fehlbildungsdiagnostik
3. Prävention der Frühgeburt
4. intrauterine Hypotrophie erkennen

Indikation zur Hospitalisierung

- drohende Frühgeburt
- schwangerschaftsinduzierte Hypertonie
- mütterliche Erschöpfung, v. a. bei höhergradigen Mehrlingen
- Diabetes mellitus und Gestationsdiabetes
- Harnwegsinfektion

Mehrlingsschwangerschaften sind kürzer:

- *Zwillinge.* **1.** *Frühgeburtenrate* (<37 + 0 SSW) 44,5% gegenüber 9,4% bei Einlingen (USA 1987), **2.** *Schwangerschaftsdauer* 36 + 1 gegenüber 39 + 2 bei Einlingen.
- *Drillinge.* Schwangerschaftsalter bei Geburt 32 Wochen.
- *Vierlinge.* Schwangerschaftsalter bei Geburt 30 Wochen.

Ursachen: Uterusüberdehnung, mechanische Zervixbelastung, verminderte Uterusdurchblutung, Plazentafunktion.

Ultraschalldiagnostik: Die Sonographie laut Mutterschaftsrichtlinien bei allen Schwangeren hat in Deutschland zu einer vollständigen pränatalen Diagnostik von Mehrlingen geführt. Davon profitieren: Management der Schwangerschaft, Überwachung von Mutter und Kind, intrapartales Vorgehen und Vorbereitung der Eltern. Die *perinatale Mortalität* ist durch die hohe Entdeckungsrate der Mehrlinge gesunken.

Besonderheit bei monozygoten, monochorischen Zwillingen sind Assoziationen mit

- intrauteriner *Gewichtsdifferenz* (>20%) oder
- *FFTS*, fetofetales Transfusionssyndrom, setzt Gefäßverbindungen auf plazentarer Ebene voraus.

Das FFTS fällt sonographisch häufig auf durch die Fruchtwasservolumendifferenz beider Zwillinge: Polyhydramnion beim Empfänger, Oligohydramnion beim Donator. Das Volumen kann so abnehmen, dass der Donator als kleiner Zwilling an die Eihaut gedrückt wird (stuck twin).

Hauptkomplikationen der Mehrlingsschwangerschaft:

- verkürzte Schwangerschaftsdauer
- erhöhte Gefahr für die Mutter:
  - *Drillinge:*
    20% Präeklampsie
    30% Anämie
    35% postpartale Blutung
  - *Vierlinge:*
    32% Präeklampsie
    25% Anämie
    21% postpartale Blutung.

Intrauteriner Tod. Der antepartale Tod eines oder mehrerer Mehrlinge ist häufig (1–5% aller Mehrlingsschwangerschaften). Neben der Belastung für die Eltern ist besonderes Augenmerk auf den Zustand des oder der überlebenden Mehrlinge zu richten.

Intrauterine Mangelentwicklung. *Häufigkeit* bei Mehrlingen 60%.

Ursachen:

- schlechter Ernähungszustand der Mutter, reduzierter uteriner Blutfluss
- Anomalie der Nabelschnur
- Transportkapazität der Plazenta, Plazentasitz
- ungleiche Anteile der Gesamtplazentamasse der Mehrlinge, FFTS

Schwangerschaftsbeendigung. Zur Vermeidung des intrauterinen Fruchttodes wird nach der 38. SSW die Schwangerschaftsbeendigung empfohlen.

1. Vaginale Geburtsleitung mit einer Prostaglandinreifung der Zervix beginnen oder i. v. Wehentropf bei reifer Zervix.
2. Primäre Schnittentbindung. Indikation:
   - monoamniote Zwillinge
   - Zwillinge <1800 g Ultraschallschätzgewicht
   - Gewichtsunterschied der Zwillinge >20% zugunsten des 2. Zwillings
   - vorangehender Zwilling in BEL oder QL

5.5.3 Geburtskomplikation, -modus

5.5.3.1 Geburtskomplikationen

Regelwidrige Lagen, Einstellungen, Haltungen und starke Dehnung des Uterus begünstigen Komplikationen:

1. vorzeitiger Blasensprung, evtl. vor 37 + 0 SSW
2. Regelwidrigkeit, Behinderung beim Tiefertreten und Eintreten in das Becken
3. Nabelschnurvorfall wegen vorzeitigen Blasensprungs und nicht abschließenden vorangehenden Teiles
4. Verhakung der Zwillinge infolge Kollision der Köpfe
5. Primäre Wehenschwäche
6. Lange Geburtsdauer, protrahierter Geburtsverlauf, sekundäre Wehenschwäche, Erschöpfung der Mutter
7. Vorzeitige Lösung der Plazenta des 2. Zwillings nach Geburt des 1. Zwillings (Hypoxämie des 2. Zwillings)
8. Uterusatonie in der Nachgeburtsperiode

5.5.3.2 Drillinge, höhergradige Mehrlinge

Vaginale Entbindung. Vaginal geborene Drillinge haben einen schlechteren postnatalen Status: niedrigere Apgar-Werte, Atemstörungen. *Komplikationen* sind neben Lageanomalie regelwidriger Einstellung: vorzeitige Plazentalösung, intrauterine Sauerstoffmangelversorgung, Nabelschnurvorfall, vaginale Blutung.

Abdominale Schnittentbindung. Drillinge und höhergradige Mehrlinge werden durch *abdominale Schnittentbindung* entwickelt.

Die selektive Operation umgeht einige der o. g. Komplikationen und ermöglicht organisatorische Planungsabsprachen des geburtshilflichen und des neonatologischen Teams.

5.5.3.3 Zwillinge

Für Entscheidungen über den Geburtsmodus müssen *Lagen und Einstellungen* bekannt sein.

Monoamniotische und verbundene Zwillinge werden durch *abdominale Schnittentbindung* entwickelt, unabhängig von Lage oder Einstellung!

Monoamniotische Zwillinge. Bei vaginaler Entbindung drohen *2 Komplikationen:*

- Kollision der Köpfe (selten) 1 : 1000 Zwillingsgeburten
  Die Kollisionen sind bei monochorioten und monoamnioten Zwillingen häufiger als bei dichorioten bzw. diamnioten.
- *Nabelschnurbehinderungen* mit drohendem intrauterinen Tod treten durch das Tiefertreten eines Zwillings in eine akute Phase.

Schädellage-Schädellage. Meist kann vaginal entbunden werden, bei drei Viertel aller Zwillinge ohne Komplikationen.

Indikationen für die abdominale Schnittentbindung

- Frühgeburtlichkeit und Ultraschallschätzgewicht <1800 g
- Gewichtsdifferenzen der Zwillinge >20%

Vaginale Geburtsleitung bei Zwillingsgeburt

- simultane Kardiotokographie beider Zwillinge! Bei hypoxieverdächtigem CTG des 1. Zwillings Überprüfung des fetalen Säure-Basen-Haushaltes durch FBA, bei hypoxieverdächtigem CTG des 2. Zwillings operative Beendigung der Geburt.

- Wehentätigkeit beobachten; oft sind Wehenmittel (s. Tab. 3.4) erforderlich.

Geburtsleitung nach Geburt des 1. Zwillings Der 2. Zwilling ist mit höheren Morbiditätsziffern belastet.

Risikominderung:

- Lage-, Einstellungsdiagnostik (äußere Untersuchung, Ultraschall)
- Verkürzung der (kurzen) Wehenpause nach Geburt des 1. Zwillings durch Oxytocin-Infusion
- Kardiotokographie möglichst kontinuierlich fortsetzen
- Vaginale Untersuchung: Steht eine Fruchtblase? Vorangehender Teil des Kindes? Tritt dieser tiefer?
- Fruchtblase eröffnen bei erneuter Wehentätigkeit und Tiefertreten des vorangehenden Teiles *Alternative:* Abwarten bei normalem CTG (keine Hypoxie)
- Operative Entwicklung bei pathologischem CTG

Zeitintervall zwischen 1. und 2. Zwilling. Entschieden wird nach *Herzfrequenzmuster* des 2. Zwillings:

- zügige Beendigung der Geburt bei pathologischer Herzfrequenz, häufig operativ
- Abwarten bei normalem Herzfrequenzmuster nach Geburt des 1. Zwillings, jedoch keine größeren Zeitintervalle in Kauf nehmen, die eine Wiederbildung der Zervix erlauben.

Bei Lage- oder Einstellungsanomalie des 2. Zwillings werden in Betracht gezogen: 1. äußere Wendung, 2. kombinierte Wendung und Extraktion, 3. vaginale Geburtsleitung aus BEL.

Äußere Wendung. Die Berichte über die äußere Wendung des 2. Zwillings sind widersprüchlich. Während einige Erfolg haben, sind andere kritisch eingestellt (drohender Nabelschnurvorfall, Zeitverlust).

Vaginale Entbindung aus BEL. Die Rate an deprimierten Neugeborenen ist nicht erhöht.

Extraktion des 2. Zwillings bei BEL ist ein wenig belastender Eingriff (Geburtsgewicht >1800 g). Auch die *kombinierte Wendung* aus QL in BEL und Extraktion gelingt dem erfahrenen Operateur.

Schnittentbindung. Bei Oligohydramnie, dorsoinferiorer QL, makrosomem Kind kann die kombinierte Wendung Schwierigkeiten bereiten. In diesen Fällen ist die Schnittentbindung der schwierigen vaginalen OP vorzusehen.

Nichtschädellage-Schädellage oder Nichtschädel-Lage. Regel ist die abdominale Schnittentbindung. Die Kollision der fetalen Köpfe ist eine letale Komplikation, sofern vaginal entbunden wird und sich der 1. Zwilling in BEL befindet.

5.5.3.4 Nachgeburtsperiode

Komplikationen. Bei Mehrlingen ist mit Komplikationen zu rechnen.

Ursache: 1. verstärkte Dehnung, 2. Kontraktionsschwäche des Uterus.

- Ablösungsstörungen sind häufiger
- Lösung ist verzögert
- unvollständige Plazenten sind häufiger
- atonische Blutungen nach Geburt der vollständigen Plazenta sind häufiger. Atonien sind besonders nach operativen Entbindungen zu erwarten und bestehen über mehrere Stunden nach Geburt der vollständigen Plazenta.

Prophylaxe und Komplikationen

- Oxytocin-Schnellinfusion nach der Geburt des 2. Zwillings!
- Kontrolle des Uterus in den postpartalen Stunden!

5.6 Kohlenhydratstoffwechselstörung in der Schwangerschaft (Gestationsdiabetes)

F. Kainer

Die Kohlenhydratstoffwechselstörung (KHSS) in der Schwangerschaft ist eine Erkrankung, die erstmals während der Schwangerschaft auftritt und die in der Regel nach der Geburt nicht mehr besteht.

Epidemiologie. Die Häufigkeit einer KHSS wird zwischen 1% und 12% angegeben.

Die Variationsbreite erklärt sich einerseits aus der nicht einheitlichen Klassifikation der Erkrankung, andererseits sind geographische und ethnologische Einflüsse zu berücksichtigen.

5.6.1 Pathophysiologie

Die Nüchternblutzuckerwerte sind während einer normalen Schwangerschaft erniedrigt. Die postprandialen Blutzuckerwerte sind jedoch erhöht. Schwangere mit einer KHSS haben erhöhte Blutzucker- bei gleichzeitig erhöhten Insulinwerten. Dies spricht für eine *periphere Insulinresistenz.* Gleichzeitig belasten antiinsulinäre Hormone (Kortisol, HPL, STH, Prolaktin, Thyroxin) den Kohlenhydrathaushalt. Durch die Erhöhung der fetalen Blutzuckerwerte kommt es zu einer vermehrten Insulinproduktion des Fetus mit Hypertrophie der Beta-Zellen des Pankreas, die zu Makrosomie und Kardiomegalie mit vermehrter Glykogeneinlagerung führen. Die Leber erfährt bei vergrößertem Volumen eine Funktionseinschränkung. Die Beeinträchtigung der Lungenfunktion führt zu einer erhöhten Rate von Atemnotsyndromen. Die fetale Hyperinsulinämie führt jedoch auch zu einer fetalen Hypoxie und ist daher hauptverantwortlich für den intrauterinen Fruchttod sowie für die erhöhte perinatale Morbidität in dieser Risikogruppe.

Die **Einteilung** der KHSS erfolgt **nach einem modifiziertem White-Schema**:

- **White A:** pathologische Glukosetoleranz, Fruchtwasserinsulin im Normbereich, Diätbehandlung;
- **White A/B:** pathologische Glukosetoleranz, Fruchtwasserinsulingehalt erhöht, diabetogene Fetopathie in früherer Schwangerschaft, Insulintherapie aus fetaler Indikation;
- **White B0**: pathologische Glukosetoleranz mit pathologischem BZ-Tagesprofil, Insulintherapie aus mütterlicher und fetaler Indikation.

Ein Diabetes der Klassifikation White A liegt vor, wenn der Glukosetoleranztest pathologisch ist, das Fruchtwasserinsulin aber im Normbereich liegt. Eine Diätbehandlung ist in diesen Fällen ausreichend. Bei einem Stadium White A/B besteht ein pathologischer GTT bei fetalem Hyperinsulinismus (erhöhtes Fruchtwasserinsulin). Eine Insulintherapie wird aus fetaler Indikation auch bei Normoglykämie der Mutter durchgeführt. Auch wenn bereits ein Kind mit einer Fetopathia diabetica geboren wurde, ist eine Insulinbehandlung indiziert. Eine Diabetes White B0 liegt vor, wenn bereits ein pathologisches Blutzuckertagesprofil vorliegt oder wenn die Patientin vor der Schwangerschaft mit oralen Antidiabetika behandelt wurde. Eine Indikation zur Insulintherapie ist nun aus mütterlicher und fetaler Indikation gegeben.

5.6.2 Risiko

Bei rechtzeitiger Diagnose der KHSS im II. Trimenon ist mit keinem erhöhten Risiko für Mutter und Kind zu rechnen. Wird die Diagnose zu spät oder überhaupt nicht gestellt, kommt es zu einem sprunghaften Anstieg vor allem der kindlichen Risikofaktoren.

5.6.2.1 Kindliche Risiken

Das Hauptrisiko ist der *intrauterine Fruchttod.* Die kindliche *Makrosomie* sowie eine vermehrte Fruchtwassermenge können zur *Frühgeburt* führen. Die perinatale Mortalität und Morbidität wird gerade bei Frühgeborenen durch die KHSS negativ beeinflusst. Bei der Geburt kann die Makrosomie zum Auftreten eines protrahierten Geburtsverlaufes und zu geburtstraumatischen Schäden führen (*Schulterdystokie*).

- **Kindliche Risiken postpartal:** Das plötzliche Fehlen der Glukosezufuhr über die Nabelvene führt zur Hypoglykämie mit der Gefahr der „minimal brain damage“. Das Neugeborene ist apathisch und neigt zu Adaptationsstörungen (Reifgeborene mit Atemnotsyndrom). Gleichzeitig ist das Kind durch eine Hyperbilirubinämie und Hypokalzämie gefährdet.
- **Kindliches Langzeitrisiko:** Bleibende Schäden können durch ein Geburtstrauma oder durch nicht rechtzeitig erkannte Hypoglykämien verursacht werden. Durch Hyperinsulinismus kann eine Disposition für einen *Typ-II-Diabetes* geschaffen werden.

5.6.2.2 Mütterliche Risiken

Eine nicht behandelte KHSS führt zu einer Zunahme einer schwangerschaftsinduzierten Hypertonie (SIH). Die Makrosomie der Feten verursacht eine Erhöhung der Sektiorate sowie eine Zunahme von atonischen Nachblutungen. Es besteht ein erhöhtes Risko im späteren Leben an Diabetes zu erkranken.

5.6.3 Diagnostik

5.6.3.1 Oraler Glukosetoleranztest (oGTT)

Zur Diagnose wird in der Regel der oGTT durchgeführt. Der günstigste Zeitpunkt ist zwischen der 22. und 28. SSW.

Indikation zum oralen Glukosetoleranztest. Wird kein generelles Screening durchgeführt, so sollte ein oGTT bei folgenden Risikofaktoren durchgeführt werden.

Pathologischer 50-g-Glukosebelastungstest: Unabhängig von der Tageszeit wird nach einer Belastung mit 50 g Glukose ein Einstundenwert bestimmt. Bei Werten von >130 mg% wird ein vollständiger Glukosebelastungstest durchgeführt.

Mütterliche Faktoren: Alter (>30), Diabetes in der Familie, Fehlbildungen in der Anamnese, peripartal verstorbenes Kind, wiederholte Aborte, Geburtsgewicht eines Kindes >4000 g, Glukosurie, übermäßige Gewichtszunahme (>1,5 kg/Wo.), Hypertonie.

Fetale Faktoren: Makrosomie, Hydramnion, Fehlbildungen.

Methodik des oGTT: Nach einer Nahrungskarenz über Nacht wird der Nüchternwert bestimmt, anschließend wird eine bestimmte Menge an Glukose (75 g), aufgelöst in 250 ml Wasser, innerhalb von 5 min. verabreicht. Danach Bestimmung des Ein- und Zweistundenblutzuckerwertes aus Kapillarblut.

Bewertung des oGTT: In der Literatur werden unterschiedliche Beurteilungskriterien angegeben. Als pathologische Werte gelten: nüchtern >90 mg%; *1-Stunden-Wert >180 mg%; 2-Stunden-Wert >155 mg%.* Vor allem der Einstundenwert spielt in der Schwangerschaft eine wichtige Rolle, wobei bereits bei Einstundenwerten >160 mg% ein fetaler Hyperinsulinismus auftreten kann. Es wird daher vielfach auch ein Einstundenwert >160 mg% als oberer Grenzwert angegeben.

Bei grenzwertigen Befunden empfiehlt sich eine Wiederholung der Untersuchung. Bleibt der Nüchternwert über 90 mg% und der 1- oder 2-Stunden-Wert über 160 mg%, so wird eine weiterführende Diagnostik veranlasst.

5.6.3.2 Weiterführende Diagnostik

- **Blutzuckertagesprofil (BZTP):** Unter standardisierten Bedingungen werden 8 Blutzuckerwerte bestimmt werden. Ist der nü-BZ >90 mg% und der postprandiale (90 min) BZ-Wert >120 mg% bei einer mittleren Blutglukose von >100 mg%, so wird eine Insulintherapie der Mutter begonnen. Die Bestimmung des *Fructosamins* gibt Auskunft über die Blutzuckerwerte der letzten 2 Wochen, ist jedoch als alleiniger Parameter für ein Screening nicht geeignet.
- **Harnanalyse:** Die Nierenschwelle ist während der Schwangerschaft herabgesetzt, dadurch kann es zu einer vermehrten Ausscheidung von Glukose im Harn kommen. Eine Glukosurie ist daher weder für die Primärdiagnostik noch für die Verlaufskontrolle von Bedeutung.
- **Fruchtwasserinsulinbestimmung:** Der sicherste Weg, einen fetalen Hyperinsulinismus auszuschließen, stellt die Fruchtwasserinsulinbestimmung dar. Übersteigt der Fruchtwasserinsulinwert die 90. Perzentile, so wird mit der mütterlichen Insulintherapie begonnen (>8–10 μU/ml).
- **Sonographie:** Die diabetogene Fetopathie geht primär mit einer Zunahme des Abdomen-Querdurchmessers einher. Der biparietale Durchmesser liegt nur bei sehr schweren Verlaufsformen über der 90. Percentile. Entscheidend bei Gestationsdiabetikerinnen ist daher der Quotient aus Schädel- und Thoraxdurchmesser.

5.6.4 Therapie

- **Diät:** Die physiologische Gewichtszunahme in der Gravidität soll nicht überschritten werden. Die Diät soll fettarm und eiweißreich sein. Der Kohlenhydratanteil soll zwischen 150 und 200 g/Tag liegen (Abb. 5.17)
- **Insulintherapie:** Ist das Fruchtwasserinsulin erhöht oder das Blutzuckertagesprofil pathologisch, wird zusätzlich Insulin verabfolgt. Ist der Nüchternwert im Normbereich, so kann eine 3-malige Gabe eines Normal-(Alt)-Insulins zu den Hauptmahlzeiten ausreichend sein.

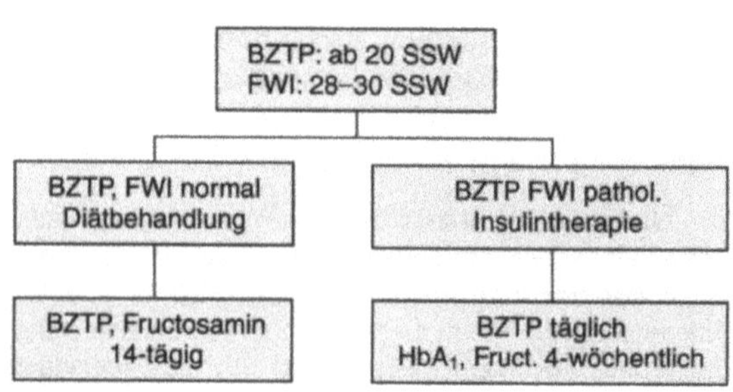

Abb. 5.17: Klinisches Vorgehen bei Kohlenhydratstoffwechselstörung in der Schwangerschaft. OGTT – oraler Glukosetoleranztest, FWI – Fruchtwasserinsulin, BZTP – Blutzuckertagesprofil

Ist auch für die frühen Morgenstunden eine Insulingabe erforderlich, so empfiehlt sich die Gabe von einem Basalinsulin am späten Abend (22 h). Es wird individuell um etwa 4–6 IE pro Tag gesteigert. Die Insulindosis beträgt etwa 1 IE/kg Körpergewicht.

5.6.5 Schwangerenbetreuung, Geburtsüberwachung

Die Blutzuckerkontrolle erfolgt nach einer primär stationären Einstellung vorwiegend ambulant. Je nach Stoffwechselsituation werden täglich 4–8 Blutzuckerwerte bestimmt. Eine Kontrolle des Fetus (Ultraschall, CTG) erfolgt alle 1–2 Wochen. Bei stabiler Stoffwechseleinstellung und normalen Fruchtwasserinsulinwerten kann die spontane Wehentätigkeit am Termin abgewartet werden. Bei fetalem Hyperinsulinismus oder sonographischem Hinweis für eine Makrosomie wird eine vorzeitige Entbindung (ab der 37. SSW) angestrebt. Während der Wehentätigkeit ist der Insulinbedarf stark vermindert. Bei BZ-Werten <100 mg ist die Zufuhr von 5%iger Glukose indiziert. Bei BZ-Werten >130 mg% wird Normalinsulin über den Perfusor gegeben. Nach der Geburt wird kein Insulin verabfolgt. Handelt es sich um die *Erstmanifestation eines Typ-I-Diabetes*, so wird meist ab dem 3. Wochenbetttag die Zufuhr von Insulin erforderlich. Ist das BZTP im Wochenbett im Normbereich, so erfolgt eine weitere Kontrolle des Kohlenhydrathaushaltes nach 4–6 Wochen.

5.7 Hypertensive Erkrankungen in der Schwangerschaft (HES)

W. Rath

5.7.1 Definition und Nomenklatur

Im deutschsprachigen Raum waren bis vor kurzem die Synonyme **Gestose**, **Spätgestose** und seit 1970 **EPH-Gestose** (E = Ödeme, P = Proteinurie, H = Hypertonie) gebräuchlich.

Da aber die Ödeme, abgesehen von Anasarka, weder als Symptom der Erkrankung zu bewerten sind noch die Prognose von Mutter und Kind beeinflussen, wurde 1986 von der International Society for the Study of Hypertension in Pregnancy (ISSHP) eine *neue symptomatische Klassifikation* und Definition eingeführt, die allein auf den klinischen Symptomen der Hypertension und Proteinurie beruhen.

Die **neue Klassifikation** umfasst (Abb. 5.18):

- die *Schwangerschaftshypertension*: bisher SIH = schwangerschaftsinduzierte Hypertension
- die *Schwangerschaftsproteinurie*: Auftreten einer signifikanten Proteinurie bei vorher nicht proteinurischen, normotensiven Frauen
- die *proteinurische Hypertension = Präeklampsie*: gemeinsames Auftreten beider Symptome
- die *Eklampsie*: Auftreten von tonisch-klonischen Kämpfen.

Der Zusatz „*Gestation*“ macht deutlich, dass es sich um Symptome handelt, die bei vorher und nachher gesunden Frauen nur im Zusammenhang mit Schwangerschaft, Geburt und Wochenbett auftreten. Erkrankungen, die vor der 20. SSW. bestanden haben oder länger als 40 Tage post partum fortbestehen, erhalten die Bezeichnung „chronisch“ (vgl. Abb. 5.18).

Eine endgültige Klassifizierung kann oft erst im Wochenbett erfolgen.

5.7.1.1 Definition der Symptome

Eine **Schwangerschaftshypertension** liegt vor, wenn bei einer zuvor normotensiven, nicht proteinurischen Patientin der diastolische Blutdruck:

- bei einmaliger Messung ≥110, bei zweimaliger Messung im Abstand von 4 Stunden ≥90 mm Hg beträgt.

Eine **Schwangerschaftsproteinurie** besteht, wenn eine signifikante Eiweißausscheidung im Urin ohne gleichzeitige Hypertonie bei einer bisher normotensiven, nicht proteinurischen Schwangeren auftritt. Als signifikante (pathologische) Proteinurie gilt:

- Eiweißausscheidung von ≥0,3 g/l im 24-Stunden-Urin bzw. ≥1 g/l im Mittelstrahl- oder

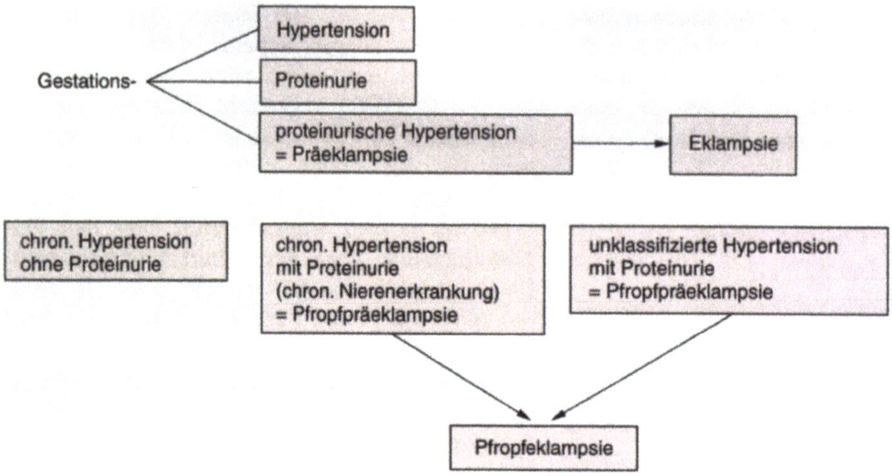

Abb. 5.18: Definition und Klassifikation der hypertensiven Schwangerschaftserkrankungen (HES)

Katheterurin bei zwei Proben im Mindestabstand von 4 Stunden (Teststreifen).

Die gleichen Grenzwerte beider Symptome gelten auch, wenn sowohl eine Hypertension als auch eine Proteinurie festgestellt werden. Es liegt dann eine *proteinurische Hypertension* bzw. eine *Präeklampsie* vor.

Eklampsie: Tonisch-klonische Krämpfe im Rahmen einer Schwangerschaftshypertension/Präeklampsie, bis zu 48–72 Stunden post partum, wenn keine Epilepsie vorbesteht.

5.7.2 Epidemiologie

Hypertensive Schwangerschaftserkrankungen treten in Deutschland bei 5–7% aller Schwangeren auf, die Inzidenz chronischer Hypertonien liegt weltweit zwischen 1–5%. Die Häufigkeit an Eklampsien beträgt zwischen 0,03–0,1%, mit einem HELLP-Syndrom muss bei 0,17–0,85% aller Lebendgeburten gerechnet werden.

Die Unterschiede in der Frequenz der Erkrankung sind bedingt durch geographische, rassische und soziale Faktoren (u. a. Vernachlässigung der Schwangerenvorsorge!).

5.7.3 Ätiologie und Pathogenese

Familiäre/genetische Disposition. Für die Beratungspraxis ist wichtig: Das Risiko einer Nullipara, deren Mutter an einer Präeklampsie erkrankt war, beträgt immerhin 20–25%, bei Erkrankung der Schwester sogar 35–40%. Darüber hinaus spielt die Genkonstellation der Partner eine besondere Rolle (z. B. Übereinstimmung im HLA-System).

Gegenstand aktueller Forschung sind *Genmutationen* (z. B. endotheliales NO-Synthase-Gen, Angiotensinogen-Gen). Hypertensive Schwangere weisen vor allem bei Präeklampsie in der vorangegangenen Schwangerschaft (vor der 34. SSW) in 16% eine *APC-Resistenz* auf (gesunde Frauen: 2–7%), die Rate an Faktor-V-Leiden-Mutationen ist mehr als doppelt so hoch wie bei normotensiven Schwangeren.

Unabhängig von einer genetischen Disposition wird heute mehrheitlich die Hypothese vertreten, dass eine *immunologische Maladaptation* der Mutter an die Schwangerschaft (Feten) der Entstehung einer HES zugrunde liegt.

Als *pathogenetisches Grundprinzip* gilt die inadäquate Umwandlung der myometranen Segmente der Spiralarterien in uteroplazentare Arterien durch eine unzureichende endovaskuläre Invasion des Zytotrophoblasten. Die Folgen sind eine *unzureichende Dilatation der Spiralarterien* und dadurch eine Beeinträchtigung der uteroplazentaren Durchblutung, ein Mechanismus, der bereits während der Phase der „Arterialisierung" der Plazenta zwischen der 12.–18. SSW wirksam wird. Im weiteren Verlauf der Schwangerschaft werden die Spiralarterien dann durch Aggregate von Thrombozyten, Fibrin und fettgefüllten Makrophagen obstruiert („*akute Atherose*"). Bisher ist die kausal-pathogenetische

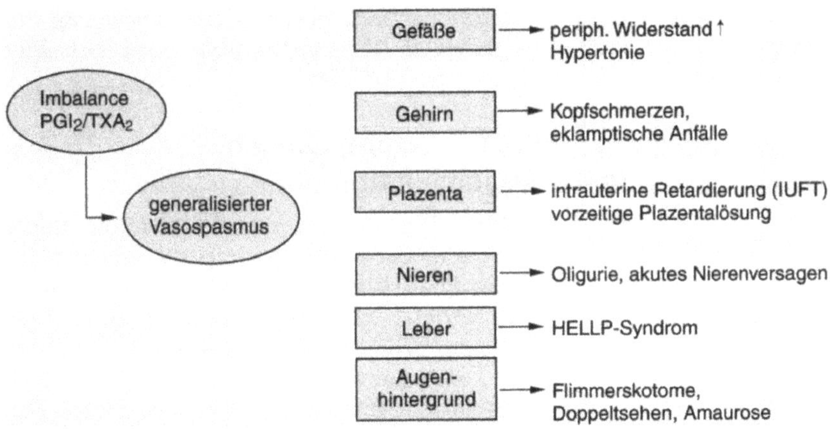

Abb. 5.19: Auswirkungen des generalisierten Vasospasmus auf verschiedene Organe (modifiziert nach Friedberg, 1963)

Verknüpfung zwischen der lokal ablaufenden inadäquaten Trophoblastinvasion und der konsekutiven *generalisierten Endotheldysfunktion*, die die Grundlage für die klinischen Symptome der HES darstellt, ungeklärt (evtl. gesteigerte Lipidperoxydation → erhöhter oxydativer Stress).

5.7.4 Pathophysiologie und Auswirkung auf einzelne Organe

Die Dysfunktion des Endothels führt auf lokaler Ebene zu einer Störung des Gleichgewichts zwischen vasodilatatorischen, antiaggregatorischen Substanzen einerseits und vasokonstriktorischen, aggregatorischen Substanzen andererseits. Dies betrifft einerseits die bei HES verminderte Produktion von **Prostacyclin** (Wirkungen: Vasodilatation, Hemmung der Thrombozytenaggregation) bei gleichzeitig gesteigerter Synthese des vor allem in Thrombozyten gebildeten **Thromboxan-A II** (Wirkungen: Vasokonstriktion und Induktion der Thrombozytenaggregation), andererseits das **Endothelin-/NO-System**. Die Wirkungen von Endothelin sind: Vasokonstriktion, evtl. Steigerung der Thrombin-vermittelten Gerinnungsaktivierung). NO gilt als der stärkste endogene Vasodilatator.

Als Folge des gestörten endothelialen Gleichgewichts bei HES, insbesondere aufgrund der verminderten Prostazyklinproduktion, wird die Verstärkung vasokonstriktorischer Effekte von Angiotensin II und Katecholaminen angesehen, gleichzeitig wird die in der physiologischen Schwangerschaft nachweisbare verminderte Ansprechbarkeit der Gefäße auf Angiotensin II aufgehoben, klinisch kommt es zum *Blutdruckanstieg.*

Weitere Folgen sind: generalisierte *Vasospasmen, Erhöhung des peripheren Widerstandes* (diastol. RR ↑) und *Mikrozirkulationsstörungen* in Abhängigkeit vom Schweregrad der Erkrankung (Abb. 5.19).

Ausgelöst durch die Endotheldysfunktion kommt es auch zu einer *Aktivierung der intravasalen Gerinnung*, die ihrerseits durch Fibrinablagerungen und Thrombozytenaggregationen die Durchblutung der terminalen Strombahn verschlechtert und die Gewebehypoxie in verschiedenen Organsystemen verstärkt.

5.7.4.1 Plazenta

Das Ausmaß der plazentaren Veränderungen bestimmt grundlegend die intrauterine Entwicklung des Fetus und damit die kindliche Prognose. Morphologisch finden sich die Zeichen einer verminderten uteroplazentaren Durchblutung mit vermehrten Fibrinablagerungen, proliferativer Endarteriitis in den Spiralarterien sowie deziduale Hämatome.

In Abhängigkeit vom Schweregrad der Erkrankung führen Mikro- und Makroinfarzierung mit Fibrinpräzipitationen (*hämorrhagische Infarkte*) zu einer **chronischen Plazentainsuffizienz**. Die Folgen sind

- intrauterine Mangelentwicklung des Kindes bis hin zum intrauterinen Fruchttod (IUFT);

- erhöhte Rate vorzeitiger Plazentalösungen als Folge der Gefäßatheromatose: 5–6-mal häufiger als bei normotonen Schwangeren.

Dementsprechend ist die *perinatale Mortalität erhöht* und beträgt in Fällen schwerer Präeklampsien/Eklampsien einschließlich der Totgeburten ca. 20%. In diesem Zusammenhang ist der hohe Anteil an Frühgeburten zu berücksichtigen.

5.7.4.2 Niere

Typisch für die Präeklampsie ist eine ausgeprägte **glomeruläre Endotheliose** mit Schwellung der Endothelien und Verengung des Kapillarlumens sowie subepitheliale Ablagerungen, die durch eine lokale Aktivierung des Gerinnungssystems (Fibrin-, Fibrinogenderivate) infolge Endothelzellaktivierung zustande kommen. Die Glomeruli sind durch Schwellung und Vermehrung der Mesangiumzellen vergrößert. Diese pathomorphologischen Veränderungen führen zusammen mit der Vasokonstriktion zu einem partiellen Verschluss der Kapillarschlingen mit Verminderung der Nierendurchblutung und der glomerulären Filtrationsrate.

Die Endotheliose ist i. A. *4 Wochen post partum folgenlos* ausgeheilt.

5.7.4.3 Leber

Bei 9–14% aller Präeklampsien/Eklampsien kommt es zu einer akuten, lebensbedrohlichen Beteiligung der Leber. Diese besonders schwere Verlaufsform hypertensiver Schwangerschaftserkrankungen wird als **HELLP-Syndrom** bezeichnet.

H: mikroangiopathische, hämolytische Anämie (hemolysis), L: erhöhte Leberenzymwerte (elevated liver enzymes), LP: verminderte Plättchenzahl (low platelet count)

Bedingt durch die Obstruktion des Blutflusses in den Lebersinusoiden und peripartalen Fibrinablagerungen/Einblutungen kommt es zu einer Dehnung der Glisson-Kapsel (*Oberbauchschmerzen!*). Periportale oder fokale Parenchymnekrosen bedingen den *Anstieg der Transaminasen*. Auf dem Boden konfluierender hämorrhagischer Nekrosen können subkapsuläre Leberhämatome entstehen mit der *Gefahr der Leberruptur*. Weiteres Symptom der Erkrankung ist die Mikroangiopathie mit *Thrombozytopenie* und *Hämolyse* infolge mechanisch-hypoxischer Schädigung der Erythrozyten (Fragmentozyten) in den obstruktiv veränderten Gefäßen.

5.7.4.4 Gehirn, Lungen, Augenhintergrund

Gehirn. Bei der schweren Präeklampsie findet sich ein möglicherweise hypoxisch bedingtes, interstitielles Hirnödem (*neurologische Symptome*). Korrelat des eklamptischen Anfalls sind infolge Arteriolenspasmus entstehende petechiale oder konfluierende Hirnblutungen, oft in Verbindung mit Fibrinthromben und lokalen Nekrosen.

Lungen. Eine seltene, aber gefährliche Komplikation ist das *Lungenödem* infolge Herzinsuffizienz oder iatrogen bedingt durch unbilanzierte Volumenzufuhr (Blutgasanalyse).

Augenhintergrund. Eine aktuelle Zustandsbeurteilung der Gefäße ist nicht invasiv durch die Untersuchung des Augenhintergrundes möglich. Augenhintergrundsveränderungen spiegeln das Ausmaß des Arteriolenspasmus und damit den Schweregrad der Erkrankung wieder. Bei ausgeprägtem Krankheitsbild finden sich *Retinaödeme*, *Hämorrhagien* sowie in seltenen Fällen *Netzhautablösungen* und *Amaurose*.

5.7.4.5 Hämorrheologische und hämatologische Veränderungen

Im Gegensatz zur physiologischen Schwangerschaft mit Zunahme des Plasmavolumens (Hämodilution) und Verminderung des peripheren Gefäßwiderstandes kommt es bei HES infolge fehlender Plasmavolumenexpansion zur *Hämokonzentration* (*Anstieg des Hämatokrits*, kritischer Grenzwert 38%). Zudem führt die Erhöhung der Plasmaviskosität und die Einschränkung der Erythrozytenverformbarkeit bei gleichzeitig gesteigerter Aggregationsneigung zu einer Erhöhung des peripheren Widerstandes und zu einer Verschlechterung der Fließeigenschaften des *Blutes* (*Erhöhung des rheologischen Widerstandes*). Dagegen sind Änderungen des Herz-Zeit-Volumens von untergeordneter Bedeutung (Abb. 5.20).

Durch den Eiweißverlust über den Urin (Proteinurie) entsteht häufig eine *Hypoproteinämie* (besonders Serumalbumin) und eine Verminderung des onkotischen Drucks, die in Verbindung mit

Parameter	normale SS	hypertensive SS
Blut- u. Plasmavolumen	▲	▼
Hämatokrit	▼	▲
Plasmaviskosität	▼	▲
peripherer Widerstand	▼	▲
Reaktion auf pressorische Substanzen	▼	▲
Herzminutenvolumen	▲	(▼)
onkotischer Druck	▼	▼▼

Abb. 5.20: Hämorheologische Veränderungen: normale Schwangerschaft (SS) – hypertensive Schwangerschaft (modifiziert nach Friedberg, 1963)

einer gesteigerten vaskulären Permeabilität zur Ausbildung von *Ödemen* führt.

Fehlt eine Oligurie, so liegen die Serumwerte für Harnstoff und Kreatinin im Normbereich. Erhöhte Harnsäurespiegel gelten als frühzeitiger Hinweis auf eine Störung der Tubulusfunktion und korrelieren mit dem Schweregrad der Erkrankung.

5.7.4.6 Hämostaseologische Veränderungen

Im Gegensatz zur physiologischen Schwangerschaft mit funktioneller Kompensation der Hyperkoagulabilität durch hämodynamische Faktoren (Hämodilution) besteht bei HES eine *„gesteigerte" Hyperkoagulabilität*. In Korrelation zum Schweregrad der Erkrankung kommt es zu messbaren, durch freies Thrombin induzierte Gerinnungsveränderungen, die besonders folgende Parameter betreffen (Abb. 5.21):

- Steigerung des Fibrin-/Fibrinogenumsatzes: lösliche Fibrinmonomerkomplexe ↑, D-Dimere ↑;
- Erhöhung der Thrombinbildung und Thrombinaktivität: zirkulierende Thrombin-Antithrombin-III-Komplexe ↑;
- Verminderung der Thrombozytenzahl: Häufigkeit 15–50%;
- Verminderung des Antithrombin-III und Protein C: Inhibitoren der Gerinnung und Herabsetzung der fibrinolytischen Aktivität.

Bei milden Verlaufsformen sind relevante Veränderungen der Hämostaseparameter nur in Ausnahmefällen nachzuweisen. Es besteht eine *subklinische, chronische DIC* (disseminierte intravasale Gerinnung) mit noch inapparenter Mikrozirkulationsstörung und ohne manifeste Beeinträchtigung der Organfunktionen. Dieses kompensierte Stadium kann aber bei Progression der Erkrankung fließend und für den Geburtshelfer nur schwer diagnostizierbar in einen

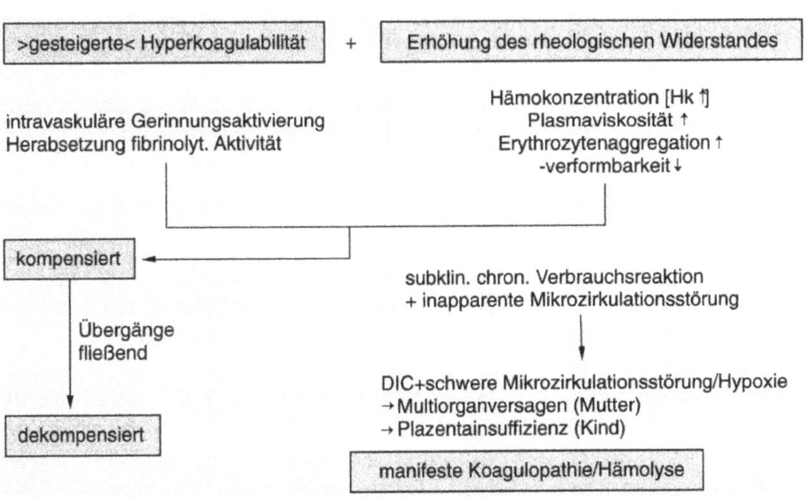

Abb. 5.21: Hämostasestörungen bei hypertensiven Schwangerschaftskomplikationen

dekompensierten Zustand mit Störung der Globalgerinnung und Multiorganversagen übergehen.

> Insgesamt muss bei HES in 7–8% der Fälle mit klinisch relevanten Gerinnungsstörungen gerechnet werden.

Die *Durchführung regelmäßiger Gerinnungsanalysen* sollte daher unverzichtbarer Bestandteil laborchemischer Untersuchungen bei HES sein. Sie ermöglichen eine initiale Abschätzung des Schweregrades der Erkrankung und lassen eine sich anbahnende klinisch relevante Koagulopathie frühzeitig erkennen.

5.7.5 Diagnosik

Früherkennung. In der Schwangerenvorsorge sollte zu Beginn im Rahmen einer gezielten Anamneseerhebung nach prädisponierenden Faktoren für eine HES gefahndet werden: *Nulliparität (ca. 70%), hochdruckbelastete Familienanamnese, präexistente Gefäß- und Nierenerkrankungen, Diabetes mellitus, Lupus erythematodes, vermehrte Uteruswandspannung z. B. Mehrlinge, Hydramnion, fetaler Hydrops.*

Bei belastender Anamnese: Bestimmung der *APC-Resistenz* und Fahndung nach *Antiphospholipid-Antikörpern*!

5.7.5.1 Prädiktive Diagnostik

Im Mittelpunkt diagnostischer Bemühungen stand immer wieder und steht immer noch die Entwicklung von Verfahren, die in der Lage sind, eine HES bereits vor ihrer klinischen Manifestation vorherzusagen.

Sämtliche bisherigen Methoden (u. a. Bestimmung des mittleren arteriellen Drucks im II. Trimenon, Lagerungstest, Angiotensin-II-Belastungstest) erlauben keine zuverlässige Früherkennung einer sich entwickelnden Hypertonie und weisen zudem eine hohe Rate falsch-positiver Ergebnisse auf.

Serielle Bestimmungen des *zellulären Fibronektins* (hoher negativer prädiktiver Wert) und anderer biochemischer Indikatoren einer Endothelzellaktivierung (z. B. PAI-I, Adhäsionsmoleküle) sind zwar vielversprechend, haben aber bisher noch keinen Eingang in die klinische Diagnostik gefunden.

Derzeit von klinischer Bedeutung zur Vorhersage einer HES ist die *dopplersonographische Untersuchung der Aa. uterinae* zwischen der 18.–24. SSW.

5.7.5.2 Diagnostik in der Schwangerenvorsorge

Ziel der Schwangerenvorsorge ist die rechtzeitige Erfassung von HES, noch bevor sich für Mutter und Kind ein bedrohliches Stadium entwickelt!

Maßnahmen:

1. **Blutdruckmessung.** Sie sollte unter gleichbleibenden Bedingungen im Sitzen oder in linker Seitenlage der Schwangeren nach mindestens 2–3 Minuten Ruhe erfolgen („die aufgeregte Schwangere"). Beim diastolischen Blutdruck wird die Korotkoff-Phase V registriert, wenn nicht messbar (ca. 15%) die Korotkoff-Phase IV.

Punktuell erhöhte Blutdruckwerte erfordern die Abklärung durch ein *nicht invasives 24-Stunden-Blutdruckmonitoring* zum Ausschluss falschniedriger (10–15%) oder falsch-hoher Blutdruckwerte (20–25%, „Weißkittelhypertonie"), zur tageszeitlichen Risikoabschätzung (Cave: nächtliche Blutdruckspitzen, Umkehr der zirkardianen Rhythmik) und ggf. zur Therapiekontrolle.

2. **Einweißausscheidung im Urin (Teststreifen).** Bei der Eiweißausscheidung muss alles, was über eine „Spur" im Schnelltest hinausgeht, als pathologisch angesehen werden. *Harnwegsinfektionen* oder ein ausgeprägter *Fluor* können eine positive Einweißausscheidung vortäuschen. Als im Sinne der Erkrankung relevante Proteinurie sind die in Abschnitt 5.7.1.1 genannten Kriterien anzusehen.

3. **Das Wiegen der Schwangeren und die sorgfältige klinische Untersuchung auf Ödeme.** Bei ca. 15% aller Schwangeren treten generalisierte Ödeme auf, die als physiologisch anzusehen sind. Bei HES kommt der alleinigen Anwesenheit von Ödemen keine Bedeutung als Risikofaktor hinsichtlich der perinatalen Mortalität zu. Latente Wassereinlagerungen sind durch regelmäßige Messungen des Körpergewichtes zu erkennen.

Als pathologische Werte gelten: >500 g/Woche, >13 kg in der Gravidität.

Praxishinweis: Als **ernstes Warnsymptom** im Hinblick auf eine sich entwickelnde **Präeklampsie** gelten:

- rapide Gewichtszunahme ≥500 g innerhalb von 5–7 Tagen;
- ausgedehnte Flüssigkeitsansammlungen in der oberen Extremität und im Gesicht, die auch nach Bettruhe für mindestens 12 Stunden noch tastbar sind.

Das Auftreten von Ödemen bedeutet für die Schwangere in der Praxis zumeist das einzig fassbare und im wahrsten Sinne des Wortes „belastende“ Symptom unkomplizierter HES.

4. **Bestimmung des Blutbildes und des Hämatokrits**. Die Bestimmung des Blutbildes ist nicht nur im Hinblick auf die Diagnose einer *Anämie* von Bedeutung, sondern auch zur Erkennung einer *Hämokonzentration*. Dabei darf das Ausbleiben der physiologischen Hämoglobin- und Hämatokritverminderung im II. Trimenon um ca. 2 % als prognostisches Hinweiszeichen für eine HES angesehen werden.

Hämatokritwerte >38 % führen zu einem erschwerten Stoffaustausch zwischen mütterlichem und kindlichem Blut und damit zu einer *Mangelentwicklung des Feten.*

Auch wenn die *Thrombozytenzahl* in der routinemäßigen Schwangerenvorsorge im Allgemeinen nicht mitbestimmt wird, so gilt doch eine *Thrombozytopenie* (<100 000/µl) auch bei blander klinischer Symptomatik als Hinweis für eine schwere Verlaufsform.

5.7.5.3 Diagnostik bei klinischer HES-Manifestation

Bei klinischer Manifestation der Erkrankung sind zur Erfassung des aktuellen Zustandes folgende zusätzliche Maßnahmen erforderlich:

- Kontrolle der Vasokonstriktion: Augenhintergrund, Nagelbett;
  Urinkultur: Harnwegsinfekt ausschließen und *Bilanzierung:* Ein-/Ausfuhr, eventuell stündliche Urinausscheidung in Abhängigkeit vom Schweregrad;
- *Klinisch-chemische Untersuchungen:* Hb/Hk, Gesamteiweiß, Harnsäure, Kreatinin, Elektrolyte (Hyperkaliämie, Hypomagnesiämie), Leberenzyme (SGOT, SGPT, LDH), Haptoglobin (Hämolyse), Gerinnungsstatus einschließlich Thrombozyten;
- *Zustandsdiagnostik des Kindes bzw. der Plazenta:* CTG, evtl. Oxytocin-Belastungstest, *Sonographie:* intrauterine Retardierung, Oligohydramnion, Plazentainfarkte, fetales Bewegungsmuster, *Dopplersonographie:* feto-plazentare Mangeldurchblutung unterschiedlichen Schweregrades.

Die Bestimmung von Serumöstriol und 24-Stunden-Gesamtöstrogenen im Urin werden heute nicht mehr empfohlen.

5.7.5.4 Klinische Schweregrade und Verlaufsformen

Leicht: Ruheblutdruck 140–160/90–100 mm HG oder **(a)** systolische RR-Anstieg ≥30 mm HG oder diastolisch RR-Anstieg ≥15 mm HG im Verlauf der Schwangerschaft oder **(b)** Proteinurie <0,3 g/l im 24-Stunden-Urin.

Mittelschwer: **(a)** Ruhe-RR mind. zweimal über 160/100 mm HG, nicht aber über 180/110 mm HG oder **(b)** Proteinurie 0,3–3,0 g/l im 24-Stunden-Urin.

Schwer: **(a)** Ruhe-RR mehrfach über 160/100 mm HG oder **(b)** Proteinurie über 3 g/l im 24-Stunden-Urin.

Ausdruck einer schweren Verlaufsform ist die Aufhebung der Tages-Nacht-Rhythmik mit Ausbleiben des nächtlichen Blutdruckabfalls (evtl. nächtliche Blutdruckspitzen) im 24-Stunden-Blutdruckprofil.

5.7.5.5. Schwere Präeklampsie (drohende Eklampsie)

Neben *Blutdruckerhöhung und Proteinurie* finden sich folgende **zentralnervöse Symptome** in unterschiedlichen Kombinationen: Kopfschmerzen, Ohrensausen/ Schwindelgefühl, Augenflimmern, Gesichtsfeldeinengungen, epigastrische Schmerzen mit Übelkeit/Erbrechen, motorische Unruhe, Hyperreflexie (gesteigerter Patellasehnenreflex).

Als Folge der verminderten Nierendurchblutung kommt es zur *Oligurie* bis hin zur *Anurie*, seltener zum *Lungenödem*.

5.7.5.6 Eklampsie

Die Eklampsie gilt als *schwerste Komplikation* hypertensiver Schwangerschaftserkrankungen. Infolge Verbesserungen in der Schwangerenvorsorge ist ihre Häufigkeit deutlich zurückgegangen (0,03–0,1%). Eklamptische Anfälle treten meist in den letzten Wochen vor der Geburt, intra partum, aber auch in bis zu 28% der Fälle in den ersten Wochenbettstagen auf. Die Eklampsie entsteht auf dem Boden einer oft zu spät diagnostizierten oder therapierten schweren Präeklampsie. Sie kann sich aber auch ohne Hypertonie bei Proteinurie und innerhalb von Tagen zunehmender ausgeprägter Ödemneigung (Gewichtszunahme) oder konkomitierend zu einem HELLP-Syndrom entwickeln!

Eklamptischer Anfall. Der unmittelbar bevorstehende Krampfanfall kündigt sich durch starre Blickrichtung mit weiten Pupillen und Zuckungen der Gesichtsmuskulatur an. Er ist gekennzeichnet durch *tonisch-klonische Krämpfe* (selten: lediglich komatöses Zustandsbild) mit *Lebensgefahr*.

Er beginnt meist an den Extremitäten mit Ausbreitung über den Stamm kranialwärts. Wie beim epileptischen Anfall tritt oft Schaum vor den Mund, es kommt zu Zungen-/Lippenbissen. Anschließend fallen die Patientinnen in einen komatösen Zustand von wechselnder Dauer.

Der Status eclampticus stellt immer einen lebensbedrohlichen Zustand für die Mutter dar, *bereits der erste Anfall kann tödlich sein*!

Akute Lebensgefahr durch: Aspiration, Laryngospasmus und Atemstillstand.

Die mütterliche Letalität beträgt 2–5, die perinatale Mortalität ca. 20%.

Differentialdiagnose: Der *epileptische Anfall* ist durch die Anamnese (evtl. Fremdanamnese) und durch das Fehlen der Präeklampsie abzugrenzen.

Andere Differentialdiagnosen: Hirntumor bzw. Thrombose (keine Proteinurie), Meningoenzephalitis, Hirnblutungen, Sinusvenenthrombose.

5.7.5.7 HELLP-Syndrom

Das HELLP-Syndrom stellt eine *schwere, lebensbedrohliche Verlaufsform* hypertensiver Schwangerschaftserkrankungen mit typischer laborchemischer Trias dar (s. Abschnitt 5.7.4.3). An perinatalen Zentren beträgt die Häufigkeit der Erkrankung 1 auf 150–300 Geburten. Die Erkrankung manifestiert sich im Median in der 34. SSW, kann aber auch in 10–20% der Fälle erst post partum auftreten. Klinisches Leitsymptom sind die meist *rechtsseitigen Oberbauchschmerzen* bei 80–90% der Schwangeren, die in 20–40% der Fälle der laborchemischen Manifestation der Erkrankung um Tage vorausgehen können.

Merke: Beim HELLP-Syndrom liegt in 15–20% der Fälle *keine* Hypertonie und bei 5–10% der Schwangeren *keine* Proteinurie vor!

Entscheidend für die mütterliche und kindliche **Prognose** ist die frühzeitige Erkennung des HELLP-Syndroms.

Praxishinweise

- Bei jeder Schwangeren mit *Oberbauchschmerzen* sollte unabhängig vom Schweregrad der Präeklampsie an ein HELLP-Syndrom gedacht werden!
- *Oberbauchschmerzen* können auch ohne Vorliegen klassischer Präeklampsiezeichen auf ein HELLP-Syndrom hinweisen!

Diagnostik: Wegweisend ist die typische laborchemische Konstellation aus Hämolyse (Haptoglobin vermindert, Fragmentozyten im peripheren Blutausstrich), Anstieg der Transaminasen und der LDH sowie eine Thrombozytopenie (<100 000/µl).

Daher sollte bei Verdacht auf HELLP-Syndrom unmittelbar nach stationärer Aufnahme ein *laborchemisches Screening* erfolgen.

Der klinische Verlauf des HELLP-Syndroms ist unkalkulierbar. Unter konservativer Therapie kann sich die Erkrankung in bis zu 40% der Fälle zumindest kurzfristig (über Tage) zurückbilden, intermittierend (in Schüben) verlaufen oder aber innerhalb von Stunden exazerbieren mit folgenden schwerwiegenden **Komplikationen:** vorzeitige Plazentalösung (15–20%), Niereninsuffizienz (8%), Lungenödeme (4,5%), intrazerebrale Blutungen (5–10%), Leberruptur (1,5–2%), Entwicklung einer DIC (4–38%).

Das Kind ist gefährdet durch die hohe Zahl vorzeitiger Plazentalösungen und intrauteriner Asphyxien, in 30–58% auf dem Boden einer chronischen Plazentainsuffizienz mit intrauteriner Wachstumretardierung.

Prognose: Die mütterliche Letalität liegt weltweit im Durchschnitt bei 3%, die perinatale Mortalität zwischen 5–24%.

Das **Wiederholungsrisiko** in einer folgenden Schwangerschaft liegt zwischen 3–24%.

5.7.6 Therapie

Die *kausale* HES-Behandlung kann nur die Beendigung der Gravidität mit Entfernung der auslösenden Ursache (Plazenta) sein. Die *symptomatische* Therapie hat folgende Ziele:

- die Prävention zerebrovaskulärer Komplikationen bei der Mutter;
- die Vermeidung der Progression einer chronischen Hypertonie in eine prognostisch ungünstigere proteinurische Hypertension;
- die Schwangerschaftsprolongation, bis es zur Geburt kommt oder diese mit Erreichen der fetalen Reife einzuleiten.

5.7.6.1 Allgemeine Behandlungsmaßnahmen

Im Vordergrund stehen zunächst *körperliche Schonung* und die Ausschaltung von Stressfaktoren (z. B. Herausnahme aus dem Berufsleben). Bei ausgeprägter Proteinurie ist eine *eiweißreiche Ernährung* anzuraten.

Dieses Vorgehen führt bei milden Verlaufsformen häufig zu einer Normalisierung des Blutdrucks.

Folgende Maßnahmen sind in der Prävention und Behandlung von HES *umstritten* oder haben sich *nicht bewährt*:

- Kochsalzrestriktion (Gefahr: Verstärkung der Hämokonzentration und der utero-plazentaren Minderperfusion), daher: normale Kochsalzzufuhr!
- Gewichtsreduktion (negative Auswirkungen auf den Feten)
- orale Gabe von Magnesium (Prävention): Wirkung bisher nicht hinreichend bewiesen
- orale Zufuhr von Kalzium (Prävention): Wirkung bisher nicht hinreichend bewiesen
- orale Applikation von Acetylsalicylsäure (Aspirin) in einer Dosierung von 60–80 mg/Tag: Wirkung in der Prävention bei Risikogruppen,, zur Therapie nicht geeignet
- Applikation von Diuretika: Gefahr durch Elektrolytverschiebungen, spezifische Nebenwirkungen und vor allem Verstärkung der Hämokonzentration mit konsekutiven Mikrozirkulationsstörungen einschließlich der Verschlechterung der uteroplazentaren Durchblutung.
  Schnell wirksame Diuretika wie Furosemid sind nur indiziert beim Lungenödem oder beim hypervolämischen Nierenversagen!

5.7.6.2 Antihypertensiva

Im Hinblick auf eine potenzielle medikamenteninduzierte Verschlechterung der feto-plazentaren Perfusion wurde mehrheitlich empfohlen, erst bei Blutdruckwerten $\geq$160 mmHg systolisch und $\geq$110 mmHg diastolisch eine antihypertensive Therapie einzuleiten, bei vorbestehender Hochdruck- oder Pfropfkonstellation (z. B. präexistente Nierenerkrankungen, Diabetes mellitus) bereits ab Blutdruckwerten von diastolisch $\geq$90. Diese Blutdruckeinstellung sollte unter *stationären Bedingungen* erfolgen.

Zur *oralen* antihypertensiven Langzeittherapie in der Schwangerschaft kommen in Frage:

- α-Methyl-Dopa (z. B. Presinol®. *Dosierung*: 3 × 125 mg → 3 × 500 mg/Tag, einschleichend);
- *Beta-2-Rezeptorenblocker*, z. B. Metoprolol (Beloc®). *Dosierung*: 3 × 50 mg (bis 200 mg)/Tag, keine Betablocker bei intrauteriner Wachstumsretardierung!
- Kalziumantagonisten (z. B. Nifedipin, Adalat®): gut wirksam, aber bisher keine ausreichenden Erfahrungen bei Langzeitanwendung in der Schwangerschaft, fehlende Langzeituntersuchungen über die Auswirkungen auf das Kind.
- ACE-Hemmer sind bisher in der Schwangerschaft kontraindiziert!

Die Indikationen zur **stationären Aufnahme** hypertensiver Schwangerer ist in Tabelle 5.2 zusammengestellt.

Tab. 5.2: Indikationen zur stationären Aufnahme (Behandlung) hypertensiver Schwangerer

1. Hypertonie ≥160 mm Hg systolisch bzw. ≥100 mm diastolisch
2. Hypertonie <160/<100 mm Hg und Proteinurie (+ → +++)
3. Proteinurie (+ → +++) und rasche Ödementwicklung oder Gewichtszunahme
4. Prodromalsymptome (z. B. Kopfschmerzen, *Oberbauchschmerzen*) unabhängig vom Schweregrad der Hypertonie/Proteinurie
5. Hypertonie +/− Proteinurie und Risikofaktoren: vorbestehende mütterliche Erkrankungen, Mehrlingsgravidität, intrauterine Retardierung, frühes Gestationsalter (26.–34. SSW), mangelhafte Kooperation der Patientin

Da auch milde Verlaufsformen innerhalb von Tagen (z. B. chronische Hypertonie mit Hinzutreten einer Proteinurie) in eine schwere Präeklampsie übergehen können, sollte unter gleichzeitiger intensiver Fahndung nach zusätzlichen Risiken die Indikation zur stationären Behandlung großzügig gestellt werden!

5.7.6.3 Therapie schwerer hypertensiver Schwangerschaftserkrankungen

Schwere hypertensive Verläufe erfordern neben einer **sofortigen Klinikseinweisung eine intensivmedizinische Überwachung** sowie eine konsequente medikamentöse Therapie.

Dabei muss in jedem Einzelfall unter Berücksichtigung des Schweregrades der Erkrankung und der fetalen Reife entschieden werden, ob nicht eine vorzeitige Schwangerschaftsbeendigung für Mutter und Kind vorteilhafter ist als eine länger dauernde antihypertensive Behandlung (s. geburtshilfliches Vorgehen, Abschnitt 5.7.7).

Die initialen therapeutischen Maßnahmen müssen sich nach folgenden vier Prinzipien richten:

1. Verhinderung des eklamptischen Anfalls durch zentrale Dämpfung

Methode der Wahl ist die *parenterale Applikation von Magnesiumsulfat* oder Magnesiumascorbat. Dabei ist zu berücksichtigen, dass bei Verwendung von Magnesiumascorbat die Dosis um 50% höher liegen muss (z. B. 3 g statt 2 g/h).

Praktisches Vorgehen: Langsame intravenöse Gabe von 2–4 g Magnesiumsulfat über 15 Minuten, anschließend über Perfusor Erhaltungsdosis von 2 g/h, evtl. bis zu 24-Stunden nach der Entbindung.

Unter dieser Behandlung werden i. A. therapeutische Magnesiumkonzentrationen im Serum zwischen 1,3 und 4 mmol/l erreicht.

Im Hinblick auf eine seltene *Überdosierung* sollten: der *Patellasehnenreflex* auslösbar bleiben, die *Urinausscheidung* nicht unter 100 ml/4 Stunden liegen, die *Atemfrequenz* über 14/min. betragen.

Antidot: Kalziumgluconat 10%.

Steht keine Magnesiumlösung griffbereit zur Verfügung: *5–10 mg Diazepam* langsam intravenös geben!

Bei **drohender Eklampsie** sind folgende zusätzliche Maßnahmen erforderlich:

Abschirmung der Patientin von optischen und akustischen Reizen, Bereitstellung eines Gummikeils oder *Guedeltubus* zur Verhinderung von Zungenbissen und zur Freihaltung der Atemwege, *Seitenlagerung*.

2. Schonende Blutdrucksenkung mit Dihydralazin (Nepresol®) **i. v.**

Durch die intravenöse über Perfusor gesteuerte Applikation von Dihydralazin (Nepresol) in einer Dosierung von 1,2–7,2 mg/h ist in nahezu allen Fällen eine effektive Blutdruckregulierung zu erreichen (Wirkungseintritt ca. 5 min). Unter ständiger Blutdruckkontrolle sollte die RR-Verminderung innerhalb der ersten Stunde nicht mehr als 20% betragen.

Cave: Zu rapide oder zu starke RR-Senkung auf Werte unter 140/90 mm HG → „Versacken" des Blutes in der Peripherie → Minderdurchblutung der Organe und Verschlechterung der uteroplazentaren Perfusion (CTG-Überwachung!)

Praxishinweis. Steht z. B. in der Außenpraxis kein Dihydralazin zur Verfügung, kann als Überbrückungsmaßnahme mit der oralen oder sublingualen Gabe von **5 mg Nifedipin** (z. B. Adalat®) eine wirksame RR-Senkung erreicht werden.

3. Bilanzierte Flüssigkeitstherapie

Sie ist besonders indiziert bei ausgeprägter Hämokonzentration, Oligurie sowie im Rahmen einer parenteralen Dihydralazintherapie (stündliche Urinmessung erforderlich!).

Zur Volumenexpansion wird appliziert 500 ml kolloidale Lösung (z. B. HAES 10%) und 500 ml Ringer-Lactatlösung. *Cave:* Bei höherer Volumensubsitution Gefahr des *Lungenödems* (Pulsoxymetrie, Blutgasanalyse)!

4. Korrektur von Hämostasestörungen

Die Gabe von *niedrig-dosiertem Heparin* zum Zeitpunkt der beginnenden Mikrozirkulationsstörung erscheint patho-physiologisch auf den ersten Blick sinnvoll. Da aber in der akuten geburtshilflichen Situation der Schweregrad der Verbrauchsreaktion kaum abschätzbar ist, kann aus der Applikation von Heparin (auch niedermolekularem Heparin) die Auslösung oder Verstärkung lebensbedrohlicher Blutungen resultieren.

Daher gilt: **keine Heparinapplikation**, solange es *blutet* oder eine *erhöhte Blutungsgefahr* besteht.

Dies ist von besonderer Bedeutung im Hinblick auf die bekannten, unvorhersehbaren **Komplikationen** der schweren Präeklampsie und des HELLP-Syndroms wie *zerebrale Blutungen*, *Leberruptur* und *vorzeitige Lösung*.

Bei *Eklampsie* ist wegen der erhöhten Gefahr intrakranieller Blutungen die *Anwendung von Heparin* kontraindiziert!

Daher: Bei hämostaserelevanter Verminderung des Gerinnungspotentials (z. B. Fibrinogen <120 mg%): unverzügliche Gabe von *Gefrierplasma* (fresh frozen plasma, FFP).

Bei *Thrombozytopenie* <30 000–50 000/µl: Gabe von Thrombozytenkonzentraten.

Eine medikamentöse *Thromboseprophylaxe* (z. B. nach Sectio caesarea) mit niedrig dosiertem Heparin (niedermolekularem Heparin) sollte nicht vor 24–48 Stunden nach dem akuten Ereignis bei laborchemisch nachgewiesener Konsolidierung der Gerinnungssituation (Fibrinogen >200 mg%, Thrombozytenzahl >100 000/µl) begonnen werden.

5.7.6.4 Behandlung des eklamptischen Anfalls

Ziel der Therapie ist die Vermeidung weiterer Anfälle, die Senkung des Hochdrucks, die Stabilisierung des mütterlichen Kreislaufs und der Nierenfunktion sowie die Beendigung der Schwangerschaft zum günstigsten Zeitpunkt.

Praxishinweis

- Legen eines adäquaten *venösen Zuganges* und gleichzeitige langsame i. v.-Injektion von 10–20 mg *Diazepam* zur Durchbrechung des Anfalls;
- *Freihalten der Atemwege*, eventuell Intubation und Verhinderung des Zungenbisses durch Einlegen eines Gummikeils;
- Beginn der antihypertensiven Therapie mit *Dihydralazin*, z. B. 5–10 mg langsam i. v.;
- *sofortige Verlegung* in Begleitung eines Arztes in die nächste geburtshilfliche Klinik mit Intensivstation;
- Jede drohende Eklampsie oder Eklampsie gehört in Intensivüberwachung!

Die **weitere Therapie** in der Klinik richtet sich nach den im Vorigen angegebenen Richtlinien.

5.7.7 Geburtshilfliches Vorgehen

Das geburtshilfliche Vorgehen hängt vor allem vom *Schweregrad* bzw. der *Progredienz* der Erkrankung, dem *fetalen Zustand* (CTG) und der *fetalen Reife* ab.

Bei **reifem Kind** (>34. SSW) und milder Verlaufsform ist unter strenger klinischer Kontrolle die medikamentöse Geburtseinleitung z. B. mit *Prostaglandinen* indiziert.

Bei **unreifem Kind** (<34. SSW) ist ein *konservatives Vorgehen* mit Induktion der fetalen Lungenreife durch Gabe von Corticosteroiden unter sorgfältiger stationärer Überwachung gerechtfertigt, wenn die Erkrankung therapeutisch gut beherrschbar ist und Zeichen der fetalen Asphyxie (CTG) fehlen.

Unabhängig vom Gestationsalter bzw. der fetalen Reife ist die *vorzeitige Schwangerschaftsbeendigung* (i. A. durch Sectio caesarea) indiziert bei:

- *zunehmender mütterlicher Gefährdung*: schwere therapierefraktäre Präeklampsie (An-

urie >4–6 h, therapeutisch nicht oder schwer beherrschbare Hypertonie, Hinweise auf respiratorische Insuffizienz, progrediente Thrombozytopenie), drohende Eklampsie (u. a. persistierende neurologische Symptome), progredientes HELLP-Syndrom (zunehmender Thrombozytenabfall, Entwicklung einer DIC)
- *zunehmender Gefährdung des Kindes:* pathologisches CTG, intrauterine Wachstumsretardierung mit Wachstumsstillstand trotz stationärer Behandlung (Gefahr des IUFT), hochpathologischer dopplersonographischer Befund

Bei **Eklampsie** ist nach Überwinden des Status eclampticus und Stabilisierung des mütterlichen Kreislaufs bei unreifen Muttermundsverhältnissen der *Sectio caesarea* der Vorzug zu geben. Bei Intrapartum-Eklampsie und progredienter Muttermundseröffnung kann die vaginale Geburtsbeendigung, sofern diese in einem kurzen und kalkulierbaren Zeitraum möglich ist, mittels *Forceps-* oder *Vakuumextraktion* vorgenommen werden (CTG-Kontrolle).

Sowohl hinsichtlich der Wahl des individuell festzulegenden Entbindungsmodus als auch der intra- und postoperativen Versorgung präeklamptischer/eklamptischer Schwangerer ist eine enge und gut abgestimmte Zusammenarbeit von *Geburtshelfern* und *Anästhesisten* erforderlich!

5.7.8 Behandlung nach der Geburt

Bei Patientinnen mit schweren HES ist nach der Geburt für mindestens 24–48 Stunden eine intensivmedizinische Überwachung und Behandlung erforderlich (Cave: postpartale Eklampsie/postpartales HELLP-Syndrom).

Die antihypertensive Behandlung sollte nicht abrupt beendet, sondern ausschleichend unter regelmäßigen Blutdruckkontrollen (evtl. 24-Stunden-Blutdruckmonitoring) reduziert werden.

In Abhängigkeit vom mütterlichen Zustand bestehen *keine Bedenken* gegen das *Stillen*.

Als Antihypertensivum der Wahl gilt im Wochenbett die Gabe von α-Methyldopa.

Nach Ablauf von 6 Wochen post partum ist eine **internistische** (nephrologische) **Untersuchung** einschließlich Kontrolle des Augenhintergrundes und 24-Stunden-Blutdruckmessung erforderlich.

5.7.9 Prognose und Prävention

Hypertensive Schwangerschaftskomplikationen stehen auch heute noch mit einem Anteil von 12–22% an *2./3. Stelle der Müttersterblichkeit* und sind zudem eine der *wichtigsten Ursachen der Frühgeburtlichkeit und der perinatalen Mortalität.*

Nach schwerer Präeklampsie im II. Trimenon ist das *Wiederholungsrisiko* für die gleiche Komplikation in der nachfolgenden Schwangerschaft bis zu 65%.

Nach Eklampsie beträgt die Wahrscheinlichkeit einer Blutdruckerhöhung im weiteren Leben dieser Frauen ca. 24%.

Eine Senkung der mütterlichen und kindlichen Mortalität und Morbidität ist nur zu erreichen durch:

- eine sorgfältige und engmaschige Schwangerenvorsorge mit Früherfassung gefährdeter Schwangerer (anamnestische Hinweise, Wiederholungsrisiko);
- die Früherkennung klinischer Leitsymptome und die rechtzeitige Einweisung in eine geburtshilfliche Schwerpunktklinik/Perinatalzentrum mit optimaler stationärer Überwachung und Therapie;
- eine individuell festzulegende und situationsgerechte Schwangerschaftsbeendigung in enger Kooperation mit Anästhesisten und Pädiatern einschließlich einer optimalen neonatologischen Versorgung des Neu-(Früh-)geborenen.

5.8 Mütterliche Erkrankungen in der Schwangerschaft

A. Faridi, W. Rath

5.8.1 Diabetes mellitus

Definition: Krankheitsbegriff für verschiedene Formen der Glukosestoffwechselstörung mit unterschiedlicher Ätiologie und Symptomatik; gemeinsames Kennzeichen: relativer oder absoluter Mangel an Insulin. Bei Vorliegen von Nüchtern-Blutzuckerwerten ≥ 11,1 mmol/l (≥ 200 mg/dl) kapillär besteht der dringende Verdacht auf einen (klinisch manifesten) Diabetes mellitus.

Die Definition des Gestationsdiabetes schließt auch die Möglichkeit der Erstmanifestation eines Typ-1- oder Typ-2-Diabetes mellitus oder anderer spezifischer Formen während der Schwangerschaft ein. Ebenso können bereits präkonzeptionell manifeste, aber bisher nicht diagnostizierte Fälle von Typ-2-Diabetes mellitus vorkommen. Besonders bei Schwangeren mit einer Glukose-Toleranzstörung im ersten Schwangerschaftsdrittel besteht die Möglichkeit eines präkonzeptionell unerkannten Diabetes mellitus.

> Der Schwangerschafts-Diabetes (Gestationsdiabetes, engl. gestational diabetes mellitus, GDM) ist definiert als Diabetes der erstmals während einer Schwangerschaft, meist im 2. Trimenon auftritt.

Die Stadieneinteilung nach White (Tab. 5.3) basiert auf der Diabetesdauer sowie dem Ausmaß vaskulärer Erkrankungen und erlaubt eine Risikoabschätzung hinsichtlich der perinatalen Mortalität.

Epidemiologie: Der Diabetes mellitus ist eine der häufigsten Stoffwechselerkrankungen, von der etwa 2–5 % der Weltbevölkerung betroffen sind. In Mitteleuropa werden ca. 3–5 % aller Schwangerschaften durch einen Gestationsdiabetes kompliziert, der damit die häufigste Stoffwechselerkrankung in der Schwangerschaft ist. Die perinatale Mortalität liegt in Zentren unter 2 % und wird zu 40 % durch angeborene Fehlbildungen verursacht. Die Fehlbildungsrate liegt bei 4–8 %. Der unerkannte Gestationsdiabetes ist die häufigste Ursache für den intrauterinen Fruchttod (IUFT).

Ätiologie und Pathogenese: Im 1. Trimenon zeigt sich aufgrund der insulinagonistischen Wirkung des HCG (humanes Chorion Gonadotropin) ein stetiger Abfall des Blutzuckers, insbesondere des Nüchternwertes. Im 2. und 3. Trimenon führt der Anstieg der kontrainsulinären Hormone HPL und Cortisol zu einem kontinuierlichen Anstieg des Blutzuckers.

> Bei diabetischen Schwangeren sinkt der Insulinbedarf im 1. Trimenon zunächst auf einen Nadir in der 16. SSW ab. Bis etwa zur 28. bis 32. SSW kommt es dann zu einer allmählichen Angleichung an den Insulinbedarf vor der Schwangerschaft. Der Insulinbedarf steigt dann bis etwa zur 36. SSW, um sich danach zu stabilisieren.

Tab. 5.3: Klassifikation nach White

Klasse	Anamnese, Befund	ungefähre fetale Überlebenserwartung
A	leichte Abweichung des Glukosetoleranztest	fast 100 %
B	Beginn nach dem 20. Lebensjahr; Dauer: weniger als 10 Jahre; keine Gefäßschäden	67 %
C	Beginn im 10. bis 19. Lebensjahr; Dauer: 10 bis 19 Jahre oder geringe Gefäßschäden	48 %
D	Beginn vor dem 10. Lebensjahr; Dauer über 20 Jahre oder deutliche Gefäßschäden	32 %
E	verkalkte Beckenarterien	13 %
F	diabetische Glomerulosklerose, Retinopathia diabetika	3 %

Diagnose: Bei *jeder* Schwangeren soll eine Untersuchung auf GDM durchgeführt werden. Die Bestimmung der Uringlukose als Screening-Parameter ist überholt. Es bieten sich zwei Vorgehensweisen an:

1. Bei allen Schwangeren erfolgt eine *einzeitige* Untersuchung mit einem 75-g oGTT zwischen der vollendeten 24 SSW (24/0) und der vollendeten 28 SSW (27/6) **oder**
2. Es wird bei allen Schwangeren zwischen 24–28 SSW *zunächst* ein Screening-Test mit 50 g Glukose durchgeführt. Dieser Test kann unabhängig von der Nahrungsaufnahme erfolgen. Wird nach 1 Stunde der Grenzwert von 140 mg/dl (7,8 mmol/l) im Kapillarblut erreicht bzw. überschritten muß ein 75-g oGTT durchgeführt werden (*zweizeitige* Untersuchung). Bei einem Nüchtern-Blutglukosewert 90 mg/dl (5,0 mmol/l) im kapillären Vollblut oder 95 mg/dl (5,3 mmol/l) im venösen Plasma kann dann auf den oGTT verzichtet und die Diagnose GDM gestellt werden. Bewertet werden die Blutglukose-Messergebnisse vor dem Test (nüchtern) sowie eine und zwei Stunden nach Ende des Trinkens der Testlösung. Ein GDM liegt vor, wenn mindestens zwei der folgenden drei Grenzwerte erreicht oder überschritten werden.

Erreicht oder überschreitet nur ein Wert die oben angegebenen Grenzen, so liegt definitionsgemäß eine eingeschränkte Glukosetoleranz (IGT) vor, diese wird, bezogen auf die Behandlungsbedürftigkeit, wie ein diagnostizierter GDM gewertet.

Bei Vorliegen von mindestens einem der folgenden Risiko-Faktoren für GDM sollte der oGTT schon im 1. Trimenon der Schwangerschaft durchgeführt werden:

- Übergewicht (Body-Mass-Index vor der Schwangerschaft 27,0 kg/m^2)
- Diabetes bei Eltern/Geschwistern
- Gestationsdiabetes in einer vorangehenden Schwangerschaft
- Z.n. Geburt eines Kindes 4.500 g
- Z.n. Totgeburt
- schwere kongenitale Fehlbildungen in einer vorangehenden Schwangerschaft
- habituelle Abortneigung (3 Fehlgeburten hintereinander)
- bei einer Glukosurie in der Frühschwangerschaft
- bei Neuauftreten einer Glukosurie zu einem späteren Zeitpunkt
- bei diabetesspezifischen Symptomen (Durst, Polyurie, Gewichtsabnahme)
- bei erstmalig festgestellter Makrosomie des Feten

Tab. 5.4: Aufdeckung eines Destationsdiabetes

Messzeitpunkt	kapilläres Vollblut		venöses Plasma	
	(mg/dl)	(mmol/l)	(mg/dl)	(mmol/l)
Nüchtern	90	5,0	95	5,3
nach einer Stunde	180	10,0	180	10,0
nach zwei Stunden	155	8,6	155	8,6

Komplikationen

Folgen für die Mutter: Hypertonie, Präeklampsie, Pfropfgestose, erhöhtes Infektionsrisiko (z. B. Pyelonephritis, asymptomatische Bakteriurie), Hydramnion, diabetische Nephropathie, Retinopathie, diabetische Ketoazidose. Nach Schwangerschaften mit GDM besteht ein Risiko von 50% für das erneute Auftreten einer Glukosetoleranz-Störung in der folgenden Schwangerschaft. Frauen mit durchgemachtem GDM haben 10 Jahre postpartal ein Risiko von 40–50%, einen manifesten Diabetes mellitus–meist vom Typ-2–zu entwickeln.

Folgen für das Kind: Makrosomie, kongenitale Fehlbildungen, ZNS-Schäden (z. B. Anfallsleiden und Lähmungen), Atemnotsyndrom (respiratory distress syndrome, RDS), Hypoglykämie, Hypokalzämie, icterus neonatorum.

Der erhöhte mütterliche Blutzucker, der die Plazentaschranke passiert, führt beim Feten zu einer Hyperplasie der Beta-Zellen (fetaler Hyperinsulinismus) und einer fortgesetzten Kohlenhydrat-Fett-Mast mit nachfolgender Makrosomie.

Die für das Krankheitsbild typische Fetopathia diabetica metabolica (6–32%) entsteht durch die Einlagerung von Fett in innere Organe (z. B. Herz), den Gastrointestinal- und Urogenitaltrakt.

Zum Ende der Schwangerschaft muss mit einer akuten Plazentainsuffizienz bis hin zum intrauterinen Fruchttod gerechnet werden, da durch die diabetesbedingten Plazentaveränderungen (Verdickung der Basalmembranen des Trophoblasten) der Nährstofftransport zum Feten behindert wird (Fetopathia diabetica vasalis). Eine nichtgenetisch bedingte Disposition zum Diabetes durch eine intrauterine funktionelle und morphologische Schädigung der fetalen β-Zellen wurde durch Langzeit-Beobachtungen nach fetalem Hyperinsulinismus nachgewiesen (Stoffwechselvermittelte Teratogenese). Kinder von Müttern mit unzureichend behandeltem GDM haben ein erhöhtes Risiko, bereits in der Pubertät oder im frühen Erwachsenenalter Übergewicht und/oder eine Glukosetoleranz-Störung/einen Diabetes mellitus zu entwickeln.

5.8.1.1 Therapie und Überwachung der Schwangerschaft

Bereits präkonzeptionell sollte eine Diabetikerin optimal eingestellt werden (Tab. 5.5). Ziel der Therapie ist die Normalisierung des Glukosespiegels während des gesamten Schwangerschaftsverlaufes. Die kapillären Blutglukose-Werte sollen nüchtern und präprandial 90 mg/dl (5,0 mmol/l), eine Stunde nach Beginn der Mahlzeit 140 mg/dl (7,8 mmol/l) und zwei Stunden nach Beginn* der Mahlzeit 120 mg/dl (6,7 mmol/l) nicht überschreiten und bei Insulintherapie präprandial 60 mg/dl (3,3 mmol/l) nicht unterschreiten.

> Zur Abschätzung des mütterlichen Risikos sind eine nephrologische Diagnostik sowie die Untersuchung des Augenhintergrundes noch vor Eintritt der geplanten Schwangerschaft erforderlich.

Wird aufgrund eines oralen Glukosetoleranztestes ein Gestationsdiabetes diagnostiziert, ist die Einleitung einer bilanzierten Diät mit 45–50% Kohlenhydraten, 15–20% Eiweiß und 25–30% Fett erforderlich. Der Kalorienbedarf für eine Schwangere im 2. und 3.Trimenon beträgt ca. 30 kcal/kg Körpergewicht. Bei Frauen mit einem Body-Mass-Index >27 kg/m am Beginn der Schwangerschaft sollte die Kalorienmenge auf 25 kcal/kg Körpergewicht reduziert werden. Eine gezielte Gewichtsabnahme (Hungerketonurie) ist zu vermeiden. Hingegen ist eine Gewichtsstagnation bzw. leichte Gewichtsreduktion von 1–2 kg zu Beginn der Ernährungsumstellung unbedenklich. Die Beschränkung der Kohlenhydratmenge zur Verminderung der postprandialen Hyperglykämie soll 40% der Tageskalorien nicht unterschreiten. In der Einstellungsphase soll die Schwangere die Blutglukose-Selbstkontrolle mit einem Handmessgerät erlernen und Blutglukose-Werte vor den drei Hauptmahlzeiten und eine Stunde nach Beginn der Mahlzeiten messen und dokumentieren (6 Werte pro Tag). Die Harnzucker-Selbstkontrolle zur Beurteilung der Stoffwechseleinstellung ist überholt.

Tab. 5.5: Blutzuckereinstellung bei GDM

Einstellungsziele	kapilläres Vollblut	
	(mg/dl)	(mmol/l)
Nüchtern/Präprandial	60–90	3,3–5,0
1 Stunde postprandial*	140	7,8
2 Stunden postprandial*	120	6,7

> Während der Schwangerschaft sind regelmäßige Kontrollen des Augenhintergrunds, der Nierenfunktion, des Blutdrucks und des Urinsediments zur rechtzeitigen Erfassung einer Infektion der ableitenden Harnwege erforderlich.

Werden die Richtwerte für die Stoffwechseleinstellung trotz Diät mehrfach innerhalb von einer Woche überschritten (mindestens zwei präprandial und/oder postprandial erhöhte Werte pro Tagesprofil an mindestens zwei Tagen), muß eine intensivierte Insulintherapie nach dem Basis-Bolus-Prinzip eingeleitet werden. Bei grenzwertig erhöhten Blutglukose-Werten soll das Vorliegen einer fetalen Makrosomie in die Entscheidung einbezogen werden. Bei Überschreiten der 90.Perzentile des fetalen Abdominalumfangs (nach Hadlock) im Ultraschall sollte in diesen Fällen eine Insulintherapie begonnen werden. Orale Antidiabetika sind wegen ihrer potentiellen teratogenen Wirkung während der Schwangerschaft kontraindiziert.

> Das Prinzip der Insulintherapie besteht in der Aufteilung des täglichen Insulinbedarfs in einen Grundbedarf (40–50% Basalinsulin in 2 Depotinjektionen), der unabhängig vom Essen benötigt wird, und dem Insulinbedarf für die Mahlzeiten (50–60% Altinsulin).

Der zunehmende Insulinbedarf zwischen der 28. und 36. SSW kann eine beträchtliche Erhöhung der Insulin-Tagesdosis, nicht selten mit einem Insulinbedarf von mehr als 100 IE/die, erforderlich machen. Für die Überwachung der diabetischen Schwangeren werden ab 24 Schwangerschaftswochen monatliche Ultraschalluntersuchungen empfohlen, um die Entstehung einer fetalen Makrosomie zu erfassen und ein Ultraschall vor der Entbindung zur Erhebung eines Schätzgewichtes. Zusätzliche dopplersonografische Untersuchungen sind nicht indiziert.

5.8.1.2 Überwachung unter der Geburt

Die Entbindung einer diabetischen Schwangeren sollte spätestens am errechneten Termin in einem geburtshilflichen Zentrum mit perinatologischer Abteilung erfolgen. Bei geplanter Sectio wird empfohlen, am Morgen der OP kein Insulin mehr zu geben. Wird die Geburt eingeleitet, sind kurzwirksame Insuline zur besseren Steuerbarkeit einzusetzen. Bei Beginn regelmäßiger Wehentätigkeit soll kurzwirksames Insulin nur nach vorheriger Blutglukose-Messung injiziert werden. Die Insulindosis beträgt im allgemeinen 1/2 bis 1/3 der an den Vortagen verabreichten Insulinmengen. Zur Stoffwechselüberwachung bei Schwangeren mit insulinpflichtigem GDM empfiehlt sich eine zweistündliche Messung der Blutglukose-Werte, die Zeitintervalle sind bei Bedarf individuell anzupassen. Der Blutzuckerspiegel sollte unter der Geburt zwischen 70 und 110 mg/dl (3,8 bis 6,1 mmol/l) liegen. Werden diese Werte überschritten, kann es zu einer vermehrten mütterlichen Ketonkörperbildung mit nachfolgender Azidosegefährdung des Feten kommen. Eutrophe, am Termin geborene Kinder können in der Regel auf der Entbindungsabteilung bleiben. Voraussetzung dafür ist die Bestimmung der Blutglukose postnatal nach 1 Stunde, nach 3 und 12 Stunden und ggf. später. Bei Kindern von insulinbehandelten Schwangeren mit GDM, besonders solchen mit klinischen Zeichen einer Fetopathia diabetica, sind postnatale Bestimmungen von Hämoglobin, Hämatokrit, Serumkalzium (auch ohne klinische Auffälligkeiten am 2. und 3. Tag), Serummagnesium bei Hypoglykämien und des Serumbilirubins zwischen dem 3. und 5.Tag erforderlich. Zur Prophylaxe von Hypoglykämien (kapilläre Blutglukose <30 mg/dl/<1,7 mmol/l) bei Neugeborenen diabetischer Mütter wird die Frühestfütterung in häufigen kleinen Portionen empfohlen.

Verlauf und Prognose: Nach der Entbindung fällt der Insulinbedarf steil ab, um innerhalb der ersten drei Wochen post partum wieder auf den Bedarf vor der Schwangerschaft anzusteigen. Das *Stillen* beeinflusst die Stoffwechsellage und den Insulinbedarf nicht. Bei Wöchnerinnen mit insulinpflichtigem GDM sollen Blutglukose-Bestimmungen am 2. Tag nach der Geburt nüchtern und ca. 2 Stunden nach dem Frühstück durchgeführt werden. Ergeben sich kapilläre Werte 110 mg/dl (6,1 mmol/l) nüchtern und/oder 200 mg/dl (11,1 mmol/l) postprandial, sollte sich unmittelbar eine diabetologische Weiterbetreuung anschließen. Bei postpartal normalen Blutglukosewerten soll ein oraler Glukose-Toleranztest 6–12 Wochen nach der Entbindung – unabhängig davon, ob die Mutter stillt oder nicht –, durchgeführt und bei normalem Ergebnis mindestens alle zwei Jahre wiederholt werden.

5.8.2 Schilddrüsenerkrankungen

5.8.2.1 Physiologische Veränderungen in der Schwangerschaft

In der Schwangerschaft kommt es zu einer östrogeninduzierten erhöhten hepatischen Synthese des Thyroxin bindenden Globulins mit

Tab. 5.6: Postpartaler OGTT

Messzeitpunkt	kapilläres Vollblut		venöses Plasma		Bewertung
	(mg/dl)	(mmol/l)	(mg/dl)	(mmol/l)	
Nüchtern	<100	<5,5	<110	<6,0	normal
	100–109	5,6–5,9	110–125	6,1–6,9	gestörte Nüchternglukose
	110	6,0	126	7,0	Diabetes mellitus
nach 2 Stunden	140	7,8	140	7,8	normal
	140–199	7,9–11,0	140–199	7,9–11,0	gestörte Glukosetoleranz
	200	11,1	200	11,1	Diabetes mellitus

konsekutiver Erhöhung der Serumspiegel von Gesamt-T_3 (TT_3) und Gesamt-T_4 (TT_4). Im 1. Trimenon sind die basalen TSH-Serumspiegel am niedrigsten, was mit der höchsten Serumkonzentration von HCG einhergeht, das eine TSH-ähnliche stimulierende Wirkung auf die Schilddrüse hat (strumigener Effekt). Im 2. Trimenon steigen die TSH-Spiegel innerhalb der Norm an. Die biologisch wirksamen freien Schilddrüsenhormonfraktionen (fT_3 und fT_4) fallen im Verlauf der Schwangerschaft bis zum Geburtstermin auf Werte im Bereich der unteren Normgrenze ab. Diese Veränderungen werden als Folge eines relativen Jodmangels interpretiert. Im Verlauf des Wochenbetts kommt es zu einem Anstieg der Schilddrüsenhormonkonzentration und zu einem Abfall des TSH.

5.8.2.2 Schilddrüsendiagnostik in der Schwangerschaft

Für die Beurteilung der Schilddrüsenfunktion in graviditate (Tab. 5.7) sollten TSH sowie die freien Schilddrüsenhormone fT_3 und fT_4 bestimmt werden.

Durch die Ultraschalluntersuchung kann das Schilddrüsenvolumen gemessen werden. Bei erwachsenen Frauen liegt der obere Normwert bei 18 ml. Die Schilddrüsen-Szintigraphie ist in der Schwangerschaft kontraindiziert. Von einem TRH-Test sollte möglichst abgesehen werden, da TRH plazentagängig ist.

5.8.2.3 Struma

Definition: Bezeichnung für jede Vergrößerung der gesamten Schilddrüse oder von Teilen des Organs unabhängig von Pathogenese, Funktionslage und Dignität. Eine Struma kann sowohl mit euthyreoter Stoffwechsellage als aus mit Hypothyreose bzw. Hyperthyreose einhergehen, dabei histologisch benigne sein oder von maligne entarteten Schilddrüsenzellen ausgehen (Struma maligna). Das Symptom „Struma“ bedarf grundsätzlich der umfassenden differentialdiagnostischen Abklärung.

Jodmangelstruma

Deutschland gehört zu den endemischen Jodmangelgebieten; mehr als 95% der benignen nicht entzündlichen Strumen sind durch einen Jodmangel bedingt. Bei einer gesunden Ernährung beträgt die tägliche Jodaufnahme beim Erwachsenen 30 bis 60 µg, bei einem Bedarf von 200 µg Jodid pro Tag. Da der mütterliche Grundumsatz steigt, der Jodverteilungsraum sich vergrößert und die renale Jod-Clearance erhöht ist, besteht für Schwangere ein deutliches Jod-Defizit. Ab der 12. SSW synthetisiert die fetale Schilddrüse eigene Hormone. Der Fet benötigt ungefähr 50 µg Jodid pro Tag, so dass der mütterliche Jodpool weiter reduziert wird. Durch den intrathyreoidalen Jodmangel werden lokal wirksame Wachstumsfaktoren wie der epidermale Wachstumsfaktor EGF und der insulinähnliche Wachstumsfaktor IGF I als potente Stimulatoren für die Proliferation von Schilddrüsenzellen aktiviert (→ Struma).

Zur Strumaprophylaxe sollten Schwangere *und* stillende Mütter täglich 200 µg Jodid oder 1 × wöchentlich 1500 µg Jodid in Tablettenform erhalten.

Behandlung der Struma in Schwangerschaft und Stillzeit

Hauptziel ist die Beseitigung des Jodmangels. Im Vordergrund steht die Kombination von

Tab. 5.7: Schilddrüsendiagnostik

Diagnose	Jodmangel	Hyperthyreose	Hypothyreose
Ultraschall	normale Echostruktur vergrößert ohne/ mit Knoten	normal groß, vergrößert, eventuell knotig, echoarme Struktur	normal groß oder verkleinert, echoarme Struktur, eventuell mit Knoten
TSH	normal	erniedrigt	erhöht
fT_3	(hoch) normal	hoch	normal oder niedrig
fT_4	normal	hoch	niedrig
Antikörper	negativ	positiv bei Morbus Basedow	positiv bei Hashimoto-Thyreoiditis
TSH nach TRH	regelrechte Antwort	fehlende Antwort	überschießende Antwort

Schilddrüsenhormon-Präparaten zur Senkung der thyreotropen Aktivität und die Gabe von Jodid zur Beseitigung des intrathyreoidalen Jodmangels.

Da das Schilddrüsenhormon nicht oder nur zu einem geringen Teil plazentagängig sind, sollte keine Monotherapie mit Levothyroxin durchgeführt werden, um eine Strumaentwicklung beim Feten zu vermeiden.

5.8.2.4 Hyperthyreose

Definition: Überfunktion der Schilddrüse mit gesteigerter Produktion und Sekretion der Schilddrüsenhormone, die zu einer pathologischen Erhöhung des Stoffwechsels im gesamten Organismus (Hypermetabolismus) führt.

Epidemiologie: Die Hyperthyreose ist bei 1,8% der erwachsenen Bevölkerung zu erwarten; die Prävalenz in der Schwangerschaft liegt zwischen 0,04 und 1,4%.

Ätiologie und Pathogenese: Die Hauptursache einer Hyperthyreose ist in 85% der Fälle die Immunhyperthyreose vom Typ Morbus Basedow; in 15% der Fälle eine funktionelle Autonomie.

Diagnose: Supprimierte basale Serum-TSH-Spiegel und Erhöhung der freien Schilddrüsenhormonfraktionen (fT_3 und fT_4). Zur Klärung der Ätiologie ist die Bestimmung der Schilddrüsenantikörper sinnvoll (TAK, TPO-AK/MAK, TRAK). Tritt eine Hyperthyreose erstmals in einer Schwangerschaft auf, ist auch an eine **Blasenmole** als Ursache zu denken (erhöhte HCG-Spiegel). Bei ausgeprägter **Hyperemesis gravidarum** sollte ebenfalls eine Hyperthyreose ausgeschlossen werden.

Therapie und Verlauf: Im Verlauf der Schwangerschaft bessert sich jede Form der Hyperthyreose. Ausgeprägte Hyperthyreosen gehen mit erhöhter Abortrate, Risiko der Frühgeburt und intrauterine Fruchttod einher. Eine Indikation zur Schilddrüsenresektion besteht bei großer, mechanisch behindernder Struma, bei Unverträglichkeit von Thryreostatika und bei unzureichender Compliance der Patientin.

Die thyreostatische Therapie sollte in der niedrigst möglichen Dosierung und als Monotherapie mit Propylthiouracil (PTU) oder Methimazol bzw. Carbimazol erfolgen.

Da Thryreostatika im Gegensatz zu den Schilddrüsenhormonen die Plazentaschranke passieren, wird auf die sonst übliche Kombination mit Levothyroxin verzichtet. Teratogene Risiken sind nicht bekannt. Eine Therapiekontrolle ist in 2- bis 3-wöchigen Abständen notwendig (TSH, fT_3, fT_4). Die Radiojodtherapie ist kontraindiziert. *Obwohl Thyreostatika in der Muttermilch auftreten, kann bei optimaler Einstellung der mütterlichen Stoffwechsellage das Neugeborene gestillt werden.* Für eine ausreichende Jodversorgung des Neugeborenen mit etwa 50 µg Jodid pro Tag muss gesorgt werden.

5.8.2.5 Hypothyreose

Definition: Unterfunktion der Schilddrüse und unzureichende Versorgung der Körperzellen mit Schilddrüsenhormonen.

Ätiologie und Pathogenese: Der Jodmangel ist weltweit die häufigste Ursache einer leichten Hypothyreose und eine Struma. Erworbene Faktoren können die Schilddrüse selbst betreffen (primäre Hypothyreose) oder ihre Regulation (sekundäre Hypothyreose). Latente Hypothyreosen können infolge einer Immunthyreopathie (Hashimoto Thyreoditis) entstehen.

Klinik: Klinische Symptome der Hypothyreose sind u. a.: Apathie, Myxödem, Gewichtszunahme und Hypothermie.

Diagnose: Nachweis eines erhöhten basalen TSH-Spiegels und erniedrigter Konzentrationen der freien Schilddrüsenhormonfraktionen. Zur Klärung der Ätiologie kann weiterhin die Bestimmung der mikrosomalen bzw. Schilddrüsenperoxidase (TPO-Antikörper) hilfreich sein (Autoimmunthyreoditis Hashimoto).

Therapie: Bei hypothyreoten Frauen sollte zusätzlich zur Schilddrüsenhormonsubstitution eine Jodsubstitution mit 200 µg Jodid pro Tag durchgeführt werden, um den Jodbedarf des Kindes zu decken.

Patientinnen mit einer manifesten Hypothyreose erhalten eine nicht suppressive L-Thyroxin-Dosis (bis 100 µg/die) und Jodid (200 µg/die), sofern eine Immunthyreopathie ausgeschlossen ist.

Die Hypothyreose als Folge einer floriden Hashimoto Thyreoditis wird ausschließlich mit L-Thyroxin behandelt.

Auswirkungen auf den Feten: Bei unbehandelter Hypothyreose in der Gravidität besteht die Gefahr der intrauterinen Mangelentwicklung (30%), der Präeklampsie (17–44%), der Wehenschwäche, der Erhöhung der perinatalen Mortalität sowie der geistigen Retardierung (Kretinismus) und einer erhöhten Fehlbildungsrate.

5.8.2.6 Post-Partum-Thyreoiditis (PPT)

Definition: Bei Frauen im ersten Jahr nach der Geburt eines Kindes in Erscheinung tretende Autoimmunthyreoditis (Nachweis von Schilddrüsenantikörpern möglich) mit oft subklinischer Hypo- oder Hyperthyreose und meist spontaner Remission, gelegentlich Übergang in Basedow-Krankheit oder Struma lymphomatosa Hashimoto.

Ätiologie und Pathogenese: Als Ursache wird eine postpartale Umstellung der Immunmodulation vermutet.

Epidemiologie: Die Inzidenz der Post-Partum-Thyreoiditis liegt bei 4,9%.

Klinik: Die Symptomatik ist unspezifisch und wird von gesunden Müttern genauso häufig geschildert: Wärmeintoleranz, Nervosität, depressive Verstimmung und Palpitationen; Leistungsminderung und Abgeschlagenheit sind häufig ausgeprägt. PPT-Patientinnen können sowohl eine Hypothyreose als auch eine Hyperthyreose entwickeln.

Diagnose und Therapie: Bei Frauen mit postpartal aufgetretenen Beschwerden sollte im Einzelfall über eine Bestimmung des basalen TSH zur Beurteilung der Schilddrüsenfunktion entschieden werden. Eine medikamentöse Therapie ergibt sich aus der Schilddrüsendiagnostik.

5.8.3 Herzerkrankungen

Epidemiologie: Die Häufigkeit von Herzerkrankung in der Schwangerschaft wird mit 0,16 bis 2% angegeben. Der Anteil angeborener Herzfehler an der Gesamtzahl kardialer Erkrankungen macht etwa 30 bis 50% aus, der Anteil rheumatischer Herzerkrankungen liegt bei 50 bis 60%. Die Mehrzahl der Patientinnen mit einem angeborenen Herzfehler haben eine oder mehrere Korrekturoperationen überstanden. Bei jungen Frauen ist infolge einer Erhöhung des vaskulären Risikos (z. B. Nikotinabusus, Diabetes) eine unübersehbare Zunahme der koronaren Herzerkrankungen festzustellen.

5.8.3.1 Kardiovaskuläre Adaptation in der Schwangerschaft

Unmittelbar nach der Konzeption setzt die physiologische Umstellung des mütterlichen Kreislaufs ein:

- Östrogeninduzierte erhöhte Renin- und Aldosteronsekretion
- Zunahme des Blutvolumens (25–0%), insbesondere des Plasmavolumens (40–50%)
- Zunahme der Erythrozytenzahl um ca. 25 bis 30% (→ Hämodilution, schwangerschaftsinduzierte Anämie!)
- Abnahme des peripheren Gefäßwiderstandes um ca. 40 bis 50%
- Zunahme der Blutdruck-Amplitude
- Steigerung des Herz-Zeit-Volumens (HZV) in den ersten 20 SSW um 30 (–50%) über eine Steigerung des Schlagvolumens sowie der Herzfrequenz (30; im 3. Trimenon durch eine Herzfrequenzerhöhung, da das Schlagvolumen sinkt).

Die Hämodynamik wird physiologischerweise zusätzlich beeinflusst durch einen Zwerchfellhochstand, eine Tachypnoe, durch eine Querverlagerung des Herzens sowie durch Änderung der Lungenfunktionsparameter. Unter der Geburt kommt es durch die Wehentätigkeit zu einer weiteren Steigerung des Blutdrucks, des Herz-Zeit-Volumens, der Pulsfrequenz sowie des Sauerstoffverbrauchs.

Klinik: Bei den meisten Frauen ist eine Herzerkrankung bereits vor Eintritt der Schwangerschaft bekannt. Treten bei Herzgesunden subjektive Beschwerden wie leichte Ermüdbarkeit, verminderte Belastbarkeit und Dyspnoe auf, ist im Zweifelsfall eine kardiologische Diagnostik erforderlich.

Diagnose: EKG und Echokardiographie stehen im Vordergrund diagnostischer Maßnahmen. Röntgendiagnostik und Herzkatheteruntersuchungen sollten wegen der Strahlenbelastung nur nach sehr strenger Indikationsstellung erfolgen (z. B. Indikation zur Herzoperation).

Die klinische Klassifizierung der Herzerkrankungen erfolgt nach den Kriterien der New York Heart Association (NYHA), die auf der subjektiven Darstellung von Symptomen beruht und den zunehmenden Schweregrad einer Herzinsuffizienz kennzeichnet (Tab. 5.8).

5.8.3.2 Überwachung der Schwangerschaft

Die Betreuung der herzkranken Schwangeren hat folgende Ziele:

- körperliche Schonung
- regelmäßige Kontrolle des aktuellen Zustandes der Patientin unter besonderer Berücksichtigung der kardialen Leistungsfähigkeit, Früherkennung eines zusätzlich auftretenden schwangerschaftsinduzierten Hypertonus (Risiko ca. 20%), Vermeidung von Übergewicht und Anämie durch adäquate Diät und Eisensubstitution.

Die Entbindung dieser Risikopatientin sollte in einem perinatologischen Zentrum erfolgen, in dem eine kardiologische, eine intensivmedizinische und möglichst auch eine kardiochirurgische Behandlung verfügbar ist. Wehenhemmende Maßnahmen mit Beta-Rezeptor-Agonisten oder Magnesiumsulfat sind grundsätzlich möglich, sollten aber nur nach Absprache mit dem Kardiologen eingesetzt werden. Aus kardiologischer Sicht ist bei Patientinnen mit Herzerkrankungen eine vaginale Entbindung anzustreben.

Bei Schwangeren der Gruppen III und IV (NYHA) ist individuell die Indikation zur Sectio caesarea im gemeinsamen Konsil mit Anästhesisten und Kardiologen zu diskutieren.

Die Austreibungsphase ist möglichst schonend zu leiten (großzügige Indikation zur vaginal-operativen Entbindung).

Tab. 5.8: Klassifikation der Herzerkrankungen

Grad I	Beschwerdefreiheit in Ruhe und unter Belastung
Grad II	eingeschränkte Leistungsfähigkeit ab einer mittelschweren körperlichen Belastung
Grad III	deutliche Leistungseinschränkung schon bei geringer Belastung, jedoch noch Beschwerdefreiheit in Ruhe
Grad IV	Beschwerden bereits in Ruhe

Eine Antibiotikaprophylaxe mit einer Kombination von Amoxicillin (ggf. Vancomycin) und Gentamycin wird bei bestehendem Endokarditisrisiko empfohlen.

5.8.3.3 Herzerkrankungen und Schwangerschaftsabbruch

Ein Schwangerschaftsabbruch muss bei folgenden Krankheitsbildern in Erwägung gezogen werden:

- Schwergradige pulmonale Hypertonie
- Eisenmengereaktion
- Schwere symptomatische Obstruktionen von Aortenklappe, Pulmonalstenose und Aorta (Coarctatio)
- Chronische Herzinsuffizienz im NYHA-Stadium III und IV
- Marfan-Syndrom mit weiter Aortenwurzel
- Herzerkrankungen mit autosomal-dominantem Erbgang
- Zustand nach peripartaler Kardiomyopathie
- Aortendissektionen
- Koronare Herzerkrankungen/Zustand nach Infarkt
  (nur bei Vorliegen einer höhergradigen Herzinsuffizienz).

Die Häufigkeit des Schwangerschaftsabbruchs bei herzkranken Patientinnen liegt zwischen 5 und 25%, die Rate rein medizinisch begründeter Abruptiones zwischen 1 und 4%.

5.8.3.4 Schwangerschaft nach Herztransplantation

Schwangerschaften bei Patientinnen nach Herztransplantationen werden signifikant häufiger kompliziert durch eine Hypertonie (einschl. der Präeklampsie), Infektionen, Frühgeburtlichkeit und intrauterine Wachstumsretardierung.

Bei einer guten Herzfunktion bestehen keine mütterlichen Indikationen für eine abdominale Schnittentbindung oder eine vaginal-operative Geburt.

Unter den Voraussetzungen einer intensiven Schwangerenbetreuung durch Geburtshelfer, Kardiologen und Kardiochirurgen verlaufen Schwangerschaft und Geburt in den meisten Fällen unkompliziert.

5.8.4 Thrombose und Embolie

Definition

Thrombose: Vollständiger oder teilweiser Verschluss von Arterien und Venen sowie der Herzhöhlen durch intravasale Blutgerinnung mit Bildung von Blutkoageln aus Thrombozytenaggregaten und Fibrin.

Embolie: Akute Verlegung eines Gefäßlumens durch einen Embolus.

Epidemiologie: Die Inzidenz einer tiefen Venenthrombose in der Schwangerschaft ist aufgrund der schwangerschaftsbedingten Hämodilution mit 0,36% nur geringfügig höher als außerhalb der Schwangerschaft. Nach abdominaler Schnittentbindung liegt die Häufigkeit tiefer Venenthrombosen bei 3 bis 8%, im Wochenbett bei 0,3 bis 2,5%.

Ätiologie und Pathogenese: Die bestehende Hyperkoagulabilität ist im Allgemeinen durch die Hämodilution in der Schwangerschaft kompensiert. Tab 5.9 stellt thrombosefördernde Faktoren dar.

5.8.4.1 Antikoagulation und Thromboembolieprophylaxe

Bei etwa 0,2% aller Schwangerschaften kommt es zu einem thrombembolischen Ereignis. Patientinnen mit Stammvarikosis und Herzerkrankungen insbesondere mit einem Rechts-Links-Shunt, einer pulmonalen Hypertonie, bei Vorhofflimmern sowie nach Herzklappenersatz sind besonders gefährdet. Die medikamentöse Thromboembolieprophylaxe in der Schwangerschaft und im Wochenbett erfolgt heute vorzugsweise mit niedermolekularen Heparinen (NMH), die wie unfraktionierte Heparine (UFH) die Plazentaschranke nicht passieren.

A. Indikationen

- rezidivierende Thrombosen in der Schwangerschaft
- tiefe Venenthrombose in früheren Schwangerschaften
- extreme Varikosis
- Zustand nach Herzklappenersatz oder Herzvitien
- Re-Mobilisierung nach initialer Thrombolyse, Thrombektomie oder Antikoagulationstherapie
- AT-III-, Protein C-, Protein-S-Mangel
- APC-Resistenz und Autoimmunerkrankungen
- langandauernde Immobilisierung
- nach abdominaler Schnittentbindung.

Als physikalische Maßnahmen haben sich Zweizug-Kompressionsstrümpfe, Gefäßgymnastik, Beinhochlagerung und Sofortmobilisierung bewährt.

B. Antikoagulation

Cumarinderivate (Phenprocoumon, Dicumarol, Acenocoumarol, Warfarin) sind plazentagängig und führen auch beim Feten zu einer Antikoagulation. Im I. Trimenon (insbesondere 6.–9. SSW) sind Cumarine wegen der Gefahr des Auftretens einer Warfarin-Embryopathie (Skelettdeformitäten, geistige Retardierung) kontraindiziert, die bei 28,6% der Neugeborenen beobachtet wurde, wenn in diesem Zeitraum eine Behandlung der Mutter erfolgte. Nach der 36. SSW wurden gehäuft postpartale mütterliche und fetale Blutungen beobachtet.

Tab. 5.9: Thrombosefördernde Faktoren (nach Rath u. Mitarb., 1982)

Schwangerschaft	Wochenbett	Nach Kaiserschnitt
Hyperkoagulabilität Abfall des AT III, Verminderung der fibrinolytischen Aktivität	Thromboplastin-Einschwemmung sub partu	„Gesteigerte" Hyperkoagulabilität
Verminderter Rückfluss in Bein- und Beckenvenen Kompression der V. cava inferior	Akut einsetzende Umstellung der Hämodynamik, Gefäßwandschäden, eingeschränkte Mobilisierung	Gefäß- und Gewebstraumatisierung
Verminderter Venentonus	Erhöhte Thrombozytenadhäsivität bei verlangsamtem Blutfluss im kleinen Becken	Hypozirkulation in dilatierten, periuterinen Venen
Entstehung oder Betonung von Gefäßwandläsionen (Varizen)	Hämatogene Fortleitung uteriner Infektionen, Venenwandveränderungen	Uterine und periuterine Entzündungen, Immobilisation

Eine lang andauernde Heparinisierung ist allerdings auch mit verschiedenen Risiken verbunden: mütterliche Blutungen, Frühgeburtlichkeit, Abortneigung, Osteoporose. Bei Schwangeren mit mechanischen Herzklappen wird die orale Antikoagulation empfohlen, es wird in diesen Fällen empfohlen nach der 13. SSW Heparin gegen ein Cumarinderivat auszutauschen und nach der 34. SSW wieder einzusetzen. Eine Heparinisierung sollte ca. 4 bis 6 Stunden vor der zu erwartenden Entbindung abgesetzt und 6 bis 12 Stunden post partum wieder begonnen werden.

5.8.4.2 Tiefe Bein- und Beckenvenenthrombose (TVT)

Die Häufigkeit klinisch manifester tiefer Bein- und Beckenvenenthrombosen liegt zwischen 0,018 und 0,29%. Das linke Bein ist häufiger betroffen als das rechte Bein.

Diagnose: Neben der klinischen Symptomatik erfolgt die Sicherung der Diagnose in der Schwangerschaft vorzugsweise durch die Duplex-Sonographie und die Impedanz-Plethysmographie. Die Phlebographie (5 Rem) ist *nur* ausnahmsweise indiziert bei obliterierenden Ileofemoralvenenthrombosen und vor einer geplanten Thrombektomie.

Therapie: Bei *oberflächlichen Thrombophlebitiden* beschränkt sich die Therapie auf physikalische Maßnahmen (Mobilisierung, Zweizug-Kompressionsstrümpfe, heparinhaltige Gele).

Außerhalb der Schwangerschaft ist in der Akuttherapie (7 Tage) der *tiefen Bein- und Beckenvenenthrombosen* nach den heute vorliegenden Daten die gewichtsadaptierte subkutane Gabe von niedermolekularen Heparinen (NMH) (z. B. Fragmin® 1 × 200 IE/kg/Tag) der aPTT-adjustierten kontinuierlichen intravenösen Dauerinfusion von unfraktioniertem Heparin (UFH) mindestens gleichwertig. Die intravenöse Applikation erfolgt nach einer Initialdosis mit 5000 IE Standardheparin durch die Perfusor gesteuerte Applikation von 30 000 bis 50 000 IE Standardheparin pro 24 Stunden (PTT 1,5- bis 2,5-fache der Norm). In der Schwangerschaft wird derzeit noch die konventionelle Therapie mit UFH bevorzugt.

Bei *ausgedehnten obliterierenden Bein- und Beckenvenenthrombosen* oder bei vitaler Gefährdung einer Schwangeren durch eine Lungenembolie ist unter strenger Indikationsstellung zwischen der 14. und 38. SSW eine *Thrombolyse* mit Streptokinase, Urokinase oder rekombinanten t-PA möglich. Die seltene Indikation zur *Thrombektomie* besteht bei Phlegmasia coerulea dolens mit drohender venöser Gangrän oder bei frischen isolierten Beckenvenenthrombosen. Bei reifem Kind kann der Eingriff mit einer abdominalen Schnittentbindung kombiniert werden. Die Sekundärprophylaxe kann mit niedermolekularen Heparinen bis 6 Wochen postpartal fortgesetzt werden.

Verlauf und Prognose: Trotz optimaler Antikoagulation besteht bei 20 bis 50% der Patientinnen mit einer proximalen tiefen Beinvenenthrombose das Risiko eines postthrombotischen Syndroms.

5.8.4.3 Lungenembolie

Definition: Lungenarterienembolie; thrombembolischer Verschluss der arteriellen Lungenstrombahn durch Einschwemmung eines Thrombus (selten von Luft, Gewebeteilen, Fett) aus der Peripherie, meist aus (Unterschenkel- bzw. Beckenvenen), seltener aus dem Einzugsbereich der Vena cava superior stammend.

Epidemiologie: Die Häufigkeit von Lungenembolien während der Schwangerschaft wird mit 0,03% bis 0,12% angegeben. Besteht eine tiefe Beinvenen- bzw. Beckenvenenthrombose, so liegt das Risiko der tödlichen Lungenembolie zwischen 1% und 15%.

Diagnose: Röntgenaufnahme der Lunge sowie Perfusions- und evtl. Ventilationsszintigraphie.

Therapie: Im Vordergrund steht die Antikoagulation mit Heparin (vgl. Abschnitt 5.8.4.2). Bei fulminanter Lungenembolie mit akuter Rechtsherzinsuffizienz und Schockzustand ist die sofortige Embolektomie indiziert. Liegt eine schwere, jedoch weniger fulminant verlaufende Lungenembolie vor, kann eine *Thrombolyse* mit Streptokinase, Urokinase oder rekombinanten t-PA durchgeführt werden.

5.8.5 Erkrankungen der Nieren und der ableitenden Harnwege

In der Schwangerschaft sind Nierenbecken und Harnleiter infolge der gestageninduzierten Relaxation der glatten Muskulatur und durch die Verdrängung des wachsenden Uterus deutlich erweitert (→ Sonographie). Die Kreatininclearance ist in der Schwangerschaft erhöht und kann auf 150 ml/min und mehr ansteigen (Harnsäure!).

Die Durchflussgeschwindigkeit des Urins in den ableitenden Harnwegen ist während der Schwangerschaft verringert, was zu Harnstase und zum Reflux, zur Keimaszension und Pyelitis gravidarum führen kann.

5.8.5.1 Bakterielle Harnwegsinfektionen

Harnwegsinfektionen bei Frauen sind fast ausschließlich auf rezidivierende, stets neu aszendierende Infekte zurückzuführen.

5.8.5.2 Asymptomatische Bakteriurie

Definition: Die Bakteriurie ist definiert als Ausscheidung von Bakterien im Urin und wird bei Keimzahlen ab 10^5/ml als signifikante Bakteriurie bezeichnet, da Spontanurin häufig mit Bakterien kontaminiert ist, die aus der physiologischen Bakterienflora der Urethra oder vom äußeren Genitale stammen (Blasenurin ist normalerweise steril).

Epidemiologie: Bei 10% aller Schwangeren tritt eine asymptomatische Bakteriurie auf.

Diagnose: Keimzahlbestimmung mittels handelsüblicher Eintauchnährböden und einer Urinkultur mit Antibiogramm.

Komplikationen: Unbehandelt führt die asymptomatische Bakteriurie in 20 bis 40% zur Pyelitis gravidarum.

Therapie: Eine asymptomatische Bakteriurie muss in der Schwangerschaft wegen der Gefahr aszendierender Infektionen auf der Basis eines Antibiogramms behandelt werden.

Verlauf und Prognose: Persistierende und rezidivierende Harnwegsinfektionen können Ausdruck von Fehlbildungen der ableitenden Harnwege sein.

5.8.5.3 Zystitis

Definition: Harnblasenentzündungen; Entzündung der Blasenschleimhaut, in schweren Fällen auch der ganzen Blasenwand. Die Zystitis tritt in 0,5 bis 1,5% aller Schwangerschaften auf; bevorzugt im 2. Trimenon.

Ätiologie und Pathogenese: Meist aszendierende Infektion durch die Harnröhre, vor allem verursacht durch gram-negative Stäbchen (E. coli in 80% der Fälle).

Klinik: Leitsymptome sind die Dysurie und die Pollakisurie bei fehlendem Fieber und fehlender Klopfschmerzhaftigkeit der Nierenlager. Weitere Symptome sind Harninkontinenz, Nykturie und der retropubische Druckschmerz.

Diagnose: Typische klinische Symptomatik, Leukozyturie und signifikante Bakteriurie.

Therapie: Antibiotika (Amoxicillin, Cephalosporine) und vermehrte Flüssigkeitszufuhr.

5.8.5.4 Pyelonephritis gravidarum

Definition: Auch Pyelitis gravidarum; Schwangerschaftspyelonephritis, häufige Komplikation in der 2. Hälfte der Schwangerschaft.

Epidemiologie: Die akute Pyelitis gravidarum tritt bei etwa 2% aller Schwangerschaften auf.

Ätiologie und Pathogenese: Exazerbation einer asymptomatischen Bakteriurie infolge:

- mechanischer Kompression der ableitenden Harnwege durch den sich vergrößernden Uterus
- progesteronbedingter Ureteratonie und verminderter Ureterperistaltik
- Kompression des Ureters durch den Plexus der V. ovarica
- einer rascheren Vermehrung von Bakterien im Schwangerenharn durch Verschiebung des pH-Wertes und den höheren Gehalt vor allem an Aminosäuren, Kreatinin, Glukose, Laktose.

Klinik: Zu der typischen Symptomatik gehören: Flankenschmerzen, Fieber, Nierenklopfschmerz, Pollakisurie, Dysurie, Schüttelfrost, Übelkeit und Erbrechen.

Diagnose: Leukozyturie und signifikante Bakteriurie. Anlegen einer Urinkultur (Identifizierung des Erregers, Bestimmung der Keimzahl, Antibiogramm).

Differentialdiagnosen: Appendizitis, Cholezystitis und Urolithiasis.

Komplikationen: Bei insuffizienter Therapie oder wesentlicher Verzögerung des Behandlungsbeginns besteht neben der seltenen Gefahr eines Endotoxinschocks das Risiko des Übergangs in eine chronische Pyelitis (→ Schrumpfniere) mit der Gefahr einer Pfropfgestose und den daraus resultierenden Komplikationen (Plazentainsuffizienz und Mangelentwicklung des Feten).

Therapie: Neben der reichlichen Flüssigkeitszufuhr und körperlicher Schonung steht die Gabe eines Breitspektumantibiotikums (Amoxicillin oder Cephalosporin) im Vordergrund.

Verlauf und Prognose: Die Reaktion auf die Behandlung tritt gewöhnlich rasch ein, das Fieber ist zumeist innerhalb von 48 bis 72 Stunden rückläufig. Die Kontrolle des Therapieeffektes durch eine Urinkultur ist zwingend erforderlich. Die Rezidivrate beträgt bis zu 75%.

5.8.5.5 Urolithiasis

Definition: Nierensteinkrankheit; Bildung von Konkrementen in den Tubuli der Niere (sog. Randall-Plaque), den Nierenbecken und den ableitenden Harnwegen (Ureterstein, Blasenstein).

Epidemiologie: Bei Schwangeren finden sich in 0,03 bis 0,8% Harnsteine.

Ätiologie und Pathogenese: Die Pathogenese ist ungeklärt; begünstigende Faktoren sind u. a. Ernährung (protein- und fettreich), endokrine Störungen des Kalziumstoffwechsels und Störungen des Harnsäurestoffwechsels.

Klinik: Das klinische Leitsymptom ist der kolikartige Schmerz in den Flanken mit Ausstrahlung in die Leisten, häufig begleitet von einer Hämaturie.

Diagnose: Die Sonographie zur Objektivierung der Diagnose kann in den meisten Fällen ein Infusionspurogramm ersetzen.

Differentialdiagnose: Prävesikaler Ureterstein, Appendizitis und Uteruskontraktionen.

Therapie: Kleine Nieren- und Harnleitersteine gehen durch die Weitstellung der ableitenden Harnwege in der Schwangerschaft oft spontan ab. Führt die gesteigerte Flüssigkeitszufuhr in Kombination mit der Gabe von Spasmolytika nicht zu einem Steinabgang, kann die operative Entfernung im 1. und 2. Trimenon in gleicher Weise wie außerhalb der Schwangerschaft durchgeführt werden. Die extrakorporale Stoßwellenlithotripsie ist wegen der Strahlenbelastung kontraindiziert.

5.8.5.6 Nephrotisches Syndrom

Definition: Bezeichnung für einen bei primären und sekundären Nierenerkrankungen auftretenden Symptomkomplex aus Proteinurie, Hyper- und Dysproteinämie, Hyperlipidämie, Hypercholsterinämie, ausgeprägten Ödemen als Leitsymptom und einer Hyperkoagulabilität.

Ätiologie und Pathogenese: Das nephrotische Syndrom ist in der Regel Folge einer primären glomerulären Nierenerkrankung; in der Schwangerschaft Folge einer Präeklampsie.

Therapie: Zufuhr von hochwertigem Eiweiß sowie Plasma oder Albumininfusionen und Beschränkung der Kochsalzzufuhr auf unter 2 g/die.

5.8.5.7 Schwangerschaft bei chronischer Niereninsuffizienz und Dialyse

Bei einer chronischen Niereninsuffizienz ist das Austragen der Schwangerschaft nach genauer Analyse der Grundkrankheit nur im Stadium der vollen Kompensation anzuraten. Die besondere Gefährdung der Mutter liegt zumeist in einer schwer kontrollierbaren Hypertonie, dem Auftreten einer Abruptio placentae und den Folgen der Hyperkoagulabilität. Insgesamt enden 75 bis 80% der eingetretenen Schwangerschaften mit Spontanabort, Früh- oder Totgeburt.

5.8.5.8 Schwangerschaft nach Nierentransplantation

Eine Schwangerschaft nach Nierentransplantation ist bei dringendem Kinderwunsch vertretbar, wenn bereits präkonzeptionell eine sehr sorgfältige Betreuung mit Ermittlung des optimalen Zeitraums für den Eintritt einer Schwangerschaft erfolgt. Unter einer immunsuppressiven Behandlung mit Ciclosporin A wurde bisher keine erhöhte Fehlbildungsrate festgestellt.

Die Geburt nach Nierentransplantation sollte möglichst vaginal und nicht durch Kaiserschnitt erfolgen.

5.8.6 Erkrankungen der Lunge

Zu den schwangerschaftsphysiologischen Adaptationen gehört eine Zunahme des Atemminutenvolumens und des Atemzugvolumens, während das Residualvolumen absinkt; bei bis zu 25% der Schwangeren besteht eine Dyspnoe.

5.8.6.1 Asthma bronchiale

Definition: Anfallweises Auftreten von Atemnot in Form variabler und reversibler Bronchialverengung durch Entzündung und Hyperreaktivität der Atemwege.

Epidemiologie: Die Häufigkeit eines Asthma bronchiale in der Schwangerschaft liegt bei 1 bis 4%.

Ätiologie und Pathogenese: Kennzeichnend für das Asthma bronchiale ist die Trias: Bronchospasmus, Schleimhautschwellung und Dyskrinie, ausgelöst durch verschiedene Mechanismen auf unterschiedlichen Reaktionswegen.

Komplikationen: Erhöhte Inzidenz an Präeklampsien, Gestationsdiabetes, Frühgeburtlichkeit und intrauteriner Wachstumsretadierung. Im Status asthmaticus besteht das Risiko einer fetalen Hypoxie.

Therapie und Verlauf: In der Schwangerschaft kommt es nicht häufiger zu Anfällen; eine Verbesserung wird gelegentlich beobachtet (3%), selten eine Verschlechterung. Die medikamentöse Therapie des Asthma bronchiale entspricht grundsätzlich der außerhalb der Gravidität. Es ist nicht gerechtfertigt mit Rücksicht auf die Schwangerschaft eine zur Asthmatherapie notwendige Medikation zu reduzieren oder abzusetzen. Dies gilt insbesondere auch für die Therapie mit inhalativen und oralen Glukokortikoiden.

Die systemische Gabe von Prostaglandinen zur Geburtsleitung oder zur Behandlung einer postpartalen Atonie ist wegen der potenziellen bronchokonstriktorischen Wirkung kontraindiziert. Auf eine lokale (vaginale, intrazervikale) Prostaglandinanwendung zur Zervixreifung sollte bei Auftreten von Asthmaanfällen in der Schwangerschaft verzichtet werden. Eine Sectio caesarea ist nur aus geburtshilflichen Gründen angezeigt.

5.8.6.2 Tuberkulose

Definition: Durch Mykobakterien verursachte Infektionskrankheit mit chronischem Verlauf und histologisch typischer Gewebereaktion (Tuberkel).

Epidemiologie: Die Häufigkeit des Zusammentreffens von Schwangerschaft und Tuberkulose liegt unter 1%, wobei die Erkrankung nur in weniger als nur 10% der Fälle aktiv ist.

Diagnostik: Anamneseerhebung, Röntgenuntersuchung des Thorax, direkter Erregernachweis im Sputum oder Magensaft.

Therapie: Die Behandlung erfolgt mit einer Dreier-Kombination (Isoniazid, Pyrazinamid, Ethambutol); auf Aminoglykoside (Rifampicin, Streptomycin) sollte wegen der Teratogenität im 1. Trimenon verzichtet werden. Im Fall einer aktiven Lungentuberkulose muss die Geburt in einem isolierten Raum erfolgen. Eine vor oder während der Schwangerschaft diagnostizierte Tuberkulose ist im Allgemeinen keine medizinische Indikation zum Schwangerschaftsabbruch.

5.8.7 Lebererkrankungen

5.8.7.1 Ikterus

Definition: Gelbsucht: Hell- bis dunkelgelbe Hautfarbe infolge Übertritts von Gallenbestandteilen (Bilirubin und Gallensäuren) zunächst ins Blut (Cholämie, Hyperbilirubinämie) sowie durch das Gefäßendothel in die Haut, die Conjunctiva bulbi und das übrige Körpergewebe. Das Symptom Ikterus wird sichtbar, wenn die Serumkonzentration von Bilirubin auf ca. 34 µmol/l (2,0 mg/dl) oder höher (mit Bilirubinurie) ansteigt.

5.8.7.2 Icterus gravidarum

Es werden zwei Formen des Schwangerschaftsikterus unterschieden:

1. Icterus e graviditate

Syn.: intrahepatische Schwangerschaftscholestase, idiopathischer Schwangerschaftsikterus.

Meist im letzten Trimenon auftretende, mit mildem Ikterus und ausgeprägtem Pruritus einhergehende intrahepatische Cholestase.

Epidemiologie: Die Inzidenz der intrahepatischen Schwangerschaftscholestase beträgt 1 : 500 bis 1 : 10 000 Schwangerschaften und ist nach der akuten Virushepatitis die zweithäufigste Ursache für einen Ikterus während der Gravidität.

Ätiologie und Pathogenese: durch verminderte Gallensäuresekretion bedingt, die wahrscheinlich auf einer (erblichen) Störung des Östrogenstoffwechsels beruht und auch bei Einnahme hormonaler Kontrazeptiva beobachtet wurde.

Klinik: Das klinische Leitsymptom ist der generalisierte Pruritus bei deutlicher Beeinträchtigung des Allgemeinbefindens.

Diagnose: Bei der Laboranalytik zeigt sich eine Hyperbilirubinämie, ein Anstieg der Gallensäuren um das 100fache und der alkalischen Phosphatase sowie der Transaminasen. Die Gamma-Glutamyltransferase ist normal oder nur geringgradig erhöht.

Differentialdiagnose: Akute Virushepatitis.

Komplikationen: Vorzeitige Wehentätigkeit mit erhöhter Frühgeburtenrate (30 %) und intrauterine Mangelentwicklung.

Therapie: Der oft quälende und zumeist nachts auftretende Pruritus ist durch die Gabe des Anionenaustauschers Cholestyramin (Quantalan® 3- bis 4-mal 4 g/die) zu behandeln. Begleitend ist eine Substitution der fettlöslichen Vitamine A, D, E, K sinnvoll.

Verlauf und Prognose: Die intrahepatische Cholestase bildet sich in aller Regel nach der Geburt vollständig zurück.

2. Icterus in graviditate

Meist infolge einer während der Schwangerschaft auftretenden akuten Hepatitis.

5.8.7.3 Akute Virushepatitis

Hepatitis A

Ätiologie und Pathogenese: Häufigste infektiöse akute Hepatitis; die Übertragung erfolgt fäkal-oral.

Diagnose: Die Diagnose erfolgt serologisch über den Nachweis von spezifischen IgM- und IgG-Antikörpern. Die IgM-Antikörper bleiben bis zu 12 Monate und die IgG-Antikörper lebenslang nachweisbar.

Therapie: Eine Hepatitis A Infektion in der Schwangerschaft bedeutet keine Gefährdung für den Fetus (Immunglobulingabe wird diskutiert). Bei mütterlicher Erkrankung am Geburtstermin bzw. im Wochenbett wird eine Passiv-Immunprophylaxe beim Neugeborenen empfohlen.

Hepatitis B

Ätiologie und Pathogenese: Zweithäufigste akute Hepatitis; die Übertragung erfolgt zunehmend häufiger sexuell sowie parenteral und perinatal. Eine transplazentare Übertragung ist sehr selten.

Diagnose: Die Diagnose einer Hepatitis B erfolgt serologisch über den Nachweis spezifischer Antikörper und Antigene (HBsAg, HBeAg, Anti-HBc, Anti-HBe und Anti-HBs). Als Marker der Infektiosität gilt der Nachweis des HBeAg. Der Nachweis von Anti-HBs gilt als Beweis für eine ausgeheilte Hepatitis B oder für eine erfolgreiche Impfung und schließt eine chronische Hepatitis B aus. Zu einer chronischen Verlaufsform kommt es bei etwa 10 % der Frauen mit einer Hepatitis B.

Therapie und Prophylaxe

Seit 1994 ist ein generelles Hepatitis-B-Screening bei allen Schwangeren ab der 32. SSW vorgeschrieben. Unmittelbar nach der Geburt ist bei HBsAg-postiven Müttern eine aktive und passive Immunisierung des Neugeborenen erforderlich.

Hepatitis C

Ätiologie und Pathogenese: Häufigste Form der Posttransfusionshepatitis; die Übertragung erfolgt vor allem parenteral auch sexuell, bleibt jedoch in 50 % der Fälle ungeklärt.

Diagnose: Nachweis von HCV-Antikörpern, der eng mit dem Nachweis von HCV-RNA und damit der Infektiosität korreliert.

Therapie und Prophylaxe: Zum gegenwärtigen Zeitpunkt existieren keine prophylaktischen und therapeutischen Maßnahmen zur Verhinderung einer perinatalen Infektion. Die vaginale Geburt ist anzustreben.

Hepatitis D

Die Hepatitis D Infektion tritt entweder als HBV-Simultan-Infektion oder als HBV-Superinfektion auf. Die Diagnose gelingt über den Nachweis von Anti-HDV-IgM und HDV-RNA. Eine perinatale Übertragung des Erregers wurde beschrieben.

Hepatitis E

Übertragung, Inkubationszeit, Infektiösität (HEV im Stuhl), Prophylaxe und klinisches Bild sind wie bei Hepatitis A. In der Schwangerschaft wurden bei bis zu 25% der Fälle fulminante Verläufe mit meist letalem Ausgang beschrieben. Eine perinatale Übertragung konnte bisher nicht nachgewiesen werden.

5.8.7.4 Akute Schwangerschaftsfettleber

Definition: Die Fettleber ist die häufigste Lebererkrankung mit vermehrter Neutralfettablagerung in die Leberzellen.

Epidemiologie: Die akute idiopatische Schwangerschaftsfettleber ist eine lebensbedrohliche Erkrankung, die typischerweise im 3. Trimenon auftritt (Häufigkeit 1 : 5000 bis 1 : 13 000 Schwangerschaften).

Ätiologie und Pathogenese: Genetisch bedingte Störung der Fettsäureoxydation in den Mitochondrien.

Klinik: Im Vordergrund stehen neurologische Symptome (Lethargie) und depressive Verstimmung, gefolgt von Übelkeit, Erbrechen und Oberbauchschmerzen. Bei 30% bis 60% der Patientinnen besteht gleichzeitig eine Präeklampsie.

Diagnose und Differentialdiagnose: Leitsymptome sind Ikterus, Fieber, Leukozytose und eine Hypoglykämie. Die fehlende Thrombozytopenie, bei nicht blutenden Patientinnen, kombiniert mit einem deutlichen Abfall von AT III, sind differentialdiagnostisch entscheidend für die Diagnose einer akuten Schwangerschaftsfettleber.

Komplikationen: Schwere Gerinnungsstörungen als Ausdruck einer progredienten Leberinsuffizienz.

Therapie: Die einzig mögliche Therapie ist die sofortige Entbindung, im Allgemeinen durch Sectio caesarea; ansonsten symptomatische Behandlung mit Korrektur des Wasser-, Elektrolyt- und Säure-Basen-Haushaltes.

5.9 Chirurgische Erkrankungen in der Schwangerschaft

M. Winkler, W. Rath

5.9.1 Akute Appendizitis

Epidemiologie: Die Appendizitis stellt die *häufigste chirurgische Komplikation* in der Schwangerschaft dar (1 auf 1000 Geburten). Die Häufigkeit bei Graviden und Nichtgraviden ist identisch.

Pathopysiologie: Die Größenzunahme des Uterus und die dadurch bedingte Verdrängung von Omentum majus, Dünndarm und Zökum sowie Uteruskontraktionen führen dazu, dass der Entzündungsprozess nicht in klassischer Weise abgegrenzt wird. Die stärkere Vaskularisation in der Schwangerschaft und die bessere Lymphdrainage begünstigen die Ausbreitung der Infektion.

Klinik: Die Symptomatik der Appendizitis variiert in Abhängigkeit vom Gestationsalter: mit größer werdendem Uterus erfolgt eine Verlagerung der Appendix aus dem Becken heraus.

In der *ersten Hälfte der Schwangerschaft* behalten die Leitsymptome der Appendizitis wie Übelkeit, Brechreiz, Anfangsschmerz paraumbilikal, Ausbreitung nach rechts kaudal, Spontan- und Druckschmerz im rechten Unterbauch (McBurney), lokale Abwehrspannung bei peritonealem Reiz, Loslassschmerz sowie Psoas- und Douglasschmerz bei rektaler Untersuchung ihre diagnostische Bedeutung.

Cave: Schwangerschaftsbedingte Veränderungen (Hyperemesis gravidarum, schmerzhafte Uteruskontraktionen, Obstipation mit Dehnungsschmerzen des Zökums) können das klinische Bild einer Appendizitis vortäuschen.

> Zweite Schwangerschaftshälfte: durch die Größenzunahme des Uterus kommt es zu einer Kranialverlagerung der Appendix, wodurch das Punctum maximum des Druckschmerzes zunehmend in den rechten Oberbauch verlagert wird (Abb. 5.22).

Diagnose

- Leukozytose >15000/µl;
- axillär-rektale Temperaturdifferenz eher Spätsymptom bei Vorliegen eines Abszesses oder einer diffusen Peritonitis bzw. eines perityphlitischen Infiltrates;

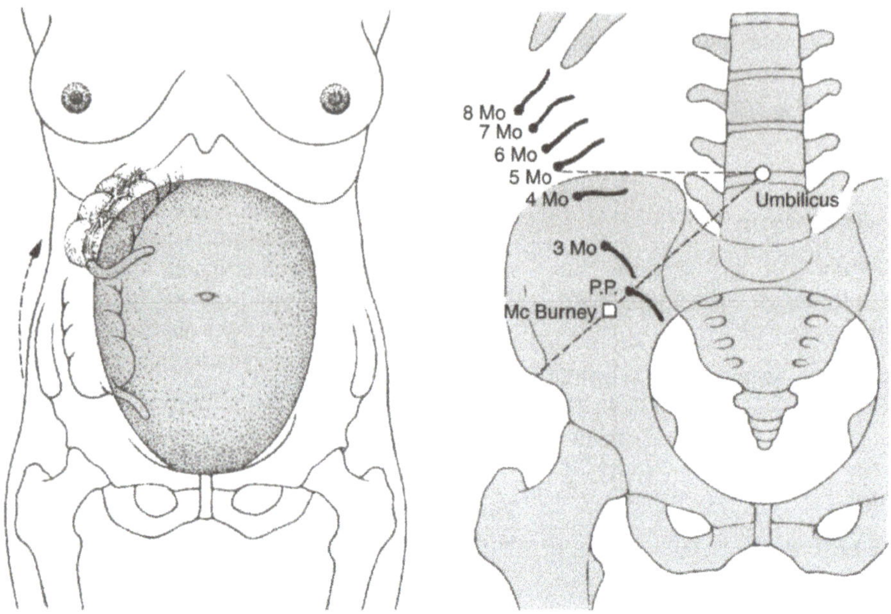

Abb. 5.22: Stand der Appendix in den einzelnen Schwangerschaftsmonaten

- vor allem in der Frühgravidität: Sonographie mit hochauflösender Technik (Treffsicherheit bei Nichtschwangeren ca. 95%).

Praxishinweis: Bei Diagnosestellung der akuten Appendizitis in der Schwangerschaft muss mit einer Irrtumswahrscheinlichkeit von 20–40% gerechnet werden.

Diffentialdiagnose: Pyelonephritis, Extrauteringravidität, stielgedrehte Ovarialzyste, ernährungsgestörtes Uterusmyom.

Therapie

Grundsätzlich sollte bei dringendem Verdacht auf Appendizitis in jedem Stadium der Schwangerschaft sofort operiert werden.

Frühschwangerschaft: in klassischer Weise über einen rechtsseitigen Pararektalschnitt.

Fortgeschrittene Schwangerschaft: medianer Unter- oder Oberbauchlängsschnitt (dadurch Bauchhöhle exakt zu explorieren).

Am Ende der Schwangerschaft: Pfannenstiel-Querschnitt oder Unterbauchlängsschnitt, um gleichzeitig eine Beendigung der Schwangerschaft durch Sektio herbeizuführen. Wird intraoperativ eine blande Appendix gefunden, so sollte auch während der Schwangerschaft appendektomiert werden, da das Risiko der Appendektomie nicht höher ist als außerhalb der Gravidität.

Beim perityphlitischen Abszess: Einlage einer Drainage und Antibiotikatherapie (z. B. Amoxicillin bereits vor Beginn der Operation).

Bei abdominalen Eingriffen in der Schwangerschaft ist eine prophylaktische Applikation von β_2-Sympathikomimetika (z. B. 2 µg Fenoterol/min) zu empfehlen.

Verlauf und Prognose: Während der Schwangerschaft ist die Rate gangränöser Entzündungen und Perforationen deutlich höher als bei Nichtschwangeren (bis zu 38%). Das Risiko für Mutter und Kind erhöht sich mit zunehmendem Gestationsalter. Die mütterliche Letalität liegt mit 2–4% deutlich über der von Nichtschwangeren (<0,5%). Die perinatale Mortalität beträgt 3,5–15%, bei perforierter Appendizitis 20–40%.

5.9.2 Ileus

Definition: In mehr als 90% der Fälle liegt ein Ileus in graviditate infolge mechanischer Ursachen (Briden, Adhäsionen, vor allem bei Zustand nach Appendektomie) vor.

In etwa 10% der Fälle handelt es sich um einen paralytischen Ileus (z. B. bei Appendizitis).

Epidemiologie: Als Schwangerschaftskomplikation tritt der Ileus mit einer Häufigkeit zwischen 0,0014 und 0,08% relativ selten auf. Über 50% aller Ileuskomplikationen manifestieren sich im 3. Trimenon.

Ätiologie und Pathogenese

Ätiologie

- Mechanischer Ileus infolge von Adhäsionen und Briden nach Voroperationen (mehr als 70% der Fälle); daneben sind Inkarzerationen, Volvulus, Invaginationen und Tumorobstruktionen möglich.
- Paralytischer Ileus infolge Appendizitis, Ulcusperforation, Cholezystitis, Gallenblasenempyen und -perforation, Mesenterialvenenthrombose und Mesenterialarterienembolie.

Pathogenese
Folge der Größenzunahme des Uterus ist die Verlagerung von Darmschlingen, die zur Behinderung der Darmpassage und schließlich zu dem Bild eines mechanischen Ileus führen können.

Klinik: *Leitsymptom:* Abdominalschmerz, Stuhl- und Windverhalten sowie Erbrechen. Auskultatorisch finden sich bei mechanischem Ileus die Zeichen einer Hyperperistaltik, spritzende Darmgeräusche und Plätschern.

Beim paralytischen Ileus fehlt dagegen die Peristaltik (typische „Totenstille im Abdomen"). Perkussion: typanitischer Klopfschall.

Diagnostik: Nach Abschluss des 1. Trimenon ist eine Abdomenübersichtsaufnahme zum Nachweis einer Spiegelbildung vertretbar. Röntgenologische Verlaufskontrollen und Kontrastmitteluntersuchung sollten in der Schwangerschaft vermieden werden.

Differentialdiagnose: Abdominalschmerz, Stuhl- und Windverhaltung sowie Erbrechen können als Folge der Größenzunahme des Uterus oder als schmerzhafte Senkwehen fehlgedeutet werden. Gleiches gilt für Meteorismus und Obstipation als Folge einer schwangerschaftsbedingten (hormonell induzierten) Darmatonie.

Therapie: Mechanischer Ileus: über mediane Oberbauch- bis Mittelbauchlaparotomie Adhäsiolyse, Retorquierung eines Volvulus oder Resektion irreversibel geschädigter Dünndarmschlingen.

Paralytischer Ileus: Durch den rechtzeitigen Einsatz von Elektrolyt- und Albuminlösungen sowie der Applikation motilitätssteigernder Parasympathomimetika (z. B. Prostigmin) kann sein Auftreten vermieden werden. Die akute Pseudoobstruktion des Kolons macht eine mechanische Entlastung durch endoskopische Darmdekompression erforderlich.

Dickdarmileus: notfallmäßige Entlastungskolostomie im Colon ascendens als zweitzeitiges Vorgehen.

Jenseits der 32. Schwangerschaftswoche kann die Operation mit einer Sektio kombiniert werden, eine Indikation zur Abruptio ist bei Darmverschluss durch malignes Tumorwachstum (ca. 3%) zu erwägen.

Verlauf und Prognose: Bei frühzeitiger Erkennung und Therapie ist die Prognose günstig, bei verschleppten mechanischen Ileusformen mit Peritonitis und Darmgangrän besteht ein hohes Risiko für Mutter und Kind. Die mütterliche Letalität des Ileus in der Schwangerschaft beträgt 20–40%, die kindliche 25–60%.

5.9.3 Gastroduodenalulkus

Epidemiologie: Ulkusbeschwerden und Komplikationen eines Magen- und Zwölffingerdarmgeschwüres sind in der Schwangerschaft sehr selten.

Pathophysiologie: Der Anstieg der Konzentrationen von Östrogenen und Progesteron während der Schwangerschaft wirkt über eine Stimulation der Schleimsekretion protektiv auf die Magenschleimhaut, ebenso die verstärkte Produktion von in der Plazenta produzierten Histaminasen. Daher ist im Verlauf der Gravidität in über 90% der Fälle mit einer Besserung der Symptomatik zu rechnen.

Im 3. Trimenon kommt es zu einem Wiederanstieg der Säuresekretion mit Verschlechterung der Ulkussymptomatik und dem Auftreten von Komplikationen (Perforation).

Klinik: Die häufigsten Symptome sind: unklare Oberbauchbeschwerden (besonders am Ende der Schwangerschaft), Sodbrennen, Erbrechen, starker Spontanschmerz im epigastrischen Winkel oder im Bereich des Duodenums, Schulterschmerz (bei Perforation), Hämatemesis.

Diagnose: Gastroskopie und bei Verdacht auf Perforation Röntgenaufnahme des Abdomens im Stehen zum Ausschluss von freier Luft unter dem Zwerchfell.

Differentialdiagnose: Durch endoskopische Verfahren und jenseits des 1. Trimenons durch röntgenologische Methoden sind auszuschließen: Hiatushernie und Refluxösophagitis. Darüber hinaus sind abzugrenzen: Gallensteinleiden sowie seine Komplikationen und Pankreatitis.

Therapie
Unkompliziertes Gastroduodenalulkus: Konservativ, d. h. diätetische Maßnahmen (z. B. Nikotin- und Alkoholkarenz, ulzerogene Medikamente absetzen), Antazida (z. B. Aluminiumhydroxid). H_2-Rezeptorenblocker (Ranitidin, Famotidin) nur in komplikationsbedrohten Fällen, da bisher keine ausreichenden Erfahrungen mit diesen Medikamenten in der Schwangerschaft vorliegen.

Größere und rezidivierende Blutungen: endoskopische Blutstillung oder Laparotomie mit Umstechung.

Ulkusperforation: sofortige Laparotomie!

Prognose

> Magenperforationen haben in der Schwangerschaft eine hohe Letalität, da sie oft zu spät erkannt werden!

Bei rechtzeitiger Behandlung weisen die Ulkuserkrankungen allerdings keine erhöhte mütterliche und kindliche Letalität in der Schwangerschaft auf.

Bei Perforation in der Spätschwangerschaft: gleichzeitige Sektio.

5.9.4 Gallenwegserkrankungen

In der Schwangerschaft stehen im Vordergrund die Cholezystitis und die Cholelithiasis mit konsekutivem Verschlussikterus.

Epidemiologie: Klinisch manifeste Gallenwegserkrankungen sind während der Gravidität nicht häufiger als bei Nichtschwangeren vergleichbaren Alters. Die Frequenz der akuten Cholezystitis beträgt 0,02–0,03 %. 3,5–11,3 % aller Schwangeren weisen Gallensteine auf. Besonders betroffen sind Frauen mit mehr als 4 vorausgegangenen Schwangerschaften (5-mal häufiger Gallensteine als bei kinderlosen Frauen vergleichbaren Alters).

Pathogenese: Unter steigenden Sexualhormonspiegeln kommt es in der Schwangerschaft zu einer Veränderung der Gallenzusammensetzung: Übersättigung der Galle mit Cholesterin, Verminderung des Gallensäurepools, Entstehung von „lithogener" Galle. 70–90 % der Gallensteine sind Cholesterinsteine.

Weiter pathogenetisch begünstigend sind mechanische Beeinträchtigung der Gallenwege durch Größenzunahme des Uterus, Zunahme des Gallenblasenvolumens, Verminderung der Gallenblasenmotilität mit verzögerter Entleerung.

Klinik: In 50 % der Fälle sind Gallenkoliken vor der Schwangerschaft bekannt.

Symptome: kolikartige, z. T. anhaltende Oberbauchschmerzen mit Ausstrahlung in die rechte Flanke/Rücken und die rechte Schulter, u. U. Ikterus, Fieber (Cholezystitis), u. U. intermittierend bei Cholangitis.

Druckschmerz am rechten Rippenbogen, Abwehrspannung. Die Beschwerden treten am häufigsten nach dem 1. Trimenon oder kurz nach der Entbindung auf.

Diagnose: Mittels Sonographie sind Gallensteine mit einer Treffsicherheit von 97 % zu diagnostizieren. Auf eine Choledocholithiasis mit extrahepatischer Obstruktion weisen sonographisch erkennbare Erweiterungen der intrahepatischen Gallenwege hin.

Die Cholangiographie ist wegen der erforderlichen Röntgendurchleuchtung und -aufnahme in der Schwangerschaft nur in Ausnahmefällen indiziert.

LABOR: passagerer Anstieg der Aminotransferasen (Cholezystitis), mäßiger Anstieg der Bilirubinkonzentration, der alkalischen Phosphatase und der Gammaglutamyltransferase (bei Cholestase).

Differentialdiagnose: Bei rechtsseitigen Oberbauchschmerzen kann die Abgrenzung einer entzündlichen Gallenwegserkrankung von der 10-mal häufigeren Appendizitis (Kranialverlagerung der Appendix!) schwierig sein. Differentialdiagnostische Hinweise liefern: typische Anamnese (vorausgegangene Gallenkoliken), klinisches Bild (z. B. Ikerus), sonographischer Steinnachweis, laborchemische Konstellation der Cholestase.

Weitere Differentialdiagnosen: rechtsseitige Nierenkolik (Sonographiebefund), Begleitpankreatitis (Amylase ↑), Virushepatitis (Serologie), intrahepatische Schwangerschaftscholestase (häufig Juckreiz, laborchemische Befunde), HELLP-Syndrom (s. Abschnitt 5.7.4.3).

Therapie

Akute Cholezystitis: Bettruhe, Nahrungskarenz, parenterale Flüssigkeitszufuhr, analgetisch wirksame Spasmolytika (z. B. N-Butylscopolaminiumbromid), gallengängige Antibiotika (z. B. 3 × 2 g Ampicillin i. v.). In über 80% der Fälle ist die konservative Therapie erfolgreich.

Unkomplizierte Cholelithiasis oder Cholezystitis: Es besteht keine Indikation zur operativen Intervention während der Schwangerschaft.

Operative Therapie: Häufigkeit einer Cholezystektomie in der Schwangerschaft: 0,0025–0,079%.

Indikationen zur Operation sind:

- rezidivierende, unerträgliche Gallensteinkoliken
- Ikterus durch Steinverschluss
- therapierefraktäre Cholezystitis mit septischem Verlauf
- Gallenblasenempyem
- Gallenblasenperforation.

Bei Choledochuskonkrementen mit Verschlusssymptomatik: endoskopische Papillotomie.

Bei Cholezystektomie im 1. Trimenon: laparoskopische Entfernung der Gallenblase möglich, im 2. Trimenon Cholezystektomie per Laparotomie ohne ein erhöhtes Risiko für Mutter und Kind.

Verlauf und Prognose: Der oft milden Verlaufsform der Cholezystitis in der Schwangerschaft stehen schwere Krankheitsverläufe mit gehäuften Koliken im Puerperium gegenüber. Die unkomplizierte Cholelithiasis und Cholezystitis haben keinen Einfluss auf den Verlauf der Schwangerschaft und führen nicht zu einer erhöhten Gefährdung von Mutter und Kind. Eine Indikation zur Abruptio besteht nicht.

Die mütterliche Letalität in der Schwangerschaft entspricht der bei Nichtgraviden. Die perinatale Mortalität beträgt bei einer einfachen Cholezystektomie unter 5%, steigt allerdings bei Hinzutreten einer biliären Begleitpankreatitis auf 50% an.

5.9.5 Prankreatitis

Epidemiologie: Die Häufigkeit einer akuten Pankreatits beträgt in der Schwangerschaft 0,002–0,026%. Besonders betroffen sind Mehrgebärdende und gallensteinkranke Schwangere.

Ätiologie und Pathogenese

Auslösende Ursachen: Diätfehler, übermäßiger Alkoholgenuss, Gallensteinleiden, toxische Wirkung bestimmter Medikamente (z. B. Chlorothiazid).

Schwangerschaftsphysiologische Faktoren: verstärkter intraabdominaler Druck (z. B. beim Pressen) mit Mikrotraumatisierung der Pankreasgänge, Reflux von Galle oder Chymus in den Pankreasgang, Viskositätszunahme des Pankreassaftes, dadurch Auftreten einer Pankreatitis vor allem in der Spätschwangerschaft.

Ein Gestationspankreatitis ist durch die schwangerschaftsinduzierte Hyperlipidämie mit Gipfel in der 33. Schwangerschaftswoche zu erklären.

Klinik: Die Erkrankung kann zu jedem Zeitpunkt der Schwangerschaft in allen Übergangsformen von der leichten Pankreatitis bis hin zur Pankreasnekrose auftreten.

Leitsymptom: starke gürtelförmige Mittel-/Oberbauchschmerzen, die sich über das gesamte Abdomen ausdehnen; in Verbindung mit heftigem Erbrechen, Meteorismus und Zeichen des paralytischen Ileus.

Palpation: prallelastische Bauchdeckenspannung.

Diagnose: Erhöhte Konzentration von Amylase und Lipase in Serum und Urin, Hypokalzämie, Glukosurie (Erhöhung der Blutglukosekonzentration).

In Abhängigkeit vom Schweregrad: Röntgenuntersuchung von Thorax und Abdomen zum

Ausschluss von Perforation bzw. mechanischem Ileus. Bei vitaler Gefährdung Computertomographie (Organvergrößerung, Nekrosen).

Differentialdiagnose: In der Frühgravidität: Hyperemisis gravidarum (fehlender Bauchschmerz), rupturierte Tubargravidität (Sonographie).

Im Übrigen entspricht die Differentialdiagnose der bei der Pankreatitis Nichtschwangerer.

Therapie

Leichte Formen: Bettruhe, Nahrungskarenz, Gabe von Spasmolytika und Analgetika.

Bei Verschlechterung zusätzlich: Magenablaufsonde, parenteraler Flüssigkeits- und Elektrolytausgleich, etvl. Peritoneallavage (Frühgravidität) und forcierte Diurese: Elimination toxischer Substanzen.

Chirurgische Therapie: indiziert bei Pankreasnekrosen, Pankreasabszessen, Vorliegen einer infizierten oder rasch wachsenden Pseudozyste.

Bei biliärer Pankreatitis mit Papillen- oder Choledochussteinen ist eine endoskopische Sphinkterotomie mit Steinentfernung durchzuführen.

Verlauf und Prognose: Der Verlauf ist abhängig vom Schweregrad der Pankreatitis. Da der Abbruch der Schwangerschaft den Verlauf der Pankreatitis wahrscheinlich nicht beeinflusst, ist eine Indikation zur Abruptio nicht gegeben.

Eine leichte ödematöse Pankreatitis heilt in 95% der Fälle ohne Komplikationen ab.

Bei *hämorrhagisch-nekrotisierender Pankreatitis* beträgt die mütterliche Letalität unter konservativer Therapie je nach Ausdehnung der Nekrosen zwischen 40 und 100%. Bei rechtzeitigem chirurgischem Vorgehen innerhalb von 24 bis 48 Stunden kann die Letalität auf 30 bis 40% gesenkt werden. Bei Notwendigkeit zur Laparotomie infolge auftretender Komplikationen und kindlicher Reife ist die gleichzeitige Sektio zu erwägen.

5.9.6 Morbus Crohn

Definition: Der Morbus Crohn (syn. Ileitis terminalis, Enteritis regionalis Crohn) ist eine chronisch-entzündliche, meist in Schüben verlaufende Erkrankung, die alle Abschnitte des Verdauungstraktes erfassen kann (Ileocolitis in ca. 50% der Fälle, isolierter Dünn- und Dickdarmbefall in jeweils 25%).

Epidemiologie: Der Erkrankungsbeginn liegt in der Mehrzahl der Fälle zwischen dem 16. und 20. Lebensjahr, die Erstmanifestation während der Schwangerschaft ist sehr selten.

Ätiologie: Diese ist unklar, möglicherweise immunologisch, genetisch oder nahrungsbedingt.

Klinik: Leitsymptome sind meist rechtsseitige Unterbauchschmerzen, Diarrhöen (selten blutig), Fieber.

Charakteristische Befunde: dolenter Konglomerattumor im Unterbauch, perianale und kutane Fisteln (bis zu 60% der Fälle).

Die Erkrankung verläuft in Schüben, wobei 70% der Patienten innerhalb von 8 Jahren operiert werden müssen.

Diagnose: Neben der typischen Anamnese und dem klinischen Befund sowie den labordiagnostischen Entzündungszeichen kommt der Ultraschalldiagnostik (verdickte Darmwand) sowie der Koloskopie eine entscheidende Bedeutung zu (die Kontrastdarstellung des Darmes ist in der Schwangerschaft kontraindiziert).

Differentialdiagnose: Colitis ulcerosa, Tuberkulose, Appendizitis, Enteritis (v. a. Yersiniose).

Komplikationen: Toxisches Megakolon (4–6% der Fälle), schwere Blutungen, innere und äußere Fisteln, Perforationen, Obstruktionen und Abszessbildung.

Therapie: Der *akute Schub* wird konservativ behandelt: Glukokortikoide (z. B. initial 60 mg Prednisolon/die), Sulfasalazin (initial 3–4 g/die), Diät (arm an raffinierten Kohlenhydraten).

Bei *Fistelbildungen:* Metronidazol (strenge Indikationsstellung, da keine Langzeiterfahrungen in der Schwangerschaft bestehen).

Chirurgische Therapie: bei Komplikationen wie Perforation, Peritonitis, schwere Blutung, toxische Dilatation mit Kolonbefall, Abszessen oder Ileus. Je nach Befund sind in diesen Fällen Resektionen mit End-zu-End-Anastomose, eine rechtsseitige Hemikolektomie, eine Kolektomie oder eine Rektumexstirpation erforderlich.

Verlauf und Prognose: Unkomplizierte Verlaufsformen haben keinen ungünstigen Einfluss auf den Verlauf der Schwangerschaft. Komplikationen (enterale Fistelbildung, ausgedehnter Kolonbefall, toxische Dilatation) sind allerdings in etwa 35% der Fälle mit kindlichen Fehlbildungen, Aborten und Frühgeburten belastet.

Andererseits wird die Erkrankung durch eine Gravidität nicht ungünstig beeinflusst, ein Schwangerschaftsabbruch ist somit nicht indiziert. Geplante Schwangerschaften sollten allerdings möglichst in eine inaktive Erkrankungsphase gelegt werden.

5.9.7 Colitis ulcerosa

Definition: Chronische, meist in Schüben verlaufende Entzündung der Dickdarmschleimhaut, die sich vom Rektum ausgehend kontinuierlich nach proximal ausdehnt (bei ca. 40–50% nur auf das Rektum und Sigmoid beschränkt, bei 30–40% als linksseitige und bei 20% als Pancolitis verlaufend).

Epidemiologie: Die Erkrankung tritt bevorzugt bei Frauen zwischen dem 20. und 40. Lebensjahr auf. In 3% der Fälle ist eine familiäre Disposition nachzuweisen.

Ätiologie: Diese ist unklar, vermutlich Autoimmunerkrankung, familiär gehäuft auftretend.

Klinik: *Leitsymptome:* schleimig-blutige Diarrhö mit schmerzhaften Entleerungen, Beeinträchtigung des Allgemeinzustandes, Tenesmen, rahmenartige Bauchschmerzen (Kolonverlauf), Dehydratation, rascher Gewichtsverlust, Anämie, allgemeine Entzündungszeichen, seltener Fieber.

Die Erkrankung ist gekennzeichnet durch chronische Progredienz oder akut-rezidivierende Schübe.

Diagnose: Sie stützt sich neben der typischen Anamnese vor allem auf den endoskopischen Befund (Rektoskopie, Koloskopie) mit gezielter Biopsie (morphologische Kriterien: Kryptenabszess und Gefäßbeteiligung, nicht unbedingt Nachweis von Ulzera), Stuhluntersuchung, Ultraschalldiagnostik (verdickte Darmwand).

Differentialdiagnose: Morbus Crohn, Divertikulitis, seltener ischämischer Kolitis, Karzinom oder bakterielle Ruhr.

Komplikationen: Massive Blutung, Perforation, toxisches Megakolon.

Therapie: Wie außerhalb der Schwangerschaft erfolgt die Behandlung der unkomplizierten akuten Colitis ulcerosa konservativ mit der oralen Applikation von: Glukokortikoiden (z. B. Prednisolon 40–120 mg/die), Sulfasalazin (initial 3–4 g/die), bei isolierter Proktitis/linksseitiger Kolitis: Sulfasalazin-, Mesalazin- oder Glukokortikoid-Klysmen.

Bei Nebenwirkungen von Sulfasalazin: orale Applikation von 5-Aminosalizylsäure-Präparaten.

Chirurgische Therapie bei schweren Komplikationen: Kolektomie, Proktokolektomie mit Ileostomie. Bei entsprechender kindlicher Reife kann der Eingriff mit einer Sektio kombiniert werden.

Verlauf und Prognose: Unkomplizierte Verlaufsformen führen zu keiner Erhöhung der Rate an kindlichen Fehlbildungen, Aborten und Totgeburten. Die Schwangerschaft hat keinen ungünstigen Einfluss auf die entzündlichen Prozesse des Darmes. Das Risiko für eine Exazerbation der Erkrankung ist bei Schwangeren (34%) nicht größer als bei Nichtschwangeren (32%). Der Verlauf der Erkrankung wird durch eine Abruptio demnach nicht verbessert. Allerdings muss bei Erstmanifestation der Erkrankung während der Schwangerschaft häufiger mit schweren Verlaufsformen gerechnet werden (mütterliche Letalität bis 15%). Geplante Schwangerschaften sollten möglichst in Remissionsphasen gelegt werden.

5.9.8 Unfallverletzungen in der Schwangerschaft

Epidemiologie: Die Unfallhäufigkeit Schwangerer liegt zwischen 5 und 7%. Dabei stellt der Verkehrsunfall in 45% dieser Fälle die häufigste Verletzungsursache dar. Traumafolgen sind in ca. 16% für Sterbefälle während der Schwangerschaft verantwortlich.

Pathogenese: Beim stumpfen Bauchtrauma werden seltener Uterus und Fet direkt betroffen, im Vordergrund stehen Verletzungen von Leber, Milz, Mesenterium und Zwerchfell mit hohen Blutverlusten. Bei stumpfen und penetrierenden Verletzungen kann eine direkte Schädigung des Kindes infolge von Schädelfrakturen mit konsekutiver intrakranieller Blutung entstehen.

Von besonderer Bedeutung ist die fetale Sauerstoffmangelversorgung infolge einer traumatisch bedingten vorzeitigen Plazentalösung (z. B. nicht korrekt angelegter Beckengurt) oder infolge eines hämorrhagischen Schocks der Mutter.

Knöcherne Verletzungen kommen zumeist als Mehrfachfrakturen im Rahmen eines Polytraumas in der Schwangerschaft vor, besonders gefährlich sind Beckenfrakturen, da der Blutverlust während der Gravidität erheblich sein kann.

Diagnose: Grundsätzlich gelten die allgemeinen Regeln der Traumatologie:

- Transport/Lagerung der Schwangeren in Linksseitenlage: Vermeidung eines Vena-cava-inferior-Syndroms
- Überprüfung der Vitalfunktionen: Kreislauf, Atmung, evtl. Beatmung
- zentralvenöser Zugang und bilanzierte Volumensubstitution: Vermeidung der uteroplazentaren Minderperfusion
- Bereitstellen von Kreuzblut, evtl. tiefgefrorenes Frischplasma (fresh frozen plasma), laborchemische Analyse, Blasenkatheter/Magensonde
- apparative Diagnostik: Mutter: Sonographie, Röntgendiagnostik, CT, MRT; Kind: Kardiotokographie, Sonographie.

Therapie: Diese richtet sich nach der Dringlichkeit der einzelnen Verletzungen: die Versorgung vitaler intraabdominaler (Leber-, Milz-, Aorten-Ruptur) und intrathorakaler Blutungen (Herzbeuteltamponade, Spannungspneumothorax) hat erste Priorität, gefolgt von Entlastungen intrakranieller Blutungen. Extremitätenverletzungen können anschließend am besten mittels Osteosynthese versorgt werden.

Hauptziel der Therapie ist die Erhaltung des mütterlichen Lebens. In Fällen, in denen die Mutter moribund ist oder verstirbt, kann bei noch lebendem Feten die Sektio in moribunda oder die Sektio in mortua durchgeführt werden. Eine Tetanusprophylaxe (aktiv/passiv) ist auch in der Schwangerschaft indiziert.

Verlauf und Prognose: Nach jedem Unfall sollte die Schwangere stationär beobachtet werden, unabhängig vom Schwangerschaftsalter und der vermeindlichen Schwere der Verletzung. Wiederholte sonographische Kontrollen zum Ausschluss einer vorzeitigen Plazentalösung sowie eine engmaschige kardiotokographische Überwachung sind notwendig, um bei lebensfähigem Kind durch eine rechtzeitige Sektio eine kindliche Gefährdung oder einen intrauterinen Fruchttod zu vermeiden.

Bei Verkehrsunfällen ging durch Anlegen des Sicherheitsgurtes die mütterliche Letalität von 7,8% auf 3,6% zurück, andererseits stieg die kindliche Mortalität durch falsches Anlegen des Sicherheitsgurtes von 14,4% auf 16,7% an. In Fällen eines hämorrhagischen Schocks der Mutter liegen die Aborthäufigkeit und die kindliche Mortalität bei ca. 80%.

5.10 Blutungen in der zweiten Schwangerschaftshälfte

W. Rath

Blutungen in der zweiten Schwangerschaftshälfte sind unabhängig von ihrer Ätiologie ein Kardinal- und Warnsymptom für eine Bedrohung der Schwangerschaft und gehören auch heute noch zu den häufigsten Ursachen der Müttersterblichkeit. Daher macht jede Blutung eine **unverzügliche Klinikeinweisung** erforderlich, da die Gefährdung für Mutter und Kind individuell nicht abschätzbar ist.

Häufigkeit, Ursache. In der Spätschwangerschaft beträgt die Häufigkeit von Blutungen 3–5%, davon sind 40–70% plazentaren Ursprungs.

Tabelle 5.10 stellt die häufigsten antepartualen Blutungsursachen dar.

Zu der relativ hohen Rate *unbekannter Blutungsursachen* dürfte vor allem die „Eröffnungsblutung“ bei drohender Frühgeburt zählen (s. Abschnitt 5.3.1.3).

Zu den schwangerschaftsunabhängigen Blutungsursachen gehören vor allem *die vulnerable Portio-*

Tab. 5.10: Häufigste antepartuale Blutungsursachen.

„Plazentarandblutung"	17–33 %
vorzeitige Lösung	15–16 %
Placenta praevia	12–24 %
schwangerschaftsunabhängige Blutungsursachen	6–10 %
Uterusruptur	0,8 %
Insertio velamentosa	0,5 %
Unbekannt	30–50 %

ektopie, die nach Kohabitationen (Anamnese!) zu Blutungen führen kann. Immer sollte auch an das **Zervixkarzinom** (Häufigkeit: 0,04% bezogen auf Geburtenzahl) gedacht werden.

5.10.1 Diagnostische Prinzipien

Eine differentialdiagnostische Abklärung der Blutungen in der Praxis sollte unterbleiben!

Die Dringlichkeit des geburtshilflichen Vorgehens in der Klinik wird bestimmt durch den *Allgemeinzustand* der Schwangeren, die *Blutungsstärke*, den *Zustand des Feten*.

Diagnostisches Vorgehen

- *Anamnese* (Mutterpass, Einweisungsdiagnose): Hinweise auf Blutungsursache (z. B. Placenta praevia)
- Beurteilung des *Allgemeinzustandes* der Mutter: Gesichtsfarbe, Blutdruck, Puls (Schocksymptomatik) Schmerzen (Wehenschmerzen, Dauerschmerz)
- Palpationsbefund (Abdomen, Uterus)
- Feststellung der *Blutungsstärke*: Vulva, Vagina → Vorlagenkontrolle.

Vorsichtige Spekulumeinstellung: Blutung von der Portio oder aus dem Uterus?, Blutungsqualität: hell, dunkel, wässrig, im Schwall, kontinuierlich.

Praxishinweis: Bei jeder Blutung unklarer Genese in der zweiten Schwangerschaftshälfte ist eine digitale vaginale Untersuchung vor der Sonographie zu unterlassen.

- Ultraschalluntersuchung: Feststellung des Plazentasitzes, eventuell retroplazentares Hämatom (→ vorzeitige Lösung)
- Kardiotokographie: Kontrolle des fetalen Zustandes
- Blutbild- und Gerinnungsanalysen: Hämoglobin, Hämatokrit, Thrombozyten, Fibrinogen, Thrombinzeit, Antithrombin-III; falls genügend Zeit vorhanden: Spezialgerinnung: u. a. lösliche Fibrinmonomerkomplexe, D-Dimere.

5.10.2 Therapeutische Prinzipien

Entsprechend der Richtlinien der Notfallmedizin sind unverzüglich folgende Maßnahmen zu treffen:

- Bei Aufnahme Kreuzprobe, Kreuzblut bereitstellen!
- Anlegen eines adäquaten venösen Zuganges (großlumige Kanüle, eventuell Venenkatheter)
- Intravenöse Infusion von Plasmaexpandern (z. B. HAES) oder Elektrolytlösungen in Abhängigkeit vom Vorhandensein/Ausmaß des hypovolämischen Schockes
- Aufrechterhaltung einer optimalen Ventilation (Absaugen der Atemwege, Güdeltubus, Maskenbeatmung bei bewusstseinsgetrübter Patientin).

5.10.3 Placenta praevia

Atypische Lokalisation der Plazenta im unteren Uterinsegment; dabei bedeckt ein mehr oder weniger großer Teil der Plazentafläche die Innenwand des unteren Uterinsegments.

Man unterscheidet *vier Grade*, wobei sich die Diagnose definitionsgemäß bei einem 3 cm eröffneten Muttermund stellen lässt (Abb. 5.23):

Placenta praevia totalis: Der innere Muttermund ist vollständig bedeckt; liegt hierbei die Mitte der Plazenta über dem Muttermund, so handelt es sich um eine Placenta praevia centralis.

Placenta praevia partialis: Der innere Muttermund ist von der Plazenta nur teilweise bedeckt.

Placenta praevia marginalis: Der untere Rand der Plazenta erreicht den inneren Muttermund oder überragt ihn mit einem kleinen Segment.

Tiefer Sitz der Plazenta: Der im unteren Uterinsegment sitzende Teil der Plazenta rückt nicht an den inneren Muttermund heran.

Epidemiologie: Bei 0,3–0,5% aller Schwangerschaften muss mit einer Placenta praevia gerechnet werden: ca. 50% tiefer Sitz/Placenta praevia marginalis, ca. 30% Placenta praevia partialis, ca. 20% Placenta praevia totalis.

Als Folge der jährlich steigenden Kaiserschnittraten muss auch mit einer zunehmenden Frequenz der Placenta praevia gerechnet werden.

Das **Wiederholungsrisiko** beträgt ca. 6%.

Ätiologie: Als Ursache kommt eine *beschleunigte Eiwanderung* oder *verzögerte Eireifung* in Betracht. Am häufigsten liegt eine *mangelhafte Gefäßversorgung* an der Implantationsstelle in-

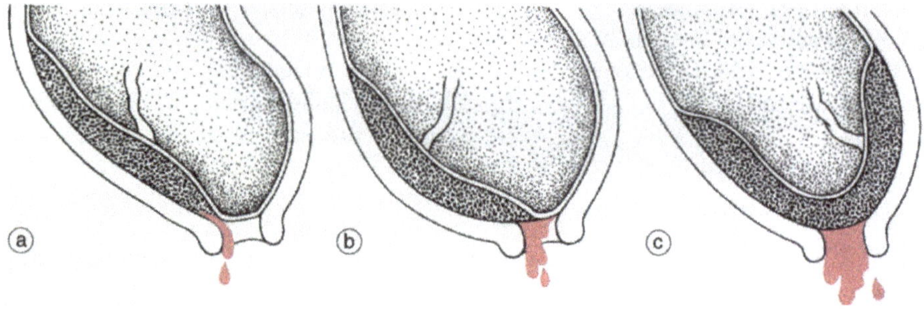

Abb. 5.23: a Placenta praevia marginalis; b Placenta praevia partialis; c Placenta praevia totalis

folge vorangegangener Endometriumdefekte mit Narbenbildungen vor.

Als Vorschädigungen des Endometriums kommen in Betracht:

- *Operationen am Uterus* (z. B. nach mehrfachen Kürettagen, Sectio caesarea, Myomenukleation, Entzündungen (Endomyometritis)
- *Multiparität:* mit Zahl vorangegangener Geburten → ansteigende Häufigkeit
- auch die primäre Vergrößerung der Plazenta bei Mehrlingsschwangerschaften ist häufig mit einer Placenta praevia verbunden.

Pathophysiologie: Mit Vergrößerung und zunehmender Entfaltung des unteren Uterinsegmentes kann es zu Flächenverschiebungen bzw. Abscherungen zwischen der Plazenta und ihrer Haftfläche kommen. Die Folge ist eine Eröffnung des intervillösen Raumes oder von Dezidualgefäßen mit konsekutivem Abgang von mütterlichem Blut nach außen.

Beim Einriss von Zottengefäßen kann auch das Kind Blut verlieren!

Das Einsetzen von Wehen bewirkt dann eine progrediente Ablösung des tief sitzenden Plazentaanteils und damit eine Zunahme der Blutung.

5.10.3.1 Klinik

Klinisches Leitsymptom der **Placenta praevia** sind *schmerzlose Blutungen* in der zweiten Schwangerschaftshälfte (ab 20. SSW).

Ein früher Blutungsbeginn ist mit einer schlechteren Prognose verbunden, in 4–10% der Fälle muss mit einem Spätabort gerechnet werden. Dabei korreliert die Blutungsinzidenz von im Mittel 38% mit dem Schweregrad der Placenta praevia.

In ca. 25% der Fälle manifestieren sich die Blutungen **vor Ende der 30. SSW**, bei über 50% der Schwangeren zwischen **34. und 40. SSW** (Blutungsbeginn vor Blasensprung!). *Typisch für Placenta-praevia-Blutungen sind:*

- Abgang von **hellrotem Blut**, initial meist schwach (→ Vorwarnung = „annoncierende" Blutung, selten lebensbedrohlich stark, aber von Mal zu Mal an Stärke zunehmend)
- kontinuierlich oder diskontinuierlich über Tage bis Wochen in unregelmäßigen Intervallen, ohne Wehentätigkeit/Schmerzen
- gute Korrelation zwischen Blutungsstärke nach außen und klinischer Symptomatik der Mutter
- **Palpation:** Weicher, wehenloser Uterus, vorangehender Teil meist ohne Beziehung zum Beckeneingang
- **Lageanomalien des Kindes** in 10–15% der Fälle, **fetale Herzaktionen** in der Regel nachweisbar und **unauffällig**, gelegentlich: fetale Tachykardien bei kindlichem Blutverlust
- gleichzeitiges Vorliegen einer **Placenta accreta/increta** in bis zu 20% der Fälle: besondere Gefährdung durch hämorrhagische Komplikationen!

5.10.3.2 Diagnose

Praxishinweis: Keine vaginale Tastuntersuchung in der Praxis (lebensbedrohliche Blutungsverstärkung möglich!), statt dessen

Ultraschalluntersuchung: Mittels Sonographie ist die Beziehung des kaudalen Plazentapols zum inneren Muttermund heute mit einer Zuverlässigkeit von 98% darstellbar (gelegentliche Fehldiagnose: Blutkoagel vor dem inneren Muttermund).

Bei pathologischem Plazentasitz im II. Trimenon darf in 88–98% der Fälle mit einer Normalisierung der Plazentalokalisation bis zum Termin gerechnet werden („Migration" der Plazenta).

Spekulumeinstellung: Sie ist mit Vorsicht in der Klinik durchzuführen und dient dem Ausschluss anderer Blutungsursachen (s. Abschnitt 5.10), der *Gewinnung von Blut* zur Feststellung eines kindlichen Blutverlustes → Nachweis von HbF-Zellen (fetalen Erythozyten) im vaginalen Blutausstrich.

Bei klarer Diagnosestellung einer Placenta praevia mittels Sonographie kann auf die vaginale Untersuchung verzichtet werden.

Differentialdiagnosen sind (Tab. 5.11): *vorzeitige Lösung*, *schwangerschaftsunabhängige Blutungsursachen* (Spekulumeinstellung), *insertio velamentosa* (Blutungsbeginn i. A. erst beim Blasensprung).

5.10.3.3 Therapie

Jede Blutungsepisode erfordert eine stationäre Beobachtung. Damit erreichen 80% der Schwangeren mit Placenta praevia die 38. SSW **Das geburtshilfliche Vorgehen** ist abhängig von:

- Stärke der Blutung
- Gestationsalter bzw. fetaler Reifezustand
- Ausprägung der Placenta praevia

Leichte vaginale Blutung und unreifes Kind: Abwartendes Verhalten, strenge Bettruhe, Induktion der kindlichen Lungenreife mit Corticosteroiden

Bei Wehen: Tokolytika i. v. (z. B. Fenoterol oder Magnesiumsulfat hochdosiert).

Regelmäßige Kontrolle des Blutbildes, evtl. der Gerinnung

Bei vaginaler Blutung:

- wiederholte Kontrollen auf HbF-Zellen im vaginalen Blutausstrich,
- *Kardiotokographie:* 2–4 mal täglich zur Überwachung des fetalen Zustandes,
- *sonographische Kontrolluntersuchungen* in Abhängigkeit von der klinischen Symptomatik.

Vital bedrohliche Blutung: sofortige Beendigung der Schwangerschaft durch abdominale Schnittentbindung ohne Rücksicht auf den Reifezustand des Kindes (mütterliche Indikation).

Die *Placenta praevia totalis* macht immer eine **Sectio caesarea** notwendig.

Reifes Kind und leichte Blutungen: In diesen Fällen ist eine *vaginale Entbindung* unter folgenden Bedingungen möglich: Ausschluss einer Placenta praevia totalis (partialis), Kind in Schädellage, Muttermund auf mindestens 3–5 cm eröffnet, kein pathologisches CTG.

Unter diesen Bedingungen ist wie folgt vorzugehen: vorsichtige *Eröffnung der Fruchtblase*, am besten unter amnioskopischer Sicht (Gefahr des Nabelschnurvorfalls bei hoch stehendem VT), eventuell Oxytocininfusion mit dem Ziel: schnelles Tiefertreten des Kopfes und damit Kompression des tiefsitzenden Plazentaanteils → Tamponade der Blutungsquelle. Die vaginale

Tab. 5.11: Differentialdiagnose Placenta praevia – vorzeitige Plazentalösung.

Symptome	Placenta praevia	vorzeitige Lösung
Blutung	selten initial vital, rezidivierend, gute Korrelation zwischen Blutungsstärke nach außen und mütterlichem Zustand	nur in 80% Blutung nach außen sofort starke Blutung, kontinuierlich Diskrepanz zwischen Blutung nach außen und mütterlichem Zustand
Schmerzen	keine	plötzlich auftretende, heftige Schmerzen
Wehen	fehlen meist	Tetanus uteri in schweren Fällen
Uterus	weich	u. U. „bretthart", dolent (retroplazentares Hämatom)
Abdomen	unauffällig	Dolenz, Abwehrspannung
Lage des Kindes	10–15% Lageanomalien	selten Lageanomalien
kindliche Herztöne	meist unverändert	Dezelerationen, Bradykardien (fehlende Herztöne)
Gerinnung	normal	10–25% gestört (Verlust- od. Verbrauchskoagulopathie)

Entbindung kann durch Vakuum- oder Forcepsextraktion abgekürzt werden.

Praxishinweis: Sämtliche konservativen geburtshilflichen Maßnahmen sind in *Sektiobereitschaft* durchzuführen: Die Indikation zu einer sekundären Sektio ist großzügig zu stellen. Dies gilt auch und im besonderen Maße bei Nachweis eines fetalen Blutverlustes (Hb-F-Zellen im vaginalen Blutausstrich).

5.10.3.4 Nachgeburtsperiode, Prognose

In der **Nachgeburtsperiode** muss mit *Lösungsstörungen der Plazenta* (z. B. Placenta accreta) und vor allem mit *verstärkten Nachblutungen* aus dem unteren Uterinsegment infolge mangelhafter Kontraktionsfähigkeit gerechnet werden. Dies trifft auch für den Zustand nach Sectio caesarea zu.

Daher ist eine strenge klinische Überwachung der Schwangeren auch nach der Geburt erforderlich!

Prognose. Die **mütterliche Morbidität und Letalität** hängt vor allem von der Vermeidung eines hämorrhagischen Schocks vor und nach der Geburt ab. Die mütterliche Letalität beträgt heute deutlich unter 1%.

Die **kindliche Prognose** hängt ab vom Reifezustand des Kindes und dem Ausmaß der intrauterinen Hypoxie infolge mütterlicher Hypovolämie, partiellen Ausfalls der Plazentaversorgung und kindlichem Blutverlust.

Eine sorgfältige Überwachung des Kindes in der Neonatalperiode ist daher unerlässlich.

Die perinatale Mortalität bei Placenta praevia liegt zwischen 4 und 8%.

5.10.4 Vorzeitige Lösung der „normal sitzenden" Plazenta

(Ablatio placentae, Abruptio placentae)

Definition. Teilweise oder vollständige Ablösung der normal sitzenden Plazenta während der letzten Monate der Schwangerschaft oder unter der Geburt, wodurch es zu Blutungen aus mütterlichen (und kindlichen) Gefäßen im Bereich der Haftfläche und zur Bildung eines **retroplazentaren Hämatoms** kommt.

Unterschieden wird: die **vollständige** und die **teilweise Ablösung** der Plazenta, *randständig* oder *zentral*.

Epidemiologie: Die Frequenz der vorzeitigen Lösung ist in den letzten 10 Jahren deutlich angestiegen; sie liegt zwischen 0,2 und 2,6% aller Geburten. Ursache hierfür ist vor allem die Erfassung leichter Formen mit klinisch noch blander Symptomatik durch sonographische Verfahren.

Fasst man die *Plazentarandblutung* und die *vorzeitige Lösung* zusammen, so stehen sie mit einem Anteil von 32–49% an erster Stelle aller Blutungen in der Spätgravidität.

Das **Wiederholungsrisiko** beträgt nach einer vorausgegangenen Lösung 6–17% und steigt nach zwei Lösungen auf 25% an.

Ätiologie: Als Ursachen der vorzeitigen Lösung kommen in Betracht:

- **Mechanische Faktoren:** abrupte Volumen- und Druckabnahme in der Fruchthöhle (z. B. Blasensprung/-sprengung bei Hydramnion oder nach Geburt des ersten Zwillings), stumpfes Bauchtrauma (Verkehrsunfall), äußere Wendung bei Quer- oder Beckenendlagen, Vena-cava-inferior-Syndrom (plötzliche Druckschwankungen im intervillösen Raum), kindlicher Zug an zu kurzer Nabelschnur;
- **Prädisponierende endogene Faktoren:** Gefäßwandveränderungen an der Haftfläche mit obliterierenden Prozessen der dezidualen Gefäße, Gefäßwandnekrosen und Einblutungen im Rahmen hypertensiver Schwangerschaftserkrankungen.

In 30–50% der Fälle bleibt die Ursache unbekannt.

Pathophysiologie: Der Ablösung folgt zunächst die Ausbildung eines **retroplazentaren** oder **randständigen** Hämatoms (Abb. 5.24a). Dabei blutet es überwiegend aus mütterlichen Gefäßen. Bedingt durch den zunehmenden Druck kann es zu einer weiteren Ablösung der Plazenta mit Verstärkung der Blutung kommen. Beträgt diese >20–30% der Haftfläche, resultiert eine *akute Plazentainsuffizienz*.

Praxishinweis: Bleibt die Blutung auf den retroplazentaren Raum beschränkt, kann ein Blutabgang nach außen fehlen (Häufigkeit: 20%).

Das retroplazentare Hämatom erreicht nicht selten ein Volumen von 1–2 l (→ hämorrhagischer Schock, Gerinnungsstörung).

Couvelaire-Syndrom (selten): Bei starkem Druck des Hämatoms kann die Uteruswand durch das Myometrium hindurch bis zur Serosa durchsetzt sein. Der Uterus ist dann dunkel blaurot verfärbt wie bei einer hämorrhagischen Infarzierung (uteroplazentare „Apoplexie" oder nach dem Erstbeschreiber Couvelaire-Syndrom).

In ca. 80% der Fälle gelangt jedoch das Blut zwischen Chorion und Dezidua nach *außen* mit der Folge einer vaginalen Blutung bei gleichzeitig bestehendem retroplazentarem Hämatom (Abb. 5.24b). Über Läsionen im Amnion kann das Blut in die Fruchthöhle eintreten (→ blutiges Fruchtwasser).

Pathophysiologie der Gerinnungsstörung s. Abschnitt 5.10.5.

5.10.4.1 Klinik

Leitsymptom: Bei *schmerzhafter Blutung* oder *hartem, hochdolentem Uterus* muss immer an eine vorzeitige Lösung gedacht werden!

Grundsätzlich korreliert das Ausmaß der Ablösung mit der Stärke der Blutung (innen/außen) und der Ausprägung der klinischen Symptomatik.

Leichte Formen können klinisch inapparent bleiben ohne Beeinträchtigung des kindlichen Zustandes (evtl. schwache Blutung in der Eröffnungsperiode bei randständiger Ablösung). In diesen Fällen wird häufig die Diagnose erst post partum bei Inspektion der Plazenta gestellt (scharf umschriebene, mit Blutkoageln ausgefüllte Eindellung).

Bei vorzeitiger Lösung mittleren Grades entwickelt sich das Vollbild oft langsam progredient, bei Ablösungen schweren Grades jedoch plötzlich und ohne Vorzeichen. Die Häufigkeit schwerer Verlaufsformen liegt heute bei 10–15%.

Bei ausgeprägtem Krankheitsbild sind folgende **Symptome** typisch für eine vorzeitige Lösung:

- *Folgen der Volumenzunahme* durch retroplazentares Hämatom sind: akut einsetzende, anhaltend starke Schmerzen, „brettharter", hochdolenter Uterus („*Holzuterus*"), Höhersteigen des Fundus uteri
- Abgang von *dunklem Blut* nach außen (ca. 80%), oft Diskrepanz zwischen Blutungsintensität nach außen und der Schwere des mütterlichem Schockzustandes
- Zeichen des *hämorrhagischen Schocks:* Blässe, Schwäche, Kollapsneigung, Hypotonie, Tachykardie, Zentralisation (Nagelbettprobe), Oligurie → Anurie
- *Pathologisches CTG* (Dezelerationen, fehlende Herzaktionen → intrauteriner Fruchttod);
- *Gerinnungsstörungen* (s. Abschnitt 5.10.5).

Praxishinweis: Auch hinter **Einzelsymptomen** wie vorzeitige Wehentätigkeit unklarer Genese, Blutungen oder Abdominal- bzw.

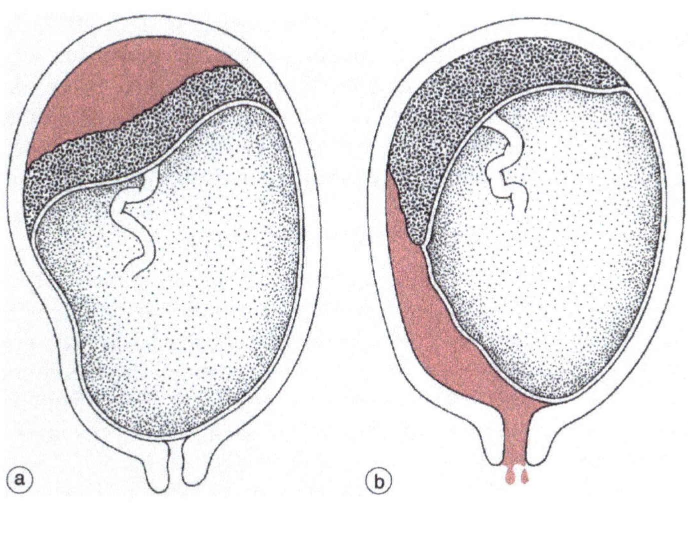

Abb. 5.24: **a** Zentrale Ablösung der Plazenta mit retroplazentarem Hämatom – keine Blutung nach außen. **b** Randständige Ablösung mit Blutung nach außen

Kontraktionsschmerzen können sich verschiedene Formen der vorzeitigen Lösung verbergen, ohne dass das Vollbild der Erkrankung vorliegen muss.

5.10.4.2 Diagnose

Die Diagnosestellung orientiert sich an der *typischen Anamnese* (z. B. Trauma), der klinischen Symptomatik, der Ultraschalldiagnostik.

Intrauterine Hämatome bei vorzeitiger Lösung sollten sich heute mit einer Treffsicherheit von nahezu 100% sonographisch diagnostizieren lassen. Dies setzt aber im Hinblick auf die unterschiedlichen Erscheinungsbilder der vorzeitigen Lösung im Sonogramm (z. B. „auffallend dicke Plazenta“) eine entsprechende Erfahrung des Untersuchers voraus.

Differentialdiagnosen: Wichtig ist die Abgrenzung gegenüber Blutungen bei *Placenta praevia* (s. Tab. 5.10), die aber i. A. bei bekannter Anamnese, typischer klinischer Symptomatik und eindeutigem sonographischem Befund keine Schwierigkeiten bereitet. In bis zu 10% der Fälle liegt allerdings eine Koinzidenz von vorzeitiger Plazentaablösung und Placenta praevia vor.

Im Hinblick auf die starken Schmerzen und den Palpationsbefund (Abdomen/Uterus) muss auch an eine *Uterusruptur* (siehe Kapitel 6.4.2.2) gedacht werden. Bei Blutungen und fehlender Abdominalsymptomatik sind *schwangerschaftsunabhängige Ursachen* (Polypen, Karzinom, Portioektopie) auszuschließen (Spekulumeinstellung).

5.10.4.3 Therapie

Mittelschwere und schwere Verlaufsformen: Das initiale Vorgehen richtet sich nach den im Abschnitt 5.10.4.1 angegebenen Prinzipien. Dabei sollten intensivmedizinische und geburtshilfliche Maßnahmen parallel und koordiniert durchgeführt werden (Volumengabe, Bluttransfusionen bereitstellen, evtl. Korrektur einer Hämostasestörung, Vorbereitung zur Sectio caesarea).

Aufgrund der hohen mütterlichen und kindlichen Gefährdung ist die rasche Blutstillung durch Entleerung des Uterus zwingend; d. h. die **sofortige Sectio caesarea**.

Eine vaginale Entbindung ist in Ausnahmefällen möglich, wenn z. B. bei Mehrgebärenden die Geburt innerhalb kürzester Zeit beendet werden kann, kein mütterlicher Schockzustand oder keine fetale Hypoxie (CTG) vorliegt, der Gerinnungsstatus unauffällig ist.

Sofern das Leben der Mutter nicht gefährdet ist (z. B. Ausschluss einer schweren Koagulopathie), sollte bei abgestorbenem Kind vaginal entbunden werden.

Leichte Verlaufsformen: Die Verbesserungen in der sonographischen Diagnostik haben zu einer frühzeitigen Erkennung leichter Formen der vorzeitigen Lösung geführt. In diesen Fällen ist bei blander klinischer Symptomatik ein abwartendes Verhalten – vor allem bei unreifem Kind – gerechtfertigt unter folgenden Bedingungen: engmaschige sonographische Kontrollen des retroplazentaren Hämatoms (Volumetrie), CTG-Kontrollen 2–4-mal täglich, regelmäßige Gerinnungsanalysen.

Bei Hinweisen für eine progrediente Ablösung und/oder fetale Hypoxie (CTG) muss jedoch rechtzeitig die Sectio caesarea durchgeführt werden.

Prognose: Sie ist vor allem abhängig vom Ausmaß der Ablösung, dem Vorhandensein einer Gerinnungsstörung, dem Intervall zwischen Lösungsbeginn, Diagnose und Entbindung.

Die *mütterliche Letalität* liegt derzeit bei ca. 0,4%, die perinatale Mortalität zwischen 5–10%.

5.10.5 Gerinnungsstörungen

Häufigkeit: Bei vorzeitiger Lösung muss in Abhängigkeit vom Schweregrad in 0,5–20% der Fälle mit Gerinnungsstörungen gerechnet werden, bei abgestorbenem Feten als Folge der Lösung sogar in bis zu 30%. Bei Placenta praevia tritt bei 1 auf 500 Schwangere in Folge starker Blutungen eine Koagulopathie auf.

5.10.5.1 Pathophysiologie

1. Verlustkoagulopathie. In Terminnähe liegt das Durchflussvolumen des uterinen Strombettes bei 500–700 ml/min. (außerhalb der Schwangerschaft: ca. 50 ml/min), so dass bei der Eröffnung des Gefäßsystems innerhalb weniger Minuten Blutverluste von 1–2 l nach innen oder außen entstehen können. Ein Blutverlust bis zu 1 l wird von der Schwangeren in Folge der Hypervolämie in graviditate (Zunahme des zirkulierenden Blutvolumens) meist ohne klinisch relevante Symptomatik toleriert.

Mit einer *Verlustkoagulopathie* – der häufigsten Ursache für eine Gerinnungsstörung in der Geburtshilfe – muss **bei Blutverlusten ab 1,2–1,5 l** gerechnet werden. Die initiale Volumensubstitution mit kolloidalen/kristallinen Lösungen kann zwar i. A. den hypovolämischen Schock mit Zentralisation verhindern, führt aber zu einer starken Verdünnung der Hämostasefaktoren, die dann quantitativ für eine effektive Blutstillung nicht mehr ausreichen.

2. Disseminierte intravasale Gerinnung/Verbrauchskoagulopathie. Gemeinsames pathogenetisches Prinzip einer akut auftretenden oder sich chronisch entwickelnden disseminierten intravasalen Gerinnung (DIC) ist die Einschwemmung thromboplastisch wirksamer Substanzen (z. B. aus Uteroplazentarbett, retroplazentarem Hämatom) über eröffnete venöse Gefäße des Endometriums in die mütterliche Zirkulation.

Indirekt kann eine DIC durch Freisetzung eines Gewebefaktors (Tissue-Faktor) z. B. nach Gewebsverletzungen ausgelöst werden.

Diese, die Aktivierung von Thrombin induzierenden Substanzen, führen über ein Stadium der Hyperkoagulabilität zur Ausbildung fibrinreicher Gerinnsel in der terminalen Strombahn zahlreicher Organe (DIC): z. B. Niere, Lunge, ZNS.

Die Folgen sind:

- eine **Obstruktion der terminalen Strombahn** → Hypoxie und metabolische Azidose des Gewebes → Einschränkung/Ausfall der Organfunktionen (z. B. Oligo-Anurie bei Niereninsuffizienz);
- der **Verbrauch von Thrombozyten, Fibrinogen** und anderen **Gerinnungsfaktoren** bis zur Ungerinnbarkeit des Blutes → Auftreten einer generalisierten hämorrhagischen Diathese (*Verbrauchskoagulopathie*).

Bei ausgedehntem retroplazentarem Hämatom nach vorzeitiger Lösung kommt es nicht selten in unterschiedlicher Reihenfolge zu einer Kombination aus Verlust- und Verbrauchskoagulopathie bei DIC (Abb. 5.25).

In diesen Fällen muss mit dem Auftreten einer Koagulopathie bereits kurz nach dem initialen Ereignis der Lösung gerechnet werden. Die Latenz zwischen der Lösung und der Entbindung ist also von entscheidender Bedeutung für den Verlauf.

Als *reparative Gegenregulation* stellt der Organismus die natürlichen Inhibitoren der Blutgerinnung (z. B. Antithrombin III) und vor allem die Fibrinolyseaktivierung des Blutes gegenüber. Diese reaktive, nicht selten überschießende (Hyper)-Fibrinolyse ist bedingt durch den hohen Anteil an Gewebeaktivatoren der Fibrinolyse in der Dezidua und in den Gefäßwänden; sie manifestiert sich i. A. nach Entleerung des Uterus: überschießende fibrinolytische Reaktion mit Verstärkung der hämorrhagischen Diathese (*Lysekoagulopathie*) in der Postpartalperiode. Je nach Dauer und Intensität der pathologischen Ereignisse ist die Hyperfibrinolyse *lokalisiert* oder bereits *generalisiert* wirksam.

5.10.5.2 Geburtshilfliche Krankheitsbilder mit Koagulopathie

Mit Gerinnungsstörungen in der Geburtshilfe gehen folgende Komplikationen einher:

- **Vorzeitige Lösung:** in Abhängigkeit vom Ausmaß der Ablösung, u. U. Kombination von Verlust- und Verbrauchskoagulopathie
- Präeklampsie, Eklampsie, HELLP-Syndrom (siehe Abschnitt 5.7.4.3)
- Fruchtwasserembolie: Übertritt intensiv thromboplastisch wirksamen Fruchtwassers in die mütterliche Blutbahn mit Aktivierung des Gerinnungssystems und der Fibrinolyse
- **Intrauteriner Fruchttod (Dead fetus syndrome)** – heute *sehr selten*: Auftreten in Einzelfällen bereits 8 Tage nach Absterben der Frucht, meist aber nach 3–5-wöchiger Retention, Hypofibrinogenämie (<150 mg%) durch Einschwämmung von Gewebelysokinasen und lysosomalen Proteasen aus der abgestorbenen Frucht oder aus der Plazenta in die mütterliche Strombahn (gesteigerte fibrinolytische Aktivität); u. U. in Kombination mit chronischer DIG durch Übertritt gerinnungsaktiven Materials; meist Hämostasestörung im Sinne einer lokalen Hyperfibrinolyse nach Ausstoßung der mazerierten Frucht
- **Septischer Abort:** Einschwemmung von Bakterien oder Endotoxin in die mütterliche Blutbahn mit Mikrozirkulationsstörung durch Thrombozytenaggregation (Thrombozytenverbrauch) und disseminierten Ablagerungen von Fibrin in der terminalen Strombahn;
- **Amnioninfektionssyndrom:** Bakterieller oder Endotoxinschock mit DIC, Gefahr der Ver-

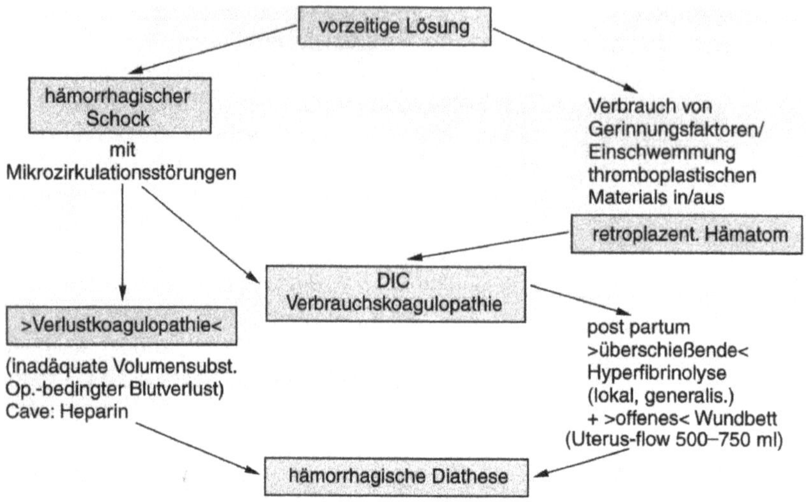

Abb. 5.25: Hämostasestörungen bei vorzeitiger Plazentalösung

stärkung der Koagulopathie infolge überschießender fibrinolytischer Aktivität nach der Entleerung des Uterus (Freisetzung von Gewebeaktivatoren der Fibrinolyse aus der Dezidua).

5.10.5.3 Diagnostik

Grundsätzlich ist bei allen geburtshilflichen Krankheitsbildern, die zu einer Koagulopathie führen können, eine Bestimmung der *Globalgerinnung* zu einem möglichst frühen Zeitpunkt sowie in engmaschigen Verlaufskontrollen (alle 2–4 Stunden) indiziert.

Darüber hinaus ist eine *Zuordnung* der Symptome der Gerinnungsstörung zu einem *klinischen Bild* (z. B. vorzeitige Lösung) von Bedeutung, um den besonderen Verlauf zu erkennen und die geeigneten therapeutischen Maßnahmen einleiten zu können.

Die *Beurteilung* der Gerinnungssituation (Suchtest) ermöglichen:

- **Clot-observation-test** (bed-side-Diagnostik) im Glasröhrchen, der die Gerinnungszeit misst. Verwendet wird Kubitalvenenblut (2–5 ml) oder abfließendes uterines Blut. *Normal:* Gerinnung des Blutes innerhalb von ca. 10 Minuten, *Verbrauch:* keine Gerinnung innerhalb von 10–15 Minuten. *Fibrinolyse:* Zunächst Gerinnung, dann Wiederauflösung des Gerinnsels innerhalb von ca. 5–10 Minuten.

  Mit diesem Test gelingt ohne Labormethoden eine orientierende Differenzierung zwischen dem Stadium des *Verbrauches von Gerinnungsfaktoren* und dem der reaktiven *Hyperfibrinolyse*.
- **Globalgerinnung:** In Abhängigkeit vom Ausmaß der Verbrauchsreaktionen an Gerinnungsfaktoren ergeben sich folgende pathologische Ergebnisse:
  - Verlängerung der *Thrombinzeit/partiellen Thromboplastinzeit* („antikoagulatorisch“ wirksame Fibrin-Fibrinogen-Spaltprodukte);
  - Herabsetzung des Fibrinogenspiegel (<100 mg%), Verminderung der *Thrombozytenzahl* (<100 000/µl) und des Antithrombin-III-Spiegels (<70%);
- *Spezialgerinnung:* Mittels sensitiver Gerinnungsanalysen ist heute die frühzeitige Erkennung einer DIC noch vor Eintritt einer klinisch relevanten Verbrauchskoagulopathie möglich. Diese Methoden zur Erfassung einer gesteigerten Thrombinbildung und -aktivität sowie eines erhöhten Fibrin-Fibrinogen-Umsatzes und -Abbaues sind unter anderem: Bestimmungen der zirkulierenden Thrombin-Antithrombin-III-Komplexe, der löslichen Fibrinmonomerkomplexe (lösliches Fibrin) und der D-Dimere (terminales Lyseprodukt des quervernetzen Fibrins).

  Infolge des erhöhten Laboraufwandes sind diese Gerinnungsteste derzeit noch nicht obligater Bestandteil der Akutdiagnostik.

Im Rahmen der klinischen Diagnostik sollten folgende **Parameter** überwacht werden: *Urin-*

ausscheidung (stündlich), *Puls/Blutdruck/Temperatur, ZVD, Blutgasanalyse.*

Die Überwachungsintervalle haben sich individuell nach dem Krankheitsverlauf zu richten.

5.10.5.4 Therapie

Ziel des Geburtshelfers sollte es sein, eine klinisch manifeste Gerinnungsstörung zu vermeiden, da diese dann oft therapeutisch schwer beeinflussbar ist, durch:

- realistische Abschätzung des *Blutverlustes* nach innen/außen und konsequente Beseitigung der *Krankheits-(Blutungs-)ursache*, z. B. Entleerung des Uterus bei mittelschwerer/schwerer vorzeitiger Lösung.
- *frühzeitige Erfassung* einer hämostaserelevanten Verminderung der Gerinnungsfaktoren (engmaschige Kontrolle der Gerinnungsparameter) und *rechtzeitige* Bereitstellung und *Substitution gerinnungsaktiver Plasmaproteine* z. B. tiefgefrorenes Frischplasma (fresh frozen plasma, FFP).
- Blutverlust bis zu 20% des Blutvolumens (ca. 1,0–1,2 l): Volumenersatz durch intravenöse Applikation von kolloidalen und Elektrolytlösungen ausreichend!
- Blutverluste >20% des Blutvolumens: Zusätzlich unverzügliche Gabe von FFP in Kombination mit Erythrozytenkonzentraten, eventuell zusätzlich Thrombozytenkonzentrate bei Thrombozytenzahlen unter 30 000–50 000/µl. *Anmerkung:* FFP enthält sämtliche gerinnungsaktiven Plasmaproteine (einschließlich Antithrombin-III) in physiologischer Zusammensetzung.

Praxishinweis: Der Einsatz von Heparin in niedriger Dosierung erscheint bei einer beginnenden Verbrauchsreaktion auf den ersten Blick pathophysiologisch sinnvoll. Da aber in der akuten geburtshilflichen Situation der *Schweregrad der Verbrauchsreaktion* kaum abgeschätzt werden kann, kann Heparin die Auslösung oder Verstärkung lebensbedrohlicher Blutungen verursachen! Daher gilt: **Keine Applikation von Heparin, solange es blutet** oder eine erhöhte Blutungsgefahr besteht!

Dementsprechend ist auch bei Gerinnungsstörungen aufgrund einer DIC mit Verbrauchskoagulopathie neben einer bilanzierten Volumensubstitution (Aufrechterhaltung einer ausreichenden Mikrozirkulation) die rechtzeitige Gabe von FFP u. U. in Verbindung mit Erythrozytenkonzentraten, erforderlich.

Schwere postpartale Blutungen sind fast immer auf eine überschießende *Fibrinolyse* zurückzuführen. In dieser Situation ist die Applikation des polyvalenten Proteinaseinhibitors Aprotinin (z. B. Trasylol®, Antagosan®) indiziert, der mit Plasmin einen relativ stabilen Komplex eingeht.

- Eine **medikamentöse Thromboseprophylaxe** (z. B. nach Sectio caesarea) mit niedrig dosiertem Standardheparin (10 000–15 000 E/Tag) oder niedermolekularem Heparin sollte nicht vor 24–48 Stunden nach dem akuten Ereignis bei laborchemisch nachgewiesener Konsolidierung der Gerinnungssituation (Fibrinogen >200 mg >200 mg %, Thrombozyten >100 000/µl) begonnen werden.

5.11 Infektionen in der Schwangerschaft

M. Bolz, K. Friese

Infektionen in der Schwangerschaft sind von großer Bedeutung wegen der Möglichkeit einer Übertragung auf das ungeborene Kind. Ein Zusammenhang zwischen intrauteriner Infektion und damit verbundener Schädigung des Feten ist häufig schwierig zu beweisen. Manche Schäden sind erst Jahre nach der Geburt klinisch auffallend. Bedeutsam für Infektionen sind Bakterien, Viren und Parasiten. Tabelle 5.12 gibt die Infektionswege zum Feten oder Kind bei bestimmten Infektionen an. Bei Infektionen ist die Meldepflicht nach dem Infektionsschutzgesetz zu beachten. Infektionen in der Schwangerschaft bedürfen häufig einer spezialisierten Diagnostik und Therapie und sollten an Zentren erfolgen.

Tab. 5.12: Infektionswege zum Feten oder Kind.

Infektion	1. Trim.	2. Trim.	3. Trim.	peri-natal	Infektionsweg zum Feten/Kind
Rötelnvirus (RV)	+++	++	–	–	Virämie → Kyema bzw. Plazenta
Zytomegalievirus (CMV)	(+)	+	++	+++	Virämie → Kyema bzw. Plazentgenital aszendierend → Amnion oder Kind sub partu
Herpesvirus (HSV-1, HSV-2)	((+))	((+))	((+))	+++	genital aszendierend → Amnion oder Kind sub partu
Varicella-zoster-Virus (VSV)	((+))	((+))	((+))	+++	Virämie → Plazenta
Parvovirus B 19	Abort	Abort	Abort	–	Virämie → Plazenta
Hepatitis-B-Virus (HBV)	((+))	(+)	+	+++	materno-fetale Mikrobluttransfusion
Hepatitis-C-Virus (HCV)	((+))	((+))	((+))	(+)	materno-fetale Mikrobluttransfusion
HIV	(+)	(+)	+	++	materno-fetale Mikrobluttransfusion

5.11.1 Virale Infektionen in der Schwangerschaft

Zu Herpes-simplex-Virus-Infektion (HSV) und Schwangerschaft (Abschnitt 11.8.3.1), zur Humanes-Papillom-Virus-Infektion (HPV) und Schwangerschaft (Abschnitt 11.8.3.2), zur Humanes-Immundefizienz-Virus-Infektion (HIV) und Schwangerschaft (Abschnitt 11.8.3.4) und zur Cytomegalie-Virus-Infektion (CMV) und Schwangerschaft (Abschnitt 11.8.3.5.1) siehe jeweils den angegebenen Abschnitt oben.

5.11.1.1 Rötelnvirus-Infektion (RV) und Schwangerschaft

Erreger: Rötelnvirus (Rubella)

Epidemiologie

Die Erstbeschreibung der sog. Rötelnembryopathie erfolgte durch Gregg 1941. Rötelnerkrankungen bzw. Rötelnembryopathie sind in Ländern mit hoher Teilnahme an der Rötelnimpfung selten geworden. Genaue Zahlen für Deutschland sind nicht verfügbar, weil die Meldepflicht unzureichend befolgt wird! In Deutschland sind 1997 ca. 4% aller Frauen im gebärfähigen Alter seronegativ (neue Bundesländer ca. 7%) gewesen. Damit sind bei rund 800000 Geburten pro Jahr ca. 30000 durch eine mögliche Rötelninfektion gefährdet!

Zum fetalen/kindlichen Erkrankungsrisiko siehe Tabelle 5.13.

Um ein kongenitales Rötelnsyndrom handelt es sich bei bis zu 90% bei Infektion in den ersten 10 Schwangerschaftswochen (SSW) und zu 10–33% bis zur 17. SSW.

Tab. 5.13: Fetales/kindliches Erkrankungsrisiko

Schwangerschaftsmonat (SSM)	Erkrankungsrisiko
1. SSM	ca. 50–60%
2. SSM	ca. 25%
3. SSM	ca. 15%
4. SSM	ca. 7–10%

Wichtig:

a) nach der 17. SSW besteht aus virologischer Sicht keine medizinische Indikation zum Schwangerschaftsabbruch
b) subklinische Rötelninfektionen führen nicht zu einer fetalen Schädigung
c) eine mütterliche Infektion bis 10 Tage präkonzeptionell ist ohne Folgen für das Kind
d) bei akzidenteller Impfung in der Schwangerschaft ist nicht mit einer Rötelnembryopathie zu rechnen.

Pathogenese und Pathophysiologie

Die Inkubationszeit beträgt 16 (12–21) Tage. Es handelt sich um eine Tröpfcheninfektion. Das Virus wird am 10.–12. Tag nach Ansteckung aus dem Rachen ausgeschieden, endend mit dem Auftreten von spezifischen IgG-Antikörpern 3–4 Tage nach Symptombeginn.

Der Erreger ist transplazentar übertragbar.

Cave: Kontagiosität bereits 1 Woche vor Ausbruch des Exanthems!

Ziele des Erregers sind das lymphatische Gewebe, die Plazenta und der Fet. Eine Infektion im 1. Trimenon führt häufig zum Abort. Sonst sind Hemmungsmissbildungen durch Mitosehemmung in infizierten Zellen häufig.

Klinik

- Rötelninfektion in der Kindheit häufig (50%) subklinisch
- bei Jugendlichen und Erwachsenen ausgeprägteres Krankheitsbild mit typischem Exanthem, Lymphknotenschwellung, Arthralgien.

Kongenitales Rötelnsyndrom (CRS):

- sog. klassische GREGGsche Trias: Herzfehler, Katarakt, Innenohrschwerhörigkeit
- weitere Symptome: Mikrocephalus, Retardierung
- erweitertes Rötelnsyndrom häufig zusätzlich mit Hepatitis, Myokarditis, Pneumonie, progrediente (letale) Panenzephalitis.

Diagnostik

1. klinisches Bild
2. serologischer Nachweis von spezifischen Antikörpern

Das Standardverfahren in der Schwangerschaft ist der Hämagglutinationshemmtest (HHT), der durch die Mutterschaftsrichtlinien vorgeschrieben ist.

Immunität: ab Titer $\geqq 1:32$ sowie wenn möglich Impfanamnese

Grenzwertige Titer (1:8; 1:16) durch andere Teste kontrollieren (z. B. Hämalysis-in-Gel-Test oder ELISA)

Primärinfektion: Klinik vorhanden; Röteln-IgM-Test positiv, keine Röteln-E2-Konformationsantikörper

Reinfektion: subklinisch, in der Schwangerschaft harmlos, zwei methodisch getrennte IgM-Teste positiv, Nachweis von Röteln-E2-IgG-Konformationsantikörper

Cave: rechtzeitig bei Schwangeren an Labordiagnostik denken

3. Pränataldiagnostik
a) Chorionzottenbiopsie (ab 12. SSW)
b) Amniozentese (ab. 12. SSW)
c) Kordozentese (ab 22. SSW)
→ Nachweis rötelnspezifischer IgM-Antikörper oder Virusnachweis (PCR, Zellkulturen)

Differentialdiagnostik: andere Viruserkrankungen mit Exanthembildung (Ebstein-Barr-Virus (EBV); Parvovirus B 19; Arzneimittelexanthem

Therapie: Die Therapie ist nur symptomatisch möglich. Die vorzeitige Schwangerschaftsbeendigung ist bei nachgewiesener Infektion vor der 17. SSW möglich.

Prävention

Die Prävention ist wegen der ggf. gravierenden Folgen für das intrauterin infizierte Kind wichtig!

1. Die Prüfung des Immunstatus der Schwangeren ist laut Mutterschaftsrichtlinien notwendig, also eine Pflichtuntersuchung (HIHT, HIG, ELISA); wünschenswert wäre die Überprüfung des Immunstatus in präkonzeptionellem Zustand.
2. Gleichzeitige Bestimmung von IgM empfohlen
3. Nach der Exposition ist unbedingt der Immunstatus zu überprüfen. Wenn bis max. 10 Tage nach Exposition bereits Rötelnantikörper nachweisbar sind, spricht dieser Aspekt gegen eine akute Infektion. Bei **seronegativen Schwangeren** wird bis zum 3. Tag nach Exposition Hyperimmunglobulin i. m., ggf. auch i. v. verabreicht (ab dem 5. Tag wirkungslos!), es ist jedoch zurzeit nicht im Handel.
4. Rötelnschutzimpfung aller Kinder im 15. Lebensmonat, Wiederholung bei Mädchen im 6. und 12. Lebensjahr; sowie aller seronegativen Erwachsenen

Die **Meldepflicht** ist nach § 7 (3) IfSG nicht namentlich!

5.11.1.2 Parvovirus-B-19-Infektion (Ringelröteln) und Schwangerschaft

Erreger: humanes Parvovirus-B-19

Epidemiologie

Das Virus ist weltweit verbreitet. Die Durchseuchung von Frauen im gebärfähigen Alter liegt bei 30–60% in Deutschland, allgemein in Industrieländern bei bis zu 50%. Es treten zweijährige epidemische Zyklen mit Wechsel von hoher und niedriger Inzidenz auf. Die Monate Januar bis August (Maximum April bis Juni) sind schwerpunktmäßige Infektionsperioden.

Ätiologie, Pathogenese, Pathophysiologie

Die Krankheit wird durch Tröpfcheninfektion übertragen. Eine diaplazentare Übertragung während der gesamten Schwangerschaft ist möglich, wobei die vertikale Transmissionsrate ca. 1/3 beträgt. Außerdem besteht die Möglichkeit einer parenteralen Übertragung mit Frischblut.

Die Inkubationszeit beträgt 7–14 (max. 21) Tage.

Nach Eindringen des Virus im Nasen-Rachen-Raum gelangt das Virus auf unklarem Weg in das Knochenmark. Dort werden Erythrozyten bzw. erythropoide fetale Vorläuferzellen zur Virusreplikation genutzt → Hemmung der Erythropoese → Anämie → Hydrops fetalis.

Klinik

- typisch bei Kindern: zunächst Gesichtserythem, später makulöses Exanthem an Körper und Gliedmaßen etwa ab 12. Tag, gelegentlich Pruritus
- untypisch bei Erwachsenen: arthritische Symptome; kann Jahre andauern!
- fetale Morbidität bei pränataler Infektion im 2. Trimenon ca. 11 %
- Risiko für fetale Komplikationen zwischen 13. und 28. SSW am größten

Diagnostik

1. Klinik
2. sonographische Auffälligkeiten beim Feten (Hydramnion, Hydrops fetalis et placentae)
3. Labor-Nachweis von spezifischen IGM- und IgG-Antikörpern im mütterlichen Serum
   - persistierende IgG-Antikörper sprechen für Immunität
   - fehlendes IgM schließt frische Infektion nicht aus
4. Amnio- oder Kordozentese zum Virus-DNA-Nachweis

Therapie
Schwangere symptomatisch

Fet:

a) wiederholte intrauterine Transfusionen, b) engmaschige sonographische/dopplersonographische/echokardiographische Überwachung, c) fetale Lungenreifeinduktion, d) abdominale Schnittentbindung, e) Therapie nur unter stationären Bedingungen am Zentrum!

Prävention

- Expositionsprophylaxe wenig erfolgreich
- wenig Erfahrungen bei passiver Immunisierung (also nicht empfohlen)
- aktive Immunisierung nicht zugelassen

5.11.1.3 Varizella-zoster-Virusinfektion (VZV) und Schwangerschaft

Erreger: Varizella-Zoster-Virus (VZV)

Epidemiologie
VZV-Infektionen sind weltweit verbreitet und treten häufig bei Kindern auf. Eine Infektion in der Gravidität ist selten, weil nur etwa 5–7 % aller Frauen der betreffenden Altersgruppe keine entsprechenden VZV-Antikörper aufweisen. In etwa 3–5 Fällen auf 1000 Schwangerschaften ist eine Varizellen-Infektion sowie etwa in 2 Fällen auf 1000 Schwangerschaften eine Infektion mit Zoster zu erwarten, d. h. in Deutschland ist bei 800000 Entbindungen/Jahr mit ca. 2400–4000 Fällen an Varizellen zu rechnen.

Das fetale/kindliche Schädigungsrisiko hängt vom Infektionszeitpunkt ab. Die Inzidenz eines kongenitalen Varizellenembryopathiesyndroms liegt bei mütterlicher Infektion im 1. Trimenon/1. Schwangerschaftshälfte bei ca. 1,0–2,0 %. Weltweit wurden etwa 40 Fälle eines *kongenitalen Varizellenembryopathiesyndroms* (CVS) beschrieben. Gravierender sind Varizellen zum Entbindungszeitpunkt mit Gefahr einer generalisierten kindlichen Infektion (*neonatale Varizellen*), häufig mit letalem Ausgang. Mütterlicher Herpes zoster vor Geburtstermin ist ohne Risiko für eine perinatale Infektion. Nach mütterlichem Varizellenkontakt werden IgA- und IgG-Antikörper gebildet, Letztere sind plazentagängig („Nestschutz“).

Klinik

- Inkubationszeit 20–21 (28) Tage
- Infektiosität beginnt ca. 1–2 Tage vor Beginn der Hauteffloreszenzen und bleibt bis zur Verkrustung der letzten Bläschen bestehen
- typisch: papulo-vesikuläres Exanthem, Fieber

Gravierendere Verläufe sind in der Schwangerschaft (Varizellen-Pneumonie) sowie bei Immunsuppression (HIV-Infektion) möglich.

Cave: Die Infektion wird durch Erkrankte übertragen (sog. „fliegende Infektion“, Virus kann große Strecken zurücklegen!).

Kongenitales Varizellensyndrom: Ulzeration der Haut, Hypoplasie der Gliedmaßen, Retardierung, Paralyse mit Muskelatrophie der Gliedmaßen, Chorioretinitis, zerebrale Krämpfe, Hirnatrophie – hohe Letalität

Neonatale Varizellen: Virusübertragung zwischen dem Zeitpunkt der Geburt und dem 12. Lebenstag des Neugeborenen; in 8% schwere Verläufe (besonders wenn eine mütterliche Infektion am Geburtstermin −5/+3 Tage stattfand, hat der Fet kaum mütterliche IgG-Leih-Antikörper!)

Diagnostik

1. typische Klinik
2. Serologie – Nachweis spezifischer IgG- und IgM-Antikörper
   - typisch für Varizellen: Anstieg IgG und IgM
   - typisch für Zoster: Anstieg IgG und IgA, selten IgM
   - Ist die Serologie bei Kindern wenig aussagekräftig, dann ist der Virusnachweis (VZV-PCR) im Blut oder Abstrichmaterial zu führen.
3. Pränataldiagnostik: Amniozentese oder Kordozentese (ab. 22. SSW) – VZV-PCR im Fruchtwasser oder Fetalblut

Hinweis: Bei Zoster in der Schwangerschaft immer nach HIV fahnden!

Therapie

- Virostatikum Aciclovir (Zovirax®) verringert Schwere der klinischen Symptomatik
- Therapiebeginn bis maximal 24 Stunden nach ersten Hauteffloreszenzen
- VZV weniger auf Aciclovir empfindlich als HSV – also höhere Dosierung (größere Studien nicht verfügbar)
- Neugeborene mit Varizellen streng isolieren, wenn Ausbruch der Erkrankung zwischen dem 5.–10. Lebenstag → Aciclovir 30 mg/kg/die)

Wichtig: Bei Verdacht auf floride Varizelleninfektion zum Entbindungszeitpunkt sollte man immer versuchen, die Entbindung durch Tokolyse aufzuhalten und bei einem Misserfolg sofort VZV-Hyperimmunglobulin und Aciclovir bereitstellen.

Prävention

1. Isolierung von erkrankten Personen – Abstand halten!
2. aktive Prophylaxe Nichtschwangerer mit Lebendimpfstoff
3. passive Immunprophylaxe (hohe Kosten: vorher Immunstatus erfassen!)
   - VZV-Immunglobulin (Varicellon®) 0,3 mg/kg/KG) i. m.
   - Varitect® 1 ml/kg/KG i. v.

→ o. g. Vorgehen bei nichtimmunen Schwangeren mit Varizellenkontakt zum Entbindungszeitpunkt; Zeitfenster: maximal 72 (96) Stunden; danach Dosis verdoppeln

→ Erfolg dieser Maßnahme nur in etwa 48%

5.11.1.4 Hepatitis-Virus-Infekton und Schwangerschaft

Erreger: Hepatitis-Viren A, B, C, D, E

Epidemiologie

Tabelle 5.14 gibt eine Übersicht zu Hepatitis-Viren. Des Weiteren wurden Heptitis-G-Erreger (HGV) bei Hepatitispatienten isoliert, die Bedeutung ist aber umstritten. Weiterhin ist eine Begleithepatitis bei Virusinfektionen (die auch die Schwangere betreffen können) bekannt: CMV, EBV, HIV, HSV u. a.

Klinik: Virushepatitis wird unterteilt in a) akute Hepatitis und b) chronische Hepatitis.

Tab. 5.14: Hepatitis-Viren

Hepatitis-Virus	A (HAV)	B (HBV)	C (HCV)	D (HDV)	E (HEV)
Übertragung	fäkal-oral	parenteral	parenteral	parenteral	fäkal-oral
Prävalenz	hoch	hoch regional	mittel	niedrig regional	regional
fulminanter Verlauf	selten	selten	selten	häufiger	Schwangere
chronischer Verlauf	nein	5–10% (postpartale Infektion)	70–80%	70–80%	nein
Leberzell-karzinom	nein	ja	ja	ja	nein
Therapie	nein	Interferon Lamivudin	Interferon Ribavirin	(Interferon)	nein
Impfung	Totvakzine	rekomb. HBsAG	nein	rekomb. HBsAG	nein

Allgemein typischer Verlauf

a) Prodromalstadium
b) ikterische Krankheitsphase
c) Rekonvaleszenzphase-posthepatitisches Syndrom
d) bei chronischer Hepatitis Übergang in Leberzirrhose mit späterer Entwicklung eines Leberzellkarzinoms

1. Hepatitis A
Es gibt ca. 5000 Fälle pro Jahr in Deutschland (meist eingeschleppt). **HAV** wird in graviditate fäkal-oral (verseuchtes Trinkwasser, unzureichend erhitzte Speisen – cave: Muscheln) übertragen, aber nicht vertikal. Der Krankheitsverlauf ist wie außerhalb der Schwangerschaft: Zunächst sind grippeähnliche Symptome, später Fieber, Inappetenz, Übelkeit, Müdigkeit; schließlich Ikterus, Pruritus vorhanden (→ heller Stuhl, dunkler Urin, Leberdruckschmerz und Oberbauchschmerzen). Die Krankheit heilt meist innerhalb von Wochen aus, protrahierte Verläufe bis zu 1–2 Jahren sind bekannt. Bei zunehmendem Alter bzw. Lebervorschäden ist ein fulminanter Verlauf möglich.

2. Hepatitis B
Hepatitis B ist weltweit verbreitet, ca. 500000 Virusträger gibt es in Deutschland, dabei ca. 6000 Fälle von akuter Hepatitis-B/Jahr. HBV wird parenteral durch Mikroblutkontakt mit einer infizierten Person übertragen (→ sexually transmitted diseasaes). Häufig besteht chronische Virushepatitis bei Promiskuität. Die Infektion mit HBV kann durch opportunistische Infektion mit **HDV** erschwert sein. Die Übertragung durch Blutprodukte ist heute selten geworden.

HBV kann perinatal von der Mutter zum Feten gelangen, wenn die Plazentaschranke einen Mikrobluttransfer zulässt (abhängig vom Virämiegrad bis zu 75%). Die diaplazentare Übertragung von HBV spielt in der Gravidität keine Rolle.

Der Verlauf der Hepatitis B wird durch die Schwangerschaft nicht negativ beeinflusst. Ein vermehrter Übergang in chronische Verläufe bzw. Reaktivierung ist nicht bekannt. Auch sind keine atypischen Verläufe für HBV- und HCV-Infektion in graviditate bekannt.

Aber:

- bei Infektion in der Perinatalperiode in 90% chronischer Verlauf!
- Leberzellkarzinom hier häufig ohne vorausgehende Leberzirrhose

3. Hepatitis C
HCV wird durch Blut- und Blutprodukte übertragen. Seit 1990 gibt es ein geeignetes Testsystem für HCV in Blutkoserven. Damit liegt das Übertragungsrisiko bei < 0,005%. Die Prävalenz in Mitteleuropa liegt bei 0,1%. Es gibt ca. 500000 HCV-Träger in Deutschland. Eine sexuelle HCV-Übertragung ist seltener als bei HBV. Auch die Transmission an den Fet ist mit ca. 7% geringer als bei HBV; Abhängigkeit von Viruslast. Ratsam ist ein schonender Entbindungsmodus, ggf. eine primäre Sectio. Stillen wird zurzeit nicht empfohlen.

4. Hepatitis D
HDV ist nur in Regionen mit hoher HBV-Durchseuchung relevant. In Deutschland ist HDV auch bei HBsAG-positiven Personen selten. HDV kommt als opportunistische Infektion bei HBV vor und ist nur in Gegenwart von HBV vermehrungsfähig. Die Übertragung durch perkutane Inokulation ist häufiger als durch sexuelle Kontakte.

5. Hepatitis E
HEV ist weltweit in Regionen mit unzureichender Trinkwasserhygiene verbreitet, in Deutschland aber selten und meist eingeschleppt. HEV wird fäkal-oral übertragen und heilt spontan aus. Bis zu 25% haben fulminante Verläufe (akutes Leberversagen und hepatische Enzephalopathie 8 Wochen nach Auftreten des Ikterus) mit stark erhöhter Letalität in der Schwangerschaft. Es besteht eine höhere Abortrate als bei anderen Hepatitiden. Schwangere sollten Risikogebiete meiden!

Weitere klinische Einzelheiten: Siehe Lehrbücher der Inneren Medizin.

Diagnostik in der Schwangerschaft

1. Klinik
2. Serologie

- HBsAG als Screening-Verfahren (32.–36. SSW) – wenn HBsAG positiv und wenn zusätzlich ein HBe-AG-Nachweis vorliegt, besteht zu ca. 75% das Risiko einer vertikalen Infektion.
- HBV-DNA-Hybridisierung zur Zählung der HBV-Partikel

Tab. 5.15: Expositionsprophylaxe, aktive und passive Immunprophylaxe bei Hepatitis

Hepatitis-Virus-Typ	Expositionsprophylaxe	passive Immunisierung	aktive Immunisierung
HAV	allgemeine Hygiene Nahrungshygiene	Immunglobulin 0,02 ml/kg/kg i. m. postexpositionell	3 Impfungen vor Reisen in Endemiegebiete mit formalininaktiviertem HAV
HBV	steriles Arbeiten korrekter Umgang mit Blut Kondom	bis maximal 46 Stunden nach Exposition, für Neugeborene HbsAG-positiver Mütter, bei Lebertransplantation	3 Impfungen mit HBsAG
HCV	hygienisch einwandfreies Arbeiten bei invasiven Eingriffen und im Umgang mit Blut Kondom	nicht verfügbar	nicht verfügbar
HDV	wie HBV		
HEV	Wasserhygiene	derzeit nicht zugelassen bzw. verfügbar	derzeit nicht zugelassen bzw. verfügbar

Differentialdiagnostik: a) HELLP-Syndrom als schwangerschaftsspezifische Erkrankung, b) andere nichtinfektiöse Lebererkrankungen mit Ikterus.

Therapie: symptomatisch

Prävention

1. Die Screening-Untersuchung aller Schwangeren 32.–36. SSW auf HBsAG ist lt. Mutterschaftsrichtlinien vorgeschrieben, es herrscht aber leider eine schlechte Screeningmoral in Deutschland!
2. hygienische Maßnahmen, Nahrungshygiene, Vermeidung von Risikogebieten
3. Expositionsprophylaxe, aktive, passive Immunprophylaxe (Tabelle 5.15)

Wichtig: Neugeborene HBsAG-positiver Mütter werden simultan aktiv/passiv geimpft. Das Stillen nach dieser simultanen Impfung ist möglich (Ausnahme: hohe Viruslast der Mutter). Nach nur aktiver Impfung ist das Stillen nicht möglich. Die Impfung des Neugeborenen ist auch erforderlich, wenn der Immunstatus nicht bekannt ist bzw. nicht in angemessener Zeit ermittelt werden kann.

Meldepflicht: § 6 (1) IfSG: namentliche Meldung bei Krankheitsverdacht, Erkrankung, Tod bei Virushepatitis; § 7 (1) IfSG: namentlich direkter/indirekter Nachweis Hepatitis-A, B, C, D, E-Virus

5.11.2 Bakterielle Infektionen in der Schwangerschaft

5.11.2.1 Streptokokken der Gruppe B

Epidemiologie

B-Streptokokken (Syn. Streptococcus agalactiae) gehören zur Darmflora des Menschen. Ca. 10–25 % aller Frauen weisen eine vaginale Besiedelung mit B-Streptokokken auf. In den 60er Jahren wurden sie als harmlose Saprophyten angesehen! Heute sind sie die häufigsten Erreger von Neugeboreninfektionen!

Die **Transmission** verläuft bei Erwachsenen über eine Schmierinfektion, bei Neugeborenen im Geburtskanal bzw. schon pränatal.

Wichtig: Neugeborene können sich bei erhaltenem Amnion infizieren.

Eine Infektion des Neugeborenen im Geburtskanal ist von der Kolonisation der Mutter abhängig. Die Übertragungsrate liegt bei 50–60 %. Das Erkrankungsrisiko des reifen Neugeborenen beträgt maximal 0,5–1 % (2 %), das Erkrankungsrisiko des unreifen Neugeborenen (< 28. SSW) beträgt bis zu 100 %!

Probleme

1. Die vaginale Kolonisationsrate mit B-Streptokokken während der Schwangerschaft ist nicht stabil, somit kann aus einem Vaginalabstrich nicht auf die peripartale vaginale Besiedelung geschlossen werden.

2. Die Beziehung zwischen B-Streptokokken und Frühgeburtlichkeit bzw. vorzeitigem Blasensprung ist nicht eindeutig bewiesen. Somit ist auch das Amnioninfektionssyndrom nicht primär durch B-Streptokokken ausgelöst (aber möglicherweise kompliziert). Häufiger tritt mütterliches Fieber post partum bei B-Streptokokken-Besiedelung auf.

Eine „early onset"-Infektion des Neugeborenen ist häufiger als eine „late onset"-Infektion.

Cave: Ca. 40% der „late onset"-Infektionen bei Neugeborenen stammen von kulturnegativen Müttern. Die Infektionsquelle ist in diesem Fall nosokomial: Pflegepersonal (!) und andere kolonisierte Neugeborene.

Klinik

Gefährdet ist primär das Neugeborene (!), weniger die Mutter. B-Streptokokken müssen beim Neugeborenen zunächst die Schleimhautbarrieren durchdringen. Deshalb sind intensivmedizinisch betreute Neugeborene (häufig: Frühgeborene!) mit Haut-/Schleimhautläsionen gefährdet. Zudem ist bei Frühgeborenen häufiger das Immunsystem überfordert.

Zu den Folgen einer B-Streptokokkeninfektion siehe Tabelle 5.16.

Das diagnostische Problem beim Neugeborenen besteht im Fehlen eines B-Streptokokken-spezifischen Leitsymptoms!

a) „early onset":
   - Neugeborenes infiziert sich im Geburtskanal
   - rasch progrediente Erkrankung unmittelbar nach Geburt beginnend
   - Fieber, Atemstörungen, Perfusionsstörungen, Tachykardie als Frühzeichen einer Sepsis
   - ohne Therapie → respiratorische Insuffizienz, septischer Schock, Verbrauchskoagulopathie
   - hämatogene Absiedelung bei verzögertem Therapiebeginn führt zur Osteomyelitis, septischer Arthritis, Meningitis
   - insgesamt hohe Letalität
b) „late onset":
   - Einsetzen 1–6 Wochen nach der Geburt
   - Fieber, Trinkschwäche, Unruhe, Berührungsempfindlichkeit werden häufig zu Hause (von Laien) fehlgedeutet und münden in eine Meningitis
   - oft foudroyanter Verlauf
   - Letalität mindestens 25%

Schwangere mit B-Streptokokken-Besiedelung zeigen keine spezifische Symptomatik!

Diagnostik

1. Mikrobiologischer Nachweis (häufiger im Vaginal- als im Zervixabstrich)
2. Erreger-Nachweis in Blut, Liquor, suprapubisch punktiertem Harnblasenurin (Neugeborenes) sowie Ohrabstrich, Magensekret, Nabelabstrich oder Mekonium

Therapie: Mittel der Wahl ist Penicillin oder Ampicillin, möglich sind auch: Erythromycin, Clindamycin, Oxacillin, Cefalosporine der 2. und 3. Generation. Resistenz besteht gegenüber Aminoglykosiden (allerdings Synergismus in Kombination mit Ampicillin).

Prävention allgemein: a) Screening (Schnellkulturmedien mit Farbumschlag) aller Schwangeren im 3. Trimenon und Prophylaxe bei erhöhtem Risiko, b) hygienische Maßnahmen zur Vermeidung nosokomialer Infektionen

Prävention – weitere Überlegungen:
Eine Behandlung aller B-Streptokokken-besiedelten Schwangeren ist wegen der häufigen, schnellen Rekolonisation nicht sinnvoll.

Zur Behandlung bei B-Streptokokken-Besiedlung und zusätzlichen Risikofaktoren existieren

Tab. 5.16: Folgen einer B-Streptokokkeninfektion

für Erwachsene	in der Perinatalzeit	für das Neugeborene
Meningitis Pneumonie Pyelonephritis Infektionen des Urogenitaltraktes Endomyometritis → Adnexitis	septischer Abort Frühgeburt begünstigt durch Amnion-infektionssyndrom	– variables klinisches Bild zwischen transitorischer Bakteriämie, Pneumonie (reife Neugeborene) und schwerer Sepsis (gefährdet: Frühgeborene) – Frühform „early onset" – Spätform „late onset" (1–6 Wochen nach der Geburt einsetzend)

unterschiedliche Empfehlungen. Nachfolgend eine Zusammenfassung:

- Frühgeburt bis zur vollendeten 37. SSW
- Geburtsgewicht unter 2500 g
- Blasensprung > 12 bzw. > 18 h unabhängig vom Gestationsalter!
- Fieber intra partum, unabhängig vom Gestationsalter
- Geburt eines B-Streptokokken-infizierten Kindes vorausgegangen

Hinweis: Eine optimale Präventionsstrategie ist derzeit nicht im Konsens festgelegt.

Standardmedikamente und Dosierung mit nachweisbar gesicherter Wirkung: a) Ampicillin 3 × 2 g/die, b) Cefotaxim 3 × 2 g/die.

Hinweis: Bei Zeichen einer mütterlichen/fetalen Infektion unter der Geburt (Leukozytose, CRP-Anstieg, fetale Tachykardie) zügige Entbindung anstreben.

5.11.2.2 Streptokokken der Gruppe A

Erreger: Streptokokken der Gruppe A

Epidemiologie
Streptokokken der Gruppe A sind weit verbreitete Erreger. Semmelweis (in der 1. geburtshilflichen Klinik Wien) erkannte 1841 die Bedeutung der Hygiene im Kampf gegen das Kindbettfieber, wobei der Erreger zu dieser Zeit noch unbekannt war. Ca. 5% aller Menschen, insbesondere Kinder, sind Träger im Nasen-Rachen-Raum. Weitere Keimreservoire sind Darm und der Genitalbereich. Streptokokken-A-Erkrankung tritt im Wesentlichen durch Eigenbesiedelung, weniger durch Übertragung durch kolonisiertes Personal bzw. Partner ein.

- verschiedene Virulenzfaktoren: Exotoxin A und B, Streptolysin O und S, Hyaluronidase
- nach Kontakt mit o. g. Virulenzfaktoren massive Expression proinflammatorischer Zytokine (IL-6; TNF-α) → Fieber, Hypotonie, Thrombopenie, Exanthem
- Eintrittspforte der Erreger in der Geburtshilfe: Episiotomie, nachfolgend Endomyometritis

Die Häufigkeit in der Geburtshilfe beträgt heute 0,2–1,0 Todesfälle/100 000 Patientinnen (genaue Zahlen sind nicht verfügbar!). Die Infektion verläuft auch klinisch inapparent (imponiert als Angina).

Klinik

1. breites Erkrankungsspektrum
   - nicht erkrankter Keimträger (z. B. medizinisches Personal)
   - eitrige Pharyngitis, Tonsillitis, Scharlach, Erysipel
2. Einteilung nach Lokalisation und Invasivität ebenfalls möglich
   - nicht invasive Infektion der Schleimhaut: z. B. Tonsillitis u. a.
   - nicht invasive Infektion der Haut: Pyodermien, Erysipel
   - invasive Infektion: Neugeboreneninfektion, Puerperalsepsis, chirurgische Wundinfektion, Meningitis, Pneumonie, Peritonitis, septische Arthritis, nekrotisierende Faszilitis.

Besonders problematisch ist der Übergang in streptokokkenbedingtes toxisches Schocksyndrom (STSS).

A-Streptokokken in der Gynäkologie: Vulvitis, oberflächliche Hautentzündungen, Erysipel, Phlegmone, Mastitis

A-Streptokokken in der Geburtshilfe: **Puerperalsepsis** (Letalität der Puerperalsepsis: 20–30%!):

- häufig untypischer Krankheitsbeginn, Fieber kann fehlen!
- mitunter *leichtes Fieber* am 1./2. Wochenbettstag, verbunden mit *schwerem Krankheitsgefühl*
- Akrozyanose, Dyspnoe, diffuse Schmerzen, unklare Obstipation

Cave: Die Labordiagnostik ist zum Teil unzuverlässig – Leukozytose kann fehlen, besser und wichtig: CRP

Bei V. a. Streptokokken-A-Infektion sollte unverzüglich (d. h. vor Erhalt des mikrobiologischen Erregernachweises) und korrekt dosiert eine Antibiotikatherapie begonnen werden.

Notfalltherapie der letzten Wahl: Hysterektomie

Diagnostik

I. unspezifische Klinik
II. mikroskopisch/mikrobiologisch
III. bei Sepsis: immer Blutkultur
IV. STSS – Streptococcal Toxic Shock Syndrome

1. Isolierung von Streptococcus pyogenes
   A: aus normalerweise sterilen Entnahmeorten (Blut, Liquor, Pleura- oder Peritonealflüssigkeit, Operationswunden)
   B: aus unsterilen Entnahmeorten (Rachen, Sputum, Vagina, Hautläsionen)
2. Klinik
   A: Hypotension (RR systolisch $\leqq$ 90 mm Hg bei Erwachsenen)
   B: 2 oder mehr der folgenden Befunde: Nierenversagen, Koagulopathie (Thrombozyten < 100 000 Gpt/l oder DIG), Leberschäden, ARDS, Exanthem, Bindegewebsnekrose

Vorliegen eines STSS bei Kriterien 1 A + 2 A + B, wahrscheinliches Vorliegen eines STSS bei Kriterien 1 B + 2 A + B

Therapie

1. hochdosierte Penicillin-G-Applikation (keine Resistenzen bekannt)
2. bei Sepsis und unbekanntem Erreger grundsätzlich sofort hochdosierte Kombinationstherapie
   a) Cephalosporin 2. oder 3. Generation
   b) Metronidazol
   c) Aminoglykosid
3. bei milderem Verlauf auch Einsatz von Erythromycin bzw. Roxythromycin möglich
4. ultima ratio, häufig aber zu spät kommend: Hysterektomie
5. bei Nachweis vaginaler A-Streptokokken immer (auch ohne klinische Symptomatik) eine mindestens 10-tägige Antibiotikatherapie durchführen

Prävention: a) alle nachgewiesenen A-Streptokokken-Infektionen sofort behandeln, b) hygienische Maßnahmen (Mundschutz)

5.11.2.3 Listeria monozytogenes

Erreger: Listeria monozytogenes

Epidemiologie
Die Erreger kommen weltweit vor. Sie sind physiologisch Bestandteil der Fäkalflora von Mensch und Tier. Schwangere sind zehnmal empfindlicher als nichtschwangere Frauen. Errreger werden mit dem Kot ausgeschieden, dann tritt eine Kontamination von Lebensmitteln (Fleisch, Milchprodukte, Rohgemüse) zwischen 15 und 70% ein. Eine Listeriose ist trotzdem eher selten.

Relevante Übertragungswege in der Schwangerschaft (1998 41 Fälle in Deutschland gemeldet):

a) pränatal über die Plazentaschranke
b) perinatal als aszendierende Infektion aus der mütterlichen Vaginalflora

Klinik

- nach Infektion flüchtige fieberhafte Erkrankung, nicht selten auch Meningitis (außerhalb der Schwangerschaft)
- in der Schwangerschaft: grippeähnliche Symptomatik, Fieber, Schüttelfrost, Kopfschmerzen → aszendierende Infektion möglich
- Folgen: Abort, Totgeburt, Frühgeburt bzw. Granulomatosis infantiseptica, Sepsis und Meningitis mit early und late onset

Diagnostik

1. kultureller Nachweis von L. monocytogenes im Blut bzw. Liquor, bei Neugeborenen auch im Magensaft, Mekonium, HNO-Abstrichen
2. mikroskopischer Nachweis in o. g. Untersuchungsmaterialien
3. Serologie wenig hilfreich

Therapie: Mittel der Wahl in der Schwangerschaft: Ampicillin 12 g/die über 2 Wochen

Prävention
Expositionsprophylaxe durch Nahrungshygiene, also kein rohes Fleisch, keine Rohmilch (bzw. deren Produkte), kein Weichkäse; Salate gründlich waschen; rohes Fleisch getrennt von fertig zubereiteten Lebensmitteln lagern (die nicht noch einmal erhitzt werden).

Eine Impfung ist nicht verfügbar.

Meldepflicht: § 7 (1) IfSG: namentliche Meldung des direkten Erregernachweises in Blut, Liquor bzw. anderen normal sterilen Substraten einschließlich Abstrichen von Neugeborenen

5.11.2.4 Chlamydieninfektion und Schwangerschaft

Erreger: Chlamydia trachomatis

Epidemiologie

- obligat intrazelluläres Bakterium
- weltweit zu den am häufigsten sexuell übertragbaren Erkrankungen zählend

Tab. 5.17: Spezies der Chlamydien

Spezies	Serovar	Erkrankung
C. psittiaci		Psittakose
C. pneumoniae		Infektion der Atemwege
C. trachomatis	L1–L3	Lymphogranunuloma inguinale
C. trachomatis	A, B, Ba, C	Trachom
C. trachomatis	D–K	*gesicherter Zusammenhang:* Urethritis, Zervizitis, Bartholinitis, Endometritis nonpuerperalis und puerperalis, Perihepatitis, Salpingitis, Proktitis, Extrauteringravidität, tubare Sterilität, Konjunktivitis, Pneumonie *möglicher Zusammenhang:* vorzeitige Wehentätigkeit, vorzeitiger Blasensprung, Frühgeburtlichkeit Chorioamnionitis

- Entscheidend für klinische Wirkung beim Menschen sind die Chlamydienspezies sowie das Serovar.

Spezies der Chlamydien listet Tabelle 5.17 auf.

Diagnostik

1. Serologie: Nachweis von Antikörpern (IgA, IgM, IgG) möglich, aber Differenzierung zwischen genitaler und pulmonaler Infektion nicht möglich! Problem: 70% Nachweisrate eines Antikörpertiters bei Erwachsenen erschweren die Interpretation eines erhobenen Befundes.
2. Methode der Wahl: Erregernachweis durch PCR im Abstrichmaterial (direkt bei Pelviskopie von der Tube entnommen)

Ein Nachweis von Antikörpern bedeutet keinen sicheren Immunschutz vor Re-Infektion, eine chronisch-persistierende Infektion ist möglich.

5.11.2.5 Chlamydia-trachomatis-Infektion und Schwangerschaft

- Häufigkeit 3–5% bei allen Schwangeren, in Risikokollektiven auch mehr
- häufig asymptomatische Infektion

Bedeutung der gesicherten Chlamydieninfektion:

a) höhere Morbidität der Mutter (Endometritis post partum)
b) höhere Morbidität des Neugeborenen (Konjunktivitis, Pneumonie)

Die Bedeutung der Chlamydien ist umstritten (vergleiche Tabelle 5.17).

Ca. 70% der Neugeborenen infizieren sich intrapartal bei der Mutter, davon ca. 50% Konjunktivitis, 20% Pneumonie.

Eine floride (unbekannte?) Chlamydieninfektion zum Zeitpunkt eines Schwangerschaftsabbruchs erhöht das mütterliche Risiko für eine Endomyometritis: entweder vorher Diagnostik oder großzügige perioperative Antibiotikaprophylaxe

Therapie

Mittel der 1. Wahl in der Schwangerschaft: Erythromycin 4 × 500 mg über 10–14 Tage oral; andere Makrolidantibiotika sind in der Schwangerschaft nicht zugelasssen; Mittel der 2. Wahl: Amoxicillin 3 × 500 mg oral über 10 Tage.

Immer Befundkontrolle nach Therapie durchführen.

Prävention

1. Das Screening aller Schwangeren ist lt. Mutterschaftsrichtlinien seit 1996 vorgeschrieben.
2. Partnerdiagnostik und Therapie

Zu Gonorrhö (Abschnitt 11.8.1.2), Syphilis (Abschnitt 11.8.1.3), Trichomoniasis (Abschnitt 11.7.3) und bakterieller Vaginose (Abschnitt 11.7.3) in der Schwangerschaft siehe oben in den genannten Abschnitten.

5.11.3 Parasitäre Erkrankungen in der Schwangerschaft

5.11.3.1 Toxoplasmoseinfektion und Schwangerschaft

Erreger: Toxoplasma gondii

Epidemiologie

Es handelt sich um ein weltweit verbreitetes Protozoon. Beim Menschen tritt es in zwei Formen auf, Trophozoit und Zyste (Dauerstadium von Einzelparasiten). Der Hauptwirt sind Katzen und katzenartige Raubtiere. Im Darm dieser Tiere entstehen sog. Oozysten, die mit dem Kot ausgeschieden oral durch Säugetiere, Vögel und Menschen aufgenommen werden können. Die Durchseuchungsrate (Antikörper-positiv) bei schwangeren Frauen in Deutschland beträgt 26–54%.

Klinik

- Infektion verläuft in der Regel symptomlos
- Ausnahme immunsupprimierte Patienten
- möglich: grippeähnliche Symptomatik
- Organmanifestation als Lymphknoten-Toxoplasmose möglich

Bei **Erstinfektion** in der Schwangerschaft sind bedeutsam der Infektionszeitpunkt, die Infektionsdosis und die immunologische Kompetenz.

Wichtig: Mit zunehmendem Gestationsalter nimmt die Wahrscheinlichkeit einer fetalen Infektion zu, die Schwere des Krankheitsbildes beim Kind aber ab.

Erkrankung im 1. Trimenon: → bis zu 15% Erkrankung des Embryos bzw. Feten mit schwerer Schädigung oder Abort/Fehlgeburt

Erkrankung im 2. oder 3. Trimenon: Die klassische Trias (1% der Fälle) bilden Retinochorioiditis, Hydrozephalus und intrazerebrale Verkalkung mit postenzephalitischem Schaden. Ca. 10% der Fälle haben unklare Krankheitsbilder mit Zeichen einer floriden Entzündung (Fieber, Hepato-Splenomegalie, Lymphadenitis, Retinochorioiditis, Anämie, Ikterus). Ca. 90% der Fälle verlaufen postpartal symptomlos, erst später (nach Monaten oder Jahren in jüngerem Erwachsenenalter zu 65–95%) tritt typischerweise Retinochorioiditis auf.

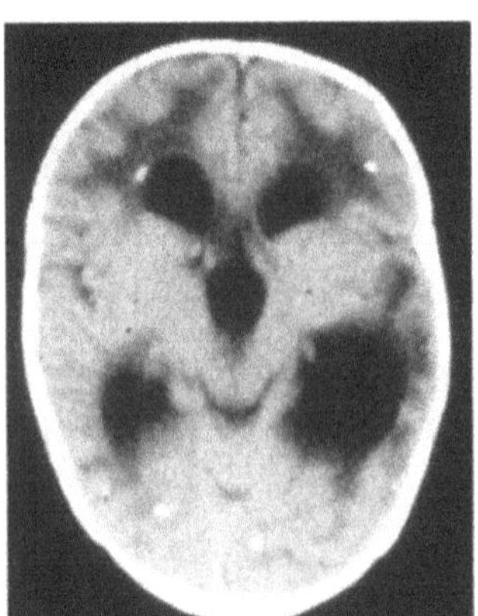

Abb. 5.26: Zerebrale Toxoplasmose mit Hydrozephalus und Verkalkungen bei Neugeborenem

Infektionsmöglichkeiten: a) Verzehr von Toxoplasmazysten-haltigem, rohem, ungenügend erhitztem Fleisch oder von durch Katzenkot verunreinigten Lebensmitteln, b) Kontakt zu Katzen (Durchseuchungsrate bei Katzen in Deutschland 55–59%)

Folgen der primären Toxoplasmoseinfektion in der Schwangerschaft: vorzeitige Wehen bzw. Frühgeburt als Ausnahme, Infektion im 1. Trimenon → häufig Abort, fetale/kindliche Infektion

Diagnostik

1. bei der schwangeren Frau
2. serologische Diagnostik soll folgende Fragen beantworten:
   Besteht Immunität (also sog. latente Infektion)?
   Handelt es sich um eine akute oder kürzlich erfolgte Infektion (bei unbekannten Vorbefunden)?
   Vorliegen einer Serokonversion einer primär Antikörper-negativen Frau bei der Kontrolluntersuchung
   - entscheidende Bedeutung haben spezifische IgG- bzw. IgM-Antikörper
   - direkter Erregernachweis (PCR) nur im Ausnahmefall

Wichtige Befundkonstellationen und Schlussfolgerungen

1. spezifische IgG-Antikörper nachweisbar, keine IgM-Antikörper → spricht für latente Infektion mit Immunschutz für das ungeborene Kind
2. spezifische IgG- und IgM-Antikörper nachweisbar
   - akute/kürzliche Infektion mit Relevanz für die Schwangerschaft
   - abklingende (subakute) Infektion ohne aktuelle Bedeutung (Infektion vor Eintritt der Schwangerschaft)
   - Antikörper-Boosterung mit zusätzlichem Auftreten von spezifischen IgA-Antikörpern nach erneutem intestinalen Antigenkontakt oder bei irrelevanter Reaktivierung

- Problem: Unterscheidung von Antikörper-Boosterung und abklingender Infektion schwierig!
- unspezifische IgM-Reaktion ohne Relation zu einem Toxoplasma-gondii-Kontakt

Cave: Ein einzelner positiver IgM-Nachweis darf nicht ohne weitere Abklärung als Hinweis für eine schwangerschaftsrelevante Infektion gewertet werden.

IgM-Antikörper persistieren 1(–3) Jahre

Bei Fehlen von serologischen Vorbefunden ist das weitere Vorgehen:

1. nach Vorbefunden fahnden, Anamnese klären
2. spezielle Zusatzuntersuchungen aus erster Serumprobe (weitere IgM-Tests, Untersuchungen auf spezifische IgA- bzw. IgE-Antikörpern
3. Zweitbefund zur Verlaufsbeurteilung, Bestätigung bzw. Korrektur der Verdachtsdiagnose nach 2–3 Wochen

Referenzlaboratorien in Deutschland nutzen!

Cave: Dokumentation der erhobenen Befunde im Mutterpass.

Problem: Derzeit ist das Screening auf Toxoplasmose in den Mutterschaftsrichtlinien nicht vorgesehen.

Für eine **Pränataldiagnostik** gibt es zwei Gründe: 1. Bei wahrscheinlicher oder gesicherter mütterlicher Toxoplasmoseinfektion soll geklärt werden, ob der sonographisch unauffällige Fet betroffen ist; 2. ist eine fetale Infektion bei sonographischen Auffälligkeiten nachzuweisen bzw. auszuschließen.

Problem: fetale Infektion entspricht nicht einer möglichen kindlichen Schädigung!

Technische Möglichkeiten:

a) Kordozentese (Abortrisiko bis 3,4%) oder
b) Amniozentese mit Fruchtwasser-PCR (Abortrisiko 0,6%)
   - negativer PCR-Befund bedeutet nicht zwangsläufig fehlende fetale Infektion
   - sonographische (invasive) Diagnostik im spezialisierten Zentrum

Vorbedingungen zur Amniozentese:

- Infektion älter als 4 Wochen
- mindestens 16. Schwangerschaftswoche
- keine Vorbehandlung mit Pyrimethamin/Sulfadiazin (sonst falsch-negative Befunde): 1 Woche vorher absetzen

Hinweise: 1. Bei Nachweis einer fetalen Toxoplasmainfektion und sonographischen Auffälligkeiten muss mit den potenziellen Eltern des Kindes die Möglichkeit des Schwangerschaftsabbruchs besprochen werden. 2. Nach Toxoplasmoseinfektion besteht im Allgemeinen Immunität.

Therapie
Eine medikamentöse Therapie ist grundsätzlich sofort ab Verdachtsdiagnose einzuleiten oder bei sicherem Hinweis, um keine Zeit zu verlieren (Präparate und Dosierungen in Tabelle 5.18). Im Normalfall dauert die Therapie vier Wochen. Eventuell ist eine Kontrollamniozentese zur Verlaufs- bzw. Risikobeurteilung nötig. Wenn durch pränatale Diagnostik eine fetale Infektion nachgewiesen wurde:

- Antibiotikatherapie bis zum Ende der Schwangerschaft
- 4 Wochen Pyrimethamin-Sulfadiazin-Folinsäure-Zyklus im Wechsel mit
- 4 Wochen Rovamycin-Zyklus

Tab. 5.18: Präparate und Dosierungen bei Toxoplasmainfektion.

SSW	Präparat	Dosis	Handelsname
bis zum Ende der 15. SSW	Spiramycin	3 × 3 Mio IE/die	Rovamycine-500® Selectomycin®
ab der 16. SSW	Sulfadiazin	4 × 0,5–1,0 g/die (50 mg/kg/KG/die bis 4,0 g)	Sulfadiazin-Heyl®
	Pyrimethamin	1 × 25 mg/die (am 1. Tag 50 mg /die)	Daraprim®
	Folinsäure (Ergänzung)	10 mg/die	Lederfolat®

Sicher infizierte Kinder sollten auch nach der Geburt bis zum 12. Lebensmonat behandelt werden.

Prävention
Aufklärung der Schwangeren (nur gut gekochtes/gebratenes Fleisch verzehren; Gemüse, Obst usw. gut waschen; Hände waschen nach Garten- und Küchenarbeit; Katze in der Umgebung muss nicht entfernt werden (aber: nur Dosen- oder Trockenfutter, Katzenkotkästen sollen nicht von der Schwangeren gesäubert werden und mit 70 °C heißem Wasser gereinigt werden, bei Katzenkontakt Untersuchung auf Toxoplamose anstreben); Untersuchung (Screening) auf Toxoplasmose der Schwangeren anbieten

Bei Schwangeren mit Lymphknotenschwellung bzw. grippaler Symptomatik sofort Diagnostik auf Toxoplasmose!

Zu Phthirus pubis-Infektion und Schwangerschaft (Abschnitt 11.8.2.2) bzw. Sarcoptes-scabiei-Infektion und Schwangerschaft (Abschnitt 11.8.2.3) siehe oben.

5.12 Impfungen in der Schwangerschaft

M. Bolz, K. Friese

Tabelle 5.19 führt Impfungen in der Schwangerschaft an.

Tab. 5.19: Impfungen in der Schwangerschaft

	Impfung	1. Trimenon	2. und 3. Trimenon
Lebendvakzine	BCG	nein	nein
	Poliomyelitis (oral)	ja	ja (außer in den letzten Wochen vor Entbindung)
	Masern, Mumps, Röteln*, Varizellen	nein*	nein
	Gelbfieber	nur bei strenger Indikationsstellung	nur bei strenger Indikationsstellung
	Typhus, Cholera (oral)	individuelle Indikationsstellung	individuelle Indikationsstellung
Totvakzine	Tetanus	individuelle Indikationsstellung (postexpositionell)	individuelle Indikationsstellung (postexpositionell)
	Diphtherie	individuelle Indikationsstellung	individuelle Indikationsstellung
	Pertussis	nein	nein
	Haemophilus influenzae Typ b	nein	nein
	Poliomyelitis (parenteral)	ja	ja
	FSME	nur bei strenger Indikationsstellung	nur bei strenger Indikationsstellung
	Influenza	nein	individuelle Indikationsstellung
	Hepatitis A, B	individuelle Indikationsstellung	individuelle Indikationsstellung
	Tollwut	individuelle Indikationsstellung (postexpositionell)	individuelle Indikationsstellung (postexpositionell)
	Cholera (parenteral)	nein	nein
	Typhus (parenteral)	individuelle Indikationsstellung	individuelle Indikationsstellung

* **Anmerkung:** Eine versehentliche (akzidentelle) *Röteln-Impfung* in der Frühschwangerschaft in Unkenntnis der Gravidität stellt *keine* medizinische Indikation zum Schwangerschaftsabbruch dar

6. Regelwidrige Geburt

6.1 Haltungs-, Einstellungs- und Lageanomalien

H. Halle

6.1.1 Haltungsanomalien (Deflexionslagen)

Die Haltung beschreibt die Beziehung zwischen Kopf und Rumpf beim Durchtritt durch den Geburtskanal. Die normale Haltung ist durch eine starke Beugung des Kopfes (Flexion) gekennzeichnet, das Kinn liegt auf der Brust, das Hinterhaupt ist der führende Teil.

Abweichungen von dieser physiologischen Haltung sind **Haltungsanomalien**, das heißt der Kopf ist gestreckt, wir sprechen von Deflexionslagen. Abhängig vom Grad der Deflexion unterscheiden wir (vgl. Abb. 6.1):

– die Vorderhauptslage	die Leitstelle ist die große Fontanelle
– die Stirnlage	die Leitstelle ist die Stirn
– die Gesichtslage	die Leitstelle ist das Gesicht

Bei allen Deflexionslagen ist das Durchtrittsplanum größer als bei der normalen Hinterhauptslage mit der Circumferentia suboccipito-bregmaticum von **32 cm!**

Jede Umfangsvergrößerung führt zu einer Erhöhung der Weichteilbelastung im Geburtskanal und damit zu einer Verlangsamung des Geburtsvorganges.

Deshalb kommt es häufig zu protrahierten Geburtsverläufen bei Deflexionslagen!

6.1.1.1 Vorderhauptslage (VoHL)

Die VoHL ist die Deflexionslage mit dem geringsten Grad der Streckhaltung. Die Leitstelle ist die große Fontanelle. *Durchtrittsplanum*: Circumferentia fronto-occipitale = **34 cm**.

Ätiologie: relatives Missverhältnis, Frühgeborene, besondere Kopfform (Kurzkopf), Hindernisse im Beckeneingang.

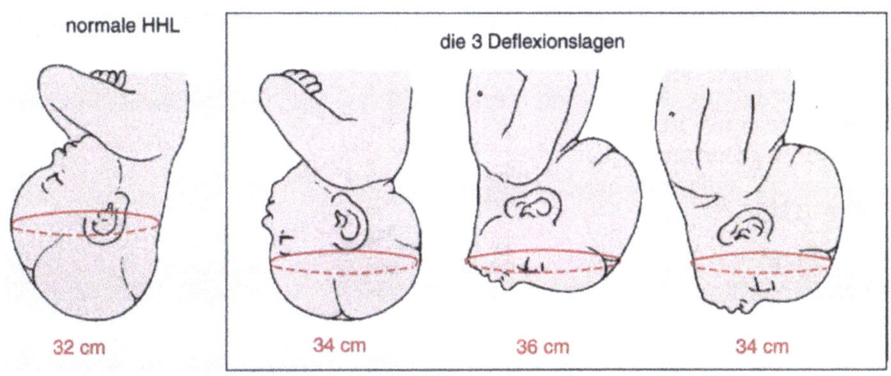

Abb. 6.1: Vordere Hinterhauptslage (HHL) und die 3 Grundtypen der Deflektionslagen (rot: verschiedene Durchtrittsplani)

Geburtsverlauf: Die spontane Geburt ist möglich, aber häufig ist die Austreibungsperiode verlängert. Die *Geburt des Kopfes* läuft in 2 Phasen ab. **1. Phase:** Zunächst werden das Vorderhaupt, der Scheitel und das Hinterhaupt durch Beugung des Kopfes geboren. **2. Phase:** Durch eine nachfolgende Streckung erfolgt die Geburt von Stirn und Gesicht.

Vaginal operative Entbindungsverfahren sind bei der VoHL häufiger notwendig.

Bei der größeren Weichteilbelastung sollte immer eine *große Episiotomie* angelegt werden.

6.1.1.2 Stirnlage (StL)

Die StL ist die Deflexionslage mit einer *mittleren Streckhaltung* des Kopfes, aber mit dem **größten Durchtrittsplanum!**

Leitstelle ist die Stirn (die Glabella ist tastbar). *Durchtrittsplanum*: Circumferentia maxilloparietale = **36 cm!**

Ätiologie: relatives Missverhältnis, besondere kindliche Kopfform (Spitzkopf).

Geburtsverlauf: Bei ausreichend weitem Becken ist die Spontangeburt möglich, aber aufgrund des hohen Weichteilwiderstandes verläuft sie oft stark protrahiert.

Auf Zangenoperationen sollte verzichtet werden. „Bei der Stirnlage wird die Zange zu einem sehr gefährlichen Instrument" (Pschyrembel).

Bei der StL sollte die Indikation zum Kaiserschnitt großzügig gestellt werden.

Bei der vaginalen Geburt erfolgt die Kopfentwicklung wie bei der VoHL in 2 *Phasen*. Zunächst werden durch Beugung die Scheitelgegend und das Hinterhaupt und danach durch Streckbewegung das Gesicht entwickelt.

Die nasoposteriore Stirnlage (der Rücken ist vorn = Stellungsanomalie) ist geburtsunmöglich.

6.1.1.3 Gesichtslage (GL)

Die GL ist die Deflexionslage mit der *maximalen Streckhaltung* des Kopfes.

Die Leitstelle ist das Gesicht (Kinn).

Durchtrittsplanum: Circumferentia hyo-parietale = **34 cm.**

Ätiologie: wie bei allen Deflexionslagen das relative Missverhältnis, der Langschädel (dolichocephale Form), Tumoren am kindlichen Hals (Struma, Kiemengangzysten etc.), Tumoren im unteren Uterinsegment (Myome).

Geburtsverlauf: Nur die *mentoanteriore* GL ist auf vaginalem Wege geburtsmöglich. Der Austrittsmechanismus ist dem der vorderen Hinterhauptslage genau entgegengesetzt. Der Kopf ist maximal gestreckt und wird durch einen reinen Beugevorgang entwickelt (Abb. 6.2). In der Reihenfolge werden Gesicht, Stirn, Vorder- und Hinterhaupt geboren.

Praxishinweis: Die mentoposteriore GL (Rücken vorne, Abb. 6.3) ist nicht geburtsmöglich, da der maximal gestreckte Kopf im tiefsten Punkt der Geburtsparabel nicht weiter gestreckt werden kann, was aber für eine Rotation um die Symphyse notwendig wäre (rot gestrichelt).

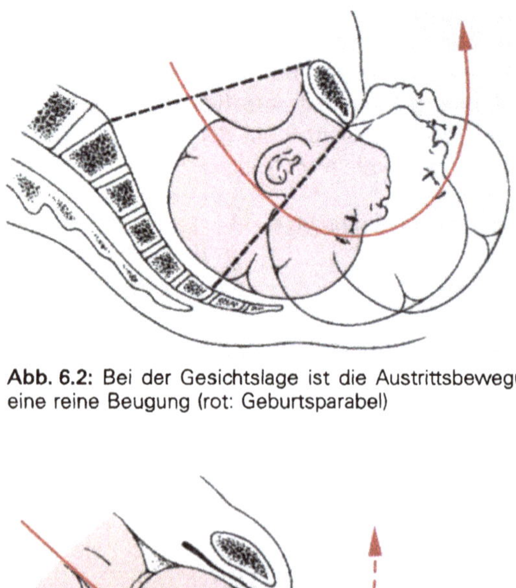

Abb. 6.2: Bei der Gesichtslage ist die Austrittsbewegung eine reine Beugung (rot: Geburtsparabel)

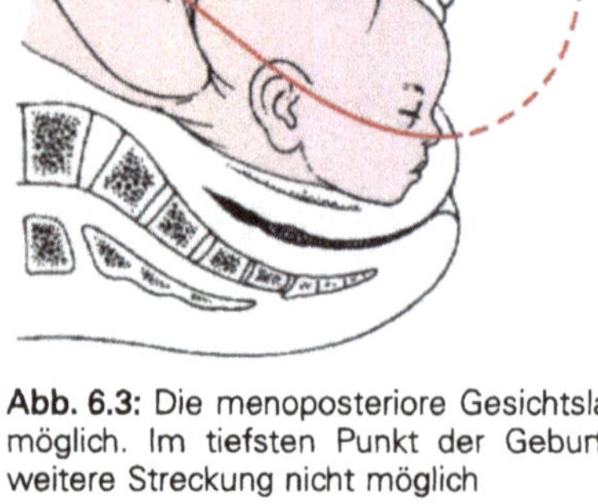

Abb. 6.3: Die menoposteriore Gesichtslage ist geburtsunmöglich. Im tiefsten Punkt der Geburtsparabel ist eine weitere Streckung nicht möglich

6.1.2 Einstellungsanomalien

Die Einstellung ist durch die Beziehung des vorangehenden Kindsteils zum Geburtskanal gekennzeichnet. Die Einstellung des Kopfes ist durch *Haltung* (Beugung) und *Stellung* (Rücken links = *I. Stellung* oder Rücken rechts = *II. Stellung*) charakterisiert. Jede Abweichung von der „normalen" Einstellung ist eine Einstellungsanomalie.

6.1.2.1 Hoher Geradstand

Der hohe Geradstand: Die Leitlinie (meistens die Pfeilnaht) steht gerade über dem querovalen Beckeneingang, der Kopf kann nicht ins Becken eintreten, es kommt zum Geburtsstillstand im Beckeneingang (Abb. 6.4).

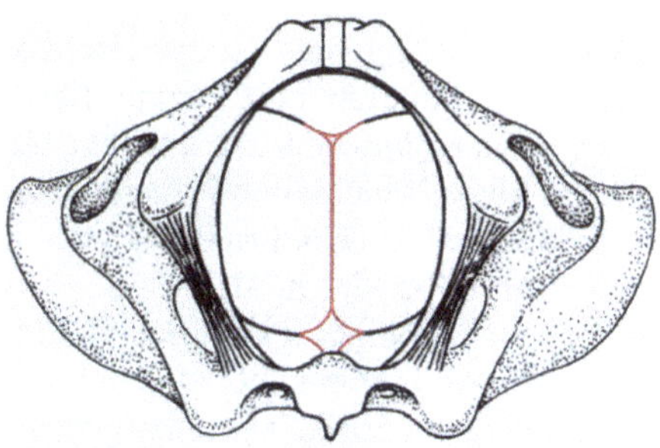

Abb. 6.4: Hoher Geradstand. Die Pfeilnaht (rot) steht gerade im querovalen Beckeneingang

Ätiologie: besonders bei Beckenanomalien (beim langen, allgemein verengten oder platten Becken). **Häufigkeit:** 0,5–1 %.

Diagnostik: Trotz guter Wehentätigkeit kommt es nicht zum Eintritt des Kopfes in das Becken, der Kopf erscheint beim 3. Leopold-Handgriff auffallend schmal und der Zangemeister-Handgriff ist positiv.

Therapie: Zunächst erfolgt die Seitenlagerung, um dem Kopf die Möglichkeit zum Eintritt ins Becken zu geben. Die Lagerung erfolgt auf die Seite, die die Führung übernehmen soll, also auf die Seite der kleinen Fontanelle bzw. des Rückens, bis der Muttermund vollständig ist. Kommt es nicht zum Eintreten des Kopfes, bleibt nur die Entbindung durch Kaiserschnitt. Der hohe Geradstand ist *geburtsunmöglich*.

6.1.2.2 Tiefer Querstand

Beim tiefen Querstand steht die Pfeilnaht auf Beckenboden quer im längsovalen Beckenausgang (Abb. 6.5). Es kommt zum Geburtsstillstand auf Beckenboden.

Ätiologie: Meistens bei Kindern mit kleinem Kopf oder bei raschem Durchtritt durch das Becken bzw. bei verengtem Becken, wenn dadurch die Drehung in Beckenmitte ausgeblieben ist. **Häufigkeit:** 1–2 %.

Diagnostik: Die Pfeilnaht ist auf Beckenboden im queren Durchmesser zu tasten.

Therapie: Zunächst erfolgt die *Seitenlagerung*, auf die Seite der kleinen Fontanelle, um noch die Drehung des Kopfes und damit die spontane Geburt zu erreichen. Weitere Möglichkeiten sind die Entbindung durch *Vakuumextraktion* oder die *Zangenoperation*. Bei der Zangenentbindung ist zu beachten, dass ein biparietales Anlegen der Zangenlöffel nicht möglich ist und diese deshalb schräg angelegt werden müssen, da der vordere Löffel nicht unter die Symphyse wandern kann (siehe Zangenoperationen). Der tiefe Querstand ist *geburtsunmöglich*.

6.1.2.3 Scheitelbeineinstellungen (Asynklitismus)

Abweichend von der normalen Position der Pfeilnaht, in der Mitte der Führungslinie, also synklitisch, weicht bei den Scheitelbeineinstellungen die Pfeilnaht nach hinten oder nach vorn ab.

Es *führt* also nicht die Pfeilnaht, sondern *eines der Scheitelbeine*.

Ätiologie: Wie bei anderen Einstellungs- oder Haltungsanomalien, besonders bei einem relati-

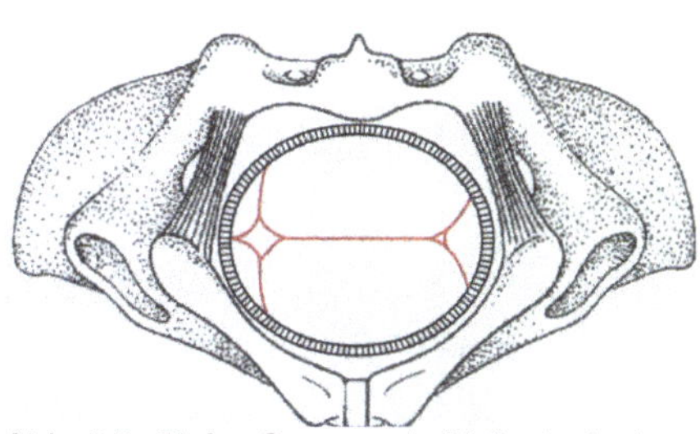

Abb. 6.5: Tiefer Querstand. Pfeilnaht (rot) steht quer im längsovalen Beckenausgang

ven Missverhältnis zwischen Kopf und Beckeneingang.

- **Vorderscheitelbeineinstellung** (*auch als Naegele-Obliquität bezeichnet*; Abb. 6.6). Bei im Beckeneingang befindlichen Kopf führt das vordere Scheitelbein, die *Pfeilnaht* ist auffallend weit *dem Kreuzbein genähert*. Der Kopf kann aber beim Tiefertreten in die Kreuzbeinhöhle ausweichen und dadurch ins Becken eintreten.
- **Hinterscheitelbeineinstellung** (*als Litzmann-Obliquität bezeichnet*; Abb. 6.7). Die Pfeilnaht ist *direkt hinter der Symphyse* zu tasten, das *„führende"* hintere Scheitelbein verkeilt sich im Beckeneingang.

Es kommt zum Geburtsstillstand im Beckeneingang.

Die Hinterscheitelbeineinstellung ist *geburtsunmöglich* und erfordert die Entbindung durch Sectio caesarea.

6.1.2.4 Hintere Hinterhauptslage (hiHHL)

Die **hiHHL** ist eine reine *Stellungsanomalie*, der *Rücken* ist nach *hinten* gerichtet und das führende Hinterhaupt (physiologische Haltung) mit der kleinen Fontanelle ist kreuzbeinwärts zu tasten (Abb. 6.8).

Das *Durchtrittsplanum* ist das gleiche wie bei der vorderen Hinterhauptslage, das Planum subocciptio-bregmaticum mit einem Umfang von **32 cm.**

Trotzdem ist ein **protrahierter Geburtsverlauf** für die hiHHL typisch. Dafür sind von der **Geburtsmechanik** mehrere Gründe verantwortlich:

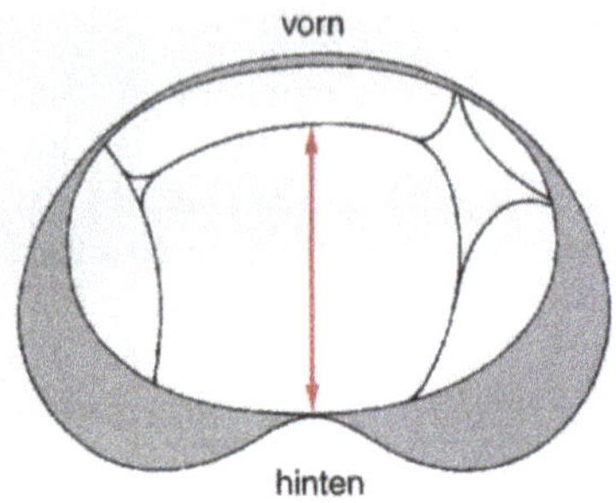

Abb. 6.7: Hinterscheitelbeineinstellung. Pfeilnaht befindet sich symphysennah (rot: Distanz zum Kreuzbein)

- Der Kopf des Kindes ist beim Durchtritt durch das Becken *maximal gebeugt* und muss nun der Geburtsparabel folgend noch weiter gebeugt werden, um dem bogenförmigen Austrittsmechanismus um die Symphyse folgen zu können. Diese Zwangshaltung erhöht den Widerstand zwischen Kind und Geburtskanal.
- Das breitere Hinterhaupt wird zuerst über den Damm geboren, wodurch eine starke *Gewebespannung in der Querrichtung* entsteht und damit ein größerer Weichteilwiderstand (Episiotomie wegen großer Dammrissgefahr!).
- Das *Hypomochlion* bei der hiHHL ist das *Vorderhaupt*, das sich weniger gut in den Schambeinwinkel einpassen kann, als der schmale Nacken bei der vorderen Hinterhauptslage. Dadurch kommt es zu einer zusätzlichen Weichteilbelastung in sagittaler Richtung.

Ätiologie: Als Folge von Anomalien im Beckeneingang oder Hindernissen beim Eintrittsmechanismus. **Häufigkeit:** 1 % aller Schädellagen.

Diagnostik: Die kleine Fontanelle ist nicht wie erwartet vorn, sondern sie ist hinten in Kreuzbeinnähe zu tasten. Die große Fontanelle ist unter der Symphyse palpabel.

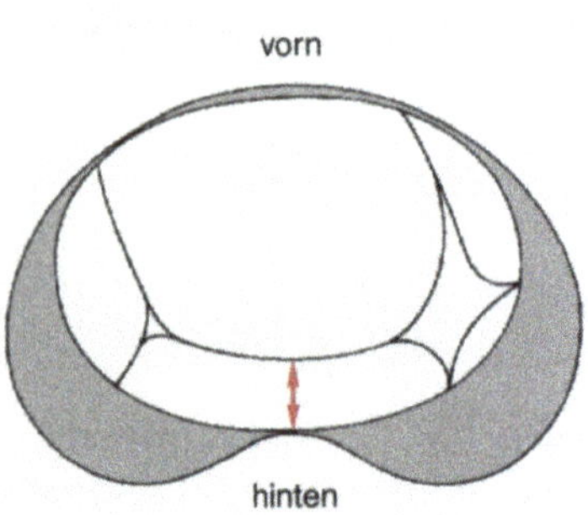

Abb. 6.6: Vorderscheitelbeineinstellung. Pfeilnaht befindet sich kreuzbeinah (rot: Distanz zum Kreuzbein)

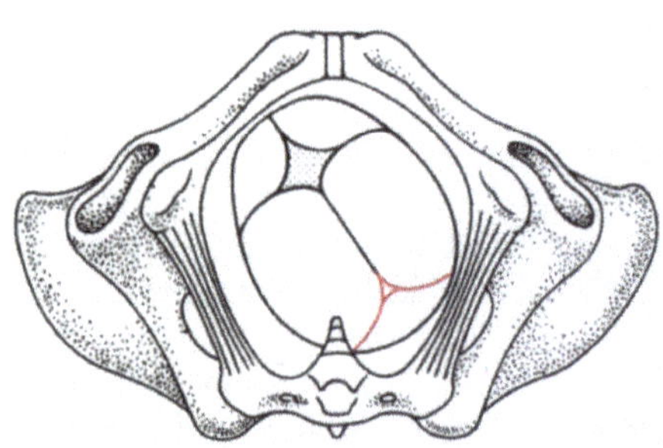

Abb. 6.8: Hintere Hinterhauptslage (hiHHL). Die kleine Fontanelle ist kreuzbeinwärts zu tasten

Geburtsverlauf: Trotz protrahierter Austreibungsperiode wird bei guter kindlicher Kondition *zunächst konservativ* verfahren. Bei guter Wehentätigkeit wird auf die Seite der kleinen Fontanelle gelagert, bei sekundärer Wehenschwäche werden dosiert Wehenmittel verabreicht. Durch dieses Vorgehen wandeln sich ein Teil der hiHHL durch Rotation auf Beckenboden in eine vordere Hinterhauptslage um. Bei schräg stehender Pfeilnaht kommt es dabei zu einer Rotation um einen Winkel von 135°. Nur etwa 50% der hiHHL werden auch als hiHHL entwickelt. Trotzdem ist die Frequenz an vaginal operativen Geburtsbeendigungen höher als bei der vorderen Hinterhauptslage.

Als **Methoden** kommen die Vakuumextraktion und die Zangenoperation in Betracht. Bei der **Vakuumextraktion** ist die spontane „große" Rotation um 135° möglich, da kein Zwang auf die Rotation des Kopfes ausgeübt wird. Bei der **Zangenoperation** wird das Kind meist durch die kleine Rotation um 45° als hiHHL entwickelt, selten durch zweimaliges Anlegen, als Scanzoni-Drehzange um 135°.

6.1.2.5 Schulterdystokie

Dabei handelt es sich um eine Einstellungsanomalie der Schultern nach der Geburt des Kopfes. Die erschwerte (*dys-*) Geburt (*tokos*) der Schultern entsteht durch einen **hohen** Schultergeradstand, die vordere Schulter steht über der Symphyse, wenn die Drehung des Schultergürtels in den querovalen Beckeneingang ausgeblieben ist. Es kann auch zum **tiefen** Schulterquerstand im Becken kommen, wenn die Anpassung an den längsovalen Beckenausgang nicht stattfindet.

Ätiologie: bei großen Kindern, bei denen der Schulterumfang oft den Kopfumfang deutlich übertrifft (*makrosome Kinder*). **Häufigkeit:** 0,2–0,3% bei Reifgeborenen, die Rate steigt mit dem Gewicht der Kinder.

Diagnostik: Plötzlicher *Geburtsstillstand* nach der Geburt des Kopfes, der seine äußere Drehung nicht ausführt. Die Schulter ist über der Symphyse zu tasten. Bei der vaginalen Untersuchung ist die hintere Schulter am Promontorium zu tasten.

Geburtsverlauf: Große *Episiotomie*, um viel Platz für weitere Manipulationen zu schaffen, rasche *Narkose*. *Absaugen* der kindlichen Atemwege, dezenter suprapubischer Druck und gleichzeitiger Zug am Kopf nach dorsal, um doch noch die *Schulterrotation* zu erreichen. Gelingt dadurch der Eintritt der Schultern nicht, wird der kindliche Kopf nach vorn gehoben und mit der inneren Hand, die dem kindlichen Rücken entspricht, in die hintere Schulter eingehakt und diese in die Kreuzbeinhöhle gezogen. Häufig gelingt damit auch die Rotation des Schultergürtels und der Eintritt ins Becken. Ist auch dieser Weg nicht erfolgreich, wird mit der anderen Hand, die der Brustseite des Kindes entspricht, eingegangen und durch Druck auf die Clavicula nach lateral und gleichzeitigem Druck von außen in die andere Richtung die Drehung des Schultergürtels versucht. Gelegentlich kommt es dabei zur Claviculafraktur.

6.1.3 Beckenendlagen (BEL)

Beckenendlagen sind Längslagen mit einer *regelwidrigen Poleinstellung*, das Beckenende führt. Nach den unterschiedlichen Haltungen der Beine zum Steiß werden folgende Formen unterschieden (Abb. 6.9):

- am häufigsten: reine Steißlage mit gestreckten Beinen („extended legs") ca. 60%;
- vollkommene bzw. unvollkommene Steiß-Fuß-Lage etwa 25%;
- vollkommene bzw. unvollkommene Fußlage, ca. 13%;
- vollkommene bzw. unvollkommene Knielage nur 1–2%.

Bei den Beckenendlagen **führen** folgende *Kindsteile:*

- reine Steißlage: nur der *Steiß*
- vollkommene Steiß-Fuß-Lage: *Steiß*, daneben *beide Füße*
- unvollkommene Steiß-Fuß-Lage: Steiß, daneben nur *ein Fuß*
- vollkommene Fußlage: beide *Füße*
- unvollkommene Fußlage: nur *ein Fuß*
- vollkommene Knielage: *beide Knie*
- unvollkommene Knielage: nur *ein Knie*.

Ätiologie: Die Ursache bleibt in etwa 3/4 aller Fälle unbekannt. Bis zum Ende des 6. Monats befindet sich etwa die Hälfte aller Feten in Beckenendlage. Erst danach kommt es zur *physiologischen Wendung* in die Schädellage. Bei der *Frühgeburt* ist die Wendung noch nicht voll-

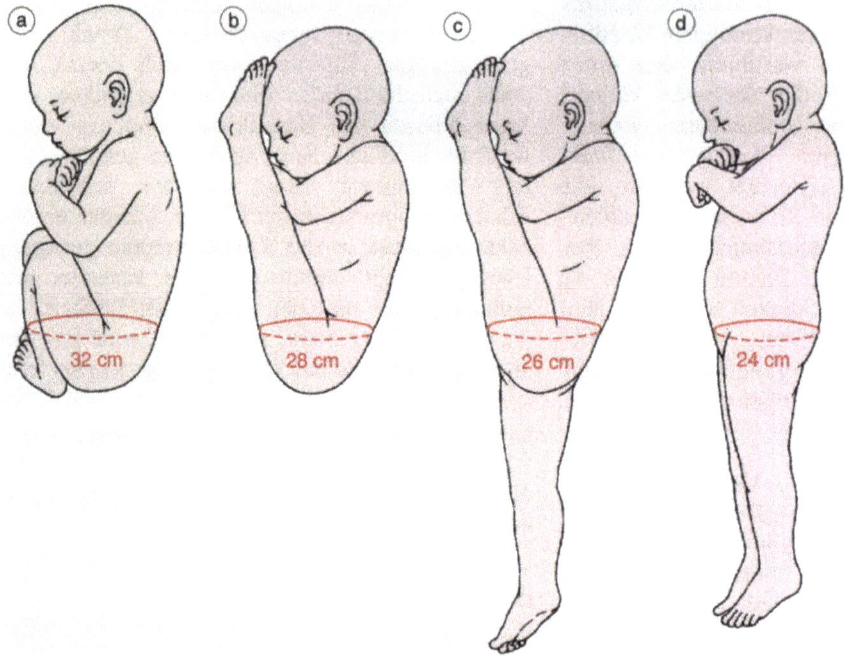

Abb. 6.9: Beckenendlage: **a** vollkommene Steiß-Fuß-Lage; **b** reine Steißlage; **c** unvollkommene Fußlage; **d** vollkommene Fußlage (rot: Umfang des führenden Teils)

zogen, sodass zum Zeitpunkt des Geburtsbeginns „noch" eine BEL vorliegt.

Als uterine Ursachen kommen *Uterusfehlbildungen*, besonders Doppelbildungen (Uterus arcuatus, bicornis oder duplex) oder Tumoren (Myome) in Betracht. *Plazentare* Ursachen können die physiologische Wendung behindern, wie die Placenta praevia oder die Tubeneckenplazenta.

Ebenso kommen *fetale Ursachen* wie das sehr *große Kind*, aber auch Fehlbildungen (Hydrozephalus, Steißteratome) und die Behinderung der Drehung bei Mehrlingen in Frage.

Andere Ursachen sind die *kurze Nabelschnur*, das *Polyhydramnion* (zu große Beweglichkeit), das *Oligohydramnion* (keine Beweglichkeit), der schlaffe Uterus der Mehrgebärenden und natürlich das enge Becken. **Häufigkeit:** 4–5% aller Geburten.

Diagnostik: Bei der klinischen Untersuchung fallen verschiedene Besonderheiten ins Auge. Bei der äußeren Untersuchung findet man beim 1. Leopold-Handgriff einen harten ballotierenden *„großen"* kindlichen Teil im Fundus. Bei der Anwendung des 3. und 4. Leopold-Handgriffes fehlt das *„Kopfgefühl"* über oder im Beckeneingang.

Bei der vaginalen Untersuchung fällt ein unregelmäßig geformter und weicher vorangehender Teil auf.

Besonders *nach dem Blasensprung* ist das *Hauptkennzeichen* der Beckenendlage, die **Crista sacralis media**, zu tasten oder kleine Teile, Füße oder selten die Knie. Die eindeutige Sicherung gelingt immer durch *bildgebende Verfahren*. In der Routine ist das heute die **Sonographie.**

6.1.3.1 Geburtsmechanismus

Die Geburt aus BEL ist durch 2 *Besonderheiten* charakterisiert.

- Die Geburtsmechanik wird durch den weichen und meist geringeren Umfang des vorangehenden Teils bestimmt, der den mütterlichen Geburtskanal nicht ausreichend dilatiert.
- Der nachfolgende *Kopf* ist der Teil mit dem *größten Umfang*, mindestens 32 cm.

Für die Geburtsmechanik ist also der Umfang des vorangehenden Teils von größter Bedeutung!

Bei der regelrechten Hinterhauptslage beträgt die Circumferentia suboccipito-bregmaticum 32 cm. Der Umfang des führenden Teils bei BEL beträgt bei vollkommener Steiß-Fuß-Lage **32 cm**, unvollkommener Steiß-Fuß-Lage **30 cm**, bei reiner Steiß-Lage **28 cm**, bei unvollkommener Fuß-Lage **26 cm**, vollkommener Fuß-Lage **24 cm.**

> Für die Geburtsmechanik ist damit die vollkommene Steiß-Fuß-Lage die günstigste Form der BEL und die vollkommene Fußlage die ungünstigste!
>
> Fußlagen erfordern daher eine **Sectio caesarea!**

Bei der Beckenendlagengeburt tritt zunächst der führende Teil mit der Hüftbreite quer in den Beckeneingang ein, der Rücken steht in der Regel vorn. Beim Tiefertreten rotiert der Steiß über den schrägen Durchmesser in den geraden Durchmesser und erscheint so im längsovalen Beckenausgang. Der Rücken steht seitlich, die Richtung ist durch die *Crista sacralis media* zu tasten. In dieser Position rotiert der Steiß durch Beugung in der Hüfte in der Geburtsparabel um die Symphyse. Nach der Geburt des Steißes dreht sich der Rücken nach vorn. In dieser Phase tritt der Schultergürtel quer in den Beckeneingang ein. Beim Tiefertreten drehen sich die Schultern in den längsovalen Beckenausgang und gleichzeitig tritt der längsovale Kopf in den querovalen Beckeneingang. Nach Geburt der vorderen und danach der hinteren Schulter passiert der Kopf das Becken und dreht sich in den geraden Beckenausgang und kann so spontan geboren werden.

Die Geburt aus Beckenendlage demonstriert besonders eindrucksvoll die Anpassung des Geburtsobjekts an den Geburtskanal nach dem **Prinzip des geringsten Widerstandes.**

6.1.3.2 Geburtsmodus

Vor Eintritt der Geburt muss bei einer Schwangeren mit Beckenendlage die Entbindungsstrategie bereits klar erkennbar sein, dabei existieren **3 Möglichkeiten:** *primäre Sectio caesarea, vaginale Entbindung,* wenn bestimmte Voraussetzungen erfüllt sind und die *äußere Wendung.*

6.1.3.3 Sectio caesarea bei BEL

Indikationen zur primären Sectio caesarea sind:

- enges Becken, großes Kind (kalkuliertes Gewicht >3700 g), alte Erstgebärende
- *Frühgeburt* vor der 33. SSW, belastete geburtshilfliche Anamnese
- Placenta praevia, schwere schwangerschaftsinduzierte Hypertonie (Präeklampsie, HELLP–Syndrom), schwere intrauterine Retardierung (pathologische Dopplerwerte)
- *mütterliche Erkrankungen,* die ein Mitpressen in der Austreibungsperiode nicht erlauben (schweres Vitium cordis, hochgradige Myopie, Zustand nach Hirnoperationen oder intrakranielle Gefäßveränderungen wie Aneurysmen oder Angiome)
- ein nachgewiesenes relatives Missverhältnis (siehe dort).

6.1.3.4 Vaginale Entbindung bei BEL

Die vaginale Entbindung setzt eine subtile **klinische Untersuchung** voraus, bei der sich der Geburtshelfer einen genauen Überblick über die Verhältnisse zwischen Geburtsobjekt (Kind) und Geburtskanal (Becken) verschaffen muss. Mit Hilfe der Sonographie ist eine Beurteilung des Kindes möglich, der biparietale Schädeldurchmesser lässt sich genau ermitteln. Die Beurteilung des Beckens erfolgt durch innere klinische Untersuchungen. Die Beckenaustastung gibt wichtige Hinweise auf Formabweichungen und mögliche Geburtshindernisse im Geburtskanal. Die Messung der Conjugata vera durch bildgebende Verfahren erlaubt eine genaue Beurteilung der inneren Beckenmaße. In der Praxis haben sich für die Pelvimetrie die *konventionelle* Röntgentechnik (seitlicher Strahlengang), das CT (Abb. 6.10) oder das MRT (Abb. 6.11) bewährt.

> **Praxishinweis:** Die gemessene Conjugata vera sollte 2 cm größer sein als der biparietale Schädeldurchmesser, sonst liegt ein relatives Missverhältnis vor, das eine Sectio erfordert.

Die Leitung der spontanen Beckenendlagengeburt sollte unter *ständiger Kontrolle der kindlichen Herzfrequenz* erfolgen.

Wir unterscheiden *2 Phasen* der Geburt:

- **I. Phase:** strenges Abwarten bei der Geburt des Steißes bis zum Sichtbarwerden des unte-

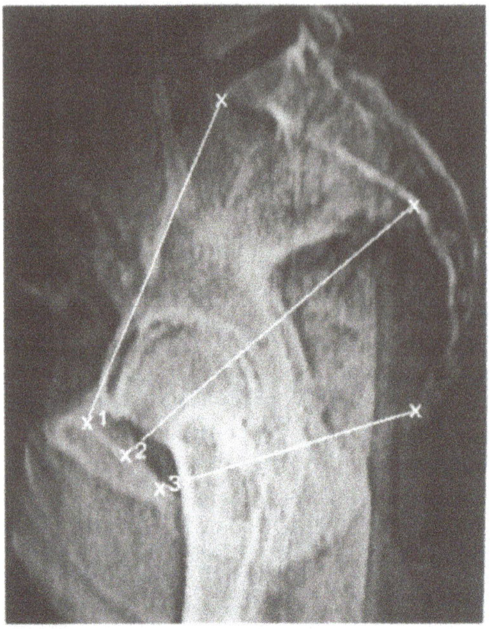

Abb. 6.10: Pelvimetrie mit Computertomographie (CT)

ren Randes des vorderen Schulterblattes bzw. des Ansatzes der Nabelschnur;

- **II. Phase:** schnelles Eingreifen des Geburtshelfers, weil jetzt der Kopf in den Beckeneingang eintritt und die am Kopf vorbeiziehende Nabelschnur komprimiert und sich die Plazentahaftfläche verkleinert und so die Austauschfläche reduziert.

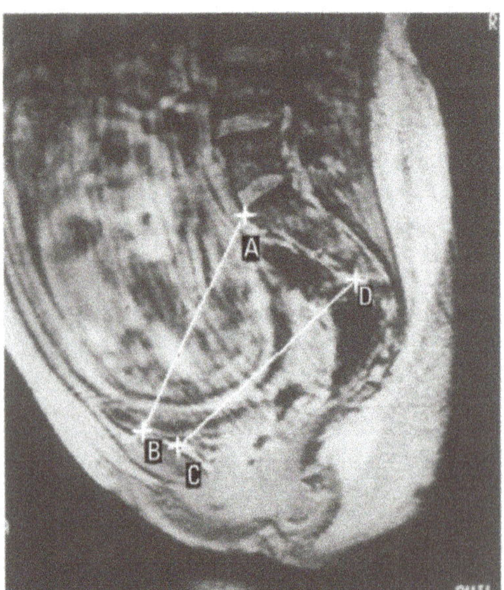

Abb. 6.11: Pelvimetrie mit Magnetresonanztomographie (MRT)

Für das Kind besteht in Phase II *akute Lebensgefahr*, wenn die Geburt des Kindes bis zum Mund nicht innerhalb von **3–5 Minuten** erfolgt. Die Aufgabe des Geburtshelfers besteht darin, das Kind in der Geburtsparabel um die Symphyse zu leiten.

Vorbedingungen für die vaginale Entbindung aus Beckenendlage sind:

- Lagerung der Patientin im Querbett (Steinschnittlage),
- zuverlässiger *venöser Zugang*: für eine rasche Anästhesie und evtl. notwendig werdende Wehenmittelgaben,
- Anwesenheit eines erfahrenen Geburtshelfers, Anästhesisten, Neonatologen,
- Leitungs- oder Infiltrations*anästhesie*,
- ausreichend große *Episiotomie* (selbst bei Mehrgebärenden dringend zu empfehlen).

6.1.3.5 Äußere Wendung

Die äußere Wendung der BEL in eine Schädellage wird etwa bei 37 + 0 Schwangerschaftswochen ausgeführt.

Unter *Tokolytika* und kontinuierlicher *Herztonkontrolle* wird der Steiß aus dem Beckeneingang mobilisiert, funduswärts geschoben und der Kopf zur Rückenseite als **„Rückwärtsrolle“** nach kaudal geführt. Gelingt dieser Weg nicht, kann das Manöver in umgekehrter Richtung als **„Vorwärtsrolle“** versucht werden. Nach erfolgreicher Wendung werden die Herztöne für weitere 2 Stunden kontrolliert.

In etwa 50–60% gelingt bei diesem Vorgehen die Wendung in eine Schädellage.

Kontraindikationen sind die Placenta praevia, das Oligohydramnion, der Blasensprung oder Uterusfehlbildungen.

Die Wendung muss wegen der notwendigen Sektiobereitschaft in der Klinik ausgeführt werden.

6.1.4 Lageanomalien

6.1.4.1 Querlagen (QuL)

Jede Abweichung der kindlichen Längsachse von der mütterlichen in einem rechten oder auch spitzen Winkel ist geburtsmechanisch als QuL anzusehen, also auch die Schräglage. Die QuL ist eine absolut *geburtsunmögliche* Lage und bedarf immer der eingreifenden Hilfe.

Einteilung: Bei QuL erfolgt die Bezeichnung nach der Lage des Kopfes.

- Kopf links: *I. QuL*, Kopf rechts: *II. QuL*
- nach der Stellung des **Rückens**: Rücken vorn: *dorsoanteriore QuL*, Rücken hinten: *dorsoposteriore QuL*
- Rücken beckenwärts: *dorsoinferiore QuL*, Rücken funduswärts: *dorsosuperiore QuL*.

Ätiologie: Alle Hindernisse, die eine normale Einstellung im Beckeneingang verhindern. Damit kommen fast alle Faktoren, die bei der Beckenendlage aufgeführt wurden, in Betracht. **Häufigkeit:** ca. 1% aller Geburten.

Diagnostik: Bei der äußeren Untersuchung fallen *klinische* Besonderheiten auf:

- der Leib erscheint mehr quer- als längsoval
- der Fundus des Uterus steht auffallend tief, oft nur wenig über dem Nabel
- der Beckeneingang ist leer (Hauptsymptom bei der äußeren Untersuchung)!
- mit dem 3. bzw. 4. Leopold-Handgriff ist kein großer Teil im Beckeneingang tastbar
- mit dem 1. Leopold-Handgriff ist kein großer Teil im Fundus nachzuweisen
- an beiden Seiten ist ein großer kindlicher Teil, Kopf bzw. Steiß, zu tasten
- die Bestätigung der Diagnose gelingt durch die *Sonographie.*

Komplikationen: Bei der QuL droht der vorzeitige Blasensprung und mit ihm der Nabelschnurvorfall oder der **Arm-(Hand-)Vorfall** und bei vollständigem Muttermund die **Uterusruptur.**

Behandlung: *Hospitalisation* der Schwangeren in den letzten 1–2 Wochen vor dem Termin, besonders bei geburtsreifem Muttermundsbefund.

In Abhängigkeit von der Ursache für die QuL (schlaffe Uteruswand und Bauchdecken bei der Mehrgebärenden oder mobilem Kind besonders beim Hydramnion) kann die äußere Wendung in eine Längslage versucht und danach durch Wehenmittelgabe und Amniotomie die Geburt eingeleitet werden. Die Patientin wird auf die Seite gelagert, auf die der Kopf abweicht. Bei I. QuL auf die linke Seite, bei II. QuL auf die rechte. Dieses Vorgehen erfordert die lückenlose **kindliche Überwachung mit dem CTG.**

Die nicht korrigierbare QuL bleibt *geburtsunmöglich.* In diesem Falle kann nur bei Geburtsbeginn oder in Terminnähe durch **Sectio caesarea** entbunden werden. Mit Beginn der Geburt kommen sowohl das Kind als auch die Mutter bei der QuL in größte Gefahr!

3 Geburtsphasen bei QuL:

- **I. Phase:** Mit dem Wehenbeginn und der Muttermundseröffnung wird durch die quere Ausdehnung des Uterus die Plazenta abgeknickt und damit die Hämodynamik verschlechtert, die zu einem Azidoserisiko beim Kind führt. Mit jeder Wehe wird die Gefahr des Blasensprunges größer.
- **II. Phase:** Mit Eintritt des Blasensprungs droht der Nabelschnurvorfall und der Vorfall eines Armes und eine noch stärkere Beeinträchtigung der uteroplazentaren Zirkulation. Damit wird die kindliche Situation dramatisch verschlechtert. Das Kind befindet sich in *akuter Lebensgefahr!*
- **III. Phase:** Der Muttermund ist vollständig eröffnet. Sie wird als Katastrophenphase bezeichnet, weil jetzt alle Gefahren für das Kind dramatisch zunehmen und nun auch die Mutter in Lebensgefahr kommt (*drohende Uterusruptur*).

Die Koinzidenz von QuL, Blasensprung und vollständigem Muttermund, wird als **verschleppte Querlage** bezeichnet. Jeder Wendungsversuch ist ein Kunstfehler!

6.2 Wehenstörungen

H. Halle

6.2.1 Uterine Hypoaktivität

Die uterine Hypoaktivität wird auch als **Wehenschwäche** oder **Inertia uteri** bezeichnet. Dabei werden die *primäre* und *sekundäre* Wehenschwäche unterschieden. Unter **primärer Wehenschwäche** verstehen wir einen Zustand, bei dem weder *spontane* noch *induzierte Wehen* auftreten. Da auch durch Wehenmittel (Oxytocin oder Prostaglandin) keine suffizienten Wehen zu induzieren sind, bleibt die Zervixeröffnung aus, sodass bei einer Indikation zur Schwangerschaftsbeendigung nur die Entbindung durch Sectio bleibt. Die **sekundäre Wehenschwäche** kann als eine *Ermüdungserscheinung* aufgefasst werden. Eine zunächst effektive Wehentätigkeit lässt nach, so dass es zum Stillstand der Geburt kommt.

Zunächst werden *Wehenmittel* verabreicht, um eine suffiziente Wehentätigkeit zu erzielen. Ist auch damit kein Fortschritt zu erreichen, muss die *Geburt operativ* beendet werden.

Bei erfüllten Vorbedingungen für eine vaginale Entbindung kommen die Vakuumextraktion oder die Zangenentbindung zum Einsatz. Andernfalls wird durch Sectio entbunden.

Die uterine Hypoaktivität (Abb. 6.12) ist durch eine verminderte Wehenfrequenz unter 2 pro 10 Minuten oder eine Wehenamplitude unter 30 mm Hg definiert.

6.2.2 Hyperaktivität

Bei der uterinen Hyperaktivität (Abb. 6.13) treten Wehen in einer Frequenz von 5 und mehr in 10 Minuten auf **(Tachysystolie)**, die Amplitude ist größer als 50 mm Hg. Häufig tritt zusätzlich eine Erhöhung des Grundtonus auf über 12–15 mm Hg auf.

Die extreme Steigerung von Frequenz und Amplitude ist der **Wehensturm,** bei dem eine Wehe die andere jagt. Besonders bei geburtsunmöglichen Lagen droht dann die *Uterusruptur.*

Bei der uterinen Hyperaktivität muss mit einer *Perfusionsverminderung* an der uteroplazentaren Einheit gerechnet werden. Dadurch kommt das Kind in *Hypoxiegefahr.*

Die Hyperaktivität kann sowohl endogen als auch exogen durch Wehenmittelgabe ausgelöst sein.

Durch die **Akuttokolyse** (z. B. mit 25 bis 50 µg Partusisten) kann die Uterusaktivität vermindert oder vorübergehend gänzlich unterbrochen werden.

Die Kontrolle der kindlichen Kondition durch Kardiotokographie (CTG) und Fetalblutentnahme ist hierbei erforderlich.

6.2.3 Hypertone Motilität

Diese Form der Uterusaktivität ist in erster Linie durch einen pathologisch erhöhten Grundtonus über 15 mm Hg gekennzeichnet (Abb. 6.14). Wehenfrequenz und -amplitude können dabei normal sein.

Durch eine Reduktion der uteroplazentaren Durchblutung kommt es zum fetalen Sauerstoffmangel und damit zur Azidose.

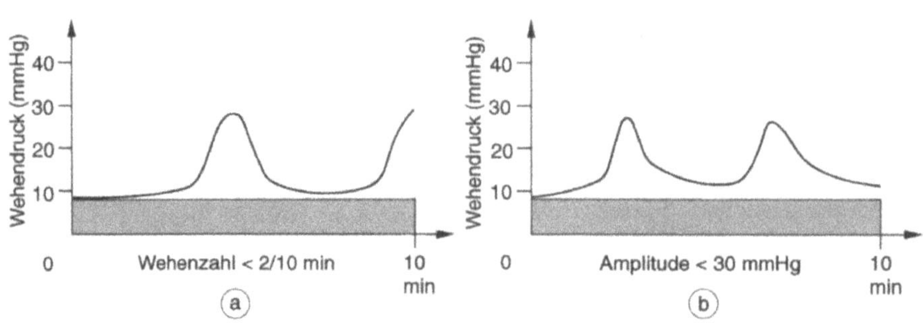

Abb. 6.12: Uterine Hypoaktivität: **a** Die Anzahl der Wehen ist weniger als 2/10 Min.; **b** Die Amplitude ist geringer als 30 mmHg

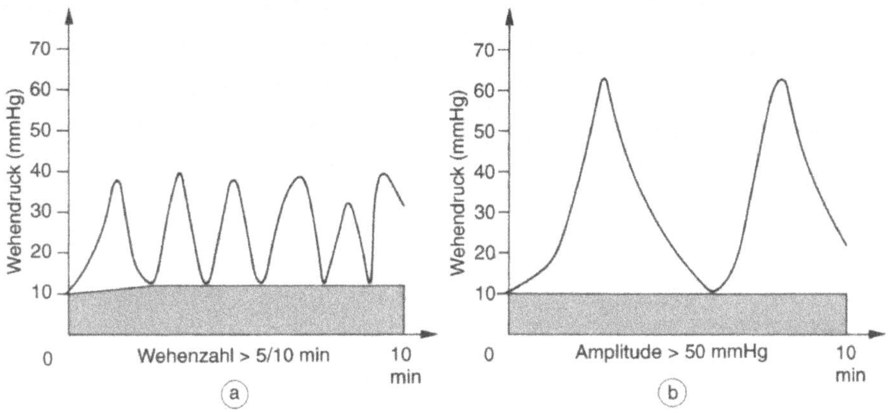

Abb. 6.13: Uterine Hyperaktivität: **a** Die Anzahl der Wehen liegt über 5/10 Min.; **b** Die Amplitude liegt über 50 Hg

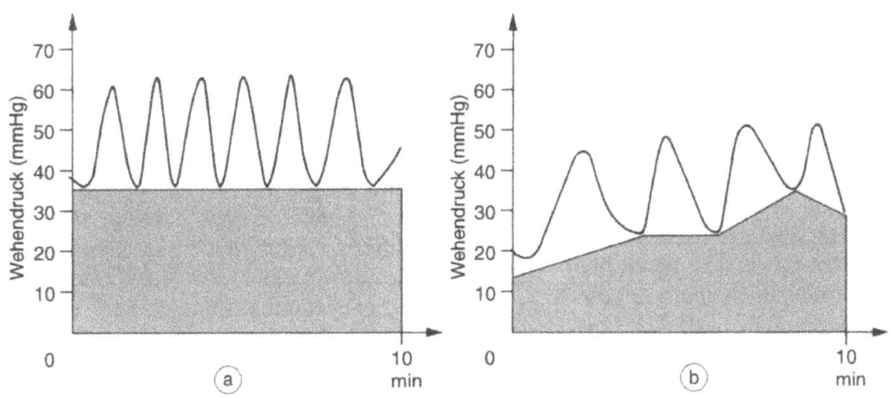

Abb. 6.14: Hypertone Mortalität: **a** stark erhöhter Grundturnus mit mehr als 15 mm Hg und Tachysystolie; **b** ansteigender Grundturnus bei normaler Wehenfrequenz

Die häufigsten **Ursachen** sind die Überdosierung von Wehenmitteln oder ein hoher Widerstand am Muttermund durch Unreife oder Narben.

Mit *Tokolytika* kann dieser Zustand behoben werden. Eine erneute Wehenstimulation muss besonders vorsichtig erfolgen.

6.2.4 Inkoordination

Die Inkoordination der Wehentätigkeit ist durch eine unregelmäßige Wehenfolge und Amplitude charakterisiert.

Bei dieser Form der Wehenstörung ist der dreifach absteigende Gradient völlig gestört.

Bei der physiologischen Wehentätigkeit beginnt die Wehe in einem Pace maker im Fundus an einer Tubenecke.

Bei der inkoordinierten Wehentätigkeit treten mehrere Zentren in Aktion, die sich gegenseitig in ihrer Effektivität beeinträchtigen.

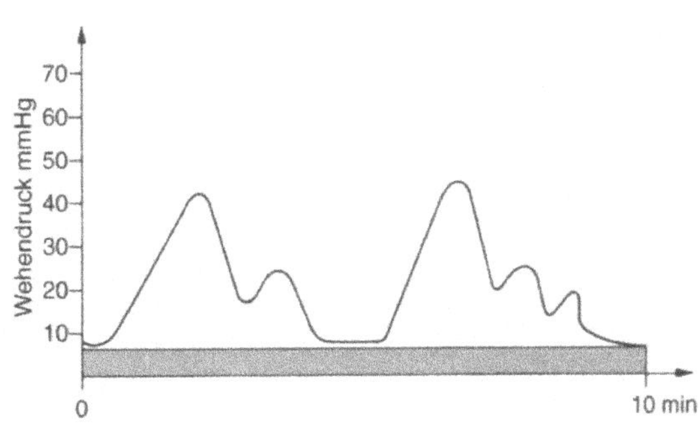

Abb. 6.15: Inkoordination bei Mutter-Kind- oder Kamelhöckerwehen

Das Resultat sind sog. **Mutter-Kind-Wehen** oder **Kamelhöckerwehen** (Abb. 6.15). Die Effektivität dieser Wehenform ist sehr gering, es kommt kaum zu einem Geburtsfortschritt. Außerdem kann der Grundtonus minutenlang erhöht sein, sodass die Durchblutung am Uterus gestört ist und auch hier dem Kind der Sauerstoffmangel droht.

Bei dieser gestörten Wehentätigkeit muss durch die *Akuttokolyse* versucht werden, den stärksten Pace maker zum führenden Schrittmacher zu stimulieren.

6.3 Geburtshilfliche Analgesie und Anästhesie

Chr. Lorenz, T. Goecke, L. Beck

Geburt und Wochenbett stellt für die meisten Frauen ein Erlebnis dar, das sie mit Leib und Seele erfasst. In der präpartualen Zeit kann man bei vielen Schwangeren verstärkte Ängste beobachten, die sich auf die Geburt beziehen: Angst vor Missbildung des Kindes, Angst vor Geburtskomplikationen, aber auch Angst vor Geburtsschmerz (Realängste). Hinzu kommt häufig eine Ambivalenz gegenüber der Schwangerschaft und eine unbewusste Angst vor dem Kind.

Der Geburtsschmerz: Die Ansichten über die Bedeutung der Geburtsschmerzen gehen weit auseinander, so: der Schmerz gehöre wesentlich zur Geburt und brauche nicht behandelt zu werden, oder: der Geburtsschmerz ist eine unerwünschte Begleiterscheinung der Geburt und bedarf der ärztlichen Behandlung. Der Geburtsschmerz entsteht durch schmerzhafte Kontraktionen der Gebärmutter und einen Dehnungsschmerz in der Eröffnungsperiode; er ist an Intensität und Dauer individuell unterschiedlich ausgeprägt. Doch sind die Unterschiede der Geburtsschmerzen auch durch das Gebärverhalten und den Geburtsablauf bestimmt, da eine Geburt, auch wenn sie spontan zu Ende geht, in ihrem Ablauf sehr unterschiedlich sein kann.

6.3.1 Psychosomatische Geburtsvorbereitungen

In den letzten 40 Jahren hat die Geburtsvorbereitung einen festen Platz in unserer Geburtshilfe gefunden. Ihr allgemeines Ziel besteht darin, ein gutes Erleben von Schwangerschaft, Geburt und Wochenbett zu ermöglichen, was gleichzeitig eine günstige Basis für eine frühe Kind/Elternbeziehung darstellt. Die ersten Impulse zur Geburtsvorbereitung wurden aus den Vorstellungen heraus entwickelt, dass Ängste Verspannungen auslösen und so den Geburtsschmerz verstärken; das Ziel ist es, diesen Zirkulus von Angst, Spannung und Schmerz abzubauen oder gar nicht aufkommen zu lassen. Durch Entspannungsübungen und physiotherapeutische Maßnahmen konnte Dick Read eine wirkungsvolle Geburtserleichterung erzielen. Die französische Methode der Psychoprophylaxe von Lamaze und die gewaltfreie Geburt von Leboyer waren in der Folgezeit ein beherrschendes Thema zur Erzielung einer schmerzarmen (sanften) Geburt. In den letzten Jahren war im deutschsprachigen Raum Inhalt der Geburtsvorbereitung eine Kombination von Aufklärung und Information, Entspannungsübungen und physiotherapeutische Maßnahmen, wobei eine vertrauenvolle und ruhige Atmosphäre im Kreißsaal eine wichtige Vorbedingung für eine schmerzarme, geglückte Geburt ist. Viele Frauen wünschen eine „natürliche" Geburt, wobei vielfältige Vorstellungen unter dieser Bezeichnung verstanden werden; ein gemeinsamer Wunsch steht im Vordergrund, dass keine zentralwirksamen Medikamente gegeben werden, die das Geburtserlebnis beeinträchtigen. Bei einer Nachfrageanalyse (Berlin 1996) stehen bei den Wünschen der Gebärenden im Vordergrund: der Mutter/Kind-Kontakt gleich nach der Geburt, freie Wahl der Gebärposition, keine Operationssaalatmosphäre im Kreißsaal, eine Hebamme vom Anfang bis zum Ende der Geburt und möglichst nur ein Arzt.

6.3.2 Die medikamentöse Geburtserleichterung

Sedativa sind in den letzten Jahren erheblich in den Hintergrund getreten. Sedativ wirksame Medikamente und Analgetika werden in vielen Fällen im Gegensatz zu früher bei einer normal ablaufenden Geburt nur mehr selten verabreicht. Dieses hat folgende Gründe: Früher wurde häufig Diazepam (Valium) zur Unterstützung der Psychoprophylaxe verabreicht. Diazepam geht rasch über die Plazenta auf das Kind über und wird nur langsam ausgeschieden (Halbwertzeit 30 Stunden). Bei höherer Dosierung bleibt die Gefahr unerwünschter Wirkungen mit Atemdepression und herabgesetztem Muskeltonus beim Neugeborenen. Bei einer einmaligen Gabe von 2,5 bis 5 mg Diazepam während der Geburt bei einer ausgetragenen Schwangerschaft ohne vorhersehbares Risiko ist bei dem Kind nicht mit einer neonatalen Depression zu rechnen. Mit Blick auf die Mutter ist zu bedenken, dass Sedativa und Schlafmittel zur Einschränkung des bewussten Erlebens und der aktiven Mitarbeit führen können.

Analgetika: Wehenschmerzen können die Schmerzintensität von Koliken erreichen, sodass nur stärkere wirksame Analgetika geeignet sind, den Geburtsschmerz wesentlich zu vermindern. Pethiden (Dolatin) war in der ganzen Welt das am häufigsten angewandte Analgetikum und wurde in seiner Wirkung auf Mutter und Kind genauer untersucht. Nebenwirkungen auf das Kind sind vor allem die Atemdepression, wie bei allen Opioiden, und Störungen der neurophysiologischen Adaptation. Opioide gehen in kurzer Zeit diaplazentar auf das Kind über und werden nur langsam metabolisiert und ausgeschieden. Dieses hat dazu geführt, dass Pethiden (Dolantin) in Deutschland kaum mehr angewandt wird. Dabei muss betont werden, dass es anstelle von Opoiden keine Alternativen gibt, da alle stärker wirksamen Analgetika auf das Kind übergehen, eine Atemdepression bewirken und, besonders bei Frühgeburten und bei Risikokindern, Adaptationsstörungen zur Folge haben. Auch neuere synthetische Opioide wie Meptazinol (Meptid) in äquianalgetischer Dosierung führen aufgrund ihrer pharmakologischen Eigenschaften zu Atemdepression und neurophysiologischen Adaptationsstörungen. Bei einer Reihe von Analgetika fehlen entsprechende Untersuchungen in der Geburtshilfe; wobei klinische Beobachtungen und Vergleiche der Apgar- und pH-Werte aus dem Nabelschnurblut eine mögliche nachteilige Wirkung auf das Kind nicht sicher erkennen lassen. Zur medikamentösen Geburtserleichterung werden gelegentlich Medikamente wie Buscopan, Spasmocibalgin, Spasmalgan, wie bei der Behandlung kolikartiger Schmerzen im Magen/Darm oder den Ureteren, verabreicht.

Die allgemeine Zurückhaltung bei der Gabe zentral wirkender Medikamente bei der Geburt hängt auch damit zusammen, dass der Geburtsablauf und der Zustand des Kindes oft nicht mit der nötigen Sicherheit vorhergesagt werden kann. Mögliche Nachteile, die bei einem gesunden Neugeborenen klinisch nicht zu befürchten sind, können sich bei unvorhergesehenen Störungen bei den Neugeborenen nachteilig auswirken. Sedativa und Analgetika sollten daher zur Geburtserleichterung nur nach entsprechender Indikation unter Abwägen der Vor- und Nachteile verabreicht werden.

6.3.3 Regionalanalgesie und -anästhesie

Chr. Lorenz

6.3.3.1 Transvaginale Leitungsanästhesie – Pudendusanästhesie

Der Pudendusblock führt zu einer Anästhesie im Bereich der Sakralsegmente S2–4 und eignet sich zur Schmerzausschaltung in der Austreibungsphase. Dabei wird ein Lokalanästhetikum beidseits transvaginal in den Bereich der Spina ischiadica injiziert und so der N. pudendus blockiert. Die Wirkung setzt nach 2–5 Minuten ein, eine gute Analgesie wird in 60–70% erreicht. Indikationen sind sowohl die einfache Geburt als auch Geburten aus Beckenendlage und vaginal-operative Entbindungen sowie die nachfolgende Versorgung der Episiotomie. Mütterliche Komplikationen durch das Punktionsverfahren sind bei korrekter Technik insgesamt geringfügig; eine potenziell gefährliche intravasale Injektion (Krampfanfälle, Herzrhythmusstörungen, Atem- und Herz-Kreislauf-Depression) muss durch sorgfältige Aspiration und langsame Injektion vermieden werden.

6.3.3.2 Rückenmarksnahe Regionalanalgesie und -anästhesie

Die **Periduralanalgesie- bzw. -anästhesie** ermöglicht in den meisten Fällen eine gute bis komplette Schmerzbefreiung, die gut steuerbar ist und den individuellen Bedürfnissen angepasst werden kann.

Bei der Periduralanalgesie im **Kreißsaal** wird nach Punktion des Periduralraums, meist zwischen den Wirbelkörpern L2/3 oder L3/4, ein Katheter eingelegt. Nach Injektion einer Testdosis des Lokalanästhetikums (zum Ausschluss einer lebensbedrohlichen intrathekalen bzw. intravasalen Injektion) wird die für die gewünschte Ausbreitung nötige Menge injiziert. Für die Eröffnungsphase ist eine Anästhesieausdehnung von Th10 bis L1 erforderlich, für die Austreibungsphase müssen zusätzlich die Sakralsegmente S2–4 betäubt sein. Mit dieser Ausbreitung können auch vaginal-operative Entbindungen durchgeführt werden.

Da die früher verwendeten hohen Konzentrationen der Lokalanästhetika (z. B. Bupivacain 0,25%) nicht selten eine meist unerwünschte motorische Blockade verursachen, werden heute vielfach niedrigere Konzentrationen (z. B. Bupivacain 0,125% oder Ropivacain 0,175%) mit Opioiden (meist Fentanyl oder Sufentanil, das als einziges Opioid für diese Indikation in Deutschland zugelassen ist) gemischt und epidural appliziert. Bei Einhaltung bestimmter Höchstdosen führt dies nicht zu einer Atemdepression des Neugeborenen. Nicht geeignet ist die rückenmarksnahe Applikation von Opioiden bei Patientinnen, die vorher höhere Dosen von Opioiden (z. B. Pethidin) systemisch erhalten haben. Die Fortführung der Periduralanalgesie kann mittels intermittierender Bolusgabe, kontinuierlicher Infusion oder als patientenkontrollierte Periduralanalgesie durchgeführt werden.

Auch für die Durchführung einer **Sectio caesarea** ist eine Periduralanästhesie gut geeignet. In diesem Fall wird eine größere Menge eines höher konzentrierten Lokalanästhetikums in fraktionierten Einzeldosen appliziert. Erforderlich ist eine Ausbreitung bis ca. Th4. Falls gewünscht, kann der Periduralkatheter für die postoperative Schmerztherapie verwendet werden.

Seit einiger Zeit wird auch die **Spinalanästhesie** wieder häufiger eingesetzt. Vor allem bei der dringlichen **Sectio caesarea** erlaubt sie eine schnelle und technisch einfach durchführbare Anästhesie. Eine deutlich risikoreichere Allgemeinanästhesie kann hierdurch in vielen Fällen verhindert werden. Falls erwünscht, kann zusätzlich ein Periduralkatheter eingelegt werden (Nadel-durch-Nadel-Technik) und für eine postoperative Analgesie verwendet werden **(kombinierte Spinal-Epidural-Anästhesie, CSE)**.

Eine CSE wird gelegentlich auch im **Kreißsaal** zur Schmerzerleichterung eingesetzt. Hierbei wird zunächst meist ein kleine Dosis eines Opioids mit oder ohne eine geringe Menge Lokalanästhetikum spinal injiziert, was zu einer sehr schnell einsetzenden Analgesie mit kaum vorhandener motorischer Blockade führt. Später kann dann über zusätzlich eingelegten Periduralkatheter die Analgesie fortgeführt werden.

Als potenzielle **Nebenwirkung** muss bei jeder rückenmarksnahen Regionalanalgesie und -anästhesie mit einem durch die Sympathikusblockade hervorgerufenen **Blutdruckabfall** gerechnet werden. Seltener und weniger ausgeprägt ist dieser meist bei der PDA bzw. CSE im Kreißsaal, da niedrigere Dosen verwendet werden und eine verhältnismäßig geringe Ausbreitung der Analgesie erforderlich ist. Die für eine Sectio caesarea nötige ausgedehnte Anästhesie kann, wenn keine prophylaktischen und therapeutischen Maßnahmen getroffen werden, zu deutlichen Blutdruckabfällen führen. Diese treten bei der Spinalanästhesie durch das sofortige Einsetzen der Blockadewirkung schneller auf als bei der Periduralanästhesie. Prophylaktisch wird eine Volumenzufuhr vor Anlage der Regionalanalgesie bzw. –anästhesie empfohlen. Meist werden vor einer PDA im Kreißsaal 500 ml einer kristalloiden Lösung infundiert, vor einer PDA bzw. Spinalanästhesie zur Sectio caesarea 1000–1500 ml entweder einer kristalloiden Lösung oder auch teilweise kolloidalen Lösung. Bei Auftreten einer Hypotension muss als erste Maßnahme ein evtl. bestehendes Cava-Kompressions-Syndrom durch entsprechende Lagerung sofort beseitigt werden. Weiterhin sollte nicht gezögert werden, einen geeigneten Vasopressor, der die Uterusdurchblutung nicht beeinträchtigt (z. B. Theodrenalin + Cafedrin = Akrinor®, Etilefrin = Effortil®, Ephedrin), in kleinen Einzeldosen zu injizieren.

6.3.4 Allgemeinanästhesie

Chr. Lorenz

Die Allgemeinanästhesie kann sowohl für die Sectio caesarea als auch für vaginal-operative Entbindungen eingesetzt werden. Sie ist vor allem bei geburtshilflichen Komplikationen indiziert, die zur sofortigen Entbindung zwingen, so dass keine Zeit mehr für ein Regionalanästhesieverfahren bleibt. Auch wenn eine Kontraindikation für eine Regionalanästhesie vorliegt (z. B. Gerinnungsstörung, starke Blutung, Ablehnung durch die Patientin), muss eine Allgemeinanästhesie durchgeführt werden.

Hierbei ist zu beachten, dass fast alle hierfür verwendeten Medikamente mit Ausnahme der Muskelrelaxantien schnell die Plazenta passieren. Dennoch kommt es nur selten zu einer klinisch relevanten Beeinträchtigung des Neugeborenen.

Die Intubation ohne Zwischenbeatmung ist obligatorisch, da die Aspirationsgefahr ca. ab der 2. Schwangerschaftshälfte deutlich erhöht ist. Wichtig ist eine ausreichende Präoxygenierung der Patientin, da es bei Apnoephasen schneller zum Auftreten einer Hypoxie kommen kann. Darüber hinaus ist die Intubation bei Schwangeren deutlich häufiger schwierig oder nicht möglich. Aus diesen Gründen ergibt sich das höhere Risiko einer Allgemeinanästhesie gegenüber einer Regionalanästhesie bei schwangeren Patientinnen.

6.3.5 Akupunktur in der Geburtshilfe

T. W. Goecke

Die Akupunktur, wie wir sie heute kennen, hat ihre Wurzeln in China und ist eine auf jahrtausendelanger Erfahrung basierende (evidence based), weitgehend unveränderte Methode zur Linderung von Symptomen und Symptomkomplexen. Im Gegensatz zu anderen komplementären Methoden nimmt die Akupunktur in Europa in den letzten Jahren einen immer größeren Stellenwert ein. Die Anwendung der Akupunktur in der Geburtshilfe erfreut sich immer größerer Beliebtheit und wird in vielen Geburtskliniken als Standardmethode angeboten. Kommt die Akupunktur in der Geburtshilfe zum Einsatz, macht man sich den schmerzlindernden sowie den leicht sedierenden Effekt zunutze.

Wirkmechanismus der Akupunktur: Bis heute ist es nicht gelungen den Wirkmechanismus der Akupunktur vollständig zu klären, sodass derzeit ein Denkmodell zum neurophysiologischen Weg des Akupunkturreizes vorliegt [12]. Schmerzreize gelangen über synaptische Umschaltungen auf Rückenmarks-, und Thalamusebene zum Kortex und werden dort bewusst. Ein über einen Akupunkturpunkt gesetzter Reiz stimuliert primär einen sensorischen Rezeptor (Nozirezeptor) im Muskel. Dieser Reiz wird über Muskelafferenzen (Gruppe-II-Fasern = Taubheitsgefühl; Gruppe-III-Fasern = Schweregefühl) an das Rückenmark weitergegeben und kann dort endorphinerge Zellen aktivieren, die im Rückenmark typischerweise Enkephaline oder Dynorphine (keine β-Endorphine) freisetzen, und bewirkt somit eine präsynaptische Hemmung auf Rückenmarksebene. Die Weiterleitung des Akupunkturreizes in zentrale Hirnregionen (Thalamus, Hypothalamus, Hypophyse) führt zur Ausschüttung von überregional wirkenden β-Endorphinen, die die Schmerzwahrnehmung reduzieren. Die Ausschüttung von Endorphinen und Enkephalinen hat zusätzlich eine sedierende und euphorisierende Wirkung und stellen damit ebenfalls Erfolgsträger der Akupunktur dar [4]. Ein in die zentralen Regionen des Gehirns aufgestiegener Akupunkturreiz führt zusätzlich zur Freisetzung der Monoamine Serotonin und Noradrenalin. Serotonin bewirkt eine postsynaptische Hemmung, während Noradrenalin durch eine Rezeptorblockade die Schmerzübertragung auf Spinalebene hemmen kann. Eine durch die Akupunkturnadel ausgelöste Mikroverletzung führt über die Aktivierung von Gewebshormonen (Histamin, Serotonin, Lymphokinine, Prostaglandine) zu einer lokalen Gefäßerweiterung, zur Veränderung des Gewebs-pH sowie zur Erhöhung der Kapillardurchlässigkeit. Die Reaktion auf einen Akupunkturreiz hängt von der konstitutionellen und konditionellen Ausgangslage des Individuums ab sowie seiner Fähigkeit auf den Reiz hin neuro-endokrin und psychophysiologisch zu reagieren.

Praktische Anwendung: Die heute verwendeten Einmal-Nadeln (0,25–0,4 mm Dicke) werden nach Lokalisation des entsprechendes Punktes in einer typischen Weise gesetzt. Hierzu wird die leicht gespannte Hautoberfläche möglichst schnell mit einer leichten Drehung durchstochen, um den epikritischen Schmerz möglichst gering zu halten. Dann wird die Nadel langsam in Richtung des Akupunkturpunktes vorgeschoben, bis ein De-Qi-Gefühl (Kribbeln, Schwere-, Wärmegefühl) durch die Patientin angegeben wird. Bei der klassischen Akupunktur werden die Nadeln in der Regel für 20–30 Minuten belassen und je nach Art des gewünschten Effektes manipuliert. Ist ein **tonisierender Effekt** gewünscht, soll eine wenig stimulierende Nadelung erfolgen. Wird ein **sedierender Effekt** gewünscht, wie z. B. unter der Geburt oder allgemein bei Schmerzzuständen, sollte durch schnelles Drehen der Nadel eine kräftige manuelle Stimulation erfolgen, die durch die Anwendung von Strom (50–2000 Hz) über die Nadel verstärkt werden kann.

Lagerung der Patientin: Generell ist die entspannte Lagerung der Patientin von größtem Vorteil, so dass Akupunktur z. B. während des CTG gut angewandt werden kann, um die Schwangere nicht zusätzlich in ihrer Mobilität einzuschränken. Die Schwangere soll sich in bequeme Seitenlage begeben, damit die Punkte sowohl am Rücken als auch am Bauch erreichbar sind. Wenn die Schwangere gern ein Bad nehmen möchte, kann man die Punkte auch in Abwandlung der Neuraltherapie mit einem Lokalanästhetikum quaddeln [14]. Die Nadeln sollten spätestens in der Austreibungsphase entfernt werden, um der Schwangeren freie Beweglichkeit unter der Geburt zu ermöglichen.

Indikationen und Kontraindikationen: Die Akupunktur in der Geburtshilfe sollte nur als begleitendes Verfahren eingesetzt werden, da die Wirkung erprobter, besonders der rückenmarksnahen Anästhesieverfahren nicht erreicht werden kann. Generell sollte erst eine schulmedizinische Abklärung von Symptomen erfolgen, um einerseits die Behandlungswürdigkeit, andererseits die Behandlungsfähigkeit durch Akupunktur zu prüfen.

Zu den absoluten Kontraindikationen gehören neben bösartigen Erkrankungen jede Indikation zu einem chirurgischen Eingriff sowie akute bakterielle Infekte, da durch die Akupunktur Symptome verschleiert und somit eine schulmedizinische Therapie verschleppt werden kann.

In der Schwangerschaft galten traditionell einige Punkte (Bl 60, Bl 67, Di 4, MP 4, MP 6, Ma 36) als kontraindiziert. Dabei kommt dem einzelnen Punkt als solchen keine spezifisch schwangerschaftsgefährdende Wirkung zu, vielmehr kann bei einer bereits latent geschädigten Schwangerschaft eine bestehende vorzeitige Wehenbereitschaft verstärkt werden oder in Gang kommen. Eine intakte Schwangerschaft kann allerdings durch eine lege artis durchgeführte Akupunktur nicht beeinträchtigt werden [7, 10]. Einige Punkte, die in der Schwangerschaft als kontraindiziert (da wehenauslösend) gelten, können zu gegebener Zeit unter der Entbindung für einen Geburtsfortschritt und zur Reduktion des Geburtsschmerzes von Nutzen sein.

Akupunktur zur Schmerzlinderung in der Schwangerschaft: Akupunktur zur Schmerzlinderung kann auch bei schwangerschaftsunspezifischen Beschwerden (Kopf-, Zahn-, Hals- oder Rückenschmerzen, Karpaltunnelsyndrom) nach genauer Abklärung der Ursache als unbedenkliches Analgetikum eingesetzt werden. Neben locoregionalen Punkten können Fernpunkte mit großer schmerzlindernder Wirkung (Di 4, Ma 44 – Abb. 6.16) sowie sedierende Punkte (DuMai 20 – Abb. 6.16) genadelt werden.

Akupunktur zur Geburtsvorbereitung: Zur Geburtsvorbereitung wird Akupunktur ab der 36. SSW angeboten. Hierbei kann gezielte Entspannung zunächst ohne den Stress der Entbindung erfahren werden und die Patientinnen mit der Nadelung vertraut gemacht werden. Im Allgemeinen genügen drei bis vier Sitzungen in

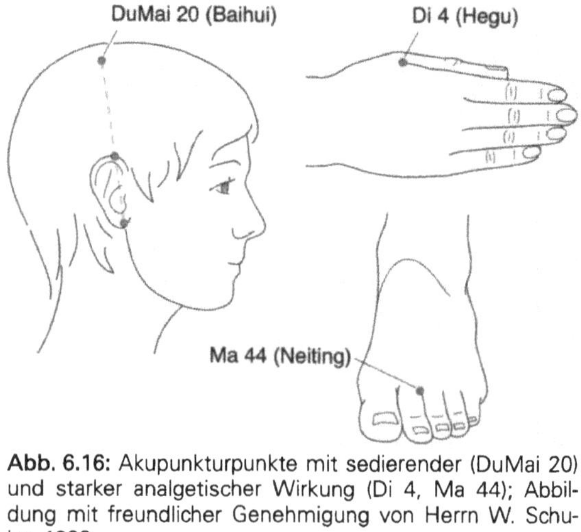

Abb. 6.16: Akupunkturpunkte mit sedierender (DuMai 20) und starker analgetischer Wirkung (Di 4, Ma 44); Abbildung mit freundlicher Genehmigung von Herrn W. Schuler, 1993

wöchentlichen Abständen. Neben der psychischen Komponente dieser Vorbereitung auf die Geburt konnte von Römer et al. [11] gezeigt werden, dass bei Erstgebärenden, die zur Geburtsvorbereitung Akupunktur (Ma 36, Gb 34, MP 6, Bl 67 – Abb. 6.17) erhielten, die Geburtsdauer signifikant (ca. 2 Stunden) kürzer war, als bei Frauen, die keine oder eine eher sedierende Akupunkturbehandlung erhielten.

Akupunktur zur Schmerzreduktion unter der Geburt: Unter der Geburt steigt mit zunehmender Wehentätigkeit der β-Endorphinspiegel als Ausdruck der Schmerzhaftigkeit des Geschehens im Serum deutlich an [4]. Wird unter der Geburt z. B. eine Periduralanästhesie gelegt, sinkt der Endorphin-Spiegel im Blut trotz weiter bestehender Schmerzstimulation.

Durch den frühzeitigen Beginn regelmäßiger stimulierender Akupunkturbehandlung kann im Körper ein Endorphinspiegel aufgebaut werden, der über dem der Eröffnungsphase liegt (Abb. 6.18). Ein erhöhter Endorphinspiegel führt neben der Analgesie auch zu einer leichten Sedierung der Schwangeren. So kann besonders in den Phasen zwischen den Wehen eine tiefere Entspannung erfolgen, was dem Geburtsfortschritt zugute kommt und hilft, dem Zirkel Angst-Spannung-Schmerz (nach Dick-Read) zu entkommen. An die Wirksamkeit regionaler Anästhesieverfahren reicht die Wirkung der Akupunktur bei weitem nicht heran [14], aber diese kann nach Koettnitz [9] der Wirkung von Dolantin gleichgesetzt werden.

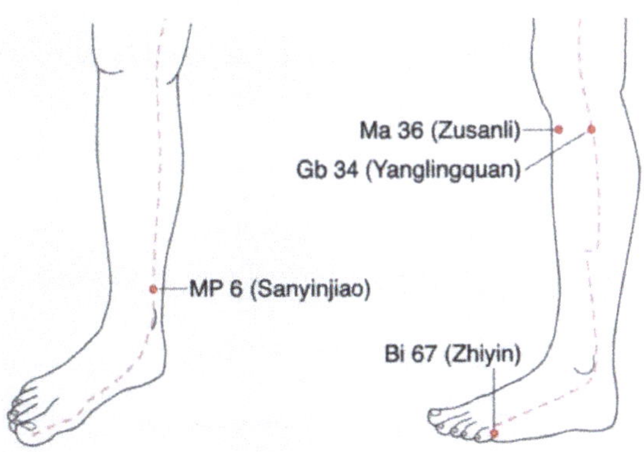

Abb. 6.17: Häufig benutzte Akupunkturpunkte zur Geburtsvorbereitung (tonisierende Nadelung); Abbildung mit freundlicher Genehmigung von Herrn W. Schuler, 1993

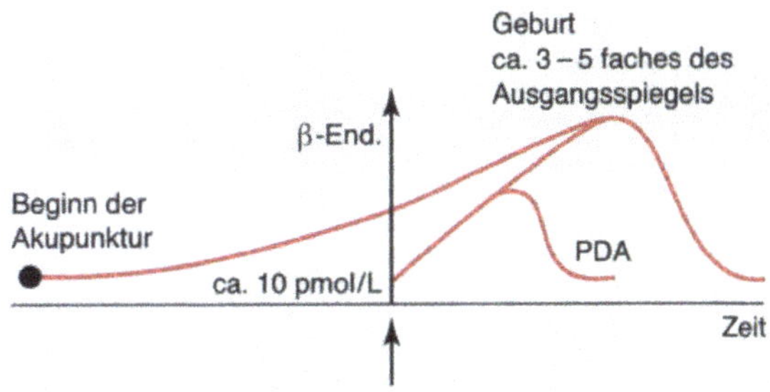

Abb. 6.18: Endorphinspiegel unter der Geburt, nach PDA und bei frühzeitiger Akupunkturbehandlung (nach Koettnitz [9])

Akupunktur unter der Geburt verfolgt zwei Ziele: Erstens: Sedierung der Patientin zur besseren Erholung der Schwangeren besonders zwischen den Wehen [2, 7]. Zweitens: Schmerzreduktion über analgetisch wirksame Fernpunkte (Di 4, Ma 44 – Abb. 6.16), Alarmpunkte als moderne Analgesiepunkte (Neima/Weima – Abb. 6.19) sowie über locoregionale Punkte (Ex 21, Bl 32, LG 2, LG 6 – Abb. 6.19).

Die ausgewählten Punkte sollten zu Beginn der Eröffnungsphase, möglichst schon vor den ersten schmerzhaften Wehen mit deutlicher Manipulation genadelt werden. Besonders die locoregionalen Punkte eignen sich für kräftige z. B. Elektrostimulation bis 20–50 Hz. In Anlehnung an die Neuraltherapie bieten sich diese Punkte auch für eine Quaddelung mit einem Lokalanästhetikum an. In den meisten Fällen kommt man mit der Stimulation von vier bis sechs Akupunkturpunkten (DuMai 20, Di 4, Ma 36, Ma 44, MP 6, Neima/Weima – Lokalisation: Tabelle 6.1) aus, um das zu erzielen, was mit Akupunktur unter der Geburt erreicht werden kann. Akupunktur unter der Geburt soll nur so lange angewandt werden, solange ein Effekt verspürt wird. Lässt die analgetische Wirkung nach, sollte auf andere erprobte Maßnahmen zur Analgesie umgestiegen werden. Hieraus ergibt sich bereits der Standort der Akupunktur innerhalb der verschiedenen geburtserleichternden Maßnahmen: Die Akupunktur soll nicht mit anderen, bewährten Methoden konkurrieren, sondern diese als ein wertvolles zusätzliches Instrument ergänzen, da sie sich als unbedenklich und bis zu einer gewissen Schmerzstufe als recht wirkungsvoll erwiesen hat.

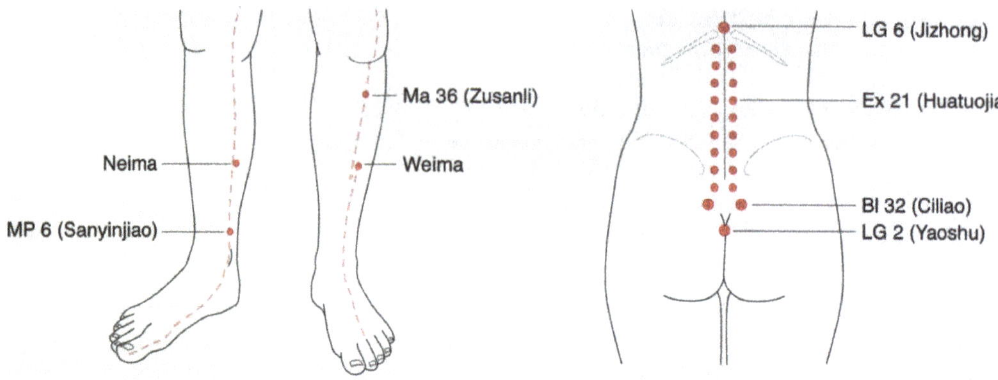

Abb. 6.19: Moderne Analgesiepunkte und locoregionale Punkte zur Schmerzreduktion unter der Geburt; Abbildung mit freundlicher Genehmigung von Herrn W. Schuler, 1993

Eine von Schuler [7] durchgeführte Befragung am eigenen Patientenkollektiv (n = 1200) zur Zufriedenheit mit der Wirkung der Akupunktur unter der Geburt (Tabelle 6.2) zeigt mit >50% eine deutliche Zufriedenheit und Akzeptanz der Patienten.

Akupunktur nach der Geburt: Für den Einsatz der Akupunktur nach der Entbindung haben sich drei Indikationsbereiche herauskristallisiert: 1. Störungen der Milchproduktion, 2. Blasenentleerungsstörung und Obstipation, 3. Analgesie bei Nachwehen, Episiotomieschmerz, Schmerzen im Bereich der Sektionaht. Besonders bei der Schmerzsymptomatik können in der Regel die gleichen analgetischen Fernpunkte wie unter der Geburt eingesetzt werden (Di 4, Ma 44, MP 6, Neima/Weima – Abb. 6.17 und 6.19).

Spezielle Indikationen der Akupunktur in der Geburtshilfe: In der Geburtshilfe können viele Symptome dadurch behandelt werden, dass sedierende Punkt genadelt werden (LG 20). Dies gilt besonders für die Hyperemesis bei der zusätzlich noch ein spezifischer Punkt gegen Übelkeit (Pe 6) gereizt wird. Auch bei der leichten Form der schwangerschaftsinduzierten Hypertonie (RR <160/100) kann eine Sedierung der

Tab. 6.1: Lokalisation der häufigsten Akupunkturpunkte zur Analgesie während der Geburt

Name	Lokalisation	Funktion
Du Mai 20	Verlängerung der Verbindungslinie von tiefsten zum höchsten Punkt der Ohrmuschel auf der Medianlinie des Kopfes.	Hauptsedativ- und Hauptanalgesiepunkt
Di 4	An der höchsten Stelle des M. adductor pollicis, wenn der Daumen am Zeigefinger anliegt	Wichtigster Analgesiepunkt
Ma 36	Eine Fingerbreite lateral des Unterrandes der Tuberositas tibiae	Spasmolytisch-analgetische Wirkung
Ma 44	1 cm procimal des Schwinnhäutchenrandes zwischen I. und II. Metatarsalknochen	Wirksamster analgetischer Punkt des Beines Elektrostimulation möglich
MP 6	An der medialen Seite des Unterschenkels, 3 Cun oberhalb des medialen Maleolus, dorsal der Tibiakante	Analgetischer Punkt Elektroakupunktur möglich
Gb 34	Am Schnittpunkt der Linien gezogen von der unteren vorderen Begrenzung des Fibulaköpchens	Muskelerkrankungen im kleinen Becken
Neima	Hinterer Tibiarand, in der Mitte zwischen Innenknöchelchen und Kniegelenk (= Le 6)	Moderner Analgesie und Anästhesiepunkt
Weima	Gleiche Höhe wie Neima, 1 Cun lateral von der Schienbeinkante auf dem Magenmeridian	Moderner Analgesie und Anästhesiepunkt
Ex 21	Gruppe von 28 Punktpaaren, je 0,5 Cun bds. neben dem unteren Rand der Dornfortsätze	Locoregionale Analgesiepunkte

Tab. 6.2: Patientenbefragung zur Zufriedenheit von Akupunktur unter der Geburt

Mit der Wirkung *sehr zufrieden*	21 %
Mit der Wirkung *zufrieden*	51 %
Gewisse Wirkung war vorhanden, aber *nicht ausreichend*	18 %
Akupunktur hat *gar nicht* geholfen	10 %
Akupunktur war eine *reine Belästigung*	0,1 %

Patientin durch Akupunktur bei gleichzeitiger Stimulation des Hämöostasepunktes (Le3 – stärkste blutdrucksenkende Wirkung) eine Drosselung des Blutdruckes erreicht werden. Aber schon bei der milden Form der SIH sollte die Akupunktur nur noch adjuvant angewandt werden. Bei schwerer Präeklampsie ist die Akupunktur kontraindiziert, da eklamptische Anfälle provoziert werden können. Berichten aus China zufolge kann durch Wärmeanwendung (Moxibustion) am Punkt Blase 67 (lateraler Nagelwinkel der kleinen Zehe) eine fast 90% Erfolgsrate bei der Wendung der Beckenendlage in eine Schädellage in der 36.–40. Schwangerschaftswoche verzeichnet werden. In deutschen Studien [8] konnten keine signifikanten Unterschiede zur Spontanwendungsrate nachgewiesen werden.

Zusammenfassung: Akupunktur in der Geburtshilfe ist eine von der Patientin immer öfter geforderte Maßnahme der natürlichen Analgesie unter der Entbindung. Auch wenn die genaue Wirkungsweise der vielfältigen Mechanismen der Akupunktur noch nicht vollständig geklärt ist, scheinen einerseits körpereigene Endorphine (Enkephaline, Dynorphine), andererseits Monoamine die Hauptfaktoren einer Schmerzunterdrückung darzustellen. Akupunktur unter der Geburt kann bis zu einem gewissen Schmerzgrad wirkungsvoll eingesetzt werden und neben einer Verkürzung der Geburtsdauer über einen leicht sedierenden Effekt auch zu einer besseren Entspannung der Schwangeren zwischen den Wehen führen. Die schmerzhemmende Wirkung der Akupunktur unter der Entbindung wird mit Dolantin gleichgesetzt, kommt aber nie an die Wirkung rückenmarksnaher Anästhesieverfahren heran, so dass bei nachlassender Akupunkturanalgesie auf andere Methoden umgestiegen werden muss.

6.3.5.1 Literatur

[1] Van Nghi, N., M. van Dong, U. Lanza: Akupunkturanalgesie, Medizinische Verlagsgesellschaft mbH, Uelzen 1973.

[2] Birkmeyer, W., H. Tenk: Biochemische Aspekte der Akupunktur. Erfahrungsheilkunde *25* (1977) 312–315.

[3] Cheng, R., B. Pomeranz: Electroacupuncture analgesia could be mediated by at least two pain-relieving mechanisms: endorphin and non-endorphin systems. Life Sci. *25* (1980) 1957–1962.

[4] Ehrenpreis, S.: Analgesic properties of encephalinase inhibitors: animal and human studies. Prog. Clin. Biol. Res. *192* (1985) 363–370.

[5] Heine, H.: Funktionelle Morphologie der Akupunkturpunkte. Akupunktur Theor. u. Prax. *1* (1989) 4–11.

[6] Pomeranz, B., G. Stux (Hrsg.): Scientific Bases of Acupuncture. Springer-Verlag, Berlin 1989.

[7] Schuler, W.: Akupunktur in der Geburtshilfe und Gynäkologie. In: R. Rothmann (Hrsg.): Akupunktur in Klinik und Praxis, S. 123–134. Hippokrates-Verlag, Stuttgart 1993.

[8] Beer, A., M. Danei, V. Keck: Beckenendlagen-Behandlung durch Moxibustion. Akupuntur Theor. u. Prax. *2* (1995) 100–106.

[9] Koettnitz, F.: Akupunktur in der Geburtshilfe. Enke-Verlag, Stuttgart 1997.

[10] Koettnitz, F., M. Keller, A. Schindler: Endorphin-Kits im Vergleich. Vortrag European Congress of Gynecology. Göttingen 1997.

[11] Römer, A., M. Weigel, W. Ziegler et al.: Veränderungen von Cervixreife und Geburtsdauer nach geburtsvorbereitender Akupunkturtherapie – Manuskript 1998.

[12] Stux, G., N. Stiller, B. Pomeranz (Hrsg.): Akupunktur, Lehrbuch und Atlas. Springer-Verlag, Berlin 1999.

[13] Goecke, T. W.: Mit altem Wissen neue Wege gehen. FrauenheilkundePlus *4* (1999) 144–146.

[14] Beer, A.: Akupunktur in der Geburtshilfe. Urban und Fischer, München 2000.

6.4 Kindliche und mütterliche Gefahrenzustände

H. Halle

6.4.1 Kindliche Gefahrenzustände

Dem Kind drohen unter der Geburt und durch den Geburtsvorgang **2 Hauptgefahren:** der intrauterine *Sauerstoffmangel* und perinatale *Infektionen.*

6.4.1.1 Intrauteriner Sauerstoffmangel

Die intrauterine Sauerstoffversorgung des Kindes ist von einer ungestörten uteroplazentaren Zirkulation abhängig. Eine vorübergehende oder anhaltende Störung führt zu einer *Hypoxämie* und, da es sich um einen gestörten Gasaustausch handelt, ebenso rasch zu einer *Hyperkapnie.*

Primär handelt es sich um eine *respiratorische Störung*. Grundsätzlich lassen sich *3 Ursachen* unterscheiden:

- **mütterliche Ursachen:** eine unzureichende Sauerstoffsättigung des mütterlichen Blutes bei *Anämien*, *Lungenerkrankungen* und *Herzfehlern*; eine unzureichende Durchblutung bei schweren Gestosen und anderen *Hypertonieformen* mit einem verstärkten Arteriolenspasmus; die Störung der Durchblutung am Uterus bei zu hohem Grundtonus (*hypertone Motilität*) oder bei zu rasch aufeinander folgenden Wehen (*Hyperaktivität*);
- **plazentare Ursachen:** ein gestörter Gasaustausch infolge plazentarer Zirkulationsstörungen bei *Übertragungen, Gestosen*, der *vorzeitigen Lösung* der Plazenta oder bei *Placenta praevia*;
- **kindliche Ursachen:** *Nabelschnurkomplikationen* wie die Umschlingung, der Nabelschnurvorfall oder der echte Knoten sind am häufigsten. Ebenso kommen schwere Anämien bei *Blutgruppeninkompatibilität* oder als Folge einer akuten Blutung (*Insertio velamentosa*) in Betracht.

Die kindliche Hypoxämie führt zu einem Mangel an Energie und zu einer Umstellung des Stoffwechsels. Durch *anaerobe Glykolyse* kommt es rasch zu einem Anstieg der Milchsäure und damit zu einer sekundären metabolischen Azidose.

Die **klinischen Zeichen** für eine kindliche Gefährdung sind: die fetale *Tachykardie* (>160/min), *Bradykardie* (<120/min), die *silente Oszillation*, *späte* und *variable Dezelerationen*, Abgang von Mekonium: grünes Fruchtwasser

An **diagnostischen Methoden** zur Erfassung von fetalen Gefahrenzuständen kommen zum Einsatz: *CTG, Amnioskopie, Fetalblutanalyse (FBA), Doppler-Flowmetrie.*

6.4.1.2 Nabelschnurkomplikationen

Nabelschnurkomplikationen können zu jedem Zeitpunkt der Schwangerschaft und unter der Geburt auftreten: *Nabelschnurumschlingungen, -vorliegen, -vorfall, -knoten.*

Nabelschnurumschlingungen (NSU): In Abhängigkeit von der Länge der Nabelschnur und der Aktivität des Kindes kann die Nabelschnur um den *Körper* oder den *Hals* geschlungen sein. Bei jeder 4.–5. Entbindung wird eine mehr oder weniger ausgeprägte Umschlingung beobachtet. Klinisch wird die Umschlingung nur dann bedeutsam, wenn sie die fetoplazentare Zirkulation beeinträchtigt. Diese Zirkulationsstörungen können langsam eintreten, indem der Zug allmählich stärker wird und damit die Gefäße komprimiert werden. Es kommt zu einer schrittweisen Reduktion an Sauerstoff und damit zur respiratorischen **Hypoxie.**

Im *CTG* treten bei Nabelschnurkomplikationen am häufigsten **variable Dezelerationen** auf.

Andererseits können die Zirkulationsstörungen auch akut durch plötzliche Bewegungen des Kindes oder durch das Tiefertreten unter der Geburt auftreten und dann zu ganz akuten Beeinträchtigungen der Blutzirkulation bis hin zur totalen Unterbrechung des Blutflusses führen. Dem Kind droht die Erstickung.

Die anhaltende fetale *Bradykardie* ist nicht selten ein Zeichen einer derartigen Notsituation.

Die Überwachung des Kindes durch CTG und Fetalblutanalyse (FBA) erlauben eine Einschätzung der kindlichen Situation.

Nabelschnurumschlingungen können Anlass zu schnellen operativen Beendigungen der Schwangerschaft oder Ursache für den intrauterinen Fruchttod sein.

Nabelschnurvorliegen: Das Tasten der Nabelschnur neben oder vor dem vorangehenden Kindsteil bei stehender Fruchtblase wird als Vorliegen der Nabelschnur bezeichnet (Abb. 6.20). Es stellt damit eine direkte Vorstufe zum Nabelschnurvorfall dar. Bei beweglichem vorangehenden Kindsteil kann durch Beckenhochlagerung und Seitenlagerung (auf die der Nabelschnur entgegengesetzte Seite) versucht werden, ein Zurückziehen der Nabelschnur zu erreichen.

Nabelschnurvorfall: Die Nabelschnur liegt vor oder neben dem *vorangehenden Teil* und die *Fruchtblase ist gesprungen*. Bei regelmäßiger Wehentätigkeit und dem Tiefertreten des vorangehenden Teils wird die Nabelschnur zunehmend komprimiert (Abb. 6.21).

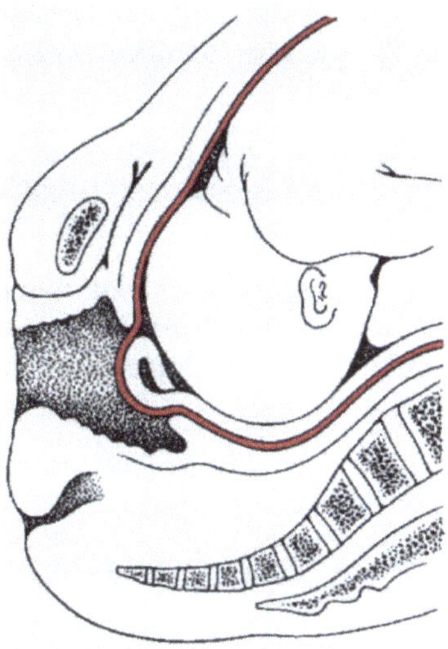

Abb. 6.20: Intakte Eihäute (rot) bei vorliegender Nabelschnur

Praxishinweis: Deshalb muss jede Schwangere informiert werden, dass beim **Blasensprung** *sofort die Klinik* aufgesucht werden soll und dass die Patientin nicht mehr umherläuft, da bei beweglichem vorangehenden Teil die Nabelschnur durch das abfließende Fruchtwasser „herausgespült“ werden kann.

Ätiologie: Durch eine Lücke zwischen dem vorangehenden kindlichen Teil und dem Beckeneingang kann die Nabelschnur vorbeirutschen und damit „*vorliegen*“ oder „*vorfallen*“. Der vorangehende kindliche Teil dichtet nicht ab. Diese Situation wird beim *Missverhältnis*, bei *Einstellungsanomalien*, dem *Hydramnion*, bei *Mehrlingsschwangerschaften* und *Lageanomalien* beobachtet.

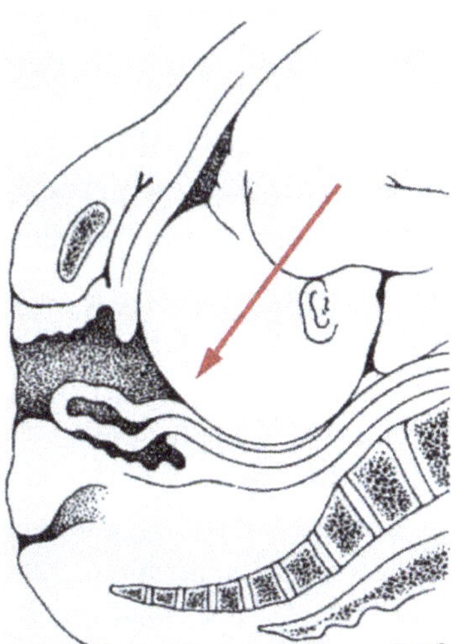

Abb. 6.21: Nach dem Blasensprung Kompression durch den tiefer tretenden Kopf bei Vorfall der Nabelschnur

Der Nabelschnurvorfall wird *am häufigsten* bei **Querlagen**, weniger häufig bei Beckenendlage und am seltensten bei Schädellagen beobachtet. Die Gefahr einer *kompletten Nabelschnurkompression* ist bei **Schädellagen** am größten, weniger groß bei Beckenendlagen und relativ gering bei Querlagen.

Eine fetale Bradykardie unmittelbar nach dem Blasensprung ist immer auf eine Nabelschnurkomplikation verdächtig! **Häufigkeit des Nabelschnurvorfalls:** 0,5–0,8 % aller Geburten.

Therapie: Sofortiges Handeln ist erforderlich. Durch *Beckenhochlagerung* wird die Kompression vermindert. Eine Akuttokolyse hemmt die Wehen. Sofort nach dem Tasten der pulsierenden Nabelschnur wird vom Untersucher oder einer Hilfsperson der vorangehende Teil hochgeschoben und damit der Effekt der Beckenhochlagerung verstärkt.

Unter Cito-Bedingungen werden Maßnahmen zur sofortigen Geburtsbeendigung getroffen.

Bei vollständigem Muttermund und erfüllten Vorbedingungen für eine vaginale Entbindung kann die Geburt auf diesem Wege beendet werden.

In allen anderen Fällen wird die Notfall-Sectio durchgeführt.

Der Versuch einer **Reposition** der vorgefallenen Nabelschnur führt so gut wie nie zum Erfolg und sollte deshalb generell **unterlassen** werden.

Nabelschnurknoten: Echte Nabelschnurknoten sind selten und kommen einmal auf 150–200 Geburten vor.

Sie entstehen durch das Hindurchschlüpfen des Feten durch eine Nabelschnurschlinge und setzen demzufolge eine gewisse Länge der Nabelschnur voraus. Neben dem *echten* Nabelschnurknoten wird gelegentlich der „*falsche*“ Knoten beobachtet, es handelt sich dabei um eine knäuelförmige Schlingenbildung der Nabelschnurgefäße und eine Verdickung der Wharton-Sulze. Nur echte Knoten führen zu einer Zirkulationsstörung, wenn sie zusammengezogen werden, und stellen deshalb oft Zufallsbefunde dar oder sie werden im Zusammenhang mit Umschlingungen entdeckt.

6.4.1.3 Amnioninfektionssyndrom (AIS)

Die Besprechung erfolgt an dieser Stelle, da es sich sowohl um kindliche wie mütterliche Gefahrenzustände handelt. Als Synonyme gelten *Chorioamnionitis, intrauterine aszendierende Infektion oder Fruchtwasserinfektion.*

Plazenta, Eihäute und Fruchtwasser werden bakteriell infiziert, wodurch eine Infektionsgefahr für das Kind und die Mutter entsteht. Die intrauterine Infektion erfolgt meist nach Besiedlung mit **fakultativ pathogenen Erregern** von der Scheide her, wobei anaerobe und aerobe Bakterien vorkommen: *Escherichia coli*, Enterokokken, Streptokokken der Gruppe B (GBS), *Staphylococcus aureus*, *Chlamydia trachomatis*, anaerobe Erreger wie *Prevotella* spp., *Mobiluncus* spp. und Peptostreptokokken.

An **pathogenen Keimen** werden eher selten Streptokokken der Gruppe A, Listerien und Gonokokken nachgewiesen.

Häufigkeit: 2–4% aller Geburten, besonders hoch bei Frühgeburten und vorzeitigem Blasensprung.

Ätiologie: Für die Entstehung einer aszendierenden Infektion wird die eröffnete Zervix angeschuldigt. Häufig geht der Zervixeröffnung eine *Störung der Scheidenflora* voraus, der pH-Wert steigt über 4,7 auf Werte von 5,0 und darüber.

Die lokale Infektion im Bereich der Zervix soll zur Aktivierung der Phospholipase A 2 und zur Freisetzung der Arachidonsäure, der Muttersubstanz der Prostaglandinsynthese, führen.

Durch die endogene Prostaglandinsynthese kann es zur Zervixreifung und zur Kontraktionstätigkeit und damit zur Frühgeburt kommen.

Eine der häufigsten **Komplikationen** ist der *vorzeitige Blasensprung*. Der Blasensprung kann die aszendierende Infektion begünstigen. Auf der anderen Seite kann die manifeste Infektion an den Eihäuten den Blasensprung auslösen.

Klinische AIS-Zeichen sind:

- Temperaturanstieg, Leukozytose (>15000/nl) mit Linksverschiebung
- Anstieg von C-reaktivem Protein (>8 mg/l)
- druckschmerzhafter Uterus (DD: zur vorzeitigen Lösung!)
- hartnäckige Kontraktionstätigkeit, mütterliche und/oder fetale Tachykardie, foetides Fruchtwasser.

Zur frühzeitigen Erfassung der Infektion sind häufige Kontrollen der klinischen und paraklinischen Parameter erforderlich.

Die mikrobiologische Diagnostik erfolgt durch Abstriche von Scheide, Zervix, Eihäuten sowie nach der Geburt des Kindes von Nase, Rachen, Ohr und Nabel.

Bei Temperaturanstieg über 38° sollten grundsätzlich Blutkulturen angefertigt werden.

Therapie: Es ist eine sofortige Entbindung anzustreben! Daneben:

- kalkulierte oder gezielte antimikrobielle Chemotherapie
- bei Indikation zur Sectio evtl. in extraperitonealer Technik
- bei septischem Verlauf, Sectio ggf. mit Hysterektomie
- Intensivtherapie bei beginnender Schocksymptomatik, Heparinisierung vor Manifestation des Schocks.

Die **Gefahr für das Kind** besteht in der *postnatalen bakteriellen Infektion* mit Sepsis, Pneumonie oder Meningitis, häufige Manifestation innerhalb der ersten 5 Tage (early onset infection). Die **Gefahr für die Mutter** liegt in der *Puerperalinfektion* mit Manifestation unter der Geburt oder im frühen Wochenbett (Endometritis, Endomyometritis, Adnexitis puerperalis bis zur Pelveoperitonitis und Sepsis).

6.4.2 Mütterliche Gefahrenzustände

Unter der Geburt können weitere Situationen auftreten, die Gefahren für die Mutter darstellen.

Erkrankungen vor der Schwangerschaft (Herz, Leber etc.) oder pathologische Zustände durch die Schwangerschaft (Gestose, HELLP-Syndrom) werden dort besprochen.

6.4.2.1 Missverhältnis

Unter einem Missverhältnis verstehen wir eine Disproportion zwischen dem *Geburtskanal (Becken)* der Mutter und dem *Kopfdurchmesser* des zu gebärenden Kindes. Wir sprechen bei der Schädellage von einer cephalo-pelvinen Disproportion.

Absolutes Missverhältnis: enges Becken bei normal großem Kind oder das normal große Becken bei einem zu großen kindlichen Kopf.

Zu einem Missverhältnis kann es auch bei Haltungs- und Einstellungsanomalien (s. dort) kommen, weil damit oft eine Vergrößerung des Durchtrittsplanum verbunden ist.

Gerade bei dieser Gruppe ist oft nicht zu entscheiden, ob es zur **Einstellungsanomalie** wegen eines engen Beckens oder zu einem **Missverhältnis** durch die Haltungs- oder Einstellungsanomalie gekommen ist.

Darüber hinaus führen abweichende Beckenformen zu einer Beeinträchtigung der normalen Beckenpassage (langes Becken, Kanalbecken).

Ein **relatives Missverhältnis** bei Schädellagen führt zu einem protrahierten Geburtsablauf und einer stärkeren geburtsmechanischen Belastung von Mutter und Kind. Trotz eines relativen Missverhältnisses kann es zur vaginalen Geburt kommen, weil verschiedene Mechanismen die Geburtsmechanik beeinflussen können:

- der *kindliche Kopf* kann sich konfigurieren und passt sich so bei der Beckenpassage dem Geburtskanal an
- der *Beckenring* ist begrenzt „dehnbar" durch die hormonell bedingte Auflockerung an der Symphyse und den Ileosakralfugen
- eine erschwerte Passage setzt eine regelmäßige und effektive Wehentätigkeit voraus.

Der klinische Verdacht oder ein durch die Pelvimetrie nachgewiesenes Missverhältnis erfordert bei der Beckenend- oder Querlage die Entbindung durch Sectio caesarea. Bei der Beckenendlage hat der kindliche Kopf keine Zeit zur Konfiguration.

Diagnostik: Klinisch wird das Missverhältnis durch den *Spitzbauch* der Erstschwangeren und durch den *Hängebauch* der Mehrgebärenden signalisiert.

Der 4. Leopold-Handgriff zeigt, dass der vorangehende Teil keine Beziehung zum Becken aufnimmt. Der Zangemeister-Handgriff (5. Leopold) ist positiv, oder er „kneift", d. h. die Hand auf dem vorangehenden Teil ist ebenso hoch wie die Hand auf der Symphyse (Abb. 6.22 und Abb. 6.23). Die Beckenaustastung ergibt bei ausreichender klinischer Erfahrung wichtige Informationen über die zu erwartende Geburtsmechanik.

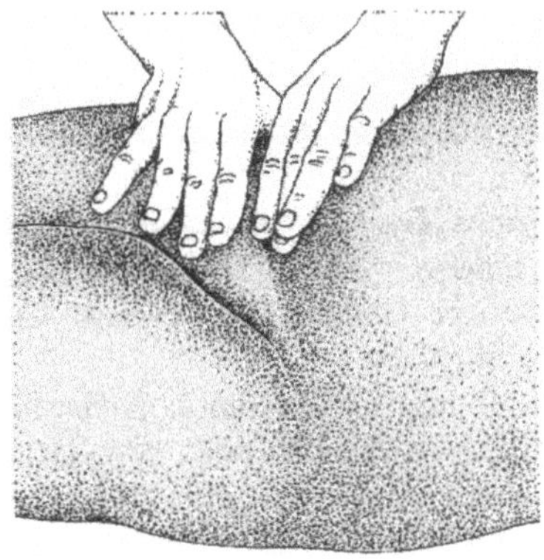

Abb. 6.22: Zangenmeister-Handgriff und dessen klinische Anwendung

Das erreichbare Promontorium, das flache Kreuzbein, die vorspringenden Spinae ischiadicae und der spitze Winkel des Schambeinbogens sind wichtige Hinweise auf ein enges Becken. Aus diesen geburtsmechanischen Problemen leiten sich weitere Gefahrenzustände für die Mutter ab.

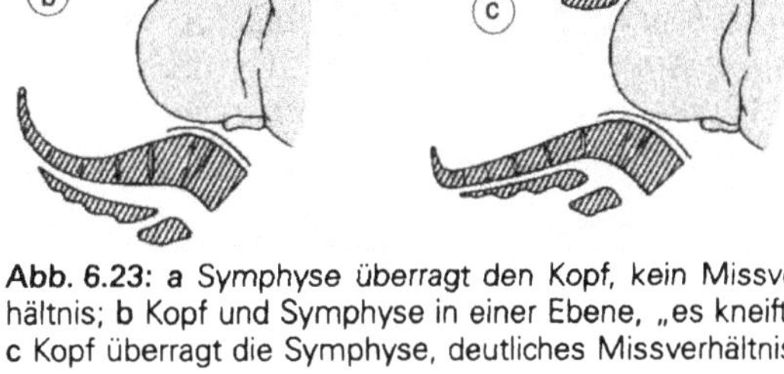

Abb. 6.23: a Symphyse überragt den Kopf, kein Missverhältnis; b Kopf und Symphyse in einer Ebene, „es kneift"; c Kopf überragt die Symphyse, deutliches Missverhältnis

6.4.2.2 Uterusruptur

Die Uterusruptur bedeutet die *inkomplette oder komplette* Zerreißung des Uterus im Zusammenhang mit dem Geburtsvorgang. Dabei wird nach der Mitbeteiligung des Peritoneum viscerale von einer inkompletten Uterusruptur gesprochen, wenn das Peritoneum intakt bleibt, und von einer kompletten Uterusruptur, wenn das Peritoneum mit durchgerissen ist.

Ätiologie: Die Uterusruptur begünstigen folgende Faktoren:

- enges Becken mit dem damit verbundenen *Missverhältnis*
- *geburtsunmögliche Lagen* – Querlage, hoher Geradstand, hintere Scheitelbeineinstellung, die mentoposteriore Gesichtslage, ebenso die nasoposteriore Stirnlage
- *Verlegung des Geburtskanals* durch *Tumoren*, die vom Uterus, vom Becken oder vom Ovar ausgehen können
- *uterine Überstimulation* durch Wehenmittelgabe (Oxytocin oder Prostaglandine)
- traumatische Ruptur durch den *Geburtshelfer* bei geburtshilflichen Operationen (besonders bei inneren Wendungen)
- Rupturen auf der Basis einer *bestehenden Wandschädigung*, besonders nach vorangegangenen Kaiserschnitten oder anderen Operationen (Straßmann'sche Operation oder Myomenukleationen). Man spricht dann von Narbenrupturen.

Häufigkeit: 1 Ruptur auf etwa 1500 Geburten, 1 Narbenruptur auf 50–60 Fälle, bei denen eine Sectio oder andere Operation am Uterus vorausgegangen ist.

Klinische Zeichen der drohenden Uterusruptur

- es tritt eine an Stärke zunehmende Wehenintensität auf, sowohl von der Frequenz, als auch von der Amplitude, bis hin zum *Wehensturm*, eine Wehe jagt die nächste. Der Uterus arbeitet mit allergrößter Intensität gegen den Widerstand, den das Geburtsobjekt bietet
- der *vorangehende* kindliche Teil ist dem Beckeneingang *federnd aufgepresst*
- das *Hochsteigen der Bandl-Furche* bis in Höhe des Nabel oder darüber. Der Bandl-Kontraktionsring entsteht durch Retraktion der Fundusmuskulatur gegenüber dem völlig überdehnten unteren Uterinsegment
- damit verbunden ist die zunehmende Schmerzhaftigkeit des unteren Uterinsegmentes
- die *Ligamenta rotunda* (Chordae uteroinguinalis), die wie Drähte unter der Bauchdecke zu tasten sind, sind *angespannt*
- die *Wehenschmerzen* nehmen beängstigend zu.

Klinische Zeichen der eingetretenen Uterusruptur

- nahezu schlagartig hören die Wehen auf und plötzlich setzt ein Rupturschmerz ein, die Patientin (Kollaps, Blässe) verfällt rasch
- bei der vaginalen Untersuchung ist der vorangehende Teil leicht beweglich oder gelegentlich gar nicht mehr erreichbar
- die kindlichen Teile sind direkt unter den Bauchdecken tastbar.

Praxishinweis: Die **Narbenruptur** verläuft dazu im Vergleich subklinisch ab, es müssen weder subjektiv noch objektiv Zeichen der drohenden oder eingetretenen Ruptur beobachtet werden. Deshalb wird nach vaginalen Entbindungen in den Fällen mit Voroperationen am Uterus die *alte Narbe durch eine Austastung kontrolliert*.

Therapie: Die **drohende Ruptur** wird mit *Akuttokolyse* und ggf. *Entbindung* behandelt. Bei **eingetretener Ruptur** erfolgt die *sofortige Laparotomie*. Das Hauptziel ist die rasche Blutstillung und damit die Vermeidung des hämorrhagischen Schocks und der konsekutiven Gerinnungsstörung. Bei der kompletten Uterusruptur droht zusätzlich eine Peritonitis durch den infizierten Uterusinhalt.

Bei profusen Blutungen und starken Zerreißungen des Uterus, besonders in Nähe der Uterinagefäße, wird die *Totalexstirpation* nicht zu vermeiden sein.

Bei Uteruserhaltung erfolgt die Naht der Rupturstelle wie bei der Uterotomie beim Kaiserschnitt.

6.4.2.3 Symphysendehnung (Symphysenruptur)

Unter dem Einfluss der Östrogene kommt es im Verlauf der Schwangerschaft zu einer physiologischen Auflockerung der Bandverbindungen an der Symphyse und den Ileosakralgelenken.

Durch die geburtsmechanische Belastung kann es zu Symphysendehnungen, aber auch zu -rupturen kommen. Typische Symptome sind:

- der *lokalisierte Druckschmerz* über der Symphyse, *Schmerzen bei Belastung* stärker werdend, besonders beim Stehen auf einem Bein, *ausstrahlende Schmerzen* in die Oberschenkel

und zum Kreuzbein und in den gesamten Beckenring
- unsicherer Gang, bis zum „*Watschelgang*". Besonders ausgeprägt sind die Schwierigkeiten beim *Treppensteigen*
- Bei der **Symphysenruptur** ist häufig der *Symphysenspalt* deutlich *verbreitert* tastbar. Bei der vaginalen Untersuchung ist nicht selten ein *retrosymphysäres Hämatom* palpabel. **Symphysenrupturen** stehen fast immer mit einem Entbindungstrauma im Zusammenhang (schwere Kindsentwicklung mit dem Forceps) und sind heute **sehr selten. Symphysendehnungen** werden dagegen auch bei ganz normalen vaginalen Entbindungen ohne erkennbare Ursache beobachtet. Eine pathologisch gesteigerte Auflockerung von Symphyse und Ileosakralfugen erklärt, dass die beschriebenen Beschwerden auch schon in der Schwangerschaft auftreten können, bevor geburtstraumatische Faktoren eingewirkt haben.

Die *röntgenologische Kontrolle* bestätigt postpartal die klinische Diagnose mit einem verbreiterten Symphysenspalt (>10 mm) und einer Stufenbildung der Schambeinäste bei der Röntgenaufnahme im Stehen auf einem Bein (Abb. 6.24).

Therapie: Zunächst *Immobilisation* und Anlegen eines *Fixationsverbandes* durch einen Schlaufenverband, der um das Becken zirkulär angelegt wird und dessen Zügel mit Gewichten, wie Sandsäcken oder Ziegelsteinen belastet werden (etwa 5–6 kg).

Bei der Symphysendehnung sind 2 Wochen, bei der Symphysenruptur mindestens 3 Wochen zur Erzielung der Beschwerdefreiheit erforderlich. Erst danach darf die vorsichtige Belastung beginnen.

Durch zirkuläre Beckengurte mit Trochanterpelotten kann in der ersten Zeit die Festigkeit im Beckenring unterstützt werden.

Ein nicht auskurierter Symphysenschaden führt bei zu früher Belastung zu monatelangen Beschwerden oder auch bleibenden Schäden in der Statik des Beckenringes.

6.4.2.4 Fruchtwasserembolie

Unter der Geburt kann bei bestimmten Vorbedingungen Fruchtwasser in den mütterlichen Kreislauf eindringen. Als *Synonym* wird für dieses Ereignis auch **„Fruchtwasserinfusion"** benutzt. Neben dem Fruchtwasser dringen feste Bestandteile (Epithelzellen, Lanugohaare, Vernix caseosa und Mekonium) in den Kreislauf ein.

Die Einengung der Lungenstrombahn (embolisches Material) und konsekutive Vasokonstriktion führen zu einer enormen Erhöhung des Widerstandes im kleinen Kreislauf, zur pulmonalen Hypertonie und zum **kardiogenen Schock:**

In der **Phase I** ist die Patientin vom akuten Herztod bedroht. Wird dieser Zustand überlebt, so entwickelt sich durch den hohen Thromboplastingehalt des Fruchtwassers eine disseminierte intravasale Gerinnung (DIC). Die Thromben in der terminalen Strombahn verstärken die Zirkulationsstörung im kleinen Kreislauf, führen aber durch eine massive Fibrinolyse schnell zu einer **Verbrauchskoagulopathie, Phase II** beginnt.

Praxishinweis: Eine plötzliche Schocksymptomatik, für die es geburtshilflich keine fassbare Ursache gibt, muss an eine *Fruchtwasserembolie* denken lassen. Begünstigend wirken: ältere Patientinnen, große Kinder, Mehrlinge oder Polyhydramnion, hoher Blasensprung, vorzeitige Lösung der Plazenta oder Risse im Bereich des Geburtskanals.

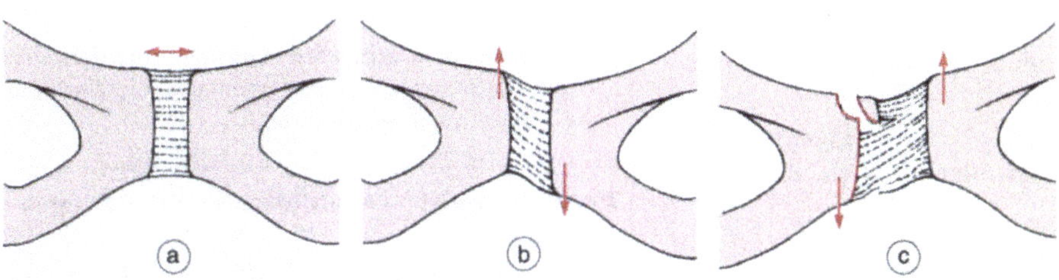

Abb. 6.24: Symphysenschäden: **a** Symphysendehnung über 6 mm weit (Pfeil); **b** Symphysendehnung. Stufenbildung bei asymmetrischer Belastung (Pfeil); **c** Symphysenruptur. Stufenbildung und Knochenfragment als Zeichen der Ruptur (Pfeil)

Häufigkeit: 1 Fall auf 3000–20 000 Geburten.

Symptome: plötzliche Dyspnoe, Zyanose, Tachypnoe. Gestaute Halsvenen zeigen die kardiale Insuffizienz an. Angst, Unruhe, Beklemmungsgefühl treten auf. Schließlich kommen Schocksymptome (Tachykardie und Blutdruckabfall) und Bewusstseinstrübung dazu. Es fehlt der retrosternale Schmerz, der für die Thromboembolie typisch ist. Schließlich treten zentrale Symptome, wie Übelkeit, Erbrechen, Krämpfe und eine Hyperreflexie auf.

Therapie: Das **Ziel in der I. Phase** ist es, den akuten Herztod abzuwenden und die Sauerstoffversorgung zu gewährleisten:

- Intubation und *Beatmung* mit erhöhtem Druck, *venöse Zugänge*, möglichst zentrale Venenkatheter,
- Sedierung und Analgesie durch *Morphin*, *Atropin* gegen Gefäß- und Bronchospasmus, Theophyllin, ggf. Dopamin, Glukokortikoide, Trasylol
- unblutiger Aderlass, Blutdruckmanschetten an beiden Oberarmen und Oberschenkeln die zwischen systolischen und diastolischen Blutdruck aufgepumpt sind und so eine Rechtsherzentlastung bewirken;
- Puffertherapie mit *Natriumbikarbonat* und

zur Behandlung der II. Phase

- 6-stündlich 5000 I.E. Heparin i. v., dazu Trasylol initial 500 000 E und danach alle 4–6 Std. weitere 200 000 E zur Beseitigung der Hyperfibrinolyse.

Weitere intensivmedizinische Betreuung in den folgenden Tagen.

6.5 Geburtshilfliche Operationen

H. Halle

Operationen unter der Geburt sind grundsätzlich durch *2 Indikationen* gekennzeichnet: Gefahren für das *Kind* oder die *Mutter*. Geburtshilfliche Operationen verfolgen das Ziel der *Geburtsbeschleunigung* oder *-beendigung*.

6.5.1 Zangenoperation

Die Zangenoperation ist eine klassische geburtshilfliche Operation zur *Geburtsbeendigung*. Die Zange ist ein Zuginstrument, mit dem am kindlichen Kopf die Extraktion aus dem Geburtskanal erfolgt.

6.5.1.1 Voraussetzungen

Für eine Zangenoperation müssen **6 klassische Vorbedingungen** erfüllt sein:

- **3 mütterliche:** vollständiger *Muttermund*, *Beckenausgang* nicht zu eng, gesprungene Fruchtblase;
- **3 kindliche:** der *Kopf* steht *zangengerecht*, er ist *nicht zu groß* oder *zu klein*, das Kind muss *leben*.

Erläuterungen zu den 6 Vorbedingungen

1. Das Anlegen der Zange bei einem nicht **vollständig eröffneten Muttermund** würde bei der Extraktion des Kindes zu lebensgefährlichen Rissen bei der Mutter führen (*Zervixrisse*).
2. Der **enge Beckenausgang** (z. B. Trichterbecken) gestattet nicht die Extraktion des Kopfes, der in das Becken eingetreten ist. Es besteht die Gefahr der *Schädelkompression* beim Kind und der *Weichteilverletzung* bei der Mutter.
3. Die **Fruchtblase** wird eröffnet (Amniotomie).
4. Ein **zangengerecht stehender Kopf** ist mit seinem größten Umfang *im Becken*, d. h. er hat die Terminallinie passiert, der Kopf befindet sich wenigstens in *Beckenmitte*. Die Leitstelle des Kopfes steht in der Interspinalebene. Der kindliche Kopf im Beckeneingang steht nicht zangengerecht! Hohe Zangen haben in der modernen Geburtshilfe keine Berechtigung mehr!
5. Der **zu kleine Kopf** kann mit dem Instrument nicht geführt werden, *die Zange rutscht ab*. An einem **zu großen Kopf** (Hydrocephalus) kann die *Zange nicht angelegt* werden oder es kommt zu erheblichen Kompressionskräften.
6. Bei einem **nicht lebenden Kind** sind die durch die Zange auftretenden Belastungen und Gefahren für die Mutter nicht zu vertreten.

Praxishinweis: Durchführung der Zangenoperation:

- die Lagerung der Patientin im Querbett (Steinschnittlagerung)
- die entleerte Harnblase

- die Anästhesie, Vollnarkose, PDA, Pudendusblockade (s. Abschn. 6.3)
- auf das Anlegen einer ausreichend großen Episiotomie sollte bei der Zangenoperation nicht verzichtet werden.

Kindliche Indikationen der Zangenoperation

- drohende intrauterine *Asphyxie*, anhaltende fetale *Bradykardie*;
- fetale Azidose oder Präazidose, protrahierte Austreibungsperiode (>90 min).

Mütterliche Indikationen

- Geburtsstillstand, therapierefraktäre sekundäre Wehenschwäche, Erschöpfung der Mutter oder Fieber;
- *Erkrankungen der Mutter*, die ein Mitpressen nicht erlauben.

Die Zangenoperation wird zur **„Erleichterung der Austreibungsperiode"** ausgeführt, z. B. bei Vitium cordis, Lungenerkrankungen, Glaukom oder höhergradiger Myopie über 7 dpt., Netzhautablösungen usw.

6.5.1.2 Zangentechnik

Von den verschiedenen Zangenmodellen kommen in Deutschland die *Naegele-Zange*, die *Zweifel-* und die *Kjelland-Zange* am häufigsten zum Einsatz.

Das Anlegen der Zange erfolgt nach **folgenden Regeln:** Vor dem Anlegen der Zange wird noch einmal genau *vaginal untersucht*, um ganz sicher die *Position des Kopfes* und der *Pfeilnaht* zu palpieren. Das Ertasten des kindlichen Ohrs ist hilfreich für die Orientierung.

1. **Die Zange wird so vor die Vulva gehalten, wie sie am kindlichen Kopf angelegt werden soll** (Abb. 6.25a). Dabei hält die linke Hand den Griff des linken Löffels und dieser zeigt zur linken Seite der Mutter. Die rechte Hand hält den rechten Löffel, der zur rechten Seite der Mutter weist.
   Steht die Pfeilnaht nicht im geraden Durchmesser, so zeigt ein Löffel mehr symphysenwärts und dieser muss nach dem einlegen in die Kreuzbeinhöhle nach vorn „wandern".
2. **Der linke Löffel wird immer zuerst angelegt** (Abb. 6.25b). Der Zangenlöffel wird locker mit 2 Fingern gehalten, sodass er leicht schwingt wie eine Schreibfeder. Das Anlegen der Zange hat mit leichter Hand zu erfolgen. Unter Weichteilschutz der rechten Hand wird der linke Löffel in die linke Kreuzbeinhöhle eingelegt. Die rechte Hand geht mit 4 Fingern in die Kreuzbeinhöhle, auf dem abgespreizten Daumen gleitet der Löffel in der Geburtsparabel ins Becken.
   Steht die Pfeilnaht im II. schrägen Durchmesser, so folgt danach das Wandern nach vorn.
   Der Zangengriff wird tennisschlägerartig umfasst und unter Senken des Griffes wandert der Zangenlöffel nach vorn, erst danach liegt er exakt am Kopf.
3. **Der rechte Löffel wird über dem linken Löffel** unter Weichteilschutz der linken Hand in die rechte Kreuzbeinhöhle **eingelegt** (Abb. 6.25c). Bei der im I. Durchmesser stehenden Pfeilnaht muss der rechte Löffel symphysenwärts wandern. Der tennisschlägerartig umfasste Griff wird gesenkt, die innere Hand leitet den Zangenlöffel in seine Position.
4. **Schließen der Zange.** Gelingt das Schließen nicht ohne weiteres, so wird unter *„brotbrechenden Bewegungen"* die Lage der Zangenlöffel so korrigiert, dass die Zange geschlossen werden kann. Keine Gewalt!
5. **Nachtasten.** Es wird mit der untersuchenden Hand kontrolliert, dass keine Weichteile eingeklemmt sind, sonst muss unter Umständen die Zange neu angelegt werden.
6. **Fassen der Zange.** Die linke Hand fasst von oben über die Zangengriffe, die rechte Hand über die Busch-Haken (Abb. 6.25d).
   Um einen zu großen Druck auf den kindlichen Kopf zu vermeiden, wird ein großer Tupfer oder der Zeigefinger der linken Hand zwischen die Zangengriffe gelegt.
7. **Extraktion.** Die Entwicklung des Kopfes erfolgt unter wehensynchronen Traktionen in die Richtung, in die die Zangengriffe zeigen, also in Richtung der Geburtsparabel, d. h. beim Tiefertreten des Kopfes werden die Zangengriffe langsam gehoben. Steht die Pfeilnaht im schrägen Durchmesser, so wird beim I. schrägen entgegen dem Uhrzeiger und beim II. schrägen Durchmesser im Uhrzeigersinn rotiert, bis die Pfeilnaht gerade steht.
   Die Rotation ist nur bei gleichzeitigem Zug erlaubt! Die Rotation des Kopfes ohne gleichzeitige Traktion führt zur Verletzungsgefahr in der kindlichen Halswirbelsäule.
   Der wehensynchrone Zug wird so lange fortgesetzt bis die Leitstelle in der Vulva erscheint, bei der Hinterhauptslage die kleine Fontanelle, und die Nackenhaargrenze stemmt sich als Hypomochlion an die Symphyse.
8. **Umfassen.** Eine Hand fasst jetzt über das Schloss, die andere Hand führt den Dammschutz aus (Abb. 6.26). Der tiefste Punkt der Geburtsparabel ist erreicht und der Kopf wird durch Heben über den Damm geboren.
9. **Abnehmen der Zange** (Abb. 6.27). Nach der Geburt des Kopfes wird die Zange geöffnet und vorsichtig abgenommen und das Kind wird wie bei der Spontangeburt entwickelt.

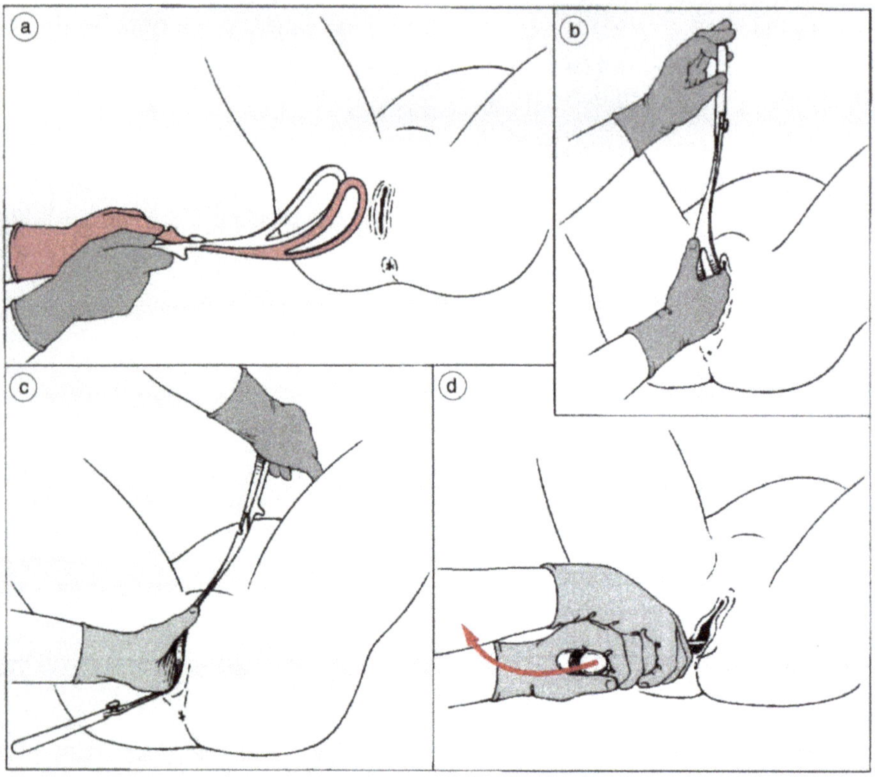

Abb. 6.25: Zangentechnik: **a** Hinhalten der Zange. Linke Hand am linken Löffel (rot); **b** Anlegen des ersten, linken Löffels; **c** Der rechte Löffel wird über dem linken angelegt; **d** Fassen der Zange. Die linke Hand fasst von oben über die Griffe, die rechte Hand über die Busch-Haken (rot: Zugrichtung – erst in Richtung der Griffe, dann anheben)

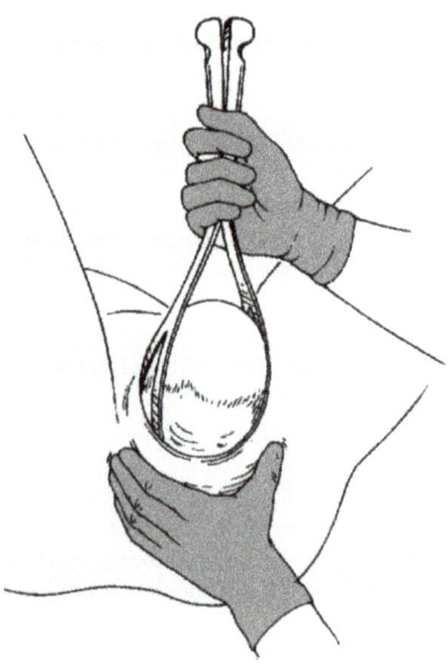

Abb. 6.26: Umfassen. Eine Hand fasst über das Schloss, die zweite geht an den Damm (Episiotomie nicht eingezeichnet)

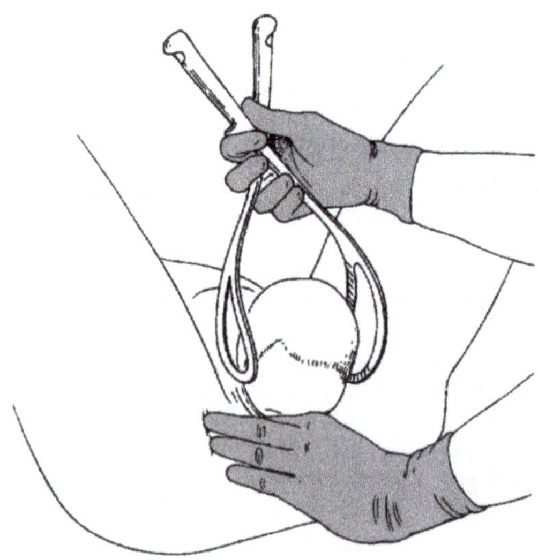

Abb. 6.27: Abnehmen der Zangenlöffel

Von diesem typischen Vorgehen gibt es bei verschiedenen Situationen geringe **Abweichungen:**

- Der linke Löffel wird *immer* zuerst und danach der rechte angelegt, das gilt ohne Ausnahme.
- Die Zange wird immer *biparietal* angelegt. Nur beim tiefen Querstand ist das nicht möglich, die Zange muss schräg angelegt werden, weil der vorn liegende Löffel nicht hinter die Symphyse wandern kann.
- Nach dem Anlegen wird die Zange geschlossen. Nur bei der mentoanterioren Gesichtslage werden nach dem Anlegen der Zange die Löffel zunächst „gelüftet", angehoben und danach erst geschlossen, weil die Zangenspitze sonst an den Halsgefäßen liegen würde.
- Die Zange wird mit beiden Händen gefasst, die linke Hand über die Griffe, die rechte fasst über die Busch-Haken. Bei der Gesichtslagenzange fassen beide Hände parallel von oben über die Griffe, weil die Zange nur gehoben wird und die Zugrichtung nach vorn zur Symphyse gerichtet ist. Außerdem zeigen die Zangengriffe steil nach vorn, sodass nicht in typischer Weise gefasst werden kann.
- Nach dem Erscheinen der Leitstelle in der Vulva wird über das Schloss gefasst und mit einer Hand durch Heben der Kopf entwickelt. Bei der hinteren Hinterhauptslage, der Vorderhauptslage und der Stirnlage wird durch Heben zunächst das Hinterhaupt geboren und danach durch eine gegenläufige Bewegung nach hinten der Kopf vollständig entwickelt.

Besonderheiten:

- Die Zange wird zweimal angelegt bei der *Scanzoni-Drehzange* bei der hiHHL.
- Zange am nachfolgenden Kopf bei BEL, am Steiß bei ganzer Extraktion.

Vorteile der Zangenoperation

- Die Entwicklung des Kindes kann in *Notsituationen schnell erfolgen*
- Entsprechend der Geburtsmechanik können *Rotationen am kindlichen Kopf* ausgeführt werden.

Komplikationen bei Zangenoperationen:

1. **Weichteilverletzungen der Mutter.** Die Zange vergrößert den Umfang des Kopfes, wodurch die Gewebebelastung zunimmt. Deshalb sollte auch immer eine ausreichend *große Episiotomie* ausgeführt werden, da sonst das Risiko für unkontrollierte Zerreißungen am Damm bis zum DR III° zunimmt.

Besonders gefährdet ist die Zervix, wenn der Muttermund nicht vollkommen eröffnet wäre (siehe Vorbedingungen). Ebenso können *Verletzungen durch die Rotationen* mit der Zange auftreten.

2. **Verletzungen des Kindes.** Durch Kompression des Kopfes kann es zu *Impressionsfrakturen* und intrakraniellen *Blutungen* kommen.

Diese Gefahren zeigen deutlich die Bedeutung einer klaren Indikationsstellung und das Beherrschen der Zangentechnik. **Kontraindikationen** für die Zangenoperation sind deshalb die *nicht erfüllten Vorbedingungen* und das *Fehlen einer ausreichenden Operationstechnik.*

6.5.2 Vakuumextraktion (VE)

Das Prinzip der von *Malmström* 1954 beschriebenen Vakuumextraktion besteht in einem Ansaugen der kindlichen Kopfhaut mit einer Saugglocke, d. h. es bildet sich eine artifizielle Kopfgeschwulst in der Glocke aus. Dadurch kommt es zu einem mechanischen Kontakt zum kindlichen Kopf, so dass gezogen werden kann.

Die Saugglocke ist mit einem Schlauchsystem an einer Pumpe angeschlossen, die den notwendigen Unterdruck erzeugt, damit eine ausreichend feste Verbindung zwischen dem Instrument und dem kindlichen Kopf entsteht. Im Inneren des Schlauches überträgt eine Kette die Zugkraft auf den Griff. Die in den meisten Kliniken eingesetzten Saugglocken bestehen *aus Metall* und stehen in verschiedenen Größen zur Verfügung.

Seit wenigen Jahren ist eine *Kautschukglocke* im Einsatz, die sich gut der Kopfoberfläche anpasst und dadurch weniger zu Hautverletzungen und -abschürfungen führt (Silc cup). Mit dieser Saugkappe können vergleichsweise nur geringere Zugkräfte ausgeübt werden.

Die Vakuumextraktion ist die typische **Methode zur Geburtsbeschleunigung,** es wird *wehensynchron gezogen*, damit der Geburtsvorgang schneller beendet wird.

6.5.2.1 Indikation, Kontraindikation, Komplikation

Indikationen

- drohende kindliche *Asphyxie, Präazidose, CTG-Veränderungen*, die eine Gefahr für das

Kind signalisieren (bei akuten fetalen Notsituationen sollte der Zangenentbindung der Vorzug gegeben werden)

- *hintere Hinterhauptslage*, weil dem Kind die Richtung der Rotation nicht wie bei der Zangenoperation aufgezwungen wird
- sekundäre Wehenschwäche, protrahierter Geburtsverlauf, Erschöpfung der Mutter oder Fieber
- *Erkrankungen der Mutter*, die eine Erleichterung der Austreibungsperiode erfordern.

Kontraindikationen: Gesichts- und Stirnlage, Frühgeburt <2000 g, sehr stark ausgebildetes Caput succedaneum, weil dadurch die Gefahr des Abgleitens größer wird.

Vorteile der VE: Der Umfang des kindlichen Kopfes wird nicht wie bei der Zangenoperation vergrößert. Die Rotation des kindlichen Kopfes kann ohne Zwang erfolgen. Der natürliche Geburtsmechanismus wird besser imitiert als bei der Zange.

Komplikationen bei der Vakuumextraktion: *Weichteilverletzungen* im *Geburtskanal,* beim Kind (*Kephalhämatom*). Beim Abreißen der Glocke treten sehr starke Druckschwankungen auf, die zu *intrakraniellen Blutungen* führen können. *Intrakranielle Druckschwankungen* besonders bei Frühgeborenen (deshalb Kontraindikationen beachten).

6.5.2.2 Technik der Vakuumextraktion

1. **Auswahl der Saugglocke.** Die am häufigsten eingesetzten Saugglocken aus Metall haben einen Durchmesser von 30, 40 bzw. 50 mm. Je größer die Glocke, umso größer ist die Fläche, auf die die Zugkraft verteilt wird. Es sollte deshalb die größtmögliche Glocke ausgewählt werden.
2. **Anlegen der Glocke.** Die **Metallglocke** wird längsgestellt durch den gespreizten Introitus vaginae, mit leichtem Druck auf den Damm, eingelegt. In der Scheide wird die Saugglocke um 90° gedreht und auf den vorangehenden Teil des Kindes mit leichtem Druck aufgesetzt.
   Die Kautschukkappe wird wie ein Faltpessar zusammengedrückt und so in die Scheide gebracht.
   Beim Aufsetzen der Glocke ist darauf zu achten, dass keine Weichteile mitgefasst sind.
3. **Ansaugen der Glocke.** Zunächst wird ein geringer Unterdruck von etwa 0,4 at erzeugt und dieser wirkt 3–4 min. In dieser Zeit ist unbedingt nochmals zu kontrollieren, dass keine Weichteile mitgefasst wurden.
   Danach wird in einer zweiten Phase der notwendige Unterdruck von 0,75–0,80 at innerhalb von weiteren 3 Minuten aufgebaut.
   Bei Einhaltung dieser Frist von etwa 5–7 min wird ein guter Kontakt durch eine ausreichend große „Geburtsgeschwulst" erzeugt und damit günstige Bedingungen zum Ziehen geschaffen.
4. **Wehensynchrones Ziehen.** Mit jeder Wehe wird bei gleichzeitigem Mitpressen der Mutter gezogen. Dabei ist die Zugrichtung durch die Geburtsparabel festgelegt.

Anfangs erfolgt der Zug schräg nach hinten und danach langsam mit dem tiefertretenden Kopf mehr und mehr nach vorn (Abb. 6.28).

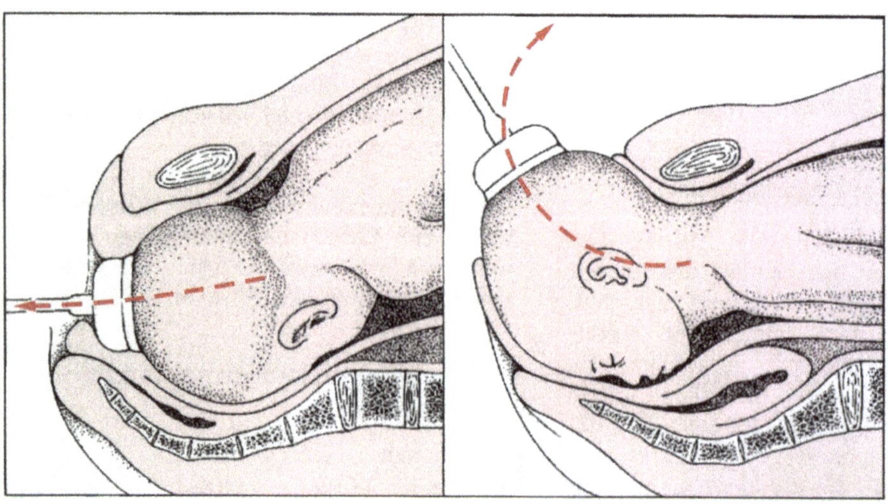

Abb. 6.28: Vakuumextraktion. Änderung der Zugrichtung ist durch den roten Pfeil markiert

Das Tiefertreten und die Rotationen des vorangehenden Teils können visuell und durch Palpation kontrolliert werden. Wenn die Leitstelle in der Vulva erscheint, muss spätestens jetzt eine ausreichend große Episiotomie angelegt werden.

Der Kopf wird wie bei der Zange steil nach vorn gezogen und so über den Damm geboren.

Beim Ziehen in die falsche Richtung oder nach der Seite entstehen Scherkräfte, die zum **Abreißen der Glocke** führen können. Beim Abreißen der Glocke entstehen starke intrazerebrale Druckschwankungen (bis 50 Torr). Um ein erneutes Abreißen zu vermeiden, wird allgemein empfohlen, die Geburt durch Forceps zu beenden.

Die Gesamtzeit der Vakuumextraktion sollte 15–20 Minuten nicht überschreiten, weil danach Weichteilverletzungen und Hautunterblutungen häufiger beobachtet werden.

Die VE kann auch bei der **Beckenendlage** zur Extraktion am Steiß eingesetzt werden.

6.5.3 Vaginale Entbindungsoperationen bei Beckenendlagen und Querlage

Zu besprechen sind: Manualhilfe, Kopf-, Armentwicklung, ganze Extraktion, hochgeschlagene Arme, Wendung aus Querlagen.

6.5.3.1 Manualhilfe (assistierte Spontangeburt)

Unter der Manualhilfe verstehen wir die Entwicklung von Thorax, Armen, Schultern und Kopf, nachdem der Steiß geboren ist. Diese Manipulation wird auch Bracht-Manualhilfe genannt (Abb. 6.29).

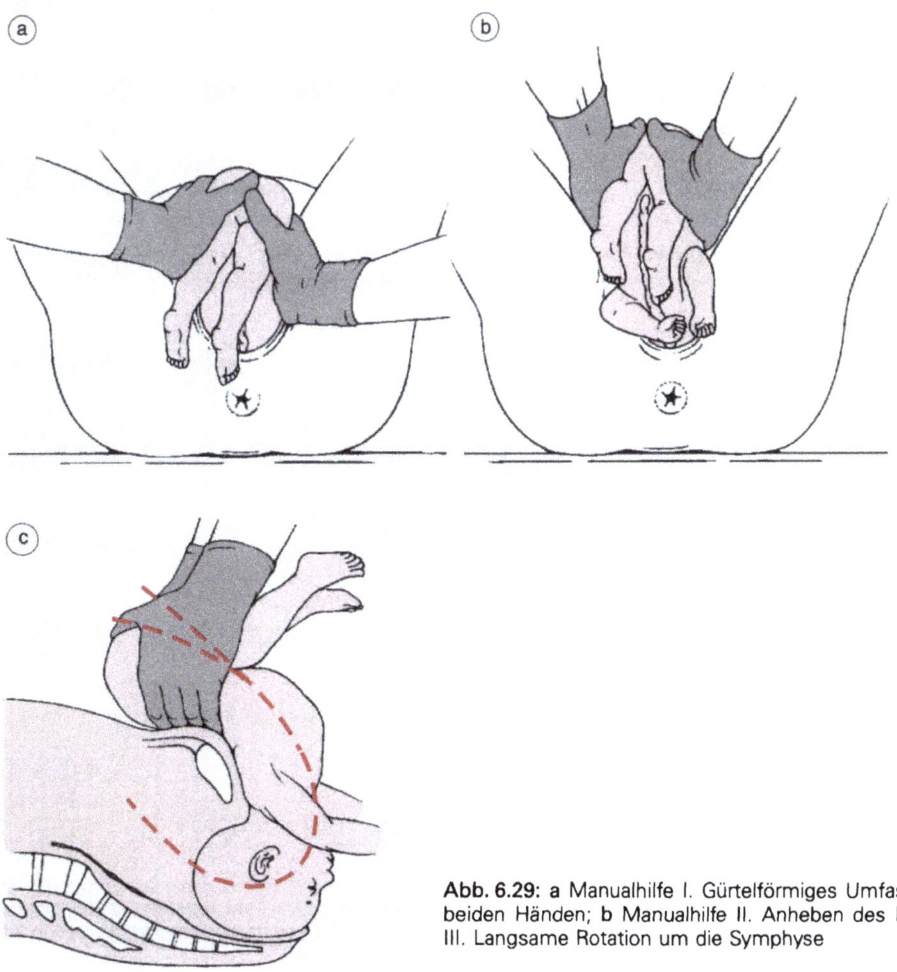

Abb. 6.29: **a** Manualhilfe I. Gürtelförmiges Umfassen des Steißes mit beiden Händen; **b** Manualhilfe II. Anheben des Kindes; **c** Manualhilfe III. Langsame Rotation um die Symphyse

Die Frau wird im *Querbett* gelagert, vor der Geburt des Steißes wurde eine ausgiebige *Episiotomie* angelegt. Der Steiß wird mit beiden Händen von der Bauchseite her gürtelförmig umfasst. Der kindliche Rücken weist nach vorn. Die Daumen des Geburtshelfers drücken die Oberschenkel gegen den Bauch des Kindes, die übrigen Finger umfassen die Lendengegend.

In der Wehe presst die Patientin mit.

Der Operateur hat die *„Fruchtwalze fest im Griff"* und hebt das Kind in der Geburtsparabel symphysenwärts. Er führt das Kind so, als wollte er es auf den Bauch der Mutter legen. Dabei rotieren die Schultern und der Kopf um die Symphyse. Es darf nicht gezogen werden!

Die Entwicklung des Kopfes hat langsam zu erfolgen, ein Herausschnellen ist zu vermeiden. Eine zu rasche Dekompression muss verhindert werden, da intrakranielle Blutungen drohen.

6.5.3.2 Kopfentwicklung

Gelingt die Entwicklung des Kindes nur bis zu den Schultern und der Kopf befindet sich weiter im Geburtskanal, so muss die Kopfentwicklung rasch erfolgen. Für diese Maßnahme ist eine ausreichend große Episiotomie erforderlich. Der Kopf wird mit dem **Veit-Smellie-Handgriff** entwickelt (Abb. 6.30).

Meist steht in dieser Situation der Rücken des Kindes seitlich oder vorn. Die der Bauchseite entsprechende Hand geht in die Scheide ein, das Kind *reitet* auf dem Unterarm des Operateurs. Der Zeigefinger geht in den *Mund*, der seitlich hinten zu suchen ist. Die zweite Hand greift gabelförmig vom *Nacken* über die Schultern. Wir sprechen deshalb vom so genannten *„Reit-Mund-Nacken-Handgriff"*. Die innere Hand beugt den kindlichen Kopf und dreht ihn in den geraden Durchmesser. Das Kind ist mit 2 Händen gefasst und wird nach hinten gezogen, bis die Nackenhaargrenze sichtbar wird. Ein leichter Zug wird beibehalten, so dass die Nackenhaargrenze sichtbar bleibt, und so wird langsam nach vorn, symphysenwärts, gehoben und damit der Kopf aus dem Geburtskanal *„herausgerollt"*.

Gelingt dieser Handgriff nicht, so kann die **Zange am nachfolgenden Kopf** ausgeführt werden.

Das Kind wird dabei von einer Hilfsperson an den Beinen hochgehoben. Die Zange wird biparietal angelegt und in Richtung der Zangengriffe gezogen.

Die Zange muss bei der Entwicklung aus Beckenendlage stets griffbereit sein.

6.5.3.3 Armentwicklung

Stellt sich bei dem Versuch der Manualhilfe heraus, dass nach der Geburt des Nabelansatzes oder dem Sichtbarwerden des unteren Randes des vorderen Schulterblattes die Geburt nicht weiter geht, muss sehr rasch die Arm- und Kopfentwicklung erfolgen.

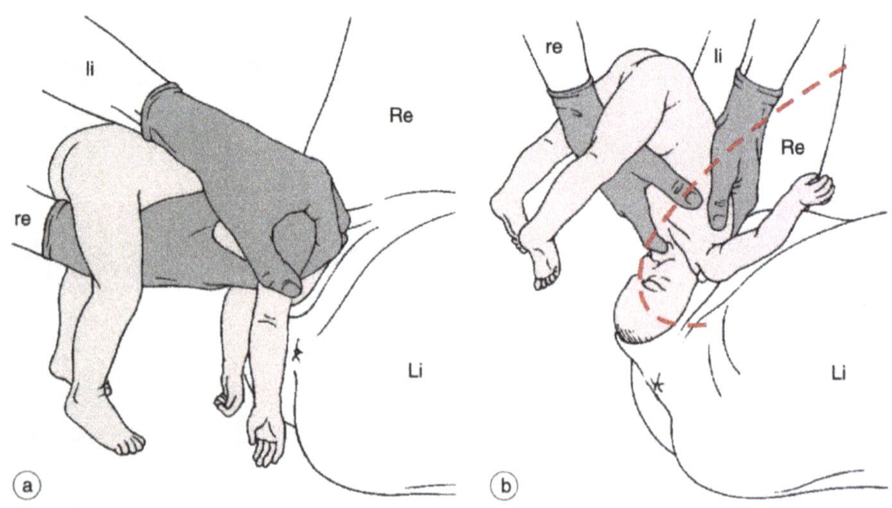

Abb. 6.30: Veit-Smelli-Handgriff (Reit-Mund-Nacken-Handgriff): **a** Ausgangsposition. Das Kind reitet auf dem rechten Arm, der Zeigefinger fasst in den Mund. Die linke Hand umfasst den Nacken; **b** bogenförmige Bewegung des Kindes um die Symphyse – „Herausrollen des Kopfes"

Praxishinweis: Von der Geburt des Nabelschnuransatzes bis zur Geburt des Mundes dürfen **nicht mehr als 3–5 min** vergehen, sonst droht der *Erstickungstod.*

Für die Armlösung stehen **3 Varianten** zur Verfügung.

Bei allen Methoden ist eine *schnelle Narkose* und eine ausgiebige Episiotomie erforderlich:

1. **Klassische Armlösung** (Abb. 6.31). Zuerst wird der in der Kreuzbeinhöhle liegende **hintere** Arm gelöst.

Dazu wird das Kind von hinten her im **„Hasengriff"** oberhalb der Knöchel gefasst und durch kräftigen Zug fußbodenwärts gestreckt. Die kindlichen Beine werden in die der Bauchseite entsprechende Schenkelbeuge der Mutter gebracht. Dadurch tritt die hintere Schulter im Becken tiefer und der Arm wird mit der inneren Hand gelöst. Dabei geht die Hand vom Rücken her über die Schulter an den Oberarm und unter Schienung mit wenigstens 2 Fingern wird er entwickelt.

Um den **vorderen Arm** lösen zu können, muss dieser zunächst auch nach hinten in die Kreuzbeinhöhle gebracht werden. Das Kind wird mit den flachen Händen an den Rumpfkanten gefasst und unter *„stopfenden"* Bewegungen mit dem Rücken unter der Symphyse entlang um 180° gedreht. Dadurch kommt der zweite Arm nach hinten.

Der **zweite nun in der Kreuzbeinhöhle liegende Arm** wird nach der oben beschriebenen Technik entwickelt.

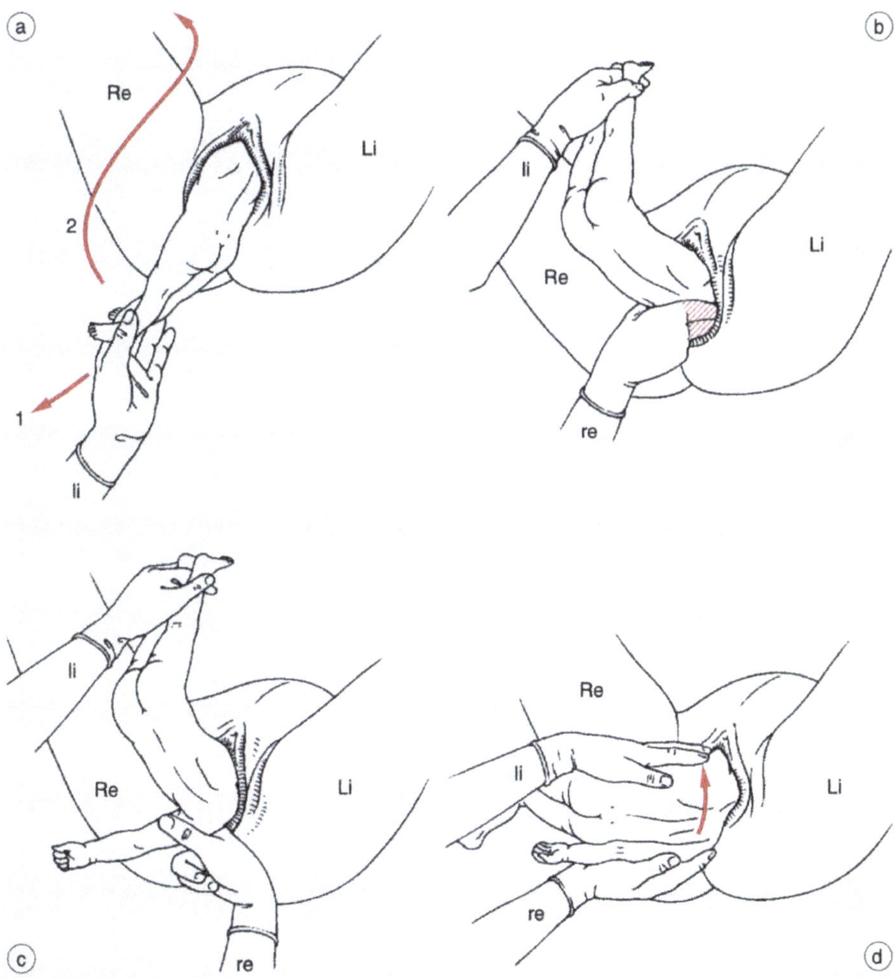

Abb. 6.31: Klassische Armlösung. Die Pfeile geben die jeweilige Zugrichtung an

An die klassische Armlösung schließt sich in der Regel die Kopfentwicklung nach Veit-Smellie an.

2. Armlösung nach Müller. Die Armentwicklung erfolgt in *2 Akten*.

a) Das Kind wird am Beckenende gefasst, die Daumen liegen auf den Gesäßbacken, die Hände umfassen die Oberschenkel. Es wird kräftig nach hinten, von der Symphyse weg, gezogen, bis der vordere Arm und die Schulter geboren werden.
b) Durch den folgenden Zug nach vorn wird der in der Kreuzbeinhöhle liegende Arm geboren.

3. Armlösung nach Lövset. Das Kind wird genau wie bei der Müller-Variante erfasst. Die Armentwicklung erfolgt auch hier in *2 Akten*:

a) Durch Zug nach hinten und gleichzeitiges Drehen um 180° wird zuerst der primär *hinten liegende Arm gelöst*. Durch die Rotation wird er unter der Symphyse hervorgeboren (herausgeschraubt).
b) Unter bleibendem Zug wird das *Kind um 180°* zurückgedreht. Auch hierbei wird der Arm unter der Symphyse hervorgeboren. Die Drehung des Kindes erfolgt jeweils mit dem Rücken unter der Symphyse entlang.

Die Entwicklung der Arme und die Kopfentwicklung nach Veit-Smellie werden als *halbe* Extraktion bezeichnet.

6.5.3.4 Ganze Extraktion

Besteht die Indikation zur Geburtsbeendigung, bevor der Steiß bereits geboren ist, wird die *ganze* Extraktion erforderlich. Eine solche Situation ist *extrem selten*, der Steiß befindet sich entweder bereits im Beckenausgang oder es handelt sich um den zweiten Zwilling, der aus Beckenendlage geboren wird. In allen anderen Fällen ist die Entbindung durch Sectio das bessere Verfahren. Eine große Episiotomie und eine tiefe Narkose sind die Grundlage für diesen Eingriff.

6.5.3.5 Hochgeschlagene Arme

Eine extrem ungünstige Situation tritt dann ein, wenn ein oder beide Arme hochgeschlagen sind und die Geburt damit zum Stillstand kommt. Die Dauer der Extraktion wird dadurch wesentlich verlängert.

1. Lösen mit der ganzen Hand (Abb. 6.32). Der hochgeschlagene Arm ist hinten oder wird durch Drehen des Kindes nach hinten gebracht. Die gleichnamige Hand geht vom Rücken her in die Kreuzbeinhöhle, umfasst den Arm und bewegt ihn seitlich am Kopf vorbei abwärts.

Wenn die Geburt des Armes damit nicht gelingt, ist der Arm zusätzlich in den Nacken geschlagen.

2. Methode nach Sellheim. Das Kind wird wie bei der klassischen Armlösung durch stopfende Bewegungen in die Richtung gedreht, in die der hochgeschlagene Arm zeigt. Dabei wandert die Bauchseite des Kindes unter der Symphyse entlang und der Arm kann in der Kreuzbeinhöhle gefasst und herausgeleitet werden.

Macht nach der Armlösung die Kopfentwicklung mit dem Veit-Smellie Schwierigkeiten, dann ist in der Regel der Kopf nicht im Becken.

Der *„Dreimännerhandgriff"*, der Handgriff nach Wiegand-Martin-v. Winckel kann hier hilfreich sein, wenn der Rücken vorn oder seitlich steht.

Die dem Gesicht entsprechende Hand geht ein. Das Kind reitet auf dem Unterarm, der Mittelfinger geht in den Mund, Zeige- und Ringfinger auf die Jochbeine. Der Kopf wird in den queren Durchmesser gedreht und unter Zug und gleichzeitigem Druck von außen, durch die freie Hand des Operateurs, in das Becken gebracht und dann wie beim Veit-Smellie entwickelt.

Befindet sich der Rücken hinten und der Kopf ist nicht im Becken, so droht die Gefahr, dass sich das Kinn hinter der Symphyse verhakt (ungünstigste Variante!). In dieser Situation kann die hohe Zange am

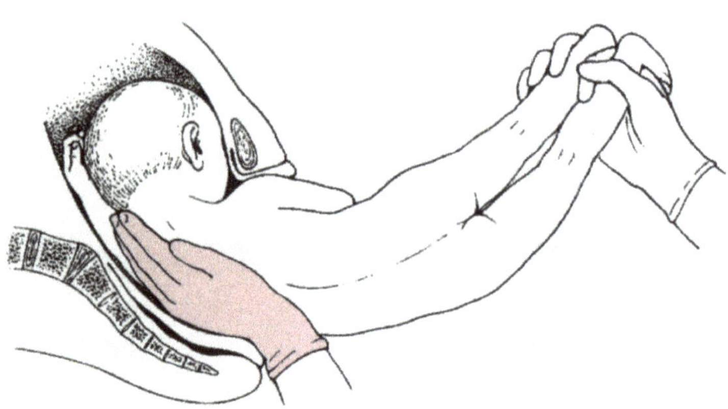

Abb. 6.32: Lösen des hochgeschlagenen Armes mit der ganzen Hand

nachfolgenden Kopf oder der *umgekehrte Prager Handgriff* versucht werden. Dabei wird zunächst kräftig kreuzbeinwärts gezogen und dann der Kindskörper ruckartig auf den Unterbauch der Mutter gelegt. Damit soll das verhakte Kinn hinter der Symphyse freikommen und der Kopf kann so geboren werden.

6.5.3.6 Wendung aus Querlage

Wir unterscheiden die äußere (s. Abschnitt 6.1.3.5) und kombinierte oder innere Wendung.

Kombinierte oder innere Wendung (Abb. 6.33)
Sie kommt heute nur noch beim 2. Zwilling oder bei vollständigem Muttermund bei der Mehrgebärenden mit sicher ausgeschlossenem Missverhältnis in Betracht. Die innere Wendung erfolgt in *3 Phasen*:

1. **Beide Hände gehen an das Kopfende.** Die innere Hand entspricht der Seite, die dem Beckenende des Kindes entspricht. Die innere Hand drängt den Kopf und die Schulter vom Beckeneingang, die äußere Hand nimmt den Kopf auf und drängt ihn funduswärts.
2. **Beide Hände gehen zum Beckenende.** Die äußere Hand drückt den Steiß zum Beckeneingang und fixiert ihn hier. Die innere Hand fasst den vorderen Fuß oder beide (Verwechselung mit der Hand ist möglich!).
3. Die innere Hand bleibt am Fuß, die äußere Hand geht an den Kopf. Damit beginnt die eigentliche **Wendung**. Die äußere Hand drängt den Kopf funduswärts. Die innere Hand zieht am Fuß und damit den Steiß in den Beckeneingang. Die Wendung ist vollendet, wenn das Knie in der Vulva erscheint und nach dem Loslassen dort bleibt.

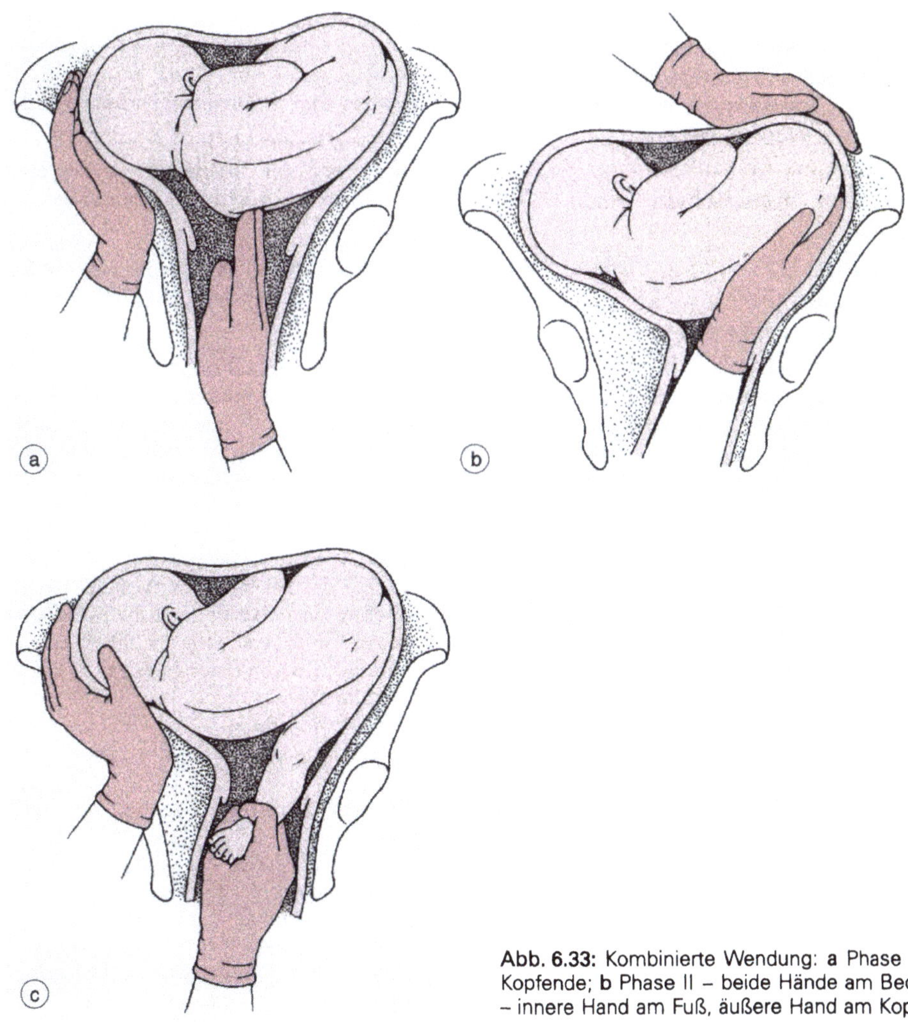

Abb. 6.33: Kombinierte Wendung: **a** Phase I – beide Hände am Kopfende; **b** Phase II – beide Hände am Beckenende; **c** Phase III – innere Hand am Fuß, äußere Hand am Kopf

Hier schließt sich nach einer kurzen Pause die ganze Extraktion des Kindes an.

6.5.4 Abdominale Schnittentbindung

Synonyme sind **Sectio caesarea** oder **Kaiserschnitt**.

Wir verstehen darunter die operative Entbindung unter Umgehung des vaginalen Weges.

Die abdominale Schnittentbindung ist *indiziert*, wenn vaginale Entbindungsverfahren noch nicht möglich sind, weil die notwendigen Vorbedingungen nicht erfüllt sind, aber die Geburtsbeendigung zu diesem Zeitpunkt erforderlich ist. Wir unterscheiden:

- den **primären Kaiserschnitt** (vor Beginn der Geburt)
- den **sekundären Kaiserschnitt** (nach begonnener Geburt ergibt sich die Indikation zur Geburtsbeendigung, die Vorbedingungen zur vaginalen Entbindung sind aber nicht erfüllt)
- den **Notfall- oder Cito-Kaiserschnitt** bei akuten geburtshilflichen Notsituationen.

Die **Indikationen** zum Kaiserschnitt sind *3 Gruppen* zuzuordnen:

1. **kindlichen Indikationen:** manifester oder drohender Sauerstoffmangel, Nabelschnurvorfall, Kontraindikationen zur vaginalen Entbindung bei Beckenendlagen;
2. **mütterlichen Indikationen:** absolutes *Missverhältnis*, *Zervixdystokie*, *geburtsunmögliche Lagen* und Einstellungen wie Querlage, hoher Geradstand, hintere Scheitelbeineinstellung, mentoposteriore Gesichtslage und analog die nasoposteriore Stirnlage, *Placenta praevia totalis*, drohende *Uterusruptur*, primäre *Wehenschwäche*;
3. **gemischte Indikationen:** *Blutungen* **bei vorzeitiger Lösung,** *Amnioninfektionssyndrom*, **schwere** *schwangerschaftsinduzierte Hypertonie* **(Eklampsie, HELLP-Syndrom),** *protrahierter Geburtsverlauf.*

Technik
Die Sectio caesarea wird in Allgemeinnarkose, aber zunehmend in Periduralanästhesie durchgeführt.

Als Routinemethode gilt heute die Sectio caesarea intraperitonealis supracervicalis.

(Beim Amnioninfektionssyndrom kann zur Prävention der Kontamination des Bauchraums mit infiziertem Fruchtwasser die **Sectio caesarea extraperitonealis** durchgeführt werden.)

Technik bei der Sectio caesarea intraperitonealis supracervicalis:

- Die Eröffnung des Bauches erfolgt durch einen *suprasymphysären Querschnitt* (Pfannenstiel) und die schichtweise Präparation der Bauchdecken.
- *Eröffnung des Peritonealraumes* durch Längsspaltung des Peritoneum parietale.
- Im Bereich der Excavatio vesicouterina wird das *Peritoneum viscerale gespalten* und die Blase vom unteren Uterinsegment zurückgeschoben.
- Die *Eröffnung des Uterus* erfolgt durch eine bogenförmige Uterotomie im unteren Uterinsegment suprazervikal, die durch beide Zeigefinger des Operateurs nach lateral erweitert wird.
- Bei stehender *Fruchtblase* wird diese mit der chirurgischen Pinzette *eröffnet.*
- Fruchtwasser und Blut werden kontinuierlich abgesaugt.
- Die *Entwicklung des Kindes* kann manuell oder durch eine kleine Zange (Forcipulus) erfolgen.

Bei Fällen mit einem bereits ins Becken eingetretenen Kopf sollte dieser von der Scheide her durch eine Hilfsperson mobilisiert und hochgeschoben werden.

Bei BEL erfolgt die Entwicklung des Kindes wie bei der ganzen Extraktion, bei Querlagen ist eine innere Wendung des Kindes erforderlich.

- Nach der Entwicklung des Kindes werden der Mutter 3 I.E. *Oxytocin* i. v. gegeben, ein Stück der Nabelschnur wird für die *Blutgasanalyse* und andere Untersuchungen abgetrennt. Bei Verdacht auf intrauterine Infektionen wird ein Abstrich aus dem Cavum und von der Plazenta entnommen.
- Das *spontane Ablösen der Plazenta* kann *abgewartet werden*, anderenfalls wird die Plazenta manuell gelöst und das Uteruskavum ausgetastet.
- Die Zervix sollte für den Wochenfluss durchgängig sein. Bei geschlossener Zervix kann mit Hegarstiften bis zu einer Größe von etwa 25 dilatiert werden. Die Stifte werden von einer Hilfsperson transvaginal abgenommen.
- Die *Uterotomiewunde wird dargestellt* und zunächst die Wundwinkel mit durchgreifenden Nähten versorgt.
- Danach erfolgt die Versorgung der Uterotomie mit einer Nahtreihe.
- Die *Uterotomie* wird durch das viszerale Peritoneum der Plica vesicouterina *gedeckt.*
- Damit liegt die Uterotomie extraperitoneal.
- Die Bauchhöhle wird kontrolliert, hineingelaufenes Blut oder Fruchtwasser werden entfernt. Die *Adnexe werden inspiziert.*

- Eine ungenügende Uterustonisierung kann durch *mechanische Kompression des Uterus* und durch Infusionen von *Oxytocin* oder *Prostaglandinen* behoben werden.
- Die *Bauchdecken* werden in den anatomischen Schichten *verschlossen*.
- Bei der Misgav-Ladach Technik wird auf die Naht des Peritoneums und des Muskels verzichtet.

Die intraoperative Gabe von *Antibiotika* wird von einer Vielzahl von Autoren für sinnvoll gehalten, wenn sie sofort nach der Abnabelung des Kindes erfolgt und das Medikament sowohl gegen anaerobe als auch aerobe Keime wirksam ist. Ebenso sollte die medikamentöse *Thromboembolie-Prophylaxe* während der Operation beginnen.

Insgesamt hat die *steigende Sectiorate* einen Anteil an der Senkung der perinatalen Mortalität. Die **Komplikationsrate** ist aber deutlich höher als nach einer vaginalen Geburt, so dass im Interesse der Mutter die Indikation klar gegeben sein muss.

An **Komplikationen** stehen Wundinfektionen, Thromboembolie, Wundblutungen und andere chirurgische Probleme im Vordergrund.

7. Versorgung des Neugeborenen mit gestörter Adaptation

M. Obladen

7.1 Die ersten Minuten

Die Trennung vom mütterlichen Organismus erfordert Umstellungsvorgänge, auf die der Fetus unterschiedlich gut vorbereitet ist:

- Umstellung der **Atmung** von plazentarem auf pulmonalen Gasaustausch
- **Kreislaufumstellung** durch Eröffnen der pulmonalen Zirkulation
- Übernahme der **Temperatur**-Regulation
- Wechsel von parenteraler auf enterale **Ernährung**
- Übernahme der **Stoffwechsel**-Regulation (insbesondere Blutzucker, Elektrolyte, Säure-Basen-Haushalt)
- **Keimbesiedelung** und Auseinandersetzung mit Mikroorganismen und Umweltgiften

7.1.1 Atmungsadaptation

Der Fetus wird aus Apnoe in Exspirationsstellung geboren. Kälte, Licht, Schwerkraft, Kompression bei Durchtritt durch den Geburtskanal, Hyperkapnie, Azidose und Hypoxie lösen den *ersten Atemzug* aus. Der Lufteintritt baut Oberflächenspannung, Retraktionskraft und negativen interstitiellen Druck auf, die Lungenflüssigkeit wird resorbiert, nach 2–3 Atemzügen ist das Residualvolumen etabliert. Der Beginn der Luftatmung löst den Wechsel vom fetalen auf den adulten Kreislauf aus (s. Abschnitt 3.4.3). Dabei weist die Physiologie der Atmung in den ersten 24 Lebensstunden erhebliche Unterschiede zum späteren Lebensalter auf.

Postnatale respiratorische Adaptation

Regulation: Glomus caroticum unreif = geringe pO_2-Antwort, Hauptatemantrieb am Termin ist der pCO_2

Morphologie: Bronchialaufzweigung + Alveolenbildung 24. → 40. SSW, Kapillarisierung 26. SSW

Surfactant: Lamellar bodies 24., Phosphatidglycerol 35. SSW. Oberflächenaktiver Film = alveoläre Stabilität

Mechanik: Transpulmonaldruck bis 80 cm H_2O beim 1. Atemzug, Atemwegswiderstand hoch

Ventilation: Normales Atemzeitvolumen durch hohe Atemfrequenz und gesteigerte Atemarbeit

Diffusion: Interstitium 1 µm → 0,2 µm. Ödemneigung. Flüssigkeitsgehalt 40 ml = 60 % des Lungengewichts

Perfusion: Verschluss des Foramen ovale in Minuten, des Ductus arteriosus in Tagen. Rechts-Links-Shunt 90 → 20 %.

O_2-Transport: „Kritisch“, da Hämatokrit 40 → 55 % (26.–40. SSW); Linksverschiebung der O_2-Dissoziationskurve durch HbF.

7.1.2 Das Frühgeborene

Das **Gestationsalter** des reifen Neugeborenen beträgt 37–41 Wochen (259–293 Tage, gerechnet vom ersten Tag der letzten Regel).

Frühgeborene: vor Vollendung von 37 Schwangerschaftswochen (Gestationsalter <259 Tage) geboren. Unabhängig vom Gestationsalter werden definiert:

Untergewichtige Neugeborene (LBW: low birth weight infants): Geburtsgewicht <2500 g. 5–15 % der Lebendgeborenen, jedoch über 80 % der in der Neonatalperiode (1.–28. Lebenstag) verstorbenen Kinder.

Sehr untergewichtige Neugeborene (VLBW: very low birth weight infants): Geburtsgewicht <1500 g. Je nach Population 0,8–1,5 % der Lebendgeborenen, jedoch bis zu 75 % der in der Neonatalperiode verstorbenen Kinder.

Extrem untergewichtige Neugeborene (VVLBW: very very low birth weight infants): Geburtsgewicht <1000 g. Etwa 0,4–0,6 % der

Lebendgeborenen, über 50% der in der Neonatalperiode Verstorbenen.

7.1.2.1 Gestationsalter-Bestimmung

Ersetzt „Reifezeichen". Zugrunde gelegt werden körperliche oder neurologische Kriterien.

Meist werden folgende **Parameter** untersucht:

- Hautdurchsichtigkeit, Ohrmuschelknorpel, Fußsohlen-Fältelung
- Brustdrüsen-Durchmesser, Brustwarzen-Differenzierung
- Fingernagel-Länge, Kopfhaar-Differenzierung
- Genitale (Labienschluss, Hodendescensus).

Unreifebedingt sind Frühgeborene in besonderem Maße von Störungen der postnatalen Adaptation bedroht. Werden diese nicht rechtzeitig verhindert, so können daraus **lebensbedrohliche** Gefährdungen entstehen:

Besondere Gefährdung des Frühgeborenen

Temperaturregulation: Hypothermie, Hypoxie, Azidose

Atmung: Surfactantmangel, Atemnotsyndrom, Asphyxie, Apnoe-Anfälle

Zirkulation: Schock, Rechts-Links-Shunt, Hypoxie, Hirnblutung, nekrotisierende Enterokolitis

Ernährung: Katabolismus, Aspiration, Subileus

Stoffwechsel: Hypoglykämie, Hypokalzämie, Hypoproteinämie, Ikterus, Anämie

Ausscheidung: Ödeme, Elektrolytimbalanzen

Immunität: Pneumonie, Sepsis, Meningitis

Nur bei hohem Übungsstand des betreuenden ärztlichen und pflegerischen Teams können diese Probleme vermieden werden. Frühgeborene von weniger als 32 Wochen Gestationsalter, deren Gefährdung sich praktisch immer vorhersagen lässt, sollten daher unbedingt in einem Perinatalzentrum geboren werden. Frühgeborene von weniger als 30 Schwangerschaftswochen sollten von einem Neonatologen erstversorgt werden.

Schema der Frühgeborenen-Erstversorgung (Tab. 7.1)

7.1.3 Lungenreife und Surfactantmangel

Die Lungenreife ist meist mit 35 Schwangerschaftswochen vollständig. Davor kann es, in Abhängigkeit vom Reifestand des Surfactantsystems, zum Surfactantmangel (Atemnotsyndrom) kommen.

Atemnot des Neugeborenen bedeutet:

- *Tachypnoe* über 60/min (= normales Atemzeitvolumen trotz hohem Atemwegswiderstand)
- *sternale Einziehungen* (= vermehrte Retraktionskraft durch erhöhte Oberflächenspannung
- *exspiratorisches Stöhnen* (= verbesserter Gasaustausch durch späteren alveolären Kollaps)
- *Nasenflügeln* (= auxiliäre Atemmuskulatur).

Diffentialdiagnose der Atemnot bei Neugeborenen

(1) Pulmonal
- Atemnotsyndrom (Surfactantmangel)
- transitorische Tachypnoe (Flüssigkeitslunge)
- Aspirationssyndrom (z. B. Blut, Mekonium-Abschnitt 7.1.7.2)
- Pneumonie (z. B. B-Streptokokken, Listerien)
- persistierende pulmonale Hypertensionen (PFC-Abschnitt 7.1.8.2)
- Lungenhypoplasie (z. B. Potter-Sequenz), lobäres Emphysem und andere Lungenfehlbildungen.

(2) Extrapulmonal
- Postasphyxie-Sequenz (s. Abschnitt 7.1.7.1)
- Obstruktion und Fehlbildungen der oberen Atemwege, angeborene Herzfehler (s. Abschnitt 7.2.4.1)
- Zwerchfellhernie (s. Abschnitt 7.2.4.2)
- Sepsis (s. Abschnitt 7.2.3.2)
- Zwerchfellhochstand bei abdominalen Prozessen.

Als **Atemnotsyndrom** (s. Abb. 7.1) wird die durch Surfactantmangel verursachte Lungenkrankheit bezeichnet. Sie ist nach wie vor die Hauptursache von *Säuglingssterblichkeit* und bleibender *Behinderung*.

Pathophysiologie des Surfactantmangels:

- herabgesetzte *Lungencompliance,* eingeschränkte alveoläre *Ventilation* (Mikroatelektasen)
- eingeschränkte *Diffusion* von O_2 und CO_2

Tab. 7.1: Frühgeborenen-Erstversorgung.

Phase I: Vorbereitung	Telefonat: Risikofaktoren? Sectio: Zeitpunkt festlegen. Intensivpflegeplatz richten: Transoxode eichen, Inkubator 35 °C, Röntgen-Kassette vorwärmen
Phase 2: Kreißsaal	Reanimationstisch wärmen, Türen schließen, warme Tücher bereitlegen. O_2 6–8 1/min., Absaugung: max. –0,25 bar. Laerdalbeutel und Intubationsbesteck überprüfen
1. Minute	Baby in Tuch einhüllen, Rachen und Nase absaugen, Auskultation: Herztöne links? Maskenbeatmung zur Lungenentfaltung, Stethoskop: Belüftungskontrolle. Laerdal-Ventil: 45 cm H_2O! Pulsoximeter anlegen. Tuch nicht aufdecken.
2.–5. Minute	Erst nach einigen Minuten oder vor einer Intubation: Magen absaugen mit Schleimfalle (Größe 8 oder 10), Mageninhalt messen. Wenn unter Maskenbeatmung keine Stabilisierung oder keine Eigenatmung: nasotracheale Intubation. Blutzucker-Stix, Blutgase, Blutdruck messen: Wenn systolisch unter 40 mm Hg: 5 % Plasma 3 ml/kg langsam i. v. Glucose-Infusion 7,5–10 %. Konakion 1 mg s. c., abnabeln (Abstrich!), Rektaltemperatur messen, ggf. jetzt Tuch wechseln. Antibiotika, falls dringend indiziert; dann Blutentnahme vorziehen! Credé-Prophylaxe.
bei Ankunft in der Neonatologie	Kind befindet sich noch im Originaltuch bzw. im Transportinkubator: Temperatur, Blutgase, Blutzuckerstix, Hämatokrit, Blutdruck messen. Ggf. Beatmungsprotokoll anlegen. Kontrolle der Inkubatortemperatur (Transport- und Pflegeinkubator). Wiegen mit Tüchern unter Wärmestrahler.

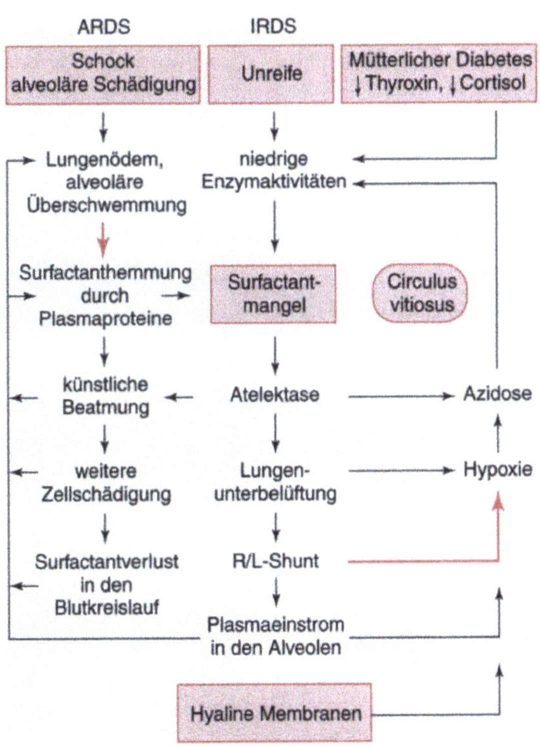

Abb. 7.1: Atemnotsyndrom – Pathogenese und Faktoren, die den Verlauf beeinflussen können. Links adulter, rechts immaturer Pathogeneseweg, die beide beim Neugeborenen vorkommen (R/L-Shunt = Rechts-Links-Shunt)

- vermehrter intrapulmonaler Shunt, kardialer Rechts-Links-Shunt (Foramen ovale, Ductus arteriosus), verminderte pulmonale *Kapillarperfusion*.

Diese Veränderungen führen zu reduzierter Sauerstoffaufnahme und *Azidose*. Dadurch verschlechtern sich die Bedingungen für die Surfactant-Neusynthese und ein Circulus vitiosus der Pathogenese wird fixiert.

7.1.4 Temperaturregelung, Wärmeverlust, Hypothermie

Selbst beim reifen Neugeborenen fällt unter ungünstigen Umständen die Rektaltemperatur postnatal um 1–2 °C ab und stabilisiert sich erst im Alter von 4–8 Stunden. Bei untergewichtigen Kindern ist der Wärmeverlust rascher und stärker, sofern nicht besondere Vorsichtsmaßnahmen ergriffen werden. Besondere **Hypothermiegefahr**:

- niedriges Geburtsgewicht
- prä- und postnatale Hypoxie, Reanimation ohne adäquate Ausrüstung (z. B. Wärmestrahler, warme Tücher etc.)
- Entbindung in kaltem Kreißsaal, Versäumnis, das Kind abzutrocknen, zu frühes Baden nach der Geburt
- bestimmte mütterliche Medikation (z. B. Opiate, Diazepam, Vollnarkose), Hypoglykämie.

Jenseits der unmittelbaren postnatalen Adaptation besteht die Gefahr einer Unterkühlung bei *Frühgeborenen*, akuter *Infektion*, insbesondere Sepsis, *Atemnotsyndrom*, *Schock*, *Herzinsuffizienz*, *Hypothyreose*, *Blutaustausch-Transfusion*.

Abbildung 7.2 illustriert die Wege des Wärmeverlustes und die häufigsten Fehler bei der Erstversorgung im Kreißsaal.

7.1.5 Beurteilung der Adaptation

7.1.5.1 Definitionen

Perinatale Asphyxie: Akutes Versagen des Gasaustauschs in Organen mit Hypoxie, Hyperkapnie und metabolischer Azidose.

Hypoxämie: Verminderung des arteriellen Sauerstoffpartialdrucks (Normwerte s. 7.3.2). Beim Fetus ist der pO_2 der Nabelvene 45, in der Aorta descendens 25 mm Hg (s. Abb. 7.10).

Hypoxie: Sauerstoffmangel im Gewebe, abhängig von Sauerstoffsättigung, Hämoglobinkonzentration und Perfusion. Eine Hypoxie verursacht immer ein *Basendefizit* durch Laktatanhäufung.

Die häufigsten pränatalen Ursachen der Asphyxie sind in Abbildung 7.3, die häufigsten postnatalen Ursachen der Asphyxie in Abbildung 7.4 zusammengestellt.

Azidose: Normwerte sind in der Blutgasanalyse (s. 7.3.2.) ersichtlich. Bei einem pH <7,10 in der Nabelschnurarterie, bei einem pH <7,20 aus der Kopfschwarte oder einem pH <7,10 aus der Ferse 15–30 Minuten nach Geburt liegt eine schwere Azidose vor. Das gleichzeitige Auftreten von niedrigem Apgar- und pH-Werten zeigt eine ausgeprägte Asphyxie an.

Die *nicht-invasive* Messung des *Blutdrucks* ist in jedem modernen Kreißsaal möglich. Sie erleichtert es, eine Kreislaufzentralisation des Neugeborenen zu erkennen und richtig zu behandeln.

Apgar-Score (vgl. Tab. 7.2): Dieser wird zur Beurteilung der postnatalen Adaptation unmittelbar nach der Geburt sowie im Alter von 5 und 10 Minuten durchgeführt (Stoppuhr!). Normal ist sofort nach der Geburt eine Apgar-Punktsumme von 7–10. Ein Wert von 4–6 zeigt eine leichte, ein Wert <4 eine schwere Depression an. Niedriger *5-Minuten-Apgar* und spätere Behinderung sind korreliert. Für die postnatale Beurteilung von **Frühgeborenen** ist das Apgar-Schema kaum brauchbar, da Atmung, Muskeltonus und Reflexerregbarkeit stark vom Gestati-

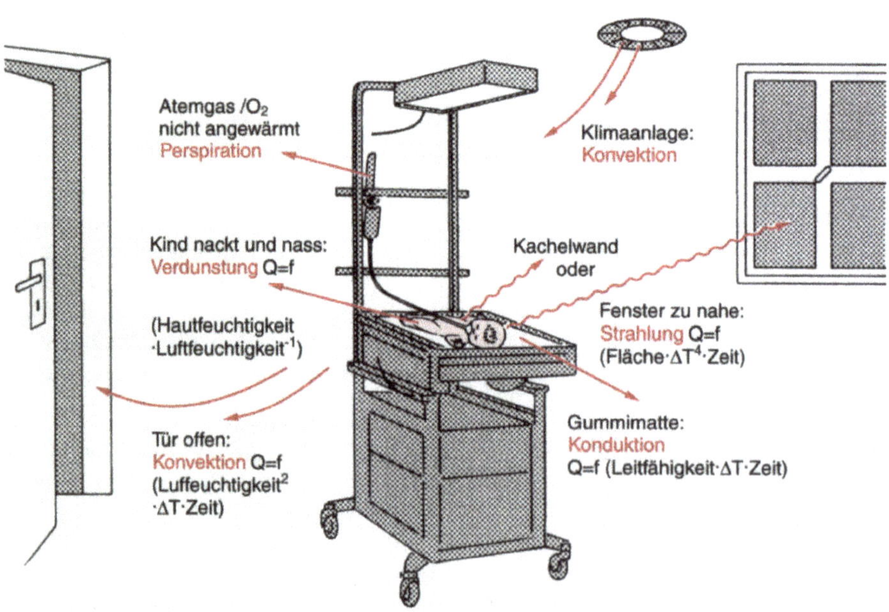

Abb. 7.2: Unterkühlung: Wege des Wärmeverlustes und Fehler bei der Erstversorgung im Kreißsaal. Q = Wärmemenge, T = Temperaturdifferenz

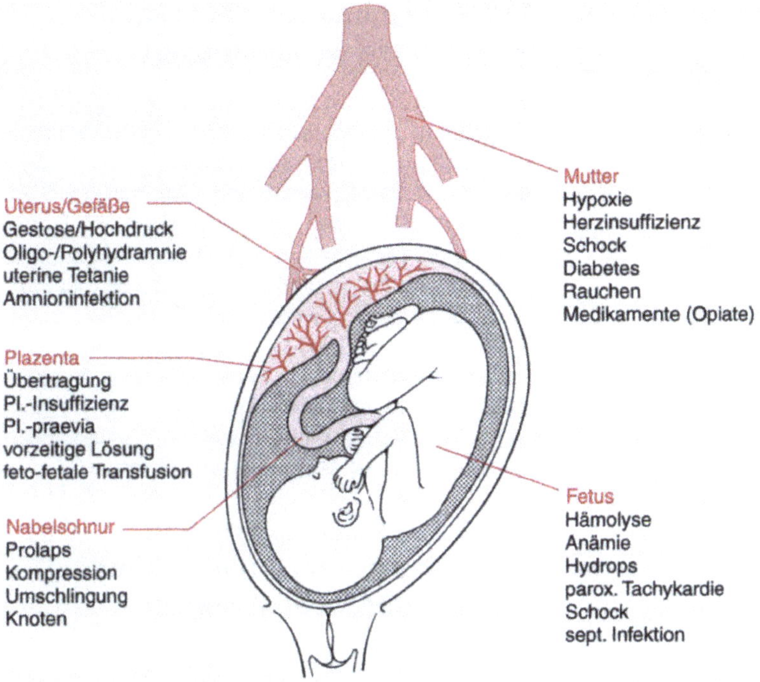

Abb. 7.3: Fetale Blutversorgung und pränatale (zirkulatorische) Ursachen der Asphyxie

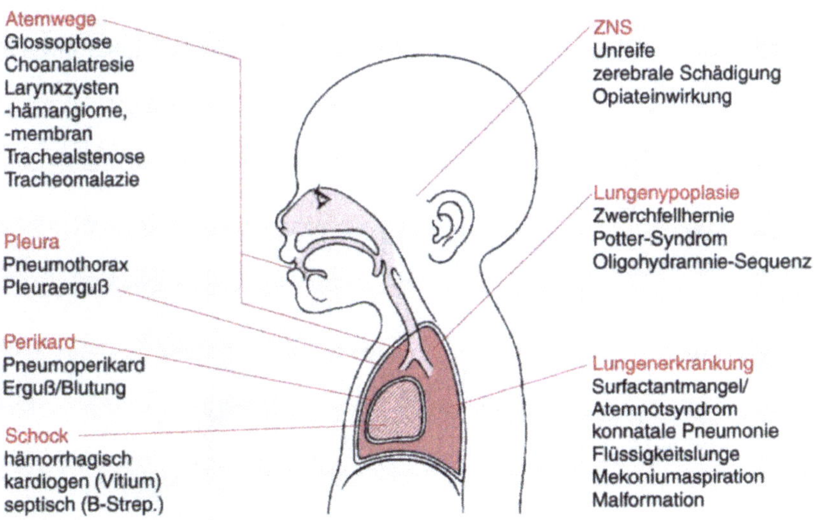

Abb. 7.4: Atemwege des Neugeborenen und postnatale (respiratorische) Ursachen der Asphyxie

Tab. 7.2: Apgar-Schema zur Beurteilung des Neugeborenen.

Symptom	Apgar-Zahl: 0	Apgar-Zahl: 1	Apgar-Zahl: 2
Hautfarbe	blau oder weiß	Akrozyanose	rosig
Atmung	keine	langsam, unregelmäßig	ungestört
Herzfrequenz	keine	< 100	>100
Muskeltonus	schlaff	träge Flexion	aktive Bewegung
Reflexe beim Absaugen	keine	herabgesetzt	Schreien

onsalter abhängen. Bei ihnen geben *Rektaltemperatur* vor Verlassen des Kreißsaals sowie *Blutdruck* und *Blutgasanalyse* zuverlässigere Informationen über die Qualität der Erstversorgung und über die Überlebenschancen.

7.1.5.2 Reanimation

Eine Reanimation kann nicht improvisiert werden. Entscheidend für ihren Erfolg sind Erfahrungsstand des reanimierenden Teams und perfekte Vorbereitung vor der Geburt auf jedmögliche Komplikation im Kreißsaal. Ist einer der in Abb. 7.3 und 7.4 aufgelisteten Risikofaktoren festgestellt, so besteht meist Zeit genug *vor* der Geburt ein geschultes Reanimationsteam (neonatologisch erfahrenen Kinderarzt und eine Kinderkrankenschwester mit Intensivpflege-Weiterbildung) herbeizurufen bzw. die Schwangere in ein Perinatalzentrum zu verlegen.

Ausrüstung für die Neugeborenen-Reanimation (tägliche Funktionskontrolle erforderlich):

- Reanimationstisch mit Wärmestrahler und Lichtquelle, Vakuumpumpe (Sog-250 mbar), Absaugsonden Ch 6 und 8
- Blutdruckmessgerät Dinamap mit Manschetten 1–4, Pulsoximeter, EKG-Monitor, Blutgasanalysengerät, gewärmte sterile Moltontücher
- Sauerstoffquelle mit Flowmeter, *Anfeuchter* und Leitung, Laerdal-*Beatmungsbeutel* für Neugeborene mit PEEP-Ventil und Masken Größe 00 und 01 sowie Reservebatterie
- Laryngoskop und Magillzange für Säuglinge, Nasotrachealtuben, Größe 2,5/3,0/3,5 mit Adapter
- Einmalmundsauger mit Sekretfänger, Ch 8, Stoppuhr
- Einmalskalpell, Nabelklemmen, Pleurakatheter Ch 8, Nahtmaterial, Nabelgefäßkatheterbesteck.

Medikamente der Reanimation

- *Glukose* 5 % und 10 %, Amp. 10 ml
- *Natriumbikarbonat* 8,4 %, Amp. 20 ml
- *Konakion,* Amp. 1 mg
- *Narcanti neonatal,* Amp. 0.02 mg
- *Adrenalin* 1 : 10 000, Amp. 10 ml
- *Plasmaproteinlösung* 5 %, Amp. 20 ml (Kühlschrank!)
- ggf. *Notfallkonserve 0 Rh-negativ* (Absorber-Kühlschrank!)

7.1.5.3 Reanimation des leicht deprimierten Neugeborenen

Hier kommt der Geübte meist mit wenigen Maßnahmen aus. Bei Frühgeborenen <30 Schwangerschaftswochen wird die Entfaltung der Lunge durch kurze Maskenbeatmung erleichtert (Stethoskopkontrolle), dabei ist eine primäre Intubation und Beatmung zu vermeiden. Wegen Pneumothoraxgefahr durch unbeabsichtigt hohe Spitzendrücke nur Beatmungsbeutel mit Sicherheitsventil verwenden (z. B. Laerdal, s. Abb. 7.5). Nur wenn die Ateminsuffizienz jenseits der ersten Lebensminuten persistiert oder wenn ein langer Transport in die Kinderklinik bevorsteht, sollte *nasotracheal intubiert* werden (s. Abb. 7.6).

7.1.5.4 Kreißsaalreanimation des Frühgeborenen und des mäßig deprimierten Neugeborenen (Apgar 4–6)

Probleme vorhersehen (errechneter Termin, genaue Anamnese)

- Frühzeitig anwesend sein, Ruhe und Übersicht bewahren, Ausrüstung kontrollieren

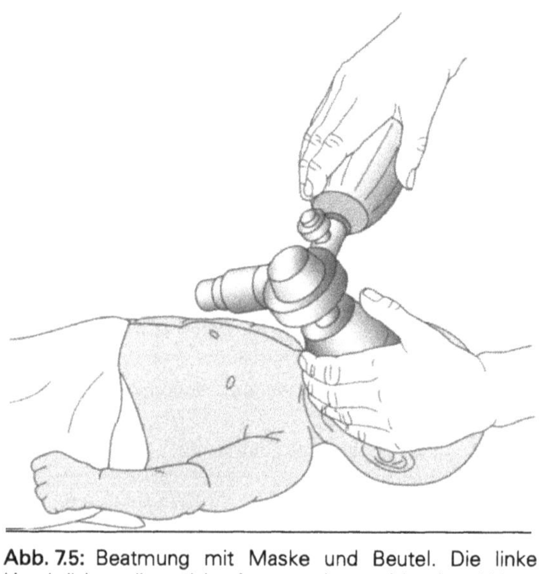

Abb. 7.5: Beatmung mit Maske und Beutel. Die linke Hand dichtet die weiche Atemmaske um Mund und Nase ab, der kleine Finger schiebt den Unterkiefer nach vorn (Esmarch'scher Handgriff). Druck auf den Hinterkopf vermeiden!

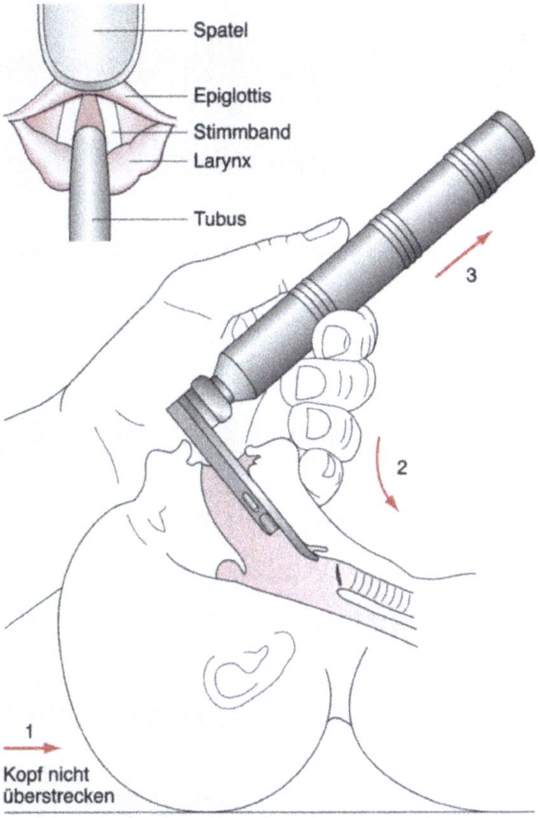

Abb. 7.6: Richtige Haltung und Bewegungsführung des Laryngoskopes (1–3). Esmarch'scher Handgriff und Einblicksfeld bei der endotrachealen Intubation. Das Laryngoskop wird mit der linken Hand geführt, die Epiglottis mit dem Spatel gefasst, sodass der Kehlkopf frei wird

(Wärmestrahler, Tücher, Sauerstoff, Beatmungsbeutel und -maske, Stethoskop, Vakuumpumpe, Absaugkatheter, Laryngoskop, Magill-Zange, Tuben)

- Warmhalten (Strahler, Abtrocknen, Zudecken), Luftwege freimachen (Rachen und Nase absaugen)
- Auskultieren (Herztöne links? Belüftung?), Beatmung (zunächst nur mit Maske/Beutel), Vitamin-K-Injektion 1 mg s. c.

Falls das Kind sich nicht erholt

- *Intubation* (Nasotrachealtubus 2,5–3,5 mm)
- *Epinephrin* (0,01–0,03 mg/kg endotracheal)
- Nabelvenenkatheter bei Schock (ZVD)
- *Volumenzufuhr* (Serumkonserve/Notfallblut)
- *Naloxon* 0,01 mg/kg (bei Morphindepression)
- *Pufferung* (bei persistierender metabolischer Azidose)

7.1.5.5 Reanimation des schwer deprimierten Neugeborenen

Schwere Depression (Apgar 0–3) ist bei moderner Geburtsüberwachung sehr *selten geworden*. Sie kommt als **sekundäre (terminale) Apnoe** nach länger dauernder Hypoxie (z. B. Nabelschnurvorfall) oder bei schwerem **hämorrhagischem Schock** (z. B. Placenta-praevia-Blutung) vor. Außer von Ateminsuffizienz ist sie stets von massiver *metabolischer Azidose* (Nabelarterien-pH <7,0) und Kreislaufschock begleitet. In dieser Situation reicht die dargestellte respiratorische Reanimation zur Stabilisierung des Kindes nicht aus. Man sollte sich frühzeitig (nach Intubation und Beginn der Sauerstoffbeatmung) zum Legen eines *Nabelvenenkatheters* entschließen, zumal eine periphere Vene im schweren Kreislaufschock ohnehin nicht kanüliert werden kann (Abb. 7.7). Beim hämorrhagischen Schock kann *0-Rh-negatives* lysinfreies Blut („Notfallkonserve") als Universalspenderblut ohne Kreuzprobe transfundiert werden. Bei schwerer Asphyxie sind oft auch Katecholamine, Herzmassage (s. Abb. 7.8) und Blindpufferung erforderlich: Bei fehlender Herztätigkeit bzw. Bradykardie unter 50/min geben wir 0,1–0,3 ml/kg Adrenalin 1 : 10 000 in den Endotrachealtubus.

Reanimation bei schwerer Depression (Apgar 0–3)

- Probleme vorhersehen (Nabelschurvorfall, Notsectio bei Placenta-praevia-Blutung etc.)
- Frühzeitig anwesend sein, Ruhe und Übersicht bewahren, Ausrüstung kontrollieren, Nabelvenenkatheterung und Blutdruckmessung vorbereiten, Notfallkonserve bereitstellen, ggf. anwärmen
- *Warmhalten* (zusätzliche Wärmelampe, Abtrocknen)
- Luftwege freimachen (Rachen und Nase absaugen), sofort nasotracheal intubieren, Sauerstoffbeatmung
- *Herzmassage*, wenn Herzfrequenz <50/min, *Epinephrin* (0,01–0,03 mg/kg endotracheal)
- *Nabelvenenkatheter* Ch 8,8–10 cm tief einführen, ZVD messen, *$NaHCO_2$* 3 mmol/kg

verdünnt 1 : 1 mit Glukose 5 % langsam i. v. Volumenzufuhr (Serum/Notfallkonserve) bis ZVD positiv

- Vitamin-K-Injektion 1 mg s. c., Blutgasanalyse und gezielte weitere Therapie

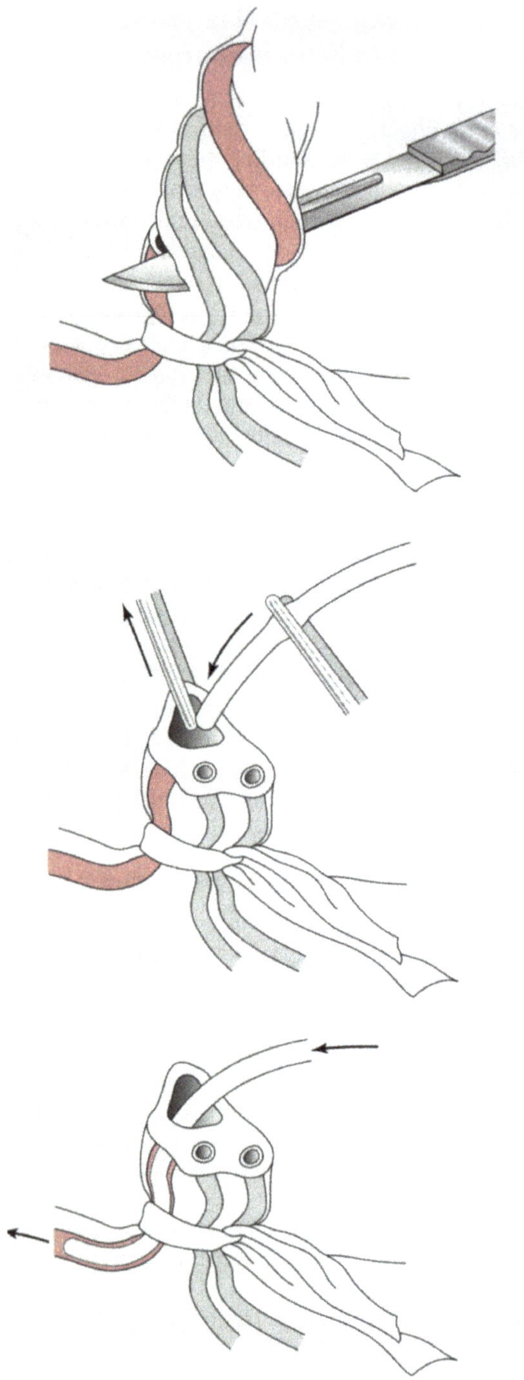

Abb. 7.7: Nabelvenen-Katheterung: Nach Anschneiden der Nabelschnur werden die Gefäße sichtbar. Die Nabelvene ist das größte der 3 Gefäße, liegt meist cranial, ist dünnwandig und nicht kontrahiert. Die Sondierung wird leichter, wenn der Nabelstumpf mit einer chirurgischen Pinzette nach caudal gezogen wird

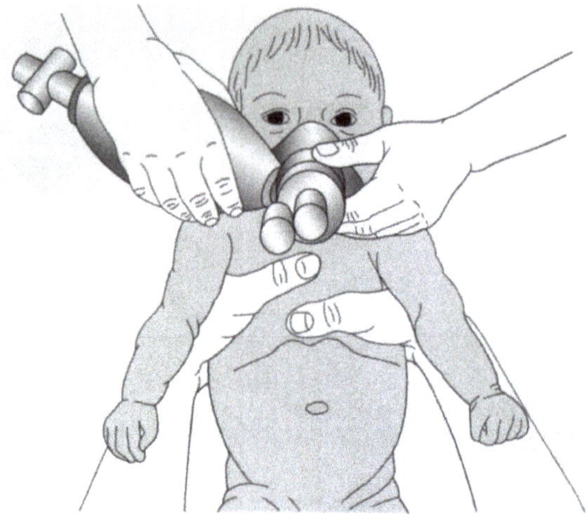

Abb. 7.8: Extrathorakale Herzmassage. Nach 4–5 Kompressionen wird ein Atemhub mit 100 % O_2 gegeben

7.1.6 Geburtsasphyxie, Mekoniumaspiration

7.1.6.1 Postasphyxie-Sequenz

Mütterliche Hypotension, respiratorische Plazenta-Insuffizienz, Störung des Nabelschnurblutflusses oder ungenügende Atmung des Neugeborenen kann auf dem Wege von Hypoxämie und/oder Ischämie folgende Organe schädigen:

1. **Lunge:** Mekoniumaspiration, persistierende fetale Zirkulation mit Rechts-Links-Shunt, Atemnotsyndrom des Frühgeborenen, Schocklunge mit sekundärem Surfactantmangel, Lungenödem, Lungenblutung.
2. **Zentrales Nervensystem:** hypoxisch-ischämische Enzephalopathie, Hirnödem, Krämpfe. Bei Frühgeborenen erhöhte Gefahr intra-/periventrikulärer Blutung.
3. **Kardiovaskuläres System:** kardiogener Schock, verminderte Kontraktilität durch Glykogenverarmung und Papillarmuskelnekrosen.
4. **Niere:** Prärenales/intrarenales Nierenversagen, tubuläre Nekrose, Nierenvenenthrombose, inadäquat gesteigerte Sekretion von antidiuretischem Hormon.
5. **Gastrointestinaltrakt:** Mesenteriale Hypoperfusion, nekrotisierende Enterokolitis, Darmperforation, Lebernekrose.
6. **Stoffwechsel:** Laktatazidose, Hypokalzämie, Hyponatriämie, Hyper- oder Hypoglykämie, Störung der Temperaturregulation.

7. **Gerinnung:** Disseminierte intravasale Gerinnung, Blutungen.

Das Schädigungsmuster nach einer Asphyxie kann sehr variabel sein, abhängig von Reife und davon, ob Ischämie oder Hypoxie im Vordergrund steht. (Abb. 7.9)

7.1.6.2 Mekoniumaspiration

Mekoniumhaltiges Fruchtwasser ist gewöhnlich die Folge einer intrauterinen Hypoxie, wobei eine ernsthafte Gefährdung des Kindes besteht, wenn das Fruchtwasser dick-grün/erbsenbreiartig ist und beim ersten Atemzug nach der Geburt in die tiefen Luftwege aspiriert oder durch die Reanimationsmaßnahmen in die Lunge gepresst wird. Die Folge sind *Diffusionsstörung, Gasüberblähung* und eine durch die gewebsaggressiven Bestandteile des Mekoniums schwer verlaufende *Pneumonie*. Häufig persistiert eine pulmonale Hypertension (s. Abschnitt 7.1.8.1).

Therapie: Vor Beatmungsbeginn möglichst viel Mekonium aus den Atembwegen entfernen (dicke Sonde!). Versuch der Hyperventilationen, ggf. mit NO, Antibiotika.

7.1.7 Kreislaufumstellung

Vor der Geburt ist der pulmonale Gefäßwiderstand fünfmal so hoch wie nach der Geburt: Weniger als ein Zehntel des Herz-Zeitvolumens passiert die Lunge, physiologischer Rechts-Links-Shunt von 90 %. Mit Einsetzen der Atmung kehren sich die Kreislaufverhältnisse um: Der *Lungengefäßwiderstand* sinkt unter den *Systemwiderstand*, die entfaltete Lunge füllt sich mit Blut. Der funktionelle Verschluss des Foramen ovale kommt nach der Geburt dadurch zustande, dass mit dem jetzt von der Lunge über die Lungenvenen zurückströmenden Blut der Druck im linken Vorhof ansteigt. Der Verschluss des Ductus arteriosus Botalli erfolgt durch erhöhten Sauerstoffpartialdruck und verminderte Prostaglandin-Einwirkung.

Abbildung 7.10 zeigt den fetalen Kreislauf und die beim Feten normalen Sauerstoff-Partialdrücke.

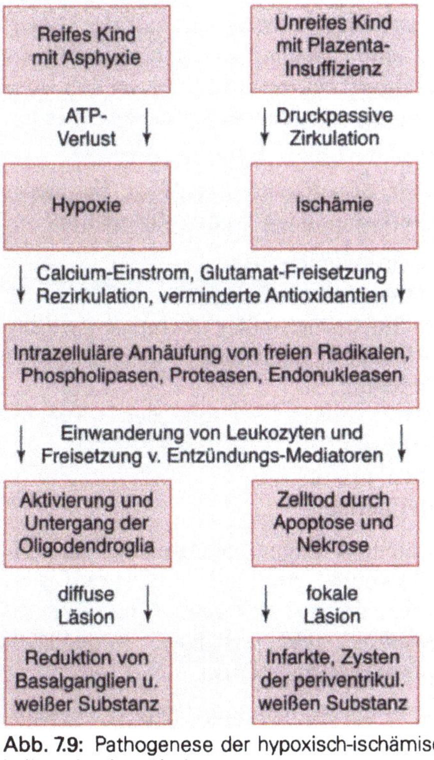

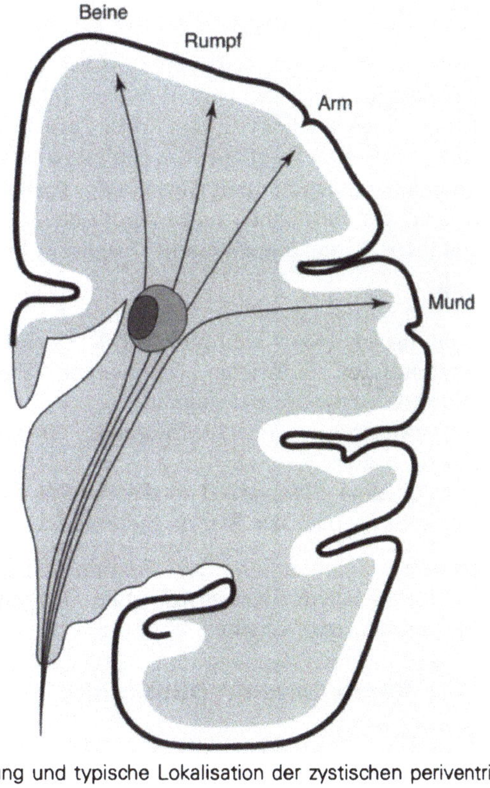

Abb. 7.9: Pathogenese der hypoxisch-ischämischen Hirnschädigung und typische Lokalisation der zystischen periventrikulären Leukomalazie

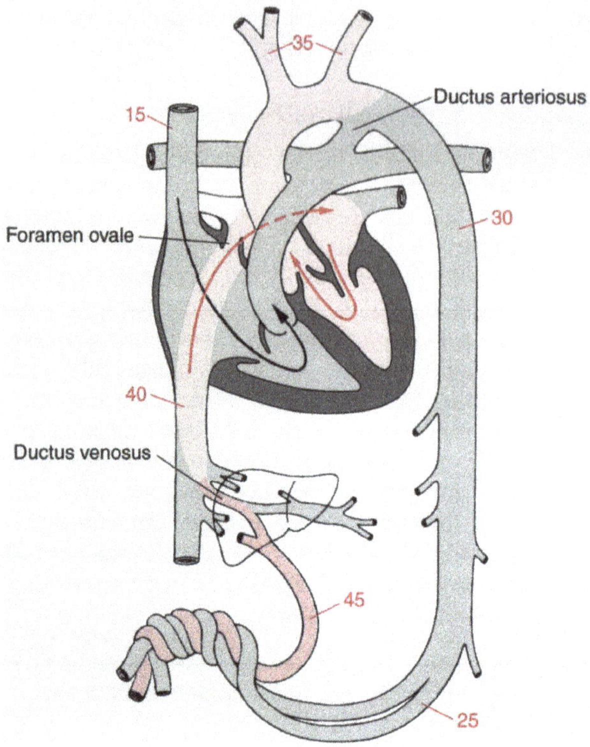

Abb. 7.10: Fetaler Blutkreislauf und Sauerstoff-Partialdrücke (mm Hg) in verschiedenen Gefäßen

7.1.7.1 Persistierender Ductus arteriosus

Insbesondere Frühgeborene von <30 Schwangerschaftswochen infolge von Hypoxie und vermehrter Prostaglandinbildung. Der erhebliche *Links-Rechts-Shunt* erhöht die pulmonale und vermindert zerebrale und intestinale Perfusion und trägt zur Entstehung eines chronischen Lungenumbaus (Bronchopulmonale Dysplasie) bei.

Klinik

- systolisches oder kontinuierliches Geräusch, präkordiales Schwirren, springende Pulse, Kardiomegalie-Hepatomegalie
- respiratorische Verschlechterung, metabolische Azidose
- diastolischer Flussverlust in der Arteria Cerebri anterior oder der Arteria mesenterica.

Therapie: Intervention bei Ateminsuffizienz oder diastolischem Flussverlust: gute Oxygenierung, Indometazin, Ligatur.

7.1.7.2 Persistierende pulmonale Hypertension

Definition: Schwere Hypoxämie infolge pulmonaler Hypertension mit *Rechts-Links-Shunt* durch einen persistierenden Ductus und/oder ein offenes Foramen ovale. Primäre pulmonale Hypertension ist selten, sekundäre pulmonale Hypertension resultiert aus Spasmus, Verschluss oder Fehlentwicklung der pulmonalen Gefäße (Mediahypertrophie) oder einer Lungenhypoplasie.

In folgenden Situationen kommt es besonders leicht zur persistierenden fetalen Zirkulation:

- schwere, protrahierte Hypoxie
- Mekoniumaspirations-Syndrom
- Polyglobulie (insbesondere Akzeptor-Zwilling bei feto-fetaler Transfusion)
- Hydrops fetalis
- schwere Infektionen (Frühform der B-Streptokokken-Sepsis)
- Lungenhypoplasie
- Zwerchfellhernie.

Über verschiedene Triggermechanismen kann eine Vasokonstriktion im kleinen Kreislauf ausgelöst werden, die in Form eines Circulus vitiosus Hypoxämie und erhöhten pulmonalen Gefäßwiderstand aufrechterhält.

Therapie: Minimal handling, gute Oxygenierung, Blutdrucknormalisierung, Tolazolin, NO-Beatmung.

7.1.8 Geburtsverletzungen

Claviculafraktur

Klinik: Gelegentlich hört oder fühlt man ein Knacken; häufiger ist eine Schwellung oder unregelmäßige Form, Crepitatio bei Druck, Kind schont den betroffenen Arm (Schmerz). Mororeflex nicht seitengleich, passive Bewegung. Manchmal erst durch die Kallusbildung nach 7–10 Tagen entdeckt.

Therapie: Keine Ruhigstellung, aber Vorsicht beim Hochnehmen und Anziehen.

Humerusfraktur

Entsteht bei der Armlösung und wird vom Geburtshelfer meist sofort bemerkt.

Klinik: Schwellung des Oberarms, Schonhaltung, gelegentlich Abknickung. Sicherung durch Röntgen.

Therapie: Ruhigstellung des Armes (am Thorax) für 3 Wochen.

Armplexus-Lähmung

Entsteht durch Überdehnung oder Läsion des Armplexus, etwa bei Beckenendlage (Bracht'scher Handgriff) oder tiefem Querstand (Drehzange). Es wird unterschieden obere (*Erb*, Segmente C5–6) und untere (*Klumpke*, Segmente C8–T1) Armplexuslähmung.

Klinik: Der Arm ist adduziert und innenrotiert, Pronation der Hand. Teile des Mororeflexes sind ausgefallen und geben Auskunft über die Höhe der Läsion (Abb. 7.11).

Facialisparese

Kommt eher durch Kompression und Ödem als durch Verletzung der Nerven zustande (Forceps-Entbindung), immer *peripher*, meist gute und spontane Rückbildung.

Phrenicusparese

Begleitet gelegentlich obere Armplexus-Lähmung, resultiert aus direktem Druck auf den Hals.

Klinik: Entweder asymptomatisch oder Atemnot verschiedenen Grades. Zwerchfellhochstand auf Röntgenbild, paradoxe Bewegung des betroffenen Zwerchfells bei Durchleuchtung. Auch ultrasonographisch kann eine Zwerchfell-Parese festgestellt werden.

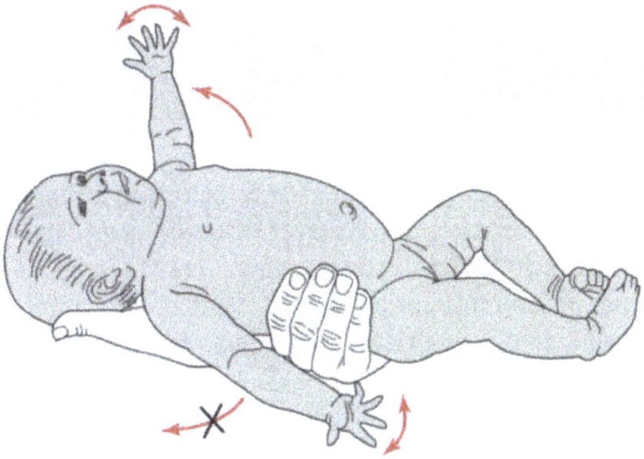

Abb. 7.11: Obere (Erbsche) Armplexuslähmung. Das Kind ist dargestellt während des Moro-Reflexes, der rechte Arm kann nicht gehoben und gebeugt werden. Das Spreizen der Finger zeigt an, dass die unteren Teile des Armplexus funktionieren

Therapie: Zunächst konservativ, meist spontane und vollständige Rückbildung. Bei persistierender Phrenicuslähmung mit Atemnot Zwerchfellraffung.

Kephalhämatom

Blutansammlung zwischen Knochen und Periost, überschreitet Schädelnähte nicht, kann jedoch doppelseitig über beiden ossa parietalia auftreten. Das Kephalhämatom kommt meist nach Vakuumextraktion oder Forzepsentbindung, gelegentlich auch spontan zustande.

Therapie: *Niemals punktieren*, heilt innerhalb von 3–6 Wochen von einem Randwall aus spontan ab. Große Kephalhämatome können mit therapiebedürftiger Anämie oder starkem Resorptionsikterus einhergehen.

Stauungshämatome

Entstehen z. B. nach straffer Nabelschnurumschlingung um den Hals oder am vorangehenden Teil, punktförmige, teilweise konfluierende Blutungen, auch in die Konjunktiven. Sind meist harmlos, können jedoch zu Resorptionsikterus führen.

Sternocleidomastoideus-Hämatom

Gehäuft nach Beckenendlage (Brachtscher Handgriff).

Klinik: Meist am 2.–3. Lebenstag erbsengroße Verdickung des Muskels, nach einigen weiteren Tagen strangförmige Verhärtung. Wird diese Übersehen, so kann es durch narbige Schrumpfung zum muskulären Schrumpfhals (Torticollis) kommen.

Therapie: Physiotherapie, Lagerungsbehandlung.

Intrazerebrale Blutungen
Kommen insbesondere bei sehr unreifen Frühgeborenen, nach protrahierter Geburt und nach schwerer Asphyxie vor. Auch erhöhter pCO_2 und Pneumothorax können Ventrikelblutungen auslösen. Sie werden in folgende Stadien unterteilt (Abb. 7.12):

1. *Subependymale Blutung:* Häufig und harmlos, kein Ventrikeleinbruch
2. *Intraventrikuläre Blutung:* Blutung ist aus dem subependymalen Marklager in die Seitenventrikel eingebrochen. Resorbiert sich meist spontan, auch hier ist die Prognose gut
3. *Ventrikeltamponade:* Bei ihr kann sich ein posthämorrhagischer Hydrozephalus entwickeln
4. *Ventrikeltamponade mit Parenchymeinbruch: Hier sind immer mehr oder minder ausgedehnte Gehirnareale/Leitungsbahnen zerstört, so dass mit bleibenden Behinderungen gerechnet werden muss.*

Therapie: Zunächst keine chirurgische Intervention, sonographische Verlaufkontrolle, Ventrikuloperitonealer Shunt bei posthämorrhagischem Hydrocephalus.

7.1.9 Mitbetreuung durch einen Neonatologen

Neonatologie ist ein Schwerpunkt der Kinderheilkunde, der sich mit Störungen der postnatalen Adaptation und mit den Krankheiten des Neugeborenen befasst. In **Perinatalzentren** sind Neonatologen ständig anwesend, andere Entbindungskliniken sollten bei Bedarf einen *neonatologischen Bereitschaftsdienst* hinzuziehen.

Folgende Situationen erfordern die **Anwesenheit eines Neonatologen:**

7.1.9.1 Im Kreißsaal

- Alle *operativen Entbindungen* bei kindlicher Gefährdung, fetal-neonatale *Azidose* (pH <7,10)
- Dick-grünes/*erbsenbreiartiges* Fruchtwasser vor Entbindung, mütterlicher *Diabetes*
- Geburt eines unter- (<2500 g) oder übergewichtigen (>4500 g) Kindes, *Frühgeburt* <36 + 0 Schwangerschaftswochen
- *Fieber* der Mutter, CRP-Erhöhung oder andere Infektzeichen
- *Morbus haemolyticus* fetalis, Hydrops fetalis jeder Ursache
- *Anpassungsstörung* (auffällige Atmung, Blutzucker <35 mg/dl etc.)
- Verdacht auf oder diagnostizierte *Fehlbildung*
- Kinder HBsAG positiver Mütter zur *Impfung*

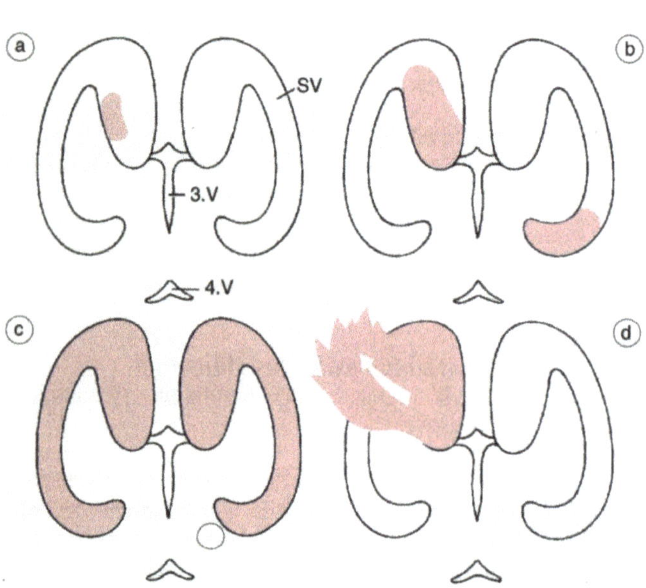

Abb. 7.12: Ventrikelsystem des Neugeborenen und Schweregrad-Einteilung der intraventrikulären Blutungen (SV = Seitenventrikel, 3V = 3. Ventrikel, 4V = 4. Ventrikel)

7.1.9.1 Auf der Wochenstation

- *Klinisch auffälliges Kind* (Atmung, Temperatur, Erbrechen etc.)
- *Ikterus*, sofern Behandlung erwogen wird oder Coombstest positiv
- *Blutzucker <35 mg/dl* bei Risikokind (Diabetes, Übertragung, hypertroph, hypotroph) oder im Wiederholungsfall
- Hämatokrit ≥70%

7.2 Die ersten Stunden

7.2.1 Hypotrophe Neugeborene

Definition: Körpergewicht unter der 10. Perzentile des intrauterinen Wachstums (Abb. 7.13).

Da die klinische Bestimmung des Gestationsalters insbesondere bei sehr unreifen Frühgeborenen nicht zuverlässig ist und da das intrauterine Wachstum von Population und Region beeinflusst wird, ist die Wahl der „richtigen" Wachstumskurven nicht einfach. Abbildung 7.14 benennt die Ursachen fetaler Wachstumsretardierung.

Postnatale Gefährdungen: Das Kind ist nach der Geburt vor allem gefährdet durch Weiterbestehen der Ursachen, die schon zur Hypotrophie führten (z. B. vertikale Infektion, Zigarettenrauch-Exposition). Zusätzlich bestehen folgende Risiken:

- *Hypoglykämie* (verminderte Glykogenspeicher)
- *Hyperviskosität/Polyglobulie* (erhöhte Erythropoietinproduktion)
- *Hypothermie* (vermindertes braunes Fettgewebe)
- *Ernährungsprobleme* (intestinale Hypomotilität)

7.2.2 Immunstatus und Infektabwehr

Das Immunsystem reift erst nach der Geburt aus (Immunstatus des Neugeborenen s. Tab. 7.3). Während die *zellvermittelte* Immunität weitgehend funktioniert, ist das Neugeborene in seiner *humoralen* Abwehr auf die von der Mutter transplazentar übertragenen IgG-Antikörper angewiesen.

7.2.3 Infektionen des Neugeborenen

7.2.3.1 Vertikale Infektionen

Zahlreiche Erreger werden vor oder während der Geburt von der Schwangeren auf das Kind übertragen (meist Erstinfektion der Mutter während der Schwangerschaft, s. Tab. 7.4). Je nach Zeitpunkt und Schweregrad resultieren Fruchttod, Embryopathien mit Fehlbildungen oder Fetopathien mit generalisierter, lokalisierter oder asymptomatischer Infektion.

7.2.3.2 Postnatale Infektionen

Postnatale Infektionen gehören zu den **häufigsten Erkrankungen des Neugeborenen**. Prädisponierend sind mütterliche Infektionen während Schwangerschaft und Geburt (vor allem Amnioninfektion mit Fieber sub partu), operative Entbindung, vorzeitiger Blasensprung >24 Stunden, Unreife des Kindes, Geburtsasphyxie, invasive Behandlungstechniken (z. B. Gefäßkatheter).

Wichtigste Erreger sind B-Streptokokken, Staphylokokken, Pneumokokken, E. coli, Klebsiellen, Pseudomonas, Candida albicans, die folgende **Krankheitsbilder** verursachen: *Pneumonie, Sepsis, Meningitis.*

7.2.3.3 B-Streptokokken-Infektion

Es ist die **gefährlichste Infektion** des Neugeborenen, mit einer Sterblichkeitsrate bis 10%, insbesondere wenn antibiotische Behandlung spät einsetzt. Die Hauptrolle spielt die bei manchen B-Streptokokken-Trägerinnen bestehende *Unfähigkeit, IgG-Antikörper gegen diesen Erreger* zu bilden und an den Feten weiterzugeben. Der **Verlauf** ist äußerst variabel: Die *Frühform* ähnelt beim Frühgeborenen einem Atemnotsyndrom oder einer Pneumonie, beim reifen Neugeborenen geht sie mit Sepsis, Kreislaufzentralisation und Verbrauchskoagulopathie einher. Die Spätform tritt Tage bis Wochen nach Geburt auf, meist als Meningitis. Notwendig ist die lückenlose postnatale Überwachung gefährdeter Kinder, eine umfassende Infektionsdiagnostik und die prompte antibiotische Behandlung bei den ersten Krankheitszeichen.

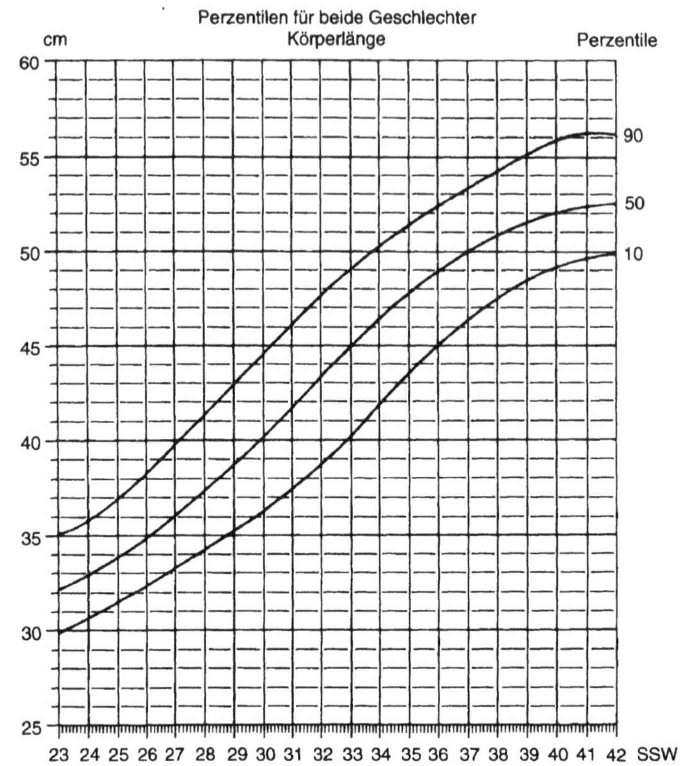

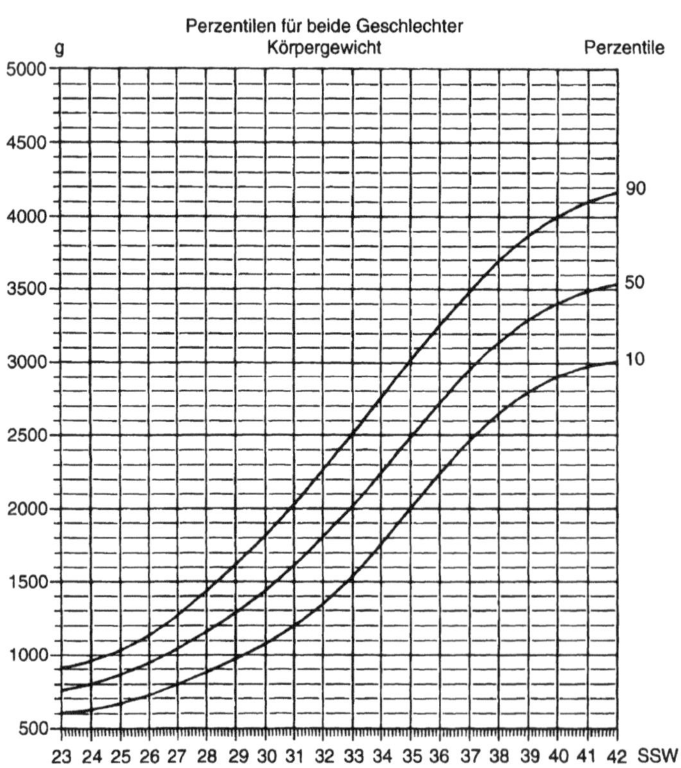

Abb. 7.13: Sheffield-Perzentilkurven für Geburtsgewicht und Körperlänge zum Zeitpunkt der Geburt

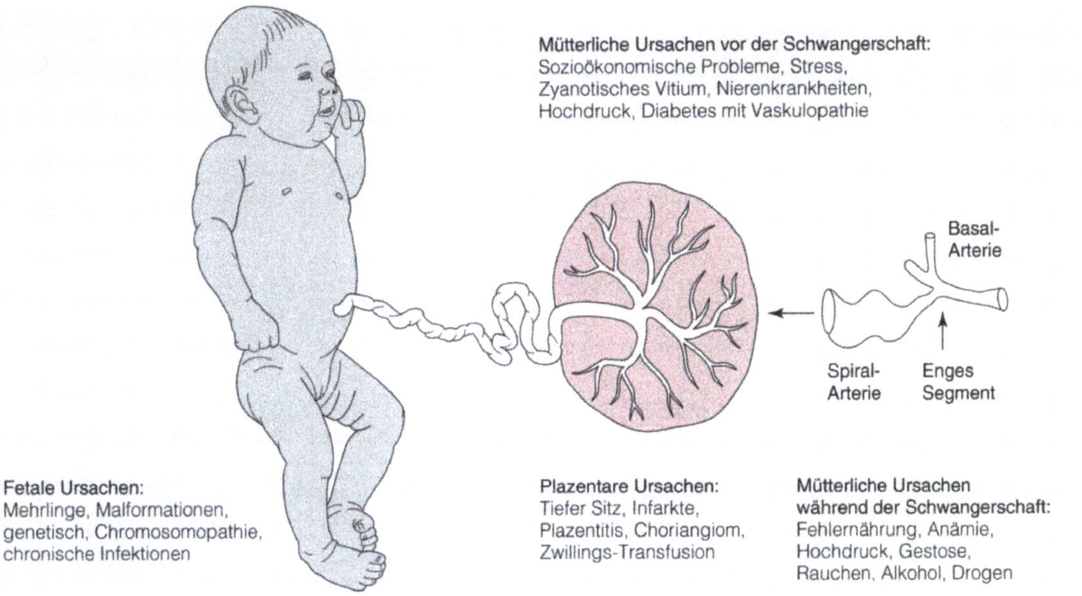

Abb. 7.14: Hypotrophes Neugeborenes: Ursachen fetaler Wachstumsretardierung

- Symptom zunächst unspezifisch
- Thermolabilität (</=36 °C oder >/=37 °C). Apathie/Hyperexzitabilität, Atemstörungen (Apnoe, Tachypnoe), Trinkunlust/Gedeihstörung, Magenrest, Erbrechen, geblähtes Abdomen
- blass-graues Hautkolorit, marmorierte Haut, kalte Extremitäten, verlängerte Rekapillarisierungszeit, Ikterus, Hepatosplenomegalie
- Petechien, Purpura, Blutungsneigung, metabolische Azidose

Wichtigstes Frühsymptom einer beginnenden Sepsis ist das von einer erfahrenen Kinderkrankenschwester gemeldete „schlechte Aussehen" des Neugeborenen.

7.2.4 Angeborene Fehlbildungen mit dringlichem Handlungsbedarf

Ursachen von Fehlbildungen: Einzelne Ursachen sind meist nicht zu identifizieren. Allgemein entstehen Fehlbildungen etwa zu je einem Drittel durch *vererbte* Anomalien (einschließlich Neumutationen), *multifaktorielle* Störungen der Embryogese (einschließlich Umweltfaktoren) und durch *ungeklärte* Ursache.

Elterngespräch: Setzt Ehrlichkeit, Einfühlungsvermögen und Erfahrung voraus. Das Kind darf im Gespräch nicht auf seine Fehlbildung reduziert werden. In jedem Falle soll es den Eltern gezeigt werden. Abwertende Ausdrücke wie

Tab. 7.3: Immunstatus des Neugeborenen.

	Natürliche (unspezifische) Immunität	Adaptive (spezifische) Immunität
Humoral	*Lysozym:* Bereits beim Feten vorhanden	*IgA:* Bei Geburt nicht vorhanden; Zufuhr durch Muttermilch
	Komplement: Bei Frühgeborenen vermindert	*IgG:* Mütterlichen Ursprungs (transplazentar)
		IgM: Einziges fetales Immunglobulin
Zellulär	*Granulozyten:* Chemotaxis fehlt, Verformbarkeit gering, Phagozytose normal, Bakterizidie normal	*B-Lymphozyten:* Antikörperproduktion läuft erst nach Geburt an
	Makrophagen: Extra- und intrazelluläre Abtötung von Erregern funktioniert	*T-Lymphozyten:* Suppressoreffekt dominiert, Neugeborenes hat noch keine „Memoryzellen"

Tab. 7.4: Wichtigste vertikale Infektionen.

Infektion	Symptomatik beim Kind	Maßnahmen bei Geburt
Röteln	Katarakt, Glaukom, Taubheit, Myokarditis, Herzvitium, Thrombozytopenie, Exanthem	Kind isolieren, Serologie, IgM-Antikörper, keine spezifische Therapie möglich
Zytomegalie	90 % asymptomatisch, niedriges Geburtsgewicht, Hepatosplenomegalie, Thrombopenie, Ikterus, Mikrozephalie	Serologie, Virusnachweis, Abstillen. Gancyclovir-Therapie erwägen
Herpes genitalis	Herpesläsionen an Augen, Haut, Mundhöhle, Meningoenzephalitis, generalisiert septische Form	Kaiserschnitt, Kind isolieren, Acyclovir-Therapie erwägen
Hepatitis B	Meist asymptomatisch. 10 % Ikterus mit 3–5 Monaten, oft chronische Hepatitis	HBsAg, HBeAg. Abstillen, wenn Mutter infektiös. Passive und aktive Immunisierung des Kindes kurz nach der Geburt
HIV	Meist asymptomatisch, eventuell niedriges Geburtsgewicht, Mikrozephalie, nach Monaten/Jahren Entwicklung von AIDS	Nicht stillen. Handschuhe bei Primärversorgung und Blutentnahme
Lues	Makulopapulöses Exanthem, Desquamation, Rhinitis, Hepatosplenomegalie, Periostitis, Keratitis	IgM-FTA-Abs-Test, Blutbild, CRP, bei Verdacht Penicillinbehandlung
Listeriose	Frühform mit Sepsis, Schock, Pneumonie. Spätform mit Meningitis	Erregernachweis (Mekonium), Behandlung mit Ampicillin
B-Streptokokken	Meist asymptomatisch. Frühform: Pneumonie, Sepsis, Schock. Spätform: Meningitis	Abstriche, Blutkultur, Blutbild, CRP, Überwachung. Antibiotika bei Symptomen
Toxoplasmose	Oft asymptomatisch. Niedriges Geburtsgewicht, Chorioretinitis, Krämpfe, Hydrozephalus, Hepatomegalie	Serologie, spezifischer IgM-Test, Liquoreiweiß. Therapie mit Pyrimethamin und Sulfadiazin.
Varizellen	Fudroyante Erkrankung möglich, wenn Mutter 4 Tage vor bis 2 Tage nach Geburt erkrankt	Hyperimmunglobulin, Acyclovir

„Missbildung“, „Defektheilung“, „Risikokind“ sollten vermieden werden.

7.2.4.1 Angeborene Herzfehler

Etwa 1 % aller Kinder haben angeborene Herzvitien. Davon ist jedes 10. ein „kritischer“ Herzfehler, d. h. er ist bereits in der Neonatalperiode vital bedrohlich.

Klinik: *Generalisierte Zyanose* (Transposition der großen Arterien, Pulmonalstenose, Lungenvenenfehlmündung), *Herzinsuffizienz* (hypoplastisches Linksherzsyndrom, Aortenisthmusstenose), *systolische Geräusche* (persistierender Ductus arteriosus, Ventrikelseptumdefekt, Fallotsche Tetralogie).

Diagnostik: Bei Verdacht Vorstellung in einer kinderkardiologischen Spezialabteilung. Echokardiographie, ggf. Herzkatheter.

Therapie: Je nach Hämodynamik. Bei einzelnen Vitien (z. B. Transposition, Aortenisthmusstenose, kritische Pulmonalstenose) muss bereits in den ersten Lebenstagen interveniert werden.

7.2.4.2 Zwerchfelldefekte

Defekt im Zwerchfell mit Verlagerung von Bauchorganen in die Thoraxhöhle, zu 80 % linksseitig. Inzidenz 1 : 3000. Durch pränatale Ultraschalldiagnostik meist schon vor der Geburt bekannt, sodass Versorgung geplant werden kann. Meist sind Dünn- und Dickdarm, Magen, linker Leberlappen und Milz, seltener auch Niere und Nebenniere, bei rechtsseitigen Defekten Leber und Dickdarm in den Thorax verlagert. Die **Prognose** hängt vom Grad der Lungenhypoplasie und von den Begleitfehlbildungen ab, die in ca. 50 % der Zwerchfelldefekte vorhanden sind.

Klinik

- Atemnot bei paradoxer Atmung, Zyanose, zunehmend wenige Minuten nach der Geburt
- Schocksymptome, Verlagerung des Herzens, Eingesunkenes Abdomen
- einseitiges Atemgeräusch und Atemexkursion

- eventuell Darmgeräusche im Thorax, später auch Ileussymptomatik
- bei forcierter Reanimation gelegentlich Spannungspneumothorax auf der Gegenseite.

Therapie: Vor operativer Korrektur Stabilisierung von Atmung und Kreislauf auf einer Neugeborenen-Intensivstation.

7.2.4.3 Omphalozele

Hemmungsfehlbildung der Bauchdecke mit Lage des Darms in der Nabelschnur infolge unvollständiger Rückbildung des physiologischen Nabelschnurbruchs. Inzidenz 1 : 3000, 10% sind Frühgeborene.

Klinik: Durch pränatale Sonographie meist bekannt. Bauchwandhernie, **Bruchpforte** ist der Nabelring, *Bruchsack* sind die Nabelschnurhäute. Im Bruchsack Dünn- und Dickdarm, Anteile der Leber, seltener auch andere Baucheingeweide.

7.2.4.4 Gastroschisis

Paraumbilikaler Defekt der Bauchwand rechts, seltener links neben normal inserierender Nabelschnur durch vaskulären Insult bei vorzeitigem Verschluss der rechten A. vitellina. Inzidenz 1 : 8000, 2/3 sind Frühgeborene.

Klinik: Defekt in der Regel klein, Bruchsack fehlt. Prolabierte Darmschlingen stranguliert, ödematös verquollen oder durch fibrinöse Peritonitis zu Konvolut verbacken. Begleitfehlbildungen sind selten.

Therapie: Operation sobald als möglich. Wichtig ist die sachgemäße Erstversorgung im Kreißsaal: Rumpf in sterilem Plastikbeutel oder Darm bedecken mit sterilen Tüchern, Wärmeschutz, Seitlagerung zum Verhindern einer Gefäßabknickung, Magenablaufsonde. Verhinderung der Torsion, gegebenenfalls Erweiterung der Bruchpforte bei Strangulation.

7.2.4.5 Ösophagusatresie

Angeborener Verschluss der Speiseröhre mit oder ohne Fistelgang zur Trachea durch Störung der tracheo-ösophagealen Septierung. Inzidenz 1 : 3000, 1/3 sind Frühgeborene, familiäre Häufungen kommen vor. Bei 30% der Kinder gibt es weitere Fehlbildungen. Meist bestehen Fistelgänge zwischen Trachea und Speiseröhre. Es werden verschiedene Typen unterschieden: Nach der Einteilung von Vogt ist der Typ III b am häufigsten (87%), bei dem eine Fistel zur unteren Ösophagusblindsack besteht.

Frühsymptome: Mütterliches *Hydramnion*, *Ösophagus* im Kreißsaal *nicht sondierbar* (diese diagnostische Maßnahme sollte bei **jedem** Neugeborenen nach der respiratorischen Adaptation durchgeführt werden), verstärkter *Speichelfluss*, Ansammlung von *schaumigem Sekret* im Nasen-Rachen-Raum, *Husten* und *Niesen*.

Spätsymptome: *Nahrungsmittelaspiration* mit Erstickungsanfällen, *Pneumonie*.

7.2.4.6 Darmatresien

Duodenalatresie: *Okklusion* meist distal der Papille, Erbrechen daher gallig. Inzidenz 1 : 6000, Begleitfehlbildungen in 70% (etwa Trisomie 21, Herzfehler, Malrotation).

Diagnostischer Hinweis ist mütterliches *Hydramnion*, pränatal sonographisch nachgewiesenes Doppelblasenphänomen, welches durch das postnatale Röntgenbild bestätigt wird und durch ein postnatales *Magensekretvolumen* von über 10 ml! Differentialdiagnostisch abzugrenzen sind Pankreas anulare und andere Darmstenosen.

Andere Darmatresien: Angeborenes Fehlen oder Verschluss des Lumens von Abschnitten des Darms, Inzidenz 1 : 5000. Leitsymptome sind *galliges Erbrechen* und abdominelle Distension.

Analatresie: Unterschiedlich lange Strecke. Inzidenz 1 : 1500. In 75% der Fälle bestehen *Fisteln*, bei den tiefen Atresien zum Perineum, bei den hohen Atresien zum Genitale: bei Mädchen zum Vestibulum der Vulva oder zur Vagina, beim Knaben zur Harnröhre.

7.3 Die ersten Tage

7.3.1 Glukosestoffwechsel

Glukose ist das wichtigste Substrat des oxidativen Gehirnstoffwechsels und nahezu der einzige Nährstoff des Feten. Mit dem Abnabeln sistiert die Glukosezufuhr, der Blutzucker sinkt innerhalb von 2 Stunden auf Werte um 50 mg/dl. Erst mit 24–48 Stunden ist beim gesunden reifen Neugeborenen das Gleichgewicht zwischen Glukoseverbrauch und Glukoneogenese stabil. Besonders **störanfällig ist die Adaptation des Glukosestoffwechsels** bei

- Neugeborenen mit vermehrter *Insulinproduktion*, etwa bei Kindern diabetischer Mütter und bei Neugeborenen >4000 g Geburtsgewicht
- verminderten *Glykogenreserven* des Kindes (Frühgeborene, hypotrophe Neugeborene, übertragene Neugeborene), insbesondere, wenn bis zum Einsetzen der Milchproduktion keine Glukose zugeführt wird
- angeborenen *Stoffwechselkrankheiten* (z. B. Galaktosämie, Glykogenspeicherkrankheit).

In diesen Situationen besteht die Gefahr einer **Hypoglykämie** des Neugeborenen, definiert als Absinken des Blutzuckers unter 35 mg/dl.

Klinik der Hypoglykämie: Asymptomatisch oder neuromuskuläre Übererregbarkeit, Tremor, Tachypnoe, Krämpfe, Hypotonie, Apnoe, Blässe, Zyanose, Koma, bleibende Hirnschädigung.

Wegen der Häufigkeit und der deletären Folgen der Hypoglykämie muss bei gefährdeten Neugeborenen eine *postnatale Blutzuckerüberwachung* durchgeführt werden. Sie erfolgt einfach und schnell mittels Teststäbchen im Alter von 2, 6, 12 und 24 Stunden. **Therapie:** Infusion mit 10% Glukoselösung. **Prävention:** Bei hypotrophen Neugeborenen <2500 g sowie bei übertragenen und dystrophen Kindern mit reduziertem Turgor soll im Alter von 4 Stunden eine *Frühfütterung* mit adaptierter Nahrung oder mit Glukoselösung zur Prävention der Hypoglykämie begonnen werden.

7.3.2 Säure-Basen-Haushalt

Blutgas-Normalwerte siehe Tabelle 7.5.

Durch die störanfällige Atmung und Besonderheiten des Stoffwechsels kommt es beim Neugeborenen besonders leicht zur Azidose. Man unterscheidet:

- **Respiratorische Azidose** (pH erniedrigt, pCO_2 erhöht, Standardbikarbonat normal): Jede Form von Hypoventilation, z. B. Aspiration, Atemnotsyndrom, Pneumothorax, zentrale Apnoe.
- **Metabolische Azidose** (pH erniedrigt, pCO_2 normal, Standardbikarbonat erniedrigt): z. B. Hypothermie, Hypoxie, Herzinsuffizienz, Sepsis, Tubulusinsuffizienz).

7.3.3 Kalziumstoffwechsel

99% des Kalziums und gut 80% des Phosphates sind als Hydroxylapatit im Skelett deponiert. Die Kalziumhomöostase wird durch das Zusammenwirken von Parathormon, Calzitonin und Vitamin D aufrechterhalten. Mit der Geburt bricht die Kalziumversorgung des Kindes ab und wird abhängig vom eigenen Stoffwechsel. Da das Wachstum anhält, macht das Neugeborene in den ersten Lebenstagen eine Phase negativer Kalziumbilanz durch. Definition der Hypokalzämie beim Neugeborenen unter 1,8 mmol/l.

Ursachen einer Hypokalzämie

- Frühtyp: (1.–3. Lebenstag): Frühgeborene, hypotrophe Neugeborene, Kinder diabetischer Mütter, Postasphyxie-Sequenz, Zustand nach Tokolyse
- Spättyp: (4.–10. Lebenstag): Hypomagnesiämie, transitorischer Hypoparathyreoidismus (z. B. Infektion, Operation), Kalziummangel, -Malabsorption, Vitamin D-Mangel, hohe

Tab. 7.5: Blutgasanalyse: Normalwerte beim Neugeborenen.

	bei Geburt		mit 24 Std.
	Nabelvene	Nabelarterie	arterielles Blut
pH	7,32	7,24	7,37
pCO_2 (mm Hg)	38	49	33
St.-Bik. (mmol/l)	20	19	20
BE (mmol/l)	−4	−7	−5
pO_2 (mm Hg)	27	16	73

Phosphorzufuhr, Bikarbonat-Therapie, Blutaustausch

Klinik: Allgemeine *Übererregbarkeit*: Tremor, vermehrte Myokloni. Gelegentlich Erbrechen, Apnoen, gastrointestinale Symptome. Fokale oder generalisierte Konvulsionen sind möglich, u. U. Entwicklung einer Herzinsuffizienz. Im EKG: verlängerte QT-Zeit.

Neugeborenen-Krämpfe (Tab. 7.6): sind bei Neugeborenen häufig und können verschiedene Ursachen haben. Oft werden sie übersehen, da sie meist nicht tonisch-klonisch generalisiert sind, sondern da es sich oft um subtile Augenbewegungen, fokale Automatismen, Gähnen, Schmatzbewegungen oder Apnoe-Anfälle handelt, welche den Allgemeinzustand nur wenig beeinträchtigen.

Diagnostik: Blutzucker, Elektrolyte mit Ca, P und Mg, Blutbild, CRP, Blutgasanalyse, Blutkultur, Lumbalpunktion, Schädelsonographie, Augenhintergrund, ggf. EEG oder MRT.

Therapie: Kausal (z. B. Glukose, Kalzium, Antibiotica). Symtomatisch: Monitor, Blutdruck-Überwachung, Phenobarbital.

Tab. 7.6: Häufige Ursachen von Neugeborenenkrämpfen.

Ursachen	Wirkungsmechanismus
Lebenstag 1–3	
perinatale Hypoxie	hypoxisch-ischämische Enzephalopathie
schwierige Entbindung	subdurale Blutung
Kind diabetischer Mutter	Hypoglykämie, Hypokalzämie
hypotrophes Neugeborenes	Hypoglykämie
Frühgeborenes	intraventrikuläre Blutung, periventrikuläre Leukomalazie
Drogenentzug	mütterliche Opiate
Lebenstag 4–14	
Infektion	Meningitis, Sepsis
hohe Phosphatzufuhr	Hypokalzämie
Stoffwechselkrankheit	Galaktosämie Nesidioblastose Glykogenspeicherkrankheit Hyperammonämie

7.3.4 Ikterus

Bedingt durch unreife Glukuronyl-Transferase und verkürzte Erythrozyten-Überlebensdauer (s. Abb. 7.15) hat fast jedes Neugeborene einen **physiologischen** Ikterus mit Bilirubinmaximum am 4.–5. Lebenstag, der sich bis zum 10. Lebenstag zurückbildet. Erst beim Überschreiten der 97. Perzentile für die Referenzpopulation spricht man von **Hyperbilirubinämie**. Für das reife, gesunde Neugeborene ohne Hämolyse liegt dieser Serum-Bilirubingrenzwert unter Ernährung mit Muttermilch bei 270 µmol/l = 16 mg/dl. Das tatsächlich neurotoxische, ungebundene Bilirubin kann jedoch nicht gemessen werden. Bei Frühgeborenen, nach schwerer Asphyxie, Dehydratation, Sepsis und Hämolyse ist der Ikterus wegen erhöhter Bilirubintoxizität ernster zu bewerten. Eine *pathologische* Hyperbilirubinämie kann bei verschiedenen Krankheitssituationen auftreten (Tab. 7.7).

Weite Verbreitung von Fototherapiegeräten in Frauenkliniken und kritiklose Anwendung von für den Morbus haemolyticus erstellten Therapiediagrammen haben dazu geführt, dass mancherorts gesunde Neugeborene unnötig einer Fototherapie zugeführt wurden. Grundvoraussetzung für Therapie des Neugeborenenikterus ist, dass seine Ursache geklärt, Ausmaß und Gefährdungsgrad der Bilirubinerhöhung kontrolliert und eventuelle Nebenwirkungen der Therapie überwacht werden. Die Aufgabe der Entbindungsabteilung besteht darin, pathologische von physiologischen Ikterusformen abzugrenzen und kranke Neugeborene rechtzeitig zur Behandlung in die Kinderklinik einzuweisen.

Fototherapie: Indikation siehe Abb. 7.16. Durch Lichteinwirkung wird in der Haut bei einem Absorptionsmaximum von 460 nm (Blaulicht) das Bilirubin abgebaut. Dabei entstehen durch Fotooxidation und Fotoisomerisation Mono- und Dipyrrole, die nicht hirntoxisch sind und ohne Glukuronidierung ausgeschieden werden können.

Da es schwierig ist, den Bilirubingrenzwert abzuschätzen, bei dem die Gefahr einer Hirnschädigung besteht (Kernikterus), wird bei den meisten reifen Kindern heute am Tage 3 **oberhalb von 310 µmol/l** (18 mg/dl), ab Tag 4 oberhalb von 340 µmol/l (20 mg/dl) eine prophylaktische Fototherapie durchgeführt, obwohl bei Werten

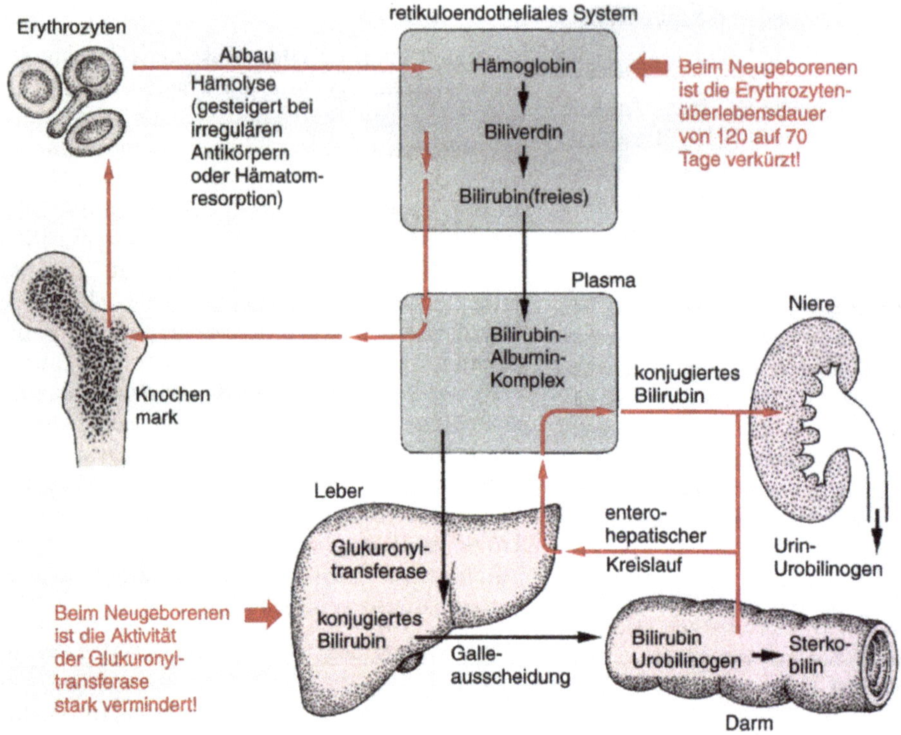

Abb. 7.15: Bilirubinstoffwechsel und wichtigste Ursachen des Neugeborenen-Ikterus

unter 25 mg/dl eine Gehirnschädigung wenig wahrscheinlich ist. Dabei müssen die in Tabelle 7.7 aufgelisteten Krankheiten ausgeschlossen sein. Wo dies nicht möglich ist oder wo es sich um ein Frühgeborenes handelt, muss das Kind zur Abklärung in eine Kinderklinik verlegt werden.

Tab. 7.7 Krankheiten mit Ikterus.

Diagnose	Beginn Lebenstag	Diagnostik
Resorptionsikterus	1.–2.	Hämatome, Stauungsblutungen
Morbus haemolyticus	bei Geburt, bis 4. Tag	Coombstest positiv, Hb fällt ab
kongenitale hämolytische Anämie-	ab 3.	Sphärozytose, Anämie
Hämolyse durch Medikamente	ab 3.	Anamnese, Anämie
Infektionen	2.–3.	konjugiertes Bilirubin, Blutbild, CRP, spezifische Serologie
Galaktosämie	2.–3.	konjugiertes Bilirubin, Hypoglykämie
Gallengangatresie	ab 7.	nur konjugiertes Bilirubin

Nebenwirkungen der Fototherapie: Exantheme, Dehydratation, dünne Stühle, Temperaturdysregulation, oft ist Infusion notwendig. Wegen der nicht ganz auszuschließenden Möglichkeit einer Retinaschädigung müssen die Augen des Kindes abgedeckt werden.

7.3.5 Blutgruppen-Inkompatibilität

Pathogenese und antenatale Betreuung siehe Abschnitt 5.2.3.

Klinik (postnatal): Meist durch Hämolyse frühzeitig schwerer Ikterus mit Anämie. Bei starker Hämolyse kommt es durch Anämie und Herzinsuffizienz schon während der Fetalzeit zum generalisierten Hydrops mit allgemeinen Ödemen und Höhlenergüssen. **Therapie:** Bei Rhesus-Erythroblastose ist in den meisten Fällen eine Blutaustausch-Transfusion angezeigt. Jedes Kind mit positivem direktem Coombstest sollte in einer mit dieser Technik erfahrenen Abteilung für Neonatologie behandelt werden.

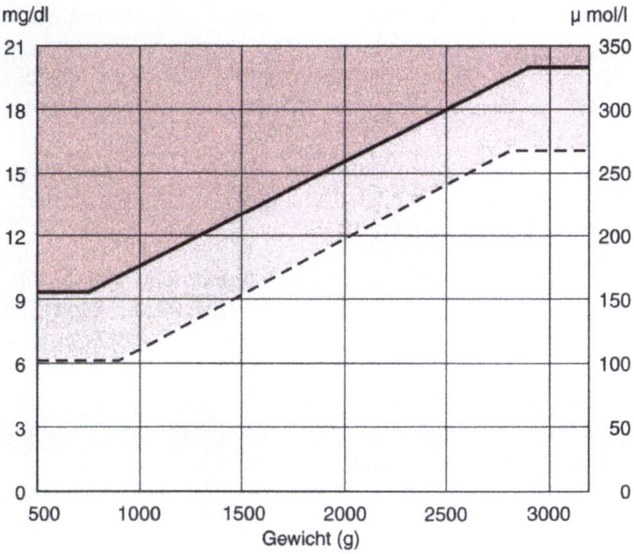

Abb. 7.16: Kritische Serum-Bilirubinwerte für Neugeborene ohne Hämolyse. Durchgezogene Linie ohne, gestrichelte Linie mit Risikofaktoren. Zwischen den beiden Linien ist, in Abhängigkeit vom Einzelfall, die Indikation zur Fototherapie zu stellen

AB/0-Inkompatibilität: Mutter hat Blutgruppe 0, Kind Blutgruppe A oder B. Die regulär vorhandenen Iso-Agglutinine (IgM) Anti-A oder Anti-B sind zu Immunhämolysinen (IgG) transformiert, welche plazentagängig sind und den Fetus oder das Neugeborene schädigen können. Der Nachweis dieser Antikörper ist schwierig, ein negativer Coombstest schließt eine Sensibilisierung im AB/0-System nicht aus.

Therapie: Fototherapie, die oft über längere Zeit erforderlich ist, durch Infusionstherapie und Elektrolytbilanz unterstützt werden muss und deshalb nicht in der Frauenklinik erfolgen sollte.

7.3.6 Angeborene Stoffwechselkrankheiten

Über 200 vererbte angeborene Stoffwechseldefekte sind bekannt, Gesamthäufigkeit ca. 1 pro 1000 Lebendgeborene. Bei einigen dieser Krankheiten kann rechtzeitige Diagnose und Therapie das Leben des Kindes retten oder bleibende Hirnschädigungen verhindern.

Leitsymptome: *Neurologische Auffälligkeiten* (Intoxikation des Zentralnervensystems durch Metaboliten): Hypotonie, Apnoen, Lethargie, Krampfanfälle, Erbrechen, Gedeihstörung, *Hepatomegalie,* auffälliger Geruch, intersexes Genitale (Adrenogenitales Syndrom), *Schilddrüsenvergrößerung* (Hypothyreose).

Häufig sind folgende metabolische Entgleisungen: *Hypoglykämie* (insbesondere wenn spät, nach Ernährungsbeginn, auftretend), metabolische *Azidose*, *Hyperammonämie*.

Screening-Programm: Die rechtzeitige Untersuchung von Blut und Urin von allen Neugebo-

Tab. 7.8: Zusammensetzung verschiedener Säuglingsnahrungen.

	Protein g/dl	Casein-Anteil %	Fett g/dl	Milchzucker g/dl	Andere Kohlenhydrate g/dl	Ca mg/dl	P mg/dl	Osmolarität mosm/l	Energie cal/dl
Kolostrum	2,7		1,9	5,3	–	31	14		54
Reife Frauenmilch	**1,2**	35	**3,5**	**7,0**	–	33	15	240	67
Adaptierte Nahrung	1,7	40	3,6	7,5	–	40	32	320	69
Frühgeborenen-Nahrung	2,0	30	3,4	6,0	2,0	75	46	260	70
Kuhvollmilch	**3,3**	82	**3,5**	**4,8**	–	125	95	380	66

renen hilft, angeborene Stoffwechselkrankheiten **vor** irreversibler Organschädigung zu entdecken. Das Screening ist optimal am 5. Tag, wenn dem Neugeborenen genügend Nahrung zugeführt ist, um metabolische Reaktion überhaupt erwarten zu können. Gegenwärtig wird nach folgenden Krankheiten gesucht: Galaktosämie, Phenylketonurie, Tyrosinämie, ketotische Hyperglycinämie, nicht-ketotische Hyperglycinämie, Hypothyreose, adrenogenitales Syndrom, zystische Fibrose.

7.3.7 Blutgerinnung

Gerinnungsfaktoren sind **nicht plazentagängig**. Durch funktionelle Unreife der Leber besteht beim Neugeborenen eine Erniedrigung fast aller Faktoren. Hinzu kommt erhöhte Gefäßbrüchigkeit, proportional zunehmend mit der Unreife des Kindes.

7.3.7.1 Vitamin-K-Mangel

Da Muttermilch kein Vitamin K enthält, sind die körpereigene Depots rasch verbraucht. Dadurch vermindern sich insbesondere die *Faktoren II, VII, IX und X*.

Ursachen: Muttermilchernährung, chronische Diarrhö, Antibiotika-Langzeittherapie, Frühgeburtlichkeit, parenterale Ernährung (mangelhafte Substitution), mütterliche Medikamente (Phenytoin, Phenobarbital, Primidon, Salizylate, Antikoagulantien), Cholestase.

Klinik: Blutung am 3.–7. Tag, Melaena, Kephalhämatome, gastrointestinale und intrakranielle Blutungen.

- Spätmanifestation des Vitamin-K-Mangels im Alter von 2–16 Wochen. Durch unkritisches Verlassen der parenteralen Vitamin-K-Prophylaxe gibt es sie in Deutschland wieder häufiger.

Prophylaxe: Jedes Risikoneugeborene erhält bei der Geburt 1 mg Vitamin K s. c. Bei reifen gesunden Neugeborenen ist eine orale Prophylaxe mit je 2 mg nach Geburt, bei Entlassung aus der Entbindungsklinik (U2) und im Alter von 5 Wochen (U3) ratsam.

7.3.7.2 Verbrauchskoagulopathie

Definition: Intravasale Gerinnung mit Verbrauch der Faktoren II, V, VIII, XIII und Fibrinogen. Vermehrung der Fibrinspaltprodukte.

Ursachen: Sepsis, Schock, Geburtsasphyxie (Hypoxie, Azidose, Hypothermie), Freisetzung von Gewebsthromboplastin: vorzeitige Plazentalösung, Hypoxie, Tumoren, lokalisierte Thrombosen (Riesenhämangiome, Nierenvenenthrombose), organbegrenzte intravasale Gerinnung, (nekrotisierenden Enterokolitis, hämolytisch-urämisches Syndrom).

Klinik: Schwerkranke Neugeborene mit Symptomen der Grundkrankheit (Infektion, Asphyxie, Schock): Petechien, Hautblutungen, Blässe, Oligurie, periphere Ischämie. In schweren Fällen ausgedehnte Blutungen. Gelegentlich zeigen sich pulmonale oder intrakranielle Blutungen sowie Gefäßthrombosen.

7.3.7.3 Thrombozytopenie

Definition: Thrombozytenzahl $<100 \times 10^3/\mu l$.

Klinik: Generalisierte Petechien und purpuraähnliche Flecken können bereits bei Geburt vorhanden sein oder während der ersten Lebenstage auftreten. Melaena (blutiger Stuhl), blutiges Magenaspirat.

Differentialdiagnose

- **Mütterliche Ursachen:** idiopathische thrombozytopenische Purpura, medikamenteninduzierte Immunthrombozytopenie (Tolbutamid, Hydralazin, Thiazide);
- **Kindliche Ursachen:** Iso- oder Alloimmunisierung (Thrombozyten-Untergruppen-Unverträglichkeit), pränatale Infektionen (Zytomegalie, Toxoplasmose, Lues, Herpes simplex, Röteln), Sepsis, Verbrauchskoagulopathie;
- **Iatrogene Ursachen:** Gefäßkatheter (Thrombenbildung), Blutaustauschtransfusion.

7.3.8 Ernährung und ihre Störungen

Die meisten Neugeborenen werden natürlich ernährt. Über die **Vorteile des Stillens** in den ersten Monaten gibt es keinen Zweifel: Frauenmilch ist adaptiert, steril, einfach zu gewinnen und zu verabreichen, jederzeit vorrätig, billig und besonders leicht verdaulich. Stillen fördert die Mutter-Kind-Bindung und schützt das Kind vor Infektionen.

Der **Infektionsschutz** kommt vor allem durch das *sekretorische IGA* zustande, das sich in der Vormilch (Kolostrum) in hoher Konzentration befindet, den kindlichen Magen-Darm-Kanal intakt passiert und gegen enteropathogene Escherichia coli sowie darmwirksame Viren schützt. Er wird durch *unspezifische Abwehrfaktoren* in der Muttermilch (Lysozym, Laktoferrin) sowie durch *zelluläre Bestandteile* (Makrophagen, Granulozyten, Lymphozyten) zusätzlich unterstützt.

Die **leichte Verdaulichkeit** der Muttermilch beruht auf

- feiner Gerinnung infolge eines niedrigen Anteils von *Kasein* am Milchprotein,
- hohem Gehalt an *Lipase*, die zur intestinalen Lipolyse beiträgt,
- *Bifidusflora*, die das Wachstum von Escherichia coli verhindert.

Stillberatung (s. Abschnitt 4.6) sollte Gelassenheit und Selbstvertrauen vermitteln. Kurz nach der Entbindung erstes Anlegen, weil dann der Saugreflex des Kindes besonders stark ist und bei der Mutter die Ausschüttung von Prolaktin (LTH) aus dem Hypophysenvorderlappen anregt. Das Kind soll beim Füttern hungrig, trocken, weder zu warm noch zu kalt bekleidet sein und bequem gehalten werden. In den ersten 5 Minuten wird die Hälfte bis 2/3 der Mahlzeit, nach 15 Minuten nur noch wenig getrunken. Längere Stillzeiten überanstrengen die Mutter, können zu Rhagaden an der Brust führen und „verwöhnen" das Kind. Da sich beim „self demand feeding" die Mutter vom Kind nur kurz trennen kann, entsteht für manche Frauen eine nicht zu unterschätzende Belastung.

Bestimmung einer ausreichenden **Stillmenge** erfolgt in der ersten Lebenswoche durch tägliches Wiegen des Kindes. „Produktionskontrolle" durch Wiegen des Kindes vor und nach dem Stillen ist sinnlos, da das Volumen der einzelnen Mahlzeiten schwankt und die Mutter unter Leistungsdruck gesetzt wird. Bei reifen Neugeborenen ist eine **physiologische Gewichtsabnahme** bis zu ein Zehntel des Körpergewichtes in den ersten Lebenstagen normal. Keinesfalls sollen in dieser Zeit Kuhmilchmischungen zugeführt werden. Bei unreifen (<37 Wochen), untergewichtigen (<2500 g), übertragenen (>41 Wochen) oder übergewichtigen (>4000 g) Kindern besteht Gefahr einer *Hypoglykämie*, die regelmäßige Blutzuckerbestimmung erfordert und der mit der Zufuhr von 5%iger Glukoselösung oder Tee-Traubenzucker-Lösung begegnet werden muss. Bei einem zu Hause gut zunehmenden („gedeihenden") Kind genügt ab der 7. Lebenswoche wöchentliches Wiegen. Tabelle 7.8 stellt die Zusammensetzung verschiedener Säuglingsnahrung dar.

7.3.8.1 Medikamente in der Muttermilch

Die bei stillenden Müttern verwendeten Medikamente sind für das Neugeborene meist harmlos und treten in nur geringen Mengen in die Muttermilch über. Bei einigen Medikamenten, die sich in der Milch anreichern und für das Neugeborene toxisch sind, kann eine Einschränkung des Stillens geboten sein (gegebenenfalls zeitlich befristet). Bei folgenden Medikamenten kann das Stillen eine **Gefährdung des Kindes** darstellen: Amphetamin, Atropin, Chloramphenicol, Dicumarol, Ergotamin, Heroin, Indometazin, Jodid, Lithium, Methadon, Phenybutazon, Reserpin, Scopolamin, Sulfonamide, Tetrazykline, Thiouracil, Zytostatika.

7.3.8.2 Ernährungsstörungen

Bei starker Gewichtsabnahme und ungenügender Flüssigkeitszufuhr in den ersten Lebenstagen, Fototherapie ohne adäquate Flüssigkeitszufuhr (Infusion) kommt es, insbesondere bei *hypotrophen* oder *übertragenen* Neugeborenen leicht zu **Exsikkose und Durstfieber.** Die häufigste Ernährungsstörung ist ausbleibende oder zu geringe Gewichtszunahme des Kindes, das **mangelhafte Gedeihen.** *Ursachen:* Zu geringe oder übermäßige Nahrungszufuhr, qualitative Fehlernährung, Hypogalaktie, Allgemeininfektionen oder schwere Organkrankheiten, chronische Enteritis, Malabsorptionssyndrome, Vernachlässigung bzw. psychische Deprivation. Häufiger als Gedeihstörungen ist in Deutschland die **Überfütterung** des Säuglings: Am Ende des ersten Lebensjahres ist fast ein Drittel der Säuglinge übergewichtig. Sie kommt zustande durch das Füttern von nichtadaptierter, Kohlenhydrat- und kalorienangereicherter Nahrung in der Annahme, die Muttermilch reiche nicht aus. *Prävention:* richtige Ernährungsberatung und der Hinweis auf die im Vorsorgeheft abgedruckte normale Gewichtskurve. Der *Stuhl* eines gestillten Neugeborenen ist dünn, gelblich bis orange gefärbt, kann schollige feste Bestandteile enthalten und weist oft einen Wasserhof auf.

Gastroenteritis ist bei voll gestillten Neugeborenen selten, kann bei septischer Allgemeininfektion oder als Hospitalepidemie (Dyspepsie-Coli, Rotaviren) auftreten. Häufig liegt einer Gastroenteritis des Neugeborenen eine **Soorinfektion** zugrunde. Sie ist an weißlichen Belägen im Mund und an schuppenden makulopapulösen Effloreszenzen im Perianalbereich erkennbar. Infektionsquelle der Soorinfektion sind fast immer mangelhaft sterilisierte Sauger oder Schnuller oder eine Soorkolpitis der Mutter.

DD: Erbrechen: Pylorusstenose (meist erst ab 3. Lebenswoche), Sepsis, Hiatushernie, Duodenalatresie oder -stenose, Malrotation oder Darmobstruktion, adrenogenitales Syndrom, verschlucktes Mekonium oder bluthaltiges Fruchtwasser.

Aufgetriebenes Abdomen
Postasphyxie-Sequenz, Darmperforation, Sepsis, Peritonitis, Mekoniumileus, raumfordernde Prozesse (z. B. Tumoren, Zysten, Aszites, Harnwegsobstruktion), Okklusionsileus (z. B. Atresie, Stenose, Malrotation, Tumorkompression, Mekoniumpfropfsyndrom), Megacolon congenitum (Aganglionose), nekrotisierende Enterokolitis (überwiegend bei Frühgeborenen).

7.3.9 Drogenentzug

Drogengebrauch während der Schwangerschaft ist ein Problem mit zunehmender Tendenz, welches den Fetus und das Neugeborene auf unterschiedliche Weise schädigt durch direkte Drogeneinwirkung, mütterliche Fehlernährung, Plazentainsuffizienz und vertikale Infektion (besonders Hepatitis B, HIV). Gegenüber den in Deutschland zurzeit meist gebrauchten Opiaten (Heroin, Codein, Methadon) spielen Kokain, Crack, Barbiturate, Benzodiazepine oder Amphetamine eine untergeordnete Rolle.

Nach der Geburt entwickeln sich infolge Unterbrechung der Drogenzufuhr meist ein Entzug mit folgenden **Symptomen**: Zittrigkeit, Irritabilität, Myoklonien, Hyperaktivität, muskuläre Hypertonie, kurze Schlafphasen, schrilles Schreien, übermäßiges Saugen, Trinkschwierigkeiten, Erbrechen, Durchfälle, Niesen, Tachypnoe, Schwitzen. Der Entzug-Schweregrad wird durch ein Punkteschema (Finnegan-Score) quantifiziert.

Drogenabhängige Schwangere sollten in der Spezialsprechstunde eines Perinatalzentrums betreut werden. Nach Geburt wird der neonatale Entzug durch Phenobarbital oder Opiate gemildert. Die Betreuung von Mutter und Kind muss die psycho-soziale Situation berücksichtigen. (s. Abschnitt 17.1.5).

7.4 Transport

7.4.1 Transport und Regionalisierung

Seit 1975 wurden in Nordamerika und in den meisten europäischen Ländern *Regionalisierungsprogramme* entwickelt und *Perinatalzentren* definiert. Bei vorhersehbar hohem kindlichem Risiko erfolgt die Geburt in Perinatalzentren, in denen sich die Neugeborenen-Intensivstation Wand an Wand zum Kreißsaal befindet und in denen Geburtsmedizin und Neonatologie rund um die Uhr mit einer genügenden Zahl von Spezialisten ausgestattet sind. So wird der gefährliche und ineffektive postnatale Transport des schwerkranken Neugeborenen vermieden. Man benötigt ein **regionales Perinatalzentrum** für einen Einzugsbereich von etwa **10 000 Geburten/Jahr.**

7.4.1.1 Pränataler mütterlicher Transport

Eine Schwangere sollte bei folgenden Indikationen vor der Geburt in ein Perinatalzentrum eingewiesen werden:

- Frühgeburtsbestrebungen bei einem Gestationsalter von weniger als 32 Wochen
- Mehrlinge
- schwere Schwangerschaftskomplikationen wie Blutungen oder Eklampsie
- schwere mütterliche Erkrankungen, insbesondere wenn sie den Fetus gefährden (z. B. Herzfehler, Immunthrombozytopenie)
- bekannte fetomaternale Probleme wie z. B. Rhesus-Sensibilisierung
- schwere fetale Wachstumsretardierung, Oligohydramnie, fetale Fehlbildung (Ultraschall).

Voraussetzung für den maternalen Transport ist der stabile Zustand von Mutter und Fetus; befindet sich die Geburt bereits in der Austreibungsperiode oder ist der Fetus bereits in akuter Hypoxie, so ist nicht der Transfer, sondern die unverzügliche Entbindung angezeigt.

Vorteile des maternalen gegenüber dem neonatalen Transport:

- erhöhte Überlebensrate der Kinder
- verminderte Häufigkeit von Hirnblutungen
- verkürzte stationäre Behandlungsdauer
- Vermeidung der Trennung von Mutter und Kind
- einfachere und schnellere Organisation, geringere Kosten.

7.4.1.2 Postnataler kindlicher Transport

Manchmal ist die Geburt eines kranken Kindes außerhalb eines Perinatalzentrums unvermeidbar oder unvorhersehbar, etwa bei fortgeschrittener Geburt, schwerer antepartaler Blutung, Präeklampsie oder fetaler Hypoxie. In diesem Fall muss die optimale Geburts- und Transport-Methode zwischen den Teams der beiden beteiligten Krankenhäuser abgesprochen und ein Neugeborenen-Transport organisiert werden. Nur bei qualifizierter Information können Versorgung und Transport des Kindes ausreichend vorbereitet oder erste therapeutische Maßnahmen vorgeschlagen werden. Ein erfolgreicher Intensivpflegetransport setzt eine gute Zusammenarbeit mit den regionalen Rettungsdiensten voraus. Ziel aller Maßnahmen ist es, die kardiorespiratorische Situation des Kindes **vor** dem Transportbeginn zu stabilisieren oder so weit zu verbessern, dass sich das Risiko des Transportes soweit als möglich vermindern lässt.

7.4.2 Transport auf eine Neugeborenen-Intensivstation

Indikationen sind:

- Postasphyxie-Sequenz (Apgar <4, Nabelarterien-pH <7.10, Zustand nach primärer Reanimation und Intubation
- kardiorespiratorische Probleme (z. B. Atemstörung, Zyanose, Herzinsuffizienz, Anämie oder Schocksymptomatik)
- Geburtsgewicht <2000 g
- Krämpfe, Meningitis, Apnoe-Anfälle
- Fetopathia diabetica, Polyglobulie, Morbus haemolyticus
- schwere Fehlbildungen mit sofortigem Handlungsbedarf (z. B. Zwerchfellhernie, Myelomeningocele, gastrointestinale Atresie)
- Infektionsverdacht, Ernährungsstörungen (gehäuftes Erbrechen, aufgetriebenes Abdomen)
- Hyperbilirubinämie, sofern abklärungs- oder therapiebedürftig

Keine Indikation zum Transport auf eine Neugeborenen-Intensivstation sind:

- mütterliche Erkrankungen oder Medikation (z. B. Steroide)
- Zustand nach operativer Entbindung (Sectio, Forceps etc.)
- leichte Geburtsasphyxie (Apgar 4–6, Nabelarterien-pH >7.10), sofern das Kind im Alter von 10 Minuten unauffällig ist
- Geburtsgewicht 2000–2500 g, außer wenn <35 SSW
- grünes Fruchtwasser, sofern keine Atemstörung vorhanden
- nicht hämolytischer Ikterus bei Bilirubin <16 mg/dl (274 µmol/l) bei sonst asymptomatischen reifen Neugeborenen
- nicht lebensbedrohliche Fehlbildung (Hexadaktylie, Down-Syndrom, Gaumenspalte)
- soziale Probleme (z. B. Freigabe zur Adoption).

Vor Transportbeginn muss ein Gespräch mit den Eltern über die Erkrankung ihres Kindes, die Notwendigkeit der Verlegung in eine Spezialabteilung und über Besuchsmöglichkeiten geführt werden.

Während des Transportes sind Hautfarbe, Atmung und Motorik des Kindes zu beobachten (volle Beleuchtung des Notarztwagens einschalten). Herzfrequenz, Körpertemperatur, Sauerstoffsättigung (Pulsoxymeter), O_2-Konzentration und Inspirationsdruck des Beatmungsgerätesapparativ müssen überwacht werden. Transport ruhig und zügig, ohne unnötige Aufenthalte und Vibrationen durchführen. Fahrzeug anhalten lassen, wenn Maßnahmen am Kind (z. B. Absaugen) erforderlich werden.

8. Nachgeburtsblutungen und Erkrankungen im Wochenbett

8.1 Nachgeburtsblutungen

M. Winkler, W. Rath

Definition: Postpartale Blutung (syn. Nachgeburtsblutungen, postpartum haemorrhage): physiologische Blutung in der Nachgeburtsperiode (normal 250–500 ml).

Ist der Blutverlust größer (etwa 7,5 bis 10% aller Schwangeren betroffen), muss der Geburtshelfer rasch handeln, denn:

Auch heute noch stehen Blutungskomplikationen gemeinsam mit Thromboembolien an erster Stelle der Ursachen mütterlicher Todesfälle.

Epidemiologie: Geburtshilfliche Blutungen kosten weltweit schätzungsweise 150 000 Frauen das Leben. In den USA und in Europa muss mit 1–2, in den Entwicklungsländern mit 600–1500 mütterlichen Todesfällen/100 000 Lebendgeborene gerechnet werden.

Somit beginnt mit der Plazentarperiode die für die Mutter komplikationsreichste Phase der Geburt.

Problem: Korrekte Beurteilung des Blutverlustes: Da dieser in 30–50% der Fälle erheblich *unter*schätzt wird, sollte das ablaufende Blut aufgefangen und der Blutverlust gemessen werden.

Einteilungen der postpartalen Blutungen:

1. **Nach dem Zeitpunkt des Auftretens**
   - Frühblutungen (innerhalb von 24 Stunden), 75% aller schweren postpartalen Komplikationen
   - Spätblutungen (>24 Stunden bis zu 6 Wochen post partum)
2. **Nach der auslösenden Ursache**
   - postpartale Kontraktionsstörungen des Myometriums (Atonie), 75–83% der postpartalen Blutungen
   - Verletzungen des weichen Geburtskanals (8–9%)
   - Lösungsstörungen der Plazenta (6–8%)
   - Inversio uteri puerperalis (sehr selten)

Schwere postpartale Blutungen gehören zu den gefährlichsten und unkalkulierbarsten Notfallsituationen in der Geburtshilfe. Neben dem raschen Erkennen und Beseitigen der Blutungsursache steht bei allen postpartalen Blutungskomplikationen die Vermeidung von hypovolämischem Schock und Hämostasestörung (Verlust-/Verdünnungskoagulopathie), mit denen ab einem Blutverlust von 1,2 bis 1,5 l gerechnet werden muss, im Vordergrund des therapeutischen Handelns (s. Kapitel 5.10.5).

8.1.1 Atonische Nachblutung (Uterusatonie)

8.1.1.1 Definition

Die Uterusatonie (syn. Atonia uteri) ist die mangelhafte Zusammenziehung der Gebärmutter unter und nach der Geburt mit dadurch bedingter Nachblutung.

Einteilung

1. **Nach dem Zeitpunkt**
   - Frühatonie (in den ersten 2 Stunden post partum)
   - Spätatonie (2 bis 24 Stunden post partum)
2. **Nach der Menge des Blutverlustes**
   - Grad I: 500 bis 1000 ml
   - Grad II: 1000 bis 1500 ml
   - Grad III: >1500 ml

8.1.1.2 Epidemiologie

Die atonische Nachblutung betrifft 2–8% aller Geburten und stellt mit über 75% die häufigste postpartale Blutungskomplikation dar.

8.1.1.3 Ätiologie

Prädisponierende Faktoren sind u. a. Überdehnungszustände des Uterus (z. B. Mehrlinge, Polyhydramnion, großes Kind), strukturelle Störungen der Uterusmuskulatur (z. B. Uterus myomatosus, Amnioninfektionssyndrom), eine Uterusatonie in vorausgegangenen Schwangerschaften sowie evtl. die Allgemeinnarkose mit halogenierten Substanzen.

8.1.1.4 Diagnostik

Sie stützt sich auf die klinische Symptomatik: schwallweiser Abgang von dunklem Blut bei schlaffem, großem und weichem Uterus. In dem atonen Uterus sammelt sich häufig eine erhebliche Blutmenge (500–1000 ml), u. U. erkennbar am „Hochsteigen" des Fundus, sodass in diesen Fällen eine Diskrepanz zwischen Stärke der Blutung nach außen und der Manifestation eines hämorrhagischen Schocks bestehen kann.

Differentialdiagnose
Blutungen aus geburtstraumatischen Verletzungen (kontinuierliche, unmittelbar post partum auftretende Blutung bei gut kontrahiertem Uterus (s. 8.1.2). Nicht selten besteht aber auch eine Kombination beider Blutungsursachen (z. B. vaginal-operative Entbindung).

Nach vaginal-operativer Entbindungen und verlängerter Austreibungsperiode sind isolierte Atonien des unteren Uterinsegments zu beobachten, die im Sinne einer Rissblutung fehlinterpretiert werden und zu einem erheblichen Blutverlust aus großen zervikalen Gefäßen führen können.

8.1.1.5 Therapie

- *Ausschluss retinierter Plazentareste*: Inspektion der Plazenta und (auch bei offenbar vollständig ausgestoßener Plazenta) instrumentelle Nachtastung des Cavum uteri zum Entfernen von Blutkoageln
- Vermeidung eines initial hohen Blutverlustes vor der medikamentösen Therapie durch:
- – Expression von Blutkoageln mittels *Handgriff nach Credé* (Abb. 8.1, erhöht die Kontraktionsfähigkeit des Organs)

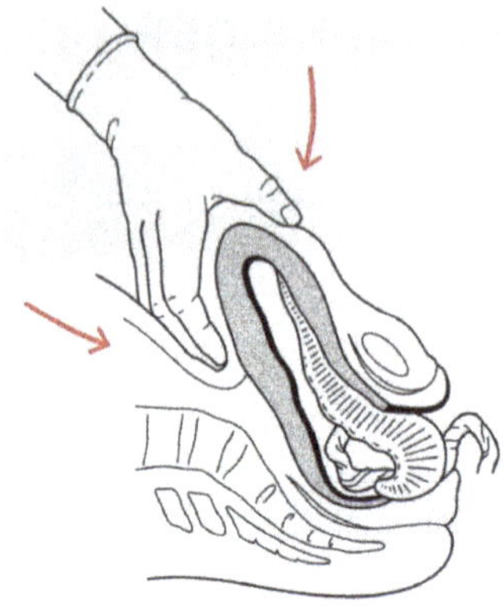

Abb. 8.1: Handgriff nach Credé

- bimanuelle Kompression des Uterus (u. a. Anregung der endogenen Prostaglandin-Bildung) mittels *Hamilton-Handgriff* (Punchingball-Handgriff):
- – die zur Faust geballte „innere" Hand drückt von der Scheide aus den Uterus der „äußeren" Hand entgegen (Abb. 8.2)
- – *Fritsch-Handgriff:* Druck mit kleinem Bauchtuch in die Vulva hinein, der „äußeren" Hand, die den Uterus in Richtung Scheide drückt, entgegen
- – *manuelle Aortenkompression:* Mit der Faust wird über die Bauchdecke kranial des Uterus die Aorta gegen die Wirbelsäule gedrückt (selten erforderlich).
- *Infusionstherapie* mit kolloidalen/kristallinen Lösungen, Bereitstellung von Erythrozytenkonzentraten und Gefrierplasma (mindestens je 6);
- *Medikamentöses Eskalationsschema* in Abhängigkeit von der Wirkung:

1. intravenöse Applikation von 3 IE Oxytozin, simultan: 10 IE Oxytozin auf 500 ml Vollelektrolytlösung (= 125 ml/h)

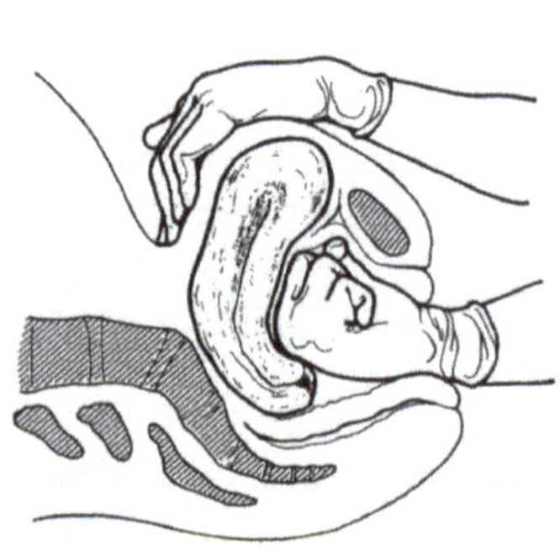

Abb. 8.2: Handgriff nach Hamilton

2. langsame intravenöse Gabe von 0,2 mg Methylergometrin oder 1 ml Syntometrin (enthält 5 IE Oxytozin und 0,5 mg Methylergometrin, Wirkungseintritt nach ca. 40 Sekunden) unter Blutdruckkontrolle (bei hypertensiven Schwangerschaftserkrankungen zusätzliche passagere Blutdruckerhöhung!)
3. intravenöse Applikation von Prostaglandin $F_{2\alpha}$ (z. B. 5 mg Minprostin $F_{2\alpha}$ auf 1000 ml Ringerlösung: 100–150 µg/min, d. h. 20–30 ml/min); alternativ intravenöse Gabe von Sulproston (z. B. 500 µg Nalador 500 in 250 ml Ringerlösung: 8–16 µg/min, d. h. 4–8 ml/min)
4. intramyometriale Injektion von 0,2–2 mg Prostaglandin $F_{2\alpha}$ transabdominal direkt in die Uterusvorderwand oder bei Sectio unter Sicht in den Uterusfundus (Cave: versehentliche intravasale Bolusapplikation!)
5. Uterustamponade (Tamponade mit einer Lösung aus 5 mg Prostaglandin $F_{2\alpha}$ und 19 ml Aqua tränken) (Abb. 8.3).

Hinsichtlich der Anwendung von Prostaglandinen ist bei Patientinnen mit pulmonalen oder kardiovaskulären Erkrankungen Vorsicht geboten (Abfall der arteriellen Sauerstoffsättigung, daher ist in diesen Fällen ein pulsoxymetrisches Monitoring zu empfehlen). Eine Intensivüberwachung ist notwendig (Blutdruck, Puls, Ausscheidung, Labor). Die Erfolgsrate des Einsatzes von Prostaglandinen bei der Behandlung der postpartalen Atonie liegt zwischen 85 und 98%.

Beim Versagen der bisher genannten Verfahren als Ultima ratio: rechtzeitiger (!) Entschluss zur

- bilateralen Unterbindung der Aa. uterinae oder der Aa. iliacae internae,
- Embolisation der Gefäße nach angiographischer Lokalisation (aus Zeitgründen meist nicht möglich) oder
- Hysterektomie.

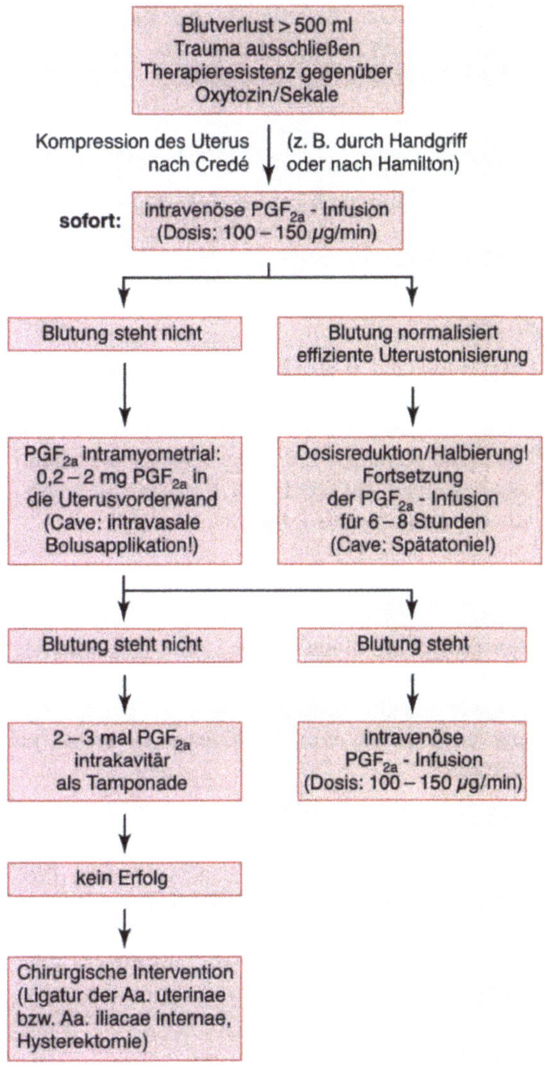

Abb. 8.3: Therapieschema bei Uterusatonie (modif. nach Rath)

8.1.2 Blutungen aus geburtstraumatischen Verletzungen der Geburtswege

8.1.2.1 Definition

Blutung aus zerrissenen Weichteilen in der Nachgeburtsperiode.

8.1.2.2 Epidemiologie

Sie sind mit 8–19% nach der Atonie die zweithäufigste Ursache postpartaler Blutungen. Aus allen Zervix- und Scheidenrissen, aber auch aus Episiotomiewunden mit Durchtrennung großlumiger variköser Gefäße können in Minutenfrist erhebliche Blutverluste auftreten.

8.1.2.3 Ätiologie

Zervixriss: Größere Zervixrisse können nach kranial bis in das Corpus uteri, nach lateral bis in das Parametrium (Cave: Verletzung von Ästen der A. uterina) und nach kaudal bis in den Douglas'schen Raum reichen. Zu den prädisponierenden Faktoren gehören neben vaginal-operativen Entbindungen die Geburt großer Kinder, sehr rasche Geburtsverläufe und das zu frühe Mitpressen der Schwangeren bei noch nicht vollständig eröffnetem Muttermund.

Scheidenriss: Die prädisponierenden Faktoren entsprechen weitgehend denen des Zervixrisses.

Scheidendammriss/Episiotomie: Die Wundversorgung sollte *sofort* durchgeführt und stark blutende Gefäße unverzüglich durch Kompression oder Klemmen verschlossen werden (Cave: Vulva-Varizen!).

Labienriss und **Klitorisriss:** stärkere Blutungen bei Einrissen der Schwellkörper.

Letztlich kann es bei jeder Geburt zu mehr oder weniger ausgedehnten Einrissen des weichen Geburtskanals kommen.

8.1.2.4 Klinik

Hinweisend auf einen Zervix- oder Scheidenriss: Schon vor der Geburt des Kindes oder unmittelbar post partum setzt eine *kontinuierliche Blutung* nach außen ein, der Uterus ist meist gut kontrahiert.

8.1.2.5 Diagnostik

Spekulum-Einstellung zur Inspektion des Muttermundes und zur Entfaltung der Scheide (nach allen vaginal-operativen Entbindungen und unklaren Blutungen post partum zu empfehlen).

8.1.2.6 Therapie

Alle blutenden Zervix- und Scheidenrisse müssen möglichst unverzüglich durch eine Naht versorgt werden, wobei auf die Erfassung des kranialen Wundpols unter optimalen Sichtverhältnissen besonders zu achten ist (Cave: sich retrahierende Gefäße!).

8.1.3 Hämatome

8.1.3.1 Definition

Infralevatorielle Hämatome: kaudal des M. levator ani gelegen (Vulva, Damm, Ischiorektalgrube) (Abb. 8.4).

Supralevatorielle Hämatome: kranial des M. levator ani gelegen (parakolpisch, parametran) (Abb. 8.4).

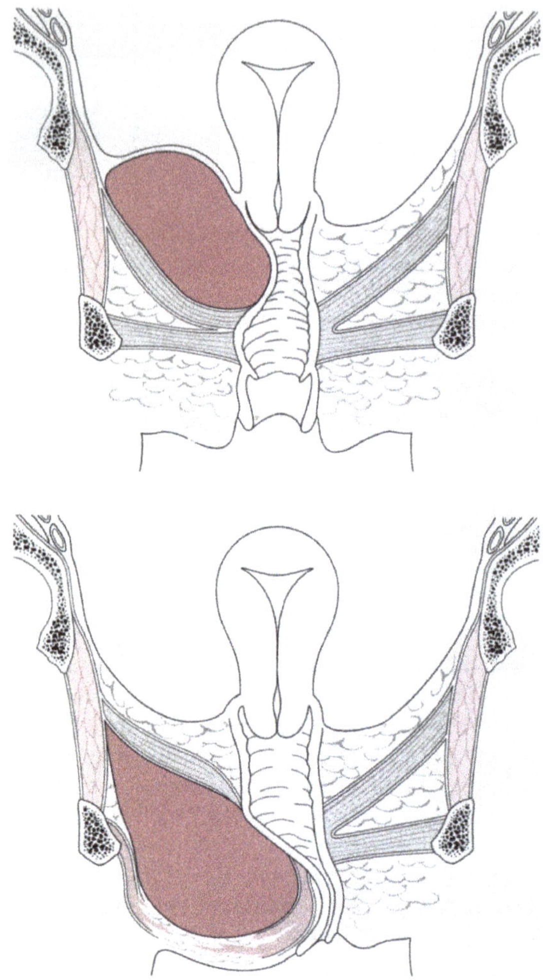

Abb. 8.4: Supralevatorielles (oben) und infralevatorielles Hämatom (unten)

8.1.3.2 Klinik

Infralevatorielle Hämatome: schmerzhafter Tumor im Vulva- oder Dammbereich mit livider Verfärbung, Harnverhaltung oder Druck auf den Darm.

Supralevatorielle Hämatome: Sie entziehen sich oft durch ihre lokalisationsbedingt unspezifische Symptomatik einer frühzeitigen Diagnose. Sie können sich im lockeren parakolpischen und parametranen Bindegewebe rasch ausbreiten und zu erheblichen Blutverlusten (über 1000 ml) mit Zeichen des hämorrhagischer Schocks führen.

- parakolpische Hämatome: imponieren als äußerst schmerzhafte, rasch an Größe zunehmen-

de unilaterale Verdickung, welche die Vagina und das Rektum zur Gegenseite abdrängt;
- parametrane Hämatome: oft nicht palpabel.

8.1.3.3 Diagnose

Infralevatorielle Hämatome: lassen sich durch Inspektion erkennen.

Supralevatorielle Hämatome

- parakolpische Hämatome: erkennbar durch Spekulumeinstellung und vaginale/rektale Untersuchung
- parametrane Hämatome: Diagnose lässt sich zumeist nur sonographisch stellen.

8.1.3.4 Therapie

Infralevatorielle Hämatome: Kompression, Kühlung, operative Intervention nur selten notwendig.

Supralevatorielle Hämatome

- parakolpische Hämatome: Eröffnung und Entleerung der Hämatomhöhle von der Scheide aus mit Umstechung der blutenden Gefäße und Drainage
- Parametrane Hämatome: Hämatomausräumung und Unterbindung des blutenden Gefäßes, Zugang meist nur von abdominal möglich.

In allen Fällen ist eine antibiotische Therapie zu empfehlen. Bei großen zervikovaginalen Verletzungen mit entsprechendem Blutverlust ist eine postoperative low-dose-Heparinisierung (z. B. 2500 anti-Xa-Einheiten Fragmin® P s. c./die) indiziert.

8.1.4 Blutung aufgrund funktioneller oder pathologisch-anatomisch bedingter Lösungsstörungen der Plazenta

8.1.4.1 Definition

Blutung aus dem Plazentabett nach zumindest teilweiser Lösung der Plazenta. Ist die Plazenta nicht gelöst, kann es aus ihrer Haftstelle auch nicht bluten.

8.1.4.2 Ätiologie

Als Ursachen kommen die Retention der Plazenta bei *partieller Lösung* und die Inkarzeration der gelösten Plazenta in Frage.

Retention der Plazenta: Besteht eine nur partielle Lösung der Plazenta, so ist das plazentare Gefäßbett eröffnet, aus dem es bei fehlender Uteruskontraktion blutet (Häufigkeit: etwa 1/300 Geburten).

Schweregrade: *Placenta adhaerens*: inseriert *anatomisch normal* (Insertion an der dezidualen Grenzschicht), löst sich aber wegen mangelhafter Scherkräfte z. B. infolge einer postpartalen Wehenschwäche oder einer nicht ausreichenden Angriffsfläche für die Nachgeburtswehen (Placenta membranacea, „kleine“ Plazenta) nicht spontan von der Uteruswand.

Daneben gibt es die *pathologisch tiefe Implantation* des Trophoblasten:

- *Placenta accreta*: Der Trophoblast ist infolge des Fehlens der Decidua basalis bis an das Myometrium herangewachsen. Die Plazentationsstörung kann die gesamte Haftfläche der Plazenta betreffen oder nur in bestimmten Bereichen bestehen (partiell, fokal).
- *Placenta increta:* Der Trophoblast ist bis in das Myometrium hinein gewachsen.
- *Placenta percreta:* Der Trophoblast ist durch das Myometrium hindurch bis zur Serosa gewachsen.

Ätiologie: Atrophische Schädigungen des Endometriums nach Infektionen und forcierten Abrasiones. In den letzten 20 Jahren kam es zu einer Zunahme der Inzidenz infolge ansteigender Sektiofrequenzen. Zu beobachten ist die hohe Koinzidenz mit einer Placenta praevia (20% der Fälle), vor allem nach Sektio.

Placenta incarcerata: Hierbei ist die Plazenta zwar vollständig gelöst (positive Lösungszeichen, z. B. nach Küstner: beim suprasymphysären Eingehen mit der ulnaren Handkante zum Hochschieben des Uterus zieht sich die Nabelschnur nicht in die Scheide zurück), aber ihre Ausstoßung wird durch einen Spasmus des Muttermundes verhindert. Der Uterus ist dabei gut kontrahiert.

Ursachen: gefüllte Harnblase oder evtl. zu hohe Dosierung kontraktionsfördernder Medikamente (z. B. Sekale-Präparate) (Abb. 8.5).

8.1.4.3 Diagnostik

Grundsätzlich sind ein pathologischer Lösungsverlauf und/oder Ausstoßungsmechanismus an-

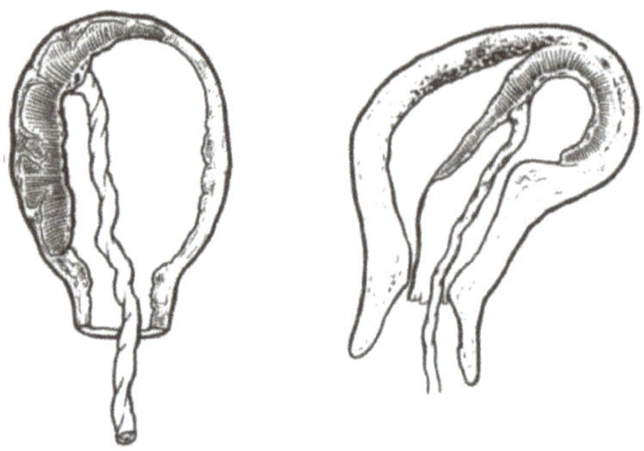

Abb. 8.5: Placenta adhaerens (links) und accreta (rechts)

zunehmen, wenn die Plazenta *nicht innerhalb von 30 Minuten nach der Geburt des Kindes* entwickelt werden kann oder der Blutverlust 300 (–500) ml übersteigt.

Die Diagnose ergibt sich aus der Inspektion der Plazenta und der klinischen Symptomatik, die durch eine verstärkte Blutung (oft nach einem zeitlichen Intervall: zuerst „Vollbluten" des Uterus) gekennzeichnet ist. Der Uterus ist dabei meist weich und schlaff.

Differentialdiagnose

Rissblutung: unmittelbar nach der Geburt des Kindes auftretende kontinuierliche Blutung bei gut kontrahiertem Uterus (s. Kapitel 8.1.2).

Die Differenzierung zwischen Placenta incarcerata und den verschiedenen Schweregraden der retinierten Plazenta ist meist erst anlässlich der manuellen Lösung der Plazenta möglich.

Letztlich erfolgt eine exakte Diagnose von Placenta accreta, increta oder percreta erst durch den mikroskopischen Nachweis der fehlenden Decidua basalis oder der plazentaren Invasion des Myometriums.

8.1.4.5 Therapie

Löst sich die Plazenta trotz *entleerter Harnblase* („volle Blase = Wehenbremse"), *Gabe von Spasmolytika* und *wiederholter Applikation von Oxytozin* (3–5 IE intravenös) nicht, ist der *Handgriff nach Credé* anzuwenden.

Wenn keine bedrohliche Blutung besteht: zuwarten, bis zu 30 Minuten nach der Geburt des Kindes.

Hat sich bis dahin die Plazenta nicht gelöst: Credéscher Handgriff in Vollnarkose. Bleibt auch weiterhin der Erfolg aus: umgehende *manuelle Lösung der Plazenta* (Abb. 8.6) und *Kürettage* des Uterus. Auf eine optimale Uteruskontraktion ist zu achten (Uterotonika!).

Ist bei dem Versuch der manuellen Plazentalösung *keine Trennschicht* zu finden, liegt *zumindest eine Placenta accreta* vor. Ist nur einen Teil der Plazenta-Haftfläche betroffen (partielle oder fokale Placenta accreta), lassen sich die adhärenten Plazentaareale meist mittels Kürettage unter gleichzeitiger Uterotonika-Gabe ohne größere Blutverluste entfernen.

Ist der Trophoblast mit einer größeren oder aber der gesamten Fläche bis an das Myometrium heran gewachsen oder tiefer invadiert, ist eine Hysterektomie meist nicht zu umgehen!

In jedem Fall: während des Eingriffes *Uterustonisierung* mit 10 IE Oxytozin als Infusion und Behandlung mit einem *Breitspektrum-Antibiotikum* (z. B. Piperazillin).

Nach jeder Blutung ex utero in der Plazentarperiode: Atonie-Prophylaxe durch die Gabe von Kontraktionsmitteln (10 IE Oxytozin/500 ml Vollelektrolyt-Lösung), adäquate Volumensubstitution sowie kurzfristige Kontrollen von Hämoglobin-Konzentration, Hämatokrit und der Gerinnungsparameter (4-stündlich Thrombozytenzahl, Thrombinzeit, Fibrinogen) zum rechtzeitigen Erkennen einer Verlustkoagulopathie.

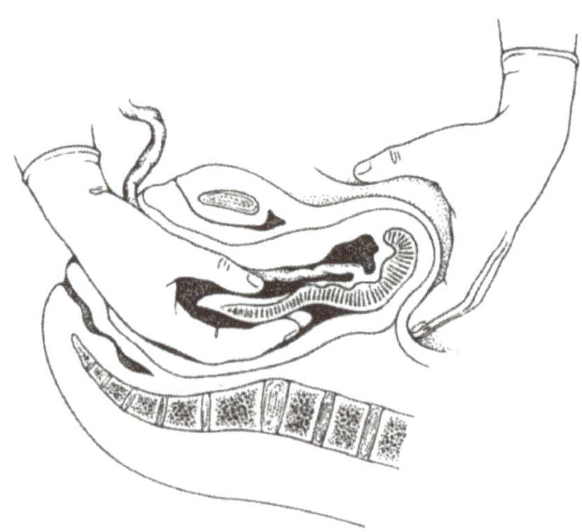

Abb. 8.6: Manuelle Plazentalösung

8.1.5 Inversio uteri puerperalis

8.1.5.1 Definition

Um- bzw. Einstülpung der Gebärmutter nach der Geburt, wobei der Uteruskörper mit der Schleimhautschicht nach außen in der Scheide oder vor der Vulva zu liegen kommt.

8.1.5.2 Ätiologie

Sie tritt spontan (bei Erschlaffung der Uterusmuskulatur infolge Überdehnung, bei plazentaren Implantationsanomalien, z. B. Placenta accreta), häufiger aber iatrogen bei unsachgemäßer Leitung der Nachgeburtsperiode (z. B. forcierte Ausführung des „cord traction") auf.

8.1.5.3 Diagnostik

Neben Blutungen, der sichtbaren Plazenta mit ausgestülptem Uterus in der Scheide oder vor der Vulva klagt die Patientin über starke Schmerzen. Rasch entwickelt sich ein Schockzustand infolge des Blutverlustes und der peritonealen Reizung.

8.1.5.4 Therapie

Rasches Lösen der Plazenta und Reposition des Uterus in Allgemeinnarkose unter Uterusrelaxation (30 μg Fenoterol/10 ml 5%iger Glukoselösung langsam i. v.) und nach Entleerung der Harnblase. Auf eine ausreichende Volumensubstitution und die Bereitstellung von Erythrozytenkonzentraten und Gefrierplasma (fresh frozen plasma, FFP) ist zu achten.

Nach erfolgter Reposition: Gabe von Uterotonika, antibiotische Behandlung und Intensivüberwachung.

8.2 Erkrankungen im Wochenbett

J. W. Dudenhausen

8.2.1 Puerperalfieber = Kindbett- oder Wochenbettfieber

Definition: Fieberhafter Krankheitsprozess im Wochenbett, der durch *Eindringen von pathogenen Bakterien in eine der Geburtswunden* (Plazentahaftstelle, Verletzungen des unteren Uterinsegments, des Zervikalkanals, der Scheide, der Vulva. Scheiden-, Dammriss- und Episiotomiewunden bedeuten Rieseneintrittspforten für Bakterien) entstanden ist.

Mikrobiologie: *Erreger des Puerperalfiebers:* Aerobe Keime wie Escherichia coli, Proteus, Klebsiellen, Pseudomonas, Streptokokken der Gruppe A und B, Staphylokokken. Anaerobe Keime wie Bakteroides, Clostridien, Peptostreptokokken. Bei den puerperalen Infektionen handelt es sich fast immer um eine *Mischinfektion*.

Infizierte Geburtswunde

Definition: Infektion der Geburtswunde, z. B. eines genähten Dammrisses, ödematöse *Schwellung, Rötung* der Wundränder, Eröffnung der Naht, klaffende Wunde. Wundflächen mit typischem schmierigen, grünlich-schmutzig-grauen Belag.

Therapie: Zunächst feuchte Vorlagen mit Kamillen- oder Rivanollösung. Schneiden die Fäden stark ein, sind sie zu entfernen. Das Sekret kann abfließen, die Beschwerden gehen schlagartig zurück. Täglich mehrfache Kamillen-Sitzbäder. Nach Reinigung der Wunde mit granulationsfördernden Maßnahmen soll man die Sekundärheilung abwarten. Bei großen klaffenden Damm- und Scheidenwunden ist die Sekundärnaht zu empfehlen.

Endometritis puerperalis

Definition: Infektion der *Plazentahaftstelle* und des Endometriums. Die Infektion betrifft oft auch die *oberen Muskelschichten*. Die „Endometritis" puerperalis ist dann meist eine Endomyometritis puerperalis.

Klinik: Subfebrile Temperaturen ohne Störung des Allgemeinbefindens. *Lochien übelriechend. Subinvolutio uteri.* Betastet man den Uterus von den Bauchdecken aus, so gibt die Frau häufig einen Druckschmerz an den Uteruskanten an = *„Kantenschmerz"*. Leichte *Blutungen*.

Therapie: Kontraktionsmittel (z. B. Syntocinon i. m. oder als Nasenspray), evtl. dazu ein Spasmolytikum, um den Halskanal weit zu stellen (Buscopan-, Spasmo-Cibalgin-comp.-Supp.)

Puerperale Adnexitis
Definition: Infektion einer oder beider Tuben, aufsteigend von einer Endometritis.

Formen

- **Endosalpingitis:** leichteste Form, Entzündung der Tubenschleimhaut
- **Pyosalpinx puerperalis:** Das Fimbrienende verklebt meist, und das mit pathogenen Keimen beladene Sekret kann nicht in die Bauchhöhle abfließen.
- **Beckenbauchfellentzündung = Pelveoperitonitis:** Bei massiver Infektion mit hochvirulenten Keimen fließt der Eiter mit den pathogenen Keimen durch das Tubenrohr auf das Bauchfell, ehe es zum Verschluss des abdominalen Tubenendes gekommen ist. Eine *lokal begrenzte* Bauchfellentzündung ist die Folge.
- **Ovarialabszess:** Bei schweren und lang dauernden Prozessen greift die Entzündung in seltenen Fällen auch auf das mit der Tube meist breit verklebte Ovar über. Ein Ovarialabszess verschlechtert die Prognose erheblich: Er kann platzen, und es kommt dann zu einer *diffusen Peritonitis*.

Therapie: Strengste Bettruhe. *Klinikaufnahme.* **Medikamentös** sofort Ampicillin Binotal®: 3-mal täglich 2 g i. v. oder Mezlocillin Baypen® 3-mal täglich 2 g i. v. Bei Verdacht auf Übergang in Puerperalsepsis siehe die Chemotherapie in Abschnitt 15.2.

Parametritis puerperalis

- **Myometritis puerperalis:** Umschriebene Bereiche des Myometriums mit entzündlichem Ödem und nekrotischen Bezirken, kleinere und größere Abszessbildungen in der Muskelwand, den *puerperalen Uterusabszessen*.
- **Parametritis puerperalis: phlegmonöse** Entzündung des *extraperitoneal* gelegenen lockeren Bindegewebes, ausgehend von einem infizierten Wandteil des Uterus (unterer Korpusabschnitt, Zervixwand) oder des oberen Scheidenteils. Die im Bereich des entzündeten parametranen Gewebes verlaufenden Venen werden infiziert und thrombosiert.

Symptome: Anstieg der Temperatur, ausstrahlende Schmerzen in ein Bein.

Diagnostik: vaginale Untersuchung, druckschmerzhaftes Infiltrat im Parametrium.

Therapie: Zunächst Behandlung wie bei *puerperaler Adnexitis*. Nach erfolgreicher Einschmelzung ist der Abszess rechtzeitig und breit zu eröffnen.

Puerperalsepsis
Definition: Septische Infektion in Verbindung mit *Fehlgeburt oder Geburt,* hervorgerufen durch *Gefäßherd = Sepsisherd* innerhalb des Körpers, von dem aus *konstant* oder *kurzfristig-periodisch* pathogene Keime in den *Blutkreislauf* gelangen, und zwar derart, dass die klinischen *Folgen dieses Geschehens* – und *nicht* etwa diejenigen des örtlichen Prozesses *am Herd* – das Krankheitsbild auf die Dauer beherrschen. *Kindbettfieber in engerem Sinne.*

Für die Puerperalsepsis gilt:

1. **Eintrittspforte** kann jede Geburtswunde sein. Die weitaus häufigste Eintrittspforte ist die *Plazentahaftstelle,* hier besonders eine Endometritis mit schwerem Krankheitsbild und septischen Temperaturen.
2. **Primärer Sepsisherd** ist in der Nähe der Eintrittspforte der Bakterien, also im Bereich der Uteruswand. Meist ist der primäre Sepsisherd eine *Thrombophlebitis* einer größeren Vene oder eines ganzen Venengebiets im Abflussbereich des Uterus.
3. **Sekundärer Sepsisherde** (= *metastatische Keimabsiedelungen*): Es kommt am häufigsten zu metastatischen Absieldelungen
   - in den **Lungen:** Lungenabszesse und Lungengangrän, nicht selten mit Empyembildung
   - auf den **Herzklappen:** Endocarditis ulcerosa (septica)

Klinik: Hohes Fieber (über 39 °C)

- meist in Form eines hohen *remittierenden* Fiebers mit täglich 1–2 und mehr *Schüttelfrösten* über mehrere Wochen (früher als pyämischer Fiebertyp bezeichnet) oder
- in Form einer mehr oder weniger als *Continua* verlaufenden Fieberkurve (seltener) ohne oder mit nur gelegentlichen Schüttelfrösten (früher als septischer Fiebertyp i. e. S. bezeichnet)
- *uncharakteristischer Verlauf* der Fieberkurve; intermittierendes und remittierendes Fieber kann in eine *Continua* übergehen.

Komplikationen: *Gerinnungsstörung.* Ein Frühsymptom der durch die Puerperalsepsis bedingten Gerinnungsstörung kann in manchen Fällen das *Absinken der Thrombozytenzahl* sein (*disseminierte intravaskuläre Gerinnung, Verbrauchskoagulopathie).*

Therapie: Interdisziplinäre Zusammenarbeit des Geburtshelfers mit Intensivmedizinern und Mikrobiologen!

- **Intensivüberwachung** mit regelmäßiger Kontrolle von Körpertemperatur, Atmung, Blutdruck, Urinausscheidung und Urimeter; Laboruntersuchungen (Blutbild, Blutgase, Elektrolyte, Kreatinin, Harnstoff, Fibrinogen, Thrombozyten, Blutgerinnung u. a.).
- **Venöse Infusionsmöglichkeiten,** möglichst zentraler Katheter – auch zur Messung des zentral-venösen Druckes (ZVD).
- **Infusionsmaßnahmen**
  - Heparinlösung
  - fresh frozen plasma, bei Thrombozytopenie evtl. Thrombozytenkonzentrat
  - hohe Dosen von Kortikosteroiden
  - bei Hypotonie und/oder Oligurie/Anurie Dopamin-Infusion
- bei deutlicher **respiratorischer Insuffizienz** (z. B. kapillärer PO_2 bei Raumluftatmung <60 mmHg) Intubation und Beatmung mit positiv endexspiratorischem Druck (PEEP) von 4–10 cm H_2O
- **Chemotherapie:** Die frühzeitig begonnene *Antibiotikatherapie* ist die wichtigste Waffe gegen die Puerperalsepsis.

Praxishinweis: Je eher die Chemotherapie bei Frühsymptomen (*Fieber*) beginnt, desto besser ist der Behandlungserfolg!

- Vor Verabreichung eines Antibiotikums wird Blut entnommen, um den Erreger zu züchten und seine Empfindlichkeit gegen die einschlägigen Antibiotika zu testen.
- Bis zum Vorliegen des Testergebnisses beginnt man **sofort** die bislang aussichtsreichste Behandlung: *Mezlocillin* intravenös (Baypen®), evtl. *Kombinationsbehandlung* mit dem gut gegen anaerobier wirksamen *Metronidazol* (Flagyl®, Clont®).

- **Chirurgische Therapie:** Laparotomie und Hysterektomie zur Entfernung des bakteriellen Gefäßherdes.

Ist bei schwerem Krankheitsbild etwa 6 Stunden nach Therapiebeginn keine Besserung der Schocksymptomatik zu verzeichnen, muss die Hysterektomie erwogen werden.

Der *Entschluss zur Hysterektomie* ist – vor allem bei jungen Wöchnerinnen ohne abgeschlossene Familienplanung – *schwerwiegend.* Es gibt keine allgemein verbindliche Richtlinien zur Indikationsstellung. Die Indikation zum Eingriff ergibt sich aus dem klinischen Verlauf, der interdisziplinären Beratung und der Verantwortung sowie Erfahrung des behandelnden Geburtshelfers.

Puerperale (diffuse) Peritonitis

Definition: Entzündung des Bauchfells im Wochenbett.

Symptome: Das auffallendste Symptom jeder Peritonitis ist die *außergewöhnliche Schmerzhaftigkeit des ganzen Bauches,* die Empfindlichkeit gegen jede Berührung und Erschütterung, der Druck- und Loslass-Schmerz. Es kommt anschließend schnell zu einer unwillkürlichen, reflektorischen Abwehrspannung der vorderen und seitlichen Bauchmuskeln = *Bauchdeckenspannung,* die sich zum *brettharten Abdomen* steigern kann (durch die Anspannung der Muskulatur werden Verschiebungen der Serosa verhindert).

Therapie: Laparotomie, so früh wie möglich.

8.2.2 Blutungen im Wochenbett

Ursachen

- im Uterus zurückgebliebene *Plazentareste* bzw. *-polypen*
- *Endometritis puerperalis verursachen zwei* Drittel aller Blutungen im Wochenbett
- sog. *funktionelle Ursachen*: ein Drittel aller Blutungen im Wochenbett
- Geburtstraumatische Blutungen im Wochenbett sind selten
- Plazentarest und Plazentapolyp

Definition: Ein Stück Plazenta, das nach unvollständiger Ausstoßung der Plazenta in der Uterushöhle zurückgeblieben ist. Ein *Plazentapolyp* ist *ein* Plazentarest, um den sich geronnenes Blut in vielfacher Schicht wie ein fester Mantel herumgelegt hat.

Klinik: *Blutung ex utero Ende der ersten* oder im *Verlauf der zweiten Woche.* Nicht geschlossene, mehr oder weniger weit geöffnete Zervix.

Komplikationen: Infektion des Plazentarestes, des umgebenden Endometriums und der darunter liegenden Muskelsubstanz (umschriebene *Endo-Myometritis*). Auch die *Gefäßthromben* in diesem Bereich werden infiziert.

Therapie
Entfernung des Plazentarestes unter *Antibiotikaschutz*

Puerperale Endometritis
Sie ist die zweithäufigste Ursache der Blutungen im Wochenbett. Im Vergleich zum Plazentarest ist sie relativ harmlos.

Blutungstyp: vorwiegend *schwache Blutung*, tritt meist schon in den ersten Wochenbettstagen auf, kann über viele Tage *ohne Pause* anhalten, kann aber auch für Stunden und Tage unterbrochen sein.

Funktionelle Blutungen im Wochenbett
Blutungen, in denen weder Rückstände von Plazentaresten, noch eine puerperale Endometritis bzw. eine Risswunde vorliegen. Meist *Blutungen als Folge einer glandulären Hyperplasie*, wie sie im Verlauf der ersten anovulatorischen Zyklen im Wochenbett vorkommen.

8.2.3 Symphysenschaden

Definition: Belastungsabhängige Schmerzen im Bereich der Symphysenfuge, *Symphysenruptur*, von einer Erweiterung der Symphysenfuge bis zur Dislokation der Schambeinäste (= Symphysenzerreißung) reichend.

Ursachen: Die **Symphysenruptur** wird fast immer durch ein schweres *Geburtstrauma* (Missverhältnis, schwere Zangenentbindung) verursacht. Schwere Geburtstraumen sind heute sehr selten. Dementsprechend sind Symphysenrupturen selten. Die Symphysenruptur wird heute dem sehr viel häufigeren Symphysenschaden *geringen Grades*, kurz als *„Symphysenschaden“* bezeichnet, gegenübergestellt.

Der im Zusammenhang mit einer Geburt auftretende *Symphysenschaden* findet sich auffallenderweise vorwiegend bei ganz *spontan* abgelaufenen Geburten. Nur in *10%* der Fälle werden beim Symphysenschaden *gewisse Geburtsschwierigkeiten* nachgewiesen. Somit sind 90% der Symphysenschäden *funktionell bedingt.*

Symptome: Das häufigste Symptom ist die *auffallende Schmerzhaftigkeit der Symphysengegend,* über die meist unmittelbar im Anschluss an die Geburt oder in den allerersten Wochenbettstagen geklagt wird. Der Symphysenschmerz verstärkt sich bei Bewegungen, beim Aufstehen. In schweren Fällen treten *Gehbeschwerden* auf: Watschelgang bis zur völligen Gehunfähigkeit.

Sonographische Untersuchung (Messung der Symphysenfuge) oder Röntgenuntersuchung: Erweiterter Symphysenspalt und Dislokation der Schambeinäste (Stufenbildung).

Therapie: Körperliche Schonung, symptomatische (analgetische) Behandlung, fester Gürtel mit seitlichen Stützpelotten.

8.2.4 Mastitis puerperalis

Definition: Brustentzündung im Wochenbett.

Häufigkeit: Etwa 1% aller Wöchnerinnen. Nicht stillende Wöchnerinnen werden selten befallen.

Erreger: In über 90% der Fälle wird die Mastitis puerperalis durch den *Staphylococcus aureus haemolyticus* hervorgerufen, außerdem *Streptokokken*, *Proteusarten*, *E. coli.*

Übertragung: Hauptweg der Übertragung der Staphylokokken ist vom Nasen-Rachenraum des Pflegepersonals und der Mutter über den Nasen-Rachenraum des Kindes auf die mütterliche Brustwarze.

Infektionswege innerhalb der Brust (Abb. 8.7 und 8.8):

- *im Bindegewebe* (= Interstitium) zwischen den Drüsen = *interstitielle Mastitis* (Abb. 8.7) = extrakanalikuläre Mastitis.
  Voraussetzung für diesen Weg der Infektion sind kleinste *Gewebedefekte* (Schrunden, Rhagaden, Fissuren) der *Brustwarze.*
- in offenen Milchgängen = Drüsengängen (Abb. 8.8) = intrakanalikuläre Aszension.

Symptome

- **Schmerzen:** an einer umschriebenen Stelle einer Brust.

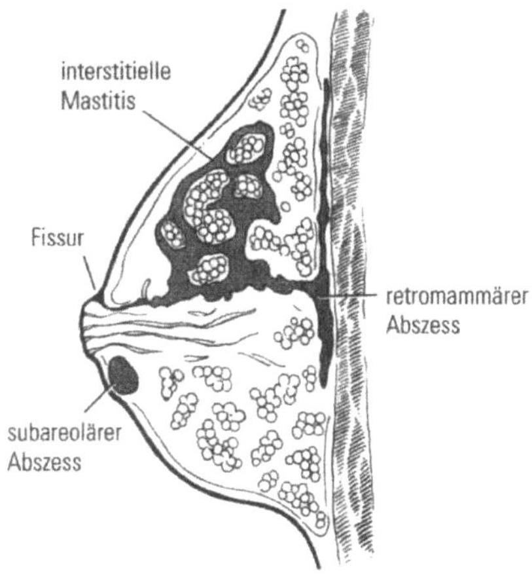

Abb. 8.7: Insterstitielle eitrige Mastitis (Verbreitung der Infektion im Bindegewebe, ausgehend von Fissuren)

- **Fieber** tritt oft nach dem Schmerzbeginn auf. Gar nicht selten ist das Fieber allerdings auch das erste und zunächst einzige Symptom.
- **Rötung** tritt oft erst 12–14 Stunden nach Schmerzbeginn und Temperaturanstieg auf. Ein Quadrant einer Brust (am häufigsten der *obere äußere*, danach der untere äußere) zeigt eine Hautrötung und ist wärmer als die Umgebung.
- **Abszedierung:** Erfasst man die Mastitis nicht in der *Frühphase* und beginnt nicht sofort *konsequent* mit der *Behandlung*, besteht die Gefahr der Infiltration und *Abszedierung*. Es bildet sich im Verlauf von 2–3 Tagen an der geröteten, schmerzhaften Stelle ein nicht deutlich abgrenzbares derbes *Infiltrat* von etwa 2–3 cm Durchmesser. Der infiltrierte Bezirk wird nach verschieden langer Zeit (mehrere Tage, eine Woche oder sogar mehrere Wochen) eingeschmolzen zu einem *fluktuierenden Abszess.*

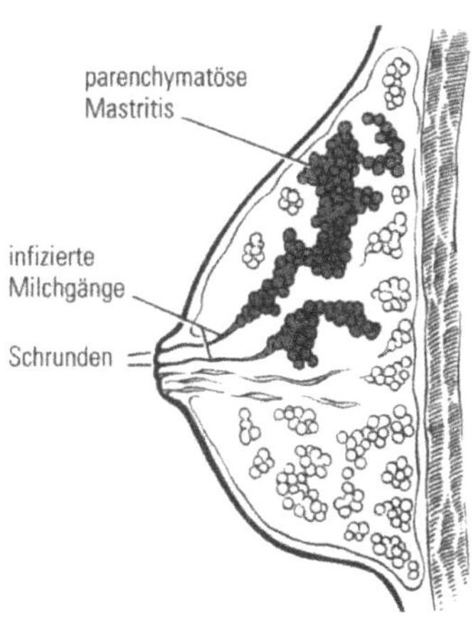

Abb. 8.8: Intrakanikuläre = parenchymatöse Mastitis (Verbreitung der Infektion über die offenen Milchgänge in die Drüsenlappen)

Therapie

- **Laktationshemmung**

In der Frühphase der Mastitis wird unmittelbar nach Auftreten der ersten Symptome in niedriger Dosierung ein Prolaktinhemmer, Bromocriptin (Pravidel) oder Lisurid (Dopergin), gegeben, z. B. ein- oder zweimal 1,25 mg Pravidel oder Cabergotin (Dostinex) 1 × 0,5 mg. Diese medikamentöse Therapie bezweckt eine vorübergehende Verminderung der Milchmenge.

- **Antibiotische Behandlung**

Bessern sich die klinischen Symptome bei der laktationseinschränkenden Behandlung nicht innerhalb von 12–24 Stunden, so ist über 3–4 Tage die *antibiotische Therapie* mit einem derjenigen *Penicillin-Derivate* angezeigt, die von der Penicillinase nicht angegriffen werden, z. B. aus der *Oxacillin-Reihe.*

- **Resorptive Behandlung** mit physikalischen Mitteln vor Einschmelzung

Befallene Brust hochbinden und zwar so, dass sie sich bei Bewegung der Patientin nicht mitbewegt. Kalte Alkoholumschläge, Eisblase, gut abführen, wenig trinken lassen, keine Suppen, kein Obst (= 98 % Flüssigkeit!).

- **Chirurgische Behandlung** = Inzision des Abszesses

Abstillen bei Mastitis: In leichten Fällen weiterstillen lassen. Kommt es zur *Infiltration*, so empfiehlt es sich, abzustillen. Die *absolute Ruhigstellung der Brust ist jetzt das Wichtigste.* Beim *Abszedieren* verbietet sich das Stillen von selbst, da in einzelnen Fällen tödliche Erkrankungen der Kinder durch eitrige Milch beschrieben worden sind. *Wichtiger Grundsatz:* Wird wegen Mastitis abgestillt, so darf auch an der gesunden Brust nicht mehr angelegt werden.

8.2.5 Beckenvenenthrombose (BVTh)

Definition: teilweise oder vollständige thrombotische Verschlüsse sowohl der V. iliaca int. und ihrer Zuflussgebiete als auch der V. iliaca ext. Thrombosen der V. iliaca ext. führen schnell zu *deszendierenden Thrombuswachstum* in die *V. femoralis.* Sie neigen zur Aszension in die V. cava inferior. Die in die Thrombose einbezogenen Venenklappen werden innerhalb weniger Tage irreversibel geschädigt, sodass die BVTh in der Regel zu Thrombosespätfolgen (*„postthrombotisches Syndrom"*) führt.

Ätiologie und Pathogenese

- **Eine Verlangsamung des venösen Rückstromes** aus den Beinen tritt bereits während der normalen Frühschwangerschaft auf und kann in der Spätschwangerschaft infolge der Flussbehinderung durch den großen Uterus und nach der Geburt durch Bettruhe pathogenetische Bedeutung erlangen.
- **Die Veränderung der Venenwand** tritt als ätiologisches Moment für die BVTh im Wochenbett zurück. Degenerative Venenwandveränderungen kommen jedoch bei der Schwangerschaftsvarikosis, die sich oft auch auf den Beckenvenenplexus erstreckt, vor.

Häufigkeit: etwa 2%

Klinik

- *Richtungsweisende Vorgeschichte:* Thrombosen in der Anamnese, Übergewichtigkeit, schwangerschaftsinduzierte Hypertonie, Varikosis, operative Entbindung
- *Lokale Zeichen:* Stauungsödem der betroffenen Extremität, Glanzhaut, evtl. Lividität. Spontanschmerz im Bein beim Husten, beim Aufblasen einer Blutdruckmanschette um den Oberschenkel (Loewenbergsches Zeichen)

Bildgebende Diagnostik: Beim Verdacht auf eine Beckenvenenthrombose sind Doppler-Ultraschalluntersuchung und eine *Phlebographie* indiziert.

Therapie: Unter Umständen in der umgehenden *Thrombektomie* und in allen Fällen in der *gerinnungshemmenden Therapie* mit Heparin. Anschließend Cumarine (z. B. Marcumar); dabei ist zu beachten, dass Cumarine in der Stillzeit kontraindiziert sind. Die Dauer der Behandlung mit oralen Antikoagulantien beträgt bis zu 2 Jahren.

Prophylaxe der Thrombose: Konsequente Thromboseprophylaxe bei Schwangeren und/oder Wöchnerinnen mit Risikohinweisen (z. B. ausgeprägte Varikosis, abdominal-operative Entbindung, Adipositas, Diabetes mellitus):

- Frühaufstehen
- Stützstrümpfe oder Stützstrumpfhosen (für Schwangere) mit guter anatomischer Passform und nach proximal abnehmendem Kompressionsdruck
- Heparin s. c.

8.2.6 Psychische Störungen im Wochenbett

Neben kurzzeitigen **depressiven Verstimmungen** können länger anhaltende **echte postpartale Depressionen** mit Launenhaftigkeit und Vergesslichkeit, aber auch mit Verwirrungszuständen oder Schlafstörungen auftreten (s. Abschnitt 17.1). Kaum vor dem 2./3. Wochenbettstag auffallend bleibt ihre **Ätiologie** weitestgehend unklar. Die **Diagnostik** ergibt sich aus den **klinischen Symptomen** und kann differentialdiagnostisch – zumindest anfänglich – Schwierigkeiten bereiten. Deshalb sollte zur Entscheidung darüber, vor allem aber im Hinblick auf **therapeutische Maßnahmen** der Psychiater eingeschaltet werden.

Zur **echten Wochenbettpsychose** gehören Halluzinationen, motorische Unruhe sowie unkontrollierte Handlungen bis zur totalen Verkennung der vertrauten Umgebung, aber auch depressive Stimmungen mit unter Umständen enthemmter und antriebsgesteigerter Verfassung. Diagnostik und Behandlung gehören unbedingt in die Hand des Psychiaters.

9. Gynäkologische Anamnese, Untersuchungen und basisdiagnostische Verfahren

W. Straube

Die ärztliche Diagnose ruht auf 3 *Grundpfeilern*
- Anamnese
- direkte Untersuchung der Patientin
- Laborergebnisse und apparative Zusatzuntersuchungen

9.1 Gynäkologische Anamnese

Anamnese heißt Erinnerung. Wir verstehen darunter den Eigenbericht des Kranken über seine Krankheit. Insbesondere bei funktionellen Erkrankungen (z. B. Regelstörungen) ergibt sich die Diagnose oft schon aus den anamnestischen Angaben bzw. werden differentialdiagnostische Weichen gestellt.

Grundlage des ärztlichen Gespräches ist ein **vertrauensvolles Verhältnis** zwischen Arzt und Patientin. Da mit der gynäkologischen Anamnese die Intimsphäre der Frau in besonderer Weise berührt wird, sollten Arzt und Patientin bei der Erhebung der Anamnese **allein** sein. Der Arzt ist auf die Informationen, die er erhält, ganz entscheidend angewiesen. Auf die Öffnung der Patientin ihrem Arzt gegenüber kommt es an; nicht selten erheben daher verschiedene Ärzte in wichtigen Details unterschiedliche Anamnesen.

Um subjektiv bedingte Fehler zu vermeiden, sind **Check-Listen** (wie z. B. im Mutterpass, Abb. 5.1) hilfreich. Bevor der Arzt mit seiner Patientin spricht, sollten ihm folgende Daten vorliegen:

- Name, Geburtsdatum, Anschrift, Beruf bzw. Tätigkeit, Grund des Arztbesuches bzw. Überweisungspapiere, frühere Aufzeichnungen

Eine aufmerksame *Mitarbeiterin* des Arztes (z. B. Schwester, Arzthelferin, Sprechstundenhilfe), die die Patientin meist vor dem Arzt begrüßt, kann wertvolle Beobachtungen machen und Hinweise geben über die Persönlichkeit der Patientin, ihre Erwartungen, psychische Einstellung und Eigenheiten. Eine Patientin ist von vornherein verunsichert, wenn sie mit *falschem Namen* angesprochen wird, weil der Arzt die Unterlagen verwechselt hat. Gelegentlich sind bei der Erhebung der Anamnese Angaben von Dritten (Ehepartner, engste Verwandte wie Eltern und Kinder) erforderlich; man erhält von Angehörigen mitunter detailliertere und präzisere Angaben als von der Patientin selbst (sehr junge und sehr alte Patientinnen, mentale Einschränkungen, Bewusstlosigkeit). Wo dies möglich ist, muss man sich bei der Befragung von Drittpersonen des Einverständnisses der Patientin versichern: *Unterschrift.*

Bei gestörten Familienverhältnissen, die ihrerseits zur Krankheitsursache werden können, ist vorsichtig nach der Ehe oder nach dem Verhältnis zu den Kindern oder Eltern zu fragen.

9.1.1 Familienanamnese (FA), soziale Anamnese (SA)

FA. Es interessieren besonders *vererbbare oder familiär gehäufte Erkrankungen,* auch Ansteckungsmöglichkeiten in der Familie. Insbesondere betrifft dies Tuberkulose, Diabetes, Steinleiden, Bluthochdruck, Schlaganfall, Nervenkrankheiten, Krebs, Allergien. Bei verstorbenen Verwandten können Todesursache und Todesalter von Bedeutung sein.

SA. Familienverhältnisse, Wohnung, Beruf/Tätigkeit.

9.1.2 Eigene Anamnese

Krankheitsanamnese. Zu erfragen sind:

- Kinderkrankheiten, Unfälle und Verletzungen
- *Krankheiten im Erwachsenenalter* einschließlich Operationen, insbesondere Unterleibserkrankungen und Erkrankungen der Mammae (wann, wie, wo und von wem behandelt)
- *Allergien:* chemische Substanzen, Nahrungsmittel, Medikamente

Geburtenanamnese (s. Abschn. 3.6.3.1)

- *Geburten* (wann, spontan, Komplikationen), *Geschlecht* des Kindes (lebend, verstorben)
- *Tot-* (wann, wo, Komplikationen) und *Fehlgeburten* (wann, wo, Komplikationen), Schwangerschaftsabbrüche (wann, wo, Komplikationen).

Menstruationsanamnese

- *Menarche, Menopause, Regeltyp:* Zykluslänge, Dauer und Stärke der Blutung
- Einnahme von Hormonen, insbesondere *hormonalen Kontrazeptiva*
- *Blutung* außerhalb der Regel, nach Ausbleiben der Regel, beim Wasserlassen und Stuhlgang sowie nach dem Geschlechtsverkehr
- Tragen eines *Intrauterinpessars* (welcher Typ, wie lange).

Die Angaben zur Menstruationsanamnese lassen sich am besten und übersichtlichsten im *Kaltenbach-Schema* graphisch dokumentieren (Abb. 9.1). Hierzu lässt man sich den von der Patientin geführten *Regelkalender* (Abb. 9.2) vorlegen und überträgt die Angaben mit Zusatz der Daten. Ein Verbrauch von 3–4 Vorlagen oder Tampons pro Tag ist normal.

Bei **älteren Patientinnen** vermerkt man die Jahreszahl der Menopause und evtl. danach aufgetretene Postmenopauseblutungen. Mit bestimmten Symbolen (Abb. 9.1) können für das Zyklusgeschehen bedeutsame Ereignisse (Entbindung, Abort, Schmerzen, Fluor), operative Eingriffe und Behandlungsmaßnahmen (Injektionen, Tabletteneinnahme, hormonale Kontrazeption, IUP) eingetragen werden.

Praxishinweis: Das sorgfältig ausgefüllte **Kaltenbach-Schema** gehört zu den obligaten Bestandteilen der gynäkologischen Dokumentation; es ermöglicht nicht selten eine *„Blickdiagnose"*.

Wichtig ist auch die Frage nach den Lebensgewohnheiten (Tabak-, Alkohol- und Kaffeekonsum, Essgewohnheiten, „abnormes" Verhalten) sowie nach Medikamenten und Impfungen.

Zwischenanamnese

Bei der Wiederaufnahme zuvor entlassener Patientinnen bzw. bei erneutem ambulanten Termin kann man sich auf die alte Krankheitsgeschichte beziehen, sofern die frühere Anamnese vollständig und genau ist. In der Zwischenanamnese werden alle neu hinzugekommenen Beschwerden bzw. bei chronischen Erkrankungen die Ereignisse seit der letzten Krankenhausentlassung oder Konsultation zusammengefasst.

9.1.3 Jetzige Beschwerden

Die Erhebung der Anamnese gipfelt in einer möglichst genauen Darstellung der zum Arzt führenden Beschwerden. Wenn man von der Begegnung Frauenarzt-Patientin im Alltag ausgeht, lassen sich die Beschwerden in folgende Gruppen einteilen:

- Blutungsstörungen, klimakterische Beschwerden
- zyklusabhängige Schmerzen, Unterbauchbeschwerden, Kreuzschmerzen, Unterbauchtumor
- Ausflussbeschwerden, Vulvaveränderungen, Androgenisierungserscheinungen
- unerfüllter Kinderwunsch, Wunsch nach Kontrazeptiva, Veränderungen an der Brust
- Harninkontinenz, Beschwerden beim Wasserlassen, Beschwerden beim Stuhlgang.

Bei manchen Patientinnen empfiehlt es sich, vom systematisch-chronologischen Gang der Anamneseerhebung abzuweichen und gleich nach den jetzigen Beschwerden zu fragen bzw. sogar mit der Untersuchung zu beginnen und die Vorgeschichte danach gezielt zu ergänzen.

Die **Niederschrift** des von sehr viel Taktgefühl und Einfühlungsvermögen getragenen Zwiegespräches sollte mit den **Worten der Patientin** und möglichst *nicht in der Fachterminologie* oder *gar im Fachjargon* erfolgen, um spätere Missdeutungen zu vermeiden.

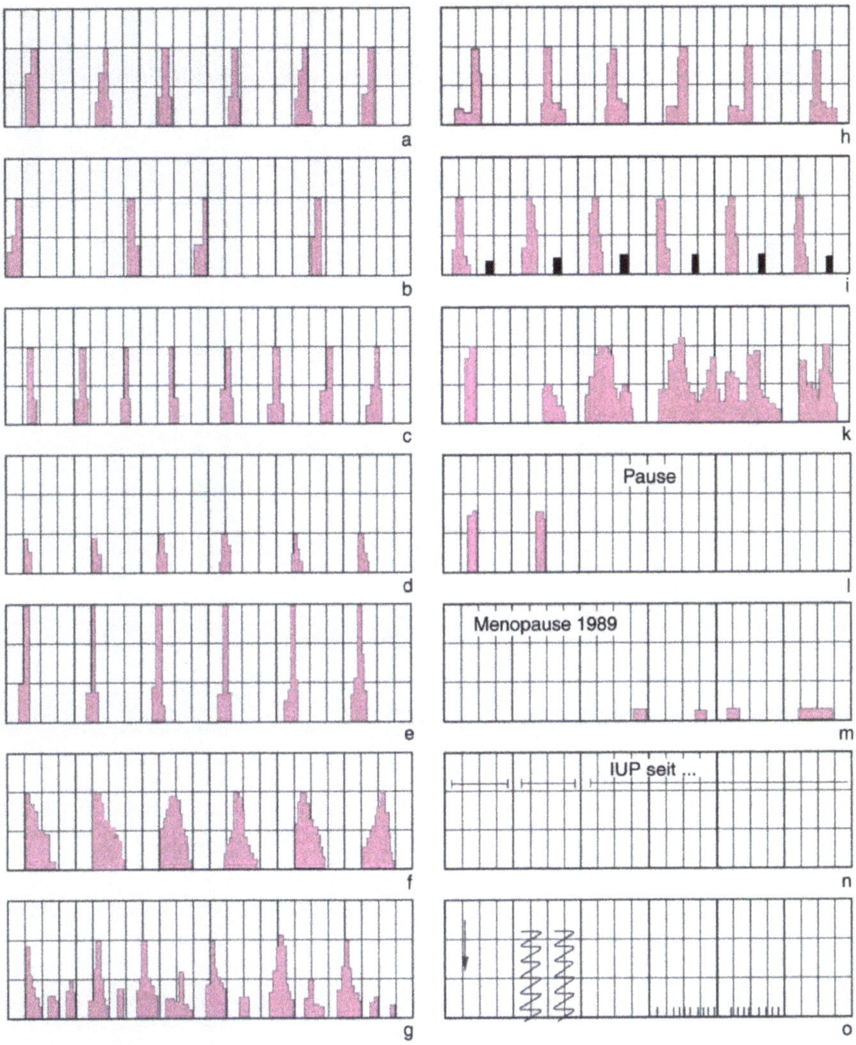

Abb. 9.1: Blutungsmuster und Symbole im *Kaltenbach-Schema*, **a** normaler Zyklus; **b** Oligomenorrhö (zu seltene Regelblutung); **c** Polymenorrhö (zu häufige Regelblutung); **d** Hypomenorrhö (zu schwache Regelblutung); **e** Hypermenorrhö (zu starke Regelblutung); **f** Menorrhagie (zu lange Regelblutung); **g** irreguläre Zusatzblutungen; **h** prämenstruelle Vorblutungen, postmenstruelle Nachblutungen; **i** Ovulationsblutungen; **k** Metrorrhagie (Dauerblutung ohne erkennbaren Zyklus); **l** sekundäre Amenorrhö, auch: Schwangerschaft, **m** Postmenopauseblutung; **n** Zeitsymbole für hormonale Kontrazeption, Intrauterinpessar; **o** Symbole für operative Eingriffe, Geburten (↓) Schmerzen (≹≹) und Fluor (|||).

9.2 Gynäkologische Untersuchung

Praxishinweis: Die gynäkologische Untersuchung findet meist im Anschluss an die Erhebung der Anamnese statt. Sie sollte aus **rechtlichen Gründen stets in Gegenwart einer Hilfsperson** (Schwester, Arzthelferin, Sprechstundenhilfe) erfolgen (Zeuge). Empfehlenswert auch, wenn der Untersucher weiblich ist.

Die Untersuchung wird auf dem gynäkologischen Untersuchungsstuhl in *Steinschnittlage* mit sterilisierten Gummihandschuhen oder Einmalhandschuhen aus Plastikfolie durchgeführt. **Zuvor muss die Patientin ihre Harnblase entleert haben**. Hierbei kann Mittelstrahlurin für die Urindiagnostik gewonnen werden. Wichtig ist die korrekte Lagerung der Patientin (Abb. 9.3), eine Aufgabe der Schwester.

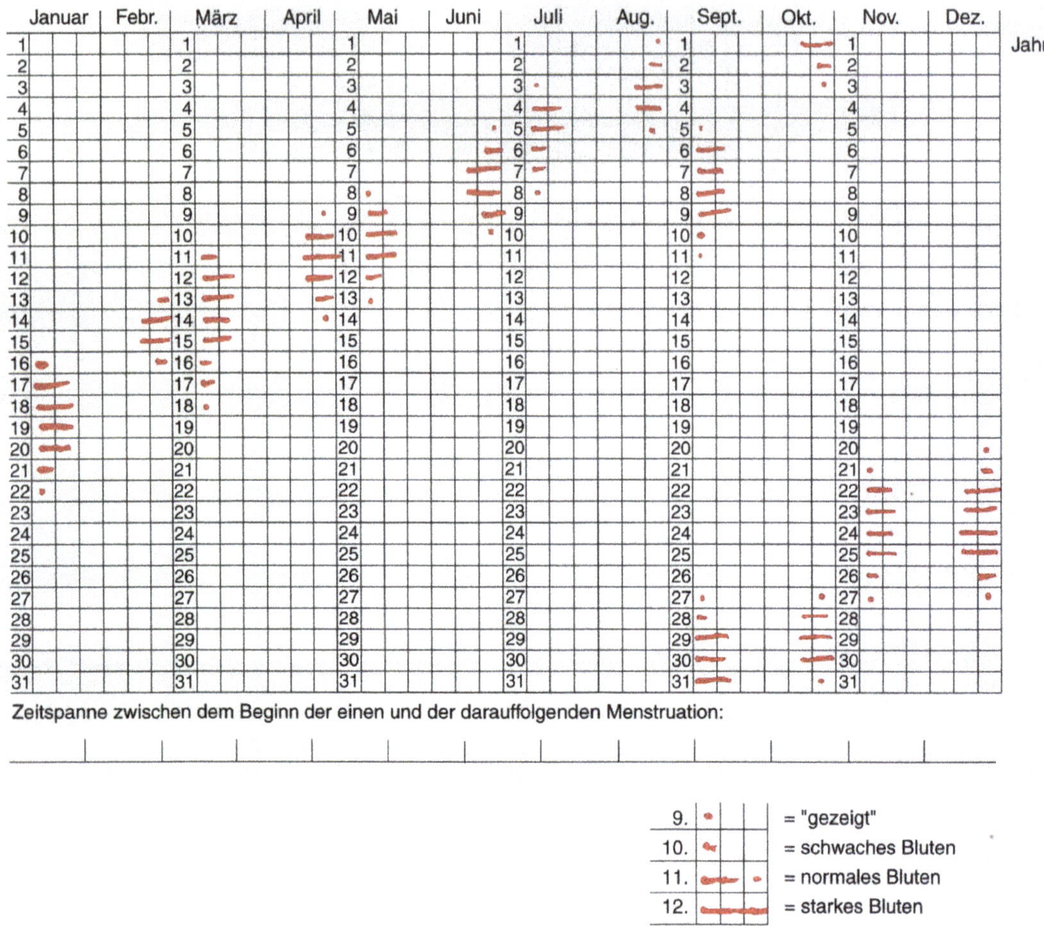

Abb. 9.2: Menstruationskalender mit Eintragungen.

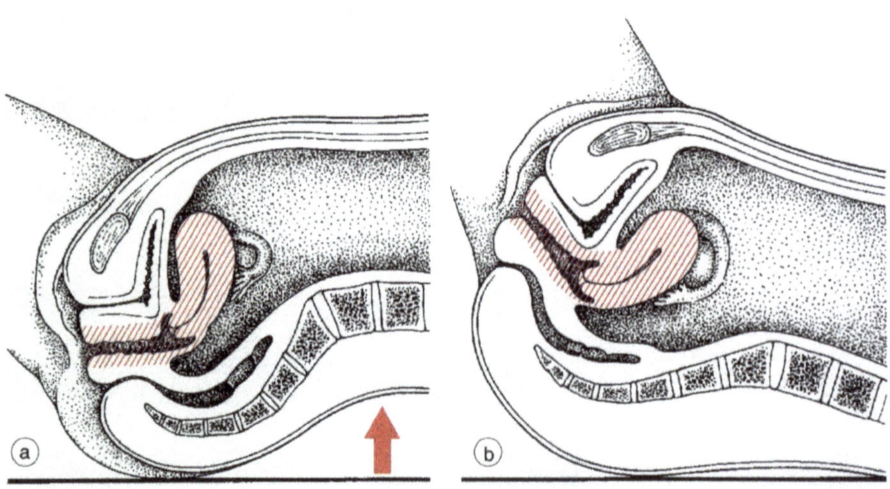

Abb. 9.3: Lagerung der Patientin für die gynäkologische Untersuchung: **a** falsch (Abwehrhaltung, Lendenlordose); **b** richtig (Bauchdecken entspannt, Bereitschaftshaltung), modifiziert nach Schwarz u. Retzke, 1989, Abb. 1.3–2, S. 9.

Das Gesäß sollte den Rand der Untersuchungsstuhlauflage knapp überragen, die Beine sollten gebeugt und abduziert sein; ein Kissen sollte unter dem Kopf liegen. Die Arme der Patientin sollten seitlich oder gekreuzt über der Brust liegen, da in dieser Stellung die Bauchmuskeln entspannt sind.

Die gynäkologische Untersuchung besteht aus der *Inspektion* des äußeren Genitale, *Spekulumeinstellung, gynäkologischer Palpation*, rektaler bzw. *rektovaginaler Untersuchung*, Palpation der Mammae (diese kann auch am Beginn stehen) und Befunddokumentation. Abb. 9.4 zeigt einen gynäkologischen Untersuchungsplatz.

Häufig kommen Patientinnen nicht wegen bestimmter Beschwerden, sondern zur **gynäkologischen Krebsvorsorge**. Diese umfassen folgende von der gesetzlichen Krankenversicherung angebotenen Leistungen:

- von **Beginn des 20. Lebensjahres** an: gezielte *Anamnese*, *Spiegeleinstellung* von Scheide und Portio, *Zytoabstrich* von der Portiooberfläche und aus dem Zervikalkanal, *bimanuelle* gynäkologische *Untersuchung*
- von **Beginn des 30. Lebensjahres** an *zusätzlich:* Abtasten der *Brustdrüsen* und der regionären Lymphknoten, Anleitung zur regelmäßigen Selbstuntersuchung, Inspektion der *Haut*
- von **Beginn des 45. Lebensjahres** an *zusätzlich:* digitale Untersuchung des *Rektums*, Messung des *Blutdrucks*.

Untersuchungsintervalle: Wenn keine auffälligen Symptome auftreten und der letzte Untersuchungsbefund normal war, sind Kontrolluntersuchungen in jährlichem Abstand ausreichend. Für die Kolposkopie (s. u.) werden halbjährliche Abstände empfohlen (z. B. anlässlich der Verschreibung von hormonellen Kontrazeptiva, Antiklimakterika u. ä.).

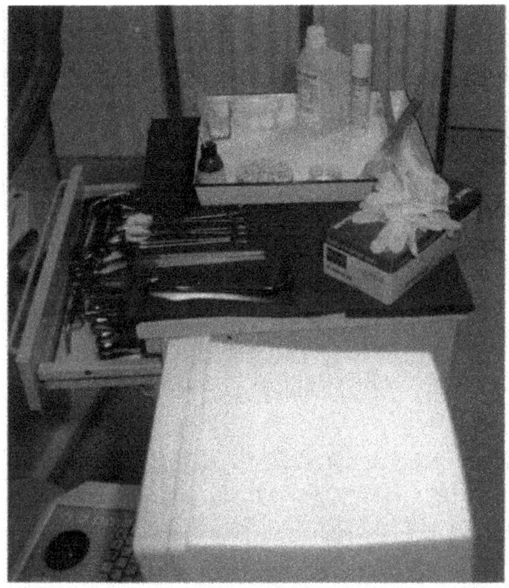

a)

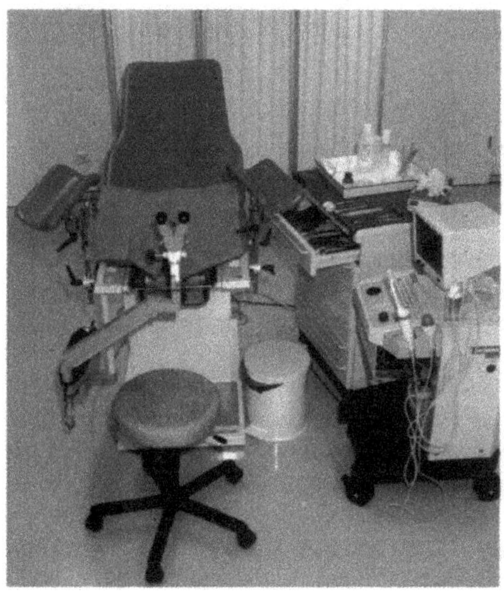

b)

Abb. 9.4: Gynäkologischer Untersuchungsplatz (nicht im Bild: Mikroskop).

9.2.1 Inspektion des äußeren Genitale

Bei der Inspektion werden Schambehaarung, Begrenzung der Schamhaare am Mons pubis, entzündliche Schwellungen, neoplastische Veränderungen, trophische Störungen, Schlussfähigkeit der Vulva, Größe der Klitoris sowie Beschaffenheit des Introitus vaginae und des Hymens beurteilt. Zusätzlich kann man pressen lassen, um evtl. einen Descensus vaginae bzw. unwillkürlichen Harnabgang festzustellen.

Bei der Inspektion des äußeren Genitale wird, wenn Verdacht auf neoplastische Veränderungen besteht, auch das *Kolposkop* zu Hilfe genommen.

9.2.2 Spekulumeinstellung

Es werden neben *Röhren-* und selbsthaltenden Spekula (sog. *Entenschnabelspekula*) vor allem zweiblättrige Spekula verwendet, die vorgewärmt und ggf. ausgeleuchtet bzw. eingeölt sein sollten. Bei Verwendung von Röhrenspekula ist ein stärkerer Druck auf den empfindlichen Harnröhrenwulst zu vermeiden. Von den zweiblättrigen Spekula wird das hintere (rinnenförmige) zuerst und am besten etwas angeschrägt eingesetzt. Nach Einstellung der Portio vaginalis cervicis erfolgen nacheinander die makroskopische Beurteilung der Portio, Abstrichentnahme, einfache und erweiterte Kolposkopie sowie schließlich die Inspektion der Scheidenwände.

9.2.3 Makroskopische Beurteilung der Portio

Die Oberfläche der Portio vaginalis (Ektozervix) ist im Allgemeinen blass-rosa; unter Gestageneinfluss (zweite Zyklushälfte, Schwangerschaft, Einnahme von hormonalen Kontrazeptiva) nimmt sie durch venöse Blutfülle eine livide Färbung an. Rötung und Petechien weisen auf Östrogenmangel hin (atrophische Kolpitis, Colpitis senilis).

Ein „virgineller" Muttermund ist grübchenförmig, nach vaginaler Geburt quergespalten; gelegentlich sind auch alte Zervixeinrisse erkennbar (Emmet-Risse).

Zum Ovulationszeitpunkt ist der Muttermund leicht geöffnet. Der dann glasige Zervixschleim ermöglicht oft einen Einblick in den Zervikalkanal. Bei der geschlechtsreifen Frau ist das meist rote Zylinderepithel nach außen gestülpt (Ektropium). Asymmetrische Veränderungen und Niveauunterschiede sind karzinomverdächtig. Zystische Vorwölbungen der Portiooberfläche sind meist Retentionszysten der zervikalen Drüsen (Ovula Nabothi). Polypen, Kondylome und Karzinome können nicht selten makroskopisch erkannt werden (histologische Sicherung obligat!).

9.2.4 Abstrichentnahme

Obligatorisch werden bei der gynäkologischen Untersuchung Abstriche zur exfoliativen **Tumorzytologie** abgenommen.

Bei entsprechender Fragestellung kommen *fakultativ* weitere Abstriche hinzu:

Hormonelle Funktionsdiagnostik (*Hormonzytologie*) und Abstriche zur mikroskopischen bzw. *mikrobiellen Diagnostik* bei Fluor genitalis. Neben dem typischen Aussehen des Fluors (z. B. schaumig bei Trichomoniasis, weißlich-bröcklig bei Candidabefall) weisen *einfache Untersuchungsmethoden* den Weg zu einer schnellen Diagnose und damit zum baldigen Therapiebeginn. Eine Verschiebung des *Scheiden-pH* in den alkalischen Bereich (>4,5) ist charakteristisch für bakterielle Vaginose und Trichomonasinfektion. Entsteht durch Hinzufügen von 1–2 Tropfen 10-prozentiger Kalilauge ein fischähnlicher Geruch (*Aminvaginose, Aminkolpitis*), ist der Verdacht auf Befall mit **Gardnerella vaginalis** gegeben. **Trichomonaden** sind am einfachsten im Nativpräparat (Abstrich in 1–2 Tropfen körperwarmer 0,9-prozentiger Kochsalzlösung) an den lebhaften Bewegungen zu erkennen. Auch der Nachweis von **Neisseria gonorrhoeae** erfordert im Allgemeinen keinen großen Aufwand. Bei geschlechtsreifen Frauen erfolgt je ein Abstrich aus Zervix und Urethra (ggf. auch aus dem Rektum) mittels steriler Impfschlingen aus Kunststoff. Das auf einem Objektträger ausgestrichene Material wird getrocknet, kurz hitzefixiert, mit Methylenblau gefärbt und im Mikroskop auf intrazellulär gelegene Diplokokken durchsucht (Abb. 9.5).

Ein einfaches orientierendes Verfahren zur Abklärung von **Scheidenentzündungen** mit allerdings begrenzter Aussagekraft ist die bakterioskopische Diagnostik mit Beurteilung nach Reinheitsgraden (RG). **RG I:** fast nur (grampositive) Döderlein-Stäbchen, abgestoßene Epithelien; **RG II:** vereinzelt auch andere Bakterien und Leukozyten; **RG III:** erhebliche Vermehrung der Leukozyten, gramnegative Stäbchenbakterien, Staphylo- und Streptokokken; **RG IV:** reichliche Leukozyten und grampositive sowie gramnegative Bakterien. Bei unklarem Befund

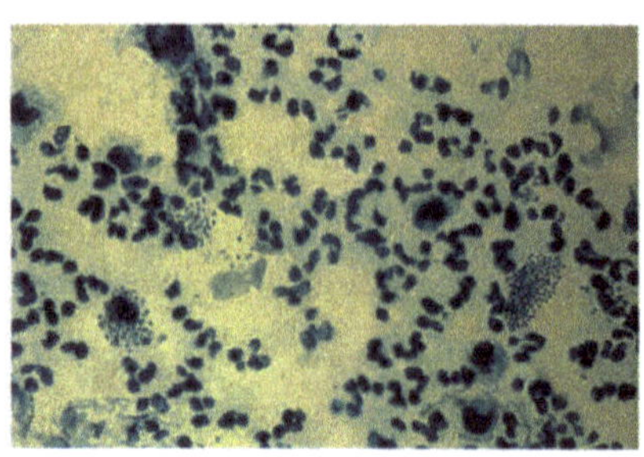

Abb. 9.5: Gonorrhö: intrazellulär gelegene Diplokokken; Methylenblaufärbung.

sollten *kulturelle Anreicherungsverfahren mit Resistogramm* herangezogen werden, hierzu erfolgt die Abstrichentnahme mit sterilen Watteträgern. Dies gilt auch für die Diagnostik von Chlamydien und Papillomaviren.

9.2.4.1 Tumorzytologie (Krebsvorsorgeabstrich)

Mit Watteträgern werden separat von der *Portiooberfläche* und aus dem *Zervikalkanal* Abstriche gewonnen, nebeneinander auf einem Objektträger ausgestrichen, mit Fixationsspray fixiert, nach der von Papanicolaou angegebenen Methode gefärbt und schließlich mikroskopisch beurteilt.

Sonderformen der Zellgewinnung sind die *Portioabschabung* mit speziellen Spateln und der Abstrich aus dem *Zervikalkanal* mit einem *Bürstchen* (*Cytobrush*).

Letzteres ist besonders bei Frauen jenseits der Menopause anzuraten (Plattenepithel-Zylinderepithel-Grenze liegt endozervikal).

Für *Tumorzellen* sind Veränderungen an Zellplasma und Zellkern charakteristisch (Abb. 9.6). Auf der Basis zytologischer Kriterien wird die **Gruppeneinteilung** der Abstriche vorgenommen (Tab. 9.1 mit Empfehlungen).

Praxishinweis: Die Treffsicherheit der Tumorzytologie liegt bei etwa 90%; keine Suchmethode ist besser!

9.2.4.2 Hormonzytologie, Zervixsekret

Besonderer Erfahrung bedarf die **Vaginalzytologie** zur hormonalen Funktionsdiagnostik. Das Abstrichmaterial wird von der seitlichen Vaginalwand entnommen und wie bei der Tumorzytologie aufgearbeitet. Anhand von Indizes (Karyopyknose-, Eosinophilie-Index) werden Zyklusgeschehen, Ovulation und ovarielle Hormonbildung beurteilt. Das Vaginalepithel reagiert äußerst sensibel auf hormonale Veränderungen; allerdings ist die Beurteilung der Abstriche nicht einfach. Weitere Hinweise auf den hormonalen Status einer Patientin geben einfache Untersuchungen des **Zervixsekretes.** Unter Östrogeneinfluss in der Follikelphase wird von den zervikalen Drüsen vermehrt Schleim produziert, der beim Trocknen zu farnkrautähnlichen Mustern auskristallisiert („*Farnkrautphänomen*") und zu einem langen Faden ausgezogen werden kann („*Spinnbarkeit*").

9.2.5 Kolposkopie

Sie erlaubt eine Beurteilung der Epithelverhältnisse der Ektozervix im Auflicht und sollte Teil jeder gynäkologischen Untersuchung sein (zusätzliche Informationen: Virusbefall, Infektionen, Hormonstatus, Atrophie). Endozervikale Veränderungen sind dagegen nur eingeschränkt zu erfassen (Zervixspreizer). Ausnahme: geschlechtsreife Frau in Zyklusmitte.

Ziel der Kolposkopie ist es, Portioveränderungen unter Einbeziehung des zytologischen Befundes und ggf. einer HPV-Diagnostik entweder als unverdächtig oder als suspekt auf eine prämaligne bzw. maligne Erkrankung zu klassifizieren. Entsprechend kann das weitere Procedere hinsichtlich der weiteren Diagnostik (Notwendigkeit einer histologischen Abklärung) festgelegt werden. Vorteilhaft ist dabei, dass der Befund unmittelbar zur Verfügung steht und mit der Patientin sofort besprochen werden kann.

Die *Treffsicherheit* als Suchmethode für das **Zervixkarzinom** einschließlich seiner Vor- und Frühstadien beträgt 60–85%. Die Kolposkopie stellt somit eine ideale Ergänzung zur Zytologie dar.

Das Kolposkop ermöglicht eine 10–40-fache, im Normalfall 12–15-fache, binokulare Lupenvergrößerung der Portio bei guter Ausleuchtung. Jede kolposkopische Untersuchung sollte im Sinne der erweiterten Kolposkopie durchgeführt werden, indem man die Portiooberfläche 30 s lang mit 3–5-prozentiger *Essigsäurelösung* betupft: Diese bewirkt eine leichte Anämisierung und Fällung des Zervixschleims. Suspekte Areale färben sich essigweiß bis opakgrau an und zeigen ggf. unterschiedliche Gefäßmuster (Punktierungen, Mosaik) sowie Niveaudifferenzen (neben einer klinisch verdächtigen Vulnerabilität). Durch die Vorschaltung eines Grünfilters lassen sich besonders Gefäßatypien besser beurteilen. Als weitere Zusatzuntersuchung hat die *Schiller-Jodprobe* bei der Lokalisation suspekter Veränderungen und deren Abgrenzung zum gesunden Plattenepithel Bedeutung erlangt (Ausmaß einer ggf. notwendigen Resektion). 3-prozentige Jod-

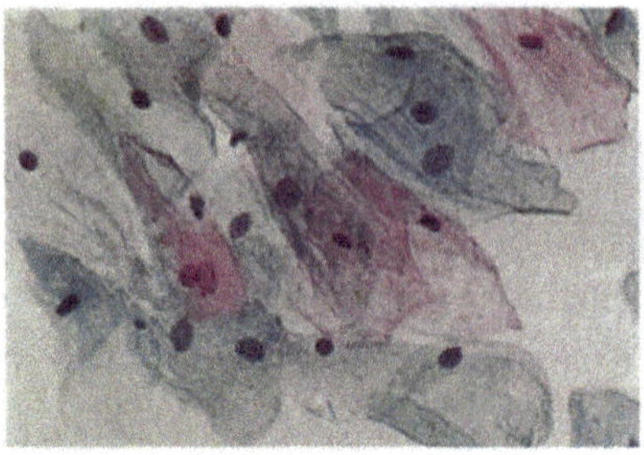

normale Plattenepithelzellen der Portio uteri (Pap. I, II); Intermediärzellen (basophiles Plasma, bläschenförmige Kerne) und Superfizialzellen (eosinophiles Plasma, pyknotische Kerne)

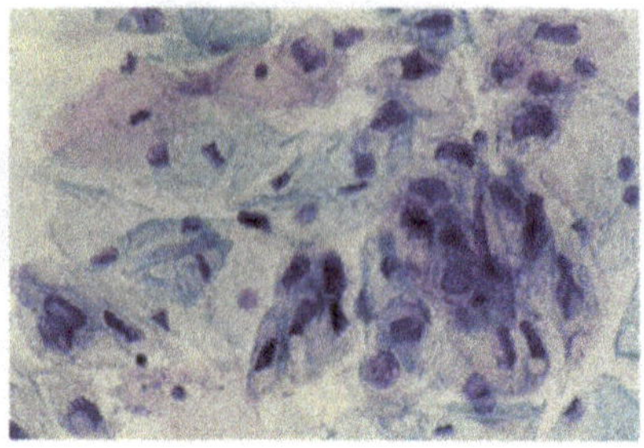

Pap. III D

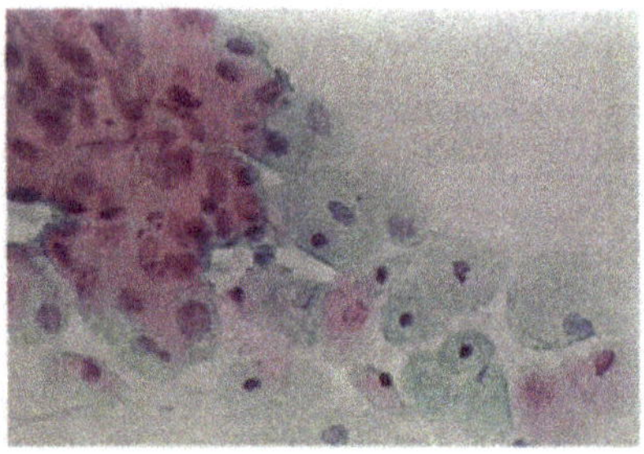

Atrophie des Vaginalepithels (Pap. II); niedriger Epithelaufbau mit Parabasalzellen und kleinen Intermediärzellen als Folge des Östrogenmangels nach der Menopause

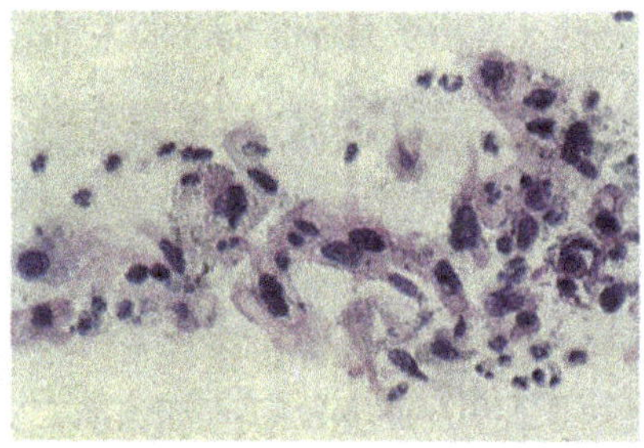

Pap. IV a

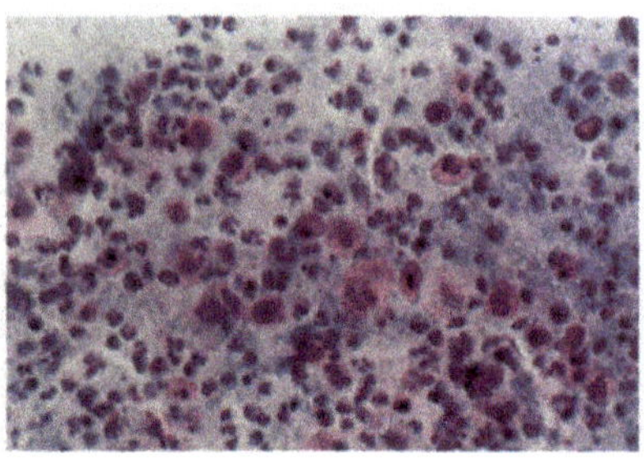

schwerst atrophisch-entzündliches Zellbild nach der Menopause (Pap. III); endgültige Beurteilung nach Östrogenbehandlung

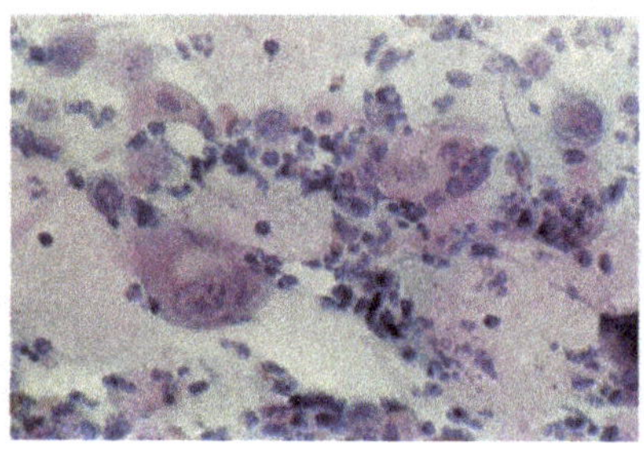

Pap. V

zytologische Befunde

Abb. 9.6: Exfoliativzytologie der Portio

Jod-Kalium-Lösung (Lugol-Lösung) färbt normales glykogenhaltiges Plattenepithel tiefbraun (jodpositiv). Bei geringem Glykogengehalt entsteht eine hellbraune (jodhell) und bei fehlendem Glykogengehalt keine Färbung (jodnegativ) wie bei *maligne verändertem Plattenepithel* (aber nicht spezifisch). Jodhelle und jodnegative Areale findet man auch bei *Ektopie, Erosio vera* und *atrophischem Epithel.* Ein Befall mit HP-Viren zeigt ebenfalls jodnegative Areale mit zusätzlichen Strukturmerkmalen (scharfer gezackter Rand, Halbinselbildung, Satellitenherde, mikropapilläre Strukturen). Die Deutung der kolposkopischen Befunde kann nur unter Anleitung erlernt werden.

Kolposkopische Befunde werden in Deutschland nach der kolposkopischen Terminologie von Rom 1990 (deutsche Fassung) eingestuft (Tabelle 9.2, Abb. 9.7).

Tab. 9.1: Zytodiagnostik.
Einteilung und Bewertung zytologisch-gynäkologischer Befunde nach der Münchener Nomenklatur (1998).

Gruppe	Begriffsdefinition der Gruppen
I	normales Zellbild, dem Alter entsprechend, einschl. leichter und degenerativer Veränderungen sowie bakterielle Zytolyse
II	deutlich entzündliche Veränderungen an Zellen des Platten- und zervikalen Zylinderepithels; Zellen aus Regenerationsepithel, unreife Zellen, stärkere degenerative Zellveränderungen, Para- und Hyperkeratosezellen; normale Endometriumzellen, auch nach der Menopause; ferner spezielle Zellbilder wie follikuläre Zervizitis, Zellveränderungen bei IUP, Zeichen einer HPV-Infektion ohne wesentliche Kernveränderungen, Zeichen einer Herpes- oder Zytomegalievirusinfektion **Empfehlung:** ggf. zytologische Kontrolle, Zeitabstand je nach klinischem Befund – eventuell nach vorheriger Entzündungsbehandlung oder Aufhellung durch Hormongaben
II w/II k	Befunde (II w: Wiederholung bzw. II k: Kontrolle), die vom Zytologen als zwar gutartig, aber kontrollbedürftig angesehen werden (abweichend von Münchener Nomenklatur)
III	unklarer Befund schwere entzündliche, degenerative oder iatrogene Zellveränderungen, die eine sichere Beurteilung zwischen gut- und bösartig nicht zulassen auffällige Zellen eines Drüsenepithels, deren Herkunft aus einem Karzinom nicht sicher auszuschließen ist, möglichst mit Hinweis, ob die Zellen endometrialen, endozervikalen oder extrauterinen Ursprungs sind **Empfehlung:** je nach klinischen und kolposkopischem Befund kurzfristige zytologische Kontrollen oder sofortige Abklärung
III D	Zellen einer Dysplasie leichten bis mäßigen Grades (Zeichen einer HPV-Infektion sollten besonders erwähnt werden) **Empfehlung:** kolposkopisch-zytologische Kontrolle in drei Monaten
IV a	Zellen einer schweren Dysplasie oder eines Carcinoma in situ (Zeichen einer HPV-Infektion sollten besonders erwähnt werden) **Empfehlung:** kolposkopisch-zytologische Kontrolle und histologische Klärung
IV b	Zellen einer schweren Dysplasie oder eines Carcinoma in situ, Zellen eines invasiven Karzinoms nicht auszuschließen **Empfehlung:** kolposkopisch-zytologische Kontrolle und histologische Klärung
V	Zellen eines malignen Tumors Zellen eines Plattenepithelkarzinoms (verhornend oder nicht verhornend) Zellen eines Adenokarzinoms, möglichst mit Hinweis, ob endometrialen, endozervikalen oder extrauterinen Ursprungs **Empfehlung:** kolposkopisch-zytologische Kontrolle und histologische Klärung

9.2.6 Gynäkologische Palpation

Praxishinweis: Die Palpation des inneren Genitale geschieht mit dem *Zeigefinger* (Nullipara) oder mit *Zeige- und Mittelfinger* der **„inneren" Hand** (bei Rechtshändern die rechte). Bei der bimanuellen Untersuchung kommt die **„äußere" Hand** hinzu (Abb. 9.8).

Zumindest die „innere" Hand sollte einen dünnen weichen Handschuh tragen, der vor der Untersuchung mit Leitungswasser oder bei engen Verhältnissen mit Babyöl gleitend gemacht wurde:

- Mittels bimanueller Untersuchung sollen am **Uterus** folgende Merkmale beurteilt werden: Größe, Form, Konsistenz, Beweglichkeit und Lage. Normalerweise ist der Uterus hühnereigroß (7 cm lang), birnenförmig, relativ derb und in allen 3 Ebenen gut beweglich. Meist bilden die Längsachsen von Zervix und Vagina einen nach vorne offenen Winkel (Anteversio), ebenso die Längsachse von Zervix und Corpus uteri (Anteflexio). Seltener ist der Uterus gestreckt oder retroflektiert.
- Schwieriger ist die Palpation der **Adnexe.** Die walnussgroßen Ovarien sind oft nur mit viel Erfahrung, die bleistiftdünnen Tuben überhaupt nicht zu tasten.
- Bei **pathologischen** Resistenzen ist deren Größe, Form, Konsistenz, Oberfläche, Lage, Druckempfindlichkeit, Beweglichkeit und Abgrenzbarkeit gegenüber dem Uterus zu beur-

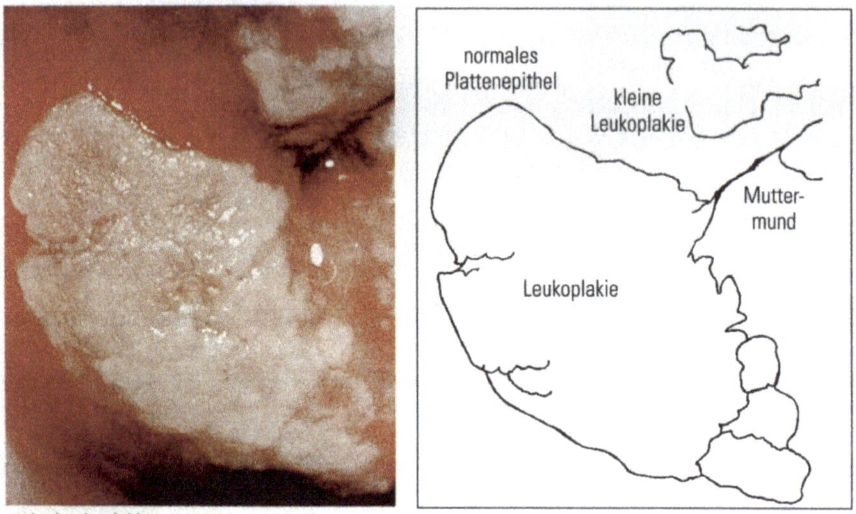

grobe Leukoplakie

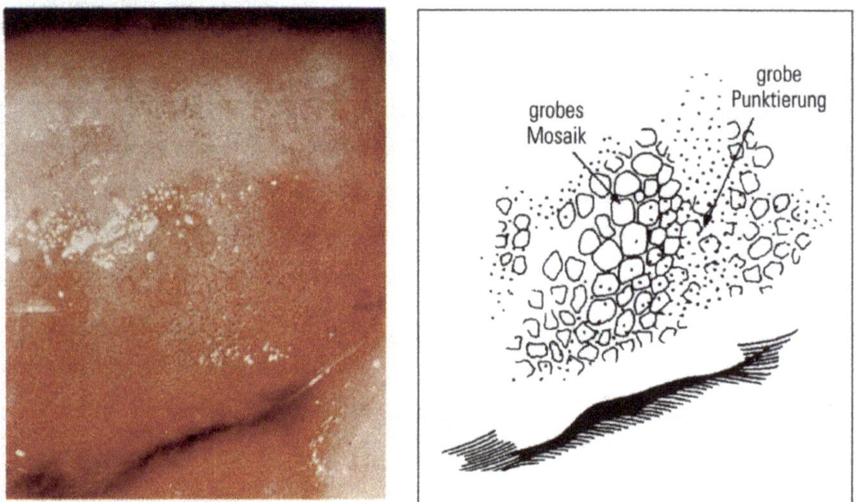

grobe Punktierung und grobes Mosaik

Abb. 9.7: Kolposkopische Befunde.

teilen. Bei Erkrankungen der Parametrien und Tuben ist oft eine schmerzhafte Beweglichkeit (*„Portioschiebeschmerz“*) festzustellen. Die bimanuelle Untersuchung erfordert viel räumliches Vorstellungsvermögen und ein ausgeprägtes Tastgefühl; Letzteres wird dadurch verfeinert, dass man den der „inneren“ Hand entsprechenden Ellenbogen auf dem Oberschenkel abstützt.

9.2.7 Rektale Untersuchung

Sie ergänzt die vaginale Untersuchung und ist unentbehrlich bei pathologischen **Tastbefunden hinter dem Uterus,** zur Beurteilung der **Parametrien beim Zervixkarzinom** und zum Ausschluss eines **Rektumkarzinoms.**

Bei **Kindern und Virgines** ist die rektale Untersuchung Ersatz für die vaginale.

Der Zeigefinger wird, mit einem zusätzlichen Fingerling geschützt und mit Öl oder Fett gleitfähig gemacht, vorsichtig eingeführt; dabei sollte die Patientin anfangs nach unten pressen. Bei der kombinierten **rektovaginalen Untersuchung** geht man mit dem Mittelfinger in das Rektum und dem Zeigefinger in die Vagina ein. So kann

Tab. 9.2: Kolposkopische Terminologie (deutsche Fassung).

I. **Normale kolposkopische Befunde**
- A. Originäres Plattenepithel
- B. Ektopie (Zylinderepithel)
- C. Umwandlungszone

II. **Abnorme kolposkopische Befunde**
- A. Innerhalb der Umwandlungszone
  1. Essigweißes Epithel* a) im Niveau b) feinpapillär oder feinhöckrig
  2. Punktierung*
  3. Mosaik*
  4. Leukoplakie
  5. Iodnegative Bezirke
  6. atypische Gefäße
- B. Außerhalb der Umwandlungszone
  1. essigweißes Epithel* a) im Niveau b) feinpapillär oder feinhöckrig
  2. Punktierung*
  3. Mosaik*
  4. Leukoplakie
  5. Iodnegative Bezirke
  6. atypische Gefäße

III. **Verdacht auf invasives Karzinom**

IV. **Ungenügend kolposkopische Beurteilung**
- A. Plattenepithel – Zylinderepithelgrenze nicht sichtbar
- B. schwere Entzündung oder Atrophie
- C. Portio nicht einstellbar

V. **verschiedene kolposkopische Befunde**
Kondylom, Entzündung, Atrophie, Ulkus, andere

* Grad der Veränderung

zarte Veränderungen	*grobe Veränderungen*
essigweißes Eptithel	intensives essigweißes Epithel
zartes Mosaik	grobes Mosaik
zarte Punktierung	grobe Punktierung
dünne Leukoplakie	dicke Leukoplakie
	atypische Gefäße
	Erosion

man die Beschaffenheit der *Parametrien* und der *Ligamenta sacrouterina* am besten beurteilen.

9.2.8 Einfache Untersuchungen bei Harninkontinenz

Durch sorgfältige Anamnese erhält man meist Hinweise auf die Art einer bestehenden Harninkontinenz: Stress-, Urge-, absolute und neurogene Inkontinenz. Bei *Stressinkontinenz* bestehen häufig eine Zysto- und Rektozele, die durch Spekulumuntersuchung und Palpation festgestellt werden können. Insbesondere, wenn man nach unten pressen lässt, kommt es zu Urinabgang. Durch den Blasenhalselevationstest (Bonney, Marshall-Marchetti) kann die Stressinkontinenz bestätigt werden. Mit 1 oder 2 Finger(n) bzw. einem gestielten Tupfer wird der Blasenhals nach kranial angehoben. Kommt es beim Husten nicht mehr zum Urinabgang, ist der Test positiv, eine Senkungsoperation erscheint indiziert. Bei *absoluter Harninkontinenz* (Verdacht auf Fisteln) und keiner sichtbaren Fistelöffnung hat sich die Blauprobe bewährt. In die Scheide werden mehrere Tupfer eingelegt, die Patientin trägt eine Vorlage. Nach i. v. Injektion von 5 ml Indigokarmin läuft die Patientin herum oder steigt einige Treppen. Beim Herausnehmen der Tupfer kann dann anhand evtl. Blaufärbung die Fistel lokalisiert werden. Voraussetzung für eine definitive Therapie ist die exakte urogynäkologische Diagnose.

9.2.9 Sonographie (Ultraschalluntersuchung)

Bis vor wenigen Jahren war die bimanuelle gynäkologische Untersuchung die einzige Möglichkeit, das innere Genitale der Frau nichtinvasiv zu untersuchen.

Heute gehört die Sonographie zu den unverzichtbaren nichtinvasiven Standardmethoden in der gynäkologischen Praxis. Gegenüber *transabdominalen-transvesikalen Ultraschall* (volle Harnblase!) erlaubt die *Vaginalsonographie* bis auf wenige Zentimeter an die Organe des kleinen Beckens heranzukommen. Darüber hinaus können durch die Verwendung höher frequenter Transvaginalsonden hoch aufgelöste Bilder mit großer Aussagekraft erzielt werden. Bei entsprechender Geräteausstattung und Erfahrung des Untersuchers ist die Vaginalsonographie durchaus eine echte Alternative zur Computertomographie des kleinen Beckens.

Indikationen für die Vaginalsonographie sind:

- unklare Unterbauchbeschwerden, Tastbefund, Intrauterinpessar-Lagekontrolle
- Nachweis des *PCO-Syndroms* (s. Abschn. 1.5.3), Tumordiagnostik im kleinen Becken
- Zyklusmonitoring bei Sterilität, Uterusfehlbildungen.

Die Methode ist nicht geeignet für Virgines und Frauen mit sehr enger Scheide. In der Abb. 9.9 werden einige Beispiele für sonographische Befunde gegeben. Besonderer Erfahrung bedarf die

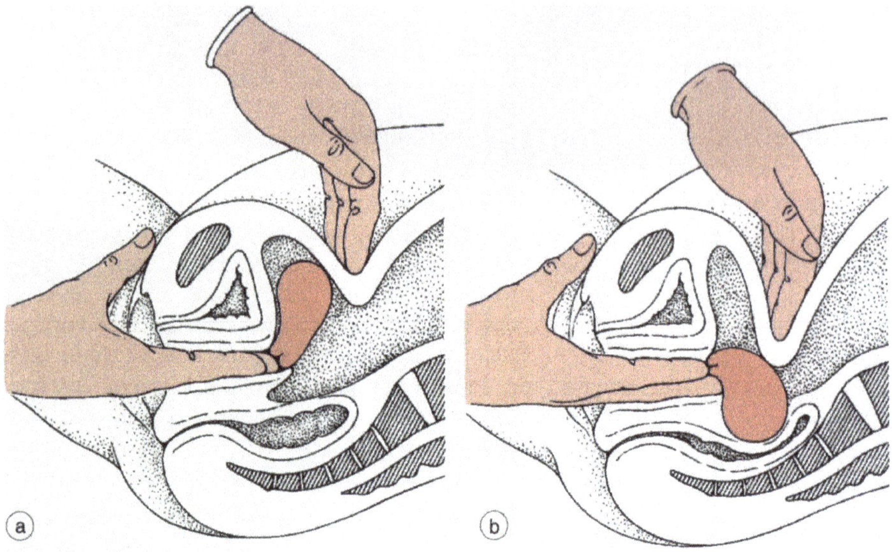

Abb. 9.8: Bimanuelle Untersuchung: a Anteversio-Anteflexio; b Retroversio-Retroflexio (modifiziert nach Weibel, 1939).

(Farb-) Doppler-Sonographie; durch die Darstellung veränderter Durchblutungsverhältnisse können Aussagen zur Dignität eines gynäkologischen Tumors gemacht werden. Die Kontrastmittel-Sonographie wird als orientierende Untersuchung in der Sterilitätsdiagnostik eingesetzt.

9.2.10 Untersuchung in Narkose

Bei verkrampften, ängstlichen oder sehr adipösen Patientinnen kann zur Klärung der Diagnose die gynäkologische Untersuchung in Narkose indiziert sein. Wegen der ausgeschalteten **Schmerzreaktion** ist jedoch **Vorsicht** geboten, um keinen Tumor oder Abszess zur Ruptur zu bringen. Die Narkoseuntersuchung ist auch zur Beurteilung der Parametrien beim Zervix-Karzinom sowie vor jeder gynäkologischen Operation zu empfehlen, einerseits um die letzte Entscheidung über das operative Vorgehen zu treffen und andererseits um durch Vergleich des Palpationsbefundes mit den tatsächlichen Verhältnissen klinisch-praktische Erfahrungen zu sammeln.

9.2.11 Untersuchungen der weiblichen Brust

Die Untersuchung der Mammae ist **obligater Bestandteil der gynäkologischen Untersuchung.** Durch *Inspektion und Palpation* (auch durch regelmäßige *Selbstuntersuchung*) können Veränderungen des Drüsenkörpers (Formveränderungen, schmerzhafte oder schmerzlose Knotenbildung), der Haut (Ulzera, Entzündungen, Einziehungen) sowie der regionären Lymphknoten (Vergrößerung, mangelnde Verschieblichkeit) festgestellt werden.

9.2.11.1 Inspektion

Sie erfolgt bei der stehenden, sitzenden und liegenden Frau bei vollständig entkleidetem Oberkörper. Die Arme sind zunächst gesenkt und angelegt, danach erhoben (evtl. über dem Kopf gekreuzt) und schließlich in die Hüften eingestemmt. Dabei ist zu achten auf:

- Einziehung, Verziehen und Höhendifferenz der Brustwarzen
- *Oberflächenveränderungen* der Brustwarzen und des Warzenhofes
- *Hautveränderungen:* Plateaubildung, Vorwölbungen, Verfärbungen, Apfelsinenhaut, verstärkte Venenzeichnung.

9.2.11.2 Palpation, Prüfung der Sekretion

Die **Palpation** der Brüste sollte systematisch und in entspannter Haltung der Patientin und des Untersuchers vorgenommen werden. Es sollte mit flach auf der Brust aufliegenden Fingern getastet werden. Stets müssen systematisch alle 4 *Quadranten* untersucht werden. Danach erfolgt

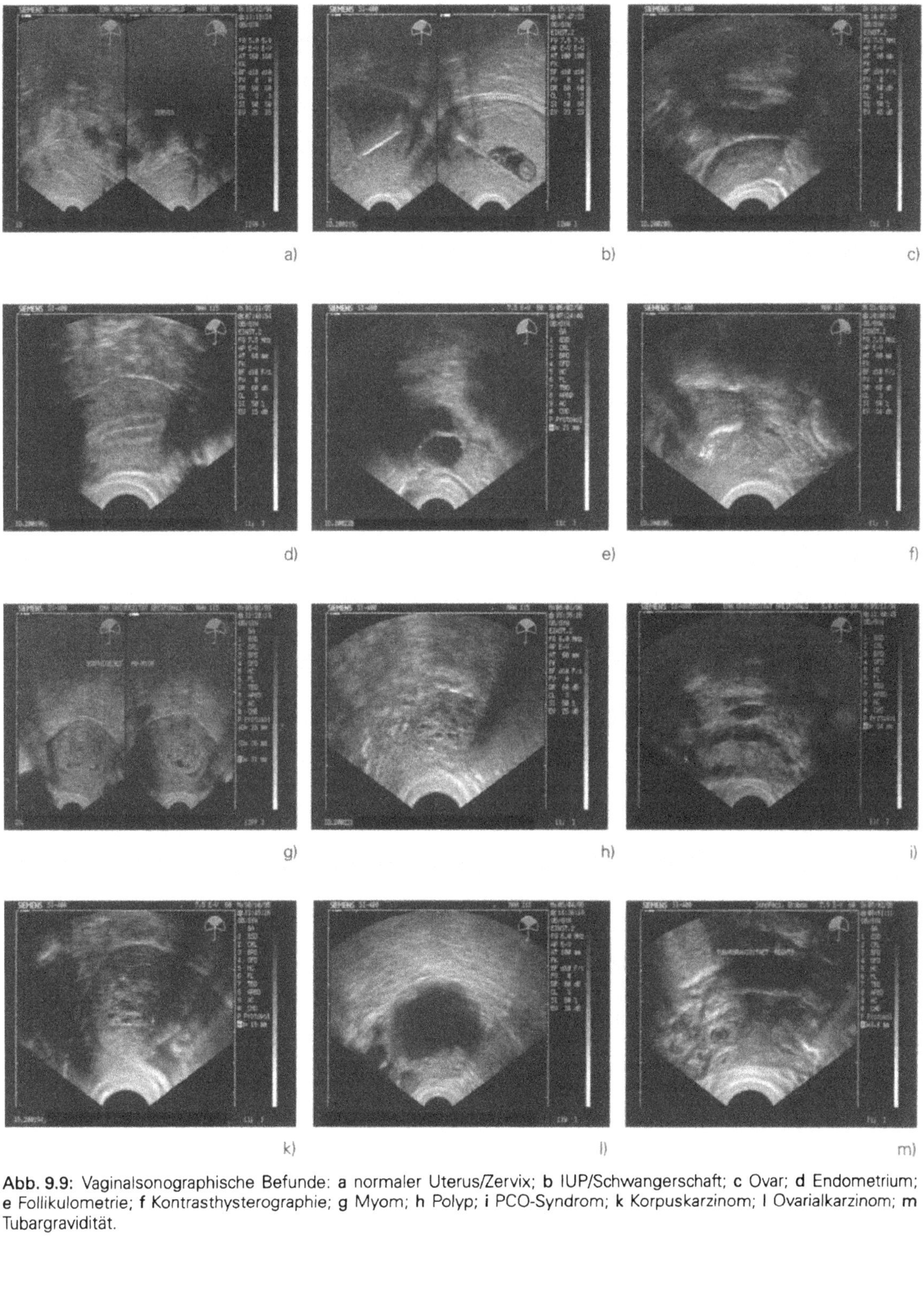

Abb. 9.9: Vaginalsonographische Befunde: **a** normaler Uterus/Zervix; **b** IUP/Schwangerschaft; **c** Ovar; **d** Endometrium; **e** Follikulometrie; **f** Kontrasthysterographie; **g** Myom; **h** Polyp; **i** PCO-Syndrom; **k** Korpuskarzinom; **l** Ovarialkarzinom; **m** Tubargravidität.

die Palpation der *Achselhöhle* sowie der *supra- und infraklavikulären Regionen* (Abb. 9.10).

Jede Frau sollte ab dem 20. Lebensjahr einmal im Monat am Ende der Periode die Brüste *selbst untersuchen*. Das Tastvermögen ist bei nasser Haut (z. B. beim Duschen) erhöht.

Prüfung auf Sekretion. Neben der spontanen Sekretabsonderung der Brust ist bei der Unter-

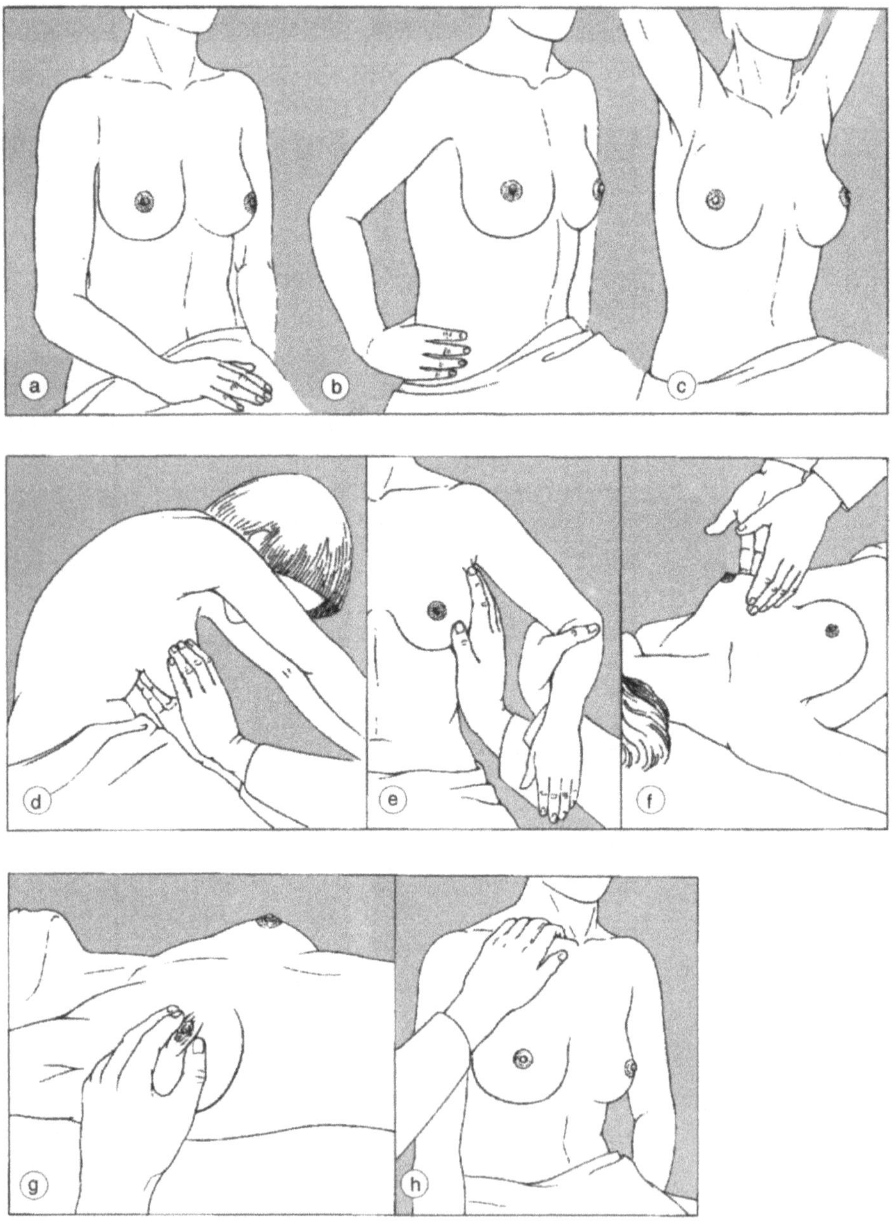

Abb. 9.10: Inspektion und Palpation der Mammae durch den Arzt (nach Long): **a** Patientin sitzend, Arme in Seithaltung; **b** Hände in die Hüften eingestemmt, M. pectoralis angespannt; **c** Arme über den Kopf erhoben; **d** Patientin nach vorn gebeugt, Palpation des Drüsenkörpers erleichtert; **e** Palpation der Axilla; **f** Palpation im Liegen, Arme entspannt; **g** Palpation von Brustwarze und Warzenhof, Expression von Flüssigkeit; **h** Palpation der Supraklavikular-Region.

suchung durch Druck auf die Mamillenbereiche zu prüfen, ob Sekret aus der Brustwarze austritt. Bei blutigem, bräunlichem oder grünlichem Sekret sollten zytologische Abstriche angefertigt werden, die nach Papanicolaou gefärbt und beurteilt werden.

9.2.11.3 Weiterführende Diagnostik

- **Mammographie**

Die Mammographie ist die effektivste Methode zur Brustkrebsfrüherkennung. Suspekter Mikrokalk als Hinweis auf ein Malignom lässt sich nur durch die Mammographie darstellen und verifizieren.

Im Rahmen der Früherkennung sollte bei jeder Frau im 40. Lebensjahr eine Basismammographie durchgeführt werden. Danach sind bis zum 50. Lebensjahr regelmäßige Mammographien in einjährigen Abständen und ab dem 50. Lebensjahr ein- bis zweijährige Intervalle entsprechend dem Risikoprofil zu fordern. Bei dichtem Brustdrüsengewebe, bei jungen Frauen und mastopathisch verändertem Brustdrüsengewebe ist die Röntgendiagnostik erschwert.

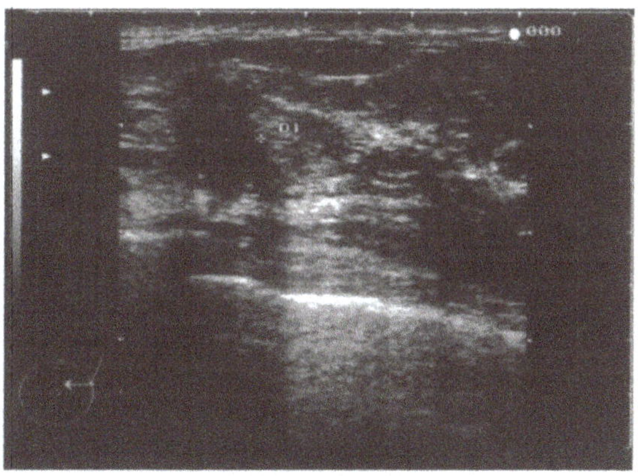

a)

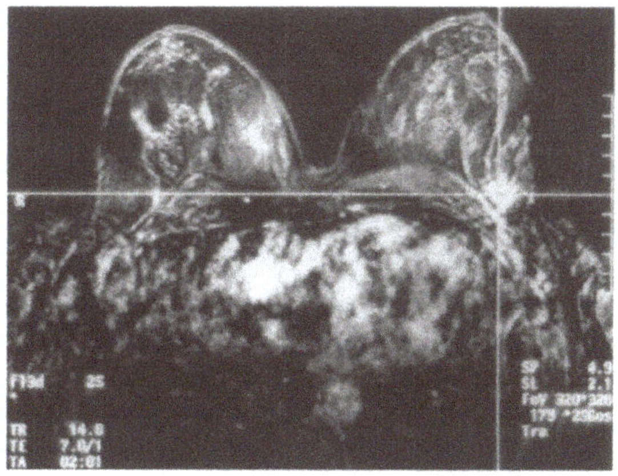

c)

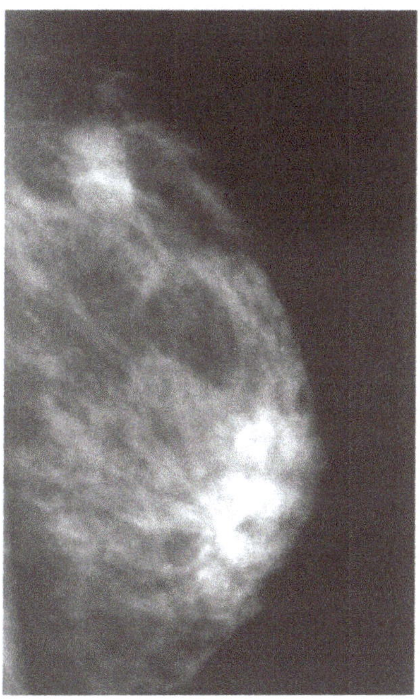

b)

Abb. 9.11: Vergleichende Darstellung eines karzinomverdächtigen Befundes der Mamma: **a** Mammographie; **b** Mammasonographie; **c** Kontrastmittel-MRT.
Vergleichende Darstellung eines malignomverdächtigen Befundes der Mamma: **a** Mammasonographie (10 MHz): echoarmer, inhomogener, unregelmäßiger Herdbefund links. **b** Mammographie (links): malignomverdächtige Verdichtung im axillären Drüsenfortsatz mit feinsten Verkalkungen und zarten streifigen Ausläufern. **c** Konstrastmittel-MRT (links): deutlich vermehrte Kontrastmittelanreicherung mit streifigen Ausläufern nach ventral-lateral.

Mammasonographie (inklusive Farb- und Dopplersonographie)

Als die wichtigste Ergänzungsdiagnostik zur Mammographie gilt die Mammasonographie. Mit Ausnahme der Darstellung von Mikrokalk ist die Brustultraschalluntersuchung bei nichtpalpablen Herdbefunden der Mammographie gleichwertig, bei palpablen Knoten sogar überlegen. Aus genannten Gründen empfiehlt es sich, nach jeder Mammographie zusätzlich eine Mammasonographie durchzuführen.

- **Kontrastmittel-MRT**

Der Einsatz der Magnetresonanztomographie bleibt speziellen Fragestellungen vorbehalten. Mit dieser Untersuchungsmethode gelingt es gut zwischen narbigen Veränderungen und einem Rezidiv nach brusterhaltender Operation und Bestrahlung zu differenzieren. Weitere Indikationen für das MRT stellen Kontrolluntersuchungen nach plastischen Operationen der Brust mit Protheseneinlage sowie der Ausschluss einer Multifokalität bzw. -zentrizität vor einer brusterhaltenden Operation dar (Abb. 9.11).

9.3 Befunddokumentation

Alle bei Inspektion, Spekulumeinstellung, gynäkologischer Palpation sowie rektaler bzw. rektovaginaler oder Narkoseuntersuchung und Untersuchung der Mammae erhobenen Befunde werden mit Angabe von Datum und Namen des Untersuchers sorgfältig und gut lesbar dokumentiert. Die exakte Befunddokumentation ist nicht nur für die optimale Behandlung einer Erkrankung wichtig, sondern gewinnt auch zunehmend **forensische** Bedeutung, z. B. wenn sich ein Arzt vor ungerechtfertigten Regressansprüchen schützen muss. Bewährt hat sich die *graphische Darstellung* der Portio mit Einzeichnung der kolposkopischen Befunde, der inneren Genitalorgane und der Mammae. Hierzu können auch vorgedruckte Skizzen verwendet werden. Durch bildgebende Verfahren erhobene Befunde sollten als Farb- bzw. Schwarz-Weiß-Ausdruck den Patientenunterlagen beigefügt werden.

10. Zyklusstörungen

B. Hinney, W. Wuttke

Definitionen

• Tempoanomalien	
Amenorrhö	Ausbleiben der Menstruation
– primär	keine Spontanblutung bis zum vollendeten 16. Lebensjahr
– sekundär	über dreimonatiges Ausbleiben der Blutung nach vorausgegangenen Spontanblutungen
– physiologisch	Schwangerschaft, Still-Amenorrhö
Oligomenorrhö	zu seltene Blutungen >35 Tage Abstände
Polymenorrhö	zu häufige Blutungen <25 Tage Abstände
Metrorrhagie	Zwischenblutungen bei erhaltenem Zyklus
Dauerblutung	kein Zyklus erkennbar
Irreguläre Blutungen	kein Zyklus erkennbar
• Typusanomalien	
Hypomenorrhö	zu schwache Blutung <10 ml Blutverlust
Hypermenorrhö	zu starke Blutung >80 ml Blutverlust
Menorrhagie	zu lange (und meist >6 Tage, auch zu starke Blutung)
• Dysmenorrhö	schmerzhafte Blutung
– primär	Ursache nicht erkennbar
– sekundär	Ursache nachweisbar

Die Beschreibung kann nach dem Kaltenbach-Schema erfolgen (s. Pschyrembel, Stichwort Zyklusstörungen), Abb. 10.1.

10.1 Einführung

Epidemiologie: Menstruationsstörungen sind für Frauen der häufigste Grund, medizinische Hilfe in Anspruch zu nehmen. In unserer Zeit haben menstruationsbedingte Probleme deutlich zugenommen. Dies hängt mit der Tatsache zusammen, dass Frauen heute im Verlauf ihrer reproduktiven Jahre etwa 400 Zyklen erleben, während es noch vor etwa 50 Jahren nicht selten lediglich 40 Zyklen waren. In der übrigen Zeit bestanden bei den meisten Frauen entweder Schwangerschaften oder Still-Amenorrhöen. Regelmäßige Menstruationen werden gemeinhin als selbstverständlich angenommen. Absolut regelmäßige Zyklen sind jedoch eher die Ausnahme, Abweichungen vom regelmäßigen Zyklus dagegen durchaus normal. Vor allem zu Beginn und zum Ende der reproduktiven Phase häufen sich verkürzte und verlängerte Zyklen. Zu einer Häufung von Zyklusstörungen kann es auch in Zeiten vermehrter körperlicher und psychischer Belastung kommen (Leistungssport, Studium, Beruf).

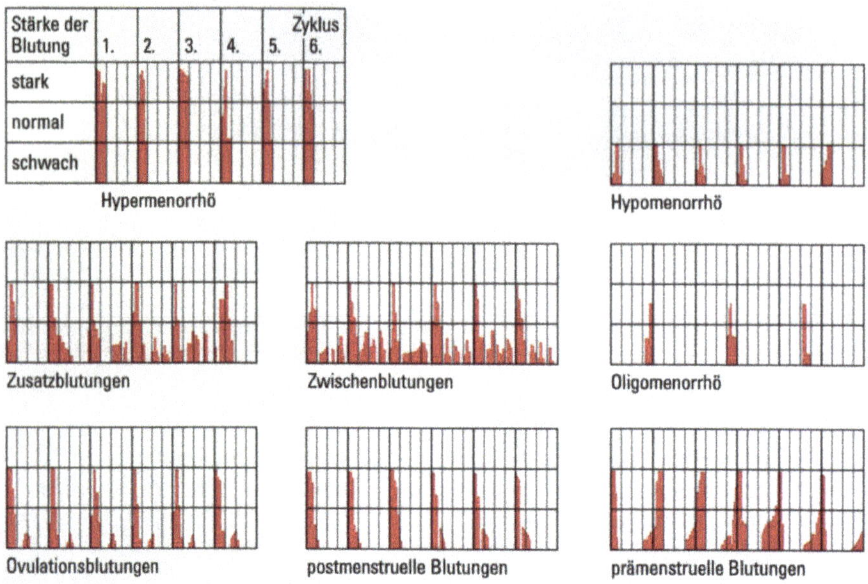

Abb. 10.1: Zyklusstörungen (Kaltenbach-Schemata)

Treloar wertete 1967 die von 2702 Frauen über einen Zeitraum von rund 30 Jahren dokumentierten Zyklen aus. Es fanden sich folgende wesentliche Ergebnisse:

- Bis zu etwa 7 Jahren nach der Menarche sind Zyklusunregelmäßigkeiten normal. Die Unregelmäßigkeiten zeigen bis zum ca. 20. Lebensjahr eine abnehmende Tendenz. Es folgt eine Phase relativer Stabilität.
- Vom 21. bis zum 39. Lebensjahr sind die Zyklen am stabilsten, wenngleich jedoch weiterhin bei den meisten Frauen eine gewisse Variabilität besteht.
- Mit Beginn des Klimakteriums sind deutliche Zyklusschwankungen eher die Regel als die Ausnahme.

Aus neuerer Zeit liegt eine dänische Untersuchung zur Zykluslänge und -variabilität an einem unselektierten Kollektiv von 1526 Frauen vor. In Tabelle 10.1 ist die für das Jahr 1988 erfragte Verteilung von regelmäßigen und irregulären Zyklen sowie Amenorrhöen – nach Altersgruppen getrennt – dargestellt. Als irregulär galten in dieser Untersuchung Zyklen, für die aufgrund ihrer Unregelmäßigkeit keine mittlere Länge angegeben werden konnte. Von den Frauen mit regelmäßigem Zyklus hatten nur 0,5 % eine Zykluslänge unter 21 Tagen (Polymenorrhöen) und 0,9 % eine Zykluslänge über 35 Tagen (Oligomenorrhöen). Eine Variation der Zykluslänge über mehr als 14 Tage wiesen knapp 30 % der Frauen auf.

Ätiologie: Menstruationsstörungen sind Zeichen einer Störung in einem komplexen System. Wesentliche Teile dieses Systems sind Hypothalamus, Hypophyse, Ovarien und Uterus. Während der Uterus lediglich das Erfolgsorgan hormoneller Einflüsse ist, beeinflussen sich Ovarien, Hypophyse und Hypothalamus gegenseitig. Der Uterus kann andererseits auch selbst Ursache von Blutungsstörungen sein.

> Bei der Abklärung von Zyklusstörungen sollten zunächst stets folgende Ursachen in Betracht gezogen werden:
> - Schwangerschaft
> - gut- und bösartige Erkrankungen der Genitalorgane.

- Schwangerschaften können nahezu alle Blutungsstörungen verursachen, dies gilt insbesondere für gestörte Frühschwangerschaften (vor allem Extrauteringraviditäten). Da der Nachweis oder Ausschluss einer Schwangerschaft mit den heute verfügbaren Urintests innerhalb weniger Minuten möglich ist, sollte das Übersehen einer Schwangerschaft nicht mehr vorkommen.

– Irreguläre Blutungen können auch Symptom einer gut- oder bösartigen Erkrankung der Genitalorgane sein (Ektopie, Polyp, Zervix- und Korpuskarzinom). Entsprechende Untersuchungen müssen daher stets am Beginn der Abklärung stehen.

Hormonell verursachte Blutungsstörungen lassen sich häufig leicht erklären, wenn man sich die Grundlagen des menstruellen Zyklus in Erinnerung ruft (s. Abschnitt 1.4): In der Follikelphase kommt es als Folge der Follikelreifung zu ansteigenden Östradiolspiegeln. Dieser Östradiolanstieg führt zur Proliferation des Endometriums, gleichzeitig werden im Endometrium Progesteronrezeptoren induziert. Mit der Ovulation kommt es kurzfristig zu einem Östradiolabfall. Anschließend entsteht aus den Zellen des Follikels das Corpus luteum, dieses bildet in großen Mengen Progesteron, weiterhin aber auch Östradiol. Progesteron bewirkt die sekretorische Umwandlung des Endometriums. Mit der Luteolyse – der Regression des Corpus luteum – fallen sowohl der Östradiol- als auch der Progesteronspiegel auf Basalwerte ab, es kommt zur Menstruationsblutung, einer Hormonentzugsblutung. Alle Abweichungen von diesem Verlauf können Blutungsstörungen zur Folge haben.

Bei anovulatorischen Zyklen können grundsätzlich folgende Blutungstypen auftreten:

- Östrogenentzugsblutung
  Blutung nach Östrogenabfall, z. B. postovulatorischer Östrogenabfall
- Östrogendurchbruchsblutung
  Zu diesen Blutungen kommt es bei über längere Zeit konstant bleibenden Östrogenspiegeln. Die Art der Blutungen korreliert mit der Höhe der Östrogenserumspiegel: Relativ niedrige Östrogenspiegel führen zu intermittierendem Spotting. Bei hohen Östrogenspiegeln und anhaltender Verfügbarkeit kommt es zu verlängerten Amenorrhöintervallen, die von akuten, häufig profusen Blutungen mit exzessivem Blutverlust gefolgt sind.
- Progesteronentzugsblutung
  Zur Progesteronentzugsblutung kommt es nur dann, wenn das Endometrium initial durch endogene oder exogene Östrogene proliferiert wurde. Auch bei Fortsetzung der Östrogentherapie kommt es bei Entzug des Progesterons zur Blutung (→ Gestagentest, siehe unten).
- Progesterondurchbruchsblutung
  Zu diesem Blutungstyp kommt es bei einem ungünstigen Progesteron-Östradiol-Verhältnis. Bei zu niedrigen Östrogenspiegeln führt eine kontinuierliche Progesterontherapie zu intermittierenden Blutungen.

Zu Blutungsstörungen kann es aber auch im ovulatorischen Zyklus bei Follikelreifungsstörungen und bei Corpus-luteum-Insuffizienz kommen. Diese Krankheitsbilder sind allerdings in erster Linie als Sterilitätsursachen von Bedeutung. Auf diese Störungen wird daher insbesondere in den Kapiteln 1.5 und 16 eingegangen.

10.2 Amenorrhö

Definition. Hinsichtlich des Auftretens der Amenorrhö unterscheidet man:

- primäre Amenorrhö (keine Spontanblutung vor Vollendung des 16. Lebensjahrs)
- sekundäre Amenorrhö (über dreimonatiges Ausbleiben der Blutung nach früheren Spontanblutungen)

Die physiologische Amenorrhö bei bestehender Schwangerschaft sowie die Still-Amenorrhö werden hier nicht erörtert.

Epidemiologie: Die Prävalenz von Amenorrhöen wird auf 1,5 bis 3% während der gesamten reproduktiven Jahre und auf 8,5% in einer unselektierten Population von Adoleszenten geschätzt (s. a. Tab. 10.1).

Klinik: Wenngleich es sich somit bei der Amenorrhö um eine relativ seltene Störung handelt, sollte in jedem Falle eine sorgfältige Abklärung erfolgen, da die Konsequenzen für die Patientin möglicherweise von erheblicher Bedeutung sind. Die Ursachen der Amenorrhö können verschiedene Ebenen betreffen:

- Hypothalamus/Hypophyse
- Ovarien
- Vagina/Uterus.

Tab. 10.1: Verteilung von regelmäßigen und irregulären Zyklen sowie Amenorrhöen an einem Kollektiv von 1526 zufällig ausgewählten Frauen nach Altersgruppen getrennt.
Als irregulär galten in dieser Untersuchung Zyklen, für die auf Grund ihrer Unregelmäßigkeit keine mittlere Länge angegeben werden konnte. Oligo- oder Polymenorrhöen sind dagegen in der Gruppe „regelmäßig" enthalten

Zyklus	Altersgruppe					
	15–19	20–24	25–29	30–34	35–39	40–44
regelmäßig	77,4 %	83 %	82,2 %	88,7 %	95,6 %	87,1 %
irregulär	20,8 %	17,0 %	17,3 %	10,5 %	3,3 %	10,8 %
Amenorrhö	1,8 %	0 %	0,5 %	0,8 %	1,1 %	2,1 %

Die Abklärung kann nach dem WHO-Schema (s. Abschnitt 1.5) erfolgen. Aus systematischen Gründen sollen hier allerdings die Ursachen in der Reihenfolge Vagina/Uterus, Ovar, Hypophyse/Hypothalamus besprochen werden. Da die WHO-Einteilung jedoch etabliert ist, werden jeweils zusätzlich die WHO-Gruppen genannt.

Differentialdiagnostik

Relativ einfach zu klären ist die Frage, ob es sich als Ursache der Amenorrhö um eine primäre oder sekundäre Ovarialinsuffizienz handelt:

- Eine primäre Ovarialinsuffizienz (Ursache der Störung ist das Ovar selbst) zeichnet sich durch niedrige Östradiol- und erhöhte Gonadotropinspiegel (LH und FSH) aus.
- Eine sekundäre Ovarialinsuffizienz (das Ovar wird nicht ausreichend durch Gonadotropine stimuliert) erkennt man dagegen an niedrigen Östradiol- und ebenfalls niedrigen Gonadotropinspiegeln.

Zur Abklärung des Schweregrads der Amenorrhö können ferner folgende Tests durchgeführt werden:

Gestagen-Test: Der Patientin wird ein zur sekretorischen Umwandlung des Endometriums ausreichendes Gestagenpräparat über die Dauer von 12 Tagen verordnet. Falls die Ovarien noch ausreichende Östrogenmengen produzieren und das Endometrium dementsprechend noch ausreichend proliferiert war, kommt es durch den Gestageneinfluss zu einer proliferativen Umwandlung und nach Absetzen zur Gestagenentzugsblutung. Bei Eintritt einer Blutung wird der Gestagentest als positiv bezeichnet (WHO-Gruppe II).

Bei positivem Gestagentest kann auf die anderen Tests verzichtet werden.

Östrogen/Gestagen-Test: Falls es nach Gestagengabe zu keiner Blutung kommt, sollte ein Östrogen-Gestagentest angeschlossen werden. Durch Gabe eines Östrogens über 12–14 Tage und nachfolgend eines Östrogen-Gestagenpräparats über 10–14 Tage kommt es zunächst zu einer Proliferation des Endometriums und anschließend zur sekretorischen Umwandlung und schließlich zur Hormonentzugsblutung.

Falls ein reaktionsfähiges Endometrium vorhanden ist und keine Abflussbehinderung besteht, muss der Östrogen-Gestagentest positiv sein. Bei negativem Östrogen-Gestagentest liegt eine uterine Amenorrhö vor (WHO-Gruppe IV, s. oben).

GnRH-Test: Bei negativem Gestagen-Test und positivem Östrogen/Gestagen-Test kann die Störung durch einen GnRH-Test weiter abgeklärt werden: Prinzipiell spricht ein Anstieg von LH und FSH nach GnRH-Gabe für eine hypothalamische, ein fehlender Gonadotropinanstieg dagegen für eine hypophysäre Störung.

Schwere hypothalamische Störungen gehen allerdings auch mit einem negativen GnRH-Test einher.

Die Differenzierung in gestagenpositive und gestagennegative Amenorrhö hat wichtige praktische Konsequenzen:

Gestagenpositive Amenorrhö: Es liegt eine ausreichende Östrogensekretion der Ovarien vor. Zum Schutz des Endometriums vor malignen Veränderungen muss allerdings durch regelmäßige Gestagengaben die sekretorische Umwandlung des Endometriums bewirkt werden (s. Abschnitt 13.4.2).

Bei fehlendem Kinderwunsch ist die Einnahme eines Ovulationshemmers indiziert, da es jederzeit zum Heranreifen eines Follikels und damit u. U. zur Schwangerschaft kommen kann.

Gestagennegative Amenorrhö: Es besteht ein Östrogenmangel, daher reicht der Östrogenspiegel nicht zur Proliferation des Endometriums. Im Vordergrund steht daher, u. a. zur Osteoporoseprophylaxe, die Östrogensubstitution. Auch in diesem Falle muss die Östrogensubstitution mit regelmäßigen Gestagengaben kombiniert werden, d. h. es kann ebenfalls ein Ovulationshemmer verabreicht werden.

Falls eine Kontrazeption nicht erforderlich ist, sind Östrogen/Gestagenkombinationspräparate zu bevorzugen, die statt Äthinylöstradiol natürliche Östrogene enthalten.

10.2.1 Primäre Amenorrhö

Ätiologie: Die Ursachen einer primären Amenorrhö können alle genannten Ebenen betreffen, wenngleich uterine und ovarielle Ursachen im Vordergrund stehen. Nach einer Untersuchung aus dem Jahre 1976 verteilen sich die Ursachen einer primären Amenorrhö wie in Tabelle 10.2 dargelegt.

Am Beginn der Abklärung sollte die Abklärung anatomischer Ursachen stehen. Des Weiteren hat es sich bewährt, auf die Zeichen der Pubertät, vor allem der Brustentwicklung, zu achten (s. Abb. 10.2).

10.2.1.1 Brustentwicklung vorhanden

Eine unschwer erkennbare und leicht behandelbare Ursache ist die Abflussbehinderung des Menstrualblutes durch eine **Hymenalatresie.** Typisch sind das sich vorwölbende, livide verfärbte Hymen und die in vierwöchentlichen Abständen auftretenden Schmerzen, die mit einem Hämatokolpos und einer Hämatometra verbunden sind. Die Therapie besteht in der Inzision des Hymens.

Tab. 10.2: Ursachen für primäre Amenorrhö

Ursache	Anteil in %
hypergonadotroper Hypogonadismus (Gonadendysgenesie)	43
Anomalien von Hymen, Vagina, Uterus, Endometrium	20
hypogonadotroper Hypogonadismus (hypothalamisch bzw. hypophysär)	14
normogonadotrope Störungen (z. B. PCO, AGS)	16
männlicher Pseudohermaphroditismus (z. B. testikuläre Feminisierung)	6
Hermaphroditismus verus (echte Zwitter)	<1

Schwerwiegend ist dagegen eine Störung, bei der der Uterus nur rudimentär angelegt ist und die Vagina fehlt. Es handelt sich um eine Hemmungsfehlbildung, das **Mayer-Rokitansky-Küster-Hauser-Syndrom**. Die betroffenen Patientinnen sind bis auf die primäre Amenorrhö zunächst unauffällig. Die Pubertätsentwicklung ist normal, da die Ovarialfunktion ungestört ist. Eine Therapie im eigentlichen Sinne ist nicht möglich. Zum geeigneten Zeitpunkt wird der Patientin die Anlage einer Neovagina angeboten.

Eine weitere gravierende Störung ist mit einem meist normal entwickelten äußeren Genitale und einer vorhandenen Vagina, aber fehlendem Uterus verbunden. Es handelt sich um Individuen mit weiblichem Phänotyp, aber 46,XY-Karyotyp. Das Krankheitsbild wird als **testikuläre Feminisierung** bezeichnet und ist auf einen Androgenrezeptordefekt zurückzuführen. Das von den Hoden gebildete Testosteron kann somit nicht wirksam werden, die phänotypische Entwicklung ist daher weiblich. Typisch sind Leistenhoden, die wegen der Gefahr einer malignen Entartung rechtzeitig – d. h. nach Abschluss der Pubertätsentwicklung – entfernt werden sollten.

Übergangsformen zum männlichen Phänotyp mit partieller Androgenresistenz werden als **Reifenstein-Syndrom** bezeichnet.

Die erhöhte adrenale Androgensynthese kann beim unbehandelten **adrenogenitalen Syndrom (AGS)** zur primären Amenorrhö führen. Kennzeichnend sind die Zeichen der Virilisierung (s. Abschnitt 1.5.3)

10.2.1.2 Brustentwicklung fehlt

Primäre Ovarialinsuffizienz (ovarielle Ursachen)
Zahlreiche chromosomale Störungen sind Ursache einer primären Ovarialinsuffizienz. Im Vordergrund steht das **Turner-Syndrom (45,X0)**. Ursache der Amenorrhö ist in diesen Fällen die frühzeitige Degeneration der Follikel. Neben der

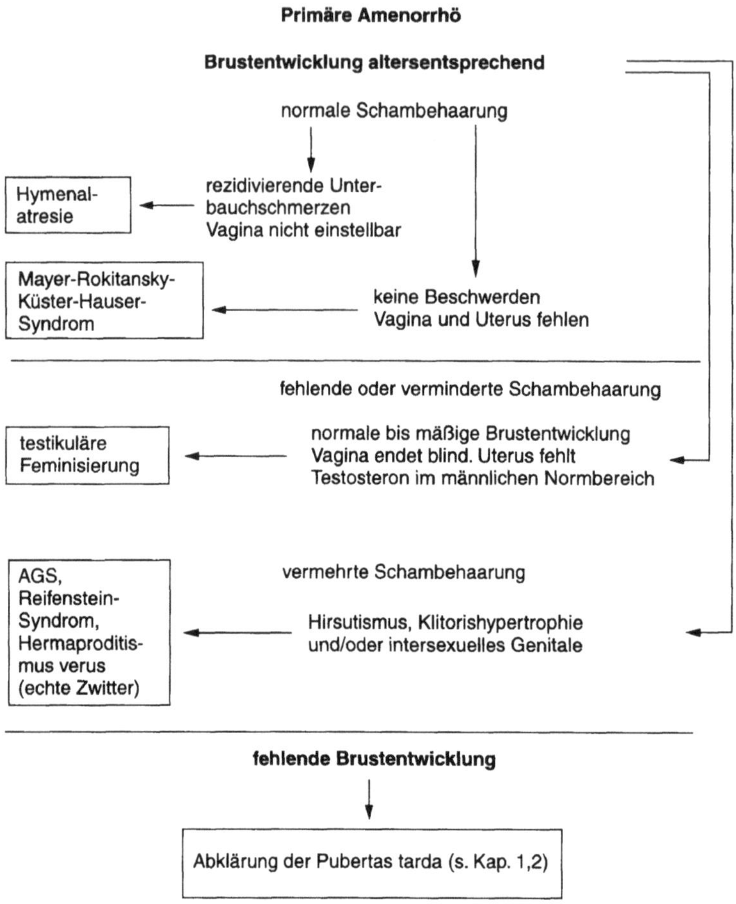

Abb. 10.2: Abklärung der primären Amenorrhö

reinen Form kommen zahlreiche Mosaikformen vor. Bei den Mosaikformen (45,X0/46,XX) sind auch ovulatorische Zyklen und Schwangerschaften möglich.

Neben der 45,X0-Gonadendysgenesie ist die **46,XX-Gonadendysgenesie** die häufigste Ursache einer primären Ovarialinsuffizienz. Vermutlich liegen auch dieser Störung genetische Ursachen, die mit den üblichen Methoden noch nicht erfasst werden können, zugrunde.

Weitere Ursache einer primären Ovarialinsuffizienz kann in extrem seltenen Fällen eine **XY-Gonadendysgenesie (Swyer-Syndrom)** sein. Diese Anomalie wird z. T. durch Mutationen im Bereich des Y-Chromosoms (Sex-determining region on Y = SRY) erklärt. In etwa 30% ist mit einer malignen Entartung der Gonaden zu rechnen. Die Gonaden müssen daher frühzeitig entfernt werden. Eine weitere extrem seltene Störung ist der **Hermaphroditismus verus**. In diesen Fällen findet sich ein XX/XY-Karyotyp. Die Gonaden werden als Ovotestes bezeichnet.

Sekundäre Ovarialinsuffizienz (hypophysäre/hypothalamische Ursachen)
Zentrale Störungen können eine primäre Amenorrhö mit sekundärer Ovarialinsuffizienz zur Folge haben. Als typisch gilt das Kallmann-Syndrom mit Anosmie und fehlender Pubertätsentwicklung, wenngleich es bei Mädchen sehr viel seltener als bei Knaben vorkommt. Daneben gibt es zahlreiche weitere, u. a. psychische Störungen, die ebenfalls eine verzögerte oder fehlende Pubertätsentwicklung zur Folge haben. Schließlich können auch die meisten Ursachen der sekundären Amenorrhö für eine primäre Amenorrhö verantwortlich sein.

In Tabelle 10.3 sind die wesentlichen Merkmale ausgewählter Differentialdiagnosen bei primärer Amenorrhö aufgelistet.

Tab. 10.3: Ausgewählte Differentialdiagnosen der primären Amenorrhö.

	Mayer-Rokitansky-Küster-Hauser-Syndrom	Hypogonadotroper Hypogonadismus (Kallmann-Syndrom)	XO-Gonaden-dysgenesie (Turner-Syndrom)	XX-Gonaden-dysgenesie	Testikuläre Feminisierung	XY-Gonaden-dysgenesie (Swyer-Syndrom)
Inzidenz	1 auf 4000 bis 1 auf 20 000 (Schätzungen)	<1 auf 10 000 Geburten, Mädchen zu Knaben 1 : 5	1 auf 2500 Mädchengeburten	1 auf 8000	1 auf 20 000 Knabengeburten	sehr selten
Erbgang	sporadisch	X-gebunden und sporadisch	sporadisch	sporadisch und familiär gehäuft	X-gebunden, rezessiv	sporadisch und familiär gehäuft
Karyotyp	46,XX	46,XX	45,X0 häufig Mosaike	46,XX	46,XY	46,XY
Vagina	fehlt	vorhanden	vorhanden	vorhanden	vorhanden, endet blind	vorhanden
Uterus	rudimentär	vorhanden	vorhanden	vorhanden	fehlt	vorhanden (hypoplastisch)
Gonaden	Ovarien (normal entwickelt)	Ovarien (hypoplastisch)	Ovarien (Streakgonaden)	Ovarien (Streakgonaden)	Testes (häufig Leistenhoden)	undifferenziert (Streakgonaden)
Brustentwicklung	normal	fehlt	fehlt	fehlt	normal	fehlt
FSH	normal niedrig	erniedrigt	hoch	hoch	normal oder erhöht	hoch
Gestagentest Östrogen/ Gestagentest	negativ negativ	negativ positiv	negativ positiv	negativ positiv	negativ negativ	negativ eventuell positiv
Testosteron	niedrig (normaler weiblicher Bereich)	niedrig (normaler weiblicher Bereich)	niedrig (normaler weiblicher Bereich)	niedrig (normaler weiblicher Bereich)	hoch (normaler männlicher Bereich)	unterschiedlich
Scham-behaarung	normal weiblich	gering ausgeprägt	gering ausgeprägt	normal weiblich	fehlend oder nur sehr gering ausgeprägt	normal weiblich
maligne Entartung der Gonaden	nein	nein	nein	nein	möglich (Risiko ca. 30 %)	möglich (Risiko ca. 30 %)
assoziierte Anomalien	vorhanden (vor allem Nieren-fehlbildungen)	Anosmie, Nierenfehlbildungen	diverse	selten	fehlen	möglich

10.2.2 Sekundäre Amenorrhö

Definition: Grundsätzlich gilt jedes Ausbleiben der Blutung als Amenorrhö. Eine Schwangerschafts-Amenorrhö ist jedoch physiologisch und wird hier nur als Differentialdiagnose erwähnt. Die hier zu besprechenden unphysiologischen sekundären Amenorrhöen sind als Ausbleiben der Blutung über mehr als 3 Monate definiert. Wenn Blutungen in Abständen von drei bis sechs Monaten auftreten, wird häufig der Begriff Oligo-Amenorrhö verwendet.

10.2.2.1 Uterine Amenorrhö (WHO-Gruppe IV)

Klinik: Uterine Störungen als Ursache einer sekundären Amenorrhö finden sich nur ausnahmsweise. Nach Ausschluss einer Schwangerschaft, sorgfältiger Anamneseerhebung, gynäkologischer Untersuchung und ggf. Auswertung einer Basaltemperaturkurve sollte eine derartige uterine Amenorrhö erkennbar sein. Möglich ist diese Störung durch Abflussbehinderung nach Operationen an der Zervix (z. B. Konisation) sowie durch Verlust des Endometriums nach Kürettage oder Endometritis und dadurch bedingter Synechien des Uteruskavums (Asherman-Syndrom). Eine sonographische Untersuchung kann häufig zur Klärung der Diagnose beitragen.

Therapie: Stenosierungen der Zervix können durch Dilatation behandelt werden, allerdings besteht eine hohe Tendenz zur Restenosierung. Eine Therapie des Asherman-Syndroms ist gelegentlich durch die hysteroskopische Lösung der Synechien möglich. In Einzelfällen kommt es zur Spontanheilung.

10.2.2.2 Extragenitale Amenorrhö

Definition: Funktionsstörungen anderer, in erster Linie endokriner, Organe können mit einer Amenorrhö einhergehen. Zu diesen Erkrankungen gehören Störungen der Nebennierenrinde (AGS), das Cushing-Syndrom, Hypothyreose, schlecht eingestellter juveniler Diabetes und andere schwere, vor allem maligne Erkrankungen.

10.2.2.3 Primäre Ovarialinsuffizienz (WHO-Gruppe III)

Definition: Die primäre Ovarialinsuffizienz (FSH erhöht) ist prinzipiell irreversibel und wird bei Frauen unter 40 Jahren als Klimakterium praecox bezeichnet. (Jenseits des 40. Lebensjahrs gilt eine primäre Ovarialinsuffizienz als physiologisch [Postmenopause], wenngleich die Menopause [Zeitpunkt der letzten Regelblutung] im Mittel erst mit dem 52. Lebensjahr eintritt.)

Ätiologie: Ursache ist nahezu immer eine frühzeitige Erschöpfung der Ovarien, d. h. es stehen nicht mehr genügend Follikel zur Verfügung. Als weitere Ursachen kommen eine Schädigung der Ovarien durch Strahlen- oder Chemotherapie sowie immunologische Ursachen in Frage. Als Hinweis auf eine immunologische Ursache finden sich häufig Autoimmunantikörper gegen verschiedene endokrine Organe. In seltenen Fällen (bei weniger als 1 % der betroffenen Frauen) ist eine primäre Ovarialinsuffizienz reversibel (intermittened ovarian failure).

Therapie: Für Frauen mit unerfülltem Kinderwunsch bedeutet die Diagnose der primären Ovarialinsuffizienz, dass mit dem Eintritt einer Schwangerschaft nicht (mehr) gerechnet werden kann. Ausnahmen sind extrem selten. Zur Klärung kann eine Ovarialbiopsie beitragen. Bei noch vorhandenen Follikeln ist der Eintritt einer Schwangerschaft eventuell möglich.

Vor allem bei jüngeren Frauen (<45 Jahren) sollte nach Diagnose einer primären Ovarialinsuffizienz eine Hormonsubstitution zum Ausgleich des Östrogendefizits empfohlen werden (s. Abschnitt 1.4). Bei vorhandenem Uterus muss diese Therapie zum Schutz des Endometriums in einer kombinierten Östrogen/Gestagensubstitution bestehen.

10.2.2.4 Sekundäre Ovarialinsuffizienz (WHO-Gruppen I, II, V, VI und VII)

Ätiologie: Bei diesen Formen beruht die Amenorrhö auf einer unzureichenden Stimulation der Ovarien durch Gonadotropine, d. h. der FSH-Spiegel ist niedrig. Neben der FSH-Bestimmung empfiehlt sich die gleichzeitige Bestimmung von Prolaktin, LH, Östradiol, Testosteron und DHEAS.

Hyperprolaktinämie

Klinik: Leitsymptom einer Hyperprolaktinämie ist neben Zyklusstörungen die Galaktorrhö.

Differentialdiagnose: Nach Diagnose einer manifesten Hyperprolaktinämie (WHO-Gruppen V und VI) müssen die Ursachen der Prolaktinerhöhung abgeklärt werden. Hier steht die Medikamentenanamnese im Vordergrund, da viele zentral wirkenden Pharmaka (u. a. Antiemetika und Psychopharmaka) zu einer Prolaktinerhöhung führen können. Weiterhin müssen Prolaktinome als Ursache einer manifesten Prolaktinerhöhung durch eine MRT-Untersuchung der Hypophyse ausgeschlossen werden (s. Abschnitt. 1.5.6).

Ätiologie: Erhöhte Prolaktinspiegel können den GnRH-Pulsgenerator und damit die pulsatile GnRH-Ausschüttung beeinträchtigen, dies hat eine unzureichende Gonadotropinsekretion zur Folge. Prolaktin-Erhöhungen können somit – als Sonderform der hypothalamischen Ovarialinsuffizienz (s. u.) – sämtliche Formen der Ovarialinsuffizienz verursachen. Zur Amenorrhö kommt es allerdings erst bei deutlich erhöhten Werten (z. B. mehr als doppelter Normbereich).

Therapie: Im Vordergrund steht die medikamentöse Behandlung mit Dopaminagonisten (Bromocriptin, Lisurid, Metergolin, Cabergolin). Auch beim Nachweis von Prolaktinomen steht die medikamentöse Therapie im Vordergrund. Operationen sind extrem selten indiziert.

Hyperandrogenämische Ovarialinsuffizienz
Definition: Mäßig erhöhte oder grenzwertige Androgenspiegel (Testosteron oder DHEAS sowie Androstendion und 17-OH-Progesteron) sind häufig mit Oligomenorrhö, gelegentlich aber auch mit Amenorrhö verbunden. In der WHO-Klassifikation kommt diese Gruppe nicht vor, da die Bedeutung der Androgene als Ursache einer Ovarialinsuffizienz zum Zeitpunkt der Erstellung dieser Klassifikation noch nicht bekannt war. Die hyperandrogenämische Ovarialinsuffizienz wird nachfolgend unter Oligomenorrhöen ausführlicher besprochen, da es in erster Linie zu verlängerten Blutungsintervallen kommt.

Androgenproduzierende Tumoren, z. B. NNR- oder Ovarialtumoren, können allerdings deutlich erhöhte Androgenspiegel verursachen. In diesen Fällen kann die sekundäre Amenorrhö erster Hinweis auf den Tumor sein (s. Abschnitt 1.5.3).

Hypothalamische Ovarialinsuffizienz
Definition: Endogene Störungen der pulsatilen GnRH-Freisetzung führen zu einem breiten Spektrum ovarieller Störungen. Alle Formen der sekundären Ovarialinsuffizienz können durch verschiedene Schweregrade hypothalamischer Störungen verursacht werden. Zu diesen Störungen gehören Corpus-luteum-Insuffizienz, anovulatorischer Zyklus sowie Oligo- und Amenorrhö.

Das Spektrum möglicher Störungen unterschiedlichen Schweregrades wurde als pathophysiologisches Kontinuum bezeichnet. Der Pfeil weist in Richtung des zunehmenden Schweregrades:

- Corpus-luteum-Insuffizienz
- anovulatorischer Zyklus
- Oligomenorrhö
- Gestagenpositive Amenorrhö
- Gestagennegative Amenorrhö mit noch ausreichender Stimulierbarkeit der Gonadotropine (GnRh-Test positiv)
- Gestagennegative Amenorrhö mit nicht mehr stimulierbaren Gonadotropinen (GnRH-Test negativ)

Nach der WHO-Klassifikation gehören die normoprolaktinämischen Störungen einschließlich der gestagenpositiven Amenorrhö in die Gruppe II, die gestagennegative hypothalamische Amenorrhö dagegen zusammen mit hypophysären Störungen in die Gruppe I. Falls die Hypophysendiagnostik einen Tumor ergibt (Ausnahme: Prolaktinom) wird die Patientin in Gruppe VII eingeordnet.

Ätiologie: Als wesentliche Ursache hypothalamischer Störungen werden alle Formen psychischer Probleme angenommen, die zu einer verminderten GnRH-Sekretion und dementsprechend verminderter Gonadotropinausschüttung führen. Stressbedingte Reaktionen führen zunächst zum Ausfall der zirkadianen spontanen LH-Episoden, bei anhaltender Belastung kommt es auch zum Verlust der nächtlichen LH-Pulse. Durch psychische Belastung kann es zusätzlich zu einem Prolaktinanstieg mit weiterer Hemmung der pulsatilen GnRH-Freisetzung kommen. Neben psychischen Problemen können auch körperliche Belastungen wie schwere körperliche Arbeit, Leistungssport, schwere Allgemeinerkrankungen und Gewichtsverlust zur hypothalamischen Amenorrhö führen. Als eine der schwersten Störungen gilt die Anorexia nervosa mit gestagennegativer Amenorrhö und negativem GnRH-Test.

Tab. 10.4: Abklärung der sekundären Amenorrhö nach Ausschluss einer Schwangerschaft

Formen	Ätiologie	Gestagentest	Östrogen-Gestagentest	FSH	LH	Prolaktin	Androgene	WHO-Gruppe
hypogonadotrop	hypoth./hypophys. Insuffizienz, z. B. Anorexia nervosa	negativ	positiv	↓	↓	→	→	I
	hypoth./hypophys, Insuffizienz bei Hypophysentumor	negativ	positiv	↓	↓	→	→	VII
Normo- bis Hypogonadotrop	hypothalamisch/ hypophysäre Insuffizienz	positiv	(positiv) entbehrlich	→ ↘	→ ↘	→	→	II
Hyperandrogenämisch	polyzystisches Ovarsyndrom, AGS, Tumoren (selten)	positiv	(positiv) entbehrlich	→	↑	→ ↗	↑	II
Uterin	Endometriumdefekt, Blutabflussbehinderung	negativ	negativ	→	→	→	→	VI
hyperprolaktinämisch	Prolaktinom	positiv od. negativ	positiv	→	→	↑	→	V
	Medikamente bzw. idiopathisch	positiv od. negativ	positiv	→	→	↑	→	IV
hypergonadotrop	primäre Ovarialinsuffizienz (z. B. Klimakterium praecox)	negativ	positiv	↑	↑	→	→	III
extragenital	schwere Allgemeinerkrankungen	negativ od. positiv	positiv	→ ↓	→ ↓	→	→	–

Legende: → = normal, ↑ = erhöht, ↓ = erniedrigt, ↘ = unterer Normbereich, ↗ = grenzwertig erhöht

Ovarialinsuffizienz durch Schädigungen von Hypophyse und/oder Hypothalamus
Eine primär hypophysäre Amenorrhö ist selten, da es aufgrund der großen Reservekapazität des Hypophysenvorderlappens erst bei einem Ausfall von über 75 % zur Insuffizienz kommt. Ursächlich können Entzündungen und Tumore (z. B. Kraniopharyngeome) sowie andere Schädigungen z. B. die postpartale Hypophysennekrose (Sheehan-Syndrom) sein (s. Abschnitt 1.5).

Die wesentlichen Kriterien der verschiedenen Ursachen einer sekundären Amenorrhö sind in Tabelle 10.4 zusammengestellt.

10.3 Oligomenorrhö

Definition: Oligomenorrhöen werden als Zyklen mit einer Dauer von mehr als 35 Tagen definiert. Typisch für Oligomenorrhöen sind anovulatorische Zyklen, d. h. die Östrogenspiegel liegen im Bereich der mittleren Follikelphase, es fehlt jedoch der Progesteroneinfluss. Verlängerte Blutungsabstände kommen allerdings auch bei ovulatorischen Zyklen vor, in diesen Fällen ist die Follikelphase verlängert, die Lutealphase dagegen normal oder verkürzt.

Epidemiologie: In der in der Einführung angeführten Untersuchung an einem unselektierten Kollektiv fanden sich Oligomenorrhöen bei 0,9 % der Frauen.

Ätiologie: Die Ursachen von Oligomenorrhöen können in drei wesentliche Gruppen eingeteilt werden: Primäre Ovarialinsuffizienz, hypothalamisch/hypophysäre Störungen und das polyzystische Ovarsyndrom (PCO). In Tabelle 10.5 sind

Tab. 10.5: Ursachen bei 75 oligomenorrhoischen Frauen

Diagnose	Anteil in %
PCO-Syndrom	87
Adipositas (ohne PCO)	4
Hyperprolaktinämie	1
perimenopausal (primäre Ovarialinsuffizienz)	3
Gewichtsschwankungen	1
unbekannt	4

die Ursachen aufgeführt, die sich bei 75 oligomenorrhöischen Frauen fanden.

Das PCO-Syndrom steht somit als Ursache von Oligomenorrhöen eindeutig im Vordergrund. Auffälliges Zeichen dieser Störung ist das Bild der polyzystischen Ovarien, d. h. es lassen sich sonographisch vergrößerte Ovarien mit zahlreichen, randständig perlschnurartig aufgereihten Follikeln von 5–10 mm Durchmesser nachweisen (s. Abschnitt 1.5.3). Endokrinologische Hinweise sind ein erhöhter LH/FSH-Quotient und erhöhte Androgen-, vor allem Testosteronspiegel. Nicht selten sind Anzeichen der Hyperandrogenämie (Akne, Hirsutismus, Alopezie) und Adipositas. Das PCO-Syndrom ist eine der häufigsten gynäkologisch endokrinologischen Störungen. Es ist weiterhin die häufigste Ursache anovulatorischer Zyklen und einer daraus folgenden Sterilität sowie eines Hirsutismus. 35–40% der PCO-Patientinnen sind adipös. Weiterhin ist das PCO-Syndrom mit charakteristischen metabolischen Veränderungen (periphere Insulinresistenz) verbunden. Langfristig können sich daraus ein nicht insulinabhängiger Diabetes (NIDDM, Typ-II-Diabetes) und kardiovaskuläre Erkrankungen entwickeln. Folgende Verteilung von Störungen (Tab. 10.6) fand sich bei 65 Frauen mit Oligomenorrhö und sonographisch nachgewiesenen polyzystischen Ovarien.

Therapie: Bei der Therapie der Oligomenorrhö müssen die jeweils im Vordergrund stehenden Probleme berücksichtigt werden (Tab. 10.7).

Bei bestehendem Kinderwunsch ist der anovulatorische Zyklus das Hauptproblem. Die Ovulationsauslösung kann durch Clomifen oder durch

Tab. 10.6: Frauen mit Oligomenorrhö/polyzystischen Ovarien: Verteilung der Störungen

Symptome	Anzahl in %
Hirsutismus und/oder Akne	54
erhöhtes Serum-LH	61
LH/FSH-Verhältnis >3	84

Tab. 10.7: Therapie der Oligomenorrhö unter Berücksichtigung des Therapieziels

Leitsymptom	Behandlung
Kinderwunsch	Ovulationsauslösung
chronische Anovulation	zyklische Gestagengabe
Kontrazeptionswunsch	Ovulationshemmer (Kombinationspräparat)
Östrogenmangel	Östrogen/Gestagensubstitution
Störende Hormonwirkung	
Hyperandrogenämie →	Antiandrogene/Corticosteroide
Hyperprolaktinämie →	Dopaminagonisten

Gonadotropine erfolgen. Die hormonelle Stimulation muss beim PCO-Syndrom jedoch sehr sorgfältig überwacht werden, um polyfollikuläre Reaktionen und damit die Entstehung von höhergradigen Mehrlingsgraviditäten und des Überstimulationssyndroms zu verhindern.

Bei fehlendem Kinderwunsch steht die fehlende sekretorische Umwandlung des Endometriums im Vordergrund. Der dauerhafte Östrogeneinfluss ohne zyklische Progesteronwirkung kann langfristig zur glandulären Hyperplasie des Endometriums führen. Eine zyklische Gestagensubstitution ist daher notwendig. Da aber auch bei Oligomenorrhöen u. U. ovulatorische Zyklen auftreten, ist bei Wunsch nach sicherer Kontrazeption die Gabe eines Ovulationshemmers angezeigt. Bei Hyperandrogenämie sollte ein antiandrogen wirksamer Ovulationshemmer empfohlen werden. Eine leichte Senkung der Androgene kann auch durch niedrig dosierte Corticosteroide erreicht werden. Eine eventuell bestehende Hyperprolaktinämie sollte durch Dopaminagonisten behandelt werden.

10.4 Polymenorrhö

Epidemiologie: In der in der Einführung aufgeführten Untersuchung an einem unselektierten Kollektiv hatten 0,5% der Frauen eine Zykluslänge unter 21 Tagen.

Klinik: Polymenorrhöen treten vorwiegend gegen Ende der reproduktiven Phase auf.

Ätiologie: Ursachen sind vor allem die zunehmend kürzer werdende Follikelphase (überstürzte Follikelreifung), häufig verbunden mit einer verkürzten Lutealphase.

Therapie: Therapeutisch können Östrogen-Gestagenkombinationen eingesetzt werden.

Differentialdiagnose: Gelegentlich, vor allem bei jüngeren Frauen, können Polymenorrhöen durch mittzyklische Blutungen (Ovulationsblutungen) vorgetäuscht werden. Die Diagnose wird durch eine Basaltemperaturkurve, ggf. durch eine Zyklusüberwachung gesichert. Falls eine Therapie gewünscht wird, können in der Zyklusmitte Östrogene substituiert werden.

10.5 Menorrhagie

Definition: Menorrhagie ist als zu lange Dauer der Menstruation (>7 Tage) definiert. Eine Blutung mit zu hohem Blutverlust wird als Hypermenorrhö bezeichnet. Im englischen Sprachgebrauch wird der Begriff Menorrhagie dagegen häufig als eine zum erwarteten Zeitpunkt auftretende Blutung mit zu hohem Blutverlust definiert. Nachfolgend wird der Begriff Menorrhagie in dieser Weise verwendet.

Exakte Untersuchungen zur Blutungsstärke sind selten. Der mittlere Blutverlust pro Menstruation beträgt etwa 35 ml. Ein Blutverlust von bis zu 60 ml wird als noch normal, bis zu 80 ml als grenzwertig und über 80 ml als zu stark angesehen. Es hat sich allerdings gezeigt, dass nur etwa die Hälfte der Frauen, die über eine zu starke Blutung klagen, tatsächlich mehr als 80 ml Blut verliert. Es empfiehlt sich daher, Angaben über den Blutverlust durch eine Bestimmung des Hb-Wertes zu verifizieren.

Epidemiologie: Die Bedeutung von Menorrhagien ergibt sich aus der Tatsache, dass jedes Jahr 5% der Frauen im Alter zwischen 30 und 49 Jahren ihren Hausarzt oder Gynäkologen wegen zu starker Blutungen aufsuchen. Eine Studie zeigte, dass etwa 60% dieser Frauen innerhalb von 5 Jahren hysterektomiert wurden.

Ätiologie: Die Ursachen eines zu starken Blutverlusts sind noch weitgehend unklar. Früher wurde vermutet, die meisten der unter Menorrhagie leidenden Frauen seien anovulatorisch. Inzwischen hat sich jedoch herausgestellt, dass diese Vermutung nur für etwa 10% der betroffenen Frauen zutrifft.

Eine der verbreitetsten Theorien zur Regulation des Blutverlustes während der Menstruation ist die Gefäßtheorie. Danach führt der Entzug von Östrogen und Progesteron zur Konstriktion der Spiralarterien. Die Vasokonstriktion dauert zwischen 4 und 24 Stunden und wird von einer Vasodilatation und einem verstärkten Blutstrom in das distale Endometrium abgelöst. Es wird vermutet, dass Störungen der Vasokonstriktion zur Menorrhagie führen können, wenngleich es dafür keine klaren Beweise gibt. Möglicherweise sind Prostaglandine (PG), Endotheline und eventuell auch NO beteiligt. Mit der Blutstillung in anderen Organen ist die Hämostase im Endometrium nicht vergleichbar, da es z. B. durch die monatliche Regeneration nicht zur Narbenbildung kommt. Es wird angenommen, dass die im Endometrium gebildeten Koagel umgehend wieder durch eine intensive Fibrinolyse aufgelöst werden. Sowohl Gerinnungsstörungen als auch vermehrte Fibrinolyse können zur Menorrhagie führen. Des Weiteren werden gestörte Regenerationsvorgänge an den endometrialen Blutgefäßen für zu starke Blutungen verantwortlich gemacht.

Als eine Ursache von Menorrhagien kommen submuköse und intramurale Myome in Betracht. Aufgrund der vergrößerten Endometriumfläche und der eingeschränkten Kontraktionsfähigkeit des myomatös veränderten Uterus kann es zu verstärkten Blutungen kommen. Diese Annahme wird durch die Tatsache bestätigt, dass über 30% aller wegen Hypermenorrhö entfernten Uteri Myome aufweisen. Dabei muss allerdings berücksichtigt werden, dass Myome ausgesprochen häufig sind.

10.5.1 Medikamentöse Therapie

Therapie: Beim erstmaligen Auftreten von Menorrhagien steht eine medikamentöse Therapie im Vordergrund. Man unterscheidet nicht-hormonelle von hormonellen Behandlungen. Die nicht-hormonellen werden im Gegensatz zu den Hormonpräparaten während der zu starken Blutung genommen.

10.5.1.1 Nicht hormonelle Behandlungen

- Prostaglandinsynthesehemmer (Mefenaminsäure, Flufenaminsäure, Naproxen, Ibuprofen, Flurbiprofen, Diclofenac)
- Antifibrinolytika (Tranexamsäure).

Am besten untersucht sind Fenamate (Mefenaminsäure und Flufenaminsäure). Hintergrund für eine Therapie mit PG-Synthesehemmern ist die bei Menorrhagie veränderte PG-Biosynthese. Erhöhte PG-Konzentrationen im Menstrualblut deuten auf eine vermehrte PG-Synthese während der Menstruation hin, allerdings konnte ein Zusammenhang zwischen erhöhter PG-Synthese und Menorrhagie nicht bewiesen werden. Erhöht gefunden werden dagegen PG-Rezeptoren. Da PG-Synthesehemmer auch an PG-Rezeptoren binden, lässt sich die in Studien gefundene Reduktion des Blutverlustes durch PG-Synthesehemmer von knapp 30% möglicherweise durch diese Bindung erklären. Als wesentliche Nebenwirkungen der Fenamate gelten Störungen im Bereich des Magen-Darmtrakts sowie Kopfschmerzen und Schwindelgefühl.

Antifibrinolytika reduzieren den Blutverlust um etwa 50% und sind damit wirksamer als Fenamate. Die Nebenwirkungen betreffen vor allem auch den Magen-Darmtrakt. Über die prinzipiell zusätzlich zu erwartenden thromboembolischen Komplikationen liegen bisher keine Berichte vor.

10.5.1.2 Hormonbehandlung

- Gestagene (verschiedene Applikationsformen)
- Östrogen-Gestagenkombinationen (Ovulationshemmer, HRT)
- Sonstige (Danazol, GnRH-Analoga).

Im Vordergrund steht die Gestagenapplikation. Hintergrund dieser weit verbreiteten Therapie ist die Vermutung, dass Menorrhagien prinzipiell auf anovulatorische Zyklen zurückzuführen sind. Unter dieser Voraussetzung ist eine zyklische Gestagengabe sinnvoll, um die fehlende sekretorische Transformation des Endometriums zu induzieren und eine weitgehend normale Hormonentzugsblutung zu erreichen. Studien haben jedoch gezeigt, dass die meisten der unter Menorrhagie leidenden Frauen normale ovulatorische Zyklen aufweisen, die Wirkung der Gestagene ist somit zumindest fraglich. Untersuchungen des tatsächlichen Blutverlusts nach Gabe von 10 mg Norethisteron vom 19. bis zum 26. Zyklustag konnten dementsprechend auch keine Reduktion des Blutverlusts nachweisen. Effektiver scheint die Gestagengabe vom 5. bis zum 26. Zyklustag zu sein. Noch günstiger ist die dauerhafte Gestagengabe oral, als intramuskuläres oder subkutanes Implantat oder als gestagenhaltiges Intrauterinpessar. In einer neuen Untersuchung reduzierten sowohl die orale Gabe von Tag 5 bis Tag 26 als auch das gestagenhaltige Pessar den Blutverlust um 87% bzw. 94%. Die Gestagenapplikation mittels IUP wurde von den Frauen jedoch als angenehmer empfunden.

Das üblicherweise zur Therapie der Endometriose eingesetzte Danazol kann ebenfalls zur Therapie der Menorrhagie eingesetzt werden. Störend sind allerdings die androgenen Nebenwirkungen.

Durch Östrogen-Gestagen-Kombinationspräparate (orale Kontrazeptiva) kann der Blutverlust vermutlich aufgrund einer Atrophisierung des Endometriums ebenfalls deutlich reduziert werden. Die Reduktion liegt im Mittel bei etwa 50%. Wirksam sind auch Kombinationspräparate mit natürlichen Östrogenen, wie sie üblicherweise zur Hormonsubstitution in der Postmenopause verabreicht werden.

Relativ neu ist der Einsatz von GnRH-Analoga zur Reduktion des Blutverlusts. Durch Downregulation der Hypophyse kommt es zur Hemmung der Ovarialfunktion und damit zur Amenorrhö. Die aufgrund des resultierenden Östrogenmangels auftretenden Nebenwirkungen können durch die gleichzeitige Gabe einer Östrogen-Gestagenkombination (add-back Therapie) vermieden werden. Eine solche Behandlung ist allerdings sehr kostspielig und daher nur in Ausnahmefällen indiziert.

10.5.2 Operative Behandlung

Anhaltende Menorrhagien sind, wie erwähnt, einer der häufigsten Gründe zur Entfernung der Gebärmutter bei nicht bösartigen Erkrankungen. Aus verschiedenen Gründen sollte die Indikation zu diesem irreversiblen Eingriff jedoch sehr streng gestellt werden.

Als erste operative Maßnahme sollte Frauen jenseits des 40. Lebensjahrs bei anhaltenden Menorrhagien eine Abrasio empfohlen werden. Dieser Eingriff kann die Blutungsstärke dauerhaft reduzieren und bietet gleichzeitig die Möglichkeit einer histologischen Untersuchung des Endometriums. Zur Erhöhung der Sicherheit ist die Kombination des Eingriffs mit einer Hysteroskopie anzuraten, da bei der alleinigen Abrasio normalerweise nicht das gesamte Endometrium erfasst wird.

Falls die Menorrhagien nach erfolgter Abrasio anhalten, kann in manchen Fällen alternativ zur Hysterektomie eine Endometriumablation angeboten werden. Durch dieses Verfahren kommt es in 50–70% zur Amenorrhö, in weiteren 10–20% zur deutlichen Reduktion des Blutverlusts. Die Entfernung des Endometriums kann mit unterschiedlichen Methoden (Laser, Elektrokoagulation) erfolgen.

In vielen Fällen wird jedoch weiterhin nicht auf eine Hysterektomie verzichtet werden können, dies gilt insbesondere bei zusätzlichen Problemen, z. B. Uterus myomatosus oder Descensus uteri mit Beschwerden sowie Dysplasien der Portio.

10.6 Irreguläre Blutungen

Klinik: Jede Veränderung des normalen hormonellen Zyklusgeschehens kann zu irregulären Blutungen führen. Diese Blutungen können nur wenige Stunden oder aber auch mehrere Tage dauern. **Intermenstruelle Blutungen**, definiert als Blutungen zwischen im übrigen regelmäßigen Menstruationen, können sowohl isoliert als auch in Kombination mit prä- oder postmenstruellen Blutungen auftreten. Von besonderer Bedeutung sind postkoitale Blutungen.

Ätiologie: Irreguläre Blutungen können sowohl durch benigne als auch maligne Veränderungen verursacht werden. Stets sollte auch an die Möglichkeit einer **Schwangerschaft** gedacht werden, da es vor allem in der Frühgravidität zu Blutungen kommen kann. Diese Blutungen sind dann häufig Anzeichen eines pathologischen Verlaufs der Schwangerschaft, z. B. eines Aborts oder einer Extrauteringravidität. Andere Ursachen können uterine oder zervikale Polypen, funktionelle Ovarialzysten und eine Corpus-luteum-Insuffizienz sein. Genitale Infektionen, vor allem eine Zervizitis, können zu Blutungen führen. **Intermenstruelle Blutungen** und **Spotting** sind aber auch frühe Symptome gynäkologischer Malignome, vor allem eines Corpus- oder Zervixkarzinoms. **Prämenstruelle Blutungen** können durch eine Endometriose bedingt sein. Relativ häufig sind auch Durchbruchsblutungen unter Ovulationshemmereinnahme und Blutungsstörungen bei liegendem Intrauterinpessar.

Tabelle 10.8 gibt eine Übersicht über Krankheitsbilder, die zum Auftreten irrregulärer Blutungen führen können.

Ovulationsblutungen treten typischerweise mittzyklisch auf, sind kurz und relativ schwach. Ursache dieser harmlosen Störung ist der teilweise ausgeprägte periovulatorische Östradiolabfall. Falls eine Therapie gewünscht wird, kann Östradiol periovulatorisch über 2–3 Tage verabreicht werden.

Corpus-luteum-Insuffizienz ist eine weitere hormonelle Ursache von Blutungsstörungen. Durch zu niedrige bzw. frühzeitig abfallende Progesteronspiegel kann es zu verkürzten Zyklen und zu **prämenstruellen Blutungen** kommen. Die Therapie kann in einer zyklusgerechten Progesteronsubstitution bzw. bei bestehendem Kinderwunsch in einer Förderung der Follikelreifung bestehen. Bei fehlendem Kinderwunsch können Östrogen-Gestagenkombinationen, z. B. in Form von Ovulationshemmern verabreicht werden.

Tabelle 10.9 listet mögliche Ursachen unterschiedlicher irregulärer Blutungen auf.

Tab. 10.8: Krankheitsbilder, die zum Auftreten irregulärer Blutungen führen können

Schwangerschaftskomplikationen	ektope Graviditäten, gestörte intrauterine Graviditäten, alle Abortformen
Koagulopathien	Thrombozytopenie, -pathie, Fanconianämie, v.-Willebrandt-Syndrom
Störungen der Ovarialfunktion	anovulatorische Zyklen, Corpus-luteum-Insuffizienz, Ovulationsblutung
Durchbruchsblutungen unter Ovulationshemmereinnahme bzw. bei liegendem Intrauterinpessar	Östrogen-Gestagenkombinationen, Minipille (reines Gestagenpräparat), alle IUP
gutartige Veränderungen der Zervix und des Endometriums	Ektopien, Zervix- und Endometrium-Polypen
Entzündungen	Zervizitis, Endometritis, atrophische Vaginitis und Zervizitis.
Malignome	Vulva-, Vaginal-, Zervix- und Endometriumkarzinome

Tab. 10.9: Mögliche Ursachen unterschiedlicher irregulärer Blutungen.

Blutungstyp	Mögliche Ursachen
Kontaktblutungen	Ektopie, Zervixpolypen, atrophische Vaginitis, Genitalinfektionen, Zervixkarzinom, Vaginalkarzinom
prämenstruelle Blutungen	Corpus-luteum-Insuffizienz, Endometriose
mittzyklische Blutungen	Ovulationsblutung
kein Zusammenhang mit der Menstruation erkennbar	gestörte Schwangerschaften (intra- und extrauterin), Ektopie, Zervixpolypen, atrophische Vaginitis, Genitalinfektionen, Zervixkarzinom, Vaginalkarzinom
postmenstruelle Blutungen	Follikelreifungsstörung
Hypermenorrhö/Menorrhagie	s. Abschnitt 10.5

10.7 Kontaktblutungen

Klinik: Kontaktblutungen oder postkoitale Blutungen dürfen nicht ignoriert werden, da sie der erste Hinweis auf eine maligne Erkrankung sein können. Patientinnen mit Blutungsstörungen sollten speziell nach diesem Symptom befragt werden. Wenngleich diese Blutungen am häufigsten nach dem Koitus auftreten, können auch die Anwendung von Tampons, Vaginaltherapeutika oder Pessaren diese Blutungen auslösen.

Ätiologie: Eine **Zervixektopie** ist das Vorhandensein von fragilem, aber im übrigen normalem Zylinderepithel auf der Portiooberfläche. Vor allem bei multiparen Frauen sind Ektopien normal. Meist sind Ektopien asymptomatisch, manchmal verursachen sie jedoch eine Leukorrhö oder postkoitale Blutungen, vor allem bei bestehender Zervizitis. Chlamydieninfektionen kommen bei vorhandenen Ektopien gehäuft vor.

Zervixpolypen können auch Ursache von Blutungsstörungen sein. Diese Polypen sind normalerweise benigne, aber häufig gut vaskularisiert. Die Abtragung ist problemlos.

Bei älteren Frauen kommt es aufgrund des Östrogenmangels zur **Östrogenmangelkolpitis.** Das fragile Epithel kann bei Berührung bluten. Systemische oder lokale Östrogenapplikationen sind Mittel der Wahl.

Entzündliche Reaktionen in der Vagina und der Zervix führen zur Neovaskularisation, Gefäßdilatation, erhöhter Gefäßfragilität und Flüssigkeitsabsonderungen. Infektionen mit Candida oder Trichomonaden können blutigen oder blutig tingierten Fluor verursachen. Ulzera bei bestehendem Herpes genitalis können ebenfalls ursächlich sein. Die häufigste Ursache von Postkoitalblutungen ist eine chronische Zervixinfektion durch Chlamydien.

Das **Zervixkarzinom** ist eine Erkrankung der sexuell aktiven Frau. Die meisten Erkrankungen treten im Alter zwischen 35 und 55 Jahren mit einem Gipfel um 45 Jahre auf. Es kommt aber auch bei sehr jungen Frauen, auch unter 20 Jahren, vor. Irreguläre Blutungen, Spotting und vor allem postkoitale Blutungen sind die Kardinalsymptome.

Richtlinien zur Abklärung von Blutungsstörungen: Bei jungen Frauen sind Schwangerschaften, bei älteren Malignome am wahrscheinlichsten. Im Vordergrund steht nach Ausschluss einer Schwangerschaft eine sorgfältige gynäkologische Untersuchung mit Kolposkopie und Entnahme eines zytologischen Abstrichs (PAP-Abstrich). In Zweifelsfällen sollte eine Probeexzision bzw. Konisation erfolgen. Weitere Abstriche sollten zur Erkennung genitaler Infektionen entnommen werden. Zusätzliche wichtige Informationen liefern Ultraschalluntersuchungen, vor allem unter Verwendung einer Vaginalsonde. Veränderungen der Uterusgröße, Myome, Polypen, Auffälligkeiten des Endometriums und der Adnexen sind erkennbar. In allen Zweifelsfällen müssen weitergehende Untersuchungen (fraktionierte Abrasio, Hysteroskopie, Probeexzisionen bzw. Konisation) angeschlossen werden.

In zweiter Linie können Hormonuntersuchungen Hinweise auf Blutungsstörungen liefern. Bei unklarer Regelanamnese kann z. B. die Bestimmung von Östradiol und Progesteron hilfreich sein. Gelegentlich ist eine Zyklusüberwachung mit mehreren Hormonuntersuchungen angezeigt, um z. B. Polymenorrhöen von mittzyklischen Zwischenblutungen abzugrenzen. Aus Kostengründen sollte die Indikation zu Hormonuntersuchungen allerdings streng gestellt werden und dem endokrinologisch Erfahrenen vorbehalten bleiben. Häufig kann die Auswertung einer Basaltemperaturkurve ausreichende Informationen liefern.

10.8 Hypomenorrhö

Definition: Hypomenorrhöen sind zu kurze, bzw. zu schwach empfundene Menstruationsblutungen. Die Beurteilung ist somit subjektiv. Objektiv kann ein Blutverlust unter 10 ml als Hypomenorrhö bezeichnet werden.

Ätiologie: Schwache Blutungen können Hinweis auf niedrige Östrogenspiegel in der Follikelphase und dementsprechend geringen Aufbau des Endometriums sein. Dies kann auf eine beginnende Ovarialinsuffizienz hindeuten. Ursächlich können aber auch Besonderheiten des Endometriums sein.

Therapie: Die Hypomenorrhö ist als solche nicht therapiebedürftig. Falls die Hypomenorrhö Zeichen eines Östrogenmangels ist, sollte dieser gegebenenfalls therapiert werden.

10.9 Dysmenorrhö

Epidemiologie: Schmerzhafte Menstruationen sind sehr häufig. Etwa 50% der nulliparen Frauen leiden an Dysmenorrhöen und etwa 10–20% fehlen aus diesem Grunde bei jeder oder jeder zweiten Menstruation für 1–2 Tage in der Schule oder am Arbeitsplatz. Nach der ersten Entbindung nehmen die Beschwerden tendenziell ab, dennoch leiden noch etwa 30% aller 30–40-jährigen Frauen darunter.

Ätiologisch werden Dysmenorrhöen in primäre und sekundäre Formen eingeteilt:

- primäre Dysmenorrhö: Es kann keine zugrunde liegende Ursache gefunden werden, die Störung ist funktionell
- sekundäre Dysmenorrhö: Intra- oder extrauterine Ursachen lassen sich als Ursache der menstruationsabhängigen Beschwerden nachweisen.

10.9.1 Primäre Dysmenorrhö

Klinik: Die betroffenen Frauen klagen während der ersten ein bis drei Tage der Menstruation über einen krampfartigen Schmerz im Unterbauch. Der Schmerz ist gewöhnlich im suprapubischen Bereich lokalisiert und strahlt in den Rücken, das Sacrum oder die Innenseite der Oberschenkel aus. Der Schmerz wird häufig als wehenartig beschrieben. Übelkeit und Erbrechen oder Diarrhöen sind nicht selten. Bei der körperlichen Untersuchung ergeben sich normalerweise keine Besonderheiten, die Patientinnen sind häufig blass und „schockig", das Abdomen ist jedoch weich und entspannt.

Ätiologie: Bei den meisten Frauen mit primärer Dysmenorrhö lässt sich eine myometrane Hyperaktivität nachweisen. Während der im Vergleich zu gesunden Frauen erhöhten kontraktilen Aktivität ist der uterine Blutfluss herabgesetzt, es kommt damit zur Ischämie und zur Anreicherung saurer Metabolite, die wiederum den Schmerz verursachen. Bei Frauen mit primärer Dysmenorrhö fand sich eine erhöhte endometriale $PGF_{2\alpha}$-Synthese, möglicherweise führt die anderweitig verursachte myometrane Hyperaktivität sekundär zur vermehrten PG-Synthese und -Freisetzung.

Therapie: Bei der Therapie stehen nichtsteroidale Antiphlogistika im Vordergrund (Mefenaminsäure, Flufenaminsäure, Naproxen, Ibuprofen, Flurbiprofen, Diclofenac). Die Präparate hemmen sowohl die PG-Synthese als auch die PG-Freisetzung. Gut untersucht sind Fenamate. In Doppelblindstudien führte Mefenaminsäure bei 94% der Frauen zu einer signifikanten Linderung der Beschwerden. Die Behandlung sollte mit dem Einsetzen der Beschwerden beginnen, d. h. es sollte nicht bis zum Maximum der Beschwerden gewartet werden. Die Höchstdosis wird mit 3×500 mg täglich angegeben. Die Nebenwirkungen sind gering, wenn das Medikament wie üblich nur an ein bis zwei Tagen pro Monat genommen wird.

Falls gleichzeitig eine Kontrazeption erwünscht ist, sind bei jungen Frauen orale Kontrazeptiva (Östrogen/Gestagen-Kombinationspräparate) Mittel der Wahl. Die Präparate hemmen sowohl die uterinen Kontraktionen als auch die endometriale PG-Freisetzung. Gegebenenfalls kann die Pille mit den nichtsteroidalen Antiphlogistika kombiniert werden. Wenn die Beschwerden dennoch weiter bestehen, muss an eine andere organische Ursache gedacht werden.

Tab. 10.10: Mögliche Ursachen der sekundären Dysmenorrhoe

Abflussbehinderung	Anomalien der Müller-Gänge Zervixstenose
intrauterine Pathologie	Myome liegendes IUP Adenomyosis uteri Endometriumpolypen
extrauterine Pathologie	Endometriose Infektionen des kleinen Beckens Adhäsionen nach früheren Operationen Varikosis pelvinae

Falls Östrogene kontraindiziert sind, können Gestagene in der zweiten Zyklushälfte verabreicht werden. Gestagene hemmen ebenfalls myometrane Kontraktionen und die PG-Freisetzung. Wirksamer ist die Gestagengabe vom 5. bis zum 25. Tag des Zyklus. Alternativ kann das Gestagen auch dauerhaft als subdermales Implantat (Implanon®) oder über ein Intrauterinpessar verabreicht werden (Mirena®).

Positive Effekte wurden auch mit β-Mimetika (z. B. Fenoterol) erzielt. Allerdings limitieren die erheblichen Nebenwirkungen eine längerfristige Anwendung.

Unter Umständen können zeitlich begrenzt GnRH-Agonisten zur Induktion einer Amenorrhö eingesetzt werden. Die Einschränkungen dieser Therapie wurden bereits bei der Behandlung der Menorrhagie genannt.

10.9.2 Sekundäre Dysmenorrhö

Die Therapie der sekundären Dysmenorrhö orientiert sich an den Ursachen. Die wesentlichen Ursachen sind nachfolgend in Tabelle 10.10 aufgelistet.

10.10 Prämenstruelles Syndrom

Definition: Unter dem prämenstruellen Syndrom (PMS) versteht man zyklusabhängige, in erster Linie in der Lutealphase auftretende Beschwerden. Die Definition richtet sich weniger nach der Art als nach dem zeitlichen Auftreten der Beschwerden. Da das PMS unscharf definiert ist, variieren auch die Angaben zur Häufigkeit erheblich.

Epidemiologie: Die Prävalenz wird mit 5 bis 95% angegeben.

Klinik: Typischerweise handelt es sich um physische oder psychische Probleme und/oder Verhaltensauffälligkeiten während der Lutealphase des Zyklus. Die Beschwerden verschwinden vollständig während oder nach der Menstruation. Zumindest zwischen der Menstruation und der Ovulation sind die Frauen beschwerdefrei. Die mit dem PMS verbundenen Beschwerden sind sehr unterschiedlich. In der Literatur werden über 150 verschiedene Symptome genannt. Als typische psychische Symptome gelten: Reizbarkeit, Aggression, Depression, unerklärliches Weinen, Ängstlichkeit, Verspannung, Kontrollverlust und Unkonzentriertheit. Physische Symptome sind: aufgeblähtes Abdomen, Brustspannen und -schmerzen sowie Kopfschmerzen, Migräne und Schmerzen im kleinen Becken. Die Beschwerden können nach der Menarche auftreten, meist nehmen die Frauen jedoch erst in der dritten oder vierten Lebensdekade wegen eines PMS ärztliche Hilfe in Anspruch.

Ätiologie: Bisher konnten weder gynäkologische noch endokrinologische Ursachen für das PMS gefunden werden, allerdings scheint ein natürlicher Zyklus Voraussetzung für das Auftreten der Beschwerden zu sein. Vor der Pubertät, während einer Schwangerschaft und nach der Menopause kommt es nicht zum PMS. Progesteron ist offenbar von großer Bedeutung für das PMS, die Aufhebung des natürlichen Zyklus durch GnRH-Analoga oder durch bilaterale Ovarektomie führt zum Sistieren der Beschwerden.

Die Diagnose wird durch Ausschluss anderer Ursachen gestellt. Um Fehldiagnosen zu vermeiden, sollten folgende Punkte gesichert sein:

- die Symptome treten in der Lutealphase des Zyklus auf
- die Symptome lassen während der Menstruation nach, oder sie verschwinden vollständig
- die Symptome sind unspezifisch und können psychisch oder somatisch sein
- die Symptome beeinträchtigen die Lebensführung der Patientin wesentlich
- die Symptome sind in mindestens vier der sechs vorausgegangenen Zyklen aufgetreten.

In Zweifelsfällen kann die vorübergehende Gabe eines GnRH-Agonisten zur Klärung beitragen. Wenn die Symptome während der Therapie vollständig verschwinden, ist die Diagnose korrekt.

Therapie: Zur Therapie des PMS werden sowohl zahlreiche verschiedene hormonelle und nicht hormonelle sowie pflanzliche Medikamente als auch nicht medikamentöse Behandlungsverfahren angeboten. Sicher wirksam ist nur die vollständige Aufhebung des Zyklus durch GnRH-Analoga oder bilaterale Ovarektomie. Alle anderen Therapieverfahren zeigen offenbar nur eine sehr begrenzte Wirkung.

10.11 Blutungsstörungen in der Adoleszenz

Epidemiologie: Die ersten Zyklen bei jungen Mädchen sind zum überwiegenden Teil anovulatorisch, da das Erwachsenenmuster der GnRH-Sekretion erst allmählich heranreift. In einer Untersuchung fanden sich im ersten Jahr nach der Menarche 85% der Zyklen anovulatorisch. Da anovulatorische Zyklen unregelmäßig sind, sind Zyklusstörungen bei jungen Mädchen nicht überraschend. Dennoch sollten anhaltende Störungen sorgfältig abgeklärt werden. Vor allem müssen die Ursachen Hb-wirksamer Menorrhagien geklärt werden. Organische Ursachen einschließlich Gerinnungsstörungen müssen ausgeschlossen werden. Nicht selten finden sich ein v.-Willebrand-Syndrom oder ein Faktor-XI-Mangel.

Therapie: Nach Ausschluss organischer Ursachen kann die Therapie in einer zyklischen Gestagensubstitution oder in der Gabe eines niedrig dosierten Ovulationshemmers bestehen. Die Therapie führt meist innerhalb kurzer Zeit zur Minderung des Blutverlusts. Bei starken akuten Blutungen kann die intravenöse Gabe von 15–25 mg konjugierten Östrogenen alle 6–12 Stunden erfolgreich sein. Operative Eingriffe (Kürettagen) sind extrem selten indiziert. In Ausnahmefällen können GnRH-Analoga zur Senkung des Östrogenspiegels gegeben werden und damit zum Sistieren der Blutung führen. Der dadurch bedingte Östrogenmangel sollte durch eine add-back-Therapie (Gabe einer Östrogen-Gestagenkombination) ausgeglichen werden.

Amenorrhö im Adoleszentenalter kann – vor allem in Verbindung mit Gewichtsverlust – ein Hinweis auf einen Östrogenmangel sein (s. o.). Da der unzureichende Aufbau der Knochenmasse im Adoleszentenalter bereits in relativ jungen Jahren zur Osteoporose führen kann, sollte vor allem in diesen Fällen auf eine ausreichende Östrogen- und Kalziumsubstitution geachtet werden.

10.12 Klimakterische Blutungsstörungen

Ätiologie: Nach dem 40. Lebensjahr nimmt die Ovarialfunktion ab. Die Alterung der Ovarien zeigt sich in einer sinkenden Östradiol- und Progesteronproduktion trotz ansteigender Gonadotropinspiegel, während die Androgenproduktion weitgehend unverändert bleibt. Mit zunehmendem Alter finden sich aufgrund einer verkürzten Follikelphase häufiger verkürzte Zyklen. Schließlich unterbleibt die Progesteronbildung weitgehend, während der Östrogeneinfluss weiter besteht, die Zyklen werden zunehmend irregulär. Dieser „unopposed" Östrogeneinfluss bei anovulatorischen Zyklen kann zu unterschiedlichen Stadien der Endometriumhyperplasie führen. Das Ergebnis ist eine strukturelle Instabilität und Fragilität des Endometriums, die zu Oligo- und Polymenorrhöen sowie zu anhaltenden anovulatorischen Zyklen führen kann. Zur Prophylaxe dieser Endometriumveränderungen sollte daher vor allem bei verlängerten Zyklusintervallen eine zyklische Gestagensubstitution in einer zur sekretorischen Transformation ausreichenden Dosis verabreicht werden. Von entscheidender Bedeutung ist die Dauer der Gestagengabe, sie sollte mindestens 12 Tage betragen.

Bei klimakterischen Blutungsstörungen muss insbesondere an die zunehmende Wahrscheinlichkeit maligner Genitalerkrankungen gedacht werden. Neben der gynäkologischen Untersuchung mit zytologischem Abstrich, Kolposkopie und ggf. Entnahme einer Probeexzision sollte bei irregulärem Blutungsmuster die Indikation zur fraktionierten Abrasio großzügig gestellt werden. Bei unklaren anamnestischen Angaben sollte der Patientin die Führung eines Blutungskalenders nahe gelegt werden. Unabhängig davon sollte allerdings auch im Klimakterium an die Möglichkeit einer Schwangerschaft gedacht werden.

11. Gutartige Erkrankungen der weiblichen Genitalorgane

11.1 Vulva und Vagina

F. Melchert, A. Wischnik

11.1.1 Zysten der Vulva

Man unterscheidet: *dysontogenetische*, *Retentions-*, *posttraumatische endometroide* und *parasitäre* Zysten. Die Lokalisation der Zysten erlaubt aufgrund der Häufigkeitsverteilung bereits eine gewisse Typenzuordnung (Abb. 11.1).

11.1.1.1 Dysontogenetische Zysten

Wolff-Gang-Zysten sowie **Gartner-Gang-Zysten** werden im Verlauf der sie hervor bringenden Gänge gefunden, also im seitlichen Bereich von Vulva und (häufiger) Vagina. Die Zysten sind dünnwandig, durchscheinend und enthalten eine klare Flüssigkeit.

Nuck-Kanal-Zysten sind selten und werden im Allgemeinen im oberen Bereich der Labia maiora bzw. im Leistenkanal (in einem Drittel der Fälle in Kombination mit einem Leistenbruch) gefunden.

11.1.1.2 Retentionszysten

Die häufigste vulväre Zyste ist die **Bartholini-Zyste,** die auf einem Verschluss der Drüsengänge im Bereich ihrer Mündung im Vestibulum vaginae beruht.

Durch Sekretstau kommt es zur zystischen Auftreibung des Drüsenganges, wobei sich mit zunehmendem Zystenvolumen, ausgehend vom lateralen Anteil der Labia maiora, eine zunehmende Schwellung zum Introitus vaginae hin ergibt. Die **Behandlung** besteht entweder in der *Ausschälung der Zyste* oder der sog. *Marsupialisation,* d. h. der Eröffnung der Zyste im Bereich der kleinen Labie und Vernähung des Zystenbalges mit der Labienhaut mit Einzelknopfnähten.

Die Ansichten darüber, welcher Methode der Vorzug gegeben werden sollte, differieren unter den einzelnen Autoren.

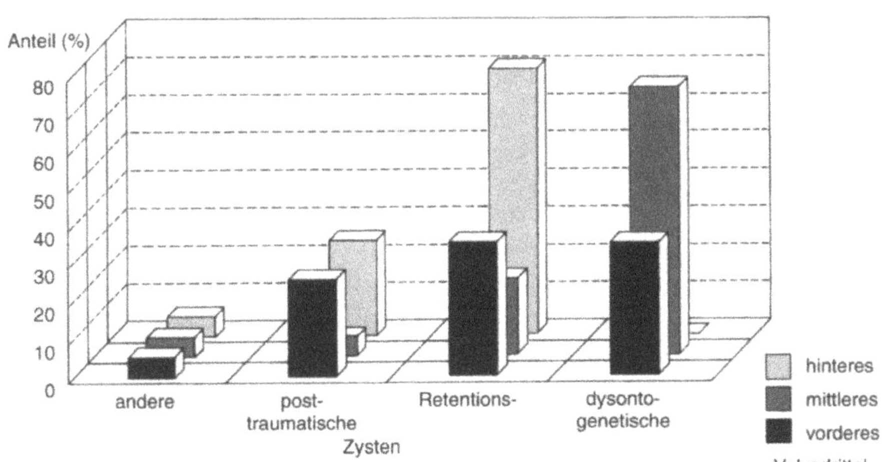

Abb. 11.1: Örtliche Zuordnung verschiedener Zystentypen im Vulvabereich (modifiziert nach Hartmann)

Epidermiszysten sind häufig und werden generell an den Labia maiora gefunden.

Sie imponieren als bis zu 1 cm große, pralle Strukturen mit einem krümelig-käsigen Inhalt von gelblicher Farbe. Ihnen ähnlich sind die **Talgretentionszysten.**

Die **Behandlung** von Epidermis- und Talgretentionszysten besteht in der Exzision unter örtlicher Betäubung, ggf. nach antibiotischer Vorbehandlung.

Mukuszysten werden gewöhnlich im Vestibulum vaginae gefunden und dürften das Ergebnis des Gangverschlusses kleinerer Vestibulumdrüsen sein. Sie treten solitär oder multipel auf und werden bis zu 2 cm groß. Aufgrund ihrer subepidermalen Lage schimmert ihr Inhalt in verschiedenen Farbnuancen durch, wobei bei dunkleren Zysteninhalten die Differentialdiagnose zur Endometriose schwierig und ggf. nur anamnestisch möglich ist. Die **Behandlung** besteht gleichfalls in der Exzision in Lokalanästhesie.

11.1.2 Solide benigne Vulvatumoren

11.1.2.1 Haut und Anhangsgebilde im Vulvabereich

Grundsätzlich können alle **gutartigen tumorösen Veränderungen der Haut und ihrer Anhangsgebilde** auch eine vulväre Manifestation haben, sodass hierauf nicht näher eingegangen wird.

11.1.2.2 Papillome, Condylomata acuminata

Papillome der Vulva imponieren in Form von multiplen Faltungen der Epidermis mit Hyperkeratose und Akanthose und sind u. U. schwer von **Condylomata acuminata** abzugrenzen, deren Prädilektionsstelle die Innenseite der Labien und der Klitoris sind, aber auch in der übrigen Genitalregion aufgefunden werden (Abb. 11.2). Es handelt sich um papillomatöse verhornte Plattenepithelwucherungen von braunrötlicher Farbe.

Die **Differentialdiagnose** ist möglich durch den Nachweis humaner Papillomaviren (HPV), wobei die Typen 16, 18, 30, 31 und 35 als potenziell onkogen anzusehen sind (s. Abschn. 13.1.1.4). Demgegenüber werden die Condylomata acuminata durch die HPV-Typen 6 und 11 hervorgerufen, die Übertragung erfolgt durch den Geschlechtsverkehr mit einer Inkubationszeit von 2 bis 3 Monaten (s. Abschnitt 11.8.4.2). **Risikofaktoren** für das Angehen einer Infektion sind neben dem chronischen Fluor die Einnahme oraler Antikonzeptiva und das Rauchen.

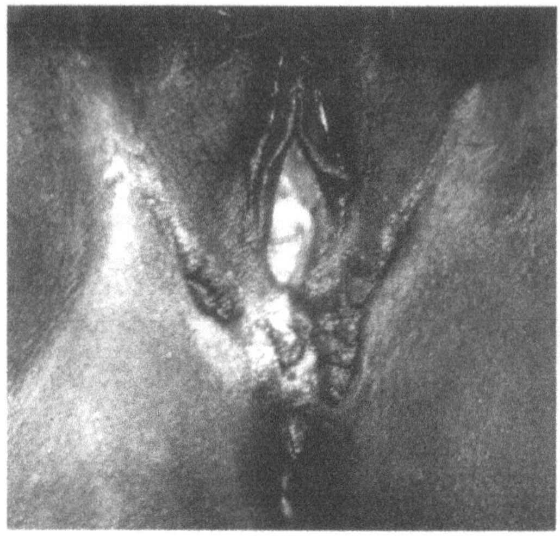

a)

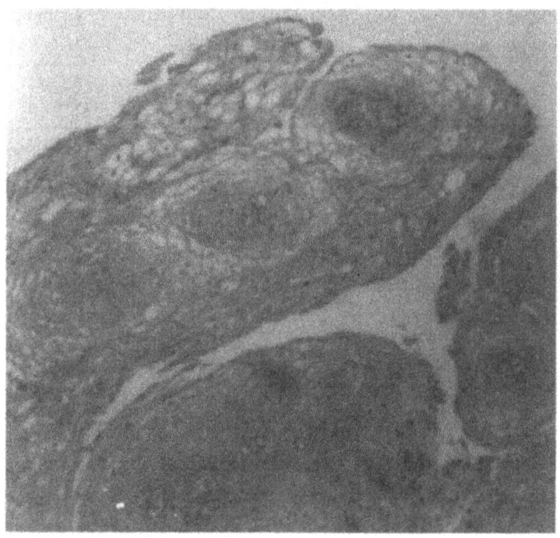

b)

Abb. 11.2: a Condylomata acuminata im Bereich der hinteren Kommissur und Perianalregion; b histologisches Bild (63-fach). NB: Koilozytäre Zellen mit ausgeprägtem perinukleären Halo

Therapie: Papillome und Condylomata acuminata werden entweder elektrochirurgisch oder durch Laserexzision entfernt.

Bei den Condylomata acuminata besteht noch die Möglichkeit einer lokalen Behandlung mit Clomiphenzitrat oder, insbesondere bei chronisch rezidivierendem Auftreten, einer Interferon-Therapie.

11.1.2.3 Nävuszellnävus (NZN)

Eine vulväre Lokalisation eines NZN beinhaltet eine erhöhte Möglichkeit der malignen Entartung, bedingt durch den intertriginösen mechanischen Reiz sowie mögliche fluorbedingte Mazerationserscheinungen. Klinisch unverdächtige Naevi können in örtlicher Betäubung exzidiert werden. *Naevi mit Farbveränderungen sind* **melanomverdächtig**.

11.1.2.4 Schweißdrüsenadenome, mesenchymale Tumoren

Die seltenen **Schweißdrüsenadenome** sind in der Regel unter 2 cm groß und können vereinzelt oder multipel auftreten im Bereich der Labia maiora, der Sulci interlabiales oder der latenten Oberfläche der Labia minora. Auch hier ist die Exzision in Lokalanästhesie die Therapie der Wahl.

Neben den erwähnten epithelialen Tumoren können natürlich im Bereich der Vulva auch **mesenchymale Tumoren** auftreten wie Fibrome, Myome, Lipome, Myxome sowie Dermoide. Bei Beschwerden bzw. Wachtumstendenz wird gleichfalls exzidiert.

11.1.2.5 Ektope Tumorbildungen

Im Bereich der Vulva kann sich eine **Endometriose** manifestieren (s. Abschnitt 11.6). Da sich die Milchleiste bis zu den Labien erstreckt, kann es im Bereich der Labia maiora zum Auftreten von **akzessorischem Mammagewebe** (s. Abschnitt 11.5.1) bis hin zu laktierenden Drüsen im Bereich der Labien kommen. Auch hier ist die operative Entfernung die Therapie der Wahl.

11.1.3 Pruritus vulvae

Der auf den Bereich der Vulva begrenzte Juckreiz stellt ein Symptom dar, dem wegen seiner **Beschwerdeintensität und Häufigkeit** eine besondere Bedeutung zukommt.

- Bei **dermatologischen Krankheitsbildern** (*Lichen sclerosus et atrophicus, allergisches Kontaktekzem, irritative Dermatitis, Lichen simplex chronicus, Psoriasis*) ist die Ursache aus den morphologischen Veränderungen (s. Lehrbücher der Dermatologie mit Repetitorium) abzuleiten.
- Bei **Infektionen** (*Candidose, Vulvovaginitis, parasitäre Erkrankungen*) führen mikrobiologische und laborchemische Untersuchungen zur Diagnose.
- Auch im Zusammenhang mit **Stoffwechselerkrankungen** (*Diabetes mellitus, Ikterus, Urämie*) kann es zu einem Pruritus vulvae kommen.
- Kann keine dieser Ursachen ausfindig gemacht werden, spricht man vom **primären (essenziellen, idiopathischen) Pruritus vulvae,** der, da er insbesondere bei der peri- und postmenopausalen Frau auftritt, in Zusammenhang mit der nachlassenden Ovarialfunktion gebracht wird.

Die **Therapie** richtet sich beim *sekundären Pruritus vulvae* nach der Verursachung. Beim *primären Pruritus vulvae* bzw. als Ergänzungstherapie beim sekundären kommen lokale Maßnahmen wie Sitzbäder, Anwendung östriolhaltiger oder hydrokortisonazetathaltiger Salben in Frage. Die Patientin ist darauf hinzuweisen, dass für die Intimhygiene Detergenzien und Deodorantien zu vermeiden sind. In ausgeprägten Fällen kann die Anwendung lokalanästhetikhaltiger Salben versucht werden.

Als ultima ratio ist die Unterspritzung der Vulva mit Kortikosteroiden, Äthanol oder Lokalanästhetika bzw. die operative Denervierung der Vulva anzusehen.

11.1.4 Varicosis vulvae, Vulvaödem

Disponierend für eine **Varicosis vulvae** ist eine höhere Parität, wobei die Manifestation besonders beschwerdeintensiv ins letzte Trimenon fällt. Betroffen sind in erster Linie die Labia maiora. Als **Komplikation** der Varicosis vulvae kann es zur **Thrombosierung** kommen mit einer dolenten Verdickung im Bereich der betroffenen Varize und perifokaler Entzündung.

Therapie: Sie sollte sich auf *physikalische Maßnahmen* (Beckenhochlagerung, Vermeidung längeren Stehens) in der Gravidität beschränken; *chirurgische Maßnahmen* im Sinne einer Gefäßligatur können erforderlich werden, wenn es, beispielsweise unter der Geburt, zu einer stärkeren Blutung aus den Varizen kommt.

Auch beim **Ödem der Vulva** handelt es sich um ein Symptom, welches die unterschiedlichsten Ursachen haben kann (*allergisch, entzündlich, neoplastisch, neurologisch, toxisch*). Auch hier richtet sich die Therapie nach der durch eine entsprechende Diagnostik einzugrenzenden Ursache.

11.1.5 Vulvaverletzungen

Vulvahämatome werden nicht selten nach *stumpfen oder scharfen Traumen* gefunden (etwa Sturz auf die Lenkstange eines Fahrrades, Sturz beim Balancieren auf Handläufen, Kohabitationsverletzungen, vor allem bei Notzuchtverbrechen).

Therapie: Je nach Größe und Ausdehnungstendenz des Hämatoms sind *lokale Maßnahmen* (Druckverband, Kälteanwendung) ausreichend oder es werden chirurgische Maßnahmen erforderlich. Diese bestehen in einer Ausräumung des Hämatoms, Aufsuchen und Umstechen der verursachenden Gefäßverletzung, ggf. Tamponade und antibiotische Abdeckung. Insbesondere bei *perforierenden Verletzungen* ist zu überprüfen, ob die Nachbarorgane (Harnröhre, Rektum, Sphinkter ani) in Mitleidenschaft gezogen sind. Auf die letzteren ist auch bei der operativen Versorgung zu achten. Im Gefolge solcher akzidenteller, häufiger aber **geburtsbedingter Traumen** (Dammschnitt, Dammriss) kann es zu Narbenbildungen kommen, die je nach Intensität ein mehr oder weniger ausgeprägtes Beschwerdebild verursachen (*Sitzbeschwerden, Kohabitationsschmerzen*), die dann in der Regel eine *plastisch-chirurgische Versorgung* erforderlich machen, vergleiche Abbildung 11.3 (Exzision der Narbe, Deckung des Defektes durch plastisch-chirurgische Maßnahmen).

11.1.6 Zystische Geschwülste der Vagina

Auf vaginale **Gartner-Gang-Zysten** wurde bereits eingegangen (s. Abschnitt 11.1.1.1)

11.1.7 Benigne Vaginaltumoren

Condylomata acuminata treten häufiger in der Vulva als in der Scheide auf (s. Abschnitt 11.1.2.2).

Die **Adenome** der Vagina erlangten Interesse wegen ihres gehäuften Auftretens bei Frauen, deren Mütter in der Schwangerschaft mit Diethylstilböstrol therapiert worden waren. Die Entstehung der Adenome wird entwicklungsgeschichtlich aus dem meso- und paramesonephrischen System abgeleitet, morphologisch werden bei den gutartigen Formen der Adenosis vaginae *endophytische, zystische, oberflächlich spreitende* sowie *exophytisch oder endophytisch adenomatöse Formen* unterschieden. Während die Entdeckung der **endophytischen Form** einen Zufallsbefund darstellt, gehen die **zystische** und die **oberflächliche spreitende Form** mit einer z. T. eindrucksvollen *Symptomatik* in Form einer schleimigen Sekretion von bis zu mehreren 100 g täglich einher. Weitere Symptome sind als Folge des massiven Fluors eine Vulvovaginitis sowie, zufolge der hypertrophischen Ektopie, Dyspareunien. In Fällen solcher subjektiver Beschwerdebilder bzw. bei kolposkopischen respektive zytologischen Verdachtsmomenten sollte eine **Exzision** erfolgen.

Gutartige Tumoren der Vagina mesenchymaler Herkunft sind Raritäten: *Leiomyome, Fibrome, Neurofibrome, Myxome, Lipome* (Inzidenz von Leiomyofibromen beispielsweise unter 0,1 %), deren Beschwerdebild von Größe und Lokalisation abhängig ist (Unterbauchschmerzen, Störungen der Miktion und Defäkation, Dyspareunie) und die exzidiert werden.

11.1.8 Iatrogene Vaginalveränderungen

Hierzu zählen die sog. **Granulationspolypen,** welche sich im Bereich des Scheidenabschlusses nach Hysterektomien ausbilden. Sie imponieren klinisch durch anhaltende postoperative *Schmierblutungen,* bei der Spiegeleinstellung sieht man rötliche, kontaktblutende *polypoide Wucherungen,* die in der Regel bei der Nachuntersuchung ca. 6 Wochen nach der Operation abgetragen und im Bereich der Abtragungsstelle anschließend verätzt werden.

Als Folge eines unzulänglichen Verschlusses des Peritoneum viscerale bei Hysterektomien kann es ferner zum sog. **Tubenprolaps** kommen, wobei das makroskopische Bild bei der Spiegeleinstellung häufig den oben erwähnten Granulationspolypen ähnelt. Die **Differentialdiagnose** zu Letzterem zeigt sich in diesen Fällen darin, dass die Patientin beim Versuch der Abtragung starke Schmerzen verspürt.

Die Versorgung eines Tubenprolapses erfolgt dann in einer Kurzdiagnose durch Abtragung

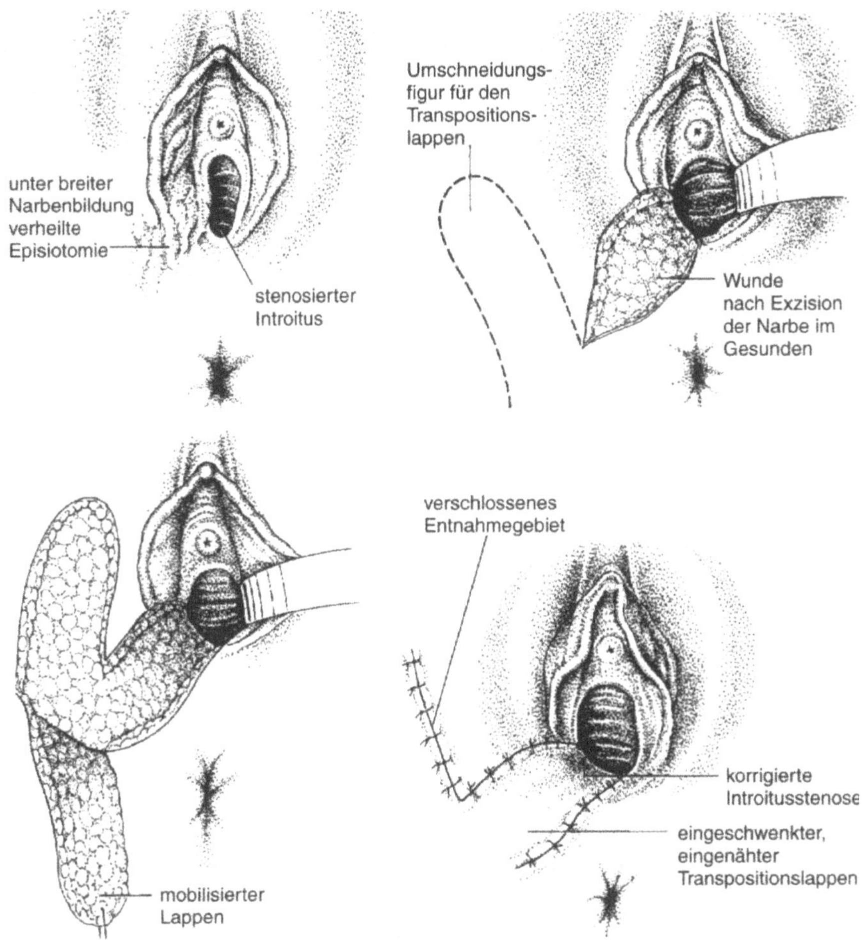

Abb. 11.3: Plastisch-chirurgische Versorgung einer schlecht verheilten Episiotomienarbe durch Transpositionslappenplastik (modifiziert nach Knapstein und Friedberg)

des prolabierten Tubenanteils mit anschließender Übernährung.

11.1.9 Ektope und dystrophe Vaginalveränderungen

Die **ektope Endometriose** der Vagina ist sehr selten.

Dystrophische Stenosierungen der Vagina werden vor allem bei älteren Frauen gefunden und betreffen entweder die Regionen des Hymenalringes (*Stenosis anularis subhymenalis*) oder den Bereich der Fornix (*Stenosis anularis vaginae*). Sofern diese Zustandsbilder zu Beschwerden (in der Regel Kohabitationsschmerzen) führen, ist die Therapie chirurgisch mit anschließender lokaler bzw. systemischer Östrogenbehandlung.

11.1.10 Traumen der Vagina, Fremdkörper, Flüssigkeitsretention

Traumata im Vaginalbereich entstehen als Folge von (häufig erzwungenen) Kohabitationen, von Pfählungsverletzungen, schließlich auch im Rahmen einer multiplen Traumatisierung des Beckens. Wegen der engen Nachbarbeziehung zu distalem Harntrakt, Rektum sowie Peritonealhöhle ist im Rahmen der Diagnostik und der therapeutischen Versorgung immer auch auf die Beteiligung dieser Nachbarorgane zu achten. (Urethrozystoskopie, Rektoskopie, Laparoskopie). Wird dies unterlassen, kann dies zu einer vitalen Gefährdung (etwa durch eine Peritonitis) führen.

Ansonsten gelten die Grundregeln der chirurgischen Wundversorgung (z. B. Tetanusprophylaxe).

Fremdkörper: Anhaltender und übel riechender *vaginaler Fluor* wird häufig durch Fremdkörper verursacht, die in die Vagina zum Zwecke der Monatshygiene (Tampons), der Antikonzeption (Diaphragma, „verlorene" Kondome) oder der Masturbation gelangt sind. Bei den letzteren sind dem Einfallsreichtum nahezu keine Grenzen gesetzt. Die Therapie besteht in der Regel in der Entfernung des Corpus alienum und ggf. einer lokalen Nachbehandlung mit Östrogensalben.

Flüssigkeitsretentionen im Bereich der Vagina kommen bei Abflussbehinderungen zustande, etwa im Zusammenhang mit vaginalen Narben oder klassischerweise bei der kompletten *Atresie des Hymens.* Hierbei kann es zu erheblichen Ansammlungen von Menstrualblut in der Scheide (*Hämatokolpos)* kommen, die durch Inzision des Hymens behandelt wird.

11.2 Cervix uteri

F. Melchert, A. Wischnik

11.2.1 Erythroplakie, Leukoplakie, Polypen

11.2.1.1 Erythroplakie

Erythroplakien sind erosive Veränderungen der Ektozervix, wobei zu unterscheiden ist zwischen Erosionen, die keine Verbindung zur Zervixschleimhaut aufweisen (*Erosio vera*) und solchen, die eine solche Verbindung herstellen (*glandulär-papilläre* **Ektopie**). Die Ursache der meist bei der postmenopausalen Patientin aufzufindenden Erosio vera ist meist eine mechanische Reizung des Plattenepithels der Ektozervix, etwa durch Pessare. **Leitsymptom** ist die *Schmierblutung.* Bei der kolposkopischen Untersuchung lässt sich die Erosio vera von der Ektopie durch den negativen Ausfall der **Essigsäureprobe** sowie die Abwesenheit drüsiger Strukturen abgrenzen.

Die **Therapie** der **Erosio vera** besteht neben der Ausschaltung des die Erosion unterhaltenden, in der Regel mechanischen Traumas in lokalen Maßnahmen, wie z. B. der Applikation östrogenhaltiger Salben. Die **glandulär-papilläre Ektopie** ist durch die *Bewegungen der Grenze zwischen Plattenepithel der Ektozervix und Zylinderepithel der Endozervix* zu erklären (s. Abb. 11.4). Die Verlagerung dieser Epithelgrenze in den Bereich der Ektozervix findet sich physiologischerweise während der Gravidität und wird außerhalb derselben durch Östrogene begünstigt. Entsprechend ist die glandulär-papilläre Ektopie eine Krankheit der geschlechtsreifen Frau, insbesondere bei der Anwendung von hormonalen Antikonzeptiva. Im Bereich der Ektopie kann es zu einer aufsteigenden Überhäutung von deren Rande her kommen, sodass sich das Plattenepithel der Ektozervix der ektropionierten Schleimhaut der Zervix überlagert, wodurch deren Drüsenschläuche verschlossen werden mit der möglichen Ausbildung von Retentionszysten, die als **Ovula Nabothi** bezeichnet werden. Es kann jedoch auch eine Metaplasie mit Ausbildung von Plattenepithel im Bereich des Zylinderepithels zustande kommen mit dem Ergebnis einer sog. **Umwandlungszone.** 90% aller Zervixkarzinome (s. Abschnitt 13.3.1.2) nehmen ihren Ausgang von einer solchen Umwandlungszone.

> **Leitsymptome** einer Ektopie sind neben der Kontaktblutung der Fluor.

Die **Therapie** besteht (wenn möglich) im Absetzen hormonaler Antikonzeptiva bzw. in der Wahl von Präparaten mit niedrigerem Östrogengehalt.

Die lokale Anwendung von Adstringentien ist heute weitgehend verlassen zugunsten **lokal destruierender Verfahren,** wie der *Laservaporistion,* der *Elektrokoagulatin* oder der kryochirurgischen *Denaturierung.*

11.2.1.2 Leukoplakie

Die Leukoplakie, d. h. das Auftreten einer zirkumskripten weißlichen Veränderung der Ektozervix ist, da sie i. d. R. *symptomlos* ist, ein *Zufallsbefund,* der in 2–5% der Patientinnen bei Routineuntersuchungen gefunden wird. Der Befund ist insbesondere dann bedeutsam, wenn er in einer Umwandlungszone gefunden wird bzw. wenn sich nach dessen Entfernung in dessen Grund pathologische kolposkopische Merkmale

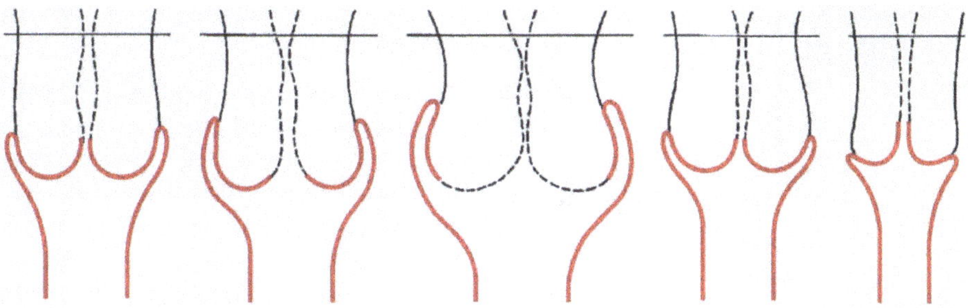

Abb. 11.4: Relativbewegungen von Zylinderepithel und Plattenepithel im Zervikalbereich in unterschiedlichen Lebensabschnitten (nach Ober)

wie Punktierung oder Mosaik zeigen. Wegen der *fraglichen Dignität* von Leukoplakien sollte bei ihrem Auffinden immer eine **histologische Abklärung** angestrebt werden.

11.2.1.3 Polypen

Endozervikale Polypen stellen die *häufigste Neubildung* der Cervix uteri dar. Dabei handelt es sich nicht um eigentliche Neoplasmen, sondern um **fokale Hyperplasien der Endozervix,** welche das Epithel und die Substantia propria einbeziehen. Das **Prädilektionsalter** ist die 4.–6. Lebensdekade der Frau, insbesondere der Pluriparae.

Endozervikale Polypen können jedoch auch schon ab dem heranwachsenden Alter bis in die Postmenopause beobachtet werden, während beim Auftreten polypöser Strukturen im Kindesalter in erster Linie an ein malignes Geschehen, z. B. im Sinne eines *Sarkoma botryoides* zu denken ist.

Leitsymptome sind der durch Irritation des endozervikalen Epithels hervorgerufene *Fluor* sowie durch mechanische Arrosion bedingte *Kontakt-* oder *Schmierblutungen.*

Morphologie: Zervixpolypen variieren in der Größe von wenigen Millimetern bis zu mehreren Zentimetern und imponieren als rundlich-längliche Gebilde mit glatter oder gelappter, durch verstärkte Vaskularisation meist geröteter Oberfläche. Ihre Verbindung zu Zervikalkanal oder Portio ist gestielt oder breitbasig (Abb. 11.5). Sehr große Polypen, die den Introitus vaginae erreichen oder aus ihm hervortreten, sind selten. Je nachdem, welcher der am Aufbau von Zervixpolypen beteiligten *Gewebetypen* dominiert, unterscheidet man *fibröse*, *angiomatöse* und *granulomatöse Polypen.* Entsprechend dem Anteil an drüsigen Strukturen unterscheidet man *papilläre, zystische* und *adenomatöse* Polypen.

Polypen, welche ihren Ausgang vom Isthmus nehmen, weisen häufig eine Mischung epithelialer Strukturen von Endozervix und Endometrium auf und werden dann als **Mischpolypen** bezeichnet.

Differentialdiagnose: Die Identifikation eines Zervixpolypen erfolgt in der Regel makroskopisch, allerdings kommen wegen der *Vielgestaltigkeit der Polypen* eine Reihe von Differentialdiagnosen in Betracht: z. B. Myome, Adenome, Papillome, Kondylome, Karzinome, Sarkome. Die histologische Untersuchung entscheidet.

Die **Entstehung des Karzinoms** aus einem endozervikalen Polypen ist mit einer Häufigkeit von 0,2–0,4% als Seltenheit zu bezeichnen.

Therapie: Zervixpolypen werden üblicherweise durch einfaches *Abdrehen* entfernt, ist die Endozervix der Ausgangspunkt, sollte dies durch eine Zervixkürettage ergänzt werden, die, abhängig von der Weite des Zervikalkanal, u. U. eine Kurznarkose erforderlich machen kann. Ist ein Blutungsgeschehen nicht mit hinlänglicher Sicherheit einem Zervixpolypen zuzuordnen, so sollte sicherheitshalber eine *fraktionierte Abrasio* durchgeführt werden.

In der **Schwangerschaft** kann es durch ausgeprägte Dezidualisierung von endozervikalem Stroma zu einer polypoiden Wucherung aus der Endozervix kommen, den sog. **Dezidualpolypen**. Bleiben diese asymptoma-

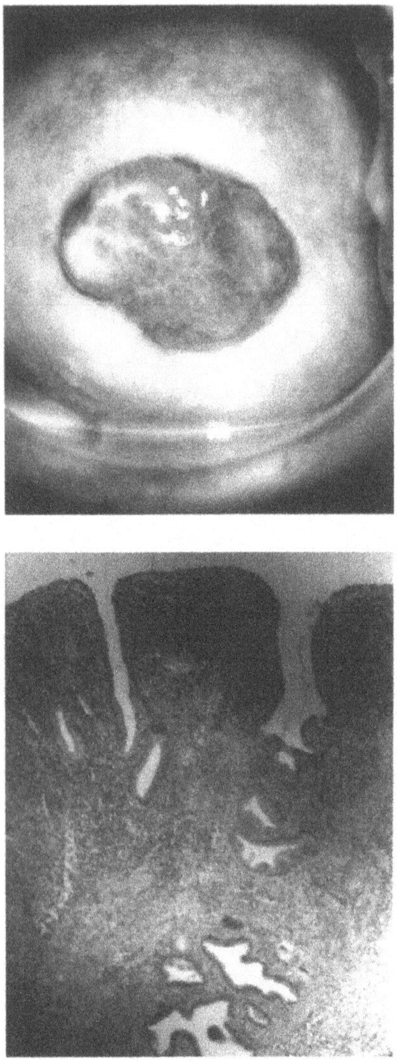

a)

b)

Abb. 11.5: **a** Im äußeren Muttermund erscheinender Zervixpolyp; **b** Muzinöses Epithel und Krypten, im Anschnitt Drüsenschläuche; leukozytäre Durchsetzung als Ausdruck einer inflammatorischen Begleitreaktion (40-fach)

tisch, so ist keine Therapie erforderlich bzw. empfehlenswert. Kommt es zu Blutungen, so wird die Abtragung unumgänglich, wobei man – wegen der starken Vaskularisation – Blutungen durch vorgängige Ligatur des Polypenstiels vorbeugen sollte.

11.2.2 Myome

Etwa 8 % aller Uterusmyome entfallen auf **Leiomyome** der Zervix. Sie treten *meist solitär* auf und können je nach Größe und Wachstumsrichtungen einen Zervixpolypen imitieren oder zu einer unilateralen Auftreibung bzw. Verformung der Zervix führen.

Klinik: Entsprechend den möglichen Veränderungserscheinungen bieten Zervikalmyome eine *variantenreiche Klinik* mit druck- bzw. verlagerungs- und kompressionsbedingten Beschwerden des distalen Harntraktes (Ureter, Blase) oder des Mastdarmes. Bei der *Schwangeren* können sie Ursache mechanischer Dystokien sein. Polypoid wachsende Myome können zu hypersekretorischem Fluor und Blutungen führen.

Im Gegensatz zu Myomen des Corpus uteri ist von einer Größenreduktion in der Menopause bzw. durch medikamentöse Inhibition der Ovarialfunktion (siehe unten) weniger auszugehen.

Diagnostik: Die Histologie zervikaler Myome entspricht jenen des Corpus uteri, die Diagnose erfolgt in üblicher Weise durch die bimanuelle bzw. Spekulumuntersuchung: CT oder MRT können insbesondere hinsichtlich der Nachbarschaftsbeziehungen hilfreiche Auskünfte liefern.

Die **Therapie** symptomatischer Zervixmyome hängt von Größe, Lokalisation und der biographischen Situation der Patienten ab.

- Bei *Kinderwunsch* und entsprechenden anatomischen Verhältnissen wird die *konservative* Operation durch *Myomenukleation* angestrebt.
- Bei ausgedehnteren Befunden bzw. *abgeschlossener Familienplanung* wird der *Hysterektomie* der Vorzug zu geben sein.

Diese Eingriffe sollten wegen der z. T. komplizierten Nachbarschaftsbeziehung zu Darm und distalem Harntrakt erst nach sorgfältiger präoperativer Darstellung dieser Nachbarstrukturen durch einen erfahrenen Operateur durchgeführt werden.

11.2.3 Zysten

Epitheliale Einschlusszysten sind *selten*, treten solitär mit einem Durchmesser von 1–2 cm auf. Sie sollen das Ergebnis von bei Zervixoperationen oder Geburten verschlepptem Portioepithel sein. Die **Therapie**, welche in der Eröffnung der Zyste besteht, ist nur bei symptomatischen Verläufen notwendig.

11.2.4 Mesenchymale, ektope und dysontogenetische Tumoren, Papillome, Kondylome

Das **papilläre Adenofibrom** nimmt seinen Ausgang vom endozervikalen Stroma und besteht aus verästelten papillären Wucherungen, überzogen von schleimbildendem Zylinderepithel. Das Stroma weist keine glattmuskulären Anteile auf, durch seine *Mitosenarmut* grenzt es sich vom *Adenosarkom* ab. Da das papilläre Adenofibrom ausschließlich bei peri- und postmenopausalen Frauen vorkommt, wird die **Diagnose** in der Regel anlässlich einer wegen durch das Adenofibrom hervorgerufenen *Blutungsstörung* durchgeführten diagnostischen Abrasio gestellt. In der Regel stellt diese diagnostische Maßnahme gleichzeitig auch eine ausreichende Therapie dar, nur bei fortwährender Blutung wird ggf. eine Hysterektomie erforderlich.

Andere Tumoren mesenchymalen Ursprunges sind extrem selten und werden daher nur aufgeführt: Hämangiome, Lymphangiome, Lipome, Neurofibrome, Ganglioneurome sowie Naevi.

Ektope Endometriose siehe Abschnitt 11.6.

Dysontogenetische Tumoren: Als Überreste des distalen Endes der mesonephrogenen Gänge werden in 1% aller Zervixpräparate kleine tubuläre oder zystische Strukturen tief innerhalb des Zervixgewebes gefunden. Eine Exzision ist nur erforderlich, wenn es zu Symptomen kommt.

Papillome, Kondylome: Tumorartige Veränderungen als Folge einer *Infektion mit humanen Papillomviren* (*HPV*) (s. Abschnitt 11.8.4.2) gewinnen zunehmend an Bedeutung. Die Durchseuchung wird beim Erwachsenen heute mit 20–30% angenommen.

Durch molekularvirologische Techniken ist heute die Differenzierung von insgesamt 50 Papillomviren-Genotypen möglich.

Wegen der *variablen Onkogenität* der unterschiedlichen Virustypen ist eine Differenzierung bedeutungsvoll.

- Die *HPV-Typen 6, 11* mit geringerem onkogenem Potenzial werden zumeist bei **spitzen Kondylomen** (C. acuminata) gefunden. Dabei handelt es sich um spitze, papilläre, hyperkeratotische Wucherungen von variabler Form und Ausdehnung. Kolposkopisch sieht man eine scharf begrenzte Läsion von rauer, aber regelmäßiger Oberfläche (s. Abschnitt 13.3.1.1). Die Abgrenzung zur **zervikalen intraepithelialen Neoplasie (CIN)** (s. Abschnitt 13.3.1.2) kann schwierig und u. U. nur zytologisch oder bioptisch möglich sein.
- **Condylomata acuminata** weisen ein langsames Wachstum auf, teilweise kommt es nach einigen Wochen und Monaten zur Spontanremission. Insbesondere in der Schwangerschaft kann es jedoch auch zu einem starken Wachstum mit rasenartiger Ausbreitung kommen.
- Die *HPV-Typen 16 und 18* weisen demgegenüber ein höheres onkogenes Potenzial auf und werden bei fast 90% der Zervixkarzinome nachgewiesen. Sie kommen als Erreger der **flachen kondylomatösen Läsion** in Frage.

Diagnostik s. Abschnitt 13.3.1.3.

Therapie: Da bei den flachen ebenso wie bei den spitzen Kondylomen die Abgrenzung der zervikalen interepithelialen Neoplasie häufig schwierig ist, sollten diese Manifestationen einer HPV-Infektion immer behandelt werden. Nach *Gewinnung von Biopsien* unter kolposkopischer Kontrolle besteht die Therapie in der kolposkopisch auf Vollständigkeit kontrollierten, lokalen Destruktion der Läsion durch Anwendung elektro-, kryo-, infrarot- oder laserchirurgischer Maßnahmen. Sollten neben der Portio – wie häufig der Fall –Nachbarstrukturen (Vagina, Vulva) mit befallen sein, so sind diese Läsionen in die Behandlung mit einzubeziehen.

11.2.5 Traumata, Verschluss des Zervixkanals

Traumata: Insbesondere unter der *Geburt* (Pressen vor vollständig eröffnetem Muttermund, vaginal operative Entbindungen) kann es zu Rissen der Zervix, sog. *Emmetrissen* kommen. Des Weiteren können solche Risse bei zu brüskem Dilatieren des Zervixkanals im Rahmen von Kürettagen entstehen. Folgen solcher Rissverletzungen sind neben *Blutungen*, die die unmittelbare operative Versorgung erforderlich machen, funktionelle Störungen des zervikalen Halteapparates bei späteren Schwangerschaften (*Zervixinsuffizienz)* sowie Erosionen (sog. *Lazerationsektropium*) und chronische Infektionen mit Fluorbeschwerden.

Je nach Intensität ist eine **Therapie** *mit lokalen Adstringentien, lokal destruierenden* Maßnahmen (Laser-, Kryo-, Elektrochirurgie) oder (seltener) mit plastisch-chirurgischen Maßnahmen angezeigt, bei denen die Ränder des Risses angefrischt und dann vernäht werden (sog. Emmetplastik).

Verengungen oder Verschlüsse des Zervikalkanals können *angeboren* oder *postinflammatorisch* (Gonorrhö, Tuberkulose) oder *posttraumatisch* (nach Geburten, diagnostischen/therapeutischen Interventionen) erworben sein. Je nach Ausmaß der Abflussstörung für das Menstrualblut kann es zu einer *Dysmenorrhö* unterschiedlichen Ausmaßes bzw. zur Ausbildung einer *Hämatometra* kommen. Durch Rückstaueffekte ist auch die Ausbildung einer *Hämatosalpinx* bzw. einer *retrograden Menstruation* möglich. Schließlich kann sich auch eine primäre oder sekundäre Sterilität ausbilden. Die **Therapie** ist chirurgisch und besteht in der Sondierung und Dilatation des Zervikalkanals, wobei zur Sicherheit einer Offenheit postoperativ ein Drainageröhrchen (sog. Fehling-Röhrchen) eingelegt wird.

11.3 Corpus uteri

F. Melchert, A. Wischnik

11.3.1 Polypen und Hyperplasie des Endometriums, Endometriose

11.3.1.1 Endometriumpolypen

Ätiologie und Pathogenese: Polypen der Endometriums entstehen als *fokale Hyperplasie der Basalis,* aus der sich eine umschriebene Wucherung endometrialen Gewebes entwickelt, welches in unterschiedlichen Umfängen Drüsenstroma und Blutgefäße enthält.

Bei multiplem Auftreten von Endometriumspolypen spricht man von einer **Polyposis endometrii** (ca. 20% der Fälle) In ca. **40%** der Fälle sind Endometriumpolypen **mit einem Uterus myomatosus** vergesellschaftet, das Prädilektionalter liegt in der 5. Lebensdekade.

Als **Ursache** für die Entwicklung von Korpuspolypen werden Irregularitäten in der hormonellen Stimulation des Endometriums angeschuldigt ebenso wie Adenome der Basalis. Eine schlüssige Erklärung steht jedoch noch aus.

Die **Morphologie** der Polypen ist sehr variantenreich, sie können breitbasig aufsitzen oder unterschiedlich dick gestielt sein. Ihre Größe kann sich vom Millimeterbereich bis zu das gesamte Cavum uteri ausfüllenden, sogar aus der Cervix uteri herausragenden Tumoren erstrecken.

Häufiger Ausgangspunkt für das Polypenwachstum ist der *Fundus uteri,* sie können jedoch auch von jedem anderen Punkt des Cavum uteri ausgehen.

Die drüsigen Strukturen der Polypen sind in variablem Ausmaß vom zyklischen Geschehen des übrigen Endometriums abgekoppelt. Hieraus resultieren unterschiedlich große Zysten, typisches Beispiel eines zystischen Polypen ist der sog. *Matronenpolyp,* der bei postmenopausalen Frauen vorkommt. Die Polypen enthalten darüber hinaus bindegewebige und glattmuskuläre Strukturen. Sofern die letzteren ausgedehnt repräsentiert sind, spricht man von einem **adenomatösen Polypen.**

Wenngleich die **maligne Entartung** von Korpuspolypen selbst selten ist (unter 0,5%), wird eine Vergesellschaftung von Korpuspolypen mit einem gleichzeitigen Endometriumkarzinom in bis zu 34% der Fälle berichtet. Diese **Koinzidenzrate** wird bei ausschließlicher Berücksichtigung postmenopausaler Frauen sogar mit bis zu 55% angegeben. Die Koinzidenzrate von Korpus- und Zervixpolypen wird mit ca. 10% angegeben.

Klinik: Das häufigste klinische Symptom sind *Blutungsstörungen* im Sinne von Menorrhagien, Zwischenblutungen oder Postmenopausenblutungen. Oberflächliche Ulzerationen des Polypen können zu einem sanguinolenten Ausfluss führen, Stieldrehung oder Expulsionsversuche des Myometriums können zu einer schmerzhaften Unterbauchsymptomatik führen.

Diagnostik und Differentialdiagnostik (Abb. 11.6): Die o.g. Symptome sind in der Regel Anlass für eine diagnostische Abrasio, wobei jedoch ein Endometriumspolyp nicht selten unentdeckt bleibt. Ergänzende Verfahren wie die Darstellung des Kavums durch Sonographie sowie die Hysteroskopie sind in dieser Situation hilfreich.

Therapie: Sie besteht üblicherweise in der Kürettage, die ggf. zur kompletten Erfassung

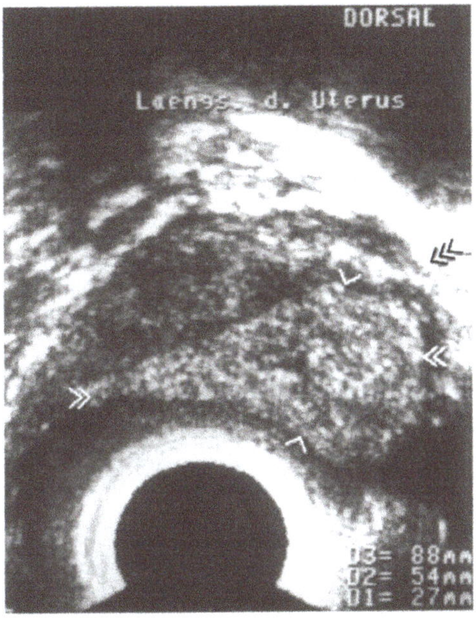

a)

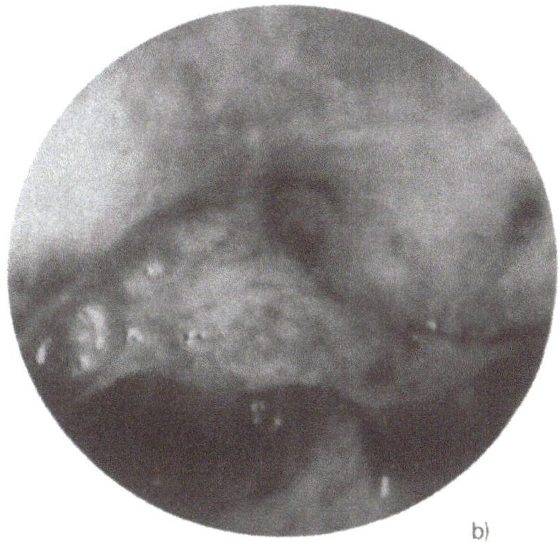
b)

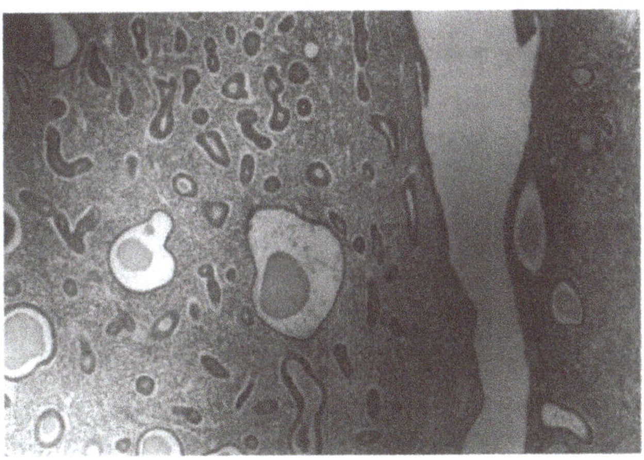
c)

Abb. 11.6: Korpuspolyp: **a** Vaginalsonographie; **b** hysteroskopische Darstellung; **c** histologisches Bild (40-fach) mit gegenüberliegendem Endometrium; NB: Hyperplastische Drüsenformationen

des popylösen Gewebes unter Ultraschallkontrolle vorgenommen werden sollte. Bei fortdauernder oder rezividierenden Beschwerden ist eine Hysteroskopie zur gezielten Polypabtragung indiziert.

Praxishinweis: Wegen der hohen *Koinzidenz* von *Endometriumkarzinom und Korpuspolypen* sollte bei stärkeren endometrialen Proliferationen mit Kernveränderungen des Drüsenepithels zur **Hysterektomie** geraten werden.

11.3.1.2 Hyperplasie des Endometriums

Pathogonese: Infolge eines Ausfalles der Ovulation mit konsekutiv fehlender Gelbkörperbildung ergibt sich eine anhaltende östrogene Stimulation, der im Ovar in der Regel eine Follikelpersistenz entspricht. Das *Prädilektionsalter* ist die Peri- und Postmenopause.

Morphologie: Man findet makroskopisch eine unterschiedlich ausgeprägte *Verdickung des Endometriums* mit glatter oder polypoid strukturierter Oberfläche. *Histologisch* findet man sowohl die endometrialen Drüsenschläuche als auch das Stroma hyperplastisch, die Epithelzellen sind hochprismatisch, mit zahlreichen Mitosen. Bei länger andauernder Östrogeneinwirkung weisen die Drüsen *zystische Erweiterungen* auf, die dem Endometriumsquerschnitt eine „löcherige" Charakteristik verleihen.

Während die **glandulär** bzw. **glandulär-zystische Hyperplasie** ein **geringes malignes Entartungspotential** aufweist (0,5 %), kommt der **adenomatösen Hyperplasie**, welche sich bei weiterem Anhalten der Östrogenstimulation ausbilden kann, ein **wesentlich höheres Entartungspotential** zu (s. Abschnitt 13.4.1).

Klinik: Die glanduläre bzw. glandulär-zystische Hyperplasie ist in der Geschlechtsreife durch eine nach etwa 5–6-wöchiger Amenorrhö auftretende *Metrorrhagie* gekennzeichnet. Beim Auftreten in der Menopause oder bei der juvenilen Patientin (selten) werden länger anhaltende Metrorrhagien beobachtet, die beim Auftreten in der Pubertät als Metrorrhagia iuvenilis bezeichnet wird.

Zustände endometrialer Hyperplasie werden auch häufig unter der Therapie mit Tamoxifen bei der Nachbehandlung des Mammakarzinoms beobachtet. Da sich solche Hyperplasien asymptomatisch entwickeln können, wird empfohlen bei Patientinnen mit einer solchen Nachbehandlung die Endometriumdicke vaginosonographisch in halbjährlichen Abständen zu kontrollieren. Als abklärungsbedürftige Endometriumdicke gilt ein Wert von > 10 mm. Zustände endometrialer Hyperplasie gelangen auch zur Beobachtung bei postklimakterischen Patientinnen, bei denen im Rahmen einer Hormonsubstitutionstherapie (s. d.) die Gestagenkomponente nicht oder nur unzulänglich berücksichtigt wurde.

Therapie: Die Standardmethode zur Blutstillung (bei Metrorrhagien) bzw. zur Entfernung hyperplastischen Endometriums und histologischen Abklärung ist die Kürettage, die heute standardmäßig mit der Hysteroskopie kombiniert werden sollte, um die Vollständigkeit der Kürettage zu kontrollieren und weitere pathologische Entstehungsbeiträge abzuklären (z. B. submuköse Myome).

Zur Rezidivprophylaxe werden zahlreiche Verfahren der Endometriumablation empfohlen, deren Erfolgswahrscheinlichkeit bei 75–80 % liegt. Hierzu zählen die elektrochirurgische Technik mit dem Resektoskop bzw. dem sog. Roller-Ball unter hysteroskopischer Sicht, ferner Ablationstechniken mit Laser oder thermokaustische Verfahren.

Ultima ratio, insbesondere bei ausgeprägter Rezidivneigung, ist die abdominelle oder vaginale Hysterektomie.

11.3.1.3 Endometriosis uteri siehe Abschnitt 11.6.

11.3.2 Myome

Leiomyome sind die **häufigsten uterinen Neubildungen** und werden in 20–30 % aller Frauen jenseits des 30. Lebensjahres gefunden.

Der Befund eines Myoms vor dem 18. Lebensjahr ist sehr selten, bei postmenopausalen Frauen nimmt die Häufigkeit gleichfalls ab.

11.3.2.1 Ätiologie und Pathogenese

Konstitutionelle, hereditäre und rassische Einflüsse werden diskutiert: So sind Bezüge zu erhöhtem **Körpergewicht** und **Hypertonus** berichtet, ebenfalls familiäre Häufungen. Während die Häufigkeit der Myome bei schwarzen verglichen mit weißen Amerikanerinnen deutlich erhöht ist, wird es bei Afrikanerinnen seltener gefunden. Wie auch bei anderen tumorösen Erkrankungen ist dies ein Hinweis darauf, dass rassische Eigentümlichkeiten peristastisch moduliert werden.

Es gibt eine Reihe von Hinweisen, dass die Entstehung von Myomen im Zusammenhang mit einer **hyperöstrogenen Stimulation** steht. Hierzu gehören die Koinzidenz von Myomwachstum mit dem Auftreten zystischer Follikel bei gleichzeitig fehlenden Corpora lutea, mit einer Hyperplasie des Endometriums sowie mit einer östrogenbetonten Vaginalzytologie, letztlich auch – ex iuvantibus – die Tatsache, dass Myome einer Therapie durch ovarielle Down-Regulation zugänglich sind (s. u.).

Für die hormonelle Mitverursachung spricht auch die Tatsache einer erhöhten Östrogenrezeptorkonzentration im Myomgewebe, verglichen mit dem benachbarten Myometrium, ferner das höhere Östrogen-/Progesteronrezeptorverhältnis in Leiomyomen verglichen mit normalem Myometrium.

11.3.2.2 Lokalisation, Morphologie

Die Größe von Myomen variiert sehr stark, d. h. von nur als Zufallsbefund bei histologischer Aufarbeitung gefundenen Herden bis hin zu gigantischen Befunden von vielen Kilogramm. In zwei Drittel der Fälle treten Leiomyome **multipel** auf, ihr **makroskopisches Erscheinungsbild** ist weitgehend konstant: Sie sind meist von *kugeliger Form* und *fester Konsistenz.* Das Myometrium, welches sie durch ihr Wachstum verdrängt haben, umlagert den Myomknoten in konzentrischen Lamellen und bildet so die sog. *Myomkapsel.* Im Anschnitt sind die Myome von grau-weißlicher Farbe, die Myomfasern weisen eine wirbelartig-trabekuläre Anordnung auf.

Lokalisation: Grundsätzlich können Leiomyome an jeder Stelle des Myometriums gefunden werden. (Abb. 11.7):

- **Submusköse Leiomyome** komprimieren das über ihnen liegende Endometrium und wölben sich mit zunehmendem Größenwachstum in das Cavum uteri. Bisweilen kommt es zu einem gestielten Wachstum in das Cavum uteri, in Extremfällen zur „Geburt" durch den Zervikalkanal
- die häufigsten Myome liegen **intramural**
- bei einer Wachstumsrichtung zur Bauchhöhle hin entwickeln sich die **subserösen Myome.** Auch diese können gestielt wachsen und beispielsweise durch Stieldrehung nekrotisch werden. In seltenen Fällen verlieren solche Myome ihren Bezug zum Uterus und treten in Beziehung mit anderen pelvinen Strukturen **(parasitäres Leiomyom).**

Ein **Sonderfall** des subserösen Myoms ist das sich zwischen den Blättern des Ligamentum latum entwickelnde **intraligamentäre Myom,** das wegen seiner anatomischen Beziehung zu den Gefäß-Nervenstraßen

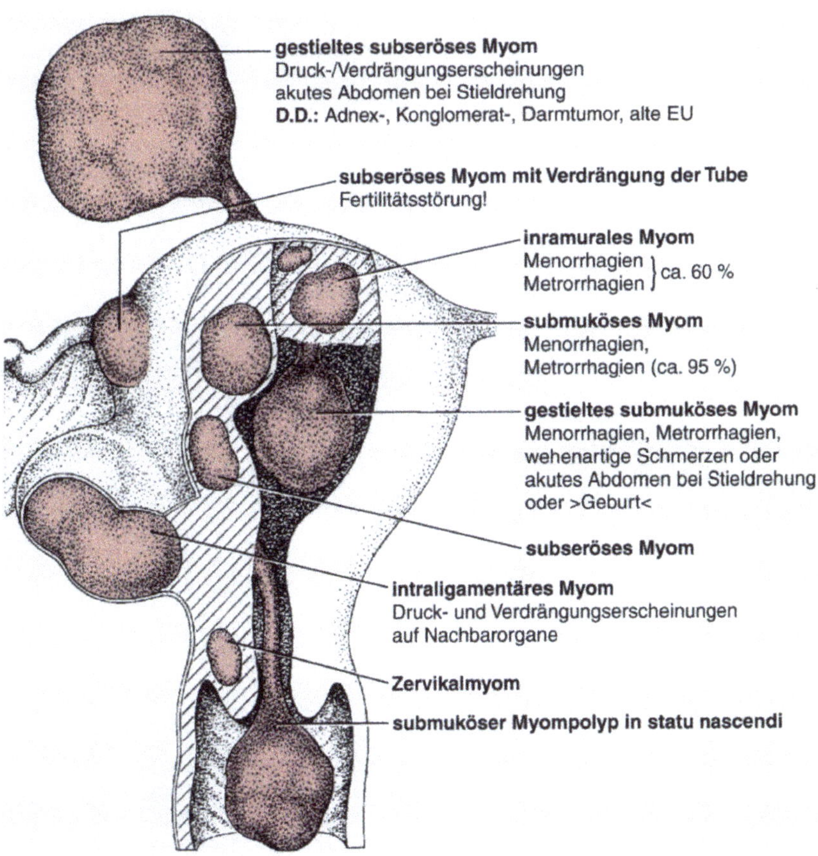

Abb. 11.7: Wichtigste Myomtypen nach ihrer Lokalisation und hieraus resultierende Symptome bzw. Komplikationen (modifiziert nach Netter)

des kleinen Beckens sowie zum Ureter besonderes klinisches und operativ-präparatives Interesse beansprucht.

Sekundäre Veränderungen von Leiomyomen sind häufig. So kommt es bei submukösen Leiomyomen häufig zu *Einblutungen* und *Ulzerationen*. Zu *zystischer Degeneration* kommt es insbesondere bei großen Myomen.

Über einen Einzelfall eines zystisch degenerierten Myoms mit einem Gewicht von 60 kg wurde berichtet.

Seltener werden **Verkalkungen** gefunden.

11.3.2.3 Histologische Befunde

Das typische Leiomyom (Abb. 11.8) besteht aus faszikulären Formationen glatter Muskelzellen, zwischen denen sich in unterschiedlicher Ausprägung Bindegewebestrukturen befinden, die sich von diesem durch eine relative Kernarmut unterscheiden. Um das Myom herum findet man konzentrische Formationen normalen Myometriums mit häufigeren Gefäßabschnitten, während das Myom selbst *vergleichsweise gefäßarm* ist.

Differentialdiagnose: Die histologische Abgrenzung typischer Leiomyome zu glattmuskulären Tumoren fraglichen malignen Potenzials sowie zu Leiomyosarkomen ist durch die **Anzahl der Mitosefiguren** zu treffen.

11.3.2.4 Sonderformen

Das **epitheloide Leiomyom** unterscheidet sich makroskopisch nicht vom typischen Leiomyom. *Histologisch* findet man runde oder polygonale Zellen im Gegensatz zu den spindeligen Zellen des typischen Leiomyoms, die Kerne sind rund und relativ groß. Bei diesem Typ beobachtet man gehäuft eine *gesteigerte Mitosezahl,* sodass sie als Tumoren unsicheren malignen Potenzials einzustufen sind.

Folgende Sonderformen sind sehr *selten*, sodass auf die Spezialliteratur verwiesen wird: diffuse Leiomyomatose mit myometraler Hypotrophie, intravenöse Leiomyomatose, Leiomyomatosis peritonealis disseminata, benigne metastasierende Leiomyomatose.

11.3.2.5 Klinik

In etwa **30 %** bleibt die Myomatose des Uterus **symptomlos.** Ansonsten wird die Symptomatik durch Lage und Ausdehnung bzw. Multiplizität determiniert (s. Abb. 11.7): Das häufigste Symptom sind **Blutungsstörungen** im Sinne von *Hypermenorrhöen oder Metrorrhagien* (40–50 % aller Patientinnen mit Uterus myomatosus). Diese können durch die Myomatose, aber auch durch Endometriumsveränderungen wie z. B. eine endometriale Hyperplasie ausgelöst werden. In erster Linie führt die submusköse Lokalisation zu Blutungsstörungen. **Funktionelle Beeinträchtigungen** der Nachbarorgane manifestieren sich bei Vorderwand-/Fundusmyomen in Form von reduzierter Blasenkapazität mit *Pollakisurie,* mechanisch bedingten *Zystitiden, Retentionserscheinungen* bis hin zur *Harnsperre.* Intraligamentäre Myome können den Ureter komprimieren mit der Folge eines Hydroureters bzw. einer *Hydronephrose.*

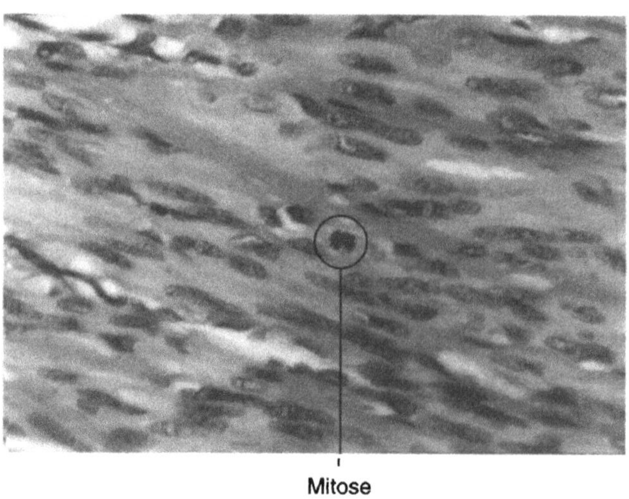

Abb. 11.8: Histologischer Schnitt durch ein typisches Leiomyom bei 100-facher Vergrößerung: Die geringe mitotische Aktivität (nur eine Mitose im Gesichtsfeld) erlaubt die Dignitätsbegrenzung als gutartiger Tumor

Hinterwandmyome können je nach Größe Defäkationsbeschwerden, Obstipationserscheinungen bis hin zum Ileus verursachen. Eine myombedingte **Schmerzsymptomatik** kann entstehen durch die Drehung eines gestielten submuskösen bzw. subserösen Myoms, durch wehenartige Schmerzen infolge der Ausdehnung des Uterus durch ein submusköses Myom im Sinne einer Bestrebung des Uterus, dieses Myom zu „gebären". **Peritoneale Reizerscheinungen** sind i. d. R. Folge degenerativer Veränderungen (Hämorrhagie, Nekrose oder Kapselruptur), derartige Veränderungen können auch zu Verwachsungen führen, die ihrerseits ein Ädhäsionsbeschwerdebild verursachen. Bei jüngeren Frauen kann sich eine Myomatose des Uterus primär durch eine **Fertilitätsstörung** manifestieren im Sinne einer Gametentransportstörung durch Tubenkompression oder einer Nidationsbehinderung durch submuskösе Myome. Myombedingte **Allgemeinsymptome** betreffen insbesondere die sekundäre Anämie.

11.3.2.6 Diagnostik

Die Diagnose wird primär durch die **bimanuelle gynäkologische Untersuchung** gestellt, wobei in Einzelfällen, etwa bei gestielten subserösen Myomen, die palpatorische *Differentialdiagnose zu einem Adnextumor* schwierig werden kann. Im Rahmen einer zur Abklärung von Blutungsstörungen durchgeführten **diagnostischen Abrasio** findet man typischerweise eine vergrößerte Sondenlänge (>7 cm) sowie Irregularitäten des Kavums, etwa durch die Vorwölbung eines submuskösen Myoms (Phänomen der „springenden Kürette"). Bildgebende Verfahren (Abb. 11.9):

- Die **Ultraschalluntersuchung**, insbesondere die *Vaginalsonographie*, ist ein wertvolles Hilfsmittel zur Bestätigung der palpatorischen Diagnose, insbesondere jedoch auch zur Abgrenzung einer Myomatose des Uterus von Adnexbefunden. Schwierigkeiten der Methode ergeben sich insbesondere bei zystisch degenerierten Myomen, die dann von zystischen Adnexbefunden nicht oder schwer abgrenzbar sind.
- In diesen Fällen können die **CT oder MRT** ergänzende Aussagen geben.
- Unter den invasiven Verfahren wird die **Hysterosalpingographie** wegen mangelnder Ergiebigkeit wenig angewendet, demgegenüber kann

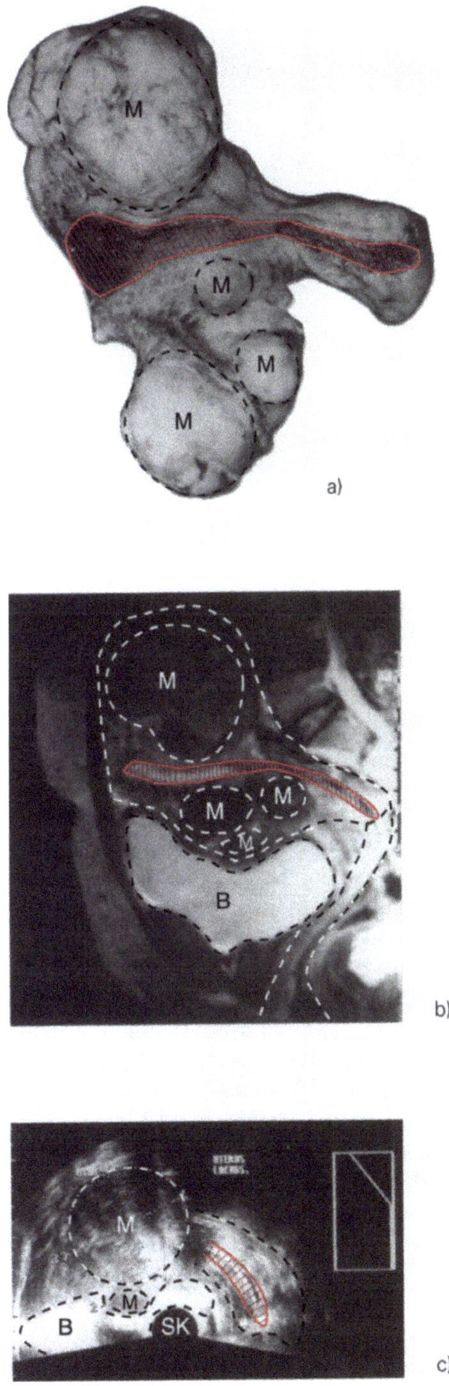

Abb. 11.9: Uterus myomatosus: **a** Operationspräparat; **b** im sagittalen kernspintomographischen Schnitt; **c** in der vaginalen Ultraschalldarstellung

Insbesondere die Pellotierung der Blase durch die kaudal gelegenen Myomknoten lässt sich sehr schön darstellen (schraffiert: cavum uteri; B: Blase; M: Myomknoten; SK: vaginaler Schallkopf)

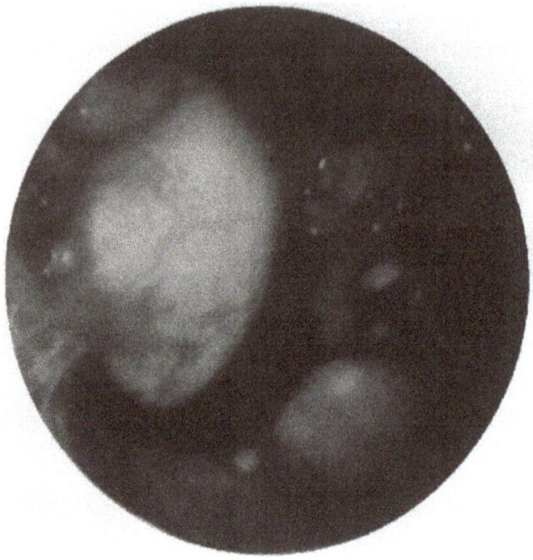

Abb. 11.10: Hysteroskopische Darstellung von multiplen submukösen Myomen

die **Hysteroskopie** (Abb. 11.10), insbesondere bei der Abgrenzung von submuskösen Myomen gegenüber Korpuspolypen oder dem Endometriumkarzinom wertvolle Auskünfte liefern, da dieses Verfahren die Möglichkeit zur Resektion bzw. Probeexzision bietet.

- Insbesondere in Fällen, in denen die Abgrenzung zwischen Uterusmyomen und Adnextumoren durch noninvasive Verfahren **nicht** möglich ist, ist die **Laparoskopie** von Wert. Mit den neuen Methoden der minimal-invasiven Chirurgie kann u. U. im Rahmen der laparoskopischen Diagnostik auch eine endochirurgische Therapie durchgeführt werden (Abb. 11.11). Die Laparoskopie erlaubt schließlich auch die differentialdiagnostische Abklärung einer *Myomatose* des Uterus gegenüber selteneren differentialdiagnostischen Entitäten wie etwa dem *perityphlitischen Abszess*, der *Extrauteringravidität*, *Darm*-verwachstumsbedingtem *Konglomerat* sowie *retroperitonealen Tumoren.*

11.3.2.7 Therapie

Hier hat sich in der jüngeren Vergangenheit ein eindeutiger Trend zu *reduzierter Radikalität* ergeben. Ein **konservatives Vorgehen** ist insbesondere bei jüngeren Patientinnen angezeigt, bei denen noch Kinderwunsch besteht bzw. bei denen eine myombedingte Fertilitätsstörung besteht.

Wegen der o. g. Abhängigkeit des Myomwachstums von der östrogenen Stimulation bietet hier die Behandlung mit **GnRH-Analoga** eine Möglichkeit der konservativen Therapie. Hierdurch wird vorübergehend (in der Regel über 6 Monate) ein dem der Postmenopause entsprechendes endokrines Milieu erzeugt, wodurch sich in mehr als 90% der Fälle eine *Größenreduktion* der Myome erzielen lässt. Diese Reduktion beläuft sich in über 60% der so behandelten Fälle auf mehr als die Hälfte. Unter Umständen ist diese Größenreduktion ausreichend, um die Symptome zu beheben, ggf. eröffnet sie auch die Möglichkeit, die Myome unter Erhaltung des Uterus operativ zu entfernen (sog. **konservative Myomchirurgie**). Die konservative Myomchirugie, die je nach Situs per laparotomiam oder per laparoscopiam (Abb. 11.11) bzw. auch (v. a. bei submukösen Myomen) hysteroskopisch durchgeführt werden kann, sollte jedoch auf solche Fälle beschränkt werden, in denen entweder noch Kinderwunsch besteht oder in denen die Hysterektomie eine erhebliche Einschränkung des Selbstwertgefühls der Patientin bedeuten würde.

Ansonsten ist wegen der häufigen Multifokalität und der Rezidivneigung der **Hysterektomie** der Vorzug zu geben, welche grundsätzlich *vaginal* oder *abdominal* erfolgen kann.

Das für die Patientin schonende **vaginale Vorgehen** ist möglich,

- wenn eine hinlängliche *Entfaltbarkeit der Scheide* gegeben ist
- wenn die *Größe des Uterus* die eines Säuglingskopfes nicht übersteigt und
- wenn, etwa im Zusammenhang mit Voroperationen, *keine* die Linea terminalis überschreitende *Adhäsionen* bestehen.

Auch hier kann eine vorgängige Behandlung mit GnRH-Analoa eine Größenreduktion herbeiführen, die ein vaginales Vorgehen erst möglich macht.

Schließlich können beispielsweise *Verwachsungen,* welche ansonsten eine Kontraindikation für das vaginale Vorgehen darstellen würden, im Rahmen einer **kombiniert laparoskopisch-vaginalen Hysterektomie** zunächst per laparoscopiam gelöst werden, was dann die schonende vaginale Hysterektomie ermöglicht.

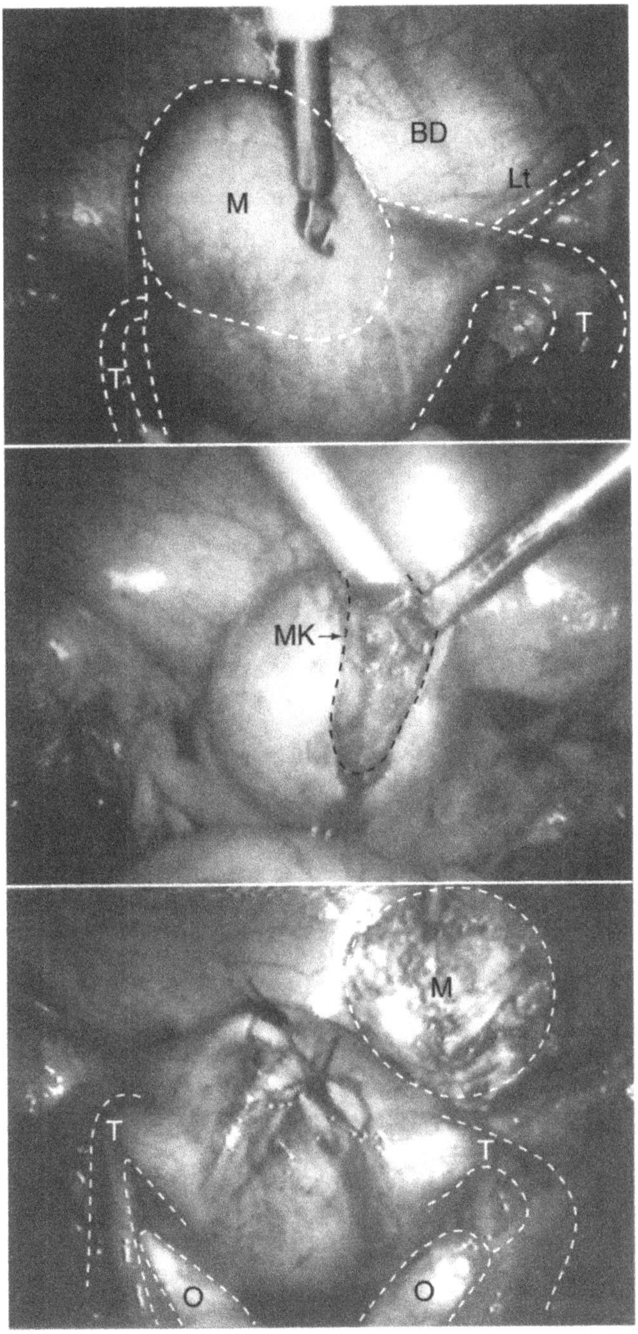

Abb. 11.11: Laparoskopische Myomenukleation: **a, b** Darstellung des Situs und Spaltung der Kapsel des Fundusmyoms, Zustand nach Enukleation des Fundusmyoms; **c** Naht der Myomkapsel

M: Myom – subseröses Myom im Fundusbereich links; Lt: Lig. teres uteri; T: Tube; BD: Blasendach; MK: Rand der gespaltenen Myomkapsel; M: enukleiertes, auf dem Blasendach zur Bergung abgelegtes Myom; O: Ovarien

Darüber hinaus gibt es verschiedene Ansätze zur kompletten laparoskopischen Hysterektomie wie etwa die von *Semm* angegebene Technik.

Unabhängig von der operativen Vorgehensweise ist die Patientin präoperativ über die wichtigsten **Komplikationen,** die möglicherweise mit einer Entfernung der Gebärmutter einhergehen, aufzuklären:

- Hierzu gehören die *Läsionen von Blase und Harnleiter,* welcher unmittelbar intraoperativ bei der Präparation auftreten können oder sich postoperativ durch trophische Störungen entwickeln können.

- Weitere aufklärungspflichtige Risiken sind die *Verletzungen des Darmes,* ferner die Möglichkeit von *Thromboembolien, Nachblutungen* und *febrilen Verläufen.*

Maßnahmen zur Vermeidung solcher Komplikationen sind u. a. die präoperative Darstellung der Nachbarstrukturen (Zystokopie, Rektoskopie, Ausscheidungsurogramm bzw. Nephrosonogramm) sowie auch eine perioperative Antibiose. **Spätkomplikationen** sind eine *Dyspareunie* infolge von Narben bzw. organisierten Infiltraten, ein *Tubenprolaps* sowie der *Scheidenblindsackprolaps.*

Die suprazervikale Uterusamputation ist heute als obsolet anzusehen und sollte nur in Fällen angewendet werden, in denen die präparativen Risiken, die mit der kompletten Entfernung des Uterus einhergehen (z. B. bei ausgedehnten Endometrioseherden in diesem Bereich) jene Risiken überwiegen, die aus einer Belassung der Zervix resultieren: Es sind dies das Risiko der Entwicklung eines *Zervixstrumpfkarzinoms* (ca. 2,4%) sowie das der Induktion eines *Deszensusvorganges* durch den Zervixstrumpf.

11.4 Ovarien und Tuben

M. Weigel, F. Melchert

Im klinischen Sprachgebrauch werden zunächst alle Raumforderungen im Adnexbereich unabhängig von ihrer Dignität als **Adnextumor** bezeichnet. Ätiologisch kann es sich dabei um benigne oder maligne Ovarialtumoren, funktionelle Ovarialzysten, Ovarendometriome, entzündliche Veränderungen, postinflammatorische Residuen, Paraovarialzysten oder die seltenen Tumoren der Tube handeln. Differentialdiagnostisch muss hiervon eine Vielzahl von Resistenzen abgegrenzt werden, die von benachbarten Strukturen, wie Uterus, Blase, Rekto-Sigmoid, Dünndarm, Netz, oder vom Retroperitoneum ausgehen können.

Mehr als die Hälfte aller benignen Adnextumoren betreffen Frauen bis zum 50. Lebensjahr; in dieser Altersgruppe beträgt das Verhältnis zu Malignomen etwa 8 : 1. Dagegen ist die Hälfte aller Frauen mit bösartigen Geschwulsten älter als 50 Jahre und in dieser Altersgruppe sind dann etwa 40% aller Adnextumoren maligne.

11.4.1 Tumoren von Tube, Mesosalpinx und Ligamenten

11.4.1.1 Tuben- und Ligamenttumoren

Echte Tumoren des Eileiters sind sehr selten. Nach ihrem Ausgangsort unterscheidet man epitheliale Tumoren der Endosalpinx (Papillome, Polypen), nicht-epitheliale Tumoren der Myosalpinx (Leiomyome, Hämangiome, Lymphangiome, Fibrome, Lipome) und benigne Teratome. Klinische Bedeutung können diese meist sehr kleinen Tumoren bei Einengung des Tubenlumens als *Sterilitätsursache* erlangen.

Noch am ehesten wird man auf **Adenomatoidtumoren** treffen, die benignen Mesotheliomen entsprechen. Es handelt sich dabei um subseröse, maximal 1 cm messende Knötchen, die man auch auf der Oberfläche des Uterus und im Douglas'schen Raum finden kann. Makroskopisch ist die Schnittfläche gelblich-weiß, mikroskopisch zeigen sich zahlreiche flache, mit Mesothel ausgekleidete Hohlräume.

Außerordentlich selten sind paratubare, von den Ligamenten ausgehende Tumore, wie Leiomyome, Hämangiome, Lymphangiome, neurogene Tumore, Fibrome, Lipome oder Teratome. In aller Regel wird eine korrekte anatomische Zuordnung erst intraoperativ gelingen, eine definitive Diagnose ist ohnehin erst durch die histologische Untersuchung möglich.

11.4.1.2 Paratubare Zysten

Zystenbildungen im Bereich der Tubenserosa, am Fimbrientrichter oder in der Mesosalpinx sind außerordentlich häufig. Sie können aus Resten des mesonephrischen (Wolfscher Gang) bzw. paramesonephrischen Zölomepithels (Müllerscher Gang) oder einfach durch Einsenkung der Tubenserosa entstehen.

Hydatiden

Langgestielte Zysten im Bereich der Ampulle sind sehr häufig und werden als **Morgagni-Hydatiden** bezeichnet. Sie sind mit klarer seröser Flüssigkeit gefüllt und werden selten größer als 10 bis 20 mm. Wie die deutlich selteneren, eher isthmisch lokalisierten und breitbasig aufsitzenden **Müller-Zysten** werden sie Resten des Paramesonephrons zugeordnet. Ihre klinische Bedeutung ist gering: Ganz selten können sie durch eine Stieldrehung akute Unterbauchbeschwerden hervorrufen. Größere Hydatiden können aber die Tubenfunktion alterieren.

Paraovarialzysten
Die stets intraligamentär gelegenen Zysten werden Resten des Urnierengangs (Paramesonephron) in der Mesosalpinx bzw. im Mesovar zugeordnet. Wenn sie sich gestielt entwickeln, werden sie auch als **Kobelt-Zysten** bezeichnet. Makroskopisch imponieren die beiden unabhängigen, sich überkreuzenden Gefäßnetze der **Paraovarialzyste** und der Mesosalpinx. Die glattwandigen Tumoren sind mit wasserklarer Flüssigkeit gefüllt und können kindskopfgroß werden. Bei größeren Paraovarialzysten besteht die Möglichkeit einer Stieldrehung (s. Kap. 11.4.4.2) oder einer Funktionseinschränkung der über die Zyste ausgezogenen Tube.

Walthard-Knötchen
Grau-weißliche, wenige Millimeter große Zystchen an der Tubenserosa und der ampullären Mesosalpinx werden als **Walthard-Knötchen** bezeichnet. Es handelt sich dabei um Retentionszysten, die durch Einsenkungen der Tubenserosa entstehen und mit amorphem, detritusartigem Material angefüllt sind. Die Zystchen haben keine klinische Relevanz, können mit einer Peritonealtuberkulose, einer Peritonealkarzinose oder einer peritonealen Endometriose verwechselt werden.

11.4.1.3 Tumorähnliche Veränderungen

Unter dieser Rubrik werden geschwulstähnliche Raumforderungen, die kein autonomes Wachstum zeigen, sondern sich allein durch passive Dehnung der einbezogenen Strukturen entwickeln. Früher führten zumeist postinflammatorische Residuen zur Ausbildung eines **tubo-ovariellen Konglomerattumors** (Abb. 11.12), heute sind ausgedehnte Endometriose oder operative Adnexeingriffe die häufigere Ursache. Endometriose, Tubargravidität oder Operationstraumen können aber auch einen endständigen Verschluss des Eileiters mit Ausbildung einer Saktosalpinx bewirken. Durch Aufstau des wasserklaren Tubensekrets kann sich ohne wesentliche subjektive Symptome allmählich eine posthornförmige **Hydrosalpinx** beachtlicher Größe entwickeln (Abb. 11.13). Eine **Pyosalpinx** bei florider Adnexitis oder im Rahmen eines inflammatorischen Konglomerattumors bereitet dagegen ebenso Beschwerden wie eine **Hämatosalpinx** im Rahmen einer Tubargravidität.

11.4.2 Funktionelle Zysten, Retentionszysten und tumorähnliche Veränderungen des Ovars

Von der Adoleszenz bis zur Menopause ändern sich nahezu kontinuierlich Form und Struktur der Ovarien: Die Follikelentwicklung beginnt in der späten Lutealphase des vorangehenden Zyklus. Unter dem Einfluss des hypophysären FSH (Follikel-stimulierendes Hormon) wird eine Kohorte von 4 bis 5 mm großen antralen Follikeln rekrutiert und zum Wachstum auf 8 bis 10 mm angeregt. In der mittleren Follikelphase erlangt dann einer dieser Follikel die Dominanz und reift zum ovulatorischen Graaf'schen Follikel heran, der eine Größe von maximal 3 cm erreichen kann.

Nach der Ovulation entwickelt sich daraus ein Corpus luteum, das entweder solide oder zystisch angelegt sein kann und außerordentlich stark vaskularisiert ist. Sofern keine Schwangerschaft eintritt, erfährt der Gelbkörper gegen Ende des menstruellen Zyklus verschiedene regressive Veränderungen und entwickelt sich über mehrere Wochen zum Corpus albicans. Durch die hochauflösende Vaginalsonographie können die beschriebenen Vorgänge heute sehr gut beobachtet werden.

Andererseits birgt die Möglichkeit der bildgebenden Darstellung dieser physiologischen Veränderungen aber auch das Risiko von Fehlinterpretationen. Denn der Stimulus gonadotroper Hormone kann am Ovar eine Fülle an regelrechten und regelwidrigen Wachstums- und Regressionsvorgängen mit Ausbildung von zystischen, zystisch-soliden oder soliden Raumforderungen bewirken. Da deren Entwicklung *hormonabhängig* und damit *nicht autonom* erfolgt, werden erstere als **funktionelle Ovarialzysten** und die beiden letzteren unter dem Begriff **tumorähnliche Veränderungen** (tumor-like condition) von den echten Ovarialtumoren abgegrenzt. **Retentionszysten** können funktionell oder dysgenetisch entstanden sein und bleiben über Jahre hinweg größenkonstant. Da sie häufig epithellos sind, ist eine ätiologische Zuordnung vielfach nicht mehr möglich.

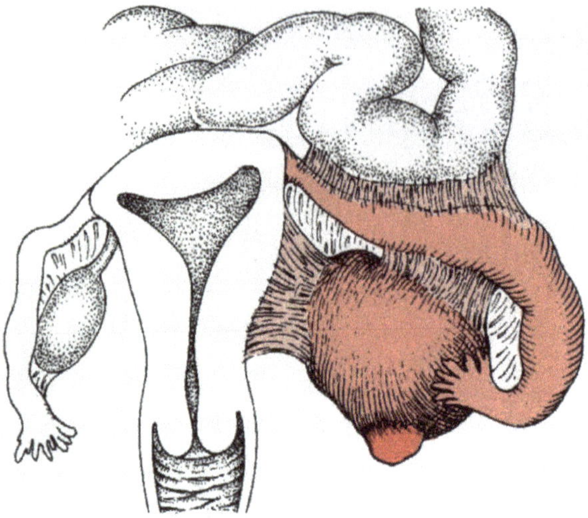

Abb. 11.12: Konglomerattumor im Adnexbereich mit Ausbildung einer Tuboovarialzyste unter Einbeziehung des Darms

11.4.2.1 Follikelzysten

Insbesondere an den Rändern der Geschlechtsreife, also in Adoleszenz und Perimenopause, sind Störungen der hypothalamisch-hypophysär-ovariellen Regulation nicht selten und können zu anovulatorischen Zyklen führen. Wird ein reifender Follikel nicht luteinisiert, kann sich daraus eine funktionelle Ovarialzyste entwickeln. Morphologisch sind die Übergänge von **Follikelpersistenz** zur **Follikelzyste** und zum **zystisch-atretischen Follikel** fließend und unterscheiden sich im Wesentlichen durch den Vitalitätsgrad von Granulosa- und Thekazellschicht. Selten können Follikelzysten bereits intrauterin beim Feten beobachtet werden.

Follikelzysten werden meist etwa 4–6 cm, selten bis 10 cm groß und sind sehr dünnwandig. In der Regel bilden sie sich binnen 2–3 Monaten spontan zurück. Da bis dahin aber das Synthesepotenzial der Granulosazellen weitgehend erhalten bleibt, werden kontinuierlich Östrogene gebildet, die das Endometrium zu einer glandulär-zystischen Hyperplasie anregen können. Nach einer mehr oder minder langen amenorrhoischen Phase kann es dann zu Durchbruchblutungen, typischerweise unter dem Bild einer Dauerblutung, kommen.

11.4.2.2 Corpus-luteum-Zysten

Im Zuge der Angiogenese des Gelbkörpers kommt es nicht selten zu zentralen Einblutungen, die zur Ausbildung eines zystischen Hohlraums führen, der meist 4 bis 6 cm groß wird. Der Unterschied vom **zystischen Corpus luteum** zur **Corpus luteum-Zyste** (Abb. 11.14) ist

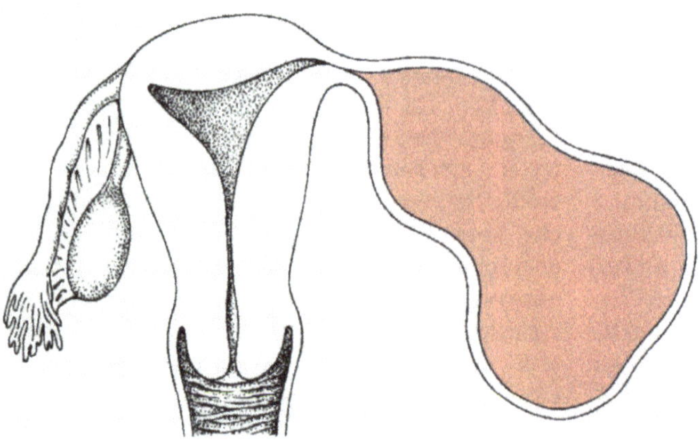

Abb. 11.13: Schematische Darstellung einer Hydro(sakto)salpinx

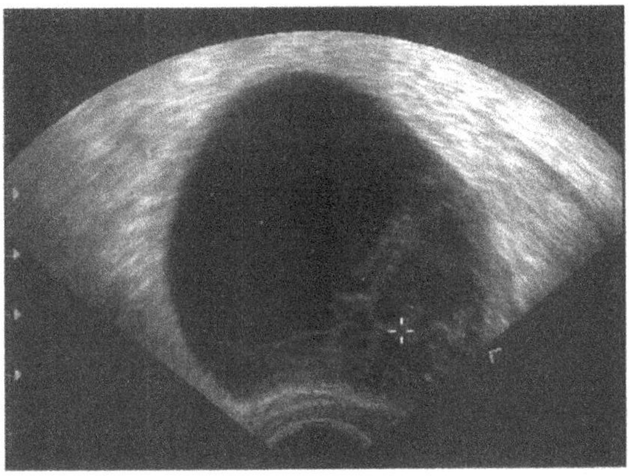

Abb. 11.14: Sonographischer Aspekt einer älter eingebluteten, 6,5 cm messenden Corpus-luteum-Zyste. Typisch sind die echodichte Wand (1 >) und die basalen Koagel (+), die im bewegten Bild nach Touchieren der Zyste flottieren

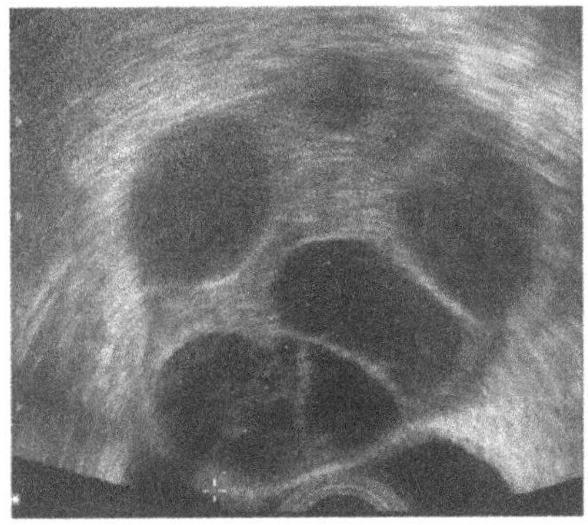

Abb. 11.15: Sonographisches Bild eines überstimulierten Ovars von mehr als 10 cm Durchmesser mit multiplen Corpus-luteum-Zysten in unterschiedlichen Phasen der Einblutung. Man beachte, dass ein Kystadenofibrom (Abb. 11.22) oder ein Ovarialkarzinom prinzipiell die gleiche Sonomorphologie aufweisen kann!

morphologisch nur graduell und durch eine dehnungsbedingte, mit der Größe der Zyste korrelierte Ausdünnung der luteinisierten Granulosa- und Thekazellschichten gekennzeichnet. Der Zysteninhalt ist zumeist alt-blutig, die gelbliche Innenfläche samtartig. In der Frühschwangerschaft sind Gelbkörperzysten kein seltener Nebenbefund und bilden sich meist noch im 1. Trimenon zurück. Aber auch außerhalb der Schwangerschaft können Gelbkörperzysten persistieren und zu Regeltempostörungen führen.

Bei Mehrlingsschwangerschaften, Blasenmolen oder Chorionepitheliomen kann der prolongierte und verstärkte β-HCG-Stimulus zur Ausbildung von **Thekaluteinzysten** führen. Diese treten meist multipel auf und können deutlich über 10 cm groß werden. Morphologisch unterscheiden sie sich von Gelbkörperzysten graduell durch eine Verbreiterung der luteinisierten Thekazellschicht. Nach ovarieller Stimulationstherapie, insbesondere mit Gonadotropinen, kann es zur doppelseitigen Ausbildung multipler Corpus-luteum-Zysten kommen (Abb. 11.15). Dadurch können die Ovarien mehr als kindskopfgroß werden und es entwickelt sich ein **Überstimulationssyndrom** (Hyperreactio luteinalis), das je nach Ausprägungsgrad mit erheblicher Aszitesbildung, Pleura- und Perikardergüssen und extremer Hämokonzentration einhergehen kann. Nach Wegfall des Gonadotropinstimulus normalisiert sich der Befund rasch.

11.4.2.3 Tumorähnliche Veränderungen

Polyzystische Ovarien

Unter einer verdickten Tunica albuginea finden sich beidseits zahlreiche, maximal 1 cm messende Zystchen. Die Oberfläche der bis zu 8 cm großen Ovarien ist grau-weiß, porzellanartig verdickt und weist keine Ovulationsnarben auf. Sonographisch ist für **polyzystische Ovarien (PCO)** die perlschnurartige Anordnung der multiplen Zystchen ebenso typisch, wie das hyperechogene Stroma (Abb. 11.16). Neben *Ovulationsstörungen* bestehen in wechselnder Ausprägung *Hyperandrogenämie* und *metabolische Störungen* wie Hyperlipidämie und Hyperinsulinämie bis hin zum 1935 von **Stein und Levinthal** beschriebenen Vollbild aus

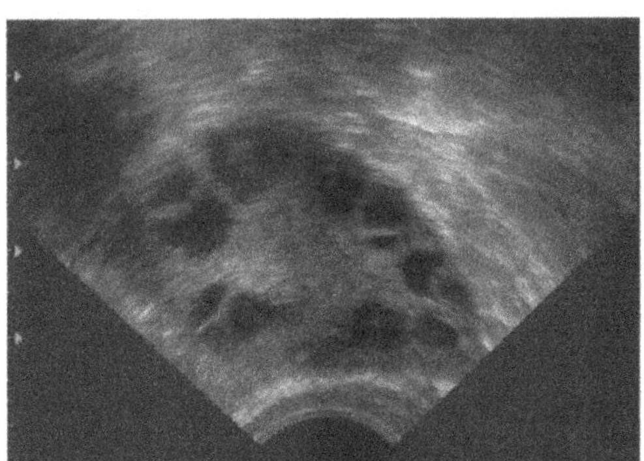

Abb. 11.16: Typischer sonographischer Aspekt eines polyzystischen Ovars mit „perlschnurartiger" Anordnung der subkortikalen Zysten und echogenem Stroma

Oligo-Amenorrhö, Sterilität, Adipositas und Hirsutismus.

Hyperthekose und Stromahyperplasie
Wohl infolge ansteigender Gonadotropinspiegel kann es bei Frauen in der späten Geschlechtsreife infolge einer Hyperplasie des mit Thekazellen durchsetzten Rindenstromas zu einer mäßigen, knotigen Vergrößerung der Ovarien kommen, die als **Hyperthekose** (Thekomatose) bezeichnet wird. Im Wesentlichen das gleiche morphologische Bild besteht bei der **Stromahyperplasie** in der Postmenopause. Klinisch sind beide Veränderungen häufig mit *Adipositas*, *Hypertonie* und *gestörter Glukosetoleranz* assoziiert. Diese Patientinnen haben ein erhöhtes Risiko für die Entwicklung eines *Endometriumkarzinoms*, da die ovariell gebildeten androgenen Präkursoren peripher zu Östrogenen metabolisiert werden. Unterbleibt diese extraglanduläre Aromatisierung kommt es zum *Hirsutismus der älteren Frau.*

Ovarialödem
Eine seltene, aber klinisch eindrucksvolle tumorähnliche Veränderung ist das akute **Ovarialödem**. Wohl durch eine Behinderung des Lymphabflusses – meist auf dem Boden einer inkompletten Torsion – kommt es unter dem Bild eines akuten Abdomens zu einer teilweise massiven, diffusen ödematösen Vergrößerung der Ovarien.

11.4.3 Ovarialtumoren

Echte Tumoren der Ovarien unterscheiden sich von den bislang genannten Veränderungen durch ihr autonomes Wachstum. Jeder 4. Ovarialtumor ist bösartig und jedes 5. Genitalkarzinom geht vom Ovar aus. Die statistische Malignitätswahrscheinlichkeit steigt mit dem Alter der Frau: Vor der Menopause sind weniger als 3 %, in Peri- und Postmenopause mehr als 20 % maligne.

11.4.3.1 Pathogenese und Einteilung

Der Aufbau der Ovarien aus den unterschiedlichsten Gewebetypen erklärt die große Vielfalt der Ovarialtumoren (Abb. 11.17). Eine Differenzierung ist vielfach nur histologisch möglich. Hinsichtlich der histogenetischen Einteilung darf auf die Übersicht in Kapitel 13 verwiesen werden.

- 60 bis 65 % aller Ovarialtumoren entwickeln sich aus Zellen des Oberflächenepithels (Synonyma: epitheliales Zölom, paramesonephrisches Zölom, Müller-Epithel) und werden als **epitheliale Tumoren** bezeichnet. Entsprechend dem Differenzierungspotenzial der primären Epithelgewebe findet man histologisch verschiedene Epitheltypen vorherrschend, wobei durchaus Mischformen bzw. Übergänge zwischen den einzelnen Tumorarten möglich sind:
  - *seröses Epithel*, das dem Tubenepithel entspricht
  - *muzinöses Epithel*, das der Zervixschleimhaut bzw. dem intestinalen Drüsenepithel ähnelt
  - *endometrioides Epithel*, das dem Endometrium ähnelt
  - *Brenner-Epithel*, das dem Übergangsepithel des Wolffschen Ganges ähnelt
- Etwa 20 bis 25 % der Ovarialtumoren leiten sich von embryonalen Stamm(keim)zellen ab und werden als **Keimzelltumoren** bezeichnet.
- Etwa 5 % der Ovarialtumoren entwickeln sich aus dem sexuell nicht differenzierten Bindegewebe und werden deshalb als **Bindegewebstumoren** zusammengefasst.
- Weitere 3 % der Ovarialtumoren gehen vom sexuell differenzierten Gonadenmesenchym aus, also von Granulosa-, Theka-, Sertoli- und Leydigzellen. Sie sind zumeist hormonaktiv und werden als **Keimstrang-/Keimdrüsen-Stromatumoren** bezeichnet.

11.4.3.2 Epitheliale Tumoren

Epitheliale Tumoren entwickeln sich aus Zellen des Oberflächenepithels und sind mit Abstand die häufigsten Neubildungen am Ovar. Nach ihren histologischen Kennzeichen und ihrem klinischen Verhalten unterscheidet man zwischen *benignen* und *malignen*. Daneben gibt es aber Tumoren *niedrig maligner Potenz* (LMP – low malignant potential), die auch als Borderline-Tumoren oder Karzinome geringen Malignitätsgrads bezeichnet werden. Diese unterscheiden sich von benignen Veränderungen durch gesteigerte Proliferation und zelluläre Atypien, zeigen im Gegensatz zu den Malignomen aber keine Infiltration oder Destruktion. Nicht zuletzt wegen der unterschiedlichen Wachstumsformen epithelialer Tumoren ist eine **Beurteilung der Dignität ausschließlich durch eine feingewebliche Untersuchung** möglich.

Seröse Ovarialtumoren
Etwa 20 % aller Neubildungen der weiblichen Keimdrüse sind **seröse Kystome**. Die nicht oder

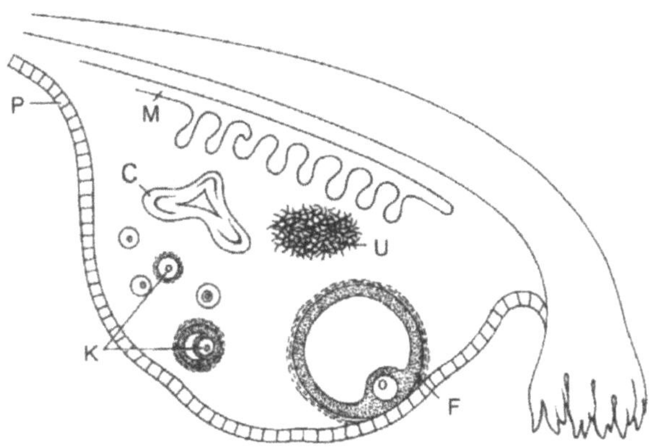

P = paramesonephrisches Oberflächenepithel
K = Keimzellen
F = sexuell differenziertes Gonadenmesenchym (Follikelepithel)
U = undifferenziertes Gonadenmesenchym (Ovarialstroma)
M = mesonephrische Strukturen
C = Corpus luteum

Abb. 11.17: Matrixgewebe der verschiedenen Ovarialtumoren

wenig gekammerten Tumoren sind von einem einreihigen, zilientragenden Epithel ausgekleidet und mit einer meist klaren, manchmal auch trübbräunlichen serösen Flüssigkeit gefüllt. Sie können eine beachtliche Größe erreichen und entwickeln sich in etwa 20% beiderseitig. Das Prädilektionsalter liegt zwischen dem 45. und 65. Lebensjahr.

Die Terminologie der serösen Tumoren unterscheidet sich durch Wachstumsform und bindegewebigen Anteil: **Einfache seröse Kystadenome** haben eine glatte innere und äußere Oberfläche. **Papilläre Kystadenome** sind oberflächlich ebenfalls glatt, weisen aber an der Zysteninnenfläche zotten- bis warzenartige, selten blumenkohlartige papilläre Wucherungen auf. Das **Oberflächenpapillom** entwickelt diese Wucherungen an der Außenseite, dabei kann auch Aszites auftreten. **Adenofibrom** und **Kystadenofibrom** treten vorwiegend einseitig auf und werden nur etwa faustgroß. Durch ihren hohen Bindegewebsanteil imponieren die grau-weißen Tumoren mit ihren groben oberflächlichen Vorbuckelungen trotz ihrer zystischen Anteile palpatorisch eher derb.

Muzinöse Ovarialtumoren

Etwa 20–25% aller Ovarialtumoren entfallen auf **muzinöse Kystome**. Die meist multilokulären Tumoren sind mit einem hohen Zylinderepithel ausgekleidet, das zervikalen oder intestinalen Drüsen ähnelt, und mit einer fadenziehenden, klaren oder glasigen, manchmal gallertigen Flüssigkeit gefüllt. Diese enthält ein mit Essigsäure ausfallendes Glykoprotein namens Pseudomuzin, weshalb die Geschwulst auch als **Pseudomuzinkystom** bezeichnet wird. Die Tumoren können in bis zu 10% bilateral auftreten und sehr groß werden: **Riesenkystome** von mehr als 20 kg sind beschrieben. Ihr Prädilektionsalter liegt zwischen dem 3. und 5. Lebensjahrzehnt, sie können aber auch bei jüngeren Frauen vorkommen.

Einfache muzinöse Kystadome haben glatte innere und äußere Oberflächen und palpieren sich prallelastisch. Ist die Wand der Pseudomuzinzyste von kleinen drüsenähnlichen Einstülpungen durchsetzt, spricht man von einem **pseudoglandulären muzinösen Kystom**. Gutartige papilläre muzinöse Kystadome und muzinöse Adenofibrome bzw. Zystadenofibrome sind selten. In bis zu 10% finden sich **seromuzinöse Kystadenome**, deren Zysten teils mit einreihigem Flimmerepithel, teils mit Zylinderepithel ausgekleidet sind.

Bei Ruptur eines muzinösen Kystoms kann sich, insbesondere wenn es sich um den intestinalen Typ handelt, ein **Pseudomyxoma peritonei** (Gallertbauch) ausbilden. Bei diesem Krankheitsbild ist die gesamte Peritonealhöhle mit zähflüssigem, gelblichem Schleim ausgefüllt, der von disseminierten muzinösen Drüsenkomplexen gebildet wird. Die Erkrankung ist bis heute nicht heilbar und führt über Monate bis Jahre zum Tod. Wahrscheinlich kann sie auch primär peritoneal entstehen oder von einer Mukozele der Appendix ausgehen und möglicherweise tritt sie nur nach Ruptur muzinöser LMP-Kystome auf. Dennoch sollte man bei Untersuchung und Behandlung möglichst eine Dissemination von potenziell muzinösen Tumorzellen peinlichst vermeiden.

Seltene benigne epitheliale Tumoren

Brenner-Tumoren machen etwa 1–2% aller Ovarialgeschwulste aus und sind in über 99% gutartig. Die überwiegend einseitig auftretenden Tumoren haben eine glatte, weißlich-gelbe Oberfläche, sind oft verkalkt und tasten sich fibromartig derb. Mikroskopisch findet sich ein faserreiches Stroma, in das kleinste rundliche, von schleimbildenden Zellen umgebene Zystchen eingebettet sind. *Bis zu 20%* der Tumoren sind *hormonaktiv* und bilden Östrogene, die bei den meist älteren Frauen zu Blutungsstörungen und Endometriumhyperplasien bis hin zur Entstehung eines Endometriumkarzinoms führen können. Sehr selten können sie aber auch Testosteron bilden und die Patientinnen androgenisieren. Die Tumoren werden selten mehr als faustgroß und finden sich deshalb meist als Nebenbefund in aus anderer Indikation extirpierten Ovarien. In bis zu 12% werden sie in der Wandung muzinöser Kystadenome beschrieben.

Gutartige **endometrioide Kystadome** sind *sehr selten* und finden sich in weniger als 1% aller Ovarialtumoren. Die einkammerigen Tumoren sind mit einem endometriumähnlichen Drüsenepithel ausgekleidet, der klare bis getrübte Inhalt ist dünnflüssig. Sind drüsige Einsenkungen vorhanden, spricht man von einem endometroiden Adenom, bei stärker betontem Bindegewebsanteil von einem endometroiden Adeno- bzw. Kystadenofibrom. Begrifflich müssen die seltenen benignen endometroiden Ovarialtumoren gegen die häufigen Endometriosezysten des Ovars abgegrenzt werden (s. Kap. 11.6.5), deren Inhalt schokoladen- bis teerfarben und zähflüssig ist.

Ganz selten findet sich als Zufallsbefund im Ovarhilus ein **mesonephroides Adenom**. Die soliden Tumoren werden nur etwa 0,5 bis 1 cm groß. Äußerst selten sind auch **Adenomatoidtumoren** des Ovars. Diese Geschwulste werden meist nur etwa 1 cm groß und imponieren solide mit gelblich-weißer Schnittfläche. Mikroskopisch zeigen sich zahlreiche flache, mit Mesothel ausgekleidete Hohlräume.

11.4.3.3 Keimzelltumoren

Reife Teratome (Dermoidzysten)

Etwa 20% aller Ovarialtumoren entfallen auf die Gruppe der Keimzelltumoren, die sich aus pluripotenten embryonalen Stammzellen entwickeln und somit pathogenetisch auf eine Eizelle nach der ersten Reifeteilung zurückgehen. Ihr häufigster Vertreter ist das **reife Teratom (Teratoma adultum)**, das allein gut 15% aller Ovarialtumoren ausmacht. Die ganz überwiegend zystischen Tumoren weisen gut ausdifferenzierte Anteile aller drei Keimblätter auf. Da die ektodermalen Anteile überwiegen, wird die Geschwulst auch als **Dermoidzyste** bezeichnet.

Die Tumoren sind rundlich bis ovalär und haben eine glatte, manchmal porzellanartige Oberfläche. Sie tasten sich teigig und werden selten größer als 6 bis 8 cm. Beidseitiges Auftreten ist mit etwa 10 bis 15% nicht selten. Da ihre Anlage angeboren ist, finden sie sich im Gegensatz zu den anderen Ovarialtumoren bevorzugt bei jüngeren Frauen mit einem Altersgipfel im dritten Lebensjahrzehnt.

Der Inhalt der einkammerigen Zyste besteht vorwiegend aus gelblich-öligem Talg und Haaren. Dermoidzysten wachsen eher durch die zunehmende Talgsekretion als durch eine Zellvermehrung. Ihre Innenwand ist weitgehend glatt, an einer Stelle wölbt sich der **Dermoidzapfen** vor, der auch als **Rokitansky-Protuberanz** oder **Kopfhöcker** bezeichnet wird. Er besteht in unterschiedlicher Komposition aus weiteren Derivaten des Ektoderms, wie Talgdrüsen, verhornendem Plattenepithel, Nervengewebe, Zahnanlagen oder kompletten Zähnen, die nicht selten im Röntgenbild auffallen. Daneben lassen sich aber auch Strukturen des Mesoderms, wie Knorpel, Knochen, Muskulatur und Fettgewebe, oder des Entoderms, wie Drüsen-, Nieren-, Pankreas- oder Schilddrüsengewebe identifizieren. Das sonographische Bild eines glatt begrenzten Tumors mit komplexen Binnenechos und echodichten Anteilen ist nahezu pathognomonisch (Abb. 11.18).

Hoch spezialisierte Teratome

Selten bestehen reife Teratome nur aus einem einzigen ausdifferenzierenden Gewebetyp und werden dann als hoch spezialisierte oder monophylitische Teratome bezeichnet. Bekanntester und mit 3% der Teratome häufigster Vertreter ist die **Struma ovarii**, die aus ausdifferenziertem, typischem Schilddrüsengewebe besteht.

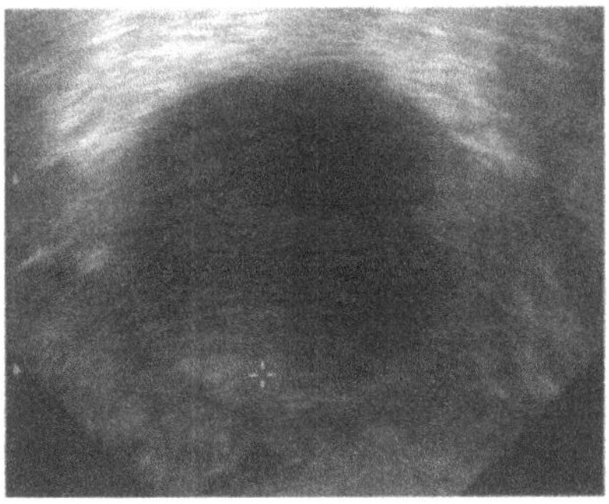

Abb. 11.18: Sonographischer Aspekt eines Dermoidkystoms: Das Binnenreflexmuster der mit Talg und Haaren gefüllten Zyste erscheint komplex, der Dermoidhöcker ist markiert (+)

In etwa 15% führt ihre Thyroxinsynthese zu einer *Hyperthyreose*. Wesentlich seltener finden sich **Karzinoidtumoren**, die durch Serotoninausschüttung eine typische *Flushsymptomatik* auslösen können.

11.4.3.4 Bindegewebetumoren

Etwa 5% der Ovarialtumoren entwickeln sich aus Bindegewebestrukturen des Ovars. Bei weitem häufigste Vertreter dieser Gruppe sind **Fibrome**. Die soliden, manchmal auch pseudozystischen oder myxomatösen Geschwulste können eine beachtliche Größe erreichen. Die Tumoren tasten sich derb, ihre Oberfläche ist glatt, gelegentlich grob vorgebuckelt, die Schnittflächen sind weißlich mit faseriger Struktur. Histologisch wechseln sich verflochtene Bündel spindelförmiger Fibroblasten mit zellarmen, ödematösen Arealen ab.

Die meist einseitigen Tumoren können in allen Altersgruppen auftreten, finden sich aber gehäuft in der Peri- bzw. Postmenopause. Obwohl Ovarialfibrome gutartig sind, findet sich in 40–50% der Fälle Aszites, manchmal auch zusätzlich ein Pleuraerguss. Diese Symptomkonstellation wird als **Meigs-Syndrom** bezeichnet, die zugrunde liegende Pathophysiologie ist unbekannt.

Seltene Bindegewebstumoren des Ovars sind **Leiomyome**, die aus glatten Muskelfasern der Theka externa oder der Blutgefäße entstehen, sowie Hämangiome und Lymphangiome. Als Raritäten sind auch **Lipome**, **Osteome, Chondrome** oder **Neurofibrome** beschrieben.

11.4.3.5 Keimstrang- und Keimdrüsenstromatumoren

Insgesamt knapp 4% der Ovarialtumoren gehen in ihrer Entwicklung auf die embryonalen Keimstränge zurück. Da sie einerseits aus charakteristischen Zellen der weiblichen oder männlichen Gonaden, andererseits aus einem unterschiedlich großen Anteil an Bindegewebe bestehen, werden sie als **Keimstrang-** und **Keimdrüsen-Stromatumoren** bezeichnet.

Die meisten Vertreter dieser Gruppe sezernieren Hormone, die spezifische Symptome hervorrufen können, und werden deshalb auch als **Funktionstumoren** bezeichnet:

- bei Kindern können sie zur *Pseudopubertas praecox* führen, mit verfrühter Thelarche (Brustentwicklung), Pubarche (Schamhaarentwicklung) und Menarche
- Östrogenbildner wie Granulosazell- und Thekazelltumoren können als Fernwirkung eine *Endometriumhyperplasie* mit Blutungsstörungen bzw. Postmenopausenblutungen induzieren. Die Patientinnen haben ein vierfach erhöhtes Risiko, an einem Endometriumkarzinom zu erkranken
- Androgenbildner wie Androblastome, Hiluszelltumoren und Adrenalresttumoren können oft ausgeprägt virilisieren
- die sehr seltenen benignen Gynandroblastome können Östrogene und Androgene bilden.

Die Keimstrangtumoren stehen als **semimaligne Geschwulste** in ihrer Dignität zwischen den benignen und den malignen Tumoren des Ovars. Ihr klinisches Verhalten korreliert dabei aber nicht unbedingt mit ihrem histologischen Differenzierunggrad. Bei bilateralem Auftreten, Überschreiten der Ovargrenze, intraperitonealer oder lymphatischer Aussaat entspricht deshalb die operative Therapie derjenigen eines Ovarialkarzinoms. Lediglich Leydigzelltumoren sind rein benigne.

Granulosazelltumoren

Bei knapp 2% aller Ovarialgeschwulste und bei 70% der hormonaktiven Neoplasien des Eierstocks handelt es sich um Granulosazelltumoren. Deren Schnittflächen sind gelblich-weiß, mikroskopisch zeigen sich Granulosazellen. Beim häufigeren mikrofollikulären Wachstumstyp sind sie um kleine Hohlräume gruppiert, die auch als Call-Exner-Körperchen bezeichnet werden, können aber makrofollikulär, trabekulär oder parenchymatös angeordnet sein. Die Granulosazellen produzieren Östrogene.

Etwa 5% der Tumoren werden in der Kindheit diagnostiziert, 55% in der Geschlechtsreife und 40% in der Postmenopause. Ein Fünftel der Granulosazelltumoren fällt allein durch oben genannte klinische Symptome der Östrogenproduktion auf oder findet sich als Zufallsbefund in aus anderer Indikation extirpierten Ovarien. In vier Fünfteln sind die Ovarien bereits deutlich tastbar bis hin zu kopfgroßen Geschwulsten. Zum Zeitpunkt der Diagnose ist der Tumor in 95% auf ein Ovar beschränkt.

Bis zu 50% der Granulosazelltumoren verhält sich *klinisch maligne* mit einer ausgeprägten Neigung zu Lokalrezidiven im kleinen Becken. Deshalb ist lediglich im Stadium 1A, also bei strikter Beschränkung auf ein Ovar, bei Frauen in der reproduktiven Phase ein fertilitätserhaltendes Vorgehen mit einseitiger Adnexektomie, kontralateraler Probeexzision und Korpusabrasio vertretbar. Bei abgeschlossener Familienplanung, in der Postmenopause oder bei Ausdehnung über die Grenzen eines Ovars entspricht die operative Ausdehnung der beim Ovarialkarzinom mit beiderseitiger Adnexektomie, Hysterektomie, Omentektomie und ggf. Lymphadenektomie. Insgesamt stellen maligne Granulosazelltumoren etwa 3–4% aller Ovarialkarzinome.

Thekazelltumoren

Der zweithäufigste Typ endokrin aktiver Ovarialgeschwulste bildet ebenfalls Östrogene. **Thekazelltumoren** oder **Thekome** machen aber weniger als 0,5% aller Ovarialtumoren aus. Sie tasten sich fibromartig derb mit glatter Oberfläche. Ihre Schnittflächen sind gelb-weiß bis gelbbraun mit fettig faseriger Struktur und gegen das umgebende Ovargewebe meist gut abgekapselt. Histologisch sind die Übergänge zu den Fibromen nahezu fließend: Es zeigen sich verflochtene Bündel spindelförmiger Zellen, die im Vergleich zu Fibroblasten jedoch zytoplasmareicher sind und intrazytoplasmatische Lipidvakuolen aufweisen.

Die nahezu ausschließlich einseitigen Tumoren finden sich vorwiegend in der Postmenopause. Sie werden meist hühner- bis enteneigroß. Da die sezernierten Östrogene zu Endometriumhyperplasien führen, ist nicht selten eine Postmenopausenblutung das erste Symptom. Malignes Verhalten ist selten und wird nur in etwa 3% beobachtet. Dennoch tritt häufig moderater Aszites als Begleitsymptom (Abb. 11.19) auf, was bei der morphologischen Ähnlichkeit zu Fibromen aber nicht verwundert.

Sertoli-Leydig-Zelltumoren

Nur 0,2% der Ovarialtumoren werden unter dieser Gruppenbezeichnung zusammengefasst. Gemeinsames Merkmal sind Bildung und Sekretion männlicher Sexualhormone, wobei insbesondere ein Testosteronspiegel über 1,5 ng/ml, der durch Dexamethason nicht zu senken ist, für einen androgenproduzierenden Ovarialtumor spricht. Leitsymptom der *Androgenisierung* ist meist der Hirsutismus. Es können aber auch Defeminisierungs- bzw. Virilisierungserscheinungen auftreten wie Oligo-Amenorrhö, Seborrhö, Alopezie, Stimmvertiefung und Klitorishypertrophie. Nach Extirpation des Tumors bilden sich diese Symptome weitgehend zurück, Klitorisvergrößerung und tiefe Stimme bleiben aber bestehen. Trotz dieser eindrucksvollen Symptomatik muss man sich aber vor Augen halten, dass bei Androgenisierungserscheinungen in weniger als 1% ein Sertoli-Leydigzelltumor die Ursache ist.

Androblastome (Synonym: **Arrhenoblastome**) treten in 95% der Fälle einseitig auf. Die meist glatten, oft faustgroßen Tumoren sind palpatorisch von mäßiger Konsistenz. Sie sind gegen das Ovargewebe meist abgekapselt mit grauweißer bis gelblicher Schnittfläche und wachsen vorwiegend solide, sind aber auch teilweise gelappt und manchmal zystisch durchsetzt. Das Prädilektionsalter liegt im 3. bis 4. Lebensjahrzehnt. Etwa 35% verhalten sich maligne, wobei der Differenzierungsgrad nicht unbedingt mit dem klinischen Verlauf korreliert.

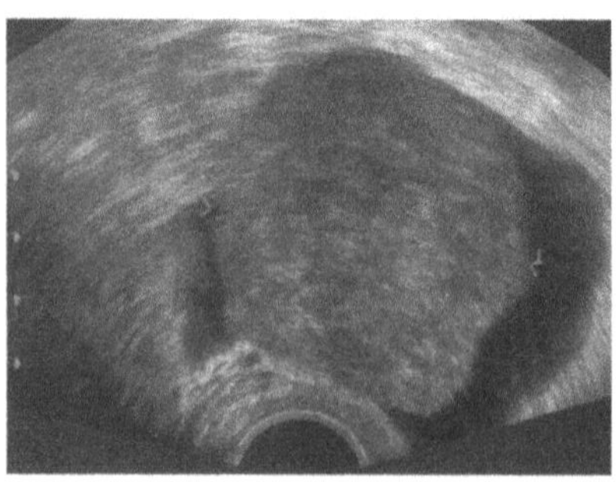

Abb. 11.19: Solider Ovarialtumor, der sich histologisch als Thekazell-Tumor erwies. Die Aszitesbildung beruht auf einem Meigs-Syndrom

Nach der histologischen Differenzierung werden verschiedene Subtypen unterschieden: Der hochdifferenzierte reife **Sertoli-Zelltumor** weist tubuläre Strukturen mit zylindrischem Epithel auf. Er wird auch als **Pick-Adenom** oder **testikuläres tubuläres Adenom** bezeichnet und ist oft nur wenig hormonaktiv. Beim Intermediärtyp, dem etwa 50% der Androblastome angehören, verwischen diese klaren Strukturen zu trabekulären Zellformationen. Beim undifferenzierten, sarkomatoiden Androblastom finden sich Leydig-Zellkomplexe zwischen wirbelartig angeordneten Tumorzellen.

Auch der **Hiluszell-Tumor**, der auch als **Leydigzell-Tumor** bezeichnet wird, tritt meist einseitig auf, das Prädilektionsalter liegt jedoch in der Postmenopause. Der Tumor wird selten größer als 2 cm und ist stets gutartig. Pathognomisch ist der mikroskopische Nachweis kristalloider Einschlüsse in den Leydig-Zellkomplexen, so genannter Reinke-Kristalle. Fehlen diese, wird der Tumor als **Lipidzell-Tumor** kategorisiert. Die meisten dieser Tumoren führen zu deutlicher Virilisierung, die nicht selten mit einem metabolischen Syndrom, also der Trias aus Adipositas, Hypertonie und gestörter Glukosetoleranz verbunden ist.

Die sehr seltenen gutartigen **Gynandroblastome** vereinen Strukturkomponenten von Granulosazelltumoren und Sertoli-Leydig-Zelltumoren. Sie sind stets gutartig und können Östrogene und Androgene synthetisieren.

11.4.4 Klinik gutartiger Adnextumoren

Viele der gutartigen Adnextumoren bleiben unabhängig von ihrer Ätiologie bzw. ihrem morphologischen Erscheinungsbild klinisch völlig asymptomatisch. Wenn Symptome geschildert werden, sind diese meist recht unspezifisch. *Charakteristische Symptome*, die typisch für gutartige Adnextumoren wären, *sind nicht bekannt.* Akut auftretende, starke Beschwerden weisen auf Komplikationen hin, wie Stieldrehung, Ruptur, Infektion oder Inkarzeration.

11.4.4.1 Symptome

Solange die Geschwulste gut beweglich sind, beeinträchtigen sie durch ihr langsames Wachstum die pelvinen Nachbarorgane kaum. Größere Tumoren steigen aus dem kleinen Becken auf und können unter Verdrängung des Intestinums eine beachtliche Größe erreichen, ohne Symptome zu verursachen.

Wenn akute Komplikationen ausbleiben, sind die Beschwerden also recht uncharakteristisch. Zumeist prägen *Verdrängungserscheinungen*, *Verwachsungen* zu Nachbarorganen oder *Zugbeschwerden* an den Ligamenten das klinische Bild. Aber auch *Gewichtsveränderungen* oder eine *Zunahme des Leibesumfanges* können auf einen benignen Adnextumor zurückzuführen sein. Lediglich bei endokrin aktiven Tumoren sind durch die *Hormonwirkung* spezifische Hinweiszeichen zu erwarten.

Schmerzen
Zumeist werden uncharakteristische Unterleibsschmerzen wie „Ziehen" und „Stechen" oder dumpfe Schmerzwahrnehmungen wie „Drücken" angegeben. Manchmal bestehen auch Rücken- oder Kreuzschmerzen, selten Dyspareunie. Dumpfe Beschwerden sind wohl am ehesten durch *Zug an den Ligamenten* bedingt. Dagegen sind *Adhäsionsbeschwerden* – insbesondere bei Verwachsungen zum Dünndarm – meist stechend und werden intensiver wahrgenommen. Zyklusabhängige Beschwerden lassen eher an eine Endometriose denken (s. Kapitel 11.6), akute Schmerzen weisen auf Komplikationen hin.

Verdrängungserscheinungen
Bei Fixierung durch peritoneale Adhäsionen oder intraligamentärer Entwicklung kann es zu Verdrängungserscheinungen seitens der pelvinen Nachbarorgane kommen. Druck auf Blase oder Enddarm kann *Miktions-* bzw. *Defäkationsbeschwerden* auslösen. Bei größeren Tumoren werden infolge der intestinalen Raumbeengung nicht selten *Völlegefühl* oder *Obstipation* angegeben. Eine Ureterkompression kann zu *Harnstauung* und entsprechenden Rücken- bzw. Flankenschmerzen führen. Durch Kompression der großen Gefäße wird der Blutabfluss der unteren Extremität erschwert, was nicht nur Stauungsbeschwerden wie *Ödeme* oder *Varizen* verursacht, sondern auch die Entwicklung *venöser Thrombosen* begünstigt.

Eine Kompression der Nervenstämme im kleinen Becken durch benigne Tumoren ist selten und manifestiert sich in unangenehmen *neuralgiformen Beschwerden* mit Ausstrahlung in die Beine oder *Lumbalgien*. Sehr selten können große Tumoren auch zu akuten Kreislaufstörungen im Sinne eines Vena-cava-Syndroms führen oder durch den beidseitigen Zwerchfellhochstand die Atmung erschweren. In der Schwangerschaft können sich gutartige Adnextumoren als Geburtshindernis auswirken.

Zunahme des Leibesumfangs
Manchmal suchen Frauen den Arzt auf, weil der Leibesumfang in unerklärlicher Weise zunimmt und „der Rock nicht mehr passt". Selten haben sie selbst eine tumoröse Vorwölbung im Unter- bis Mittelbauch getastet, wobei in diesen Fällen typischerweise die letzte gynäkologische Untersuchung jahrelang zurückliegt. Durch das Angebot von Vorsorgeuntersuchungen werden dagegen heute große Tumoren wie **Riesenkystome** kaum noch beobachtet. Aber auch Aszitesbildung im Rahmen eines **Meigs-Syndroms** kann den Leibesumfang erheblich zunehmen lassen. Gleiches gilt natürlich für höhergradige ovarielle Überstimulationssyndrome.

Gewichtsveränderungen
Entsprechend ihrer Größenzunahme lassen gutartige Adnextumoren das Körpergewicht ansteigen. In den allermeisten Fällen ist die Gewichtszunahme aber nicht relevant, da die Tumoren bei ihrer Entdeckung nicht größer als 6–8 cm sind. Lediglich die *seltenen Riesenkystome* fallen im Wortsinne „ins Gewicht". Ganz selten können diese sogar so groß werden, dass sie durch ihren eigenen Energiebedarf allmählich zu einer kachektischen Auszehrung der Patientin mit Gewichtabnahme führen.

Hormonwirkungen
Grundsätzlich können sich in jedem Ovarialtumor enzymaktive Stromazellen finden. Die von ihnen sezernierten geringen Hormonmengen führen aber nur äußerst selten zu manifesten Fernwirkungen. Dagegen verursachen hormonaktive *funktionelle Ovarialtumoren*, *Keimzell-Stromatumoren* und *hochspezialisierte Teratome* nicht selten klinisch relevante endokrine Symptome.

Persistierende Follikel bzw. **Follikelzysten** produzieren kontinuierlich Östrogene, die das Endometrium zu einer glandulär-zystischen Hyperplasie anregen, welche sich klinisch zumeist als *Dauerblutung* nach *Amenorrhö* manifestiert. Auch **Corpus-luteum-Zysten** können durch ihre anhaltende Sekretion von Östradiol und Progesteron zu *temporärer Amenorrhö* mit nachfolgender *Dauer(schmier)blutung* führen.

Ein unopponierter östrogener Dauerstimulus besteht auch beim **PCO-Syndrom**, der **Hyperthekosis ovarii** und der postmenopausalen **Stromahyperplasie**. Die Chronizität dieser Störungen führt nicht nur zu benignen Endometriumhyperplasien, sondern propagiert auch endometriale Atypien bis hin zum Endometriumkarzinom mit entsprechenden *Blutungsanomalien* bzw. *Postmenopausenblutungen*. Auch androgene Hormone werden bei diesen Störungen verstärkt gebildet und können zu *Hirsutismus* führen. Außerdem entwickeln die betroffenen Patientinnen oftmals ein *metabolisches Syndrom* mit Adipositas, Hypertonie und gestörter Glukosetoleranz.

Bei den feminisierenden Mesenchymomen wie **Granulosa-** und **Thekazelltumoren** kann sich die Östrogenproduktion je nach Lebensalter unterschiedlich auswirken: Vor der Geschlechtsreife führt sie zur Pseudopubertas praecox, während der Geschlechtsreife zu Endometriumhyperplasien mit *Blutungsstörungen*, nach der Geschlechtsreife zu *Postmenopausenblutungen*. Androgenbildner aus der Gruppe der **Sertoli-Leydig-Zelltumoren** bewirken eine progrediente *Virilisierung* mit Oligo-Amenorrhö, männlichem Behaarungstyp, Stimmvertiefung und Klitorishypertrophie.

Durch Sekretion von Thyroxin kann eine **Struma ovarii** zu klinischen Symptomen einer **Hyperthyreose** führen. Bei den sehr seltenen **Karzinoidtumoren** des Ovars löst die Serotoninausschüttung die typische *Flushsymptomatik* aus.

11.4.4.2 Akute und subakute Komplikationen

Stieldrehung
Unter einer Stieldrehung versteht man die Drehung eines gestielten Tumors um seine eigene Achse. Zunächst werden dabei die dünnwandigen Venen komprimiert, während die arterielle Versorgung fortbesteht. Dadurch kommt es zu einer progredienten venösen Stauung der Geschwulst, die dadurch erheblich an Größe zunehmen kann. Auch Einblutungen aus rupturierten Gefäßen sind nicht selten **(hämorrhagische Infarzierung)**. Durch den zunehmenden Gewebsdruck wird letztlich auch die arterielle Perfusion gedrosselt und der Tumor nekrotisiert.

Stieldrehungen sollen bei bis zu 10% aller Adnextumoren auftreten. Voraussetzung ist eine freie Beweglichkeit der Geschwulst um ihren Stiel, der bei Ovarialtumoren und Paraovarialzysten zumeist aus dem Ligamentum infundibulopelvicum, der Tube und dem Ligamentum ovarii proprium, seltener nur aus dem Mesovar gebildet wird, und bei Tumoren der Tube nur aus Mesosalpinx und Tube besteht. Vielfach wird der Vorgang physikalisch durch die Trägheit der in zystischen Tumoren enthaltenen Flüssigkeit erklärt: Wird ein flüssigkeitshaltiger Körper aus einer Bewegung heraus abrupt abgebremst, bleibt die Flüssigkeit weiter in Bewegung und rotiert die Zyste weiter. Solche Momente treten insbesondere bei ruckartigen Bewegungen auf, wie Umdrehen im Bett, Aufstehen aus dem Sitzen, Aufrichten aus dem Bücken oder sportlichen Aktivitäten. Da aber auch solide oder kleine Tumoren stieldrehen können und nicht selten Stieldrehungen aus völliger Ruhe heraus stattfinden, dürfte auch die Darmmotilität einen nicht zu unterschätzenden Anteil an der Pathophysiologie haben.

Das klinische Bild hängt in seiner Ausprägung davon ab, wie abrupt die Zirkulationsstörung eintritt und wie komplett der Perfusionsausfall ist. Leitsymptom ist der *akute Unterleibsschmerz* aus voller Gesundheit heraus.

- Bei inkompletter Torsion bzw. spontaner Retorquierung bestehen infolge des Ovarialödems und der Kapselspannung lokalisierte Beschwerden.
- Bei der *typischen* akuten, kompletten Torsion besteht ein *akutes Abdomen mit Peritonismus*, Übelkeit, Erbrechen, Tachykardie und Hypotonie. Das Blutbild zeigt meistens eine deutliche Leukozytose ohne CRP-Erhöhung. Eine notfallmäßige operative Intervention ist erforderlich.
- Bei der subakuten kompletten Stieldrehung bestehen initial nur mäßige Beschwerden, die aber anhalten und allmählich zunehmen. Es besteht dabei die Gefahr der progredienten *Tumornekrose* mit Ausbildung von Adhäsionen zu Nachbarorganen oder sekundärer Infektion mit Verjauchung.

Sonographisch weisen die Tumoren in aller Regel Zeichen einer Einblutung auf. Die operative Therapie richtet sich nicht nur nach der Art des torquierten Tumors und der Situation der Patientin, sondern insbesondere nach der Vitalität der in die Torsion einbezogenen Adnexorgane. Sie kann folglich von einer Retorquierung mit Tumorextirpation bis hin zur Adnexektomie reichen.

Ruptur

Insbesondere die funktionellen Zysten, also **Follikel-** bzw. **Gelbkörperzysten**, sind sehr dünnwandig und können leicht spontan rupturieren. Durch Einreißen von Kapselgefäßen kann es dabei zu einer intraabdominellen Blutung kommen, deren physiologische Minimalvariante der Mittelschmerz bei der Ovulation ist. Dementsprechend bestehen zumeist einseitige *akute Unterleibsschmerzen*, die meist im Laufe von wenigen Minuten bis hin zu einigen Stunden *wieder nachlassen*. Das Adnexgebiet ist druckdolent, zumeist findet sich aber kein palpatorisches Korrelat. Nicht selten besteht infolge der peritonealen Reaktion eine Leukozytose. Sonographisch zeigt sich stets freie Flüssigkeit, je nach Stärke der Blutung auch Koagel, meist ist am Ovar der schlaffe Balg der rupturierten Zyste nachweisbar. Die Therapie besteht in klinischer Observation. Besteht eine signifikante Blutung, wird diese pelviskopisch koaguliert.

Da sie meist eine Kapsel aufweisen, rupturieren echte Ovarialtumoren wesentlich seltener. In aller Regel bedarf es hierfür einer äußeren Einwirkung durch stumpfe Traumen. Zu denen allerdings auch eine forcierte gynäkologische Untersuchung zählen kann. Das akute klinische Bild wird zunächst, wie oben beschrieben, durch die Blutungsstärke aus den eröffneten Kapselgefäßen bestimmt. Die subakuten bis chronischen Konsequenzen hängen von der Art des Tumors ab: Relativ am häufigsten rupturieren **seröse Kystome**, deren seröser Inhalt aus dem Peritoneum meist *reaktionslos resorbiert* wird. Bei Ruptur **muzinöser Kystome** wird günstigenfalls die Flüssigkeit ebenfalls resorbiert, insbesondere bei LMP-Tumoren kann es aber zur peritonealen Implantation schleimbildender Zellkomplexe mit Ausbildung eines *Gallertbauchs* (*Pseudomyxoma peritonei*) kommen. Die Ruptur von **Dermoidzysten** setzt den talgartigen, fettigen Inhalt frei, der eine *Fremdkörperperitonitis* induzieren kann. Bei Verdacht auf Ruptur eines muzinösen Ovarialblastoms oder eines reifen Teratoms ist daher eine operative Pelviskopie oder Laparatomie indiziert, um den Zystenbalg zu extirpieren, insbesondere aber das Abdomen gründlich zu spülen.

Einblutung
Streng genommen handelt es sich wohl bei der Blutung in Corpus-luteum-Zysten nicht um eine eigentliche Komplikation benigner Adnextumoren, da die Einblutung ja erst zur Ausbildung der funktionellen Zyste führt. Typischerweise etwa 3 Wochen nach der letzten Periode treten dabei meist *einseitige, akute Unterbauchschmerzen* auf, die binnen einiger Stunden nachlassen. Im Adnexbereich tastet man eine oft pralle, sehr dolente Resistenz und es ist meist ein Portioschiebeschmerz auslösbar. Laborchemisch besteht allenfalls eine leichte Leukozytose. Im Ultraschallbild zeigt sich das typische Bild einer Zyste mit echogenem Randsaum und zentraler Einblutung; der Nachweis freier Flüssigkeit spricht eher für eine gleichzeitige Zystenruptur, ist aber verdächtig auch auf eine subakute Stieldrehung.

Infektion
Wie alle Gewebe, die nicht ausreichend perfundiert werden, ist der Inhalt zystischer Tumoren ein idealer Nährboden für Bakterien, die grundsätzlich von jedem Infektionsherd des Körpers dorthin gelangen können. Begünstigend wirken trophische Störungen und Einblutungen, wie sie insbesondere bei der Inkarzeration oder der subakuten Stieldrehung auftreten können. Bei Ausbildung eines Ovarialabzsesses entwickeln sich akute Unterbauchschmerzen, die typischerweise mit hohem Fieber einhergehen. Palpatorisch ist der Tumor äußerst druckdolent, meist besteht ein subakutes Abdomen mit lokalem Peritonismus. Die Laboruntersuchung zeigt eine Leukozytose mit Linksverschiebung, Erhöhung des C-reaktiven Proteins und beschleunigter Blutkörpersenkungsgeschwindigkeit. Die Differentialdiagnose zur Pyosalpinx bzw. zum Tuboovarialabszess kann manchmal schwierig sein. Die Therapie ist stets operativ, da Antibiotika das schlecht durchblutete Gewebe nicht adäquat erreichen.

Inkarzeration
Sind Adnextumoren durch Adhäsionen fixiert oder primär intraligamentär lokalisiert, können sie bei Erreichen einer gewissen Größe oder aber in der Schwangerschaft durch den wachsenden Uterus im kleinen Becken eingeklemmt werden. Im Vordergrund stehen Verdrängungserscheinungen der Nachbarorgane mit entsprechenden *Unterbauchschmerzen*. Je nach Lokalisation können *Defäkationsbeschwerden* oder *Miktionsbeschwerden* bis zur Ausbildung einer Überlaufblase mit *Ischuria paradoxa* hinzutreten. Da der inkarzerierte Tumor minder durchblutet ist, besteht die Gefahr einer Tumornekrose bzw. einer Infektion.

11.4.5 Diagnostik und Differentialdiagnose

Die Basisdiagnostik bei Adnextumoren besteht aus gynäkologischer Untersuchung und Sonographie. Zusatzuntersuchungen wie Labor- oder Umgebungsdiagnostik und andere bildgebende Verfahren dienen vornehmlich der Differentialdiagnose.

11.4.5.1 Anamnese und klinische Untersuchung

Anamnese und Inspektion
Da viele gutartige Adnextumoren klinisch völlig asymptomatisch bleiben, ist die Anamnese meist nicht sehr ergiebig. Nur selten werden sich aus Fragen nach *abdominalen Beschwerden*, *Blutungsstörungen*, Veränderungen des *Körpergewichts* oder des *Leibesumfangs* konkrete Hinweise auf einen Adnexprozess ergeben. Häufiger werden den Patientinnen erst nach der Diagnosestellung Beschwerden erinnerlich, die mit der Raumforderung zusammenhängen könnten. Selbst bei endokrin aktiven Tumoren ist es mühsam, den Symptombeginn anamnestisch zu eruieren.

Inspektorische Hinweiszeichen im Sinne der „Blickdiagnose“ eines Adnextumors sind nur bei sehr großen Raumforderungen oder Geschwulsten mit ausgeprägter Ausbildung von Aszites bzw. Pleuraergüssen zu erwarten. In diesen heute sehr raren Fällen können bei der Patientin *Dys-bzw. Tachypnö*, *Ödeme* und *Varizen* der unteren Extremitäten oder eine *Vorwölbung des Abdomens*, evtl. in Verbindung mit Zeichen einer allgemeinen *Kachexie* ins Auge fallen. Dann fällt auch auf, dass große Tumoren den Leib im Stehen birnenförmig nach unten vorwölben und im Liegen den vorgewölbten Bauch seitlich abkippen lassen. Dagegen wird man bei kleinen bis mittelgroßen Adnextumoren inspektorisch eher keine Auffälligkeiten feststellen können oder allenfalls bei der Spiegeleinstellung eine Verdrängung oder Verziehung der Portio vaginalis uteri beobachten.

Palpation
Die Tastuntersuchung ist nicht nur auf die *bimanuelle gynäkologische Untersuchung* (Abb. 11.20) beschränkt. Vielmehr sollte sie stets mit einer *Palpation des gesamten Abdomens* unter Einschluss der *Leistenlymphknoten* beginnen und auch eine rektale bzw. *rektovaginale Untersuchung* umfassen. Letztere dient in erster Linie der Beurteilung des Douglas'schen Raumes, der Parametrien sowie des unteren Rektums, vermittelt vielfach aber auch eine bessere räumliche Vorstellung im kleinen Becken. Voraussetzung für eine suffiziente Beurteilbarkeit des Tastbefundes ist die vorangegangene *Entleerung von Blase und Enddarm*. Fehldeutungen einer gefüllten Blase als Ovarialzyste oder von Skybala als solide Adnextumoren bzw. Tumorknoten im Douglas-Raum können so vermieden werden. Aber auch für erfahrene Untersucher ist die Aussagekraft der Palpation durch Dicke, Konsistenz (Narben!) oder (Abwehr-)Spannung der Bauchdecken limitiert.

Die Palpation liefert nicht nur Informationen über **Größe** und **Oberflächenbeschaffenheit** eines Adnextumors, sondern erlaubt auch die Beurteilung seiner **Konsistenz**, **Dolenz** und **Mobilität** sowie eine **Organzuordnung**. Gutartige Adnexprozesse tasten sich meist glatt, sind prallelastisch bzw. derb, manchmal auch schlaff oder teigig und dolent, und zumeist mobil. Unregelmäßige, knotige oder doppelseitige Tumoren sind dagegen eher malignitätsverdächtig. Dies gilt insbesondere, wenn sie mit der Umgebung verbacken erscheinen und mit Aszitesbildung oder tastbaren Knoten im Douglas einhergehen. Dennoch ist die *palpatorische Einschätzung der Dignität unzuverlässig* und der Sonographie deutlich unterlegen.

Bei geschlechtsreifen Frauen tasten sich die Adnexe etwa zwetschgen- bis pflaumengroß, derb und druckempfindlich mit Ausstrahlung in die Leistenregion. Ab dem 4. Lebensjahrzehnt sind die Ovarien kleiner und nicht mehr zuverlässig palpabel. *Im Senium ist jedes tastbare Ovar primär tumorverdächtig!* Bis zur Größe eines Pfirsichs liegen Adnextumoren zumeist seitlich oder hinter dem Uterus. Typischerweise gelangt dann der tastende Finger zwischen Gebärmutter und Geschwulst, bei Bewegung der Portio ändert der Tumor seine Position nicht. Mittelgroße Tumo-

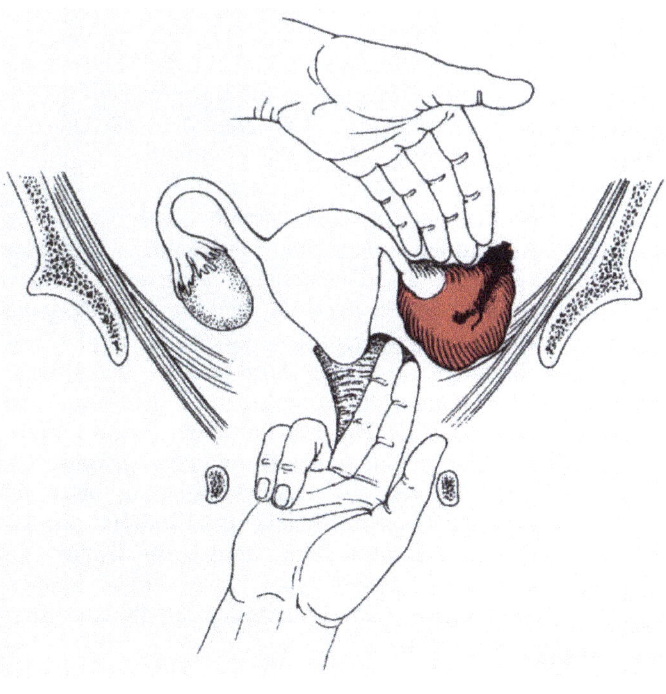

Abb. 11.20: Bimanuelle Palpation eines Adnextumors

ren finden sich meist vor oder über dem Uterus und drängen ihn nach hinten.

Wird ein Adnexprozess größer als eine Männerfaust, tritt er aus dem kleinen Becken heraus und ist über dem Uterus tastbar. Sehr große Ovarialtumoren können den Uterus auch elevieren. Der **Stöckel'sche Handgriff** hilft vielfach, große Genitalbefunde gegen extragenitale Tumoren abzugrenzen: Während erstere beim Hin- und Herbewegen einen nach unten gerichteten Bogen beschreiben, führen letztere entlang ihrer Aufhängung einen nach oben konkaven Bogen aus. Der **Weibel'sche Handgriff** kann helfen, zwischen Adnextumor und Uterustumor zu unterscheiden: Fühlt man während der bimanuellen Untersuchung beim Hochschieben des Tumors mit der äußeren Hand ein Ausweichen der Portio vaginalis uteri, handelt es sich meist um einen uterinen Tumor. Behält die Portio Kontakt zum tastenden Finger ist eher ein Ausgang von den Adnexen wahrscheinlich.

Perkussion und Undulationsprobe
Bei Verdacht auf einen mittelgroßen bis großen Ovarialtumor sollte die Untersuchung des Bauches durch eine **Perkussion** vervollständigt werden: In Rückenlage der Patientin sprechen Dämpfung des Klopfschalls über der Vorwölbung des Abdomens und tympanischer Klopfschall in den Flanken eher für eine Raumforderung als für Aszites. Dies gilt insbesondere, wenn ein Lagewechsel die Perkussionsfigur nicht wesentlich verändert (Abb. 11.21).

Bei Aszitesbildung ist dagegen der tympanische Klopfschall stets auf dem höchsten Punkt des Abdomens nachweisbar, also in Rückenlage über der Leibeswölbung und in Seitenlage in der oben liegenden Flanke. Außerdem ist die **Undulationsprobe** positiv: In Rückenlage werden die Hände mit den Fingerspitzen leicht auf beide Seiten des Abdomens aufgesetzt. Beklopft man dann eine Seite sanft mit dem Finger, wird die so ausgelöste kleine Druckwelle durch die intraabdominelle Flüssigkeit auf die andere Seite fortgeleitet und ist dort tastbar, manchmal sogar sichtbar.

11.4.5.2 Sonographie

Die Diagnostik des kleinen Beckens und des Abdomens hat in den letzten beiden Dekaden mit der Einführung der Sonographie einen tiefgreifenden Wandel erfahren. Durch ihre breite Anwendung auch im Rahmen von Routineuntersuchungen dient die sonographische Bildgebung heute nicht mehr nur der weiteren Abklärung suspekter Tastbefunde, sondern gibt in vielen Fällen erst den Hinweis auf Raumforderungen im Adnexbereich, da nur etwa ein Drittel der Veränderungen unter 5 cm Größe tastbar ist. Auch Tumoren ab 5 cm Durchmesser entgehen in fast 50 % der Palpation. In der überwiegenden Mehrzahl der Fälle wird es sich dabei dann aber um physiologische oder funktionelle Veränderungen der Ovarien oder um Residuen abgelaufener Prozesse wie eine Hydrosalpinx oder eine Pseudoperitonealzyste handeln. Das Problem – und die Kunst der Untersuchenden – liegt in diesen Fällen darin, solche nicht unbedingt behandlungsbedürftigen Befunde von den therapiewürdigen Veränderungen zu unterscheiden. Als Faustregel mag gelten, dass ein nicht-palpabler, asymptomatischer Adnexbefund selten einer Intervention bedarf.

Die **Vaginalsonographie** ermöglicht ohne weitere Vorbereitung oder Umlagerung der Patientin die bildgebende Darstellung des inneren Genitale unmittelbar im Anschluss an die Palpation und ist nicht durch die Beschaffenheit der Bauchdecken limitiert. Ihre Schnittebenen sind frontal und sagittal, die Transversalebenen müssen ggf. als „3-D-Sonographie" computergestützt simuliert werden. Die Nähe zu den untersuchten Objekten ermöglicht die Verwendung hoher Schallfrequenzen mit entsprechend detailreicher Auflösung. Nach cranial ist die Darstellung allerdings durch die Eindringtiefe limitiert. Größere Tumoren, die außerhalb des kleinen Beckens liegen, sind deshalb besser durch die **Abdominalsonographie** beurteilbar, mit der auch die Oberbauchorgane untersucht werden können. Sollen auch die übrigen Genitalorgane abdominalsonographisch dargestellt werden, ist allerdings eine volle Harnblase als „Schallfenster" unerlässlich, vorangehendes Abführen und Entblähen der Patientin hilfreich. Beide Verfahren können durch die **Dopplersonographie** ergänzt werden, die eine Orientierung über die Durchblutungsverhältnisse des Tumors ermöglicht. Im Duplex-Mode werden die Gefäße im B-Bild dargestellt, im Triplex-Mode können Strömungs- und Widerstandsverhältnisse analysiert werden.

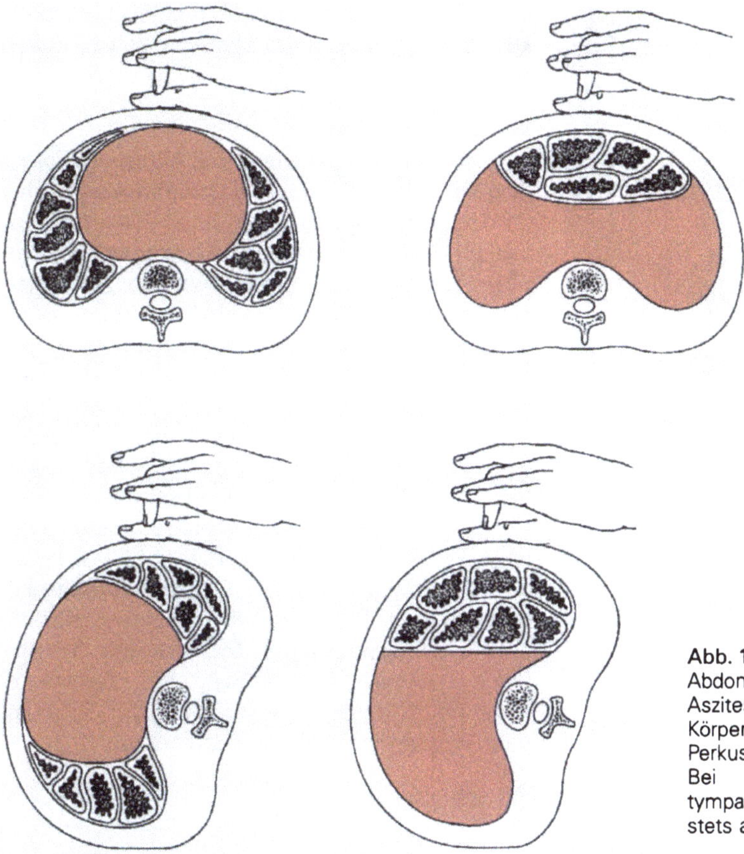

Abb. 11.21: Perkussionsbefunde des Abdomens bei Ovarialzyste (links) und Aszites (rechts). Bei Veränderung der Körperlage (unten) ändert sich die Perkussionsfigur des Ovarialtumors kaum. Bei Aszites „wandert" dagegen der tympanische Klopfschall der Darmschlingen stets an die höchste Stelle des Abdomens

Die Sonographie ermöglicht nicht nur Aussagen zu **Größe**, **Oberflächenbeschaffenheit** oder **Seiten-** und **Organzuordnung** eines Adnextumors, sondern ermöglicht insbesondere Einblicke in seine Binnenstruktur: Zuerst kann die Frage nach der **Konsistenz**, also zystisch, solide oder komplex beantwortet werden. Bei zystischen Tumoren sind Details darstellbar, wie Septen oder solide Anteile. Durch Touchieren mit der Vaginalsonde, der so genannten *Sono-Palpation*, können auch deren **Dolenz** und **Mobilität** der Geschwulst beurteilt werden. Nicht zuletzt ist problemlos eine **Verlaufskontrolle** möglich.

Durch ihre detailreiche Darstellung der Außen- und Binnenstrukturen von Adnextumoren liefert insbesondere die Vaginalsonographie wichtige Hinweise zur Dignität, die insbesondere für die Therapieplanung wichtig sind. Glatt-begrenzte, mobile, einkammerige Zysten sind meist gutartig. Als sonographische **Malignitätskriterien** gelten:

- unscharfe Außenbegrenzung, unregelmäßige Wandkontur, unterschiedliche Wanddicke
- solides oder zystisch-solides Reflexmuster
- solide oder papilläre Strukturen in Zysten
- Septen unterschiedlicher Dicke
- Doppelseitigkeit der Tumoren
- verstärkte Vaskularisation, insbesondere Nachweis von Gefäßen geringen Widerstands
- Nachweis von Aszites.

Diese Kriterien sind aber keineswegs spezifisch. So zeigen benigne Kystadenofibrome (Abb. 11.22) typischerweise ein solid-zystisches Reflexmuster, haben eine unregelmäßige Wandkontur sowie Septen unterschiedlicher Dicke und können doppelseitig aufteten. Ausgeprägte Vaskularisationsvorgänge finden in jedem Gelbkörper statt, Aszites oder Pleuraergüsse können auch im Rahmen eines Meigs-Syndroms auftreten. Deshalb erfordert die *definitive Beurteilung der Dignität eine histologische Untersuchung.*

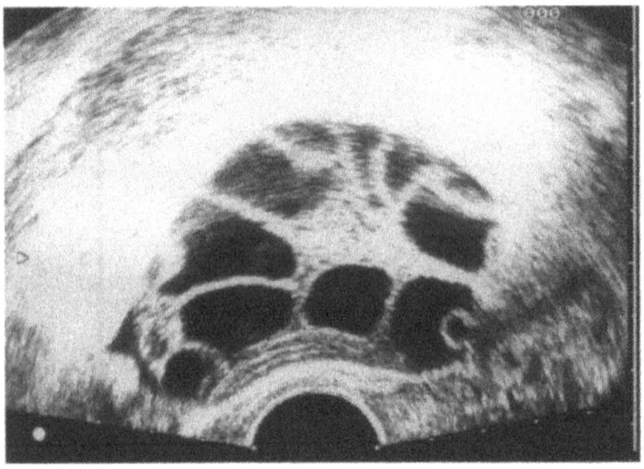

Abb. 11.22: Sonographisches Bild eines muzinösen Zystadenofibroms. Obwohl sich histologisch ein gutartiger Tumor zeigte, lagen sonographisch multiple Malignitätskriterien vor: Zystisch-solides Reflexmuster, papilläre Strukturen in Zysten, Septen unterschiedlicher Dicke und Nachweis von etwas Aszites

11.4.5.3 Zusatzuntersuchungen

Laboruntersuchungen

Blutbild, *BSG* (Blutkörperchensenkungsgeschwindigkeit) und *CRP* (C-reaktives Protein) dienen insbesondere der Diagnose von entzündlichen Adnexerkrankungen und können bei Komplikationen wie Ruptur oder Stieldrehung verändert sein. Die Bestimmung von Kreatinin, Leberenzymen, Pankreasenzymen und Urinbefund dient der Differentialdiagnose. *Tumormarker*, insbesondere *CA 125*, können zur Dignitätseinschätzung beitragen. Man muss aber wissen, dass erhöhte Werte für das Glykoprotein auch bei Endometriose, entzündlichen Adnexerkrankungen und Leberaffektionen gemessen werden können und andererseits ein normwertiges CA 125 ein Ovarialmalignom keineswegs ausschließt. *Hormonbestimmungen* können bei Verdacht auf endokrin aktive Tumoren oder zum differentialdiagnostischen Ausschluss einer Extrauteringravidität sinnvoll sein.

Zytologie

Zytologische Untersuchungen spielen allenfalls bei der Analyse von Aszitespunktaten noch eine Rolle. Zur Vermeidung von kutanen Implantationsmetastasen sollten bei primär malignitätsverdächtigen Adnexbefunden aber diagnostische Aszitespunktionen unterbleiben. **Streng kontraindiziert** ist selbstverständlich eine **Punktion unklarer Adnextumoren**, da sie zu einer intraabdominellen Tumoraussaat führen kann. Außerdem ist die zytologische Dignitätsbeurteilung von Tumorpunktaten des Ovars nicht sehr zuverlässig.

Weitere Bildgebung

Eine weitere Bildgebung durch **Computertomographie (CT)** oder **Kernspintomographie (NMR)** liefert nur in Einzelfällen einen diagnostischen Zugewinn. Mittels **Abdominalsonographie** sind nicht nur große Tumoren im Mittel- bis Oberbauch besser darstellbar, insbesondere können auch Leber und Retroperitoneum einschließlich Nieren und Pankreas beurteilt werden. Auch Aszites und Pleuraergüsse werden sonographisch diagnostiziert, Letztere machen dann zum Ausschluss pulmonaler Herde zusätzlich eine **Röntgen-Thoraxaufnahme** in zwei Ebenen erforderlich. Zur Diagnose tumorbedingter Stauungen oder Verlagerungen der ableitenden Harnwege kann ein **Ausscheidungsurogramm** sinnvoll sein und die Operationsplanung erleichtern. **Zystoskopie**, **Rektoskopie**, **Magen-Darm-Passage**, **Koloskopie** oder **Kolonkontrasteinlauf** dienen in erster Linie der Differentialdiagnose gutartiger Adnextumoren.

Pelviskopie

Durch die Entwicklung minimal-invasiver Operationstechniken hat die Pelviskopie heute den Rahmen eines rein diagnostischen Eingriffs längst verlassen. Grundsätzlich ermöglicht sie eine exakte Situsbeurteilung mit Darstellung von Adhäsionen und in einigen Fällen die differentialdiagnostische Abgrenzung beispielsweise eines gestielten Myoms gegen ein Ovarfibrom oder einer Paraovarialzyste gegen einen Ovarialtumor. In der Dignitätsbeurteilung von Ovarialtumoren ist sie der Vaginosonographie aber unterlegen.

11.4.6 Differentialdiagnose

Das Spektrum der Erkrankungen bzw. Zustände, die klinisch als Adnextumoren imponieren können, ist sehr breit. Zunächst gilt es, *extragenitale Veränderungen* abzugrenzen. Bei den Raumforderungen des inneren Genitale kann es sich wiederum um *tumorähnliche Veränderungen der Adnexe und Parametrien*, um eine *Vergrößerung oder Tumorbildung des Uterus* oder Ovarialprozesse handeln. Letzteren kann eine *funktionelle Veränderung*, ein *gutartiger Ovarialtumor* oder ein *Ovarialmalignom* zugrunde liegen. Es liegt auf der Hand, dass angesichts dieser Fülle an Möglichkeiten jede Therapieplanung nur so präzise sein kann, wie die vorangegangene Differentialdiagnostik.

11.4.6.1 Extragenitale Veränderungen

Intestinale Raumforderungen
Zumeist handelt es sich um *solide Tumoren*, wie entzündliche Konglomerate bei **Morbus Crohn** oder **Sigmadivertikulitis**. Neben der Anamnese weckt vor allem die Laborkonstellation den Verdacht auf einen chronischen Inflammationsprozess, der durch radiologische und endoskopische Diagnostik weiter abzuklären ist. Insbesondere bei älteren Patientinnen ist auch an ein **Sigma- oder Rektumkarzinom** zu denken. Da die rektale Untersuchung nur Tumoren bis etwa 10 cm Höhe erfassen kann, sind bei entsprechendem Verdacht eine Rektoskopie und Koloskopie indiziert. Seltene solide gastro-intestinale Tumoren wie Lipome oder Neurofibrome sind präoperativ nur schwer korrekt zu diagnostizieren.

Zystische Tumoren des Gastrointestinaltrakts sind dagegen selten. Am ehesten ist hierbei an eine **Mukozele der Appendix vermiformis** oder eine **Mesenterialzyste** zu denken. Kasuistisch sind aber auch ein **Gallenblasenhydrops** oder eine **Pankreaszyste** beschrieben, die bis in das kleine Becken reichen. Einen klinischen Hinweis ermöglicht der Stöckel'sche Handgriff, vielfach ist bereits sonographisch, manchmal auch erst mittels CT oder NMR eine korrekte Zuordnung möglich.

Retro- und extraperitoneale Raumforderungen
Eine **Zystenniere**, **Hydronephrose** oder **Beckenniere** ist zumeist sonographisch korrekt zu diagnostizieren. Gelegentlich kann ein Ausscheidungsurogramm weitere Hinweise geben. Retroperitoneale Tumoren im engeren Sinne, die von Bindegewebs-, Gefäß- oder Nervenstrukturen ausgehen, wie **Neurofibrome**, **Lipome**, **Angiome**, **Lymphome** oder **Sarkome** sind selten. Gleiches gilt für extraperitoneale Tumoren wie **Urachuszysten**, die prävesikal in der Medianlinie liegen. Sofern man daran denkt, ist vielfach sonographisch eine richtige Zuordnung möglich, manchmal erst durch CT- oder NMR-Diagnostik.

Aszites
Bei geschlechtsreifen Frauen ist vaginosonographisch meist etwas Flüssigkeit im Douglas nachweisbar. Klinisch relevanten Aszitesmengen liegt zumeist eine extragenitale Ursache, etwa Leberzirrhose oder Rechtsherzinsuffizienz, zugrunde. Die klinische Untersuchung mit Perkussion und Prüfung der Undulation ermöglicht in Verbindung mit der Sonographie die Differentialdiagnose zu Adnextumoren. Auch bei gutartigen Ovarialtumoren mit **Meigs-Syndrom** oder beim ovariellen **Überstimulationssyndrom** kann Aszites auftreten, findet sich jedoch häufiger als Begleitsymptom von Ovarialkarzinomen. Deshalb gilt jedwede Aszitesbildung in Verbindung mit einem Ovarialtumor zunächst als malignitätsverdächtig.

11.4.6.2 Tumorähnliche Veränderungen und Tumoren der Adnexe und Parametrien

Akut entzündliche Prozesse
Akut-inflammatorische „Adnextumoren" mit Ausbildung einer **Pyosalpinx** oder eines **Tubo-Ovarialabszesses** treten meist in zeitlichem Zusammenhang mit der Menstruation oder intrauterinen Eingriffen auf. Das Allgemeinbefinden ist beeinträchtigt, es bestehen erhebliche Schmerzen mit lokaler Abwehrspannung und Fieber. Die Laboruntersuchung zeigt eine Leukozytose, CRP-Erhöhung und Beschleunigung der BSG. Durch den breiten Einsatz von Antibiotika entwickelt sich heute nur noch selten durch Abkapselung peritonealer Exsudate ein **Douglasabszess**, der das hintere Scheidengewölbe prall vorwölbt und sehr druckdolent ist. Der ebenfalls selten gewordenen **Parametritis** geht typischerweise eine Zervixläsion durch Geburt oder instrumentelle Dilatation voran. Bei der rektovaginalen Untersuchung tasten sich parametran bretharte Infiltrate. Wichtigste gynäkologische Differentialdiagnosen sind Stieldrehung oder Infektion eines Adnextumors, an extragenitalen Ursachen sind insbesondere eine Perityphlitis oder Divertikulitis auszuschließen.

Extrauteringravidität
Die Diagnose einer akut symptomatischen ektopen Schwangerschaft ist mit der Anamnese eines akuten bis subakuten Schmerzereignisses nach Amenorrhö bei positivem Schwangerschaftstest und typischem vaginalsonographischem Bild im Allgemeinen unproblematisch. Differentialdiagnostisch schwieriger ist der **chronische Tubarabort**: Dabei kommt es über einen längeren

Zeitraum zu peritubaren Blutungen, die eine Hämatozele von beachtlicher Größe ausbilden können. Vielfach bildet sich dabei unter Einbeziehung des großen Netzes und von Darmschlingen ein Konglomerattumor aus. Die Anamnese von intermittierenden Unterleibsschmerzen und Schmierblutungen weist spätestens nach positivem Schwangerschaftstest den Weg zur korrekten Diagnose und Therapie des palpatorisch druckdolenten, sonographisch meist inhomogenen Adnextumors. Differentialdiagnostisch ist vor allem an eine eingeblutete Corpusluteum-Zyste oder eine subakut verlaufende Stieldrehung zu denken.

Chronische Residuen
Nach akuter Entzündung im Adnexbereich, Extrauteringravidität oder operativen Eingriffen können sich Adhäsionen zu den pelvinen Nachbarorganen ausbilden. Wird dadurch die Zirkulation der Peritonealflüssigkeit beeinträchtigt, können sich **Pseudoperitonealzysten** ausbilden. Sonographisch zeigt sich typischerweise ein gegenüber dem umgebenden Darm extrem dünnwandiger zystischer Tumor, der ein Adnex umgibt. Palpatorisch ist die Resistenz meist weich und macht klinisch kaum Beschwerden. Unter Einbeziehung der Adnexe, des Uterus, des großen Netzes und des Darmes können sich aber auch **Konglomerattumoren** entwickeln (s. auch Abb. 11.12). Diese sind klinisch meist asymptomatisch, können selten aber auch erhebliche Druck- und Zugbeschwerden verursachen. Palpatorisch sind sie meist mäßig derb, kaum mobil und schlecht abzugrenzen, sonographisch oft nicht gut darstellbar. Besteht lediglich ein ampullärer Tubenverschluss kann sich durch Aufstau des Tubensekrets über Jahre hinweg eine **Hydrosalpinx** (s. auch Abb. 11.13) entwickeln. Die Vaginosonographie beschreibt den meist nicht sicher palpablen Befund oft als Zufallsdiagnose, führt aber über das typische Bild miteinander kommunizierender Zysten meist auch zur korrekten Diagnose.

Endometriose
Zur Ausbildung von **Konglomerattumoren** im kleinen Becken kann auch eine Endometriose im fortgeschrittenen Stadium führen (s. Kap. 11.6). Außerdem sind die typischen **Teer- bzw. Schokoladezysten** der Ovarialendometriose eine wichtige Differentialdiagnose zu echten Blastomen. Typischerweise bestehen anamnestisch zyklische Beschwerden im Sinne einer sekundären Dysmenorrhö mit Schmerzbeginn unmittelbar vor der Periode und weitgehende Symptomfreiheit im Intervall. Oft sind auch die Sakrouterinligamente endometriotisch infiltriert und imponieren palpatorisch als derbe, dolente Knoten im Douglas. Die Tumorbildungen sind meist nur mäßig dolent, sonographisch imponieren die Endometriome als zystische Tumoren mit echoreichem Randsaum und mäßig echogenem Inhalt. Vom sonographischen Aspekt her käme differentialdiagnostisch vor allem ein Dermoidkystom oder eine eingeblutete Corpus-luteum-Zyste in Betracht (s. auch Abb. 11.14 und 11.18). Die pelviskopische Sicherung der Verdachtsdiagnose leitet zugleich zur Therapie über.

11.4.6.3 Uterusvergrößerungen und Uterustumoren

Mittels Sonographie ist es heute kein Problem mehr, einen durch Schwangerschaft oder multiple Myome vergrößerten Uterus von Adnexbefunden abzugrenzen. Wesentlich schwieriger kann dies bei **solitären subserösen Myomen** sein: Sind diese sehr schmal gestielt und gegenüber ihrem Ursprungsorgan gut beweglich, ermöglichen manchmal weder klinische Zeichen wie der Weibel'sche Handgriff noch sonographische Kriterien die Differentialdiagnose zu Ovarialfibromen, die dann pelviskopisch erfolgen muss.

11.4.6.4 Funktionelle Veränderungen des Ovars, Retentionszysten und Ovarialblastome

Die differentialdiagnostischen Überlegungen beruhen insbesondere auf dem sonographischen Aspekt. Aber auch die klinische Befundkonstellation, das Wissen über die Häufigkeit verschiedener Normalbefunde und das Alter der Patientin gehen in die Beurteilung mit ein. Dabei gilt es einerseits bei funktionellen Zysten oder Residualzuständen eine Beunruhigung der Patientin zu vermeiden, andererseits die Diagnose von LMP-Tumoren und Malignomen nicht zu verzögern.

Einkammerige, glatte Zysten sind in der Geschlechtsreife vielfach funktionell bedingt und dann zumeist mit einer Regeltempostörung und oft mit einer Blutungsstörung assoziiert. *Follikelzysten* sind stets einkammerig, glatt begrenzt und selten größer als 6 cm. Auch *Gelbkörperzysten* werden selten größer, sind ebenfalls einkammerig und glatt begrenzt, weisen sonographisch aber einen echogenen Randsaum und oft Zeichen einer Einblutung auf (siehe auch Abb. 11.14). Gemeinsames Kennzeichen ist die Spontanremission unter Verlaufskontrollen.

Bei einer persistierenden oder langsam wachsenden Zyste kann es sich um ein *Ovarialblastom*, beispielsweise ein seröses oder muzinöses Kystom, aber auch um eine einfache *Retentionszyste*, eine *Paraovarialzyste*, eine *Hydrosalpinx* oder aber um eine *Pseudoperitonealzyste* handeln, bei der sonographisch häufig das unauffällige Ovar neben der glatt begrenzten, einkammerigen Zyste dargestellt werden kann. Mit einer Wahrscheinlichkeit von 0,5% kann aber auch ein Ovarialkarzinom oder ein LMP-Tumor vorliegen. Nach der Menopause erweisen sich sogar 10% der einkammerigen, glatten Zysten als Ovarialkarzinome.

Treten **mehrkammerige zystische Tumoren** in der Schwangerschaft oder nach ovarieller Stimulationsbehandlung (s. auch Abb. 11.15) auf, handelt es sich wahrscheinlich um *Thekaluteinzysten*. Auch Hydrosalpingen oder septierte Pseudoperitonealzysten können so imponieren. In der Mehrzahl der Fälle liegt aber ein *echter Ovarialtumor* vor, wie ein seröses oder muzinöses Kystom oder Kystadenofibrom (s. auch Abb. 11.22). Die Malignitätswahrscheinlichkeit mehrkammeriger Zysten wird vor der Menopause mit 2,5% und in der Postmenopause mit 11% beziffert. **Zystisch-solide** oder **solide Ovarialtumoren** entsprechen in erster Linie *echten Neubildungen*. Abgesehen von *Dermoidkystomen*, die mit hoher Wahrscheinlichkeit an ihrem typischen Reflexmuster erkannt werden können, handelt es dabei vor der Menopause in etwa 15%, nach der Menopause in 65 bis 70% um Malignome oder LMP-Tumoren.

11.4.7 Therapie benigner Adnextumoren

Der ätiologischen Vielfalt von Adnextumoren muss eine differenzierte Therapieplanung entsprechen. Auch heute noch gilt die Regel, dass jede Raumforderungen im Adnexbereich zumindest dann differentialdiagnostisch abzuklären ist, wenn sie die Größe einer Tomate bzw. eines Hühnereis erreicht. Und ebenso grundsätzlich gilt, dass jede ovarielle Raumforderung so lange als tumorverdächtig anzusehen ist, bis das Gegenteil bewiesen ist.

Die Therapienotwendigkeit ergibt sich aus der Gewichtung der erhobenen Befunde unter Berücksichtigung des Alters der Patientin und evtl. bestehenden Symptomen. Ganz wesentliche Kriterien sind dabei der sonographische Aspekt, die Dynamik des Tumorwachstums und die Tumorgröße. Die Therapieoptionen reichen von zuwartender Beobachtung über eine Entfernung des Tumors unter Belassung der Adnexe bis hin zur beiderseitigen Adnexektomie mit Entfernung oder Belassung des Uterus.

11.4.7.1 Abwartendes Verhalten und konservative Maßnahmen

Insbesondere einfache Zysten bis zu einer Größe von etwa 4 cm, die keine Symptome verursachen und ausschließlich im Ultraschall auffallen, bedürfen durch alle Altersgruppen hindurch lediglich sonographischer Verlaufsbeobachtung. Bei geschlechtsreifen Frauen wird man nach der nächsten Periode kontrollieren, ob sich der Befund zurückgebildet hat und sich damit als funktionelles Geschehen erwiesen hat. Persistiert der Tumor, ist aber größenkonstant, sollte die nächste Ultraschallkontrolle nach etwa 3 Monaten erfolgen. Bei Befundkonstanz handelt es sich mit sehr hoher Wahrscheinlichkeit nicht um ein blastomatöses Geschehen, sicherheitshalber sollte die Patientin aber weiterhin in einem Intervall von 6 bis 12 Monaten sonographisch kontrolliert werden. Bei Tumorwachstum ist eine operative Intervention indiziert.

Bei geschlechtsreifen Frauen werden auch größere, einkammerige Zysten bis zu einem Durchmesser von 7 bis 8 cm zunächst nach der nächsten Periode sonographisch kontrolliert, da funktionelle Raumforderungen durchaus diese Größe erreichen können. Besteht Verdacht auf eine *Follikelzyste*, kann durch Gestagengabe einer Endometriumhyperplasie vorgebeugt und evtl. die Rückbildung der Zyste gefördert werden. Vor allem *Corpus-luteum-Zysten* können nach Einblutung für einige Tage Beschwerden verursachen, die auch eine Gabe von Analgetika erfordern. Darüber hinaus sollte die Patientin auf klinische Zeichen möglicher Komplikationen hingewiesen werden und entsprechende Verhaltensmaßregeln erhalten. Bei persistierenden oder wachsenden Zysten im Adnexbereich ist eine Operation indiziert.

Schwieriger und ganz wesentlich von der sonographischen Erfahrung abhängig ist ein konservatives Management bei **polyzystischen** oder **zystisch-soliden Raumforderungen**. Kommunizieren bzw. konfluieren die Zysten miteinander, handelt es sich dabei mit großer Wahrscheinlichkeit um eine *Hydrosalpinx*. Ist die Patientin beschwerdefrei und besteht kein Kinderwunsch, sollte der Befund einfach im Verlauf kontrolliert werden. Da meist peritubare Adhäsionen bestehen, ist auch bei größeren Hydrosalpingen das Risiko von Komplikationen äußerst gering. Deshalb fällt es schwer eine Maximalgröße anzugeben, ab der eine operative Intervention obligat indiziert wäre. Gleiches gilt für *Pseudoperitonealzysten*, die mit dem darin enthaltenen Adnex durchaus als komplexe zystisch-solide Tumoren imponieren und im mittelfristigen Verlauf sogar eine leichte Wachstumstendenz zeigen können. Andererseits bilden sich pseudoperitoneale Zysten gerade bei Patientinnen mit schwersten Verwachsungsbäuchen. In diesen Fällen ist gemeinsam mit der Patientin das erhöhte Eingriffsrisiko gegen den Leidensdruck durch eventuell bestehende Beschwerden abzuwägen. Obligat konservativ ist das Vorgehen bei *Luteinzysten* in der Schwangerschaft oder im Rahmens eines Überstimulationssyndroms, sofern nicht schwerwiegende Komplikationen eine operative Intervention erzwingen.

Letztlich können auch **Mischbefunde** wie beispielsweise eine kleine Paraovarialzyste neben einer eingebluteten Gelbkörperzyste oder eine größere funktionelle Zyste neben einer kleinen Retentionszyste differentialdiagnostische und -therapeutische Probleme bereiten. Oft führt dann eine kurz- bis mittelfristige Verlaufskontrolle zur Klärung. In allen Zweifelsfällen ist es ratsam, vor einer weiteren Fortsetzung des konservativen Managements zumindest die Zweitmeinung besonders erfahrener Untersucher einzuholen.

11.4.7.2 Operative Therapie

Grundsätzlich kann der operative Zugang zu den Adnexen minimal-invasiv über eine Pelviskopie oder konventionell über eine Laparotomie erfolgen. Die Wahl des Zugangswegs hängt ganz wesentlich ab von der *sonographischen Befundkonstellation*, aber auch von der *operativen Erfahrung* sowie der *instrumentellen Ausstattung* der Einrichtung sowie der zu erwartenden *Durchführbarkeit* und sollte letztlich auch die Wünsche der Patientin berücksichtigen.

Wichtigster Faktor der Therapieplanung ist eine subtile präoperative Ultraschalldiagnostik, die durch Bestimmung von Tumormarkern ergänzt werden kann. Für ein pelviskopisches Vorgehen sind ausschließlich einfache zystische Tumoren oder Dermoidzysten ohne wesentliche solide Anteile geeignet, in allen anderen Fällen muss laparotomiert werden. Denn bei minimal-invasiver Chirurgie muss letztlich jeder Tumor zur Bergung im Volumen reduziert werden, was bei Zysten durch Punktion und Aspiration des Inhalts geschieht. Selbst wenn dies nach in-toto-Extirpation innerhalb eines in die Bauchhöhle eingebrachten Bergebeutels geschieht und eine gründliche Spülung des Operationsgebietes das Risiko einer Zellimplantation weiter reduziert, ist grundsätzlich die Möglichkeit einer Kontamination des Peritoneums mit dem Zysteninhalt nicht auszuschließen.

Deshalb sollten ausschließlich Adnextumoren ohne sonographische Malignitätshinweise pelviskopisch operiert werden. Ein weiterer limitierender Faktor für operative Pelviskopien ist die Tumorgröße. Aber auch Adhäsionen nach vorangegangenen Operationen, eine ausgeprägte Adipositas oder Kontraindikationen gegen eine Trendelenburg-Lagerung oder ein Pneumoperitoneum können pelviskopische Eingriffe schwierig oder undurchführbar machen.

Eine invasive Diagnostik bzw. operative Therapie eines Adnextumors ist indiziert bei akuten oder chronischen Symptomen, bei persistierenden Tumoren über 4–5 cm Größe, wachsenden Tumoren, sonographischen Malignitätskriterien und in allen konservativ nicht eindeutig abzuklärenden Fällen. Außerdem werden natürlich Zufallsbefunde im Zuge anderweitig indizierter abdominaler Eingriffe saniert.

Für sicher gutartige Adnextumoren gilt bei der Operation stets die Devise „so konservativ wie nötig, so radikal wie nötig“, was heißt, es genügt die Entfernung des Tumors unter Organerhaltung. In die Entscheidungsfindung gehen auch individuelle Faktoren mit ein, wie das Alter der Patientin und der Stand der Familienplanung. Bei zystischen Ovarialtumoren ist in der Mehrzahl der Fälle durch schonende Extirpation des Tumors die Erhaltung von Ovargewebe möglich, aus dem das Ovar wieder rekonstruiert werden kann. Solide Tumoren des Ovars bilden dagegen meist keine Kapsel aus, die eine Präparationsebene markieren könnte. Ihre Minimaltherapie besteht deshalb in einer einseitigen Adnexektomie, die in der Regel mit einer intraoperativen Schnellschnittuntersuchung kombiniert wird. Gestielte Zysten der Tube werden abgetragen, Paraovarialzysten unter Schonung der Tube ausgeschält. Die operative Sanierung einer Hydrosalpinx ist zumeist ebenfalls pelviskopisch möglich: Lässt das Ausmaß des Tubenschadens eine Erhaltung sinnvoll erscheinen, kann durch eine Salpingostomie u. U. die Fertilität wieder hergestellt werden. Andernfalls kann auch bei bestehendem Kinderwunsch eine Salpingektomie durchaus sinnvoll sein, um den Erfolg einer in-vitro-Fertilisation nicht durch ein chronisches Überlaufen des Tubeninhalts in das Uteruskavum zu gefährden. Adhäsionskonglomerate und Pseudoperitonealzysten werden durch Adhäsiolyse und ggf. (Teil-)Entfernung der betroffenen Adnexe therapiert.

11.5 Gutartige Erkrankungen der weiblichen Brust

C. Jackisch, H. P. G. Schneider

Anatomie der Brustdrüse: Die weibliche Brust (Abb. 11.23a) setzt sich aus dem Brustdrüsenkörper (Glandula mammaria), der Brustwarze (Mamille) und dem Warzenhof (Areola) zusammen. Sie ist funktionell und morphologisch im Verlauf ihrer Entwicklung, während des Menstruationszyklus, in der Schwangerschaft und Stillzeit sowie in der Phase der postmenopausalen Involution bis hin zum Senium der Frau einem ständigen Wechsel unterworfen. Die Brustdrüse besteht aus 15–20 tubulo-alveolären Einzeldrüsen, Lobuli. Ihre Ausführungsgänge münden gemeinsam auf der Brustwarze. Der einzelne Lobus setzt sich aus einer unterschiedlichen Anzahl von Lobuli zusammen. In den Drüsenendstücken (Azini) befindet sich die terminale duktulo-lobuläre Einheit (TDLE) als kleinste funktionelle Komponente der Brustdrüse. Über die terminalen Milchgänge stehen die Azini mit den intralobulären Ausführungsgängen in Verbindung, die in die Hauptmilchgänge münden. Unmittelbar retroareolär erweitern sie sich zu 1–2 mm breiten Sinusoiden (Sinus lactiferus, Abb 11.23b). Während des Zyklus findet eine Milchgangssprossung mit einem prämenstruellen Maximum statt. Azini und terminale Milchgänge sind von einer inneren Schicht sekretorischer Zellen und einer äußeren Myoepithelschicht ausgekleidet und von einem Kollagenfasergerüst umgeben. Jeder Lobulus ist von interlobulärem Mantelgewebe umgeben, das als Retinaculum mammae sowohl mit der Faszie des M. pectoralis maior als auch mit der des M. serratus anterior verbunden ist. Somit ist die Brustdrüse verschieblich an der Thoraxwand fixiert. Bindegewebszüge (Cooper-Ligamente), die z. T. in die Haut einstrahlen, unterteilen die Brust in einzelne Bündel. Die großen interlobulären Milchgänge sind mit einer kubischen Basalschicht und einer zylindrischen Superfaszialschicht zweischichtig ausgekleidet, die im Bereich des Mamillen-Areolakomplexes in ein verhornendes Plattenepithel übergeht. Die Erektionsfähigkeit der Mamille (Thelorismus) erfolgt durch Faserzüge glatter Muskulatur. Die Haut des Mamillen-Areolakomplexes ist hyperpigmentiert und besitzt neben freien Talgdrüsen (Montgomery Drüsen) auch Schweißdrüsen.

Folglich ist die paarig angelegte, apokrine Brustdrüse aus fünf Gewebetypen aufgebaut: Haut und Hautanhangsgebilde, Binde-, Fettgewebe, duktales und lobuläres System.

Das Brustdrüsengewebe ist direktes und indirektes Zielorgan einer Vielzahl von verschiedenen endokrinen Regelkreisen (Abb. 11.24). Entwicklung und Wachstum der Brustdrüse werden hauptsächlich durch die ovariellen Hormone Östrogen und Progesteron bestimmt, wobei die Differenzierung des duktalen und lobulären Systems unter Progesteroneinfluss reguliert wird. Die Kenntnis der benignen Veränderungen der

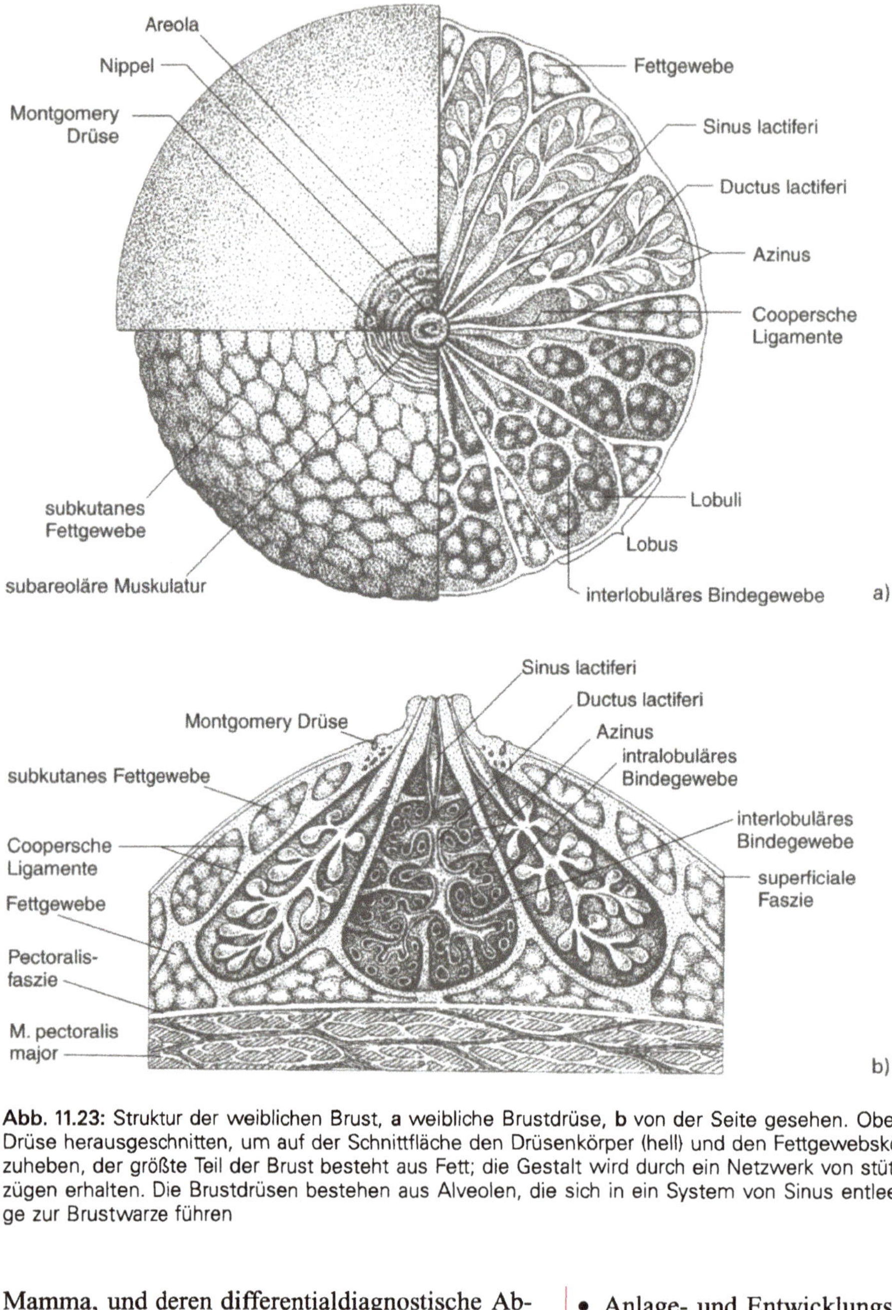

Abb. 11.23: Struktur der weiblichen Brust, **a** weibliche Brustdrüse, **b** von der Seite gesehen. Oben ist ein Quadrant der Drüse herausgeschnitten, um auf der Schnittfläche den Drüsenkörper (hell) und den Fettgewebskörper (schwarz) hervorzuheben, der größte Teil der Brust besteht aus Fett; die Gestalt wird durch ein Netzwerk von stützenden Bindegewebszügen erhalten. Die Brustdrüsen bestehen aus Alveolen, die sich in ein System von Sinus entleeren, von wo aus Gänge zur Brustwarze führen

Mamma, und deren differentialdiagnostische Abgrenzung, ist besonders im Hinblick auf das Mammakarzinom, dem zweithäufigsten Malignom der Frau, von besonderer klinischer Bedeutung (s. Abschnitt 13.7).

Die gutartigen Erkrankungen der weiblichen Brust sind zahlreich und können alle Gewebskompartimente umfassen:

- Anlage- und Entwicklungsstörungen
- entzündliche Veränderungen
- funktionelle Störungen
- Erkrankungen des Bindegewebes
- Erkrankungen des duktalen/lobulären Systems
- Tumoren.

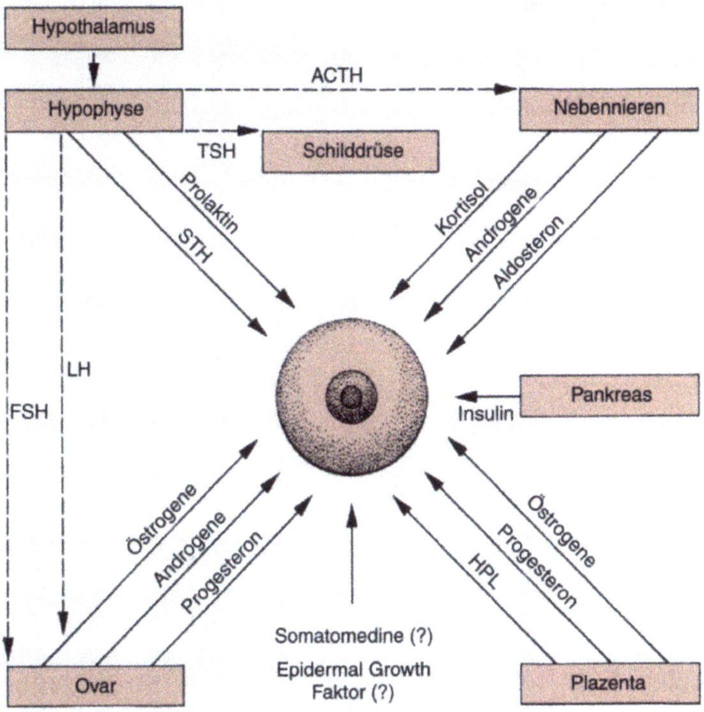

Abb. 11.24: Die Brust als Zielorgan endokrinologischer Regelkreise nach Schindler, 1989

11.5.1 Anlage- und Entwicklungsstörungen

Epidemiologie. Angaben zur Häufung von Anlagestörungen fehlen.

11.5.1.1 Ätiologie, Pathologie und pathologische Anatomie

Die Entwicklung der Brustdrüse erfolgt mit Beginn der Pubertät (10.–12. Lebensjahr) vor der Pubarche und der Menarche. Über die hypothalamische GnRH-Freisetzung sowie die hypophysäre Sekretion von FSH und später LH führt die ovarielle Freisetzung von 17-β-Östradiol zur fortschreitenden Aufzweigung des Milchgangsystems. Die weitere Ausbildung wird über die Hormone des Corpus luteum induziert. Die Stadien der physiologischen Brustentwicklung sind in Tabelle 11.1 zusammengefasst.

Anlagestörungen

Es existieren verschiedene, z. T. sehr seltene Fehlbildungen der weiblichen Brust. Die häufigsten Formen beziehen sich auf Defekte, Überschussbildungen und Asymmetrien.

Mammaagenesie: Für die fehlende Anlage (Amastie) der Brustdrüse wird ein genetischer Defekt mit x-chromosomal-rezessivem Erbgang vermutet. Die Agenesie kann ein- oder beidseitig auftreten.

Athelie: Fehlen der Brustwarze bei normal ausgebildetem Brustdrüsenkörper.

Polymastie: Die Ursache der Polymastie, entlang der bilateral angelegten Milchleiste, ist bisher unbekannt (Abb. 11.25). Bei dieser Anlagestörung ist lediglich der Drüsenkörper angelegt, Areola und Brustwarze fehlen. Die häufigste Lokalisation sind Axilla- und Vulvaregion.

Polythelie: Die bei 1–5% aller Frauen auftretende Polythelie stellt die häufigste Form einer Anlagestörung dar. Bei der kompletten Polythelie finden sich Areolakomplex und Brustwarze ohne Brustdrüsenanlage. Inkomplette Formen, z. B. Warzenhof ohne Brustwarze, werden in 23% beobachtet. Die häufigsten Lokalisationen sind Axilla (43%), innerhalb bzw. unterhalb der normalen Mamma (26%). Eine weitere Sonderform ist die mamilläre Polythelie (23%), bei der sich eine akzessorische Mamille innerhalb oder außerhalb des Areolakomplexes darstellt.

Tab. 11.1: Stadien der physiologischen Brustentwicklung nach Tanner, 1962, und Prader, 1971.

Alter in Lebensjahren	Mamma	allgemeine Pubertätsentwicklung	Stadium nach Tanner
vor 8	keine palpable Drüse	infantil	B 1
10–11	Brustknospe (Mamma areolaris), Thelarche, Areola vergrößert, Drüse unter Areola vorgewölbt	Längenwachstum, Reifung der Vaginalhaut, spärliche Pubes **1. Wachstumsschub**	B 2
12–13	Drüse größer als Areola	stärkstes Längenwachstum, spärliche Pubes **pubertärer Wachstumsschub**	B 3
13	Knospenbrust (Mamma areolata), Drüse unter Areola vom übrigen Drüsenkörper abgehoben	Menarche, anovulatorische Zyklen, Axillabehaarung, Pubes leicht zunehmend	B 4
14–15	reife Brust (Mamma papillata), Einbeziehung der Knospe in den Drüsenkörper	regelmäßige Menses, ovulatorische Zyklen, Pubarche	B 5

Entwicklungsstörungen
Die Reifeentwicklung der weiblichen Brust nimmt einen Zeitraum von 3–4 Jahren in Anspruch. Die Brustknospe entsteht mit dem ersten präpubertären Längenwachstumsschub, links eher als rechts. Der von Geburt an angelegte Areolakomplex (Warzenhof) vergrößert sich, die Brustdrüse wächst unter Hervorwölbung des Areolakomplexes (Thelarche). Mit dem pubertären Wachstumsschub, der sich ein bis zwei Jahre später einstellt, vergrößert sich der Brustdrüsenkörper zirkulär über den Bereich der Areola hinaus. Eine anfänglich aufgetretene Asymmetrie (Anisomastie) ist jetzt meist ausgeglichen. Etwa ein Jahr nach der Menarche hebt sich der juxtaareoläre Drüsenkörperkomplex deutlich von der Thoraxwand ab, die Brustsilhouette ist nun insgesamt gewölbt. Als Formabweichungen der Brustwarze sind Hohl-, Flach- und Spaltwarzen anzusehen, die zu Stillschwierigkeiten führen können.

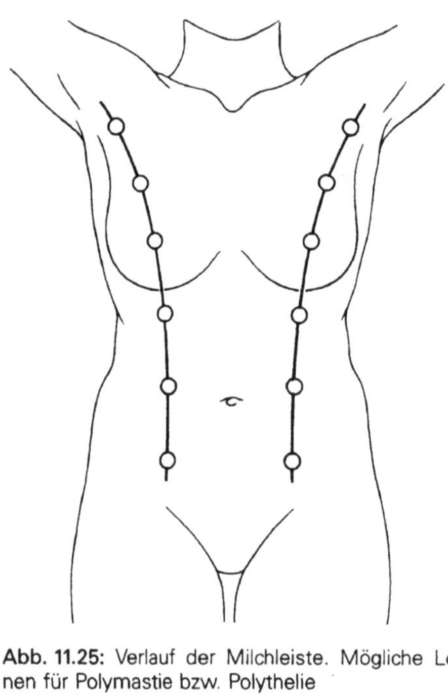

Abb. 11.25: Verlauf der Milchleiste. Mögliche Lokalisationen für Polymastie bzw. Polythelie

Neonatale Hypertrophie: Als Folge einer passiven endokrinen Stimulation gegen Ende der Schwangerschaft findet sich bei Neugeborenen beiderlei Geschlechts eine Hypertrophie der Brustdrüse. Gelegentlich wird der Austritt von milchigem Sekret (Hexenmilch) beobachtet. Wegen möglicher Entzündungen sollte man mit manuellen Manipulationen eher zurückhaltend sein. Weiter abklärungsbedürftig sind lediglich jene Veränderungen, die nicht innerhalb der ersten Lebenswochen spontan regredient sind.

Mammaasymmetrien: Eine gewisse Seitendifferenz der Brust, die sich aus zwei voneinander unabhängigen Milchleisten entwickelt hat, ist als physiologisch anzusehen und kann bis in die frühe Adoleszenz erhalten bleiben. Dabei kann ein pathologisches Brustdrüsenwachstum zur Hypertrophie führen. Mangelndes oder fehlendes Wachstum kann eine Mammahypoplasie verursachen. Die formale Genese der Asymmetrie kann erworben oder angeboren sein. Mit operativen Korrekturen aus psychischen oder physischen

Indikationen sollte deshalb mindestens bis zum Abschluss des Längenwachstums und der vollen Ausbildung der weiblichen Brust gewartet werden.

Mammahypoplasie/Mikromastie: Die definitive Brustgröße weist eine hohe intraindividuelle Variationsbreite auf und ist in ihrer Akzeptanz soziokulturellen Einflüssen unterworfen. Daher ist die Klassifikation von pathologischen Veränderungen nicht einfach. Bei der Beurteilung der Brustgröße sollte die Entwicklung anderer sekundärer Geschlechtsmerkmale beachtet werden. Von einer Mikromastie kann erst dann gesprochen werden, wenn bei normaler Entwicklung der übrigen Sexualorgane die Brustanlage deutlich zu klein ist. Bei der Mammahypoplasie spielen konstitutionelle und ernährungsphysiologische Faktoren eine Rolle. Weiterhin muss eine primäre oder sekundäre Ovarialinsuffizienz ausgeschlossen werden. Häufige Ursache für eine unilaterale Mammahypoplasie sind therapeutische Eingriffe in der Kindheit, so beispielsweise die Bestrahlung der Thoraxwand wegen eines Hämangioms, oder die Gewebsentnahme wegen eines vermeindlichen Mammatumors.

Fehlendes oder mangelhaftes Brustwachstum: Stets abklärungsbedürftig bleibt eine fehlende Brustentwicklung zum Zeitpunkt der Pubertät, insbesondere im Zusammenhang mit Zyklusstörungen; Tabelle 11.2 enthält einen Überblick der häufigsten Störungen in der sexuellen Differenzierung.

Tab. 11.2: Hinweise zur gestörten Entwicklung sekundärer Geschlechtsmerkmale mit dem Leitsymptom der primären Amenorrhö.

Typ	Symptome
testikuläre Feminisierung Karyotyp: 46, XY	Mammae entwickelt, keine Pubes, keine Axillabehaarung
Ullrich-Turner-Syndrom Karyotyp: 45, X0 gonosomale Monosomie	Mammae bleiben infantil, Pterygium colli, Kleinwuchs
Gonadendysgenesie Karyotyp: 46, XX	Mammae bleiben infantil. äußeres Genitale unterentwickelt, Pubes spärlich
Adrenogenitales Syndrom Karyotyp: 46, XX	Mammae nur schwach entwickelt, virilisiertes äußeres Genitale, Pubes stark, postpubertäre Hypertonie

Mammahyperplasie/Makromastie: Von einer Makromastie kann gesprochen werden, wenn das Gewicht einer Brust 600 g pro Seite überschreitet. Überschreitet das Brustgewicht 1500 g, so liegt eine Gigantomastie vor. Eine uni- bzw. bilaterale Hyperplasie der Brust tritt am häufigsten in der Pubertät (Pubertätsmakromastie) auf. Eine Sonderform der Makromastie stellt die nicht reversible Form der Graviditätsmakromastie (11 %) dar.

Neben der psychischen Belastung (Kontaktscheu, Isolation, Rückgang sportlicher Aktivitäten), sind die statischen Veränderungen mit kompensatorischen Fehlhaltungen im Schulter- und Halsbereich sowie der gesamten Wirbelsäule, nicht selten kombiniert mit therapieresistenten Kopfschmerzen, mit frühen degenerativen Schäden verbunden.

Spezielle Anlagestörungen sind das Poland- und Amazonen-Syndrom.

Das **Poland-Syndrom** (Poland, 1841) umfasst die folgenden obligaten Stigmata (Abb. 11.26): Aplasie des M. pectoralis maior, Fehlbildung der Hand, z. B. Syndaktylie, Oligodaktylie und fakultativ eine einseitige Mammahypo- oder Aplasie bei Frauen, oder Mamillendysplasien beim Mann. Weiterhin können eine radiokubitale Synosmose, axilläre Hypertrichose und eine Vierfingerfurche vorliegen.

Das **Amazonen-Syndrom** (Mühlbauer und Wagerin, 1977) beschreibt die Hypo- oder Aplasie der Mamma bei erhaltener Brustmuskulatur (Abb. 11.27).

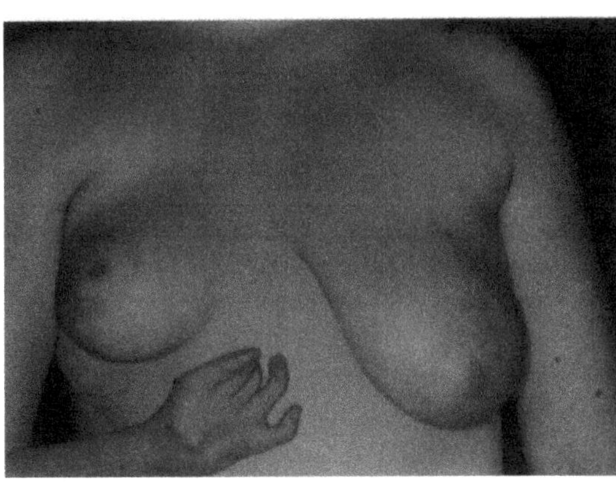

Abb. 11.26: Poland-Syndrom mit fehlendem M. pectoralis major und Handfehlbildung

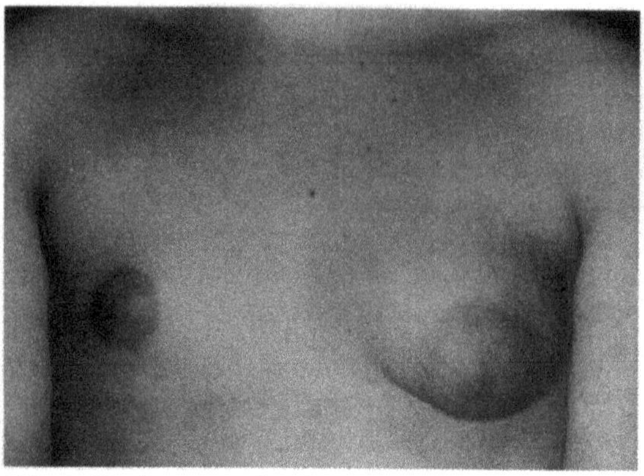

Abb. 11.27: Amazonen-Syndrom. Hypoplasie der rechten Brust

11.5.1.2 Diagnostik

Zur Diagnostik der hier aufgeführten Anlage- und Entwicklungsstörungen sind neben der Anamneseerhebung und der aufmerksamen klinischen Untersuchung, einschließlich Inspektion und Palpation, nur wenige apparative diagnostische Maßnahmen, wie Mammasonographie und gelegentlich die Durchführung einer Mammographie, namentlich vor der Durchführung einer Reduktionsplastik, erforderlich. Zur Diagnostik komplexer endokrinologischer Störungen, die mit Veränderungen der sekundären Geschlechtsmerkmale verbunden sind, ist eine rationelle Diagnostik prätherapeutisch erforderlich (s. Abschnitt 1.4).

Die Diagnostik der speziellen Anlagestörungen wie z. B. des Poland-Syndroms macht eine erweiterte radiologische Diagnostik des Thoraxskeletts und der oberen Extremität zum Ausschluss von ossären Veränderungen und ggf. den radiologischen Ausschluss von Fehlbildungen des ableitenden Harnsystems (i. v. Urographie) erforderlich.

11.5.1.3 Klinische Symptomatik

Das klinische Bild der meisten hier genannten Störungen wird neben dem physischen Beschwerdebild von der psychischen Symptomatologie bestimmt. Die Übergange können dabei fließend sein.

Bei der Polymastie muss erst in der Schwangerschaft und Laktationsperiode mit klinischen Symptomen durch die physiologischen Veränderungen des zusätzlichen Drüsengewebes, wie schmerzhafte Schwellung, Sekretstau und Entzündung, gerechnet werden. Die Polythelie ist dagegen fast immer asymptomatisch (Fehldiagnose: Warze). Psychosoziale Symptome, die v. a. in der frühen Adoleszenz zu irreversiblen Verhaltensstörungen führen können, sind bei Mikro- und Makromastien zu beobachten. Die klinische Symptomatologie der Makromastie macht eine Behandlung zur Prävention der orthopädischen Schäden am Halte- und Stützapparat der Wirbelsäule und des Schultergürtels erforderlich. Daneben treten prämenstruelle Mastalgien und Intertrigo auf. Lymphödeme und Hautulzerationen können bei ausgeprägten Makromastien auftreten.

11.5.1.4 Therapie

Die Behandlung der Polymastie und -thelie besteht in einer kompletten operativen Resektion mit anschließender histologischer Aufarbeitung, da auch in diesem Gewebe, wenn auch sehr selten, maligne oder prämaligne Veränderungen gefunden werden können. Besonders wenn ein Wachstum außerhalb von Schwangerschaft und Laktationsperiode beobachtet wird.

Die Therapie der Mammaagenesie und Mammahypoplasie besteht in der operativen Augmentation, die unilateral oder bilateral vorgenommen werden kann. Hierbei wird entweder allogenes Material in Form von myokutanen Muskelschwenklappen (M. latissimus dorsi-Schwenklappen, TRAM-Flap) oder, falls keine Kontraindikationen bestehen, Biomaterialien in Form von Mammaimplantaten eingesetzt. Sie bestehen meist aus einer Silikonhülle, die mit verschiedenen Materialien (Silikongel/Kochsalz) gefüllt werden kann und entweder präpektoral oder subpektoral platziert wird. Typische Komplikationen stellen Implantatdefekte, Wundheilungsstörungen, Implantatdislokation und Kapselkontrakturen, die bei den derzeit verwandten oberflächentexturierten Implantaten selten beobachtet werden, dar. Ein karzinogener Effekt der Brustimplantate ist, trotz kontroverser Diskussionen, nicht belegbar. Einzige Kontraindikation stellen Erkrankungen des rheumatoiden Formenkreises dar.

Die operative Therapie der Makromastie besteht in einer Reduktionsmastektomie. Wesentlich ist, dass auch hierbei mit schwerwiegenden Komplikationen (Wundheilungsstörungen, Nekrosen des Areolakomplexes, Abnahme der Sensibilität, Einschränkung der Stillfähigkeit), insbesondere bei Raucherinnen, gerechnet werden muss.

Die Therapie der Ptosis mammae besteht in einer operativen Reduktion des Hautmantels und einer geringen Resektion des Brustdrüsengewebes, womit das gewünschte Lifting der Brust erzielt wird. Zur Rezidivprophylaxe sollte ein gut sitzender BH getragen werden. Die Korrektur des Poland-Syndroms besteht in einer einfachen Augmentation, die je nach Schweregrad spezielle Implantate erforderlich macht. Zur Korrektur der Areola werden Vollhauttransplantate aus hyperpigmentierten Körperarealen (z. B. Inguinalregion) eingesetzt.

Medikamente. Die Möglichkeiten der medikamentösen Therapie sind dagegen eingeschränkt. Lediglich die Mammahypoplasie auf dem Boden eines Hormonmangels (gonadaler Ausfall, primär fehlende Follikel; z. B. beim Turner-Syndrom) oder bei sekundären Ursachen (bilatrale Ovarektomie, medikamentöse Schädigung nach Chemotherapie oder Strahlentherapie oder prämature Menopause) kann eine geringgradige Besserung durch eine Östrogen bzw. Östrogen/Gestagenkombination erreicht werden. Ein weiterer medikamentöser Behandlungsversuch kann bei der pubertalen Makromastie mit Dopaminagonisten und Danazol unternommen werden. Hierbei ist allerdings nur ein Sistieren der Größenzunahme und eine geringe Volumenreduktion zu erwarten. Asymmetrien und Formstörungen der Brust sind medikamentös nicht behandelbar.

11.5.2 Entzündliche Veränderungen der Brust

11.5.2.1 Epidemiologie

Mastitis puerperalis: Die entzündliche Erkrankung der laktierenden Mamma muss heute zu den Erscheinungsformen des Hospitalismus gerechnet werden. Sie tritt bei Erstgebärenden häufiger auf als bei Mehrgebärenden. Mit dem klinischen Bild einer Mastitis puerperalis muss in 0,1–0,2% aller Geburten gerechnet werden. Das Auftreten ist nur zu 30% bilateral.

Mastitis nonpuerperalis: Die häufigsten entzündlichen Veränderungen der Brust, außerhalb der Laktationsperiode, manifestieren sich mit einer Häufung vom 20.–40. Lebensjahr. Selten ist eine isolierte bakterielle Mastitis nach der Menopause zu finden. Die Mastitis nonpuerperalis ist keine seltene Erkrankung und tritt wesentlich häufiger als die Mastits puerperalis auf.

11.5.2.2 Ätiologie, Pathologie und pathologische Anatomie

Mastitis puerperalis: Sie wird nahezu ausschließlich durch den koagulasepositiven, meist penicillinresistenten Staphylococcus aureus hervorgerufen. Seltenere Erreger sind koagulasenegative Staphylokokken, Streptokokken, Proteus mirabilis, Escherichia coli, Pseudomonas aeruginosa, Klebsiellen oder Bacterioides fragilis.

Der Infektionsweg geht über die Mutter oder das Pflegepersonal zum kindlichen Nasen-Rachen-Raum. Von dort gelangen die Keime beim Anlegen an die Mamille. Bei der häufigsten Form, der interstitiellen Mastitis puerperalis, dringen die Erreger über Rhagaden ein und breiten sich entlang der Lymphspalten aus. Seltener ist dagegen die parenchymatöse Form der Mastitis puerperalis, die durch eine Keimbesiedlung der Milchgänge entsteht. Über die Erkrankung des Drüsenparenchyms wird die Infektion in das umliegende Stromagewebe fortgeleitet. Durch Einschmelzungen entstehen hierbei leicht Abszesse. Die abszedierende Form der Mastitis ist durch subareoläre, intramammare oder retroareoläre Abszesse gekennzeichnet.

Mastitis nonpuerperalis: Unter dieser Bezeichnung werden alle nichtmalignen bakteriellen und abakteriellen Entzündungen außerhalb der physiologischen Laktationsphase zusammengefasst.

Als Ursachen finden wir bei jüngeren Frauen häufig eine isolierte gesteigerte Sekretbildung mit Retentionssyndromen ohne ein morphologisches Korrelat. Bei Patientinnen jenseits des 40. Lebensjahres sind häufig periduktale Infiltrationen nachzuweisen. Ursachen einer abakteriellen Mastitis können traumatischer Genese sein. Zu den bakteriellen Formen zählen kanalikulär bedingte Infektionen, wobei eine primäre Keimbesiedlung seltener als eine sekundäre Infektion bei präexistenter Galaktorrhö oder Sektretstau mit Milchgangsektasie ist. Eine Hyperprolaktinämie wird in ca. 20% gefunden. Bei der echten Hyperprolaktinämie persistieren die erhöhten

Serumspiegel auch nach Rückgang der Entzündung. Damit kann die non-puerperale Mastitis neben der Amenorrhö und der Galaktorrhö ein weiteres Leitsymptom der Hyperprolaktinämie sein.

Das Erregerspektrum unterscheidet sich von dem der Mastitis puerperalis. Staphylokokkus aureus und koagulasenegative Staphylokokken sind zu je 40% nachweisbar. Während Staphylokokkus aureus nahezu ausschließlich Monoinfektionen verursacht, sieht man bei den koagulasenegativen Erregern häufig Mischinfektionen mit Anaerobiern, Enterokokken, Peptokokken, Streptokokken B, Lactobacillus, Fusiobaterien und Mykoplasen. Die Mischinfektionen sind möglicherweise für den häufig chronisch rezidivierenden Verlauf verantwortlich.

Nach pathologischen Gesichtspunkten ist eine unspezifische Mastitis nonpuerperalis von einer spezifischen Form zu unterscheiden.

Unspezifische Mastitis nonpuerperalis

- akut eitrige abszedierende und chronisch eitrige Mastitis
- chronisch unspezifische Mastitis als Begleiterscheinung einer Mastopathie oder eines Karzinoms
- Plasmazellmastitis, Sonderform der abakteriellen Mastitis:
  - Alter häufig über 40 Jahre, ggf. Mamillensekretion
  - mammographisch deutlich sichtbare Verschattungen.
- granulomatöse Mastitis, am ehesten aus dem Bereich der Autoimmunerkrankungen oder Überempfindlichkeitsreaktionen; auslösendes Agens kann z. B. duktales Sekret sein. Das klinische Bild wird von sterilen Mikroabszessen beherrscht. Auftreten bei jungen Frauen zwischen dem 27.–40. Lebensjahr. Das häufig knotige Infiltrat kann als Karzinom imponieren. Die Diagnose erfolgt durch eine Biopsie.

Spezifische Formen der Mastitis nonpuerperalis: Tuberkulose, Aktinomykose, Lues, Morbus Boeck, Lepra, Typhus.

11.5.2.3 Diagnostik

Mastitis puerperalis: Die Diagnose ergibt sich aus Anamnese und der Klinik. Bei Abszessbildung ist eine Fluktuation vorhanden. Ergänzend kann die Mammasonographie eingesetzt werden.

Mastitis nonpuerperalis: Auch hier ergibt sich die Diagnose aus dem klinischen Bild. Neben lokaler Rötung und schmerzhafter Schwellung der Brust und der ipsilateralen Achsellymphknoten, kann es zur Ausbildung von Peau d'orangeähnlichen Hautveränderungen kommen. Die palpatorische Abgrenzung von isolierten Herdbefunden (Abszess oder solider Tumor) ist bei dem infiltrierten Gewebe nur schwer möglich. Differentialdiagnostisch muss bei diesem Krankheitsbild ein inflammatorisches Mammakarzinom immer ausgeschlossen werden, auch ein vorübergehender Rückgang der „entzündlichen“ Veränderungen unter antibiotischer oder antiphlogistischer Therapie schließt ein inflammatorisches Karzinom nicht aus. Zum Nachweis von Abszessen kann in der akuten Phase die Sonographie als bildgebendes Verfahren eingesetzt werden. Im Zweifelsfall, insbesondere, wenn Tumor und Rötung persistieren, ist eine histologische Abklärung zwingend erforderlich. Nach Abklingen der akuten Phase sollte eine Mammographie durchgeführt werden. Differentialdiagnostisch sind bei Persistenz der Hautrötung dermatologische Erkrankungen wie z. B. eine paraneoplastische Dermatomyositis auszuschließen.

Im Rahmen der erweiterten Labordiagnostik und Verlaufskontrolle empfiehlt sich die Bestimmung der folgenden Parameter: BSG, Prolaktin i. S., mikrobiologischer Keimnachweis, Antibiogramm.

11.5.2.4 Klinische Symptomatik

Mastitis puerperalis: Die ersten Symptome treten häufig am 8.–14. Tag post partum auf. Die Mastitis beginnt mit einer Verschlechterung des Allgemeinzustandes und Temperaturerhöhung mit Schüttelfrost, nicht selten über 39° C. Lokale Entzündungszeichen sind eine schmerzhafte Schwellung, Rötung und eine Hyperämie der beteiligten Brust. Die gesamte Brust wirkt gestaut. Die ipsilateralen axillären Lymphknoten sind reaktiv, z. T. schmerzhaft, vergrößert. Die Veränderungen treten meist einseitig, in 20% auch bilateral auf.

Mastitis nonpuerperalis: Das klinische Bild der akuten Mastitis nonpuerperalis unterscheidet sich kaum von der puerperalen Mastitis. Führende klinische Symptome sind eine schmerzhafte Schwellung und Hyperämie. Fieber tritt im Gegensatz zu Leukozytose und einer Beschleunigung der BSG selten auf. In ca. 20–30% kann eine pathologische Mamillensekretion vorliegen. Palpable Herdbefunde können, besonders im Stadium der Abszedierung, solitär oder multipel sein. Bei der Abszedierung kommt es zur typischen Fluktuation mit Nachlassen der allgemeinen Schmerzhaftigkeit. Vom akuten Krankheitsbild ist der chronisch-rezidivierende Verlauf abzugrenzen, wobei rezidivierende Verläufe häufig beobachtet werden. Das Gewebe ist häufig induriert, die Mamille im Verlaufe der chronischen Entzündung retrahiert und somit kommt es nicht selten zur Obstruktion der Ausführungsgänge, was wiederum die morphologische Ursache für Entzündungsrezidive darstellt, die mit Fistelbildungen einhergehen können. Bei therapierefraktären Verläufen sollten die spezifischen Formen der Mastitis nonpuerperalis ausgeschlossen werden.

11.5.2.5 Therapie

Mastitis puerperalis

Lokale antiphlogistischen Maßnahmen: Kühlende Umschläge, Hochbinden der Brust, Flüssigkeitsrestriktion.

Therapie der Wahl: Gering dosierte Prolaktinhemmer (Dopaminantagonisten).

Das unbewusste häufige Fehlverhalten der Stillenden, indem bei der beginnenden Mastitis die Brust geschont wird und nur z. T. entleert wird, führt zur weiteren Zunahme der Erkrankung. Die Beseitigung des artifiziellen Milchstaus gelingt durch manuelles Ausstreichen der Brust oder durch Einsatz von Milchpumpen.

Die durch Dopaminagonisten erzielte Hemmung der Prolaktinausschüttung kann zur Ruhigstellung des hormonstimulierten Gewebes führen. Bromocriptin, über 4–5 Tage oral verabfolgt, führt zur Reduktion der Laktation. Parallel dazu kommt es zu einem deutlichen Rückgang der klinischen Entzündungszeichen. Die Milch der erkrankten Brust muss abgepumpt und verworfen werden. Mit der gesunden Brust kann weiter gestillt werden. Frühformen der Mastitis sind mit diesem Regime fast immer auszuheilen. In den Fällen, in denen z. B. persistierende Temperaturerhöhungen und eine Besserung der klinischen Situation unter dem kombinierten Einsatz von Bromocriptin und lokalen Maßnahmen nicht beobachtet werden, sollte nach 36–48 Std. ein staphylokokkensensibles Antibiotikum (z. B.: Flucloxacillin, Erythromycin, Clindamycin) verabreicht werden.

Der Einsatz von Bromocriptin kann im Einzelfall die Stabilisierung des Kreislaufs erforderlich machen (z. B.: Dihydergot ret., Effortil, Novadral).

Nach Ausheilung der Mastitis kann die überwiegende Zahl der Wöchnerinnen auch an der erkrankten Brust erneut anlegen.

Zur Rezidivprophylaxe sei an die Einhaltung der hygienischen Maßnahmen (Händedesinfektion, Stilleinlagen), die Pflege der Brustwarze sowie die richtige Anlege- und Stilltechnik erinnert.

Maßnahmen der operativen Therapie werden im folgenden Abschnitt erläutert.

Mastitis nonpuerperalis

Die Behandlung orientiert sich am klinischen Bild. Ist das Stadium der Abszedierung noch nicht erreicht, so kommen lokale antiphlogistische Maßnahmen (kühlende Umschläge), Dopaminagonisten (s. o.) zur Anwendung. Bei der Antibiotikagabe sollte, bei einem Therapiebeginn vor Eingang des Antibiogramms, eine Kombination gewählt werden (z. B.: Clindamycin und Metronidazol), die sowohl Staphylokokken als auch Anaerobier erfasst. Dabei hat sich eine initial parenterale Applikation bewährt. Die durch Einschmelzungsprozesse bedingten Abszessbildungen (Abb. 11.28) können eine Operation erforderlich machen. Die definitive chirurgische Therapie besteht dabei aus der Abszessspaltung unter Entnahme eines Abstrichs für ein Antibiogramm sowie einer effektiven Drainage unter Anlage einer Gegeninzision an der tiefsten Stelle der Wundhöhle. Zum Ausschluss spezifischer Prozesse ist eine Biopsie zur histologischen Aufarbeitung obligat. Die Wundbehandlung erfolgt offen, unter Spülungen mit H_2O_2, physiologischer Kochsalzlösung oder Rivanol-Lösung 3%. Der Wundverschluss sollte spontan erfolgen, etwaige kosmetische Korrekturen erfolgen im freien Intervall. Von einer topi-

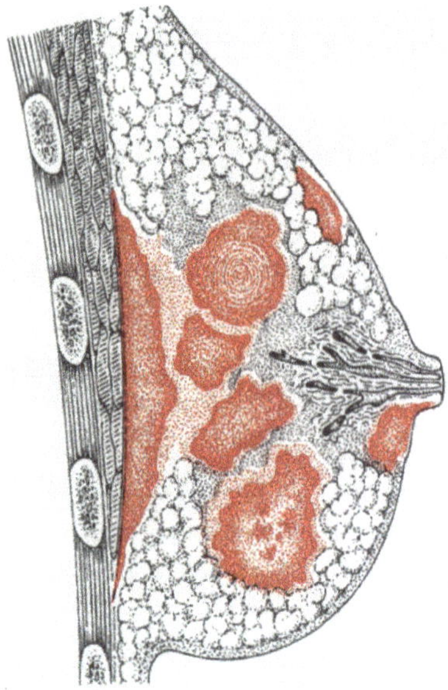

Abb. 11.28: Abszess-Lokalisationen bei Mastitis puerperalis

schen Antibiotikagabe ist abzuraten, enzymatische Wundreinigungen können hilfreich sein.

Rezidive und Milchgangsfisteln werden häufig unbefriedigend therapiert. Neben immer wieder durchgeführten großzügigen Fistelgangsexzisionen treten sie an anderen Stellen erneut auf. Auch der kombinierte Einsatz von Antibiotika und Dapominantagonisten bringt keine Besserung. Die nachgewiesenen Erreger sind intraindividuell häufig die gleichen, die z. T. im Narbengewebe persistieren und von der antibiotischen Therapie nicht erreicht werden. In seltenen Fällen kann hier sogar eine Mastektomie mit zweizeitiger Augmentation erforderlich werden.

11.5.3 Funktionelle Störungen

Zu den funktionellen Störungen der weiblichen Brust zählen:

- Mastalgie/Mastodynie und sekretorische Erkrankungen der Brustdrüse
- Mastopathie (s. Abschnitt 11.5.4).

11.5.3.1 Epidemiologie

Mastalgie/Mastodynie: Brustschmerzen sind das häufigste senologische Symptom. Die häufigste Form stellt dabei die **Mastodynie** mit zyklusabhängigen, typischerweise prämenstruellen Schmerzen und Spannungszuständen dar. Die Häufigkeit nimmt bis zur Menopause zu. In der Prämenopause sind die Frauen zehnmal häufiger betroffen als in der Postmenopause. Neben endokrinen und organischen Grundleiden ist auch eine psychosomatische Komponente zu berücksichtigen. Werden die Brustbeschwerden zyklusunabhängig und dauerhaft, so spricht man von einer **Mastalgie**.

Sekretorische Erkrankungen der Brustdrüse: Außerhalb von Schwangerschaft und Laktationsperiode ist eine Flüssigkeitsabsonderung der Mamille als pathologisch anzusehen. Hierbei werden die Begriffe: Galaktorrhö, sezernierende Mamma, pathologische Sekretion synonym eingesetzt. Für prämenopausale Frauen beträgt die Inzidenz 0,5–1 %, bei Multiparität erhöht sie sich auf ca. 25 %. Die Einnahme von Ovulationshemmern reduziert diese für die Dauer der Einnahme. Sekretorische Erkrankungen der Brustdrüse können in der gesamten Zeitspanne zwischen Thelarche und Menopause auftreten (s. Abb. 11.24).

Die Veränderung kann ein- oder beidseitig auftreten, Farbe, Konsistenz und Menge des Sekrets können dabei erheblich variieren (Tab. 11.3).

11.5.3.2 Ätiologie, Pathologie und pathologische Anatomie

Mastalgie/Mastodynie: Die Ursachen der Mastodynie sind zahlreich, die kausale Genese der

Tab. 11.3: Ursachen der pathologischen Mamillensekretion.

	blutig	serös	wässrig	farbig	milchig
Physiologisch					
Neonatal	–	–	–	–	+
Laktation	+/–	–	–	–	+
Schwangerschaft	+/–	–	–	–	+
Postlaktation	–	–	–	–	+
mechanische Stimulation	–	–	–	–	+
Hyperprolaktinämie	–	–	–	–	+
Milchgangspathologie					
Milchgangsektasie	+/–	+/–	–	+	–
Zysten	–	–	–	+	–
Papillome	+	+	+/–	–	–
Karzinome	+	+	+/–	–	–

+ = häufig oder wahrscheinlich; +/– = selten; – = ungewöhnlich

Mastodynie ist unbekannt. Die Mastopathie ist häufig das klinische Korrelat der Mastodynie, grundsätzlich gilt aber, dass die Mastopathie nicht kausal mit einer Mastodynie einhergeht und dass die Mastodynie nicht auf die Mastopathie zurückzuführen ist. Entsprechend korrelieren die histopathologischen Befunde nicht mit dem Schweregrad der Beschwerden. Deshalb wird im Folgenden versucht, die Mastodynie/Mastalgie als eigenständigen Symtomkomplex darzustellen.

Die häufigsten Ursachen der Mastodynie sind:

- Narben, traumatisch (Hämatom, Fettgewebsnekrose), chronische Entzündung (Plasmazellmastitis), Mondor-Syndrom, Mammakarzinom
- Schmerzen, die von Thorax oder Brustwand ausgehen: Tietze Syndrom, Herzschmerzen, Pleuraschmerzen, Interkostalneuralgie.

Die häufigste Form, die zyklische Mastodynie, tritt prämenstruell auf. Östrogenbedingte interstitielle Wassereinlagerungen führen über eine zyklisch bedingte Zunahme des Brustdrüsenvolumens zu einem Spannungs- und Schweregefühl der Brüste, v. a. im oberen äußeren Quadranten, das gelegentlich von Knotenbildungen begleitet sein kann.

Als weitere endokrinologische Ursache kommen in Frage:

- Lutealinsuffizenz, latente Hyperprolaktinämie, SHBG-Erhöhungen,
- euthyreote Struma diffusa, Mangel an Vitamin E_2, B_1, B_6.

Mit dem Erlöschen der Ovarialfunktion nimmt die Häufigkeit der Beschwerden ab.

Die zweithäufigste Form, die zyklusunabhängige Mastodynie, tritt dagegen unabhängig vom Menopausenstatus auf. Der Schmerzcharakter wird hier eher als Brennen oder Ziehen angegeben. An dritter Stelle sind Nervenreizungen im Bereich der Wirbelsäule oder des Sternums mit Schmerzprojektion im Bereich der Brust zu finden. Beim *Tietze-Syndrom [Chondropathia tuberosa]*, einer idiopathischen, entzündlichen Schwellung der costo-sternalen Gelenke, führt die genaue Schmerzanamnese zur Diagnose.

Unter dem *Mondor-Syndrom* wird eine Thrombophlebitis einer oberflächlichen Brustvene, die als derber fixierter Strang getastet werden kann, verstanden.

Neu aufgetretene Brustschmerzen bei Frauen über 30 Jahren, v. a. aber bei postmenopausalen Patientinnen, können durch ein invasives Mammakarzinom verursacht sein. 15–18% der Karzinomträger berichten über Schmerzen, bei 7% war die Mastodynie das erste Symptom (s. Abschnitt 13.6).

Sekretorische Erkrankungen der Brustdrüse
Bei mehr als 50% aller Frauen lässt sich unter Druckanwendung Sekret aus den Milchgängen exprimieren. Von einer pathologischen Sekretion sollte daher nur gesprochen werden, wenn sich Sekret spontan entleert oder auf leichten Druck hin reichlich Flüssigkeit abgeht. Wir unterscheiden die Galaktorrö von der pathologischen Sekretion.

Galaktorrhö
Die Galaktorrhö, als Überbegriff für eine milchige Absonderung der Brustdrüse, lässt sich klinisch in 3 Schweregrade unterteilen:

- Grad 1: Milchabsonderung auf Druck, der Patientin nicht bewusst (1 Tropfen)
- Grad 2: Intermittierender spontaner Abgang einiger Tropfen milchiger Flüssigkeit
- Grad 3: Spontaner Milchfluss von mehreren Dezilitern pro Tag.

Die meist beidseitig auftretende Galaktorrhö stellt keine eigenständige Erkrankung dar. Sie ist das Symptom verschiedener endokrinologischer Störungen mit Auswirkungen auf die Brustdrüse. Die Genese der Galaktorrhö ist in direkter Analogie zu den physiologischen Verhältnissen der Laktogenese und Laktopoiese als Zusammenspiel zwischen Prolaktin, Östrogenen, Gestagenen, Thyroxinen, Kortikosteroiden und Insulin zu sehen. Zentrale Bedeutung hat dabei das Prolaktin. Die häufigsten Ursachen einer Hyperprolaktinämie sind:

- Prolaktinom
- Störungen von Produktion oder Transport des PIH
  a) supraselläre Tumoren
  b) nicht Prolaktin produzierende Tumoren der Hypophyse
  c) hypothalamische Raumforderungen

- pharmakologische Ursachen
- primäre Hypothyreose.

Seltene Ursachen:

- Leber- und Niereninsuffizienz, ektope Prolatinproduktion.

Somit ist leicht verständlich, warum zahlreiche Erkrankungen und pharmakologische Manipulationen zum Symptom der Galaktorrhö führen:

- psychotrope Medikamente: Phenothiazin, Buthyrephenon, Sulprid, Thioxanthene, Dibenzodiazepine, Imipramin, Amitryptilin
- Antihypertensiva: Reserpin, Alpha-Methyldopa
- Gastrologika: Metoclopramid, Domperidon, Cimetidin
- Varia: Östrogene, Opiate, Heroin, Cyproteronacetat.

Neben Mikro-/Makroprolatinomen, als hypophysäre Raumforderungen, können auch hypothalamische Raumforderungen die Bildung des prolactin inhibiting factor (PIF = Dopamin) beeinträchtigen. Die portale Zirkulation im Bereich der Hypophyse kann durch Raumforderungen der Schädelbasis (Gliome, Meningiome, Kraniopharyngeome) derart beeinträchtigt werden, dass es über eine Transportbehinderung des PIF zu einer Hyperprolaktinämie führt. Eine primäre Hypothyreose kann über eine gesteigerte hypothalamische TRH-Inkretion zur konsekutiven Hyperprolaktinämie führen. Weitaus seltener sind dagegen durch Leber- und Niereninsuffizenz bedingte Hyperprolaktinämien oder ektope Prolaktinsynthesen in malignen Tumoren der Lunge, Leber und Nieren.

Pathologische Sekretion der Brustdrüse
Unter dieser Bezeichnung werden alle weiteren organischen Ursachen für nicht milchige Absonderungen der Brustdrüse besprochen:

Mastopathie: Diese häufigste Form der benignen Erkrankungen der Mamma tritt überwiegend zwischen dem 35. und 50. Lebensjahr auf und ist klinisch durch Knoten- und Zystenbildung, Gewebsinduration mit zyklusabhängiger Mastodynie und pathologischer Mamillensekretion gekennzeichnet. Eine pathologische Sekretion wird zwischen 5 und 33% beschrieben.

Papillom: Das solitäre Papillom ist in den areolanahen Ductus lactiferri gelegen und gehört zu den benignen Mammatumoren. Die weiche Konsistenz dieser bis zu mehreren Zentimetern großen Läsionen entzieht sie häufig der Palpation. Eine maligne Entartung ist selten (5–17%).

Fibroadenom: Die Fibroadenome, als häufigste benigne Tumoren, können alle Funktionstypen der Brustdrüsenzelle aufweisen. Das erklärt ihre Beteiligung an der pathologischen Sekretion zu 0,8–5%.

Adenom der Mamma: Eine Sonderform, das laktierende Adenom kann in seltenen Fällen Ursache einer pathologischen Sekretion sein.

Adenom der Mamille: Unmittelbar retroareoläre oder intraareoläre Veränderungen der großen Ausführungsgänge verursachen mitunter über eine Auftreibung der Brustwarze das Mamillenadenom mit dem Auftreten einer meist blutigen Sekretion.

Mastitis nonpuerperalis: Eine pathologische Mamillensekretion wird in 20–30% beobachtet (s. o.).

Milchgangsektasie: Der Begriff der Milchgangsektasie bezeichnet einen Komplex aus erweiterten Milchgängen, verstärkter Sekretionsaktivität der Brustdrüse, Sekretstau und periduktalen Infiltrationen; häufig kombiniert mit Mastodynie und Mastalgie. Eine knotige Induration der retroareolären Region mit gelegentlicher Mamillenretraktion und Mamillensekretion werden beobachtet.

Morbus Paget der Mamille: Im Rahmen dieser Erkrankung sowie bei Mitbeteiligung des Mamillen-/Areolakomplexes kann eine Mamillensekretion vorgetäuscht werden (s. Abschnitt 13.7.2).

Mammakarzinom (s. Abschnitt 13.7): Die Angaben zur pathologischen Sekretion als einem Symptom des invasiven Mammakarzinoms divergieren von 0,5 bis 12%. Für das postmenopausale Mammakarzinom werden bis zu 32% angegeben. Die Qualität der Sekretion ist serös bis blutig und meist unilateral. Anhand von Milchgangsextirpationen konnte gezeigt werden, dass das Carcinoma lobulare in situ (CLIS) und das duktale Carcinoma in situ (DCIS) in ca. 10% Ursache für eine pathologische Mamillensekretion waren.

11.5.3.3 Diagnostik

Mastalgie/Mastodynie: Für die Beurteilung der Brustschmerzen ist die anamnestische Abklärung eines zyklischen oder zyklusunabhängigen Auftretens bedeutsam, um endokrinologische Ursachen gegenüber Schmerzzuständen anderer Genese abgrenzen zu können. Zum Auschluss organischer Ursachen sollten orthopädische und internistische Grundleiden, so v. a. Stenokardien bei älteren Patientinnen, abgeklärt werden.

Als Basisuntersuchung ist der Einsatz der Mammographie sinnvoll und sollte durch die Sonographie ergänzt werden. Für die endokrinologische Basisdiagnostik empfehlen sich die Bestimmungen der Östrogen-, Gestagen- und des Prolaktinbasalspiegels i. S. sowie der SHBG-Spiegel. Ebenso kann die Abklärung der Schilddrüsenfunktion hilfreich sein.

Pathologische Sekretion der Brustdrüse: Art und Umfang der diagnostischen Maßnahmen richten sich nach Farbe und Konsistenz des Sekretes. Bei der klinischen Untersuchung hat sich der Tonleitergriff (Abb. 11.29) bewährt. Hierzu wird die Brust in liegender Position sektorförmig durch radiäres Aufsetzen der Fingerbeeren einer Hand, wie beim Spielen einer Tonleiter auf einem Instrument, von peripher nach zentral untersucht, bis die betreffenden Regionen ausfindig gemacht werden. Das Ausstreichen der Areolaregion ist bei zentralen Läsionen oft schon ausreichend.

Zum Nachweis einer endokrinologischen Genese der pathologischen Sekretion sind wiederum die Bestimmung von Prolaktin, Östrogen, Gestagen, Schilddrüsenparametern, Kortikosteroiden, der Gonadotropine FSH, LH und ggf. die Durchführung eines Metoclopramid-Stimulationstestes zum Ausschluss einer latenten Hyperprolaktinämie erforderlich.

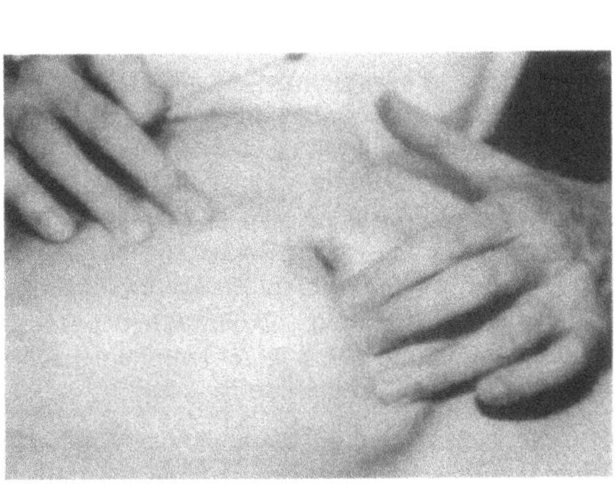

Abb. 11.29: Tonleitergriff

Die Medikamenten- und Regelanamnese ist zu erheben. Meist liegen Zyklusstörungen in Form von primärer oder sekundärer Amenorrhö, Oligomenorrhö oder Corpus-luteum-Insuffizenz vor. Beim Verdacht auf pathologische Veränderungen der Schädelbasis ist der Einsatz bildgebender Verfahren (Kernspin-Tomographie) sinnvoll. Mikroprolaktinome führen im Gegensatz zu den Makroprolaktinomen nicht zur Ballonierung der Sella turcica. Zur Dokumentation von Gesichtsfeldausfällen durch Irritationen des Chiasma opticum ist eine Perimetrie indiziert. Eine zytologische und ggf. mikrobiologische Untersuchung des gewonnenen Sekretes ist vor weitergehenden invasiven Maßnahmen erforderlich, wobei ein negativer Befund einen malignen intraduktalen Prozess nicht ausschließt. Mit Hilfe der Galaktographie und der Mammasonographie gelingt die Unterscheidung ob es sich um eine funktionelle Sekretion oder um die Folge eines intraduktalen proliferierenden Prozess (Duktektasie, intraduktales Papillom) handelt. Der abrupte Kontrastmittelstopp (Gangabbruch) ist verdächtig für das Vorliegen eines Mammakarzinoms.

11.5.3.4 Klinische Symptomatik

Mastalgie/Mastodynie siehe Abschnitt 11.5.3.2.

Pathologische Sekretion der Brustdrüse siehe Abschnitt 11.5.3.2.

Zur klinischen Symptomatik ist ergänzend eine Einteilung der einzelnen Sekretfärbungen sinnvoll. Blutige oder seröse Sekretfärbungen weisen vielfach auf proliferierende Läsionen hin, wogegen gelbliche, grünliche, braune und schwarze Färbungen des Mamillensekretes auf Milchgangsektasien hindeuten. Die milchige Sekretion erfüllt die Kriterien der Galaktorrhö.

11.5.3.5 Therapie

Mastalgie/Mastodynie

Die überwiegende Zahl der Patientinnen (85–90%) mit einer zyklischen Mastodynie benötigen nach senologischer Abklärung, und der Aufklärung über die Dignität der Beschwerden, keine weitere Therapie. Die Palette der medikamentösen Behandlungsmöglichkeiten ist dagegen sehr reichhaltig.

Gestagene können topisch als Gel aufgetragen werden. Eine systemische Gestagentherapie vom 10. bis 25. Zyklustag kann mit Medrogeston (z. B. 5–10 mg/die) oder Medroxyprogesteronacetat (z. B.: Clonifem 5–10 mg/die) durchgeführt werden.

Bromocriptin: Gute Behandlungsergebnisse werden v. a. für die zyklische Mastodynie durch den Einsatz von Dopaminagonisten, auch bei Normoprolaktinämie, erzielt. Auch hierbei muss sich die Dosierung (z. B.: Bromocriptin 1,5–7,5 mg/die) und die Dauer der Therapie, die sich über mehrere Monate erstrecken kann, nach dem Therapieansprechen richten. Das nicht unerhebliche Nebenwirkungsspektrum (Nausea, Kopfschmerzen, orthostatische Dysregulation) lässt sich durch langsame Dosissteigerungen, die abends erfolgen sollten und durch Einnahme mit reichlich Flüssigkeit, reduzieren. Zur Kompensation der Hypotonie können Ergotaminderivate verabreicht werden.

Danazol: Gonadotropinhemmer haben einen sehr günstigen Einfluss auf die Mastodynie. Die zentrale hypothalamisch-hypophysäre Wirkung beruht auf einer Störung der pulsatilen Gonadotropinfreigabe, einer Senkung der Gonadotropinspiegel sowie einer Störung des positiven feed-back-Effektes von Östradiol auf die Gonadotropinsekretion.

Die antiöstrogene Wirkung erfolgt über eine dosisabhängige verminderte Gonadotropinstimulation der Ovarien mit Abfall der ovariellen Östradiolsekretion.

Bei einer täglichen Dosierung von 50 mg bis maximal 600 mg Danazol wird bei 51–100% der Frauen eine Linderung bzw. Schmerzfreiheit erzielt. Ein befriedigende Wirkung tritt bereits bei Dosierungen von 200 mg/die ein. Die häufig kombinierte Mastopathie erfährt unter dieser Therapie eine deutliche Remission. Die Behandlungsdauer beträgt auch hier einige Monate und sollte dann mit einer ausschleichenden Dosierung abgesetzt werden. Bei Dosierungen von 600 mg Danazol/die kommt es über eine komplette Inhibition der ovariellen Steroidsynthese zur Amenorrhö. Bei niedrigeren Dosierungen (100–200 mg) sistiert die Follikelreifung nicht völlig. Wegen evtl. fetaler genitaler Missbildungen ist eine compliancegerechte Antikonzeption erforderlich.

Nach Absetzen der Therapie muss nach einem bis zu sechsmonatigem Intervall bei der Hälfte der Responder mit einem Wiederauftreten der Beschwerden gerechnet werden.

Antiöstrogene: Der antiöstrogene Effekt beruht auf der gegenüber dem Östradiol (E_2) erhöhten Affinität zum Östrogenrezeptor. Die längere Verweildauer am Rezeptor führt funktionell zur Rezeptorverarmung und die eigentliche Östrogenwirkung am Erfolgsorgan bleibt aus. Die Blockade der hypothalamo-hypophysären Östrogenrezeptoren führt v. a. in der Lutealphase zu einem kompensatorischen FSH-Anstieg und zur Stimulation der Follikelreifung (NW: Ovarialzysten). Erhöhte Östradiolserumspiegel in der Follikelphase sind die Folge.

Das Cis-Isomer der Antiöstrogene besitzt eine östrogene Restaktivität, das Trans-Isomer ist für die antiöstrogene Wirkung verantwortlich.

Unter einer täglichen Dosierung von 10–20 mg p. o. liegt die Erfolgsrate bei 60–70%. Die Behandlungsdauer beträgt drei bis sechs Monate.

Nebenwirkungen: Hitzewallungen, Zyklusstörungen, Ovarialzysten, Fluor vaginalis, Schwindel, Appetitlosigkeit, Kopfschmerzen, Depressionen.

Nach Absetzen der Therapie muss mit einem Wiederauftreten der Beschwerden zu 30% gerechnet werden.

Ovulationshemmer: Hierbei sollten gestagenbetonte Präparate eingesetzt werden.

Alternative Therapieformen: Nachtkerzenöl-Kapseln [6 × 500 mg/die] über drei bis sechs Monate angewandt, führen wahrscheinlich über ihren hohen Gehalt an essenziellen Fettsäuren durch einen Einfluss auf den Prostaglandin-Metabolismus zur klinischen Besserung. Nebenwirkungen sind selten. Perorale Phytohormotherapie (pflanzliche Extrakte in alkoholischer Lösung) in einer Dosierung von 3 × 20 Tropfen/die führt in bis zu 65% zur klinischen Besserung.

Für die zeitaufwendige Methode der Aurikulo-Akupunktur werden mit bis zu 85% erstaunlich hohe Ansprechraten angegeben.

Diätetische Maßnahmen: Die diätetische Reduktion des Nahrungsmittelfettes kann zur Normalisierung der Prolaktinspiegel führen.

Ein positiver Effekt durch das Meiden methylxanthinhaltigen Nahrungsmittel (z. B.: Kaffee, Tee, Schokolode, Coca-Cola) ist eher zweifelhaft.

Sekretorische Erkrankungen der Brustdrüse: Bei nachgewiesener Hyperprolaktinämie, und Ausschluss weiterer organischer Ursachen, ist der Einsatz von Bromocriptin [z. B.: Pravidel] das Mittel der Wahl bei einer Galaktorrhö Grad I–II. Hierzu zählt auch die Therapie von Mikroprolaktinomen. Behandlungsversuche mit Danazol sind dagegen weniger wirkungsvoll. Beim Nachweis einer intramammaren Läsion ist die operative Therapie mit kompletter Exzision der Läsion oder des betroffenen Milchganges mit histologischer Aufarbeitung erforderlich. Bei retroareolären Prozessen ist ein periareolärer oder transareolärer Zugang mit partieller oder kompletter Milchgangsbündelexzision durchzuführen. Eine asymptomatische Milchgangsektasie ist nicht behandlungspflichtig, die störende Sekretion kann mit Prolaktinhemmern behandelt werden. Neurochirurgische Operationsverfahren werden bei Makroprolaktinomen und anderen pathologischen Prozessen der Schädelbasis erforderlich.

11.5.4 Gutartige solide Tumoren der Brust

In dieser Rubrik werden alle benignen Veränderungen des Bindegewebes, der duktalen sowie der lobulären Strukturen der Brustdrüse abgehandelt.

Prämaligne und maligne Mammatumoren werden im Abschnitt 13.7 besprochen.

Epidemiologie: Verlässliche epidemiologische Daten über gutartige Veränderungen der Brustdrüse sind schwer erhebbar und nur anhand von Operations- und Obduktionsstatistiken zu belegen. Anfang der 70er Jahre betrug das prozentuale Verhältnis beinigner zu malignen Erkrankungen 80 : 20. Dieses Verhältnis hat sich gegen Ende der 80er Jahre auf 63 : 37 verändert. Hierbei müssen die verbesserten Möglichkeiten der bildgebenden Verfahren und eine differenzierte präoperative Diagnostik, z. B. durch Drillbiopsien bei soliden Mammatumoren, berücksichtigt werden. Insgesamt müssen sich 15% aller Frauen im Laufe ihres Lebens einer Mammabiopsie unterziehen. Weitere Faktoren, die das Auftreten benigner Mammatumoren beeinflussen kann, sind in Tabelle 11.4 zusammengefasst.

11.5.4.1 Ätiologie, Pathologie und pathologische Anatomie

Unter dem Begriff der gutartigen Brusterkrankungen werden alle nichtneoplastischen Tumoren zusammengefasst (s. u.). Die Ursache ist fast immer eine Proliferation des Drüsengewebes, mit oder ohne Sekretion.

Epitheliale Tumoren (WHO Klassifikation 1982)

Epitheliale Tumoren: intraduktale Papillome, Adenome der Mamille, Adenom der Mamma, Adenomyotheliom.

Epitheliale und mesenchymale Mischtumoren: Fibroadenom, Cystosarkoma phylloides (phylloider Tumor).

Andere Mischtumoren: benigne Tumoren der Haut und der Weichteile.

Formen der Mastopathie

Tumorartige Läsionen: Gangektasie, inflammatorischer Pseudotumor, Hamartom.

Intraduktales Papillom: Alle Drüsengänge und Hohlorgane des Organismus neigen zur Ausbildung epithelialer Tumoren, die bei der Mamma als Papillome in Erscheinung treten. Die Fähigkeit der Sekretbildung ist die Ursache der Galaktorrhö, die erhebliche Vulnerabilität erklärt die häufige blutige Sekretion. Bei über 50% ist

Tab. 11.4: Faktoren, die die Häufigkeit benigner Brusterkrankungen beeinflussen (nach A. E. Schindler, 1989, und C. Jackisch, 1993).

Faktoren	häufiger	selten
Multiparität		x
lange Stillzeiten		x
hormonale Antikonzeption		x
Gestagenlangzeittherapie		x
Östrogenlangzeittherapie	x	
hoher sozioökonomischer Status	x	
Nulliparität	x	
ledig	x	
Rauchen		x

der Palpationsbefund, in 37% die Sekretion, und in 9% der Mammographiebefund die Operationsindikation.

Histopathologische Subklassifikationen sind:

- Solitäres intraduktales, zentrales Papillom: Tumoren mit einer Größe von 1 bis 3 cm der subareolären Milchgänge mit geringem malignem Potenzial
- Multiple, periphere, kleine Papillome: Sie kommen v. a. in den kleinen, peripher gelegenen Ductus lactiferri vor und sind als Bestandteil der proliferierenden Mastopathie anzusehen. Ihr Ausgangsort ist häufig das terminale duktulo-lobuläre Gangsegment. Ihre maligne Potenz wird mit 5% angegeben
- Papillomatose: Mehrere, bis zur rasenförmigen Ausbildung führende Papillombildungen mit Tumoreigenschaft
- Infantile Papillomatose: Tumorförmige rezidivierende Form bei Kleinkindern.

Juvenile Papillomatose: Hierunter werden hochgradige mastopathische Umbauprozesse in der Phase der Pubertät bis zur jungen Frau verstanden. Histologisch zeigen sich multiple Zystenbildungen mit intraduktalen, papillären Epitheltransformationen.

Papilläres Adenom der Mamille: Der drüsig-papillär imponierende, selten die Größe einer Erbse überschreitende Tumor führt zur Vorwölbung des Areola-Mamillen-Komplexes und kann mit einer blutigen Sekretion einhergehen. Eine maligne Entartung ist äußerst selten. Rezidive treten nach inkompletter Entfernung auf.

Adenom der Mamma: Die gleichmäßig differenzierten Tumoren mit einer maximalen Größe von 3 bis 4 cm bestehen aus proliferierenden duktulo-lobulären Gangsegmenten. Von den tubulären Adenomen, die nicht sezernieren, werden die laktierenden Adenome unterschieden.

Adenomyotheliom: Diese Diagnose muss gestellt werden, wenn das Myoepithel das Drüsenepithel verdrängt. Es handelt sich meist um solitäre, gleichmäßig differenzierte, 1–1,5 cm große Neoplasien, die im Rahmen von sklerosierenden Adenosen oder intraduktalen Papillomen auftreten. Auch nach kompletter Exzision werden Rezidive beobachtet.

Epitheliale und mesenchymale Mischtumoren. Fibroadenome sind die häufigsten prämenopausalen, benigen Mammatumoren und neben der Mastopathie und dem Mammakarzinom die dritthäufigste Erkrankung der weiblichen Brust. Obwohl sie in jeder Altersklasse auftreten können, wird ein Erkrankungsgipfel für das 20.–30. Lebensjahr angegeben. Eine Sonderform stellen die juvenilen Fibroadenome (12.–20. Lebensjahr) mit einer rasanten Wachstumsgeschwindigkeit (Riesenfibroadenome) dar. Diese Tumoren sollten extirpiert werden, da sie den gesunden Drüsenkörper verdrängen.

Fibroadenome treten nur in 10–20% multipel, in 3–5% bilateral auf. Die Konsistenz ist derb, weswegen sie vom übrigen Brustdrüsengewebe gut abgrenzbar sind. Ein längeres Bestehen dieser Tumoren führt in 15–30% über eine Fibrose zu Verkalkungsherden mit einem völligen Epitheluntergang. Sowohl duktale als auch lobuläre Karzinome können sich aus Fibroadenomen mit einer Häufigkeit von 0,5–1,5%, die nicht wesentlich über der normalen Entartungswahrscheinlichkeit des normalen Brustdrüsengewebes liegt, entwickeln.

Cystosarcoma phylloides (phylloider Tumor, WHO): Dieser Tumor entsteht wahrscheinlich auf dem Boden eines Fibroadenoms. Es handelt sich um gemischt fibroepitheliale Tumoren mit stark proliferierendem, benignem oder malignem Stroma und stets benigner epithelialer Komponente. Klinisch erfolgt das Wachstum in Schüben, die zur Deformation des Brustdrüsenkörpers mit Ulzerationen führen können. Der Häufigkeitsgipfel tritt 10 Jahre nach dem des Fibroadenoms auf.

Andere Mischtumoren

Auf die seltenen Weichteiltumoren des Drüsenkörpers sowie der Haut- und Hautanhangsgebilde kann hier nicht eingegangen werden.

Granularzelltumor (granuläres Neurom): Der seltene Tumor, der sowohl in der weiblichen als auch in der männlichen Mamma auftreten kann, ähnelt makroskopisch dem szirrhösen Karzinom, zumal er zur Retraktion und Fixierung der Cutis führen kann. Die neuroektodermale Neoplasie beruht auf metabolischen Störungen perineuraler Zellen.

Weitere Mischtumoren sind die den großen Speicheldrüsen entsprechenden **pleomorphen Adenome der Mamma** sowie der **benigne Spindelzelltumor** und das **Myofibroblastom** der Mamma, das neben Knorpelinseln überwiegend aus Myofibroblasten besteht.

Mastopathie

Die Mastopathie stellt die häufigste benigne Erkrankung der Brust dar. Sie tritt mit einem Maximum zwischen dem 46. und 50. Lebensjahr, gehäuft zwischen dem 35. und 50. Lebensjahr auf. Der Oberbegriff der Mastopathie bezeichnet generell hormonabhängige, altersphysiologische Umbauprozesse der Brust, denen hormonelle Imbalanzen mit Vermehrung der Östrogene und einer relative Verminderung des Progesterons zugrunde liegen. Die Diagnose orientiert sich dabei an den morphologischen Veränderungen, die gemeinsam mit ihren klinischen Symptomen in Tabelle 11.5 zusammengefasst sind.

Die Mastopathie führt über eine Hyperplasie der verschiedenen Gewebskompartimente, der Drüsenläppchen, der Milchgänge und des Mantel-Bindegewebes zu einer vermehrten Knotenbildung, Ausbildung solitärer oder multipler Zysten (großzystische bzw. fibrozystische Mastopathie), diffusen Gewebsindurationen, Schwellungszuständen, zyklusabhängigen oder persistierenden Beschwerden mit oder ohne pathologische Sekretion, die das klinische Bild bestimmen. Funktionell können proliferative und regressive Prozesse nebeneinander auftreten (Abb. 11.30).

Eine pathologisch-anatomische Unterteilung in drei, häufig kombiniert auftretende Subklassen, ist sinnvoll (Abb. 11.31):

- die *zystische Mastopathie* ist eine Erkrankung der terminalen duktulo-lobulären Einheit (TDLE) (Abb. 11.32) mit zystischer Erweiterung der Drüsenläppchen und beginnender Fibrose
- bei der *proliferierenden Mastopathie* (Epitheliose) besteht eine intraluminale epitheliale Hyperplasie der TDLE. Diese Proliferate sind bei erhaltener Gewebsschichtung und Fehlen von Zellatypien Ausdruck benigner Veränderungen
- *Adenose und Skleradenose* bezeichnen eine epithelial-myoepitheliale Hyperplasie und Hypertrophie von Drüsenläppchen, die bei der Adenose läppchenförmig, bei der Skleradenose unregelmäßig ist.

Die Proliferationen umfassen die Adenosen als einfachste Form des hyperproliferativen Prozesses mit deutlicher Läppchenvergrößerung und teilweise zystischer Auftreibung der Azini. Die Epithelien exprimieren die einfachen Zytokeratine (ZK) 7/8/18/19. Neben einer generellen Positivität für Aktin lassen sich in den Myothelien die Zytokeratine 5/14 immunhistochemisch nachweisen.

Tab. 11.5: Klinik des mastopathischen Formenkreises (nach F. Peters, 1992).

Histologie	klinische Erscheinung	subjektive Symptome	
fibrozystische Veränderungen	Verhärtung, Knotenbildung	Spannungsgefühl Schmerzen	(+) (+)
Adenose Fibrose	„Schrotkornbrust" flächenhafte Induration Tumor	prämenstruelle Spannung –	+
sklerosierende Adenose	Knotenbildung	Schmerzen	+
großzystische Mastopathie	Tumor, Sekret	Schmerzen	++
sekretorische Veränderungen	Galaktorrhö	prämenstruelle Spannung	+
Papillom	pathologische Sekretion	–	
Milchgangsektasie	pathologische Sekretion	Schmerzen	+
Mastitis	Rötung, Schwellung Knotenbildung	Schmerzen prämenstruelle Mastodynie	+++ +++
unspezifisch		zyklusunabhängige Mastodynie/Mastalgie	+++

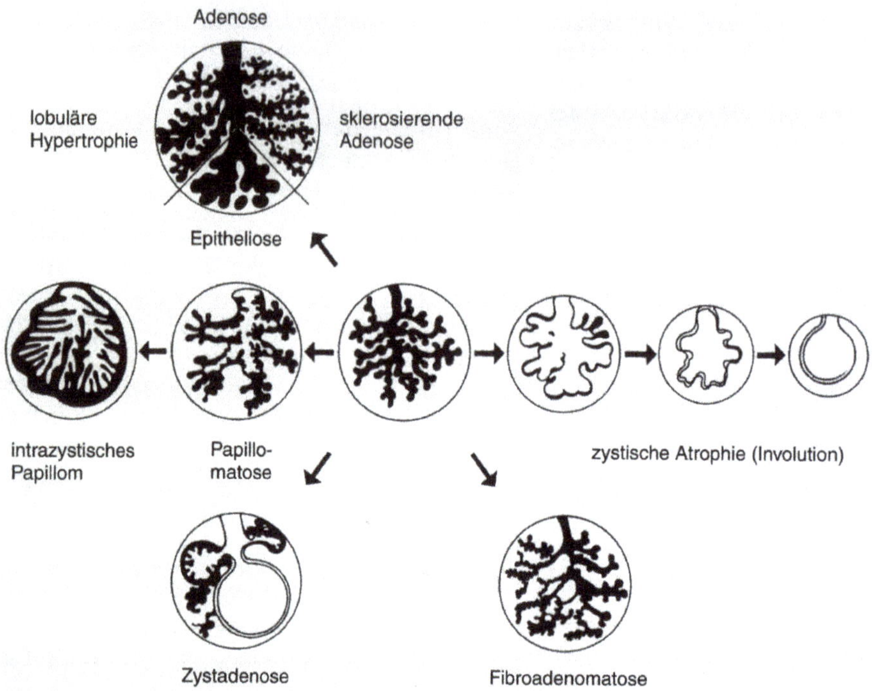

Abb. 11.30: Schematische Darstellung regressiver und progressiver Metamorphosen des Drüsenläppchens der Mamma (nach Bässler, 1978)

Die sklerosierende Adenose tritt in Verbindung mit einer Vermehrung des Myoepithels und des Bindegewebes im Sinne einer Fibrose auf. Die Skleradenose zeichnet sich durch unregelmäßige Proliferation der Läppchen mit Dominanz des Myoepithels aus. Die Epitheliose unterscheidet sich von den bisherigen Läsionen durch eine kolbenartige Auftreibung von Drüsen. Die intraluminale Proliferation ist im Ganzen wesentlich unruhiger bis atypisch. Diese epitheliale Misch-

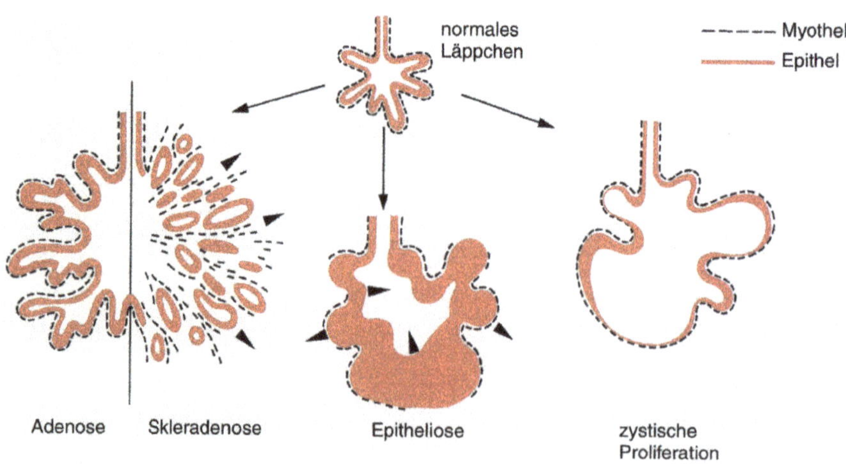

Abb. 11.31: Gutartige epitheliale und myotheliale Veränderungen des Brustdrüsengewebes. Die Veränderungen sind durch proliferatives Wachstum von Myothel und Epithel charakterisiert. Bei der zystischen Proliferation und der Adenose ist das normale Verhältnis beider Gewebe erhalten. Epitheliose und Skleradenose zeichnen sich dagegen durch irreguläre Verteilung der beiden Gewebe zueinander aus (modifiziert nach Böcker, 1986)

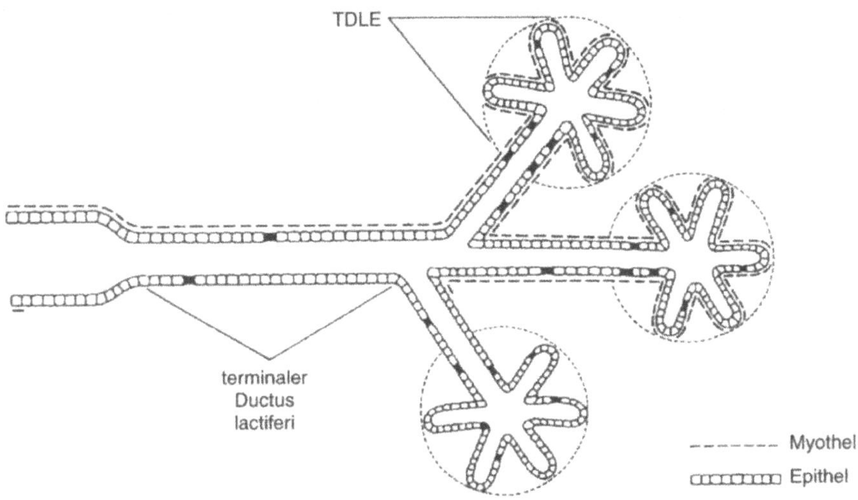

Abb. 11.32: Terminale duktulo-lobuläre Einheit (TDLE)

population besteht aus ZK 5/14-positiven (Aktin-negativen) und ZK 7/8/18/19-positiven Zellen.

Zu den regressiven Veränderungen zählen Fibrosen und Hyalinose vom Mantelgewebe ausgehend sowie Gangektasien und Zystenbildungen. Proliferation und Regression können mit alveolärer Sekretion und Begleitentzündung des periduktalen Systems verbunden sein.

In der klinischen Routine erfolgt die Einteilung der Mastopathie häufig noch nach der von *Prechtel 1972* inaugurierten Klassifikation der Mastopathie Grad I bis III:

- Grad I: nicht proliferierende Mastopathie
- Grad II: proliferierende Mastopathie
- Grad III: proliferierende Mastopathie mit Atypien.

Diese Unterteilung folgt der Überlegung, dass maligne Veränderungen fließend über primär benigne Epithelproliferationen mit zunehmender Malignisierung verlaufen. Kritisiert wird dabei, dass *Prechtel* die Mastopathie Grad II und III morphologisch nicht ausreichend klassifiziert hat und somit die eindeutige Abgrenzung zum ductalen Carcinoma in situ (DCIS) erschwert wird (s. Abschnitt 13.7.1). Zumal *Prechtel* für die Mastopathie Grad III, ein gegenüber einer Kontrollgruppe, um das 30fache erhöhte Karzinomrisiko angibt. Gegenläufige Meinungen (*Haagensen, 1981, Page und Anderson, 1987, Azzopardi, 1979*) postulieren die Mastopathie nicht mehr als Karzinomvorläufer, sondern treten für eine de-novo-Entstehung des Mammakarzinoms, aus zuvor nicht proliferiertem Gewebe, ein. Die Basis für die Karzinogenese ist danach in der Parenchymperipherie, deren morphologisches Substrat die terminale duktulo-lobuläre Einheit (TDLE) darstellt, zu suchen. Im Mittelpunkt dieses Konzeptes stehen zelluläre und gewebliche Atypien des Läppchenepithels, die in morphologischer Analogie zum DCIS als Läppchenkanzerisierung bezeichnet werden. In einem weiteren Schritt kommt es über eine zunehmende Proliferation dieses kanzerisierten Epithels zur Ausbildung des typischen Bildes des DCIS (Abb. 11.33). Somit scheinen die proliferationsaktiven und gegenüber kanzerogenen Noxen so sensiblen Strukturen der terminalen duktulo-luobulären Einheiten (TDLE) die Matrixstruktur für das Mammakarzinom darzustellen. Eine klare morphologische Abgrenzung zwischen gutartigen Epithelproliferationen (Adenose, Epitheliose = proliferierender Mastopathie) ohne oder mit geringem statistischem Karzinomrisiko und präinvasiven Läsionen (Läppchenkanzerisierung, DCIS, LCIS) mit hohem Karzinomrisiko sind erforderlich. Folgt man also dieser Klassifikation, so ergibt sich für die benignen, proliferativen Erkrankungen einschließlich der präinvasiven Karzinome das in Tabelle 11.6 zusammengestellte Karzinomrisiko.

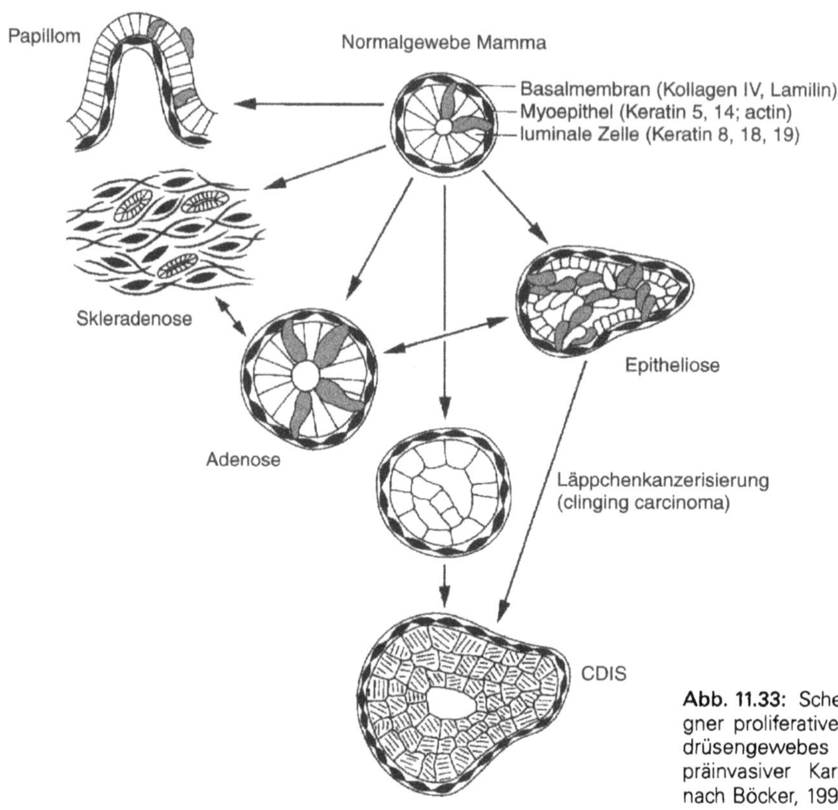

Abb. 11.33: Schematische Darstellung benigner proliferativer Veränderungen des Brustdrüsengewebes und de-novo-Entstehung präinvasiver Karzinome (CDIS) (modifiziert nach Böcker, 1992, und Azzopardi, 1979)

Eine weitere Übersicht über das Entartungsrisiko der einzelnen Teilaspekte hat das *Cancer Committee of the College of American Pathologists* auf einem Consensus-Meeting 1985 zusammengestellt (Tab. 11.7).

Tumorartige Läsionen

Gangektasie: Sie wird durch Sekretretentionen der großen Milchgänge, v. a. bei älteren Frauen, als Folge einer latenten sekretorischen Aktivität bei fehlender Entleerung des Gangsystems verursacht. Periduktale entzündliche Reaktionen sind unter dem klinischen Bild einer chronisch-granulomatösen Mastitis möglich.

Inflammatorischer Pseudotumor: Indurationen des Drüsenkörpers, Fettgewebsnekrosen, Panni-

Tab. 11.6: Karzinomrisiko gutartiger proliferativer Mammaläsionen und präinvasiver Karzinome (nach einer Klassifikation von Azzopardi, 1979, sowie Page und Anderson, 1987).

Läsion	Karzinomrisiko
Adenose/Skleradenose	1/1
Epitheliose	1,7–2,0
Papillom (solitär, multipel)	?
atypische lobuläre Hyperplasie	4
atypische duktale Hyperplasie	4
Läppchenkarzinomisierung „clinging carcinoma"	5
Carcinoma lobulare in situ (CLIS)	12
Carcinoma ductale in situ (CDIS)	12–20

Tab. 11.7: Relatives Karzinomrisiko der histopathologischen Komponente der Mastopathie (Consensus-Meeting of the American Pathologists 1985 New York).

kein erhöhtes Risiko	gering erhöhtes Risiko – 1,5–2fach	erhöhtes Risiko etwa 5fach
leichtgradige Hyperplasie	floride Hyperplasie	atypische Hyperplasie
(2–4 Zellen)	solitär und papillär	duktal oder lobulär
Zysten	Papillom	Carcinoma in situ
Gangektasien	(mit Stroma)	8–10fach erhöhtes
Metaplasien		Risiko Adenose
Mastitis		
Fibrose		

culitis oder Fremdkörperimplantate können das Bild eines inflammatorischen Pseudotumors hervorrufen.

Harmatom: Pseudokapsulär begrenzte Neubildungen von organoidem Aufbau, ähnlich den Fibro-Adeno-Lipom. Nach Überwiegen der einzelnen Gewebsanteile kann man fettgewebsreiche (bei älteren Frauen) und parenchym- und faserreiche Harmatome (meist bei jüngeren Frauen) unterscheiden.

11.5.4.2 Diagnostik

Die klinische Untersuchung der Brust sollte, wegen der zyklischen Veränderung des Gewebstugors, postmenstruell durchgeführt werden. Die Palpation erfolgt in verschiedenen Körperpositionen, wobei auf Veränderungen der Cutis und des Mamillen-Areolakomplexes inklusive der pathologischen Sekretion zu achten ist. Für die Benignität eines Tumors sprechen neben einer elastischen, glatten Oberfläche seine freie Verschieblichkeit gegen Haut und Unterlage sowie die fehlende Hautfixation. Suspekt und damit weiter abklärungsbedürftig sind unelastische, derbe, unregelmäßig begrenzte, im Gewebe fixierte Tumoren, mit Retraktionsphänomenen (s. Abschnitt 13.7.3.3).

Zur Abgrenzung prämaligner oder maligner Veränderungen besitzt die Mammagraphie den höchsten prädiktiven Wert (s. Abschnitt 13.7).

Die großzystische Form der fibrozystischen Mastopathie ist mammographisch durch solitäre oder multiple scharfkonturierte, runde, teils aber auch unscharf begrenzte, homogene Herdbildungen, die im Verlauf Größe und Lokalisation ändern, gekennzeichnet.

Die kleinzystische Form imponiert dagegen durch morulaförmige Verkalkungsmuster. Solitäre Zysten sind meist glatt begrenzt mit runden, ovalen oder polyzyklischen Herdschatten mit oder ohne Fett-Halo-Verdrängungssaum.

Mikroverkalkungen können lobulär oder disseminiert auftreten und sind gegenüber dem DCIS abzugrenzen. Makroverkalkungen, schollig oder multipel, sind eher als benigne einzustufen und bei Fettgewebsnekrosen und der Plasmazellmastitis zu finden.

Schwierigkeiten dagegen bereitet die strahlendichte, häufig diffuse Fibrose der Mamma, die juvenile Gewebsdichte und die kleine Brust, die mammographisch nicht ausreichend beurteilbar sind. Hier muss ergänzend die Mammasonographie eingesetzt werden. Vorteile dieser Technik sind die fehlende Strahlenbelastung, die einfache Reproduzierbarkeit in der Verlaufskontrolle, die Darstellung nicht palpabler und nicht mammographisch erkennbarer Läsionen sowie der Einsatz bei entzündlichen Prozessen und in der Gravidität.

Sonomorphologische Beurteilungskriterien sind zusammengefasst:

Kriterien für Mammazysten:

- glatter Rand und fehlende Binnenechostrukturen (Ausnahme Einblutung)
- dorsale Schallverstärkung.

Kriterien für Fibroadenome:

- homogene Binnenstruktur und verbesserte Schallleitung im Vergleich zum umgebenden Gewebe
- echodichte ventrale und dorsale bandförmige Zonen
- lateraler Schallschatten.

Malignitätskriterien:

- unscharfe Berandung
- dorsaler Schallschatten.

Als weiteres bildgebendes Verfahren kann die Magnetresonanz-Mammographie bei zweifelhaften Fällen eingesetzt werden. Die Beurteilung der Dignität erfolgt hierbei über morphologische Kriterien über das zeitliche Verteilungsmuster und Anreicherungskriterie von verschiedenen Kontrastmitteln (Neovaskularisation des Tumors).

Präoperativ können sowohl sonographisch gesteuerte als auch mammographisch-stereotaktisch gesteuerte Punktionen von verdächtigen Läsionen zur Gewinnung einer Zytologie oder Histologie durchgeführt werden.

Nicht palpable intramammare Läsionen sollten präoperativ ultraschallgesteuert, oder durch mammographische Markierung mit Metalldrähten lokalisiert werden.

11.5.4.3 Symptomatik

Die Klinik des mastopathischen Formenkreises ist mit den entsprechenden subjektiven Beschwerdebildern in Tabelle 11.5 zusammengestellt.

11.5.4.4 Therapie

Die Therapie benigner Brusterkrankungen kann sowohl operativ als auch medikamentös-konservativ erfolgen.

Die Indikation zur operativen Therapie wird in folgenden Fällen gestellt:

1. Malignitätsausschluss durch Tumorektomie bei unklaren Befunden
2. operative Entfernung von Präkanzerosen
3. chirurgische Therapie wegen subjektiver Beschwerden, Karzinophobie
4. Tumorektomie bei unzureichender Kontrolle durch die verfügbaren klinischen und bildgebenden Verfahren.

Für die operativen Maßnahmen gilt, dass die betreffende Läsion mit einem für die pathologische Beurteilung ausreichenden Sicherheitsabstand durchgeführt werden sollte. Dabei ist der operative Zugangsweg so kurz wie technisch möglich zu wählen und weite Untertunnelungen des Gewebes sind zu vermeiden. Die Schnittführung folgt den Langer'schen Hautlinien. Bei entsprechendem Tumorsitz bieten sich, kosmetisch günstig, der Periareolärschnitt, die Inzision in der Submammarfalte oder bei peripheren Lokalisationen eine Schnittführung entlang der Pektoraliskante, an. Eine radiäre Schnittführung ist auf jeden Fall zu vermeiden. Bei technisch einwandfreier Durchführung kann präoperativ die Punktionszytologie oder die Hochgeschwindigkeitsstanze bzw. Drillbiopsie durchgeführt werden, wobei allerdings einschränkend nur ein zytologisch/histologisch maligner Befund beweisend ist.

Die chirurgische Naht der Haut sollte spannungsfrei, intrakutan fortlaufend erfolgen.

Eine besondere operative Möglichkeit von eher diagnostisch präventivem Charakter stellen die unterschiedlichen Techniken der subkutanen Mastektomien dar, die wegen ihrer wenig befriedigenden Langzeitresultate nicht unumstritten sind. Hierbei wird von verschiedenen, meist in der Submammarfalte gelegenen Schnittführungen aus versucht den gesamten Brustdrüsenkörper, möglichst en-bloc, zu resizieren. Dies gelingt allerdings nur zu 90%. Somit erfolgt mit diesem Eingriff lediglich eine Risikoreduktion, aber keine eigentliche Prävention, die nur durch ein ablatives Verfahren erzielt werden kann. Der Einsatz eines entsprechenden Implantates, zur Mammarekonstruktion, erfolgt prä- oder subpektoral.

Als Operationsindikationen können heute nur noch eingeschränkt angesehen werden:

- hohes familiäres Mammakarzinomrisiko (BRCA-1/BRCA-2 Mutationsträgerinnen) hier ist eine prophylaktische Mastektomie mit autologer Rekonstruktion zu diskutieren
- klinisch-radiologisches Risiko Karzinophobie, bildgebende Malignitätskriterien
- histologisches Risiko hochgradige Proliferationen mit Zellatypien
- statistisches Risiko kontralaterales Karzinom.

Indikationen für die medikamentöse Therapie sind:

- Mastodynie/Mastalgie v. a. im Rahmen einer Mastopathie
- präoperative Therapie, pathologische Sekretion, Infektionen.

Zur endokrinen Behandlung multipler Zysten mit Mastodynie eignen sich Gonadotropinhemmer [Danazol 200/400 mg/die für 3–6 Monate], Antiöstrogene [Typ Tamoxifen 10 mg/die Tag 5–24].

Generell gelten hier die Empfehlungen des Abschnittes 11.5.4.1, da die Hauptindikation zur medikamentösen Behandlung die Mastodynie im Rahmen einer Mastopathie ist. Bei einer Danazol-Therapie wird zu 90 bis 95% mit einer deutlichen Beschwerdebesserung und einem Rückgang der morphologischen Veränderungen gerechnet.

Gestagene, lokal appliziert, systemisch in der zweiten Zyklushälfte eingesetzt oder in Form eines gestagenbetonten oralen Ovulationshemmers, lassen eine Besserung bis zu 70% erwarten.

Die Dauer der einzelnen Therapieformen sollte, an den Nebenwirkungen orientiert, drei bis sechs Monate betragen. Mit einem Wiederauftreten der Beschwerden muss zu 40–50% gerechnet werden, wobei die ursprüngliche Therapie wiederum ansprechen kann. Bei einem Großteil der Patientinnen, die durch den Rückgang der Beschwerden beruhigt sind, führen lokale Gestagenapplikationen oder Phytotherapeutika zum Erfolg.

11.6 Endometriose

A. E. Schindler, P.-A. Regidor

11.6.1 Definition

Als Endometriose bezeichnet man das ektope Auftreten von Endometriumdrüsen und endometrialem bzw. zytogenem Stroma außerhalb des Cavum uteri. Nach der Lokalisation wird Endometriose folgendermaßen eingeteilt:

- Endometriosis genitalis interna (Adenomyosis uteri)
- Endometriosis genitalis externa in Ovarien, Tuben, Peritoneum des kleinen Beckens, Harnblase, Zervix und Vagina
- Endometriose extragenitalis in Darm, Ureter, Bauchwand, Nabel, Pleura, Lunge und anderen Organen.

11.6.2 Epidemiologie

Nach Schätzungen haben 8–12% aller Frauen während der reproduktiven Phase eine Endometriose. Neuere Untersuchungen bei Sterilitätspatientinnen ergaben eine Häufigkeit der Endometriose bei Abstand zu der letzten Schwangerschaft von weniger als 5 Jahren in 7,5%, bei einem Abstand von 5–10 Jahren in 19,5% und bei einem Abstand von mehr als 10 Jahren in 26,8%.

Die Wahrscheinlichkeit des Auftretens einer Endometriose nimmt mit dem Alter bis zum Einsetzen der Menopause zu und sinkt nach der Menopause rapide ab. Das typische Alter bei der Erstdiagnose liegt zwischen dem 20. und 40. Lebensjahr.

Die wahre Inzidenz der Endometriose ist heute noch unbekannt. Es können für bestimmte klinische Situationen nur die Häufigkeiten angegeben werden:

- bei gynäkologischen Laparotomien: 1–50%, bei Laparoskopien 5–53%
- bei infertilen Frauen 15–24%, bei unerklärbarer Sterilität: 70–80%
- bei laparoskopischen Tubensterilisationen 2–18%.

Eine Prävalenz der Endometriose in 6,9% der Verwandten ersten Grades (Mütter und Geschwister) im Unterschied zu 1% bei Schwestern oder Mütter der Ehemänner der Patientinnen ist festgestellt worden.

11.6.3 Ätiologie, Pathogenese und Pathophysiologie

Die eigentliche Ätiologie der Endometriose ist unbekannt. Über die Entstehung der Endometriose gibt es mindestens 3 unterschiedliche Theorien, die im Einzelfall für eine bestimmte Endometrioselokalisation am besten zuzutreffen scheinen.

11.6.3.1 Metaplasietheorie

Als Erster vermutete Waldeyer 1870, dass die Endometriose aus ovariellem Keimepithel entsteht. Später postulierte Russel 1899, dass die ovarielle Endometriose aus Zellresten des Müller-Gang-Systemes entstünde. Cullen führte 1908 die Endometrioseentstehung auf die direkte Aussaat oder Ausbreitung der Zellen zurück, während Ivanof 1898 und Meyer 1891 die Metaplasie aus Zölomepithel postulierten.

11.6.3.2 Implantationstheorie

Sampson favorisierte die Implantationstheorie, wobei er zunächst die Ruptur von ovariellen Zysten mit direkter Absiedlung der endometriotischen Zellen im angrenzenden Peritonealgewebe postulierte und später die retrograde transtubare Passage von menstruellem Endometrium annahm.

11.6.3.3 Transplantationstheorie

Halban 1925 und Staffeld 1968 wiesen darauf hin, dass Endometrium auf venösem und lymphatischem Wege verschleppt werden könnte, so dass auch extraperitoneale Bereiche durch Endometriose befallen werden können.

Letztendlich wurden Kombinationstheorien entwickelt, die auch in Rechnung stellen, dass z. B. bei Männern, die wegen eines Prostatakarzinomes mit hohen Dosen an Östrogenen behandelt worden waren, Blasenendometriosen erzeugt wurden (Oliker et al., 1971, Schrodt et al., 1980).

11.6.3.4 Retrograde Menstruation

Die retrograde Menstruation wird als ein wichtiger Faktor in der Entstehung der Endometriose angesehen. Abweichungen von der normalen

Anatomie des kleinen Beckens begünstigen die retrograde Menstruation, wie etwa Obstruktion oder Atresie der Vulva, Vagina oder Zervix; des Weiteren bei retroflektiertem Uterus. Da die retrograde Menstruation als ein physiologischer Vorgang angesehen werden kann, stellt sich die Frage, warum bei bestimmten Frauen die Endometriose implantiert, bei anderen dagegen nicht.

11.6.3.5 Immunitätslage

Es wird postuliert, dass die Immunitätslage zusätzlich oder hauptsächlich für die Entstehung der Endometriose eine Rolle spielt. Bei massiver retrograder Menstruation wird das Immunsystem überfordert oder es besteht eine insuffiziente Immunitätslage, sodass auch bei geringer oder normaler retrograder Menstruation eine Endometriose entstehen kann.

Die Abbildung 11.34 fasst die Ätiologievermutungen und die Histogenese der Endometriose zusammen.

11.6.3.6 Makroskopische Erscheinungsbilder

Das makroskopische Erscheinungsbild endometrialer Implantate variiert in Form und Farbe. Endometriose liegt nicht nur vor, wenn die „typischen“ bläulich-roten, bläulich-schwarzen oder bläulich-braunen Flecken gefunden werden, sondern auch bei unpigmentierten, bläschenförmigen Veränderungen ohne Begleitveränderungen.

Eine Altersabhängigkeit scheint zu bestehen, indem die nicht pigmentierten Veränderungen als so genannte „aktivere“ überwiegend bei jungen Frauen zu finden sind.

Endometriose lässt sich in folgende makroskopische Erscheinungsformen einteilen:

- normal erscheinendes Peritoneum
- nicht pigmentierte Veränderung
- Peritoneallläsionen: bläschenförmige Veränderung: intraabdominell: weiß, gelblich, rot, blau; knötchenförmige Veränderungen subperitoneal: braun, blau, schwarz; fleckförmige Veränderungen intraperitoneal: nicht sichtbar bei der Laparoskopie
- Peritonealdefekte: Allen-Masters-Syndrom.

11.6.3.7 Endokrine und parakrine Modulation

Endometriose erfährt während der Hormonveränderungen des Menstruationszyklus durch die ovariellen Steroide Veränderungen ähnlich dener des eutopen Endometriums. Es bestehen jedoch gravierende Unterschiede. Die Variation der Endometrioseimplantate in der Proliferations- und Sekretionsphase werden in den Abbildungen 11.35 und 11.36 dargestellt.

Für den Differenzierungsgrad und die endokrine Modulation der Endometrioseherde liegen folgende Häufigkeitsverteilungen vor:

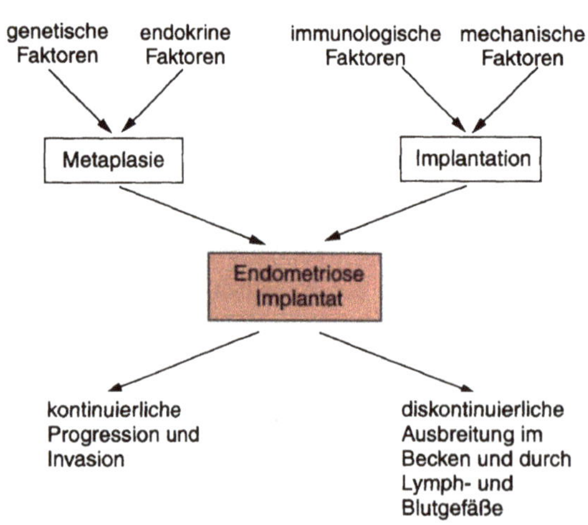

Abb. 11.34: Ätiologie und Histogenese der Endometriose (nach Schweppe)

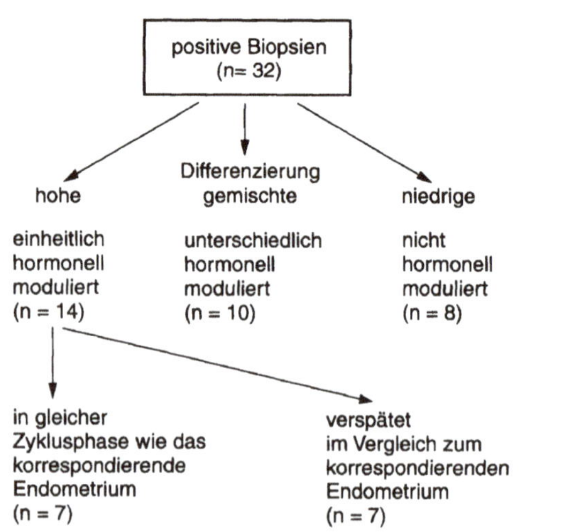

Abb. 11.35: Morphologische Veränderungen der Endometrioseimplantate in der Proliferationsphase (nach Schweppe)

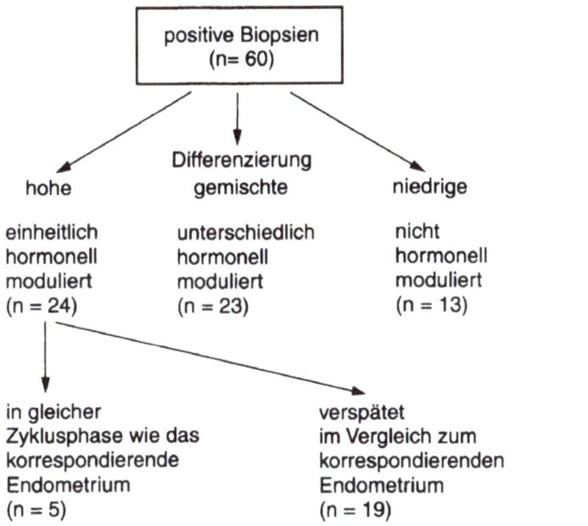

Abb. 11.36: Morphologische Veränderungen der Endometrioseimplantate in der Sekretionsphase (nach Schweppe)

- hoch differenzierte Drüsen und Stroma mit endokriner Modulation in etwa 50%
- hoch differenzierte Drüsen und Stroma ohne endokrine Modulation in etwa 35%
- niedrig differenzierte Drüsen und Stroma ohne endokrine Modulation in etwa 15%.

Endometrioseherde weisen jedoch eine Dedifferenzierung zum korrespondierenden Endometrium auf. Die Expression von Östrogen- und Progesteronrezeptoren ist in Endometrioseherden unabhängig vom Zykluszeitpunkt niedriger als in den korrespondierenden Endometrien. Ebenfalls ist ein Verlust von E-Cadherin und β-Katenin in Endometrioseherden festzustellen. Die parakrine Regulation der Endometrioseherde ist ebenfalls unterschiedlich, da sowohl der Epidermal Growth Faktor und sein Rezeptor deutlich geringere Expressionsmuster aufweisen als im korrespondierenden eutopen Endometrium.

11.6.3.8 Klassifizierung der Endometriose

Zur Klassifizierung der Endometriose sind verschiedene Schemata entwickelt worden. Die am weitesten verbreiteten Klassifikationen sind die revidierte Fassung der Amerikanischen Gesellschaft für Fertilität (rAFS-Score), die ein Punktesystem benutzt und die Endoskopische Endometriose Klassifikation (EEC), die sich nach der visuellen Gesamtbeurteilung richtet.

- 1–5 Punkte = rAFS I entspricht EEC I, 6–15 Punkte = rAFS II entspricht EEC II
- 16–40 Punkte = rAFS III entspricht EEC III, mehr als 40 Punkte = rAFS IV
- mehr als 40 Punkte entsprechen dem rAFS IV
- das Stadium IV der EEC erfasst die extragenitale Endometriose, die bei der rAFS-Klassifikation nicht berücksichtigt wird.

11.6.4 Klinik, Symptomatik und Lokalisation

11.6.4.1 Charakteristische Beschwerden der Endometriose

- Sekundäre, aber auch primäre Dysmenorrhö mit zunehmender Tendenz
- chronisch-rezidivierende diffuse Schmerzen im Beckenbereich (Bauch- und Kreuzschmerzen) meist, aber nicht unabdingbar zyklusgebunden
- Dyspareunie
- Blutungsstörungen (prämenstruelle Blutungen, Schmierblutungen und Hypermenorrhö)
- primäre oder sekundäre Sterilität.

Selten sind folgende Beschwerden: Dyschezie, Dysurie, postkoitale Blutungen, zyklische rektale Blutungen, zyklische Hämaturie, zyklische Hämoptoe, rezidivierender Spontanpneumothorax.

Die Endometriose verursacht typische progressive perimenstruelle Schmerzen, die kurz vor Einsetzen der Periode beginnen und an den ersten 1–2 Tagen am stärksten ausgeprägt sind. Die Beschwerden können so stark sein, dass Bettlägerigkeit bzw. Arbeitsunfähigkeit besteht. Hinzu kommen zyklische, aber auch permanente Schmerzen im Beckenbereich sowie Dyspareunie. Je nach Lokalisation der Endometriose variieren diese Beschwerden und die durch die Endometriose verursachten Sekundärschäden führen auch zu zyklusunabhängigen Beschwerden. Der Schweregrad der Erkrankung und die Art und Intensität der Symptome korrelieren nicht unbedingt miteinander. Etwa die Hälfte der Patientinnen mit Endometriose weisen keine endometriose-assoziierten Beschwerden auf.

11.6.4.2 Lokalisation

Zur Lokalisation der Endometriose im kleinen Becken existieren unterschiedliche Vorstellungen. In etwa 60 % der Fälle finden sich Endometrioseherde im Bereich des Douglas-Raumes und der Sacrouterinligamente. Die Ovarien sind in etwa der Hälfte der Fälle beteiligt. Eine Übersicht gibt Abbildung 11.37.

11.6.5 Diagnostik und Differentialdiagnostik

11.6.5.1 Diagnostikfindung

Der Diagnostikfindung dienen:

- klinischer Befund: Anamnese, Inspektion, Palpation
- bildgebende Verfahren
- Pelviskopie/Laparoskopie: Inspektion, Thermo Color-Test nach Semm, Zytologie, Biopsie
- biochemische Parameter: z. B. Tumormarker und Hormonsteroide.

Bei den klinischen Diagnosemöglichkeiten ist die Anamneseerhebung mit den Kardinalsyptomen Schmerzen und Sterilität von größter klinischer Wertigkeit.

Zum Schmerzspektrum (s. o.) bei Endometriose gehören Dysmenorrhö (vor allen Dingen sekundär, aber auch primär), Dyspareunie und Schmerzen im kleinen Becken (zyklisch, azyklisch oder kontinuierlich); hinzukommen können Kreuzschmerzen, Dysurie und schmerzhafte Defäkation.

Es besteht jedoch keine Korrelation zwischen dem Schweregrad der Schmerzsymptomatik und dem Schweregrad der Endometriose.

Bei der gynäkologischen Untersuchung ist bereits der Vulvabereich zu beachten. Hier kann Endometriose vor allen Dingen in Episiotomienarben vorkommen. Besondere Aufmerksamkeit verdient der obere Scheidenbereich – insbesondere das hintere Scheidengewölbe –, wo die meisten Scheidenendometriosen gefunden werden. Hier ist besondere Sorgfalt bei der Inspektion und später bei der Palpation erforderlich. Auch an der Portio uteri können Endometrioseherde vorkommen und führen vielfach zu Blutungsstörungen im Sinne von „Vorschmieren“ und Postkoitalblutungen.

Praxishinweis: Die kolposkopische Untersuchung mit gezielter Biopsie ist hierbei das bevorzugte Diagnoseverfahren.

Bei der Palpation sind knotige Sacrouterinligamente in 30–50 %, Retroversio uteri in 20–30 % und Adnexveränderungen in 10–20 % beschrieben worden. Besonders zu beachten ist das schmerzhafte Anheben der Portio und die Schmerzhaftigkeit bei Palpation besonders auch bei rektovaginaler Exploration des Douglas-Raumes bzw. der Sacrouterinligamente.

Praxishinweis: Das diagnostische Verfahren der Wahl stellt für die Endometriose des Bauchraumes und insbesondere des kleinen Beckens die Pelviskopie/Laparoskopie dar.

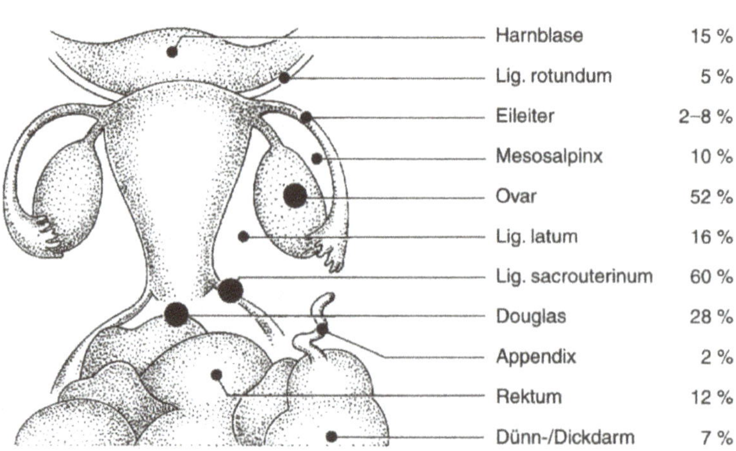

Abb. 11.37: Lokalisation und Häufigkeitsverteilung der Endometriose im kleinen Becken (nach Schweppe)

Angefangen vom so genannten „Blutsee" mit der differentialdiagnostischen Abgrenzung zur retrograden Menstruation über die verschiedenen Formen der Endometriose bis hin zu ausgedehnten Verwachsungen des kleinen Beckens und Ovarialtumoren kann dies alles durch Endometriose bedingt sein.

Fehldiagnosen: Dabei ist generell festzustellen, dass heute noch das Ausmaß der Endometriose bei der Pelviskopie/Laparoskopie in etwa 50% der Frauen unterschätzt wird und 7% der Patientinnen inkorrekt in die Kategorie „ungeklärte Sterilität" eingeordnet werden.

Zusatzdiagnostik: Zur besseren Erkennung von nichtpigmentierten Endometrioseherden ist früher das Überdecken des Peritoneums mit Blut vorgeschlagen worden oder das Besprühen des Peritoneums mit Methylenblau. Zur Verbesserung der Diagnostik werden heutzutage photodynamische Verfahren mittels der Verabreichung von 5-Aminolävulinsäure angewandt.

Im normal erscheinenden Peritoneum wurde die Endometriose durch die Elektronenmikroskopie nachgewiesen. Bei Sterilitätspatientinnen wurde Endometriose in 6% im „normal" erscheinenden Peritoneum gefunden und in 13% bei Frauen mit Endometriose.

Bei den Ovarien ist auf eine tiefer gelegene Endometriose zu achten (so genanntes Endometriom des Ovar oder auch „Schokoladen-Zyste" genannt). Punktionen, Ausschälung der Endometriose-Zysten und biochemische Untersuchungen auf Tumormarker und Steroidhormone des Zysteninhaltes werden empfohlen.

Die Korrelation zwischen endoskopischem und histologischem Befund bei der Endometriosediagnostik geht aus den Tabellen 11.8 und 11.9 hervor.

Um der Forderung nach einer mikroskopischen Diagnose besser zu entsprechen, wurde die zytologische Abklärung eingeführt, die problemlos durchzuführen ist. Damit ist eine direkte mikroskopische Diagnose „Endometriose" bei folgenden Gegebenheiten möglich:

- wenn der Operateur Schwierigkeiten mit der direkten Biopsie hat
- wenn die Endometriose direkt an vitalen Strukturen liegt und deshalb keine Biopsie und nachfolgende Koagulation möglich ist (z. B. Ureter)
- bei Allen-Masters-Syndrom (Abstrich aus der Peritonealtasche)
- bei sog. unauffälligen Befunden.

Praxishinweis: Zwischen Biopsie und Zytologie besteht eine hohe Übereinstimmung. Somit stellt der direkte zytologische Abstrich eine effektive Alternative zur bioptischen Verifizierung der Endometriose dar.

Tab. 11.8: Korrelation zwischen endoskopischem und histologischem Befund der Endometriosediagnostik (nach Köhler und Lorenz).

Endoskopischer Befund	nachgewiesene Endometriose
Blau-schwarz	80–90 %
Weiß, narbig	80–91 %
Peritonealdefekte	39–85 %
Rot-flammenartig	33–81 %
Schwarz-braune Bläschen	72–80 %
Rot polypoid	75 %
farblos-opake Bläschen	58–65 %
Gelbbraune Flecken	22–47 %
Hämosiderin	33 %
netzartig verdicktes Peritoneum	9 %
normales Peritoneum	6–25 %

Tab. 11.9: Differentialdiagnose der endoskopischen Erscheinungsformen der Endometriose (nach Köhler und Lorenz).

Endoskopisches Bild	Differentialdiagnose
vesikuläre lichtdurchlässige bis opake polypoide Papeln	Fremdkörperreaktionen (HSG) entzündliche Vesikel peritoneale Einschlusszysten Waldhard-Zysten
rote polypoide Papeln	endometriales Stroma Hämangiome
rote/blaue Flecken	erweiterte arterielle und venöse Kapillaren
weiße Plaques	Fibrinablagerungen postoperative und entzündliche Narben (auch nach Lasertherapie) Carcinosis peritonei versprengtes NNR-Gewebe alte Fäden
pigmentierte Herde	Op.-Narben alte Einblutungen Zustand nach Hämoperitoneum alte Fäden

Tumormarker: Bei einer Reihe von Untersuchungen sind verschiedene Tumormarker im Serum der Patientinnen gemessen worden. Am günstigsten hat sich CA 12–5 erwiesen. Hier liegt eine Sensitivität von 49% vor.

Andere Tumormarker wie z. B. CA 19–9 und CA 15–3 weisen nur eine Sensitivität von 19% auf. Der prätherapeutische Korrelationskoeffizient zum rAFS-Score lag jedoch nur bei $r = 0{,}4$.

Insgesamt sind Tumormarker kein Ersatz für die pelviskopisch/laparoskopische Diagnostik mit mikroskopischer Verifizierung. Sie sind auch nicht geeignet, Behandlungseffekte bestimmter Endometriosetherapieformen anzuzeigen.

Vielmehr scheinen die gezeigten Veränderungen von CA 12–5 eher dem Ruhen der Ovarialfunktion unter hormoneller Suppressionstherapie als einer Regression der Endometriose zu entsprechen.

11.6.5.2 Diagnostik und Differentialdiagnostik nach Lokalisation

- Herde im Vulva und im Perineum- bzw. Episiotomiebereich
  Symptome: Schmerzen, Blutungen (zyklisch). Diagnose: Anamnese, Palpation, Kolposkopie, Histologie. Differentialdiagnose: mechanisch bedingte Artefakte, Melanom, luetischer Affekt.
- Scheiden-, Scheidenstumpfendometriose
  Sie findet sich hauptsächlich im oberen Anteil des hinteren Scheidengewölbes und in den Fornices der Vagina sowie retrozervikal. Symptome: Schmerzen, Dyspareunie, postkoitale Blutungen, Metrorrhagie, Defäkationsbeschwerden. Diagnose: Anamnese, Spekulumeinstellung, Palpation (vor allem auch rekto-vaginal), Kolposkopie, Zytologie, Laparoskopie, Rektoskopie, Histologie. Differentialdiagnose: Scheiden-, Rektumkarzinom, Epithel-, Gartner-Gang-Zysten.
- Portioendometriose
  Symptome: Schmerzen, Dyspareunie, Postkoitalblutung, prä- und postmenstruelle Blutungsstörungen. Diagnose: Anamnese, Inspektion, Spekulum und Kolposkopie, Zytologie, Histologie. Differentialdiagnose: Erythroplakie anderer Genese, Zervixkarzinom, Ovula Nabothii, traumatische Epithelzysten.
- Uterusendometriose/Adenomyosis uteri
  Symptome: Schmerzen, Dysmenorrhö, Dyspareunie, Meno-/Metrorrhagie. Diagnose: Anamnese, Palpation (wie bei Uterus myomatosus), Palpationsdolenz (zyklusabhängig), Ultraschall, Histologie. Differentialdiagnose: Korpuskarzinom, chronische Adnexitis, chronische Endometritis, Adnextumor, „Parametropathia spastica“, Varikosis des kleinen Beckens.
- Douglas-Endometriose
  Symptome: Unterbauchschmerzen/Kreuzschmerzen, Dysmenorrhö, Dyspareunie, Defäkationsbeschwerden. Diagnose: Palpation vor allem rekto-vaginal, Laparoskopie (Zytologie, Biopsie). Differentialdiagnose: Douglas-Metastasen, Ovarial-, Rektumkarzinom, chronische Pelvioperitonitis, Sigmadivertikulose, chronische Appendizitis, „Pelvipathia spastica“.
- Ovarendometriose
  Symptome: Unterbauchschmerzen/Kreuzschmerzen, Dysmenorrhö, Dyspareunie, Defäkationsbeschwerden. Diagnose: Anamnese, Adnextumor, Ultraschall, Laparoskopie, Histologie, Tumormarker (CA 12–5) und Steroidhormone (17β-Estradiol und Progesteron) in der Zystenflüssigkeit. Differentialdiagnose: andere Ovarialtumoren (z. B. eingeblutetes Corpus-Luteum, Dermoid, Karzinom), Uterus myomatosus, chronische Adnexitis mit Abszessbildung, chronische Pelvioperitonitis, Appendizitis, „Pelviopathia spastica“.

11.6.6 Therapie

11.6.6.1 Operative Behandlung

Die operative Therapie besteht in einer kompletten Entfernung der Endometrioseherde.

- Dies erfolgt bei der intraperitonealen Endometriose per Laparoskopie durch Exzision, Biopsie bzw. Koagulation (Thermo-, Elektro-, Laser-Koagulation) der Endometrioseherde.
- Bei der Vulva-, Scheiden-, Portio-, Nabel- oder Hautendometriose erfolgt die Exzision.
- Im Bereich der Portio kann auch die Koagulation (s. o.) ausreichend sein.

- Eine gleichzeitige histologisch/zytologische Verifizierung sollte unbedingt erfolgen.

Intraabdominale Endometriose kann über den pelviskopisch-laparoskopischen Weg angegangen werden. Neben der Biopsie bzw. Exzision können die Endometrioseherde mittels Thermo-, Elektro-, und Laserkoagulation behandelt werden. Endometriose des Ovars sollte laparoskopisch ausgeschält werden. Mikrochirurgisches Vorgehen hat zu sehr guten Ergebnissen geführt. Dies ist bei tiefer Endometriose der Fall. Bei fehlendem Kinderwunsch oder bei ausgeprägtem Endometriosebefall ist eine Resektion des Douglas-Raumes, der Sacrouterinligamente, des oberen Scheidenanteils, der Parametrien mit Teilresektion des Ureters und Neueinpflanzung sowie Darmteilresektion notwendig. Bei ausgedehntem Endometriosebefall mit reaktiver Gewebereaktion (Gewebeinfiltration) ist eine medikamentöse Vorbehandlung anzuraten. Bei Nichtberücksichtigung der genauen Ausdehnung der Endometriose (z. B. Douglas-Raum, Sacrouterinligamente, Scheide) kommt es nach Hysterektomie zur Fortsetzung der Symptomatik oder sogar zu zyklischen vaginalen Blutungen, da die Endometriose im Bereich des Scheidenstumpfes verblieben ist und sich dort weiterentwickelt. Die Effektivität der konservativ-chirurgischen Maßnahmen kann bei Sterilitätspatientinnen durch die postoperative Schwangerschaftsrate beurteilt werden (s. Tab. 11.10).

11.6.6.2 Medikamentöse Behandlung

Die medikamentöse Behandlung wird als hormonelle Monotherapie, als hormonelle Kombinationstherapie im Rahmen einer „Drei-Stufen" Therapie (= „first-look" Laparoskopie mit chirurgischer Sanierung gefolgt von einer 3–6-monatigen FSH- und LH-supprimierenden Hormontherapie und einer „second-look" Laparoskopie mit chirurgischer Restsanierung), als hormonelle Dauertherapie oder als symptomatische Analgetikatherapie eingesetzt.

Tab. 11.10: Schwangerschaftsrate nach operativer Therapie der Endometriose (modifiziert nach Keye sowie Olive und Haney).

Art der Endometriose	Pelviskopisch n = 630	Chirurgisch n = 1199
leichte Endometriose	46 %	61 %
mittelschwere Endometriose	47 %	50 %
schwere Endometriose	49 %	39 %

Die angewandten Hormone sind: Östrogen-Gestagen Kombinationen, Gestagene, Danazol, GnRH-Agonisten.

In der Analgetikatherapie werden nicht-steroidale Antiphlogistika eingesetzt.

Zukünftig werden ggf. GnRH-Antagonisten bzw. Angiogenesehemmer zur Anwendung kommen.

Östrogen-Gestagen-Kombinationen

Die Behandlung mit einer Östrogen-Gestagen-Kombination nach Kistner 1958 beruht auf dem Prinzip der Pseudogravidität. Eine solche Behandlung erfordert den Einsatz von hoch dosierten Östrogen-Gestagen-Kombinationen. So wurde mit 100 µg Äthinylestradiol und 8 mg Norethisteron begonnen und kontinuierlich fortgesetzt. Eine Steigerung ist bei Auftreten von Durchbruchsblutungen erforderlich. Die Therapiedauer umfasst mindestens 6 Monate. Eine solche Behandlung führt zur dezidualen Transformation der Endometrioseherde, wie es auch in der regulären Schwangerschaft beobachtet werden kann.

Damit ist eine Rückbildung der Endometrioseherde bis zu 90% beschrieben worden. Die Nebenwirkungsrate liegt aber mit über 50% sehr hoch und umfasst unter anderem Gewichtszunahme, Kopfschmerzen, Müdigkeit, Brustschmerzen, Durchbruchsblutungen und Depressionen.

Gestagene

Für die orale Behandlung mit Gestagenen wurde zunächst Norethisteronacetat (Primolut Nor®) oder Lynestrenol (Orgametril®) eingesetzt. Die Tagesdosis beträgt dabei 10–30 mg für Norethisteronacetat und 5–15 mg für Lynestrenol. Dabei wurde Beschwerdefreiheit nach 9-monatiger Anwendung in bis zu 90% angegeben.

Neuerdings sind höhere Dosen von 50–100 mg Medroxyprogesteronacetat (Clinovir®, Farlutal®) verwendet worden. Dabei wurde eine signifikante Verbesserung des rAFS-Scores und bis über 60% eine Rückbildung der Endometrioseherde gefunden.

Bei prospektiver Untersuchung war 100 mg Medroxyprogesteronacetat mit 600 mg Danazol vergleichbar.

Ein Problem bei der kontinuierlichen Gestagentherapie kann die Rate von Blutungsstörungen sein, die selbst bei einer Dosis von 100 mg Medroxyprogesteronacetat (Clinovir®, Farlutal®) nach sechs Monaten noch über 30% betragen kann. Nebenwirkungen: Gewichtszunahme, Müdigkeit, Depressionsneigung. Bei 19-Nortestosteronderivaten kann es zu Akne, Seborrhö, Hirsutismus und zu einem ungünstigem Lipoproteinmuster kommen.

Danazol (Winobanin®)
Danazol (Winobanin®) hat eine multifaktorielle Wirkungsweise.

Dazu gehören:

- Hemmung der Hypothalamus-Hypophysen-Achse
- direkte Wirkung am Ovar durch Hemmung der Enzyme für die Steroidbiosynthese
- Hemmung der Follikelentwicklung und damit Senkung der endogenen Östradiolbiosynthese
- direkte Wirkung auf die Endometriose als Androgenantagonist, Gestagenantagonist und Östradiolantagonist
- Senkung des SHBG (Steroid Hormone Binding Globuline) und damit Erhöhung des freien Testosterons sowie der eigenen Androgenwirkung
- Einfluss auf das Immunsystem.

Die Standarddosis beträgt 600 mg täglich und sollte kontinuierlich über 6 Monate eingenommen werden. Die subjektive klinische Wirkung liegt zwischen 70 und 100% und die pelviskopisch nachgewiesene objektive Wirkung zwischen 60–90% mit einer Schwangerschaftsrate bei Sterilitätspatientinnen zwischen 40–70%. Der Erfolg der Danazoltherapie ist abhängig von der Dosis und dem Schweregrad der Endometriose. Die partielle Androgenwirkung der Substanz erklärt einen Großteil der Nebenwirkungen wie etwa Gewichtszunahme, Akne, Hirsutismus und Stimmbandveränderungen, die in bis zu 15% der Fälle nicht reversibel sind. Klinische Rezidivraten der endometriose-assoziierten Beschwerden sind in bis zu 60% der Fälle beschrieben worden.

GnRH-Agonisten
Der Wirkungsmechanismus der GnRH-Agonisten der für die klinische Anwendung von Endometriose von ausschlaggebender Bedeutung ist, beruht darauf, dass die endogene Östradiol- und Progesteronsekretion der Ovarien über eine so genannte „Down-Regulation" der Gonadotropine auf postmenopausale Werte konstant gesenkt wird. Das östrogenabhängige Gewebe (z. B. Endometriose) erfährt damit einen anhaltenden kompletten Östrogenentzug. Die zurzeit verfügbaren GnRH-Agonisten können nasal oder parenteral verwendet werden (s. Tab. 11.11).

Die Behandlungsstrategie mit GnRH-Agonisten ist in der Abbildung 11.38 zusammengefasst.

Die in der Tabelle 11.11 aufgeführten Präparate führen je nach Schweregrad der Endometriose zu einer signifikanten Senkung der objektiven Ausdehnung gemessen am rAFS-Score. Eine Verbesserung der Symptomatik (z. B. Unterbauchschmerzen, Dyspareunie) werden in 80–90% erreicht und ist in prospektiv randomisierten Studien ähnlich dem Danazol. Das Nebenwirkungsspektrum ist jedoch unterschiedlich. GnRH-Agonisten haben im Gegensatz zu Danazol keine metabolischen Nebenwirkungen (z. B. Gewichtsveränderungen). Es kommt aber bei den meisten Patientinnen zu akuten Östrogenentzugserscheinungen: Hitzewallungen, Schweißausbrüche, Kopfschmerzen, Schlaflosigkeit, Scheidentrockenheit und Stimmungsveränderungen. Nach 3 Monaten einer Therapie kommt es auch unter weiterer Behandlung zu einer Rückläufigkeit der Symptomatik. Mit einem Verlust der Knochendichte von 2–6% nach 6 Monaten Therapie muss gerechnet werden, wobei 6 Monate nach Absetzen der Therapie die Ausgangsknochendichte in den meisten Fällen wieder erreicht ist. Diese Reaktionen sind individuell sehr unterschiedlich. Das Hämostasesystem wird günstig beeinflusst. Nach Absetzen der Therapie kommt es 12 Wochen nach der letzten GnRH-Applikation in etwa 98% der Fälle zum Wiedereinsetzen der Menstruation.

Auch mit der Anwendung der GnRH-Agonisten können klinische Rezidive jedoch nicht vermieden werden. Obwohl heutzutage Kombinationsbehandlungen aus chirurgischer und hormoneller Therapie angewandt werden, sind in bis zu 60% der Fälle innerhalb eines Jahres nach Beendigung einer kombinierten chirurgischen/GnRH-Agonisten-Therapie klinische Rezidive beschrieben worden. Andererseits konnten

Tab. 11.11: GnRH-Agonisten, die für die Therapie der Endometriose zugelassen sind (Stand Oktober 1999).

Substanz	Handelsname	Anwendungsweise	Dosierung
Buserelin	Suprecur®	Nasalspray	3 × 300 µg bis 4 × 300 µg täglich
Nafarelin	Synarela®	Nasalspray	2 × 200 µg bis 2 × 400 µg täglich
Goserelin	Zoladex®-Gyn	i. m.	3,8 mg/4 Wochen
Triptorelin	Decapeptyl®	i. m.	3,7 mg/4 Wochen
Leuprorelin	Enantone®-Gyn	s. c. oder i. m.	3,7 mg/4 Wochen

Schwangerschaftsraten von bis zu 55 % nach einer solchen Therapie festgestellt werden.

Zur Behebung der durch den Östrogenentzug erzeugten Nebenwirkungen sind so genannte „add-back" Schemata entwickelt worden. Eine simultane Behandlung mit 20–30 mg Medroxyprogesteronacetat (Clinovir®) täglich führte zur Verminderung von Östrogenentzugerscheinungen und zur Verringerung des Knochendichteverlustes; objektive Reduzierungen der subjektiven Beschwerdesymptomatik und des rAFS-Score konnten jedoch nicht erreicht werden. Dagegen hat eine simultane Therapie von GnRH-Agonisten und einer Östrogen-Gestagen Kombination (z. B. Kliogest®) zu einer deutlichen Reduzierung des rAFS-Score und der klinischen Symptomatik geführt, ähnlich der der alleinigen GnRH-Agonisten Therapie. Die Nebenwirkungen der GnRH-Agonisten wurden jedoch durch

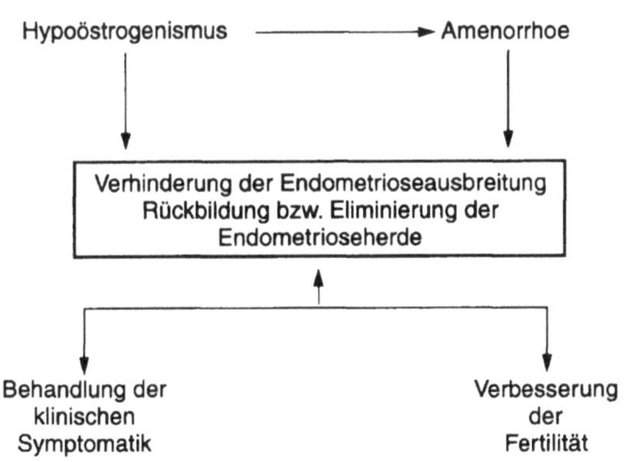

Abb. 11.38: Behandlungsstrategien mit GnRH-Agonisten bei Endometriose (nach Shaw)

Kliogest® deutlich vermindert, so dass mit diesem „add-back" Schema eine Möglichkeit zur kontinuierlichen Behandlung der Endometriose gegeben ist.

Antiöstrogene

Für die Behandlung der Endometriose sind Antiöstrogene der ersten Generation nicht geeignet. Bei den Antiöstrogenen der ersten Generation sind ähnlich wie am Endometrium bei längerer Einwirkung von z. B. Tamoxifen (Nolvadex®) Hyperplasien der Endometrioseherde beobachtet worden. Inwieweit die Antiöstrogene ohne periphere Wirkung am Endometrium wie z. B. Raloxifen (Evista®) sich als geeignet für die Behandlung der Endometriose darstellen können, muss anhand von zukünftigen Studien untersucht werden.

11.6.7 Neuentwicklungen

Die Angiogenese ist nicht nur in der Implantation, dem Tissue-Remodelling, oder bei der Metastasierung bei Malignomen, sondern auch in der Endometriose essentiell involviert. Faktoren wie Metalloproteinasen, Integrine, der endothelspezifische VEGF (vascular endothelial growth factor) und der basische fibroblast growth factor (bFGF) regulieren die Implantation und Neoangiogenese der Endometriose. Die Entwicklung antiangiogenestischer Faktoren, die Abkömmlinge des Angiostatins, der Retinoide oder des Thrombospondin-1 sind, haben Erfolg versprechende Ergebnisse an Nackt-Maus-Modellen in der Hemmung des Wachstums von Endometrioseherden erreichen können.

11.7 Gynäkologische Infektionen

M. Bolz, K. Friese

11.7.1 Pelvine Infektionen, Adnexitis

Definition: entzündliche Veränderung des inneren Genitale

Synonym: pelvic inflammatory disease (PID)

Epidemiologie
Entzündliche Erkrankungen des weiblichen Genitale sind die häufigsten gynäkologischen Infektionskrankheiten. Die Häufigkeit beträgt 10 von 1000 Frauen, das mittlere Erkrankungsalter liegt zwischen dem 15. und dem 39. Lebensjahr, wobei 70 % der Patientinnen jünger als 25 Jahre sind, 33 % der Patientinnen jünger als 20 Jahre. Nullipara sind doppelt so häufig betroffen, was ein wichtiger Aspekt ist insofern, als die Spätfolge der Adnexitis eine Sterilität sein kann.

Einteilung

a) nach Lokalisation
- Kolpitis
- Zervizitis
- Endometritis
- Perimetritis
- Salpingitis/Oophoritis bzw. Pelveoperitonitis
- Peritonitis/Perihepatitis (Fitz-Hughes-Curtis-Syndrom)
- Sepsis

b) nach Verlauf
- akut
- subakut
- chronisch

Ätiologie, Pathogenese, Pathophysiologie
Häufig handelt es sich um eine **aszendierende Infektion:** Vagina → Zervix → Endometrium → Tuben → Ovarien → Peritoneum, Parametrien

Seltener sind deszendierende Infektion ausgehend von einer Appendizitis, Peritonitis oder entzündlichen Darmerkrankung.

Auch treten postoperative Infektionen nach gynäkologischen, urologischen oder chirurgischen Eingriffen auf. Eine hämatogene Infektion z. B. im Rahmen einer Tuberkulose ist möglich, ist heute aber selten.

Prädisponierende Faktoren
- Menstruation
- Intrauterinpessar (IUD) (cave: lange Liegedauer, im Regelfall nach 3, spätestens nach 5 Jahren wechseln)
- intrauterine therapeutische Eingriffe (fraktionierte Abrasio, Hysteroresektoskopie, Abortkürettage, Abruptio)
- intrauterine diagnostische Eingriffe (Hysteroskopie, Hysterosalpingographie)
- Diabetes mellitus
- verminderte Immunabwehr
- Promiskuität
- frühzeitige Kohabitarche

Tabelle 11.12 stellt das Erregerspektrum dar.

Pathophysiologie
- Endometrium mit wahrscheinlich bakterizider Wirkung, zusätzlich Infektionsschutz durch monatliche Desquamation
- als Folge der Aszension zunächst Entzündung im Bereich der Tube (ödematöse Gewebsschwellung, leukozytäre Infiltration, serös-eitriges bzw. eitrig-fibrinöses Exsudat)
- Verklebung des Tubenlumens, Einstülpung und Verklebung der Fimbrienenden → Perisalpingitis

Tab. 11.12: Erregerspektrum pelviner Infektionen

Erreger	Häufigkeit in Prozent
Streptococcus species	20–46
Escherichia coli/Enterobakterien	17–19
Anaerobier (Peptostreptococcus, Bacteroides, Prevotella)	12–37 (meist ältere Patientinnen)
Chlamydia trachomatis	8–9 (zunehmendes Auftreten!)
Gardnerella vaginalis	3–8
Neisseria gonorrhoeae	<1
Actinomyces	im Einzellfall bei IUD

- weitere Exsudation → mögliche Folgen: a) Hydrosalpinx; b) Pyosalpinx; c) Hämatosalpinx
- bei nicht verklebten Fimbrienenden Infektion des kleinen Beckens → Pelveoperitonitis
- bei erheblichen Eitermengen im Douglas → Douglasabszess
- bei Einbeziehung der Ovarien → Tuboovarialabszess
- bei Ausbreitung in den Oberbauch → Perihepatitis möglich, Adhäsionen zwischen Leberoberfläche und Bauchwand (Fitz-Hughes-Curtis-Syndrom)
- bei Einbeziehung von Netz/Darmschlingen → entzündlicher Adnextumor, Pseudotumor
- cave: Besonderheit: Pyosalpinx bei älteren Patientinnen im Rahmen eines Endometriumkarzinoms
- nach der akuten Entzündungsphase:
  a) bindegewebige Umwandlung → starre, unbewegliche, „posthornförmige" Tuben
  b) Adhäsionen im kleinen Becken bzw. Abdomen

Klinik

1. akute Adnexitis:
   - akuter, plötzlicher Erkrankungsbeginn
   - zum Teil sehr heftige, wehenartige Schmerzen im Unterbauch
   - Fieber
   - peritoneale Reizung und Abwehrspannung
2. subakute Adnexitis:
   - „schleichenderer" Erkrankungsbeginn
   - subfebrile Temperaturen
   - Unterbauchschmerzen
   - geringere Abwehrspannung
   - häufig gut bzw. besser abgrenzbarer Tastbefund

Tabelle 11.13 geht auf die **Diagnostik** ein.

Klinischer und paraklinischer Verdacht führen zur Verdachtsdiagnose! Deshalb muss die Verdachtsdiagnose immer durch invasive Diagnostik gesichert werden. Nur so können wichtige Differentialdiagnosen sicher ausgeschlossen werden. Anderenfalls wird eventuell die „falsche" Therapie gewählt, weil die Diagnose nicht stimmt.

Das Befinden der Patientin, Labor und morphologisches Korrelat können erheblich differieren! (Erkennung von wenig auffälligen Tuboovarialabszessen!)

Diagnostische Pelviskopie kann bei Erfordernis als operative Pelviskopie fortgeführt werden.

Mitunter ist die Abgrenzung zur Appendizits schwierig. Daher: großzügige Indikation zum chirurgischen Konsil.

Obsolet ist die Douglaspunktion.

Hinweis: Eine Adnexitis verschlechtert sich bei Wärmeapplikation!

Tabelle 11.14 stellt die Differentialdiagnostik der Adnexitis dar.

Komplikationen treten bei verzögerter Diagnosestellung oder bei inadäquater Therapie auf.

Mögliche Komplikationen sind:

- chronische, rezidivierende Adnexitis
- Veränderung der Tubenmotilität–erhöhtes Risiko für Tubargravidität
- Tubenverschluss → Langzeitfolge: Sterilität!
- Dyspareunie, psychische Alterationen

Besonderheiten
Cave: Jede Patientin mit Verdacht auf einen entzündlichen Adnexprozess sollte unverzüglich hospitalisiert werden, damit die notwendige Diagnostik und Therapie eingeleitet werden können.

Gegen ein ambulantes Vorgehen spricht, dass es sich häufig um jugendliche Nullipara handelt. Außerdem wird häufig ambulant auf die Pelviskopie verzichtet, dann findet man aber keine exakte Diagnose, und so folgt häufig eine falsche Therapie (z. B. Antibiotikum bei Endometriose). Eine operative Sanierung bei Tuboovarialabszess ist ambulant nicht oder doch kaum möglich. Und schließlich widerspricht die ambulante Initialtherapie dem Behandlungsgrundsatz der Ruhe.

Therapie
Anzustreben ist eine komplexe Therapie.

1. allgemeine Maßnahmen:
   - *Bettruhe*, lokale Kälteanwendung (schmerzlindernd, entzündungshemmend), Analgetika, Antipyretika, Spasmolytika
   - Glucocorticoide zur Vermeidung eines Tubenverschlusses werden kontrovers diskutiert, bei Diabetes mellitus und Tuberkulose sind sie kontraindiziert!
   - Ein liegendes IUD muss entfernt werden, ggf. auch operativ, die mikrobiologische Diagnostik vom IUD ist nicht erforderlich,

Tab. 11.13: Diagnostik der Adnexitis

Diagnostisches Verfahren	Aussage
genaue (!) Anamnese einschließlich Zyklusanamnese	Erkrankungsbeginn? mögliche prädisponierende Faktoren? IUD?
Termperaturmessung axillär/rektal	Fieber? Termperaturdifferenz? (DD: Appendizitis)
Labor (Leukozyten, Differentialblutbild, CRP, BSG, Blutzuckerbestimmung; Urinsediment, HCG s. u.)	Leukozytose? Linksverschiebung? CRP-Anstieg? BSG-Beschleunigung? Diabetes mellitus? Prozess der Nieren/der ableitenden Harnwege?
gynäkologische Untersuchung	abdominale Abwehrspannung? Portioschiebeschmerz? dolente Adnexe bzw. Uterus? dolenter, vorgewölbter Douglas (Douglasabszess)? Abtasten Nierenlager (Pyelonephritis)?
Sonographie/Dopplersonographie	freie Flüssigkeit im Abdomen? Extrauteringravidität? Adnextumor? vermehrte Vaskularisation?
diagnostische Pelviskopie (obligat !) – kann ggf. als operative Pelviskopie fortgeführt werden	Sicherung der Diagnose Entnahme von Abstrichmaterial von den Tuben für die mikrobiologische Diagnostik, Ausschluss einer Appendizitis (Sanierung des Situs)
mikrobiologische/mykologische Abstrichentnahme: Urethra, Vagina, Zervix	Erregernachweis (Mikroskopie, Kultur, Amplifikation) Serologie (C. trachomatis) PCR (C. trachomatis)
Schwangerschaftstest im Urin, besser im Serum	HCG nachweisbar? Frage der Extrauteringravidität bei subakuter/chronischer Adnexitis und Regeltempostörung

Anmerkung zur Diagnostik: Zuerst genaue Anamnese, dann Festlegung weiterer diagnostischer Maßnahmen!

aber das IUD ist auf Vollständigkeit zu kontrollieren (lange liegende IUD können in das Myometrium einwachsen!); ggf. ist auch eine Röntgen-Abdomen-Übersicht bei „lost IUD" erforderlich.
   - Ein Diabetes mellitus ist auszuschließen bzw. konsequent einzustellen, ggf. ist auch umzustellen auf Insulin. Wird eine Normoglykämie angestrebt, verbessert dies die Heilung!
2. resorptionsfördernde Maßnahmen:
   - im Anschluss bzw. als Ergänzung der Akuttherapie
   - Bettruhe
   - zunächst lokale Kälteanwendung, später Priesnitzumschläge, Wickel, ansteigende Sitzbäder, Fango, Moorpackungen
   - Kurzwelle
   - ambulant als Nachbehandlung möglich
   - klinischer Nutzen fraglich
3. Antibiotikatherapie:
   Grundsätzlich gilt: Es ist möglichst gezielt nach Erregern zu suchen und ein Resistogramm zu erstellen. Aber: Mikrobiologische Diagnostik erfordert Zeit, somit ist eine „ungezielte" Antibiotikatherapie nicht zu umgehen.
   Die Therapie ist bis zur Entfieberung und zur klinischen Besserung zunächst i. v., später oral durchzuführen. Sie sollte mindestens 10–14 Tage dauern (Vermeidung von unerwünschten Resistenzentwicklungen!) und es sollte ein Breitspektrumantibiotikum ausgewählt werden.

Tab. 11.14: Differentialdiagnostik der Adnexitis

Diagnose	Kommentar
akute Appendizitis	Druckschmerz außerhalb des kleinen Beckens Temperaturdifferenz? chirurgisches Konsil
Tubargravidität	genaue Regelanamnese HCG im Serum keine entzündlichen Blutbildveränderungen Sonographie ggf. Pelviskopie
Endometriose	weitaus häufiger als bekannt! häufig Dysmenorrhö unbedingt Pelviskopie mit Biopsie endometrioseverdächtiger Herde
Adnextuberkulose	heute selten könnte im Rahmen der Migration zunehmen gezielte bakteriologische Untersuchung von Menstrualblut
Ovarialkarzinom Tubenkarzinom (selten)	Palpationsbefund Ultraschallbefund ggf. Pelviskopie zur Diagnosesicherung im Allgemeinen kein Notfall
stielgedrehter Ovarialtumor bzw. Tube Myomnekrose	akuter Schmerz ohne Entzündungszeichen Ultraschall Pelviskopie/Laparotomie
Cholezystitis Cholezystolithiasis Divertikulitis	Schmerzlokalisation außerhalb des kleinen Beckens (rechte Schulter) Schmerz links bei Divertikulitis chirurgisches Konsil
Zystitis Pyelonephritis Nephrolithiasis	pathologischer Urinbefund urologisches Konsil
Beckenvenenthrombose	Phlebographie
Ovarialvenenthrombose	Duplexsonographie

Therapieschemata

akute Adnexitis

a) Doxycyclin 2 × 100 mg/d i. v. (Tag 1), anschließend 1 × 100/d in Kombination mit Cefoxitin 4 × 2 g/d (alternativ zum Cefoxitin Ceftriaxon möglich)
b) Clindamycin 4 × 600 mg/d in Kombination mit Ciprofloxacin 2 × 200 mg/d
c) Ciprofloxacin 2 × 200 mg/d in Kombination mit Metronidazol 2 × 500 mg/d

subakute Salpingitis

a) Doxycyclin 2 × 100 mg/d i. v. (Tag 1), anschließend 1 × 100 mg/d über mindestens 10 Tage
b) Ciprofloxacin über mindestens 10 Tage

chronische Adnexitis

Therapiedauer 3 Wochen

Gonorrhö

a) Cefixim 400 mg p. o. (Einzeldosis)
b) Ceftriaxon 250 mg i. m. (Einzeldosis)
c) Ciprofloxacin 500 mg p. o. (Einzeldosis)

Chlamydien

a) 1. Wahl: Azithromycin 1 g p. o. oder Doxycyclin 2 × 100 mg p. o./7 d
b) 2. Wahl: Erythromycin 4 × 500 mg p. o. oder Ofloxacin 2 × 200 mg p. o./7 d
c) 3. Wahl: Amoxicillin 3 × 500 mg p. o./10 d
d) Metronidazol und Aminoglykoside sind ungeeignet

Hinweise
Bei übertragbaren Erregern ist auch der Partner zu untersuchen und zu behandeln.

Ein Tuboovarialabszess muss operativ saniert werden, da sonst die Antibiotikatherapie sinnlos ist. Ist die Patientin jung und besteht noch ein Kinderwunsch, empfiehlt sich ein konservatives Vorgehen: Abszesseröffnung, Spülung mit isotonischer Kochsalzlösung, Drainage; Einbringen von Antibiotika intraabdominal von fraglichem Vorteil, gleiches gilt für Ebbe-Flut-Spülung; Zurücklassen eines künstlichen Aszites verhindert möglicherweise Adhäsionen („im Aquarium wächst auch nichts zusammen“).

Bei älteren Patientinnen ohne Kinderwunsch werden Tuben bzw. Adnexe exstirpiert (Pelviskopie oder Laparotomie).

Ist die Therapie erfolglos, das heißt, treten keine Entfieberung und keine klinische Besserung ein, ist eine operative Sanierung erforderlich.

Eine operative Therapie im akuten Stadium ist nur bei eitriger Peritonitis erforderlich.

Verlauf, Prognose: Bei exakter, rechtzeitiger Diagnosestellung bzw. -sicherung und adäquater Therapie ist die Prognose gut, und es ist nicht mit Langzeitfolgen zu rechnen. Trotz optimaler

Diagnostik/Therapie können aber Spätfolgen (chronische Beschwerden, Tubargravidität, Sterilitätsproblematik) auftreten. Insbesondere die zunehmend häufigere Chlamydieninfektion trägt dazu bei.

11.7.2 Pelvine Infektion, Parametritis

Eine akute isolierte Parametritis ist heute selten, früher war sie nach vaginalen gynäkologisch-geburtshilflichen Eingriffen häufiger, auch bei Verletzungen im Zervixbereich, Pfählungsverletzungen sowie als Begleiterscheinung beim Zervixkarzinom.

Klinik: Meist breiten sich die Infektionserreger einseitig, lymphogen, phlegmonös aus mit Einschmelzungs- und Abszedierungstendenz. Eine begleitende Adnexitis ist möglich.

Symptome

- starke, meist einseitige Schmerzen im kleinen Becken
- septische Temperaturen
- CRP-Erhöhung, Beschleunigung der BSG, Leukozytose
- häufig Defäkations- bzw. Miktionsbeschwerden

Diagnostik

a) klinisches Bild
b) Palpationsbefund (abdominal, rektal, rektovaginal)
   - akute Form: Druckschmerz, erkranktes Parametrium keilförmig zur Beckenwand ausstrahlend palpabel
   - chronische Form: Parametrien derb geschwollen, Uterus häufig bei einseitigen Prozessen zur kontralateralen Seite verzogen

Differentialdiagnostik: karzinomatöses Infiltrat

Therapie
Die *akute Form* wird wie eine akute Adnexitis therapiert, bei Abszedierung ist eine operative Sanierung erforderlich. Verabfolgt werden hochdosierte Antibiotika und Antiphlogistika.

Bei einer *chronischen Form* ist die Therapie physikalisch.

11.7.3 Vaginitis (Candida-Mykosen, Trichomoniasis, bakterielle Vaginose)

Eine exakte Definition ist nicht vorhanden. Wenn die protektive vaginale Normalflora (Lactobazillen) mit nachfolgender Etablierung einer polymikrobiellen Kolonisation verdrängt wird, tritt als klinische Folge verstärkter Fluor vaginalis oder eine bakterielle Vaginose auf.

Epidemiologie
Vaginitis tritt sehr häufig auf. Etwa 50% aller Frauen hatte bis zum 25. Lebensjahr eine vom Arzt diagnostizierte vaginale Candidose (in den USA: 2–3 Millionen Trichomoniasiserkrankungen/Jahr und 20–40% aller Frauen in Spezialambulanzen mit bakterieller Vaginose). Bei Patientinnen mit infektiöser Vaginitis handelt es sich in 40–50% um eine bakterielle Vaginose, in 20–25% um eine vulvovaginale Candidose, in 15–20% um eine Trichomoniasis. Die Durchseuchungsrate mit Trichomonaden bei oligo- bzw. asymptomatischen Frauen beträgt ca. 5–20%. In den USA sind Trichomonaden bei 20–30% der entzündlichen Erkrankungen des weiblichen Genitale beteiligt. Gardnerella vaginalis in geringer Keimzahl ist in ca. 70% von Proben normaler Vaginalflora vorhanden.

Einteilung

a) Candidose der Vagina
b) Candida-Vulvovaginitis
c) Trichomonas-vaginalis-Vaginitis
d) bakterielle Vaginose (BV)
e) vaginale polymikrobielle Kolonisation (VPK)

Erregerspektrum
Das Spektrum ist sehr vielgestaltig! Candida albicans ist in 80–90% Ursache der Candidose, an zweiter Stelle steht Candida glabrata.

Gardnerella vaginalis, Anaerobier (Bacteroides) und Mycoplasma hominis sind häufig Erreger bei bakterieller Vaginose.

Streptococcus pyogenes, Staphylococcus aureus sind bei infektiöser Vaginitis Erreger.

Außerdem gehören Trichomonaden zum Erregerspektrum.

Ätiologie, Pathogenese, Pathophysiologie

1. Candida-Infektion
   Meist ist die Infektion endogen, sie kann aber auch in seltenen Fällen auf den Partner übertragen werden (Candida-Balanitis). Candida wird begünstigt durch eine Antibiotika-Therapie und durch Diabetes mellitus, nicht begünstigt durch hormonale Kontrazeptiva.

2. Trichomonas-vaginalis-Infektion
   Eine Trichomonas-vaginalis-Infektion ist sexuell übertragbar. Umstritten ist, ob eine Übertragung durch Badekleidung bzw. Badewasser möglich ist.
3. Bakterien
   Bakterien können übertragen werden, aber auch eine endogene Infektion ist möglich. Einen Risikofaktor stellt das Intrauterinpessar dar.

Klinik

1. Candida-Infektion
   - Juckreiz
   - gelegentlich dickflüssig-weißlicher Ausfluss
   - Vagina erythematös verändert, eventuell mit weißen Auflagerungen
2. Trichomonas-vaginalis-Infektion
   - übelriechender Ausfluss
   - erythematöse Vaginitis
3. bakterielle Vaginose
   - „fischig" riechender Ausfluss
   - breites Beschwerdespektrum (Brennen, Juckreiz; wie Harnwegsinfekt)
   - Wenn zusätzlich die Zervix vulnerabel ist (z. B.: durch Chlamydien, N. gonorrhoeae), kann sich die Vaginose möglicherweise als akute Aszension manifestieren.
4. vaginale/zervikale Infektion und Schwangerschaft
   In der Schwangerschaft kommt einer vaginalen oder zervikalen Infektion eine imminente Bedeutung zu im Rahmen der Entstehung einer drohenden Frühgeburt.

Ursachen

- C. trachomatis-Infektion
- Trichomonaden-Infektion (häufig mit bakterieller Vaginose assoziiert)
- bakterielle Vaginose

Grundsätzlich ist in jeder Schwangerschaft nach einer vaginalen/zervikalen Infektion zu fahnden und sie ist ggf. zu behandeln! Seit 01. 04. 1995 ist das Screening auf Chlamydia trachomatis in den Mutterschaftsrichtlinien obligat verankert.

- Diagnostik in der Schwangerschaft s. u.

Wichtig: Die pH-Wert-Messung geschieht 2–3 cm hinter dem Introitus vaginae; der obere Grenzwert liegt bei $\leqq 4{,}4$ (97 % Spezifität bei BV). Die pH-Wert-Messung kann durch Schwangere im Rahmen einer Selbstuntersuchung mit speziellem Handschuh erfolgen.

Therapie

- lokal durch Lactobacillus-acidophilus-Präparate
- lokal durch Octenisept-Spray®
- lokal durch Clindamycin-Creme
- systemisch durch Clindamycin, Erythromycin oder Metronidazol

Grundsätzlich sind alle Schwangeren mit bakterieller Vaginose konsequent zu behandeln!

Diagnostik

- Leitsymptom: Fluor vaginalis
- Diagnostik bei V. a. Aszension s. o.
- Nativpräparat! → Trichomonaden, Leukozyten, Clue-cells, Epithelien, Hefen, ggf. auch Gramfärbung
- pH-Wert-Messung
- Amintest
- kultureller Erregernachweis (Candida)

Tabelle 11.15 stellt die Differentialdiagnostik bei Candidose, Vaginose und Trichomoniasis dar.

Therapie

1. unkomplizierte Erkrankung (VPK oder BV)
   - Metronidazol 2 × 500 mg p. o./7 d oder
   - topische Anwendung einer Creme mit 5 % Metronidazol/7 d
   - anschließend Lactobazillenpräparate (Wirksamkeit nicht sicher belegt!)
2. Trichomonaden
   - Metronidazol 3 × 250 mg p. o./d über 7 Tage (95 % Therapieerfolg) oder
   - Metronidazol 1 × 2000 mg p. o. als Einzeldosis

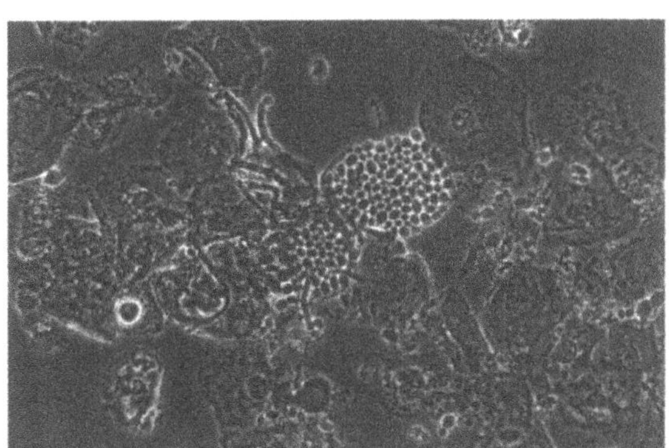

Abb. 11.39: Pilzinfektion der Scheide. Nativpräparat mit Sprosspilzen und Hyphen

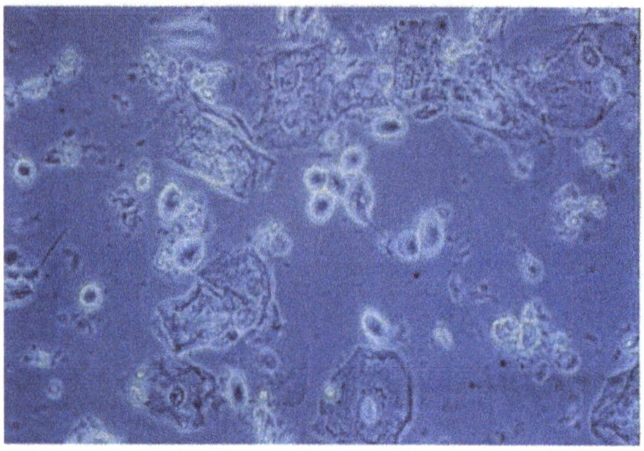

Abb. 11.40: Trichomonadeninfektion der Scheide (Methylenblaufärbung): Die Trichomonaden sind durch Lichtbrechung gut zu erkennen

Wichtig: Nach der Therapie ist zu kontrollieren, ob urethrale Trichomonaden beseitigt sind. Außerdem ist eine Partnerbehandlung erforderlich.

Bei therapierefraktärer Trichomoniasis-Infektion (Metronidazolresistenz?) kann eine Therapie mit 1 × 2000 mg Metronidazol p. o./5–7 Tage versucht werden.

3. Candida-Infektion
   - Lokalbehandlung mit Clotrimazol
   - Miconazol 100 mg vaginal als Eintagestherapie
   - Fluconazol 1 × 150 mg p. o. als Eintagestherapie
   - Itraconazol 2 × 200 mg p. o. als Eintagestherapie

Bei **rezidivierender Candida-Infektion** sollten zunächst die Candida-Spezies durch eine Kultur ermittelt werden und eine Resistenzbestimmung durchgeführt werden. Auch ist ein Diabetes mellitus auszuschließen! Dann folgt die Therapie mit:

- Fluconazol 1 × 150 mg p. o. als Eintagestherapie, Wiederholung alle 2–3 Wochen
- Ketoconazol 1 × 100 mg/d p. o. für 6 Monate (Rezidivquote ca. 60 %!), eventuell zusätzlich Lokaltherapie

Eine Eintagestherapie sollte aufgrund der noch unzureichenden Datenlage bevorzugt werden.

Azole sind in der Gravidität kontraindiziert!

11.7.4 Zervizitis

Definition: entzündliche Veränderung der Zervix uteri

Epidemiologie: keine exakte Datenlage

Erregerspektrum

- C. trachomatis
- Herpes-simplex-Virus (HSV) Typ II
- Papillomviren
- N. gonorrhoeae (selten, aber spezifische Ursache einer Zervizitis)

Tab. 11.15: Candidose, Vaginose und Trichomoniasis: Differentialdiagnostik

Testverfahren	Normalbefund	Candidose	bakterielle Vaginose	Trichomoniasis
Symptome	–	Juckreiz, Ausfluss	übel riechender Ausfluss	übel riechender eitriger Ausfluss
Inspektion	–	Erythem, Fissuren	klebriger Ausfluss	vulvovaginales Erythem
pH-Wert	4,0–4,5	4,0–4,5	>4,5	5,0–6,0
Amin-Test	negativ	negativ	positiv (70–80 %)	oft positiv
Verhältnis Leukozyten/ Epithelien im Nativpräparat	<1	<1	<1	>1 (überwiegend Leukozyten)
Nativpräparat		Pseudohyphen	Clue-Zellen (in 90 %) vermehrt kokkobazilläre Zellen	bewegliche Trichomonaden (in 60 %)
Kultur	–	bei negativer Kultur oder Therapieproblemen indiziert	nicht relevant	Spezialkultur bei negativer Mikroskopie und klinischem Anhalt indiziert
Differentialdiagnose	–	allergisch bzw. chemisch bedingte Vaginitis		eitrige Vaginits, atrophe (senile) Vaginitis mit sekundärer Infektion

Ätiologie, Pathogenese, Pathophysiologie: sexuelle Übertragung der Erreger

Klinik, Symptome

- meist uncharakteristisch
- häufig gelblicher Ausfluss, Kontaktblutungen
- Zervix hyperämisch, Zervixepithel vulnerabel
- typisch für Chlamydien und Neisserien ist mucopurulenter Ausfluss
- typisch für HSV-Infektion sind Erosionen und Blutungen
- cave: Zervizitis häufig mit Urethritis vergesellschaftet

Die **Diagnostik** muss sich an der Klinik bzw. den Symptomen orientieren, notwendig ist die Abstrichentnahme für Chlamydien und N. gonorrhoeae.

Besonderheiten

Eine HSV-Infektion ist meist makroskopisch erkennbar.

HSV-Infektion und Schwangerschaft: Wegen der Bedeutung einer HSV-Infektion für das Neugeborene ist bei Schwangeren mit bekannter HSV-Anamnese eine Diagnostik zum Nachweis bzw. Ausschluss einer aktiven genitalen HSV-Infektion indiziert. Das Abstrichmaterial wird durch monoklonale Antikörper nach HSV-Typ I bzw. II differenziert. Bei reichlich virusinfizierten Epithelien ist auch eine PCR möglich.

Therapie

- Mittel der Wahl Aciclovir bei florider HSV-Infektion
- frühzeitiger Therapiebeginn bei ersten Symptomen reduziert Rezidivrate
- Dosierung: 1–1,5 g/d i. v. über 5 Tage oder 5 × 200 mg p. o./d über 10 Tage

11.7.5 Endometritis

Erreger: Chlamydia trachomatis Serovar D–K

Epidemiologie

Es handelt sich um eine häufig aszendierende Infektion. Zwischen chlamydienbedingter Zervizitis, nonpuerperaler Endometritis und Salpingitis bestehen enge Korrelationen. Ca. 50% der Frauen mit chlamydienbedingter Zervizitis haben gleichzeitig eine Endometritis. Wahrscheinlich handelt es sich zunächst um eine chronische Zervizitis/Endometritis, welche später in eine Salpingitis übergeht.

Klinik

- häufig asymptomatisch, aber Blutungsstörungen (Meno- und Metrorrhagien)
- häufig druckschmerzhaftes inneres Genitale

Diagnostik

1. Klinik
2. Erregernachweis durch PCR aus Endometriumbiopsie

Wichtig: Blutungsstörungen bei jungen, sexuell aktiven Frauen können erster und einziger Hinweis für Endometritis sein und sollten eine Chlamydiendiagnostik veranlassen.

Therapie: wie unter Gonorrhö/Urethritis beschrieben.

11.8 Sexuell übertragbare bakterielle Erkrankungen (STD)

M. Bolz, K. Friese

11.8.1 Sexuell übertragbare Erkrankungen (STD) – Einleitung

Sexuell übertragbare Erkrankungen können durch Bakterien, Viren, Pilze, Insekten, Protozoen, Mykoplasmen und Chlamydien ausgelöst werden.

Sog. klassische Geschlechtskrankheiten sind:

a) Gonorrhö
b) Syphilis*
c) Ulcus molle*
d) Lymphogranuloma venereum*
e) Granuloma inguinale*

Dazu kommen weitere Infektionskrankheiten, die sowohl venerisch als auch nicht venerisch übertragen werden können.

a) Herpes-Simplex-Virus-Infektion*
b) humanes-Papillom-Virus-Infektion
c) Molluscum-cantagiosum-Virus
d) HIV
e) Hepatitis B

Die mit * bezeichneten Erkrankungen bzw. Infektionen werden auch als Genital Ulcer Disease (GUD) zusammengefasst.

Die Erkrankung kann, muss sich aber nicht obligat genital manifestieren. Begünstigende Faktoren:

a) mangelnde hygienische Verhältnisse
b) niedriger sozioökonomischer Status
c) verminderte Immunabwehr
d) riskante Sexualpraktiken, häufig wechselnde Geschlechtspartner, mangelnde Sexualhygiene, Sex-Tourismus

„Ein Unglück kommt selten allein" und „Wer Läuse hat, kann auch Flöhe haben" oder mit anderen Worten: Bei Verdacht auf eine sexuell übertragbare Erkrankung ist stets zu bedenken, dass zwei (oder mehrere) verschiedene Erreger beteiligt sein könnten.

Tabelle 11.16 gibt eine Übersicht über sexuell übertragbare Erkrankungen, Erreger und klinische Folgen.

Gesetzliche Grundlage: Gesetz zur Verhütung und Bekämpfung von Infektionskrankheiten beim Menschen (Infektionsschutzgesetz – IfSG), Artikel 1 des Gesetzes zur Neuordnung seuchenrechtlicher Vorschriften – (Seuchenrechtsneuordnungsgesetz) SeuchRNeuG vom 20. Juli 2000. Durch dieses Gesetz werden u. a. geregelt: a) Meldepflicht; b) Aufgaben des öffentlichen Gesundheitswesens; c) Umgang mit Krankheitserregern. Neuer Aspekt: Im Gegensatz zum früher gültigen Bundesseuchengesetz und zum Gesetz zur Bekämpfung der Geschlechtskrankheiten können die o. g. klassischen Geschlechtskrankheiten nicht mehr als solche bezeichnet werden, sondern gehören zur Gruppe der sog. Sexuell übertragbaren Erkrankungen (STD) = sexually transmitted diseases.

Meldepflicht nach dem IfSG

1. Nach § 7 (3) ist der direkte oder indirekte Nachweis folgender Erreger sexuell übertragbarer Erkrankungen nichtnamentlich zu melden:
   a) Treponema pallidum
   b) HIV
2. Nach § 8 (1) sind zur Meldung verpflichtet: die Leiter von Medizinaluntersuchungsämtern

Tab. 11.16: Übersicht über sexuell übertragbare Erkrankungen, Erreger und klinische Folgen

Gattung	Erreger	genitale Symptomatik	Folgen
Bakterien	Neisseria gonorrhoeae	Gonorrhö, PID	Perihepatitis, Gonokokkämie
	Treponema pallidum	Ulcus durum	Lues Stadien II-III
	Haemophilus ducreyi	Ulcus molle	–
	Calymmobacterium granulomatis	Granuloma inguinale	hämatogene Dissemination
	fakultativ pathogene Bakterien	PVK, BV, Zervizitis, PID	Sepsis
Chlamydien	Chlamydia trachomatis (L1-L3)	Lymphogranuloma venereum	–
	Chlamydia trachomatis (D-K)	PVK, Zervizitis, Urethritis, PID	Arthritis
Mykoplasmen	Mykoplasma hominis	PVK, Zervizitis, PID	–
	Ureaplasma urealytikum	PVK, BV, Zervizitis, Urethritis	–
Pilze	Candida albicans, Candida glabrata	vaginale Mykose	Candidasepsis
Insekten	Phthirus pubis	Phthyriasis	–
	Sarcoptes scabiei	Scabies	–
Protozoen	Trichomonas vaginalis	Trichomoniasis	–
Viren	Herpes-simplex-Virus (Typ 1,2)	Herpes genitalis	aseptische Meningitis, disseminierte Infektion
	humanes Papillomvirus (z. B. 6, 11)	Condylomata accuminata	–
	humanes Papillomvirus (z. B. 16, 18)	flaches Kondylom, CIN I-III	CIS, Zervixkarzinom, bowenoide Papillose
	Molluscum-contagiosum-Virus	Molluscum contagiosum	–
	Hepatitis-Virus (B)	–	Hepatitis, Leberzirrhose (C)
	HIV	Candidose, Herpes genitalis, HPV-Infektion bei AIDS-Vollbild	zervikale Dysplasie/Neoplasie, Zervixkarzinom, AIDS

und sonstigen privaten oder öffentlichen Untersuchungsstellen, einschließlich der Krankenhauslaboratorien.

3. Nach § 10 enthält die nichtnamentliche Meldung folgende Angaben:

Geschlecht, Monat/Jahr der Geburt, erste drei Ziffern der Postleitzahl der Hauptwohnung, Untersuchungsbefund, Monat/Jahr der Diagnose, Art des Untersuchungsmaterials, Nachweismethode, wahrscheinlicher Infektionsweg/wahrscheinliches Infektionsrisiko, Land, in dem die Infektion wahrscheinlich erworben wurde, Name, Anschrift und Telefonummer des Meldenden.

Eine nichtnamentliche Meldung muss innerhalb von zwei Wochen an das Robert-Koch-Institut erfolgen.

Im Falle von HIV ist eine fallbezogene Verschlüsselung durchzuführen:

- dritter Buchstabe des ersten Vornamens in Verbindung mit der Anzahl der Buchstaben des Vornamens
- dritter Buchstabe des ersten Nachnamens (erster Familienname) in Verbindung mit der Anzahl der Buchstaben dieses Nachnamens

11.8.1.1 Gonorrhö/Urethritis (insbesondere N. gonorrhoeae-Infektion und C. trachomatis-Infektion)

Definition: Infektion der Harnröhre

Einteilung

- gonorrhoische Urethritis
- nicht gonorrhoische Urethritis
- primäre Urethritis
- sekundäre Urethritis (Katheterträger, Urethrastrikturen)

Erregerspektrum

a) häufig: Neisseria gonorrhoeae; Chlamydia trachomatis (Serovar D-K)
b) umstrittene Bedeutung: Ureaplasma urealytikum; Mycoplasma genitalium
c) Trichomonas vaginalis

Epidemiologie
Häufiger ist die nichtgonorrhoische Urethritis (Zentraleuropa). Promiskuität und niedriger sozioökonomischer Status korrelieren mit der Häufigkeit des Nachweises von Neisseria gonorrhoeae und C. trachomatis. Ca. 50% asymptomatische Infektionen begünstigen die Ausbreitung. Die Prävalenz ist regional unterschiedlich (z. B.: 1992 USA 201/100 000; Schweden 14/100 000). Das Risikokollekiv bilden Prostituierte (Infektionsrate bis zu 40%, Gonokokken).

Ätiologie, Pathogenese, Pathophysiologie

- sexuelle Übertragung der Erreger
- C. trachomatis weltweit häufigste sexuell übertragene Infektion (Genitalinfekte, Lymphogranuloma inguinale)
- Übertragung auch durch Schmierinfektion (insbesondere Augeninfektionen) bzw. perinatal
- C. trachomatis häufig als Begleitinfektion bei Gonokokken!

Erreger sind entweder extrazellulär oder intraepithelial. **Resultat** ist eine eitrige Infektion.

Klinik

- eitriger Ausfluss
- Dysurie

Cave: Symptomarme oder symptomlose Verläufe sind häufig!

Diagnostik

- Klinik
- mikrobiologische Diagnostik:

a) Abstrich (Urethra) – Grampräparat:
   - semmelförmige, intrazelluläre Diplokokken (N. gonorrhoeae)
   - mehr als 5 Leukozyten pro Gesichtsfeld
b) erste Portion einer Harnprobe:
   - positiver Leukozytenesterasetest oder
   - mehr als 10 Leukozyten pro Gesichtsfeld
c) möglichst immer eine mikrobiologische Kultur anstreben
   - Erregernachweis (N. gonorrhoeae, aber auch Mycoplasmen, Ureaplasmen)
   - Antibiotikaresistenztestung möglich
   - Neisserien sind empfindlich, daher ist sofort nach Abstrichentnahme die Inokulation auf Nährmedium erforderlich
   - forensischen Hintergrund beachten
d) Antigennachweis, Hybridisierung, Amplifikation
e) Trichomonadennachweis mikroskopisch und kulturell

Komplikationen

- Infektion kann sich weiter ausbreiten (also: Zervizitis, Endometritis, Salpingitis!)
- nach Salpingitis Risiko für
  a) Extrauteringravidität 10fach höher
  b) Infertilität 20fach höher

Außerdem: Eine Neugeborenenkonjunktivitis ist möglich (Credèsche Prophylaxe mit AgN03-Lösung 1% ist nur bedingt hilfreich – s. u.). Neugeborene infizierter Mütter sind in bis zu 70% kolonisiert, in bis zu 40% tritt klinische Konjunktivitis, in 10–20% Pneumonie auf.

Therapie

Neisseria gonorrhoeae

Tabelle 11.17 stellt die Therapie der unkomplizierten Gonorrhö dar.

Wenn keine Besserung der Beschwerden eintritt, ist unbedingt eine Kultur anzustreben! Die Ursache kann eine Doppelinfektion mit Chlamydia trachomatis oder Treponema pallidum sein. Aus Sicherheitsgründen muss vor der Therapie und sechs Wochen danach eine serologische Untersuchung auf Syphilis durchgeführt werden.

a) Schwangerschaft
   - Cephalosporine oder
   - Spectinomycin
   - keine Chinolone
b) komplizierte, disseminierte Gonokokkeninfektion (DGI)
   - Therapie unter stationären Bedingungen
   - durchschnittliche Therapiedauer meist 7 Tage
   - häufig Mischinfektionen (Chlamydien, Anaerobier, Enterobacteriaceae, Mycoplasmen) → Kombinationstherapie

Die Tabellen 11.18, 19, 20 und 21 geben die zu wählenden Therapien bei der komplizierten, disseminierten Gonokokkeninfektion, bei der DGI beim Neugeborenen, bei Ophthalmoblenorrhö und bei Chlamydia trachomatis an.

Schwangerschaft

- 4 × 500 mg Erythromycin p. o. über 10–14 Tage
- 2. Wahl: Amoxicillin 3 × 500 mg über 10 Tage

Wenn kein Therapieerfolg eintritt, sollte man an eine Mischinfektion denken (Trichomonas vaginalis/Mykoplasmen, wird mit einer Kombination von Metronidazol 2 g p. o., einmalig, und 4 × 500 mg Erythromycin p. o. über 7 Tage behandelt).

Verlauf, Prognose
Grundsätzlich handelt es sich um eine heilbare Erkrankung. Ein Problem sind asymptomatische Patientinnen als unerkanntes Erregerreservoir.

Prophylaxe
Crede-Prophylaxe ist beim Neugeborenen mit 1% AgN03-Lösung möglich. Die Prophylaxe ist seit 1986 nicht mehr gesetzlich vorgeschrieben. Wegen abnehmender Prävalenz der Gonorrhö besteht die Auffassung, dass diese Prophylaxe obsolet sei. Aber auch andere Formen der Konjunktivitis sind relevant, Prophylaxe ist Standard of care. Weltweit ist nicht ein Fall mit bleibenden Nebenwirkungen nach adäquater Prophylaxe bekannt (BGA 1992). PVP-Jod, Antibiotika bzw. die präpartale Analyse des Scheidenmilieus stellen keine Alternative dar.

Behandlung von Sexualpartnern
Sicherheitsbehandlung nur wenn a) der Partner zustimmt, b) der Partner die Behandlung der Alternative wiederholter Kontrollen vorzieht.

Tab. 11.17: Therapie der unkomplizierten Gonorrhö

Präparat	Dosierung	Behandlungsdauer
intramuskulär		
Spectinomycin	2,0 g	einmalig (Resistenzbildung beachten)
Ceftriaxon	0,25 g	
peroral		
Ciprofloxacin	500 mg	einmalig
Cefixim	400 mg	einmalig
Azithromycin	1 g	einmalig

*cave: Spectinomycin-resistente, Penicillinase-produzierende Neisseria-Stämme (PPNG) bekannt → keine Tetrazykline zu empfehlen, weil plasmidgekoppelte Tetrazyklinresistenz vorliegen kann

Tab. 11.18: Therapie der komplizierten, disseminierten Gonokokkeninfektion

Präparat	Dosierung	Behandlungsdauer
Ceftriaxon	1–2 g i. m. oder i. v.	1 × tgl./7 Tage
bei Meningitis oder Endokarditis	1–2 g i. m. oder i. v.	2 × tgl./7 Tage
alternativ bei beta-Lactam-Allergie		
Ciprofloxacin	500 mg i. v.	3 × tgl./7 Tage
Spectinomycin	2 g i. m.	2 × tgl./7 Tage
Erythromycin	500 mg i. v.	4 × tgl./7 Tage

Tab. 11.19: Therapie der DGI beim Neugeborenen

Präparat	Dosierung	Behandlungsdauer
Ceftriaxon	25–50 mg/kg/KG/Tag i. v. oder i. m.	1 × tgl. über mindestens 7 Tage; bei fortbestehenden Beschwerden 10–14 Tage
Cefotaxim	25 mg/kg/KG/Tag i. v. oder i. m.	2 × tgl. über 7–14 Tage

Tab. 11.20: Therapie der Ophthalmoblenorrhö

Präparat	Dosierung	Behandlungsdauer
Erwachsene		
Ceftriaxon	– 1,0 g i. m. – zusätzlich konjunktivale Spülung mit physiologischer NaCl-Lösung	1 × tgl. über mindestens 1 Tag oder bis zum Vorliegen einer negativen Kultur
Neugeborene		
Ceftriaxon	– 25–50 mg/kg/KG i. v. oder i. m. – zusätzlich konjunktivale Spülung mit physiologischer NaCl-Lösung	1 × tgl. über mindestens 1 Tag

C. trachomatis

- Screening in der Schwangerschaft nach Mutterschaftsrichtlinien vorgeschrieben, ggf. Therapie
- Partneruntersuchung und -behandlung!

Hinweis: Bei Gonorrhö besteht Meldepflicht anonym an das Gesundheitsamt, nur bei Behandlungsverweigerung ist eine namentliche Meldung durchzuführen.

Tab. 11.21: Therapie der Chlamydia trachomatis

Präparat	Dosierung	Behandlungsdauer
1. Wahl		
Azithromycin	1 g p. o.	*einmalig bis 4 Tage*
Doxycyclin	2 x 100 mg p. o.	14 Tage
2. Wahl		
Erythromycin	4 x 500 mg p. o.	14 Tage

11.8.1.2 Syphilis

Definition

Es handelt sich um eine sexuell übertragbare Erkrankung, die kontagiös ist, in Schüben verläuft, die unbehandelt in Latenz übergeht, wobei 2/3 der latent Infizierten erscheinungsfrei bleiben, während 1/3 der latent Infizierten zum Teil Jahre später Spätformen entwickelt (Mesaortitis, Neurosyphilis, Manifestationen an Skelett, Haut, Augen, Ohren u. a.).

Erreger: Treponema pallidum subspecies pallidum. Insgesamt sind vier Subspecies bekannt. Diese unterscheiden sich nur durch die hervorgerufenen Erkrankungen, aber nicht durch Morphologie, Antigenstruktur oder DNS.

Historie: Erstmals 1492 (zurzeit der Entdeckung Amerikas durch Kolumbus) wurde in Europa eine kontagiöse, oft tödlich verlaufende

Erkrankung beobachtet, die später als Syphilis bezeichnet wurde. Unklar ist, ob die Erkrankung aus Amerika importiert wurde oder ob es sich um eine veränderte Verlaufsform einer bis dahin in Europa oder auf beiden Kontinenten auftretenden endemischen, nichtvenerischen Treponematose handelt. Noch 1767 wurden Syphilis und Gonorrhö als zwei Formen ein und derselben Erkrankung fehlinterpretiert (J. Hunter, englischer Chirurg). Erst 1838 korrigierte Ricord diese falsche Ansicht. 1905 entdeckten Schaudinn und Hoffmann den Erreger, 1906 führte Landsteiner den Erregernachweis durch Dunkelfeldlichtmikroskopie, 1910 führte Wassermann die serologische Diagnostik ein. 1910 gab es die erste Therapie mit Salvarsan (Arsphenamid) durch Ehrlich und Kata, 1917 wurde eine Fiebertherapie durch Blut von Malaria-tertiana-Kranken durchgeführt (Wagner-Jauregg). 1928 entdeckte Fleming das Penicillin, und 1943 wurde Penicillin erstmals zur Behandlung von Syphilis eingesetzt.

Epidemiologie: Es ist eine weltweit verbreitete Erkrankung (vgl. Tab. 11.22). Heute ist die Erkrankung wegen besserer Diagnostik und Therapie selten geworden! Durch die aktuelle starke bzw. zunehmende Ost-West-Migration ist mit einem Anstieg zu rechnen. Die Inzidenz ist regional unterschiedlich, vor allem sind durch die schlechte Meldemoral keine exakten Zahlen bekannt.

Es sind die Risikogruppen zu beachten: soziale Randgruppen, außereuropäische Immigranten, Angehörige von Berufen mit Reisetätigkeit, Homosexuelle - in dieser Gruppe nehmen die Erkrankungen seit Akzeptanz von safer sex ab. In Großstädten bzw. Industriegebieten ist die Inzidenz höher. Das Verhältnis Männer/Frauen beträgt 2:1.

Ätiologie, Pathogenese, Pathophysiologie
Das Erregerreservoir ist der Mensch. Grundsätzlich ist jeder Mensch empfänglich für eine Infektion mit Treponema pallidum. Aber bei gelegentlicher Exposition infiziert sich nur jeder Dritte. Grund dafür ist: T. pallidum sind sehr umweltempfindlich; außerdem wird eine Kreuzimmunität zu symbiotisch auf der Schleimhaut lebenden anderen, apathogenen Treponemen vermutet.

Tab. 11.22: Inzidenz der Syphilis

Land/Region	Inzidenz
USA (1990)	20,3/100 000
USA (1994)	8,1/100 000
Entwicklungsländer Afrika/Asien	360/100 000

Übertragung

a) Eine Übertragung ist möglich beim Geschlechtsverkehr durch direkten Kontakt mit Effloreszenzen des ersten und zweiten Stadiums.
b) Drogenabhängige können sich über infizierte Spritzen anstecken.
c) Während der Frühlatenz ist eine Infektion auf dem Blutweg möglich.
d) In der Spätlatenz ist theoretisch auch eine diaplazentare Infektion des Feten möglich.

Bei tertiärer Syphilis besteht keine Infektionsgefahr.

Der Erreger dringt über eine Epithelläsion ein, von dort weitere Ausbreitung über Blut- und Lymphgefäße. Dieser Vorgang wird durch die humorale bzw. zelluläre Immunantwort nicht unterbunden, trotzdem Abheilung des *Primäraffektes.*

Unbehandelt gelangen ca. 60–90% der Infizierten in das **Sekundärstadium** (Manifestation an Haut, Schleimhaut, ZNS, Auge, Leber, Knochen). Nur in ca. 75% der Fälle entsteht ein Exanthem, dies häufig schubweise über 2–3 Jahre. In 1/3 der Fälle ergibt sich eine Spontanheilung. Bei den übrigen Fällen ist **Latenz** gegeben. Aus der Latenz kann sich eine tertiäre Syphilis entwickeln. Latenz ist gekennzeichnet durch positive Seroreaktionen ohne klinische Symptome. Während der Latenz überlebt der Erreger auf unbekannte Weise und wird durch zellgebundene Immunantwort unterdrückt. Diese Immunität schützt vor Zweitinfektion, wird aber mit Therapie beendet. Das Gleichgewicht zwischen Virulenz des Erregers und Immunantwort kann gestört werden (Alkohol, HIV), worauf dann ein stürmisches Aufflackern der Erkrankung folgt. Die humorale Abwehr (Antikörper) ist ohne Bedeutung. Das **Tertiärstadium** ist durch spezifisches Substrat gekennzeichnet: Gumma, das sind herdförmige Nekrosen mit umgebender granuloidzelliger Reaktion.

Klinik

1. Primärstadium

- typisch Primäraffekt u. a. am äußeren Genitale, Vagina, Anus, aber auch an jeder anderen Körperstelle
- Inkubationszeit 10–90 Tage, durchschnittlich 21 Tage
- Erosion mit scharf begrenztem, derbem Rand (harter Schanker, Ulcus durum), meist schmerzlos
- Abheilung nach 3–8 Wochen

Differentialdiagnostik: Zur Differentialdiagnostik beim Primäraffekt siehe Tabelle 11.23.

2. Sekundärstadium

Das Primärstadium geht nach neun Wochen hämatogener Streuung in das Sekundärstadium über (Haut, Schleimhäute betroffen). Grundsätzlich kann aber auch gleich ein Übergang zur Latenz erfolgen.

- häufig: Exantheme, vorwiegend am Rumpf und den Extremitäten
  Mundschleimhaut: „plaques muqueuses"
- Anogenitalbereich: Condylomata lata

Die Gesamtdauer des Sekundärstadiums beträgt 2–3 Jahre mit schubweisem Verlauf. Die Differentialdiagnostik ist schwierig (Virus- bzw. Arzneimittelexantheme). Beweisend in diesem Zusammenhang ist die Serologie.

3. latente und tertiäre Syphilis

Frühlatenz ist im Jahr 1 und 2 nach Abklingen des letzten Exanthemschubs gegeben, anschließend folgt die Spätlatenz. Etwa 1/3 der unbehandelten Patienten erkrankt aus der Spätlatenz heraus an einer Manifestation der Spätsyphilis. Diese ist heute infolge der antibiotischen Therapie selten geworden, hauptsächlich treten die neurovaskuläre und Neurosyphilis auf.

a) gummöse tertiäre Syphilis
   - nekrotisierende Granulome als Folge einer überschießenden Immunreaktion auf hämatogen gestreute Erreger
   - in allen Organen und Geweben, bevorzugt Haut und Knochen
   - auftreten 2–7 Jahre und bis zu 35 Jahre nach Infektion
   - Differentialdiagnose: Malignom

b) kardiovaskuläre tertiäre Syphilis

Es handelt sich um einen schleichenden Gefäßprozess (Aorta), der im zweiten Stadium beginnt, dann weitergeht mit Nekrosen der Media, dann Aneurysma, Aorteninsuffizienz, Stenose der Koronarostien. Die kardiovaskuläre Syphilis ist heute selten, in vorantibiotischer Ära lag der Anteil bei 10% der unbehandelten und 83% der obduzierten Syphilitiker.

Tab. 11.23: Differentialdiagnostik beim Primäraffekt

Differentialdiagnostik beim Primäraffekt	klinisches Bild/Erreger
Ulcus molle	- Inkubationszeit 1–3 Tage - Erreger Haemophilus ducreyi - multiple sehr schmerzhafte Ulcera mit weichem Rand - einseitig/doppelseitig geschwollene Leistenlymphknoten; eventuell einschmelzend
Lymphogranuloma venereum (inguinale)	- Inkubationszeit 5–21 Tage - Erreger Chlamydia trachomatis Serovar L1–L3 - Primärläsion als unscheinbares, herpetiformes Bläschen, welches spontan abheilt - bis faustgroße, meist einseitige Lymphknotenpakete; können einschmelzen und fisteln
Herpes simplex genitalis	- Erreger Herpes-simplex-Virus - meist multiple, häufig sehr schmerzhafte, rasch erodierende Bläschen mit entzündlichem Ödem - Lymphknoten können beteiligt sein
Granuloma inguinale (Donovanosis)	- Erreger Calymmatobacterium granulomatis - Inkubationszeit 8–80 Tage - schmerzhaftes Ulcus mit wulstigm Rand; penetranter Geruch - kann Monate persistieren

c) Neurosyphilis

Unbehandelt bzw. inadäquat behandelt entwickeln ca. 10% der von einer tertiären Syphilis betroffenen 4–40 Jahre nach Infektion eine neurologisch-psychiatrische Symptomatik. Vier Verlaufsformen sind zu unterscheiden:

a) frühsyphilitische Meningitis (gut auf Penicillin ansprechend)
b) neurogummöse tertiäre Syphilis (gut auf Penicillin ansprechend)
c) neurovaskuläre (meningovaskuläre) tertiäre Syphilis
   - manifestiert sich bereits ab 4. Jahr nach Infektion
   - Thrombosen und Infarkte mittelgroßer Hirngefäße
   - Es resultieren: Krampfanfälle, Paresen, Sprach-, Seh- und Hörstörungen
   - langsame Entwicklung der irreversiblen Symptome
d) parenchymatöse Formen der Neurosyphilis
   - heute selten, 15–25 Jahre nach Infektion
   - **Tabes dorsalis:** klassische Symptome (plötzliche, stechende Schmerzen im Bein, gastrische Krisen, fehlende Reflexe der Pupillen und der unteren Extremitäten; Ataxie, schmerzlose Überlaufblase, Prozess ist durch Antibiotika nur aufzuhalten, aber nicht zu heilen! Es sind nur wenige Treponemen im Rückenmark nachweisbar. Liquor ist in bis zu 50% normal.
   - **progressive Paralyse:** Der progressive zerebrale Abbau endet mit Persönlichkeitsverfall und führt unbehandelt nach ca. 2,5 Jahren zum Tod; durch Antibiotika kann eine Besserung eintreten; Heilung der Demenz ist nicht möglich; Treponemen sind im ZNS nachweisbar, aber nicht in der weißen Substanz; Liquor ist fast immer stark pathologisch verändert.

Syphilis und HIV
Die Prävalenz wird unterschätzt! Der Krankheitsverlauf kann durch die Grundkrankheit verstärkt oder beschleunigt sein. Dies erschwert die Diagnostik und Therapie! Die negative Serologie schließt eine Infektion nicht aus. Daher ist Erregernachweis wichtig. Häufiger und früher ist eine Neurosyphilis, auch nach als ausreichend angesehener Penicillinbehandlung auftretend. Eine engmaschige Nachsorge sollte man immer unter dem Aspekt der Neurosyphilis durchführen!

Syphilis connata
Syphilis connata ist heute in Deutschland selten geworden (wenige Fälle pro Jahr), weil allgemein ein Inzidenzrückgang und verbesserte Schwangerenvorsorge gegeben sind. Die Infektion kann ab dem vierten Monat diaplazentar auf den Feten übertragen werden. Die Wahrscheinlichkeit einer diaplazentaren Infektion ist im Primärstadium am größten. Je nach Infektionszeitpunkt treten Abort, Totgeburt oder Geburt eines Kindes mit Symptomen eines Sekundärstadiums bzw. eines scheinbar gesunden Kindes ein.

Lues connata praecox: Beim scheinbar gesunden Kind stellen sich die Symptome dann ab der 2.–8. Lebenswoche ein, selten bis 8. Monat. **Leitsymptome** der Lues connata praecox sind:

- Rhinitis (Koryza)
- makulopapulöses Exanthem
- Pseudoparalyse
- Stigmata in der weiteren Entwicklung (Sattelnase, Deformitäten an den Knochen und Zähnen, Mundrhagaden, Keratitis parenchymatosa, Innenohrschwerhörigkeit)
- Neurosyphilis, Tabes, Paralyse folgen später (Lues connata tarda)
- Diagnosesicherung beim Kind durch Klinik, serologischen Befund und Erregernachweis möglich

Diagnostik
Die klinische Diagnostik ist unzureichend, weil es eine große Variationsbreite klinischer Symptome gibt.

1. Erregernachweis
a) mikroskopischer Nachweis des Erregers im Presssaft aus Effloreszenzen des Primär- oder Sekundärstadiums
   - Beurteilung mit sog. Dunkelfeldtechnik
   - CAVE: Zeitabstand zwischen Materialentnahme und Beurteilung (Erreger sehr empfindlich)
   - Fachkliniken bzw. -praxen erforderlich
b) fluoreszenzmikroskopischer Erregernachweis mit FITC-konjugierten monoklonalen Antikörpern; auch Abstriche aus Mund- und Analregion können beurteilt werden.
c) Kultur bzw. Tierversuch ist nicht existent.
d) PCR ist bisher weder standardisiert noch validiert.

2. serologische Verfahren

a) spezifische Antikörper gegen Treponemen-Antigene
  - IgG-Antikörper (Treponema-pallidum-Hämagglutinationsassay, TPHA; Fluoreszenz-Treponema-pallidum-Antikörper-Absorptionstest, FAT-ABS) selbst nach sanierender Behandlung lebenslang nachweisbar, sofern Therapie nicht schon früh im Primärstadium eingesetzt hat (in diesen Fällen nach 2–3 Jahren negativ)
  - IgM-Antikörper mit Entzündungsaktivität korreliert, zur Beurteilung des Therapierfolgs

b) unspezifische Antikörper gegen Mitochondrien der Wirtszellen
  - Cardiolipinteste sind in Deutschland nur zur Beurteilung einer Therapiebedürftigkeit bzw. des Behandlungserfolges zugelassen, aber nicht zur Diagnostik, z. B. Rapid-Plasma-Reagin-Test (RPR).

3. spezifische Testverfahren

- TPHA (T.-pallidum-Hämagglutinationsassay) ist ein Suchttest, der bei positivem Ausfall durch FTA-ABS bestätigt werden muss.
- TPPA (T.-pallidum-Partikel-Agglutinations-Test)
- FTA-ABS ist als Suchtest nicht geeignet, aber zur Bestätigung positiver Suchteste (hohe Spezifität und Sensitivität).
- Tp-Elisa (T.-pallidum-Enzym-Immunassay) erbringt einen Nachweis von IgG- und IgM-Antikörpern.
- IgM-Elisa (monovalenter Immunassay)
- 19S-IgM-FTA-Antikörper-Test dient der Diagnostik von Spät- und Zweitinfektionen.
- Tp-Immunblot (T.-pallidum-Immunoblot) dient dem getrennten Nachweis von IgG- und IgM-Antikörpern mit hoher Spezifität und Sensitivität zum Nachweis der konnatalen Syphilis und Neurosyphilis.

4. unspezifische Testverfahren (Cardiolipintest)

In Deutschland werden unspezifische Verfahren nur zur Verlaufskontrolle, nicht als Suchtest durchgeführt (z. B.: Cardiolipin-KBR, VDRL-Test (Veneral Disease Research Laboratories Test) u. a.).

Therapie

Vor Einleitung einer antisyphilitischen Therapie sollte ein dermatologisches Konsil erfolgen, gegebenenfalls auch ein internistisches/neurologisches Konsil. Goldstandard der Therapie ist Penicillin. Bisher ist keine Penicillinresistenz bekannt. Die minimale, während der gesamten Therapie zu gewährleistende Serumkonzentration beträgt 0,018 µg/ml (WHO).

1. Therapie der **Frühsyphilis** siehe Tabelle 11.24.

Die Therapie umfasst primäre Syphilis (Stadium 1 und 2) sowie Lues latens (seropositiva) bis zum ersten Jahr nach der Infektion. Wenn der Infektionszeitpunkt nicht sicher bekannt ist, sollte wie bei der Spätsyphilis behandelt werden.

2. Therapie der **Spätsyphilis** siehe Tabelle 11.25.

Diese Therapie unterscheidet sich von der Therapie der Frühsyphilis durch die Dosierung und Therapiedauer.

Schwangerschaft: Jeder Hinweis auf eine behandlungsbedürftige Syphilis erfordert umgehend eine entsprechende Diagnostik und Therapie. Diese erfolgt mit Clemizol-Penicillin G (gut plazentagängig), alternativ mit Erythromycin oder Ceftriaxon über 2–3 Wochen.

Prophylaxe

Die Prophylaxe ist möglich durch eine Aufklärung über die Erkrankung, die bereits in der Pubertät erfolgt. Allgemein wichtiger noch ist die Anwendung von Kondomen.

Bei Schwangeren muss das Screening entsprechend den Mutterschaftsrichtlinien durchgeführt werden.

Wenn eine andere sexuell übertragbare Erkrankung diagnostiziert oder behandelt wird, ist immer ein Suchtest nach Syphilis zu veranlassen!

Tab. 11.24: Therapie der Frühsyphilis

Präparat	Dosierung	Behandlungsdauer
empfohlene Behandlung		
Clemizolpenicillin G	1 Mio IE i. m.	14 Tage
alternativ		
Benzathinpenicillin G	2,4 Mio IE i. m.	einmalig
Doxycyclin*	2 × 100 mg p. o.	14 Tage
Ceftriaxon	0,5 g/die i. m./i. v.	14 Tage
Cefuroxim	2 x 1 g/die i. m.	14 Tage
Erythromycin	4 x 500 mg/die p. o./i. v.	14 Tage

* nicht in der Schwangerschaft

Tab. 11.25: Therapie der Spätsyphilis

Präparat	Dosierung	Behandlungsdauer
empfohlene Behandlung		
Clemizolpenicillin G	1 Mio IE i. m.	21 Tage
alternativ		
Benzathinpenicillin G	2,4 Mio IE i. m.	1., 8. und 15. Tag
Doxycyclin*	2 × 100 mg p. o.	21–28 Tage
Tetracyclin	4 × 500 mg/die p. o./i. v.	28 Tage

* nicht in der Schwangerschaft

Antibiotika sollten zur Vorbeugung von Geschlechtskrankheiten nicht verordnet werden.

Eine Schutzimpfung ist nicht verfügbar.

Meldepflicht: Entsprechend dem Infektionsschutzgesetz § 7 (3) muss der direkte oder indirekte Nachweis des Erregers Treponema pallidum nichtnamentlich gemeldet werden. Zur Meldung verpflichtet sind die Leiter von Medizinaluntersuchungsämtern und sonstigen privaten oder öffentlichen Untersuchungsstellen, einschließlich der Krankenhauslaboratorien.

11.8.1.3 Ulcus molle (Syn.: weicher Schanker, chancroid, soft chancre)

Definition: akute, schmerzhafte ulzeröse Erkrankung des äußeren Genitale in Verbindung mit eitriger, regionaler Lymphadenopathie

Erreger: Haemophilus ducreyi

Epidemiologie
Die Krankheit wird übertragen durch sexuellen Kontakt (Transmission im ulcerativen Stadium).

Der Erreger tritt über kleine Epithelläsionen ein. Die epidemiologische Bedeutung von symptomatischen Patienten bzw. superinfizierten Herpesläsionen ist unklar. Zwar ist die Erkrankung in Europa/Deutschland selten, aber die Durchseuchung in Ländern der Dritten Welt mit niedrigem sozioökonomischem Status ist sehr hoch.

Klinik

- Inkubationszeit 2–10 Tage
- zunächst **Primäreffloreszenz:** Papel mit rotem Hof → Pustel → schmerzhaftes Ulcus (sehr berührungsempfindlich)
- Ulcusgröße bis zu mehreren Zentimetern möglich
- Zahl der Ulcera variabel
- 1–2 Wochen nach Primäreffloreszenz → sehr schmerzhafte **regionale Lymphadenitis** (Bubo) → ohne Therapie Abszedierung, Einschmelzung, Fistelbildung

Diagnostik

- klinisches Bild
- fehlender Nachweis von Treponema pallidum im Dunkelfeldtest
- Abstrich aus dem Ulcus (vom überhängenden Rand, nicht vom Ulcusgrund!);
  a) Gramfärbung → sichtbar sog. Fischzugformationen
  b) Pappenheimfärbung → Bakterien leuchten hellrot
- Anzüchtung auf Spezialmedien möglich
- Serologie ohne Bedeutung

Differentialdiagnostik

- Ulcus durum bei syphilitischem Primäraffekt als hartes, indolentes Ulcus
- Ulcus bei Herpesläsion
- Abgrenzung zur C. trachomatis-Infektion

Therapie siehe Tabelle 11.26.

Es ist eine breite Resistenzentwicklung gegenüber Tetrazyklinen, Penicillin und Sulfonamiden gegeben.

11.8.1.4 Lymphogranuloma venereum

Synonyme: lymphogranuloma inguinale, granuloma venereum

Definition: infektiöse Erkrankung des äußeren Genitale

Erreger: Chlamydia trachomatis Serovar L1–L3

Epidemiologie: Die Übertragung geschieht fast ausschließlich durch Geschlechtsverkehr. Risikokollektive sind z. B. Prostituierte.

Tab. 11.26: Therapie des Ulcus molle

Präparat	Dosierung	Behandlungsdauer
Azithromycin	1 g p. o.	einmalig
Ceftriaxon*, **	0,25 g i. m.	einmalig
Ciprofloxacin	2 x 500 mg p. o.	3 Tage
Erythromycin	4 x 500 mg p. o.	7 Tage

* bei gleichzeitiger HIV-Infektion mehrtägige Gabe von Erythromycin
** auch einmalige i. v.-Applikation von Ceftriaxon möglich

Klinik

Inkubationszeit ca. 14 Tage

Einteilung in **3 Stadien**

1. Primärstadium:
   - Lokalbefund (Primärläsion) an der Eintrittspforte
   - uncharakteristischer Befund (Papel → Übergang in ein schmerzloses, flaches Ulcus)
   - spontane Abheilung
2. Sekundärstadium:
   - ca. 3–4 Wochen nach Primärinfektion durch lymphogene Streuung
   - regionaler (inguinaler) Lymphknotenbefall → Entstehung von bis zu faustgroßen, druckdolenten Lymphknotenpaketen (Bubo) mit zentraler Einschmelzung und Fistelbildung
   - Streuung in perirektale, intraabdominelle Lymphknoten möglich
   - Allgemeinerkrankung!
3. Tertiärstadium:
   - nach 5–10 Jahren Übergang zum genitorektalen Symptomenkomplex mit periproktitischen Infiltraten, Abszessen, Strikturen und Fisteln
   - außerdem genitale Elephantiasis möglich

Diagnostik

a) klinisches Bild
b) kultureller Erregernachweis aus Bläscheninhalt der Primärläsion, Lymphknotenpunktat oder Buboneiter
c) mikroskopisch mit fluoreszierenden Antikörpern im Ausstrichpräparat
d) Komplementbindungsreaktion (KBR); ca. 4 Wochen nach Infektion positiv
e) Mikroimmunfluoreszenztest empfindlicher als KBR.

Ein Problem ist, dass mit keinem Verfahren eine sichere Differenzierung zwischen den C. trachomatis-Serovaren A-K bzw. L1–L3 möglich ist.

Differentialdiagnostik

- Condylomata lata bei sekundärer Syphilis
- karzinomatöse Veränderungen (M. Hodgkin, Metastasen anderer maligner Tumoren)
- Granuloma venereum
- Acne inversa, M. Crohn
- sehr selten andere Infektionen: Tuberkulose, Aktinomycose u. a.

Therapie siehe Tabelle 11.27.

C. trachomatis kommt obligat intrazellulär vor. Somit sind auch nur zellgängige Antibiotika wirksam!

Verlauf, Prognose: Bei rechtzeitiger Erkennung und Behandlung ist die Prognose im Stadium 1 und 2 gut. Im Stadium 3 kann durch medikamentöse Behandlung ein Rückgang der Symptome erreicht werden, entscheidend ist die chirurgisch-palliative Therapie.

Prophylaxe: Sexualhygiene, Vermeidung riskanter Sexualpraktiken und ggf. Behandlung der Sexualpartner.

11.8.1.5 Granuloma inguinale (Donovaniose)

Definition: ulceröse Erkrankung des äußeren Genitale

Erreger: Calymmatobacterium granulomatis

Epidemiologie

- Infektion venerisch und nicht-venerisch möglich
- offensichtlich nicht-venerische Infektion häufiger
- Autoinokulation möglich
- Endemiegebiete in Indien, Afrika, Karibik
- Risikokollektiv Prostituierte

Klinik

- Inkubationszeit 8–80 Tage
- Primärläsion: schmerzlose, derbe Papel → nach wenigen Tagen ulceriert → Übergang in eine zunächst fleischrote, später ulcero-granulomatöse Läsion → Endzustand: narbige Strikturen, Fibrose, Lymphstau, Elephantiasis

Tab. 11.27: Therapie der Lymphogranuloma venereum

Präparat	Dosierung	Behandlungsdauer
Doxycyclin	2 × 100 mg/die p. o.	14–21 Tage
Tetracyclin-HCL	4 × 500 mg/die p. o.	14–21 Tage
Sulfadiazin	4 × 1 g/die p. o.	14 Tage
in der Schwangerschaft Erythromycin-Äthysuccinat	4 × 500 mg/die p. o. oder 4 × 500 mg/die i. v.	14 Tage

Diagnostik: a) Klinik; b) Suche nach „Donovan"-Körperchen im Zytoplasma von Makrophagen in Gewebsausstrichen und Biopsiematerial; c) kultureller Erregernachweis

Differentialdiagnostik

- Condylomata lata bei sekundärer Syphilis
- karzinomatöse Veränderungen (M. Hodgkin, Metastasen anderer maligner Tumoren)

Therapie siehe Tabelle 11.28.

Es gibt unterschiedliche Ansprechraten auf eine gewählte Therapie, so dass keine Standardtherapie etabliert ist. Notwendig ist die Erfassung und Behandlung infizierter Sexualpartner!

11.8.1.6 Übersicht: Morphologie, Ursache, Diagnostik genitaler infektiöser Läsionen (Tab. 11.29)

Gemeinsamkeiten genitaler infektiöser ulceröser Erkrankungen (genital ulcer disease, GUD)

Typischer Erkrankungsverlauf

1. Primäreffloreszenz Ulcus
2. zeitversetzt ein- oder beidseitige Lymphadenopathie, letztere schmerzhaft (Ausnahme: Syphilis!) → spätere Einschmelzung

Wichtig bei GUD: Patienten mit GUD haben ein erhöhtes Risiko für eine HIV-Infektion und umgekehrt haben HIV-Infizierte ein höheres Risiko für GUD.

11.8.2 Sexuell übertragbare Erkankungen durch Ektoparasiten

Trichomoniasis: siehe Vaginitis.

Tab. 11.28: Therapie der Granuloma inguinale

Präparat	Dosierung	Behandlungsdauer
Trimethoprim + Sulfamethoxazol	2 × 80 mg/die p. o. + 2 × 400 mg/die p. o.	14 Tage
Alternative:		
Doxycyclin + Streptomycin	2 × 100 mg/die p. o. + 1 × 1g/die i. m.	14 Tage
Gentamycin	2 × 50–100 mg/die i. m.	mindestens 21 Tage
Chloramphenicol (cave: toxisch!)	3 × 500 mg/die p. o.	mindestens 21 Tage

11.8.2.1 Phthirus pubis

Definition: infektiöse, durch Parasiten hervorgerufene Erkrankung, im Allgemeinen der behaarten Körperregionen

Erreger sind flügellose Insekten oder obligate Parasiten des Menschen. Unterschieden werden: Kopfläuse (Pediculus humanus capitis), Kleiderläuse (Pediculus humanis corporis) und Filzläuse (Phthirus pubis).

Epidemiologie
In der gemäßigten Zone kommt die Erkrankung häufiger als in den Tropen vor. Mangelnde hygienische Verhältnisse sowie enges Zusammenleben von Menschen begünstigen die Verbreitung. Die bevorzugte betroffene Altersgruppe ist 15–25 Jahre. Vereinzelt wurde von Epidemien berichtet. Die Übertragung geschieht hauptsächlich durch sexuelle Kontakte, aber auch über Kleidung.

Klinik

- vielfältig, vor allem Pruritus, Erythem und lokale Entzündung
- Läusebisse imponieren als kleine blaue Flecken

Diagnostik: klinische Symptomatik; genaue Inspektion, Suche mit Lupe! Kontakpersonen ebenfalls untersuchen!

Therapie: Die Therapie ist medikamentös, das Mittel der Wahl ist γ-Hexachlorcyclohexan als Gel, Shampoo, Spray oder Lösung. Meist ist eine einmalige lokale Therapie der betroffenen Körperstellen nötig, sie kann wiederholt werden.

Cave: γ-Hexachlorcyclohexan ist während der Gravidität und bei Stillenden kontraindiziert! Daher sollte während einer Schwangerschaft mechanisch entlaust werden mit Staubkamm und Schere, eventuell inklusive Vorbehandlung mit Essigwasser (3 Esslöffel Essig auf 1 l Wasser, mehrfach spülen).

Hinweis: Unbedingt notwendig ist die Sanierung der hygienischen Verhältnisse. Außerdem ist nach begleitenden anderen STD zu fahnden.

Es sind die gesetzlichen Bestimmungen zu beachten.

11.8.2.2 Sarcoptes scabiei

Definition: juckende Hauterkrankung des Menschen, sog. Krätze

Tab. 11.29: Übersicht – Morphologie, Ursache, Diagnostik genitaler infektiöser Läsionen

Effloreszenz	Krankheit	Erreger	Diagnostik
Erosion/Ulcus	Herpes genitalis	Herpes-simplex-Virus Typ 2, selten Typ I	Kultur
	Syphilis	T. pallidum	Mikroskop Serologie
	Ulcus molle	H. ducreyi	Mikroskop Kultur auf Spezialmedien
	Lymphogranuloma venereum	C. trachomatis Serovar L1, L2, L3	Serologie
	Granuloma inguinale	Calymmatobact. granulomatis	Mikroskop Kultur in Zellkulturen
	Mykobakteriose	– M. tuberculosis – ubiquitäre Mykobakterien	Histologie Kultur Mikroskop
Papel	Condylomata	Papillomvirus (HPV)	klinische Symptomatik
	Dellwarzen	M. contagiosum	klinische Symptomatik
	Skabies	S. scabiei	Mikroskop
Vesikel	Herpes genitalis	Herpes-simplex-Virus Typ 2, selten Typ I (HSV)	Kultur
diffuse Erytheme	Candidiasis	C. albicans u. a. Candida-Spezies	Nativpräparat Kultur
	Epidermomykose	Dermatophyten	Nativpräparat Kultur

Erreger: Sarcoptes scabiei var. hominis (Krätzmilbe)

Epidemiologie
Genaue Inzidenzzahlen sind nicht bekannt. Häufiger in den Tropen als in den gemäßigten Breiten wird eine Erkrankung durch unzureichende hygienische Verhältnisse begünstigt. Eine Transmission ist venerisch, aber auch nicht-venerisch möglich.

Klinik
Die Inkubationszeit nach Erstinfektion beträgt ca. 3–6 Wochen, während dieser Zeit gibt es nur geringe Symptome. Dann verstärkt sich durch Sensibilisierung gegen Milbenantigen der Pruritus, so dass bei Reinfektion bereits nach 1–2 Tagen heftiger Pruritus auftritt. In seltenen Fällen ist nach ca. 8 Wochen eine Spontanheilung möglich.

Prädilektionsstellen: Interdigitalfalten (Hände), Handgelenke, Ellenbeuge, Fußrand, Gürtelregion, Anogenitalregion

Es resultieren: erythematöse Papeln, Urtikaria, Ekzem

häufig: nächtlicher Pruritus

Diagnostik

a) klinisches Bild
b) makroskopisch sichtbare Milbenkanäle auf der Haut, eventuell Lupe benutzen
c) Einfärbung fraglicher Milbengänge mit schwarzem Filzstift, anschließend mit alkoholgetränktem Tupfer abwischen → Milbengänge bleiben schwarz!
d) direkter Erregernachweis im Geschabsel einer Papel nach Aufbringen eines Öltropfens
e) Serologie unzureichend

Differentialdiagnostik: pruriginöse Ekzeme; atopische Ekzeme; Pyodermien; tierspezifische Krätzemilben meist mit milderem Verlauf

Therapie: Lokale Therapie mit γ-Hexachlorcyclohexan, gegebenenfalls nach 3 Tagen wiederholen, um auch die Embryonen in den Eiern abzutöten. Neuerdings ist auch die interne Therapie mit Ivermectin 0,2 mg/kg/Kg als Einmaldosis (Mectizan®; Stromectol®) möglich. Aber diese ist in Deutschland nicht zugelassen und kann nur über internationale Apotheken bezogen werden.

Hygienische Maßnahmen sind zu ergreifen.

Schwangerschaft und Krätze: lokale Therapie mit Benzoylbenzoat-Emulsion (25%) oder Crotamiton-Salbe (Crotamitex®; Euraxil®) über 3–5 Tage, aber nur unter ärztlicher Kontrolle!

11.8.3 Sexuell übertragbare virale Erkrankungen

11.8.3.1 Herpes simplex-Virus-Infektion (HSV) – einschließlich HSV-Infektion und Schwangerschaft

Definition: infektiöse, ulceröse Erkrankung des Genitale

Erreger: Herpes-Simplex-Typ 2-Virus (HSV-2) – in immer häufigeren Fällen auch HSV-1

Epidemiologie
Weltweit ist die Inzidenz steigend. Insbesondere HSV-1 wurde in letzter Zeit vermehrt als Ursache genitaler Herpesinfektionen nachgewiesen. Die Primärinfektion tritt meist im Jugendlichen- oder Erwachsenenalter auf. Die Durchseuchungsrate im Teenageralter wird geschätzt auf 90% (cave: soziales Milieu). Infektionsquelle sind latent infizierte Personen, die das Virus intermittierend nach Reaktivierung (kann in bis zu 25% der Fälle asymptomatisch verlaufen!) ausscheiden. Fast 90% der Kinder mit neonatalem Herpes sind bei der Geburt symptomlos!

Begriffsdefinition: Primärinfektion bedeutet Erstkontakt zu HSV genital. **Initiale Infektion** am Genitale bedeutet Erstinfektion am Genitale nach vorheriger oraler Primärinfektion.

Transmission: überwiegend durch sexuelle Kontakte, vereinzelt Kontamination – vertikale Transmission von der Schwangeren auf den Feten präpartal, meist aber postpartal.

Wichtig: Bei hoher Seroprävalenz für HSV-2 ist mit geringerer Transmission in graviditate zu rechnen.

Klinik
Inkubationszeit 2–12 Tage

1. Primärinfektion: zunächst ödematöses Erythem, später Papeln, Vesikel und Pusteln mit Bläschenbildung und viralem Inhalt
   Vesikel platzen, setzen Viren frei und hinterlassen sehr schmerzhafte Erosionen am äußeren Genitale, aber auch vaginal/zervikal. Somit resultiert auch vaginaler/urethraler Ausfluss. Die Abheilung ohne Narbenbildung geschieht spontan nach ca. 1–3 Wochen. Häufig tritt eine einseitige schmerzhafte Lymphknotenschwellung auf. Neben der lokalen Erkrankung treten etwa am 3.–4. Tag nach Bläschenbildung Allgemeinsymptome (Fieber, Myalgien, Kopfschmerzen) auf.
2. Die rekurrierende Infektion verläuft blander!
   - charakteristisches Prodrom: Parästhesien im Genitalbereich
   - beginnt mit Spannungsgefühl, Juckreiz, Schmerzen
   - Rezidiv kann „wandern" (über Infektion von Neuronen) und z. B. am Gesäß oder Steißbein auftreten.

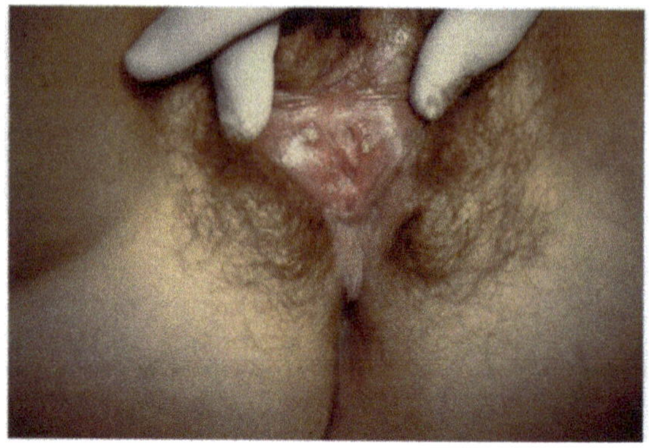

Abb. 11.41: Primärer Herpes genitalis (Anfangsbefund)

Komplikationen
- aseptische Meningitis (ca. 30% der Fälle)
- Superinfektion der Ulcera mit Pilzen häufig
- bakterielle Superinfektion nur bei Patientinnen mit begleitender Mykose (bei Immunsuppression)

Diagnostik

a) Anamnese und klinisches Bild
b) Virusnachweis aus Abstrichmaterial von der Effloreszenz durch direkte Immunfluoreszenz, Anzüchtung oder PCR
c) serologisch: Nachweis einer primären Herpes-genitalis-Infektion durch spezifische Antikörpertests (ELISA) – innerhalb von 1–2 Wochen langsamer Titeranstieg für IgG-Antikörper, nicht aber für IgM- bzw. IgA-Antikörper.
   Die rekurrierende HSV-Infektion ist serologisch nicht zu erfassen.
d) zytologischer Infektionsnachweis obsolet

Differentialdiagnostik: andere GUD

Therapie
Therapie der Wahl ist Aciclovir (Zovirax®) 5 × 200 mg/die (Applikation alle 4 Stunden) über mindestens 5 Tage. Initialtherapie empfiehlt sich bei gravierenden Fällen i. v. (der p. o.-Applikation überlegen). Häufig ist eine stationäre Therapie erforderlich, weil es sich um ein allgemeines schweres Krankheitsbild handelt.

Vorbeugung von schweren Verlaufsformen oder häufigen Rezidiven:

Aciclovir 4 × 200 mg alle 6 h/die oder Aciclovir 2 × 400 mg alle 12 h/die über maximal 6–12 Monate.

Neuere Präparate Famciclovir (Famvir®) oder Valaciclovir (Valtrex®) haben weniger Nebenwirkungen.

Auch eine topische Anwendung von Aciclovir ist möglich.

Herpes-genitalis-Virus-Infektion und Schwangerschaft
Das grundsätzliche Problem besteht in einer Erkrankung der werdenden Mutter mit Möglichkeit der Transmission zum Kind.

- klinischer Verlauf bei der Mutter meist mit geringerer Symptomatik
- Effloreszenzen meist einseitig und in geringerer Ausdehnung auftretend

Häufige Folge: Abort bzw. Frühgeburt, insbesondere bei Fehlen von HSV-1-Antikörpern nach früherer Infektion (protektiver Effekt)

90% des neonatalen Herpes basieren auf einer peripartalen Infektion durch direkten Kontakt mit dem mütterlichen Genitaltrakt → Infektionsrate ca. 40–50% (kindliche Morbidität 40%, kindliche Mortalität 20%)

Nur ca. 5% der Fälle ergeben sich über intrauterine Infektion, ca. 5% durch postpartale soziale Kontakte.

Bei rekurrierendem mütterlichem Herpes genitalis tritt nur in 1–5% der Fälle eine kindliche Infektion ein, weil ein Schutz durch mütterliche IgG-Antikörper, geringe Virusmenge und verkürzte Virusausscheidung gegeben ist.

Die **kindliche Infektion** erfolgt über Augen und Nasen-Rachen-Raum, der klinische Verlauf ist zunächst unauffällig, dann erkranken Haut, Auge, Mund (skin, eye, mouth – SEM), dann kann, was gravierender ist, das ZNS befallen werden (mit/ohne SEM) und bei der schwerwiegendsten Form sind schließlich disseminiert Organe beteiligt (Leber, Lunge, Gehirn; in diesem Fall steigt die Mortalitätsrate auf bis zu 90%).

Therapie/klinisches Vorgehen

1. Aufklärung der Schwangeren
2. Hinweis auf erhöhtes Transmissionsrisiko bei vaginaler Geburt bzw. operatives Risiko einer abdominalen Schnittentbindung → möglichst Entbindung im Perinatalzentrum
3. Eine **primäre Sectio caesarea** ist nur bei Patientinnen mit klinischer Symptomatik indiziert, der optimale Zeitpunkt liegt vor dem bzw. spätestens 4–6 Stunden nach dem Blasensprung.
4. Eine **prophylaktische Sectio caesarea** bei anamnestisch rekurrierendem Herpes genitalis ist nicht indiziert (statistisch würde durch 1580 Kaiserschnitte eine (!) Transmission vermieden)
5. medikamentöse Therapie:
   Aciclovir ist in der Schwangerschaft nicht etabliert. Es gibt kein erhöhtes mutagenes Risiko im „Aciclovir in pregnancy register". Eine suppressive Aciclovir-Applikation ab 36. SSW reduziert Sectiorate. Vorgeschlagene Therapie im 3. Trimenon: Aciclovir 4 × 200 mg/die über 2–3 Wochen vor Entbindung.
6. kindliche Therapie:
   Aciclovir 10 mg/kg/KG/alle 8 h/10 Tage – zusätzlich Immunglobuline; die orale/topische Therapie ist obsolet.

11.8.3.2 Humane Papillomvirus-Infektion (HPV) einschließlich HPV-Infektion und Schwangerschaft

Definition: Die humane Papillomvirus-Infektion ist eine viral bedingte warzenartige Haut-/Schleimhauterkrankung.

Erreger: Erreger ist das humane Papillomvirus (HPV), das 1907 als Ursache von Warzen benannt wurde. Es gibt HPV-Virustypen mit Assoziation zu bestimmten Erkrankungen. HPV sind als Tumorviren gut untersucht. Zu gynäkologisch-geburtshilflich relevanten HPV-Typen siehe Tabelle 11.30.

Epidemiologie

Epidemiologische Aussagen sind problematisch, weil die Inkubationszeit lang ist, Verläufe häufig inapparent sind und weil es eine hohe Rate an Spontanheilungen gibt. Größere Studien existieren für genitale Warzen. Die Erreger sind weltweit verbreitet. HPV hat eine große Bedeutung, weil es onkogen ist!

Übertragung

1. durch sexuelle und andere enge körperliche Kontakte; begünstigend wirken feuchtes Milieu, schlechte Durchblutung, lokale Mikrotraumen und Kälte
   - Risikokollektiv: homosexuelle Männer
   - häufig begleitende Infektion bei anderen sexuell übertragbaren Erkrankungen
2. intrapartale Übertragung von der erkrankten Mutter auf das Kind → Folge Larynxpapillom–Übertragungsrisiko gering, ca. 1 : 80–1 : 1500

Cave: Auch bei primärer Sectio caesarea ist eine Übertragung möglich.

Klinik

- Inkubationszeit 6 Wochen bis 2 Jahre, durchschnittlich 3–4 Monate
- Virus-DNA dringt in die Kerne der Wirtszelle (Keratinozyten des Stratum germinativum) ein → letztlich Proferation der basalen Keratinozyten und Entstehung des makroskopisch sichtbaren Papilloms

  Histologie: typisch u. a. sog. Koilozyten und Einschlusskörperchen
- die immunologische Abwehrlage ist bei der Manifestation der Infektion von Bedeutung.

Diagnostik: klinisches Bild; Kolposkopie (Vulva, Vagina, Zervix); Zytologie; Histologie; Nachweis von Virus-DNA mit PCR oder Hybrid-Capture®-Test in Biopsie- oder Abstrichmaterial; Typisierung und Identifizierung von high-risk-HPV-Typen mit PCR.

Differentialdiagnostik siehe Tabelle 11.31.

Hinweise: Bei einer Partnerbehandlung ist zu beachten, dass die Infektion nicht mit klinischer Erscheinung einhergehen muss. Bei Kindern mit Kondylomen ist die Möglichkeit des sexuellen Missbrauchs zu bedenken! → Virustypisierung anstreben (DD: vulgäre Warzen im Anogenitalbereich–HPV-Typ 2)

Therapie

Selbstheilungstendenz beachten!

1. Condylomata acuminata

- früher Pflanzenextrakt Podophyllin lokal, heute synthetisch hergestellte Podophyllotoxin-lösung 0,5 % (Condylox®, Wartec®) lokal
- Alternativen sind entweder 5-Fluorouracil lokal oder 10–80 %-ige Trichloressigsäure (TCA), die schmerzhaft ist und ulcera hervorrufen kann.
- lokale physikalische Maßnahmen: Kryotherapie
- lokale operative Maßnahmen:
  Destruktion chirurgisch (Exzision, Kürettage, scharfer Löffel); Narbenbildung ist möglich

Tab. 11.30: Gynäkologisch-geburtshilflich relevante HPV-Typen

Klinische Diagnose		häufige HPV-Typen
Warzen	Verrucae vulgares	2, 27
Kondylome	Condylomata acuminata	6, 11
	Condylomata planae	16, 18
	Condylomata gigantae	6, 11
benigne Tumoren	Larynxpapillome	2, 6, 11, 16
In-situ-Karzinome/anogenitale Tumoren	– zervikale intraepitheliale Neoplasie (CIN) – Zervixkarzinom	16, 18, 31, 45
	– vulväre intraepitheliale Neoplasie (VIN) – vaginale intraepitheliale Neoplasie (VAIN) – perianale intraepitheliale Neoplasie (PAIN)	6, 11, 16, 18, 31
	Bowenoide Papulose (Vulva)	16, 18

Tab. 11.31: Differentialdiagnostik bei HPV

Klinisches Bild	HPV-Typ	Lokalisation	Diagnostik
Condylomata acuminata	6, 11	– perianal – große/kleine Labien – Introitus vaginae – intraanal, urethral	einzelne, beetartige, blumenkohlartige Papillome; Farbe weiß bis grau
Condylomata planae	16, 18	Sonderform der Kondylome an der Zervix uteri	unscharf begrenzt, durchscheinend mit unregelmäßiger Oberfläche und Kapillaren lokal Essigsäure 3–5 % + Kolposkop
Condylomata gigantea (Buschke-Löwenstein)	6, 11	destruierende Riesenkondylome im Vulvabereich	klinisches Bild
CIN Zervixkarzinom	16, 18, 31, 45	Zervix uteri	Kolposkopie, Zytologie, Histologie, HPV-Typisierung
VIN, VAIN, PAIN	6, 11, 18, 31, 45	Vulva, Vagina, Perianalbereich	Kolposkopie, Zytologie, Histologie, HPV-Typisierung
Bowenoide Papillose	16, 18	Vulva	meist solitär, rötlich-bräunlich, manchmal pigmentiert histologisch Atypien (Carcinoma in situ)

  - CO_2-Laser-Vaporisation; cave: Abluft ist virushaltig, also Absaugung und Atemschutz für das Personal

Weitere Therapiemöglichkeiten:

- Einsatz von Immunmodulatoren
- Interferon (Fiblaferon®) lokal/systemisch, auch in Kombination mit Isotretinoin (Isotrex®)
- bei anogenitalen Warzen gute Erfolge mit Imiquimod (Aldara®)-Interferoninduktor in Salbengrundlage.

2. VIN, VAIN, PAIN, CIN

- engmaschige Betreuung und Überwachung in Spezialsprechstunden
- Kolposkopie, Zytologie, Virustypisierung
- Lasertherapie
- ggf. histologische Sicherung (diagnostische Exstirpation) und/oder operative Sanierung (Konisation)

Condylomata acuminata und Schwangerschaft

- Sanierung der Läsionen während der Schwangerschaft unter gleichzeitiger Anwendung eines Tokolytikums oder ab der 36. Schwangerschaftswoche durch Laserbehandlung (bei ausgedehntem Befall mehrere Sitzungen)
- medikamentöse Therapie kontraindiziert

Geburtsmodus: Die Patientin ist über das geringe Transmissionsrisiko bei vorhandenen Kondylomen und vaginaler Geburt aufzuklären. Es besteht keine einheitliche Auffassung zur Frage der primären Sectio caesarea! Im Rahmen der Geburtsaufklärung muss die Schnittentbindung gegenüber der Patientin genannt werden. Wenn makroskopisch keine Kondylome sichtbar sind, ist eine vaginale Geburt möglich. Die primäre Sectio ist nur bei ausgedehntem Befall der Geburtswege zum Geburtszeitpunkt indiziert.

Prophylaxe

- Sexualhygiene und Aufklärung der Patienten
- Schutzmaßnahmen (Kondom) bis zur Sanierung
- Miterfassung/Mitbehandlung des Sexualpartner

11.8.3.3 Molluscum-contagiosum-Virus (MCV)

Definition: warzenartige, infektiöse Hauterkrankung

Erreger: Molluscum-contagiosum-Virus (MCV)

Epidemiologie
Das MCV ist weltweit verbreitet. Der Mensch ist der einzige Wirt. Die Übertragung geschieht durch sexuelle Kontakte und Kontamination. Die

Inzidenz ist ca. 3/100 000 (0,3%). Genitale MCV-Infektionen sind gehäuft in den gleichen Risiko- bzw. Altersgruppen anzutreffen, die auch für andere sexuell übertragbare Erreger typisch sind. Eine erhöhte Infektionsbereitschaft besteht bei Patientinnen mit Immundefizienz bzw. bei Kindern mit Neurodermitis (hier auch Manifestation am ganzen Körper). Besonders hartnäckige Verläufe und gehäuftes Auftreten gibt es bei HIV-Infizierten (insbesondere mit erniedrigter CD4+-Zellzahl). Dies ist ein Hinweis für die Bedeutung der zellulären Immunität, wobei Genaueres unbekannt ist.

Ätiologie: MCV dringt über kleinste Hautläsionen ein.

Klinik: Die Inkubationszeit liegt bei 2–3 Monaten. Es entstehen warzenartige Hautveränderungen mit einer zentralen Delle (Dellwarze). Entweder handelt es sich um vereinzeltes Auftreten oder auch um ein Auftreten bis zu Hunderten (strichförmig angeordnet, sog. Pseudo-Köbner-Phänomen). Die Größe schwankt: wenige Millimeter bis einige Zentimeter (Molluscum contagiosum giganteum).

Verlauf

Es ist eine gutartige Erkrankung, bei der eine spontane Remission nach einigen Monaten bis Jahren (unbehandelt) auftritt, aber auch Spontanrezidive sind möglich (Autoinokulation).

Diagnostik

a) klinisches Bild
b) Erregernachweis elektronenmikroskopisch im Exprimat oder Biopsien aus der Läsion
c) Virusgenomnachweis mit PCR
d) Viruszellkultur nicht möglich
e) spezifischer Antikörpernachweis (ELISA) etabliert (nur von Bedeutung für epidemiologische Fragestellungen)

Differentialdiagnostik: andere Hauterkrankungen mit warzenartigen Effloreszenzen

Therapie

- oberflächendestruierende Maßnahmen
- Ausdrücken, Anritzen, Abtragung mit scharfem Löffel oder Skalpell
- Laser-, Elektro- und Kryotherapie
- Betupfen kleinerer Läsionen mit Silbernitratlösung (mehrere Sitzungen)

Aber Rezidive sind nach destruierender Therapie häufiger, außerdem Narbenbildung.

Bei schwerer Infektion (HIV) ist im Einzelfall eine Therapie mit Cidofovir zu wählen.

Prophylaxe: nicht bekannt

11.8.3.4 Humanes Immundefizienz-Virus-Infektion einschließlich HIV-Infektion in der Schwangerschaft

Definition: infektiöse, viral bedingte Immunschwächekrankheit, tödlich verlaufend

Erreger

- Humanes Immundefizienz-Virus Typ I und II
- Retroviren
- erstmals 1980 als Ursache von HIV/AIDS beschrieben

Epidemiologie

Es handelt sich um eine weltweit verbreitete Erkrankung. Der Virus ist ähnlich dem, der beim Schimpansen vorkommt (SIV) und ist also möglicherweise durch mehrfachen Wirtswechsel auf den Menschen übergegangen.

Aktuelle Zahlen: Weltweit sind etwa 36.1 Millionen Erwachsene und Kinder infiziert oder an AIDS erkrankt. Im südlichen Saharagebiet gibt es ca. 24,5 Millionen Infizierte (ca. 10% der Bevölkerung zwischen 15 und 49 Jahren). Seit 1980 sind ca. 18 Millionen Menschen innerhalb der AIDS-Pandemie gestorben. In Deutschland werden bei über 50% der weiblichen Erstdiagnose „HIV-Infektion" Viren in der Schwangerschaft entdeckt.

Übertragung/Infektionsmöglichkeiten

a) sexuelle Kontakte; die Infektionsgefahr ist von der Viruslast des infizierten Sexualpartners abhängig. Zunehmend tritt eine heterosexuelle Transmission auf!
b) Risikofaktoren: genitale Infektionen, Traumata beim Geschlechtsverkehr, Promiskuität, Ektopie der Portio, Menstruation, IUD, Schwangerschaft, Drogenmissbrauch (needle-sharing)
c) Blutkonserven/Blutprodukte; dieses Risiko ist seit 1985 mit Einführung der Pflichtestung von Blutkonserven und Blutprodukten auf HIV fast nicht mehr vorhanden (1 : 1 Million). Aber es besteht ein Restrisiko bei nicht erkannter HIV-Serokonversion.

d) Das Risiko für medizinisches Personal bei Schnitt- oder Stichverletzungen mit kontaminierten Instrumenten liegt bei 0,3% (abhängig von der Viruslast).

Klinik

- Viruseintritt über genitale, anale oder orale Schleimhäute → systemische Ausbreitung
- keine Assoziation zum Genitalbereich wie andere Geschlechtskrankheiten!

Aber: HIV-infizierte Patientinnen weisen gynäkologische Assoziationen auf!

Der Tabelle 11.32 sind Häufigkeiten bestimmter Krankheitsbilder und Besonderheiten zu entnehmen.

Diagnostik

1. Labor:
   - Testung auf HIV I und II üblicherweise mit ELISA-Test (IgG-Antikörper)
   - Eine Bestätigung muss durch Western-Blot-Test erfolgen (vor Mitteilung an den Patienten).
2. Diagnostik immer bei
   - anamnestischem Hinweis auf mögliche Infektion
   - rezidivierenden Infektionen (Immunsuppression)
   - rezidivirenden genitalen Candidainfektionen, Herpes genitalis, HPV-Infektion
   - Risikogruppen
3. HIV-Screening ist in der Schwangerschaft empfohlen. Es sollte jeder Schwangeren angeboten werden, bei Ablehnung ist eine aktenkundige Dokumentation aus forensischen Gründen sinnvoll.

Therapie

1. gynäkologische Begleittherapie bei genitaler Begleitinfektion
2. engmaschige kolposkopische/zytologische Überwachung (CIN, VIN usw.) bei HIV-infizierten Frauen
3. Hauptbehandlung internistisch geführt, meist Kombinationsbehandlung

Präparategruppen:

- HIV-spezifische Reverse-Transkriptase-Inhibitoren (NRTI), z. B. Retrovir®
- nicht nukleosidale Reverse-Transkriptase-Inhibitoren (NNRTI), z. B. Rescriptor®, Sustiva®
  - Fehlbildungen im Tierversuch
- Hemmung der viruseigenen Protease, z. B. Norvir®.

Meldepflicht besteht nach § 7 (3) IfSG (s. o.).

HIV-Infektion, Kinderwunsch und Schwangerschaft

- Fertilität erst bei fortgeschrittener HIV-Infektion eingeschränkt
- Abortrate und Totgeburtsrisiko gegenüber der Normalbevölkerung nicht erhöht
- vorzeitige Wehen und Frühgeburten häufiger.

Tabelle 11.33 gibt Hinweise bei einem **Kinderwunsch** von Infizierten.

HIV ist nicht mit fetalen Fehlbildungen verbunden. Aber häufiger treten intrauterine Retardierung und Hydramnion auf.

Die **HIV-Transmission zum Feten** beträgt ca. 75% unter der Geburt, ca. 25% während der

Tab. 11.32: HIV: Häufigkeiten bestimmter Krankheitsbilder und Besonderheiten

gynäkologisches Krankheitsbild	Häufigkeit	Besonderheiten
HPV → Kondylome	45–70 %	3fach erhöhte Prävalenz
zervikale Dysplasie (CIN)	30–45 %	Auftreten vor AIDS-Symptomatik, hohe CIN-Grade
Zervixkarzinom, CIS	1–6 %	rasche Progredienz möglich
VIN, Leukoplakie	3–9 %	zunehmend bei fortgeschrittenem Stadium/AIDS
Vulvovaginitis	51–58 %	
aszendierende Genitalinfektionen	5–21 %	Tuboovarialabszess 8 %
andere sexuell übertragbare Erreger	20 %	C. trachomatis, Trichomoniasis
Herpes genitalis	5–20 %	vor allem bei AIDS
genitale Ulcera	1–2 %	vor allem bei AIDS gehäuft HSV, CMV
symptomatische genitale Candidainfektionen	15–30 %	korreliert mit Immunsuppression
Zyklusstörungen/Dysmenorrhö	0–35 %	Zusammenhang zu HIV unklar
Abdominal- oder Genitaltuberkulose	?	Einzelfälle in Deutschland

Tab. 11.33: Kinderwunsch von HIV-Infizierten: Hinweise

HIV-Status Frau	HIV-Status Partner	Hinweis
infiziert	nicht infiziert	Selbstinsemination des Spermas durch die Patientin (Anwendung eines spermizidfreien Kondoms)
infiziert	infiziert	Progression der Infektion durch ungeschützten Kontakt nicht bewiesen
nicht infiziert	infiziert	sog. diskordantes Paar reproduktionsmedizinische Maßnahmen möglich (IVF, ICSI) nur in Zentren!

Schwangerschaft. Die Transmissionsrate ist abhängig von der Viruslast.

Risikofaktoren

- schnell fortschreitende HIV-Infektion/AIDS (hohe HIV-Virämie)
- geburtsmedizinische Ursachen (vorzeitige Wehen, Frühgeburt, vaginale/protrahierte vaginale Entbindung, vorzeitiger Blasensprung, Amnioninfektionssyndrom, Gemini (1. Zwilling)

Therapie/geburtshilfliches Vorgehen:

1. Betreuung der Schwangeren in einem Zentrum
2. Retrovir®-Applikation ab der 14. bis 34. Schwangerschaftswoche bis zur Entbindung, Kinder postpartal weitere 6 Wochen therapiert
3. primäre Sectio caesarea 36. Schwangerschaftswoche indiziert (zur Vermeidung unnötiger Wehen, welche die Transmission begünstigen, iatrogene Frühgeburt!)

- *cave:* Schutz des Personals!
- Kombination Retrovir® + primäre Schnittentbindung reduziert Transmissionsrate unter 1,5%

11.8.3.5 Weitere sexuell übertragbare infektiöse Erkrankungen ohne primäre genitale Manifestation

11.8.3.5.1 Cytomegalie-Virus-Infektion (CMV) einschließlich CMV-Infektion in der Schwangerschaft

Erreger: Cytomegalie-Virus

Epidemiologie

Die Prävalenz ist abhängig vom sozioökonomischen Status (niedriger Sozialstatus bis 90%, Dritte Welt 100%, hoher Sozialstatus bis 50%). Die jährliche Rate an Primärinfektionen beträgt in der 1. Schwangerschaft 2,4% (Frauen mittlerer und oberer sozialer Schichten, 25–35 Jahre alt). Eine rekurrierende Infektion ist bei seropositiven Frauen in 10–20% (vor allem 2. und 3. Trimenon) zu erwarten. Die Übertragung von CMV geschieht durch engen mukosalen Kontakt, Blut-Blut-Kontakt bei einem infizierten Partner und diaplazentar in der Gravidität. Infektionsquellen sind Speichel, Blut, *Muttermilch*, vaginales Sekret, Sperma, Urin und Organtransplantate. Die Infektion entwickelt sich nach Eintritt des Erregers über Haut und Schleimhäute.

Eine Erstinfektion ist durch zelluläre Immunreaktion und Bildung humoraler Antiköper begrenzt. Trotz der o. g. Immunantwort persistiert das Virus lebenslang. Im Verlauf bleibt das Virus latent (in Makrophagen) oder wird reaktiviert. Molekulare Stammanalysen weisen darauf hin, dass rekurrierende Infektionen in der Schwangerschaft durch Reaktivierung des latenten endogenen CMV erfolgen und nicht durch Neuinfektion.

Klinik

- Inkubationszeit 4–8–12 Wochen
- **primäre Infektion** meist asymptomatisch
- gelegentlich grippeähnliche Symptomatik, leichte Hepatitis
- spätere Reaktivierung meist nur bei Immunsuppression

Schwere Primärinfektionen (HIV-Infektion/AIDS) mit lebensbedrohlichem Krankheitsbild sind möglich. In diesem Fall ergibt sich ein ernsthaftes Krankheitsbild (Pneumonie, Adrenalitis, Retinitis, Enzephalitis, Organmanifestationen), und es treten auch gynäkologische Probleme auf: Ulcera der Vulva, Zervizitis.

Diagnostik

- Klinik
- Serologie – Antikörpernachweis (Aussage begrenzt und meist nur bei Serokonversion verwertbar; IgG-Titeranstieg, häufig lange persistierendes IgM)
- Virusisolation, immunhistochemischer Nachweis, PCR

- **primäre Infektion:** Nachweis der IgG-Serokonversion + erhöhte IgM-Antiköper
- **rekurrierende Infektion:** Nachweis von IgG und kongenitaler Infektion

Die Differenzierung von primärer bzw. rekurrierender Infektion ist bedeutsam, weil jede Infektion unterschiedliche klinische Folgen für den Feten hat.

Differentialdiagnostik: infektiöse Mononukleose-ähnliche Krankheitsbilder; Myokarditis; Guillain-Barré-Syndrom

Therapie

- Virostatika (Gancyclovir) oder
- α-Interferon oder
- Ganciclovir in Kombination mit CMV-Hyperimmunglobulin (IVIG)
- bei Resistenz: Foscarnet, Aciclovir
- intraperitonele Anwendung von CMV-Hyperimmunglobulin intraperitoneal beim Feten
- In der Schwangerschaft bzw. intrauterin wird bei primärer CMV-Infektion noch keine Ganciclovir-Gabe empfohlen. Gute Wirkung könnte aber analog der präpartalen Therapie bei Toxoplasmose und HIV erwartet bzw. in Erwägung gezogen werden.

CMV-Infektion und Schwangerschaft

- Durchseuchung bei Frauen im gebärfähigen Alter in Europa 50%
- Risiko nicht infizierter Frauen für eine Primärinfektion in der Schwangerschaft ca. 3,0%
- CMV als häufigste Ursache kongenitaler Infektionen (aktuell ca. 9000 infizierte Kinder pro Jahr/Europa)
- prä- bzw. peripartale Infektion möglich
- möglich bei: mütterlicher Primärinfektion oder rekurrierender Infektion
- bei rekurrierender Infektion Risiko für eine kindliche Erkrankung geringer

Die **Pathogenese** ist relativ unklar.

- mütterliche Virämie → Infektion der Endothelzellen der Plazentagefäße/der Fibroblasten des Chorions → Infektion des Feten
- weitere, derzeit unbekannte Transmissionswege möglich

Immunantwort des Feten

Virusspezifisches IgM findet sich ab der 10.–13. Schwangerschaftswoche, IgG ab der 16. Schwangerschaftswoche, IgA ab der 30. Schwangerschaftswoche. Im Vergleich zur Rötelninfektion werden nur in 60–70% pränatale Antiköper gebildet.

Pränatal infizierte Neugeborene scheiden bei Geburt das Virus aus (Urin, Rachensekret). IgG-Antikörper sind lebenslang nachweisbar, IgM-Antikörper in 60–70% bei betroffenen Neugeborenen für 1–3 Monate p. p. In Industrieländern sind von pränatal infizierten Neugeborenen 10% symptomatisch, davon 5% mit klassischen Stigmata einer kongenitalen CMV-Infektion, davon wiederum versterben 12–30%, ≥ 90% zeigen Spätfolgen. Es besteht ein hohes Risiko für kindliche Schäden: Primärinfektion im 1. bis Beginn 3. Trimenon. Bei rekurrierender Infektion besteht ein geringeres fetales Risiko. Es gibt 5–8% Hörstörungen bei der Geburt.

Die Diagnostik ist wie außerhalb der Schwangerschaft.

Pränataldiagnostik

a) Frühschwangschaft (11–19. SSW): Chorionbiopsie
b) spätere Schwangerschaft (22.–≥23. SSW): Amniozentese, Kordozentese und folgende PCR
c) zunehmend bei asymptomatischen Schwangeren mit auffälligen serologischen oder sonographischen Fetalbefunden
d) Fruchtwasseranalyse als relativ sensitives Verfahren (PCR)

Eine fetale Infektion bedeutet nicht eine kindliche Erkrankung! Abnormale, auf CMV verdächtige Ultraschallbefunde (22.–23. SSW), kombiniert mit positivem Virusbefund in der Amnionflüssigkeit/Fetalblut weisen auf einen kongenital infizierten und erkrankten Feten hin.

Schwangerschaftsabbruch bei auffälligem fetalsonographischem Befund in Verbindung mit positivem Virusnachweis im Fruchtwasser, anderen Körperflüssigkeiten, positivem CMV-IgM-Antikörperbefund.

Zur **Therapie** siehe oben.

Prävention: Eine Expositionsprophylaxe ist wenig erfolgreich. Seronegative Frauen sollten über Infektionsmöglichkeiten aufgeklärt werden.

Passive Prophylaxe

- Hyperimmunglobulin-Applikation (IVIG)
- bei CMV-seronegativem Empfänger prophylaktisch vor Transfusion bzw. Transplantation
- in Kombination mit Ganciclovir (vor allem bei Frühgeborenen)
- seronegative Schwangere mit beruflichem Kontakt zu CMV – IVIG (aktuell Nutzen dieser Maßnahme nicht beurteilbar)

Aktive Prophylaxe ist durch eine aktive Impfung von seronegativen Frauen zur Vermeidung einer Primärinfektion während der Schwangerschaft möglich, hat aber bisher nur geringe Erfolgsraten.

11.8.3.5.2 Hepatitis A, B, C, D

Hepatitis ist weltweit die häufigste sexuell übertragene Erkrankung. Zu Hepatitis und Schwangerschaft s. u.

11.8.3.5.3 T-Zell-Leukämie, humanes-T-Zell-Leukämie Virus 1 und 2 (HTLV)

- Übertragung durch sexuelle Kontakte, Blut, Muttermilch, diaplazentar (?)
- in Deutschland ohne epidemiologische Bedeutung
- HTLV-1-Infektion führt nach Latenz in der späteren Lebensphase in 1% zur malignen adulten T-Zell-Leukämie (ATL) mit sehr schlechter Prognose
- HTLV-2-Infektion führt zur atypischen Haarzell-Leukämie
- häufig folgt Immunsuppression! → erhöhte genitale Infektanfälligkeit

Diagnostik: ELISA, aber es gibt kein Standardverfahren.

Therapie: unspezifisch

11.9 Insuffizienz des uterinen Halteapparates und Senkungszustände des Beckenbodens

G. Ralph, E. Petri

11.9.1 Lageanomalien

Jede Abweichung des inneren Genitale von der Norm wird als Lageanomalie verstanden. Die Lageanomalien lassen sich einteilen in Abweichungen des Uterus von der Längsachse (Retroflexio uteri) und in craniocaudale Abweichungen (Descensus, Prolaps, Cystocele, Rectocele, Douglasocele).

11.9.2 Aufbau des Beckenbodens (Abbildung 11.42)

Bindegewebe und Muskulatur: Der Aufhängeapparat des Beckenbodens besteht aus muskulären und bindegewebigen Anteilen. Der Beckenboden besteht aus Schichten:

- endopelvine Faszie
- Musculus levator ani
- Diaphragma urogenitale und Musculus sphincter ani externus.

Vagina und Uterus werden durch 3 mechanische Komponenten in ihrer Position gehalten:

- Kontraktion des Musculus levator ani – trägt die Hauptlast
- Ligamenta cardinalia
- Ligamenta sacrouterina
- Fascia pubocervicalis.

Der Bandapparat fixiert Vagina und Uterus im kleinen Becken. Die Kontraktion wird durch den Musculus levator ani bewerkstelligt. Die mediale Portion des Musculus levator ani entspringt am Os pubis, umgibt den Anus U-förmig und inseriert am Os pubis der anderen Seite. Eine Kontraktion verengt das Lumen der Vagina durch einen Zug nach vorne an das Os pubis und verschließt den Beckenboden. Der Zug der Ligamenta sacrouterina und Ligamenta cardinalia halten den Apex der Vagina und die Zervix über die Levatorplatte. Ein Defekt einer dieser Komponenten führt zur Störung des Wechselspiels und damit zur Senkung.

11.9.3 Klinische Einteilung der Senkungen

Bei der Senkung (Descensus) unterscheidet man

- Cystocele:
  Tiefertreten der vorderen Scheidenwand mit der Harnröhre und der Harnblase

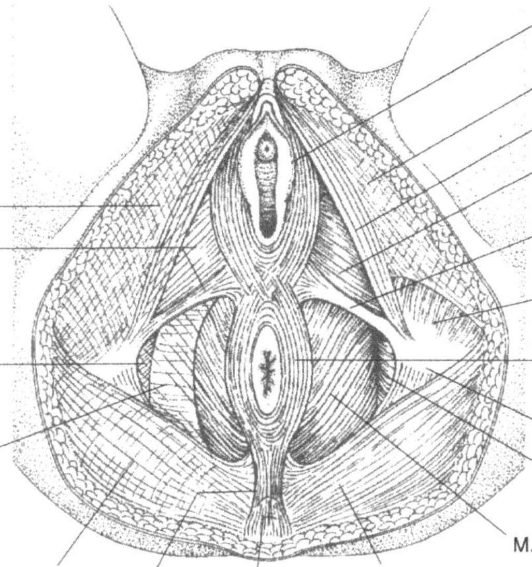

Abb. 11.42: Aufbau des Beckenbodens

- Traktionscystocele:
  Ruptur der Fascia endopelvina am Arcus tendineus. Die Rugae sind erhalten (Abbildung 11.43). Der vesicourethrale Übergang wird hypermobil und führt häufig zu einer Stressinkontinenz.
- Pulsionscystocele (Abbildung 11.44):
  Zentrale Ruptur der Fascia endopelvina bei intakter Aufhängung am Arcus tendineus, die Rugae sind verstrichen, die Oberfläche ist glatt.

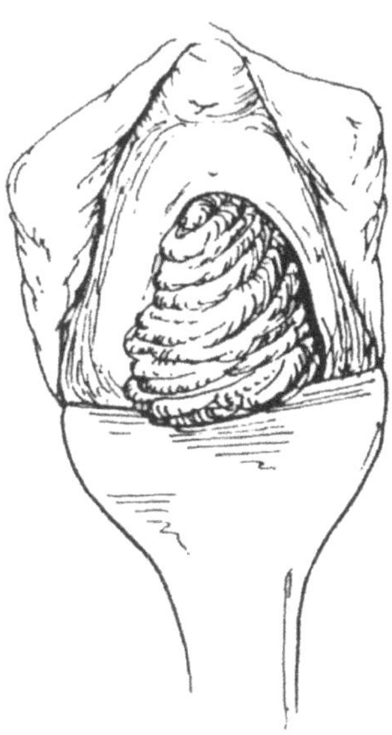

Abb. 11.43: Traktionszystocele. Rugae deutlich ausgebildet, Aufhängung der Fascia endopelvina und Urethra am Arcus tendineus unterbrochen

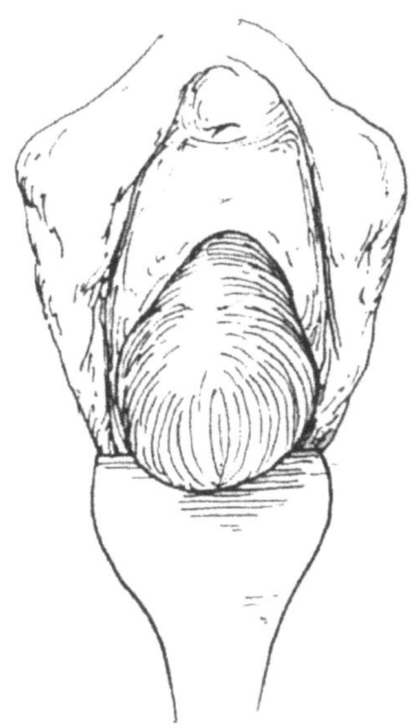

Abb. 11.44: Pulsionszystocele. Die Rugae sind verstrichen, die Zystocele wölbt sich tennisballartig

- Descensus uteri:
  Tiefertreten der Portio und des Uterus
- Rectocele/Enterocele:
  Tiefertreten der hinteren Vaginalwand mit dem Rectum. Bei Descensus des Scheidenblindsackes oder einer großen Rectozele kann auch der Douglasraum deszendieren und bildet eine Enterocele.
- Subtotalprolaps:
  Die Portio tritt vor den Introitus vaginae.
- Totalprolaps:
  Vollständiges Vortreten des Uterus vor die Vulva.

11.9.4 Einteilung/Metrische Quantifizierung des weiblichen Genitalprolapses nach Definition der International Continence Society (ICS)

Dieses System ermöglicht eine genauere Darstellung der Senkungen und damit eine bessere Vergleichbarkeit der Befunde.

Bei der neuen, auf 9 Punkten basierenden ICS-Klassifizierung (International Continence Society) des Genitalprolapses handelt es sich um eine Reihe von Einzelpunktbestimmungen. Diese bestehen aus einem fixen Referenzpunkt (Hymen) und 6 damit in Beziehung stehenden definierten Punkten in der Vagina. Ein Punkt oberhalb des Hymenalsaumes wird als positive Zahl ausgedrückt, ein Punkt unterhalb als negative Zahl. Die 6 anatomischen Punkte gehen aus der Abbildung 11.45 hervor. Nach Erhalt aller 9 spezifischen Messpunkte erfolgt die Einteilung in 5 Stadien.

- Stadium 0: Kein Prolaps nachweisbar.
- Stadium 1: Der distalste Anteil des Prolapses befindet sich 1 cm oberhalb des Hymenalsaumes.

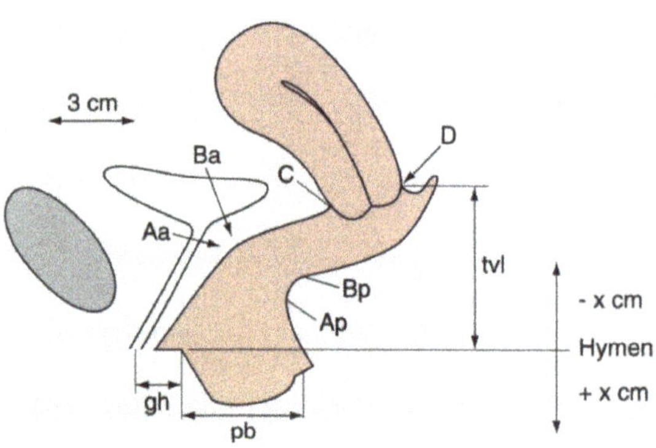

Abb. 11.45: Punkte der ICS-Klassifikation

- Stadium 2: Der prolabierende Anteil liegt 1 cm oder weniger proximal oder distal zur Hymenalebene.
- Stadium 3: Der führende Anteil liegt mehr als 1 cm unterhalb des Hymenalsaumes.
- Stadium 4: Komplette Eversion des gesamten unteren Genitaltraktes (s. graph. Darstellung).

Mit dieser Einteilung ist es möglich, Befunde prä- und postoperativ exakt zu vergleichen.

11.9.5 Ätiopathogenese

Für die Entstehung von Senkungen und Prolapszuständen sind zwei Mechanismen verantwortlich, wobei meist eine kombinierte Insuffizienz des Beckenbodens und des Halteapparates vorliegt.

Die Ursachen sind:

- Schwangerschaft
- Geburt
- körperliche Arbeit
- Hormonmangel
- Menopause
- Adipositas
- Prädisposition (familiäre Häufung).

11.9.6 Klinik

Die Beschwerden, die bei einer Senkung auftreten, sind vom Schweregrad und von der Sensibilität der Patientin abhängig. Häufig findet man Patientinnen, die trotz eines ausgeprägten Descensus keine Beschwerden aufweisen. Empfindliche Frauen suchen bei einer geringgradigen Senkung den Arzt auf. Im Vordergrund der Beschwerden stehen „Druckgefühl" nach unten und Blasenbeschwerden. Ein Descensus ist in 70 % der Fälle mit einer Stressinkontinenz verbunden.

Bei einem Prolaps oder einer großen Cystocele kommt es zu einem Quetschhahnmechanismus mit Restharnbildung und rezidivierenden Blasenentzündungen. Häufig werden Schmerzen in der Kreuzbeingegend angegeben. Es kann auch zu Fluor kommen. Durch das Klaffen der Vagina wird die normale Scheidenflora gestört. In der Folge kann es zum Auftreten von Kolpitiden kommen. Bei einem Prolaps sind Druck- und Dehnungsulzera der Portio und der Scheidenwand möglich. Diese können einen sanguinolenten Fluor oder Blutungen verursachen.

11.9.7 Diagnostik der Senkungen

Anamnese

- Die häufigsten Symptome sind Kreuzschmerzen, ein Druck nach unten und Ausflussbeschwerden.

Inspektion

- Die Vulva klafft, der Damm ist ausgewalzt und niedrig.

Speculumeinstellung

- Beim Pressen können die Exkursionen des Blasenhalses und die Art und der Schweregrad der Senkung festgestellt und vermessen werden (ICS-Klassifikation). Sind bei einer Cystocele die Rugae erhalten, so handelt es sich um eine Traktionscystozele. Durch Reposition links und rechts der Cystocele mit Kugeltupfer verschwindet die Cystocele. Bei einer glatten Oberfläche der Cystocele spricht man von einer Pulsionscystozele.

Introitussonographie

- Die Lage des Meatus urethrae internus wird in Ruhe und beim Pressen in Relation zur unteren Symphysenwand vermessen. Beurteilt werden die Form der Blase, der Typ der Senkung – rotatorischer Descensus, vertikaler Descensus und lateraler Defekt.

Seitliche Kolpozystographie

- Harnblase, vesicourethraler Übergang und Scheide werden in Ruhe und beim Pressen beurteilt. Die Untersuchung hat die gleiche Aussagekraft wie Introitussonographie und wurde von dieser weitestgehend ersetzt.

Dynamisches NMR

- Bei dieser Untersuchungsmethode können alle Beckenbodendefekte exaktest diagnostiziert werden; es ist keine Routinemethode, sie wird derzeit in klinischen Studien angewendet.

11.9.8 Therapie

Die Behandlung des Senkungszustandes ist vom Ausmaß des Descensus und den Beschwerden abhängig. Bei entsprechender Compliance sollte in allen Fällen eine konservative Behandlung über 3–6 Monate versucht werden. Ziel der Therapie ist eine Stärkung der Beckenbodenmuskulatur und eine Verbesserung des Bauchdecken-Beckenbodenreflexes. Basis sowohl der konservativen als auch operativen Behandlung ist die Verabreichung intragenitaler Östriolcreme über 6 Wochen. Eine Epithelproliferation, Vaskularisation führt zu einer Erhöhung des Bindegewebeturgors, Stärkung der Muskulatur und Verbesserung des Kontinenzzustandes. Eine Beckenbodengymnastik ist nur dann zielführend, wenn der Beckenboden der Patientin lokalisiert werden kann. Die Lokalisation des Beckenbodens wird durch Biofeedbackgeräte audio-visuell bewusst gemacht. Dadurch kann der Beckenboden bewusst kontrahiert werden. Sehr gute Erfolge sind durch eine Reposition eines Prolapses des inneren Genitales mit Pessaren zu erzielen. Bei Vorliegen eines hochgradigen Descensus ohne Stressinkontinenz können Würfelpressare zu einer dauerhaften Reposition führen. Liegt gleichzeitig eine Stressinkontinenz vor, bewirkt ein Keulenpessar neben Reposition des inneren Genitales eine Kontinenz. Pessare werden am Tage mit östriolhaltigen Cremen getragen, wobei das kleinstmögliche Pessar verwendet wird. Bei guter Compliance liegt die Erfolgsrate nach 3 Monaten bei 50–70%. Eine Beckenbodengymnastik ist nur dann zielführend, wenn diese unter Anleitung einer speziell geschulten Physiotherapeutin durchgeführt wird.

11.9.9 Operative Behandlung der Senkungszustände

Eine operative Behandlung sollte erst bei Versagen einer konservativen Therapie zum Einsatz kommen. Die Methode ist abhängig vom automatischen Defekt.

Die Auswahl des Operationsverfahrens ist vom Schweregrad und vom Typ der Senkung abhängig. Bei Vorliegen einer Pulsionscystozele (medianer Defekt – die Aufhängung der Fascia endopelvina am Arcus tendineus intakt) ist nach abgeschlossener Familienplanung die vaginale Hysterektomie, (bei zusätzlicher Senkung des Uterus) eine Cystozelenversenkung und eine Kolpoperineoplastik die Methode der Wahl. Liegt gleichzeitig eine Stressinkontinenz vor, so muss diese durch eine Inkontinenzoperation behoben werden. Die klassische Kolporrhaphia anterior mit suburethralen Raffnähten ist obsolet, da die Innervation der Urethra und des Blasenhalses empfindlich gestört wird und die Langzeitergebnisse schlecht sind.

Bei Vorliegen einer Traktionscystozele (die Aufhängung der Fascia endopelvina am Arcus tendineus ist ein- oder beidseitig zerstört) ist ein Paravaginal Repair angezeigt. Durch 4–6 Nähte wird die Fascia endopelvina an den Arcus tendineus genäht. Diese Operationsmethode kann eine Stressinkontinenz nicht korrigieren. Bei Vorliegen einer Stressinkontinenz muss eine abdominale Kolposuspensionsmethode durchgeführt werden. Bei nicht abgeschlossener Familienplanung und einem hochgradigen Descensus vaginae et uteri besteht die Möglichkeit, entweder offen oder durch eine Laparoskopie die Zervix durch ein Kunststoffband in die Kreuzbeinhöhle zu fixieren. Diese Methode sollte jedoch nur in Ausnahmefällen angewandt werden, da längerfristige Ergebnisse noch nicht vorliegen.

11.9.10 Prophylaxe des Scheidenvorfalles

1. Fixation des Scheidenwundrandes an die parametranen Stümpfe
   Die parametranen Stümpfe werden nach einer vaginalen Hysteretomie durch Z-Nähte mit dem Scheidenwundrand vernäht, indem die Nadel das Peritoneum über den Stümpfen, die Stümpfe und die Scheidenwand durchsticht.
2. Die hohe Peritonealisierung
   Der Verschluss der Abdominalhöhle sollte das Peritoneum des Blasenbodens mit dem Peritoneum des Rektums bzw. Sigmas vereinigen. Durch diese Maßnahme kommt es zu einer partiellen Verödung des Douglas'schen Raumes unter Erhaltung eines möglichst langen Scheidenstumpfes. Bei einer vaginalen Hysterektomie und plastischen Korrektur sollte möglichst wenig Scheide reseziert werden. Es ist eine feste Verankerung der Scheide durch das Aufliegen ihres proximalen Anteiles auf der Levatorplatte gewährleistet.

11.9.11 Operative Behandlung des Scheidenblindsackvorfalles

Operationsmethoden ohne Berücksichtigung der Kohabitationsfähigkeit sind obsolet und werden nurmehr in seltenen Fällen durchgeführt.

- Partielle Kolpektomie
- Totale Kolpektomie
- Scheidenverschlussoperationen.

Operationsverfahren mit Erhaltung der Kohabitationsfähigkeit sind die vaginae fixatio sacrospinalis nach Amreich-Richter (Abb. 11.46) und die abdominale Sakropexie mit Netzinterponat. Als obsolet zu betrachten sind die Ventropexie und die Promontoriifixur, welche die Scheidenachse pathologisch verändern. Allen Verfahren mit der Erhaltung der Kohabitationsfähigkeit ist gemein, dass sie den Enterocelensack im Sinn einer Hernienoperation darstellen, eröffnen und nach einem hohen Verschluss resezieren. Die Suspension der Scheide erfolgt an den Ligamenta sacrouterina und cardinalia (Symmonds und Pratt, Mc. Call). Die vaginae fixatio sacrospinalis strebt einen möglichst tiefen Fixationspunkt des Scheidengrundes an. Durch die Verlagerung des proximalen Scheidenanteiles über die Levatorplatte wird der Scheide ein fester Halt gegeben. Als Fixationspunkt wird das von der Spina ischiadica entspringende Ligamentum sacrospinosum gewählt. Der Scheidengrund wird mit 2–3 Nähten bündig an dieses Ligament fixiert. Der Nachteil der Methode liegt in einer geringgradigen Verkrümmung der Scheidenachse und einer daraus resultierenden funktionellen Verkürzung der Scheide.

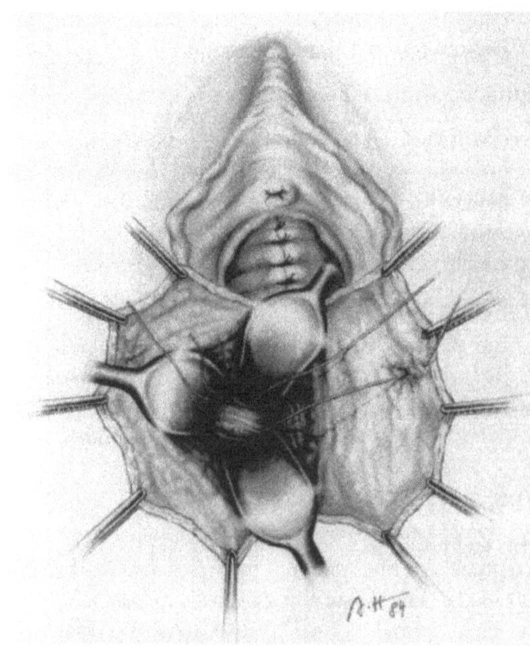

Abb. 11.46: Operation nach Amreich-Richter. Der neu geschaffene Scheidengrund wird an das in der Tiefe durchstochene Ligamentum sacrospinosum adaptiert

Die abdominalen Verfahren fixieren den Scheidengrund unter Zuhilfenahme eines nicht resorbierbaren Kunststoffnetzes in die Kreuzbeinhöhle. Das Netz wird sowohl an der Vorderwand als auch an der Scheidenhinterwand mittels zahlreichen, nicht resorbierbaren Nähten fixiert, locker in die Kreuzbeinhöhle gelegt und dort mittels Nähten, Schrauben oder Klammern fixiert. Das Netz kommt extraperitoneal zu liegen. Der Vorteil der abdominalen Verfahren liegt in der physiologischen Scheidenachse. Die Kohabitationsfähigkeit ist nach den abdominalen Verfahren am besten erhalten.

Therapie siehe Tabelle 11.34.

Tab. 11.34: Übersicht über die Therapiemethoden.

konservativ	operativ
Östriolcreme	Kolporrhaphie anterior
Würfelpessar	Paravaginal Repair
Keulenpessar	Vaginae fixatio
Beckenbodengymnastik	Abdominale Kolposuspension
Biofeedbackgeräte	
Elektrostimulation	

11.10 Harninkontinenz

E. Petri, G. Ralph

Harninkontinenz ist ein Symptom, kein eigenständiges Krankheitsbild. Es stellt bei 10–20% aller Frauen, im Alter bis auf 50% zunehmend, eine schwerwiegende Beeinträchtigung der Lebensqualität dar. Psychosoziale, berufliche und sexuelle Probleme sind häufige Folge.

Die häufigsten Formen der Harninkontinenz der Frau sind:

- Versagen des Verschlussmechanismus der Harnblase: **Stressinkontinenz** (Sphinkterinkompetenz)
- Inkontinenz infolge nicht hemmbarer Detrusorkontraktionen oder herabgesetzter sensibler Kapazität:
  Drang- oder Urgeinkontinenz – überaktive Blase
- Die *Reflexinkontinenz* ist verursacht durch angeborene Rückenmarksfehlbildungen bzw. Traumen im Bereich des Spinalkanales oder Schädelhirntraumen und ist gekennzeichnet durch eine gestörte neuromuskuläre Modulation aufgrund direkter Nervenverletzungen.
- Bei der *Überlaufinkontinenz* besteht fast immer eine infravesikale Obstruktion, in der Gynäkologie selten massive Senkungszustände mit Abknicken der Harnröhre, in der Urologie typisch bedingt durch das Prostataadenom.
- *Extraurethrale Harninkontinenz* ist durch angeborene Fehlbildungen, z. B. ektope Uretermündungen oder posttraumatisch, nach Operationen und Bestrahlungen durch Fisteln verursacht.

11.10.1 Stressinkontinenz

Definition: Bei der Stressinkontinenz kommt es unter Belastungsbedingungen zu einem Übersteigen des Binnendruckes in der sonst stabilen Harnblase über den Harnröhrenverschlussdruck. Nach Ingelman-Sundberg werden klinisch 3 Schweregrade eingeteilt:

- **Grad I:** Harnverlust beim Husten, Niesen, Lachen
- **Grad II:** Harnverlust beim Heben schwerer Lasten und Treppensteigen
- **Grad III:** Harnabgang im Stehen, nicht im Liegen

11.10.1.1 Ätiologie

Aufgrund der Vielzahl der statischen und funktionellen Faktoren, die zusammenwirken müssen, um unter Belastungsbedingungen Kontinenz aufrechtzuerhalten, sind die Ursachen vielfältig: traumatisch, degenerativ, Veränderungen des Stoffwechsels oder Altersdegeneration. Sie verursacht Störungen im Bereich der glatten, quergestreiften Muskulatur, der durch Kollagengehalt bedingten Elastizität und der Füllung der periurethralen Venenplexus (Östrogene!). Die Schwangerschaft selbst und das Trauma der Geburt können die Topographie und damit die Funktion ebenso beeinträchtigen, wie durch Adipositas und Altersdegeneration bedingte Erschlaffung des Beckenbodens. Partielle Denervierung der komplexen neuromuskulären Strukturen bei protrahierten Geburtsverläufen und großen Kindern, aber auch degenerative Veränderungen im Rahmen des urogenitalen Alterns verursachen zusätzliche neurologische Störungen.

Ein Urinverlust unter bestimmten Belastungsbedingungen wird auch bei gesunden jungen Menschen bis zu 50% beobachtet, ohne therapiewürdig zu sein. Nach Entbindungen und in der Perimenopause klagen etwa 20% der Frauen über dieses Symptom, im Senium muss bei mindestens 50% aller Frauen von einer Harninkontinenz ausgegangen werden. Mittlerweile häufigste Diagnose bei Einweisungen in Pflegeheime und Altenwohnheime ist die Harninkontinenz.

Stressinkontinenz und Beckenbodensenkungen bedingen sich zwar nicht gegenseitig, treten aber in 60–70% miteinander auf. Ein fehlendes Widerlager bei offenem Hiatus genitalis mindert die Druckübertragung auf die Harnröhre bzw. den Verschlussmechanismus ebenso häufig wie die rein strukturellen Veränderungen im Bereich der ableitenden Harnwege.

11.10.1.2 Diagnostik

Die Diagnostik muss dem Schweregrad und dem Leidensdruck der Harninkontinenz angepasst sein, in ihrem Aufwand mit der gewünschten Therapie korrelieren.

Mit der **Anamnese** kann mit wenigen gezielten Fragen eine Klassifizierung der Harninkontinenz getroffen werden. Wird ein Harnverlust bei Belastung wie z. B. Husten, Heben schwerer Lasten angegeben, kann die Patientin in der Nacht durchschlafen, so handelt es sich eher um eine Stressinkontinenz. Bei imperativem Harndrang mit Urinabgang, Pollakisurie und vor allem mehrfacher Nykturie muss eine Dranginkontinenz oder neurogene Blase ausgeschlossen werden. Neben der Sozial- und Sexualanamnese kommt vor allem einer genauen Erhebung der regelmäßigen Medikamenteneinnahme (cave Psychopharmaka, vor allem Antidepressiva) eine wesentliche Bedeutung zu.

Bei der gynäkologischen Untersuchung muss auf Lageveränderungen im Urogenitalbereich geachtet werden, wobei diese unter Belastungsbedingungen (Husten, Pressen) erfolgen. Beim Prolaps muss dieser reponiert und Belastungstests mit Einlage von Tampons oder kleinen Tamponaden wiederholt werden. Vernarbungen, Narbenstränge nach vorangegangenen Operationen, Hormonmangelveränderungen (pH-Wert zur Bestimmung der Hormonsättigung) und ein einfacher Stresstest bei gefüllter Blase zur Provokation eines Urinabganges geben grobe Information. Die Elevation der vorderen Scheidenwand und damit der Blasenhalsregion, die Beurteilung des Lumens der Scheide sind für die Planung einer operativen Korrektur von Bedeutung.

Bei Diskrepanz zwischen den subjektiven Angaben der Patientin und dem klinischen Befund, bei Rezidivinkontinenzen und bei geplanter operativer Therapie muss eine Objektivierung durch **urodynamische Abklärung** empfohlen werden. Mit der Blasendruckmessung wird durch Nachweis einer normalen Blasenkapazität und fehlenden ungehemmten Detrusorkontraktionen eine Dranginkontinenz und eine neurogene Blase ausgeschlossen (Abb. 11.47 und 48).

Bei der Urethradruckprofilmessung wird der Ruheverschlussdruck der Harnröhre getestet, bei gleichzeitiger Durchführung von regelmäßigen Hustenstößen (Stressprofil) kann eine Objektivierung des Schweregrades der Sphinkterinkompetenz nachgewiesen werden. Bei Stressinkontinenz übersteigt der Blasendruck den Urethradruck, der Harnröhrenverschlussdruck fällt Richtung Null-Linie oder wird sogar negativ (Abb. 11.49 und 50).

Morphologische Untersuchungen dienen dem Ausschluss von Begleiterkrankungen und vor allem der Therapieplanung. Für die eigentliche Differentialdiagnostik einer Stress- oder Dranginkontinenz sind sie weniger geeignet. Das früher fast ausschließlich durchgeführte seitliche Urethrocystogramm mittels Röntgenaufnahme unter Einlage eines graduierten Katheters wurde in den letzten Jahren weitgehend durch die Ultraschalluntersuchung ersetzt. Mit Hilfe eines Linearscanners wird entweder über den Introitus vaginae **(Introitussonographie),** über das Perineum **(Perinealsonographie)** oder Vaginalsonographie die Form der Blase, die Lage des Meatus urethrae internus und ihre Beziehungen zum anatomischen Becken in Ruhe und beim Pressen überprüft. Die Untersuchungen sind rasch durchführbar und bedeuten keine Strahlenbelastung.

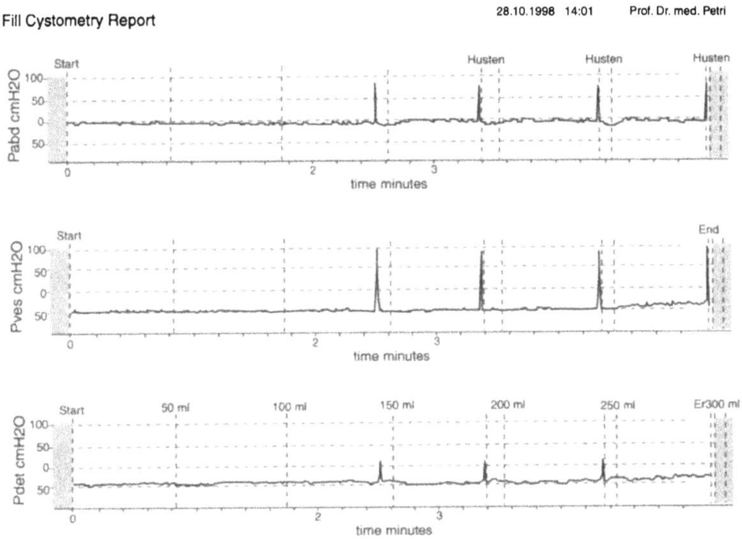

Abb. 11.47: Blasendruckmessung bei kontinuierlicher Füllung mit physiologischer Kochsalzlösung unter regelmäßigen Provokationen durch Hustenstöße: stabiler Detrusor und normale Blasenkapazität

Urethrocystoskopie: Trotz guter Darstellbarkeit der Topographie durch die Sonographie ist die Urethrocystoskopie unverzichtbarer Bestandteil der Diagnostik. Vor allem bei unklarer Drangsymptomatik lassen sich nur durch sie die auch bei der Frau zunehmend häufigeren Blasenkarzinome, Steine, Divertikel und Entzündungen im Bereich der Harnröhre und der Blase erkennen.

Bei Pollakisurie und Drangsymptomatik ist das Anlegen eines **Miktionsprotokolls** sinnvoll, welches über die Dokumentation von Miktionsintervallen und -volumina eine Objektivierung des Beschwerdebildes und gleichzeitig eine Grundlage für ein Blasentraining bildet.

Bei schlechter Korrelation der erhobenen Befunde und der subjektiven Beschwerden kann ein

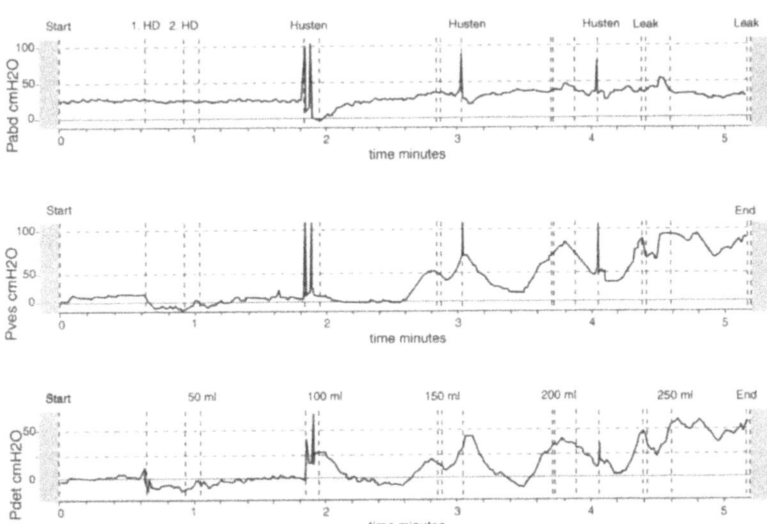

Abb. 11.48: Blasendruckmessung bei motorischer Dranginkontinenz (hyperaktiver Blase) mit wiederholten ungehemmten Kontraktionen des Blasenmuskels

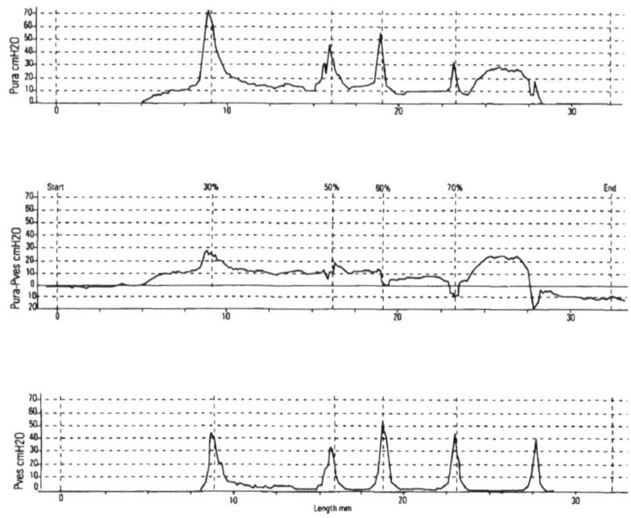

Abb. 11.49: Harnröhrendruckprofilmessung unter regelmäßigen Hustenstößen mit noch positiver Drucktransmission

Vorlage-Wiege-Test eine Objektivierung der verlorenen Harnmenge ermöglichen. Diese Untersuchung kann auch zur Nachkontrolle nach konservativer oder operativer Therapie angewandt werden. Unter Durchführung bestimmter Belastungsübungen kann das Wiegen der dabei getragenen Vorlagen nach 1 Stunde oder auch nach 24 Stunden zu einer Objektivierung des Urinverlustes führen.

11.10.1.3 Therapie

Die vielgestaltige Pathologie erklärt, dass nur ein individuell nach ausführlicher Diagnostik für die Patientin erstelltes Therapiekonzept Aussicht auf Erfolg hat. Das gesamte Spektrum der Hormonsubstitution, Physiotherapie, Konustherapie, Elektrostimulation, Pessartherapie und verschiedener, der topografischen Anatomie angepassten Operationsverfahren hat seinen Stellenwert, wo-

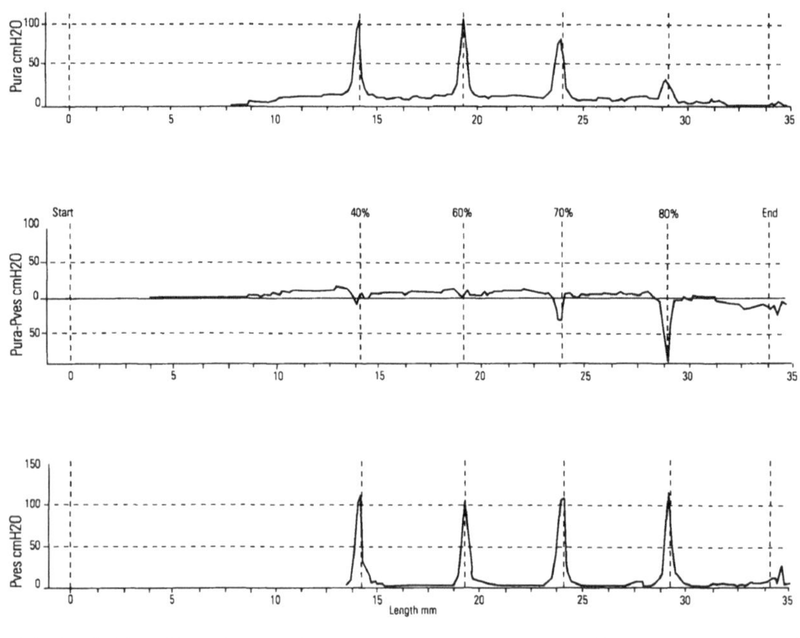

Abb. 11.50: Harnröhrendruckprofilmessung bei hypotoner, schlaffer Urethra und fast fehlender Drucktransmission (bei jedem Hustenstoß übersteigt der Blasendruck den Harnröhrenverschlussdruck: Inkontinenz)

bei es kein „Entweder/oder", sondern nur ein „Sowohl/als auch" geben kann.

Konservative Therapie: Ein konservativer Therapieversuch ist grundsätzlich indiziert, vor allem aber bei leichten Formen der Harninkontinenz und bei sehr jungen Frauen. Nach Operationen dient sie der Stabilisation des Erfolges.

Die **Physiotherapie** hat zum Ziel, die Kontraktionskraft der quergestreiften Muskulatur des Beckenbodens zu verbessern, gestörte neuromuskuläre Abläufe zu optimieren und damit primär einen Kompensationsmechanismus zu erlernen, mit dem ein willentlicher Harnröhrenverschluss unter Belastungsbedingungen erreicht werden kann. Hilfreich ist die Verwendung von Konen, die eine gezielte Kontraktionsübung ermöglichen (Abb. 11.51). Inwieweit vor allem bei schweren Formen der Harninkontinenz eine wirkliche reflektorische Kontinenz erreicht werden kann, ist umstritten.

Ohne eine gute Compliance ist die Physiotherapie ohne Aussicht auf Erfolg. Nur unter Anleitung geschulter Physiotherapeuten und kontinuierlicher Fortführung der Übungen hat diese Therapie Aussicht auf Erfolg. Das Mitgeben von Merkblättern und Anleitungen ist wenig hilfreich.

Nach Aufklärung über die Anatomie und Funktion und Bewusstmachen des Beckenbodens unter Zuhilfenahme von Konen oder durch Elektrostimulation werden gezielte Übungen zur Steigerung der Muskelkraft und Hinweise zur Optimierung der Körperhaltung z. B. beim Heben und Tragen erlernt.

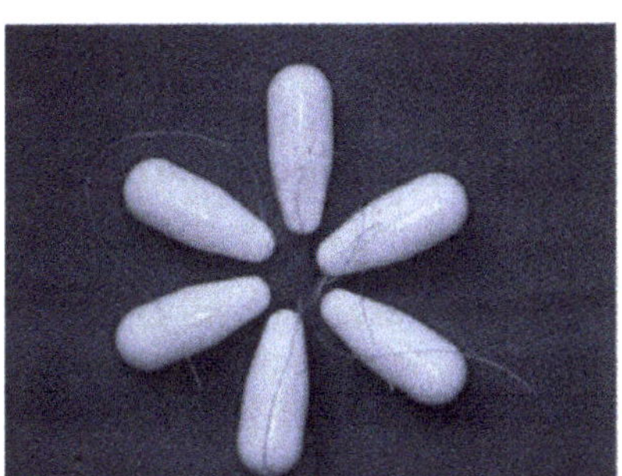

Abb. 11.51: Femcon-Konen für das gezielte Beckenbodentraining

Die **Elektrostimulation** erfolgt durch kunststoffummantelte Elektroden, die vorwiegend vaginal appliziert werden, wobei der quergestreifte Muskel mit einer Impulsdauer von 1 m/ksec. bei einer Frequenz von 50 MHz stimuliert wird. Diese Therapie ist vor allem dann notwendig, wenn die Patientin z. B. nicht in der Lage ist, willentlich die quergestreifte Muskulatur, vor allem den Levator ani zu kontrahieren.

Kleine Konen in Gewichten zwischen 20 und 70 g induzieren über ihre Form eine Reflexkontraktion des Beckenbodens und sollten etwa 3 mal täglich für 10–15 Minuten gehalten werden.

Eine zumindest lokale **Hormontherapie** ist bei allen peri- und postpausalen Frauen indiziert. Östrogene bewirken neben einer Steigerung der Maturation und Proliferation nicht nur des Scheidenepithels, sondern auch des Urothels eine Steigerung der Durchblutung der periurethralen Venenplexus, eine Verbesserung des Kollagengehaltes und damit Steigerung der Elastizität und normalisieren das vaginale Milieu und verhindern dadurch Harnwegsinfekte.

> **Praxishinweis: Estriol** eignet sich vor allem bei der urogenitalen Atophie als Nebenwirkungsarmes Lokaltherapeutikum, da es keine Proliferation des Endometriums bewirkt. Die Anwendung kann als Creme oder Salbe oder als Ovulum erfolgen, beginnend mit einer Tagesdosis von 0,5 mg über 2 Wochen, eine Erhaltungsdosis von 0,5 mg jeden 2.–3. Tag.

Estradiol besitzt eine höhere Affinität zum Rezeptor, hat gleichzeitig positive Effekte für Osteoporose und Fettstoffwechsel. Grundsätzlich steigt dosisabhängig natürlich das Risiko einer Proliferation des Endometriums und eines Einflusses auf die Mamma. Die Dosis in den handelsüblichen vaginalen Präparaten ist jedoch so niedrig gehalten, dass keine messbaren Veränderungen am Endometrium nachzuweisen sind.

Grundsätzlich sollte eine **Pharmakotherapie mit Alpha-Adrenika** zu einer Erhöhung des urethralen Verschlussdruckes führen. Aufgrund der nur kurzen Wirkdauer, der Tachyphylaxie und der zum Teil erheblichen Nebenwirkungen (Blutdruckerhöhung, Gänsehaut) sind sie für eine Dauerbehandlung der Harninkontinenz aber ungeeignet. Bei jungen, sonst gesunden Wöchnerinnen kann aber z. B. eine Behandlung mit Midodrin 3 × 50 mg pro Tag zu einer schnellen Besserung der postpartalen Harninkontinenz führen.

Die Anwendung von **Pessaren** hat trotz ihrer langen Historie bis heute nicht an Sinn verloren. Bei operationsunfähigen oder operationsunwilligen Frauen ebenso wie zur Vorbereitung eines operativen Eingriffes nach mehreren vorangegangenen, zu immobilen Narben führenden Voroperationen ist die Einlage eines Arabin-Urethrapessars oder Schalenpessars ebenso sinnvoll wie die Einlage eines Würfels bei Subtotal- oder Totalprolaps oder vor allem beim Scheidenstumpfprolaps (Abb. 11.52 und Abb. 11.53) . Bei entsprechender regelmäßiger Pflege bzw. Wechsel sind bei den modernen Kunststoffmaterialien Ulcerationen eher selten, die Patientin muss jedoch aufgeklärt werden, dass es vor allem zusammen mit einer lokalen Östrogenisierung zu einer deutlichen Steigerung der Fluormenge, gelegentlich auch zu Kolpitiden kommen kann.

Ziel des Urethra- oder Schalenpessars ist die Reposition der Blasenhalsregion in das kleine Becken und damit die Optimierung der Druckübertragung unter Belastungsbedingungen. Eine Kompression der Harnröhre muss vermieden werden. Das Arbinwürfelpessar saugt sich über seine konkaven Flächen am Scheidenende fest, verhindert einmal das Herabrutschen des Scheidenendes und provoziert gleichzeitig Kontraktionen und einen Trainingseffekt der Beckenbodenmuskulatur.

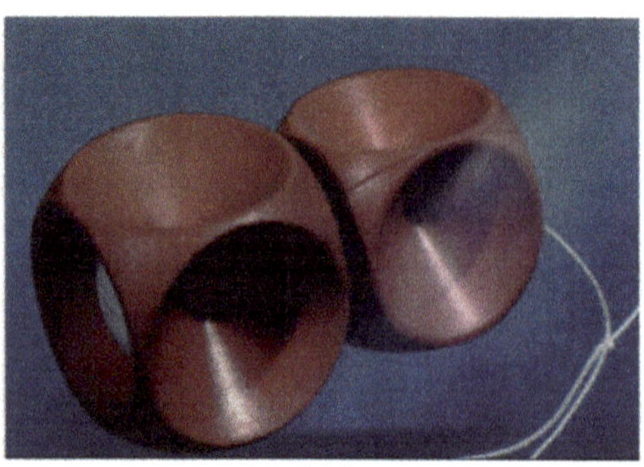

Abb. 11.52: Arabin-Würfel-Pessare zur Behandlung von Deszensus und Prolaps (die konkaven Flächen saugen sich an der Scheidenwand des Scheidengrundes fest und stützen das Gewebe, verursachen gleichzeitig ein Training der muskulären Anteile der Beckenbodenmuskulatur)

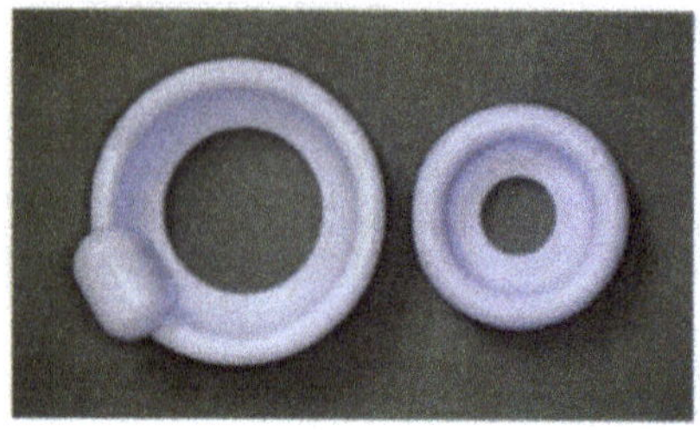

Abb. 11.53: Arabin-Schalen- und Urethra-Schalen-Pessare zur Unterstützung des deszendierenden Blasenhalses und der Zystozele zur Beeinflussung der Harninkontinenz

Einen ähnlichen Effekt haben die **Fembowls**, die in Anlehnung an den gewünschten Effekt der intravaginalen Kugeln im asiatischen Bereich zu einer Tonisierung der Muskulatur der Scheide, aber auch der übrigen tragenden Strukturen des kleinen Beckens führen sollen.

In den letzten Jahren steht ein großes Repertoire von **intraurethralen Plugs** zur Verfügung, die aufgrund ihrer zum Teil schwierigen Handhabung und aufgrund dessen, dass Applikationen und Entfernungen zum Teil häufig notwendig und unpraktikabel sind, und wegen subjektiver Beschwerden (vor allem Harnwegsinfekte!) sicher nur für eine kleine Gruppe von Patientinnen in Frage kommen. Die Zielsetzung ist je nach Konstruktion verschieden, soll entweder einen Trainingseffekt durch intraurethralen Fremdkörperreiz (Viva-Stöpsel) bewirken, rein symptomatisch eine Okklusion der Urethra (z. B. Reliance) oder technisch aufwendige Konstrukte, die durch externe Stimulation und Verschlussventile öffnen oder schließen.

Operative Therapie

Die Tatsache, dass in der Literatur weit über 200 verschiedene Operationsmethoden und Modifikationen beschrieben wurden, zeigt, dass die Suche nach dem optimalen Rekonstruktionsverfahren nicht abgeschlossen, andererseits die Pathophysiologie so vielgestaltig ist, dass es ein Idealverfahren nicht gibt. In Kenntnis der Tatsache, dass es unmöglich ist, zerschlissenes oder neurophysiologisch gestörtes Gewebe wieder herzustellen, bestehen heute 2 therapeutische Prinzipien:

1. Rückverlagerung der funktionell wichtigen Blasenhalsregion in das „abdomino-pelvine

Gleichgewicht“ mit dem Ziel der Verbesserung der Drucktransmission auf den Blasenhals unter Belastungsbedingungen.
2. Refixierung der Urethra im Bereich ihrer ursprünglichen Fixation durch die Ligamenta pubo-urethralia, nachdem urodynamische und morphologische Untersuchungen gezeigt haben, dass im Bereich des Überganges vom mittleren zum äußeren Urethraldrittel die höchste Drucktransmission unter Belastungsbedingungen erfolgt.

Operative Eingriffe zur Verbesserung der Lebensqualität ohne vitale Bedrohung des Patienten sollten bei zunehmendem forensischem Druck im Hinblick auf Auswahl der Technik und vor allem Terminierung sorgfältig eingesetzt werden. Eine erfolglose konservative Behandlung von mindestens 3–6 Monaten Dauer, ein extrem hoher Leidensdruck mit Einschränkung der psychosozialen Lebensqualität und eine offene Aufklärung über die Grenzen der operativ rekonstruktiven Möglichkeiten und allfälliger möglicher Erfolge und Komplikationen sind zwingende Voraussetzungen für eine Operationsindikation. Die Angaben zu Erfolgsaussichten und möglichen Komplikationen müssen auf eigenen Daten der behandelnden Klinik basieren, allgemeine Literaturangaben werden heute im Falle eines Rechtsstreites nicht mehr akzeptiert.

In Kenntnis der mittlerweile für alle Operationstechniken vorliegenden mittel- und langfristigen Heilungsquoten und aufgrund der Tatsache, dass mit jeder fehlgeschlagenen oder fehlerhaft durchgeführten Inkontinenzoperation die Aussichten einer Nachoperation drastisch verschlechtert werden, können heute einige Eingriffe, die über Jahrzehnte fester Standard waren, zumindest nicht mehr als Primäreingriff empfohlen werden.

Dazu gehören die verschiedenen Modifikationen der **vaginalen Plastiken,** die allenfalls bei leichtester Harninkontinenz, normotoner Urethra und Beckenbodendefekten angeboten werden könnten. Da gerade diese Gruppe auf eine konservative Therapie recht gut anspricht, ergibt sich bei Versagerraten von 50–60% nur extrem selten eine Indikation zur vaginalen Inkontinenzoperation.

Auch die vor allem in der Urologie sehr beliebten **Nadelsuspensionen** haben in ihren vielfältigen Modifikationen auch unter Verwendung der neuerdings propagierten Knochenankerschrauben und anderer verfeinerten Techniken nach 2 Jahren bereits eine Versagerquote von 50%, so dass sie als Standardoperationen nicht mehr empfohlen werden können. Trotz ihrer minimalen Invasivität haben sie vor allem auch bei älteren Patientinnen aufgrund der schlechten Ergebnisse enttäuscht und leichte Durchführbarkeit und kurze Operationsdauer sollten deshalb nicht Anlass sein, unter dem Kostendruck der Krankenkassen und der Propagierung des ambulanten Operierens eine breite Indikation zu finden.

Die **abdominale Kolposuspension** gilt weltweit als „Gold-Standard“ der Inkontinenzchirurgie. Nachdem Marshall-Marchetti-Krantz 1949 eine abdominale Urethro-Vesicopexie beschrieben und selbst mehrfach modifiziert haben, ist es das Verdienst von Burch, unter Verwendung des Cooperschen Ligamentes (Lig. ileo-pectineum) eine belastbare, immer reproduzierbare Struktur zur Anhebung der Blasenhalsregion beschrieben zu haben. Unter Verwendung nichtresorbierbarer Nahtmaterialien genügt eine lockere Approximation der Scheidenwand an das Band, um eine ausreichende Rückverlagerung der Blasenhalsregion in den Bauchraum zu erreichen (Abb. 11.54). Für diese Technik liegen mittlerweile Langzeit-Nachuntersuchungen bis zu 20

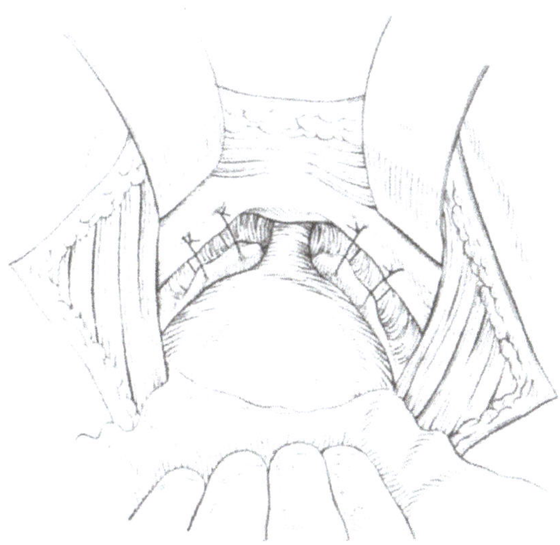

Abb. 11.54: Modifizierte Kolposuspension mit lockerer Approximation von Scheidenwand und Lig. ileopectineum zur Elevation des Blasenhalses

Jahren vor, die für Primär-Eingriffe Erfolgsraten zwischen 70 und 85 %, beim Rezidiv zwischen 60 und 79 % zeitigen. Aufgrund der eigenen Erfahrungen lässt sich die Operation bei kleinem suprasymphysärem Querschnitt auf wenige Schritte minimieren, sodass für die immer wieder propagierte laparoskopische bzw. retziusskopische Technik wenig spricht. Neben dem operativen Aufwand, der erheblich längeren Operationszeit und der deutlich höheren Komplikationsrate liegen vor allem die Langzeitergebnisse deutlich ungünstiger als bei der offenen Technik.

Bei ausgeprägtem Genitalprolaps besteht die Möglichkeit, eine **vaginale Kolposuspension** durchzuführen, indem nach dem gleichen Prinzip vorgelegte Nähte im Bereich des Cooperschen Ligamentes nach der Rekonstruktion des Beckenbodendefektes von vaginal in der Scheidenwand verankert werden.

Ein hohes Risiko einer **Rezidivinkontinenz** besteht bei der **hypotonen Urethra,** welche entweder dispositionell oder aber iatrogen nach multiplen Voroperationen mit Zerstörung von Innervation und Gefäßversorgung nachgewiesen werden kann. In dieser Gruppe findet sich auch bei der Kolposuspension eine deutlich höhere Versagerrate. Bei dieser Risiko-Patienten-Gruppe haben die früher häufiger genutzten **Schlingenoperationen** ihre Indikation. Aufgrund der deutlich höheren Komplikationsrate wurden alloplastische Materialien weitgehend verlassen und körpereigene Gewebe entweder als körpereigene Faszienstreifen aus der Bauchdecke oder aber konservierte Fascia-lata-Streifen empfohlen (Abb. 11.55). Die Erfolgsraten liegen bei etwa 80–85 %, werden allerdings auch mit einer relativ hohen Quote an obstruktiven Miktionsbeschwerden, Restharnbildung und iatrogenen Drangsymptomen erkauft.

Ein völlig neues Konzept stellt die Einlage einer freien Kunststoffschlinge um das distale urethrale Drittel dar, wobei keinerlei Zug ausgeübt wird und das Material lediglich als Matrix für später einwachsendes Bindegewebe und eine narbigen Fixierung dienen soll. Diese **TVT (Tension-Free-Vaginal-Tape)** Methode hat in einer Beobachtungszeit von 4–5 Jahren eine Erfolgsquote zwischen 85 und 90 % und hat den Vorteil, in Lokalanästhesie eingelegt werden zu

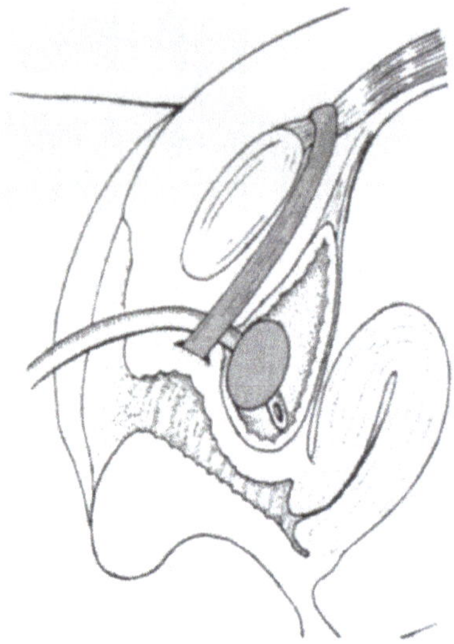

Abb. 11.55: Schlingenplastik mit alloplastischen Band, welches um den Blasenhals gelegt und an der Bauchdecke fixiert wird

können (Abb. 11.56 und 57). Der endgültige Stellenwert kann erst nach Vorliegen der Ergebnisse randomisierter Studien beurteilt werden.

Alle Inkontinenzeingriffe können mit anderen Operationen kombiniert werden, wobei Descensus- und Prolapsoperationen ebenso einer eigenen Indikation bedürfen wie eine Hysterektomie. Der Uterus selbst hat keinerlei Einfluss auf den Sphinktermechanismus, von einer alleinigen Hysterektomie ist somit keinerlei Besserung einer Stressinkontinenz zu erwarten.

Vor allem in den anglo-amerikanischen Ländern werden **intra- und periurethrale Injektionen**

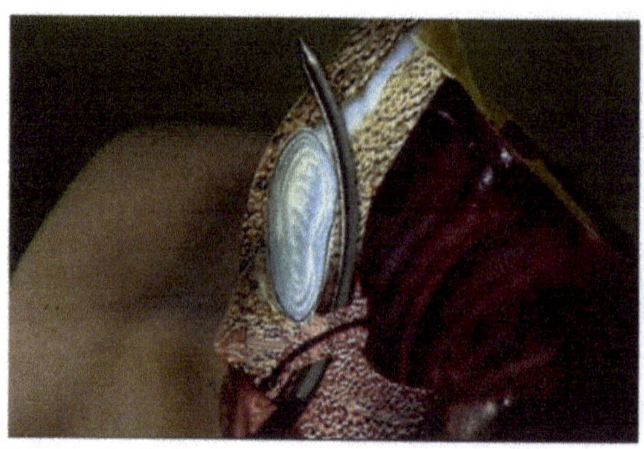

Abb. 11.56: Einlegen einer spannungsfreien Vaginalschlinge (TVT) ohne Elevation oder Fixation der Beckenstrukturen

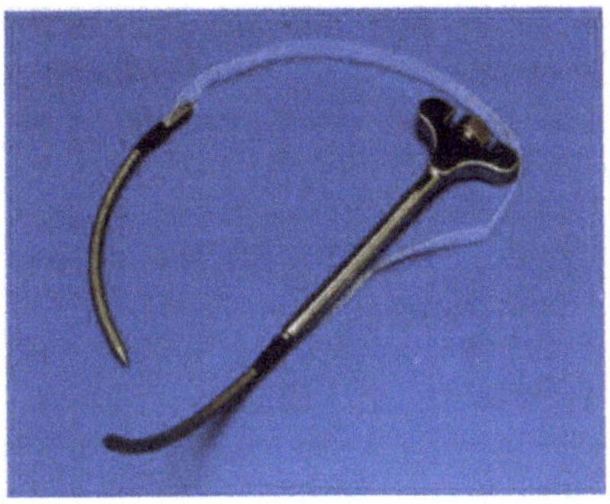

Abb. 11.57: Mit Führungstroikaren armiertes Proleneband und Einführungshilfe für TVT

mit verschiedenen Kunstoffmaterialien und abwerfbaren Ballons in großer Zahl durchgeführt. Sie können wegen ihrer narbigen Sekundärveränderungen der Harnröhrenwand nur nach Ausschöpfen der konventionellen Inkontinenzchirurgie oder aber bei ansonsten inoperablen Patientinnen empfohlen werden, wenn als ultima ratio nur eine definitive Harnableitung verbleibt.

Der früher immer empfohlene **künstliche Sphinkter** hat grundsätzlich bei verzweifelten Fällen eine Indikation, aufgrund der schlechten Gewebsverhältnisse bei mehrfach voroperierten Frauen werden in hoher Frequenz Revisionsoperationen bis hin zur vollständigen Explantation notwendig, da kleinste Arrosionen z. B. im Bereich der vorderen Scheidenwand zur Infektion des gesamten Systems führen können. Die Fortschritte in der urologischen Pouch-Chirurgie erlauben heute **kontinente Harnableitungen** mit kosmetisch günstigen Stomata im Bereich des Nabels oder im Unterbauch, welche am Tage völlige Kontinenz bewirken und somit ein sozial integriertes Leben erlauben.

11.10.2 Dranginkontinenz

Definition: Zurzeit bestehen keine allgemeinen Definitionen des Krankheitsbildes, welches mit einem gehäuften Harndrang bis hin zum unkontrollierten Urinabgang unter massivem Harndrang vergesellschaftet sind. Von den in der Gynäkologie gerne verwandten Bezeichnungen „Reizblase" bis zum neuesten Sammelbegriff „überaktive Blase" ist vor allem die Bezeichnung **motorische Dranginkontinenz** (verursacht durch ungehemmte Kontraktionen der Blasenmuskulatur) und **sensorische Dranginkontinenz** (Störung der Blasenempfindung mit vorzeitigem übersteigertem Harndrang) gebräuchlich.

Ätiologie: Das Erlernen der Blasenkontrolle erfolgt im Säuglingsalter nach Ausbildung komplexer Regelkreise mit einer zentralen Kontrolle der Miktion. In diesem komplexen System von hemmenden und stimulierenden Impulsen kann aus verschiedensten Gründen eine Störung auftreten, welche vom Entstehen nicht unterdrückbarer Detrusorkontraktionen bis zu einem verfrühten Harndrang bei verminderter Blasenkapazität zum klinischen Bild des gehäuften Harndranges, oft vergesellschaftet mit Urinabgang, führen kann. Bei einer neurologischen Schädigung ist die Nykturie zusätzlich quälendes Symptom. Die Häufigkeit der Dranginkontinenz in einem normalen gynäkologischen Patientengut liegt nicht so hoch, wie in vielen von der Industrie und geriatrischen Zentren angegebenen Untersuchungen behauptet. Aufgrund der zunehmenden Degeneration von Nervengewebe und Störungen der zentralen Kontrolle ist sie bei Frauen in Altenwohn- und Pflegeheimen deutlich häufiger vorzufinden.

Diagnostik: Nach Ausschluss eines Harnwegsinfektes und einer Urethrocystoskopie zur Erkennung von Tumoren, Blasensteinen oder sonstigen urologischen Sekundärpathologien ist zunächst immer ein konservativer Therapieversuch indiziert. Bei Fehlschlagen der konservativen Behandlung sollte eine urodynamische Diagnostik zum Ausschluss einer neurologischen Ursache durchgeführt werden, so sind z. B. Drangsymptome häufiges Erstsymptom einer multiplen Sklerose, aber auch eines beginnenden Bandscheibenvorfalls oder anderer neurologischer Erkrankungen.

Therapie: Blasentraining: Die Behandlung einer Dranginkontinenz ist praktisch immer symptomatisch. Grundpfeiler der Behandlung ist nach Registrieren von Miktionsfrequenz und Miktionsvolumen ein Blasentraining, welches nicht nur das Trink- und Miktionsverhalten der Patientinnen verändert, sondern das Ziel hat, die Miktionsintervalle auszudehnen. Nach einer Grunderhebung des Miktionsmusters können die Intervalle in 2–3-tägigen Abständen gesteigert werden. Die Patientinnen lernen dadurch sich mit ihrem Leiden auseinander zu setzen. Die Erfolgsaussichten eines solchen Verhaltenstrainings werden mit 60–80% angegeben.

Pharmakotherapie: Bei peri- und postmenopausalen Frauen sollte wieder die Östrogenisierung Basis der Behandlung sein. Neben der Steigerung von Proliferation und Infektprophylaxe sollte vor allem auch der psychotrope Effekt der **Östrogene** genutzt werden. Das Blasentraining kann durch die zusätzliche Gabe von **Anticholinergika** oder muskelrelaxierenden Substanzen unterstützt werden. Neben einer Anhebung der Reizschwelle der Harnblase (Erhöhung der Kapazität beim 1. Harndrang) soll vor allem die funktionelle Blasenkapazität angehoben werden. Limitierender Faktor sind Nebenwirkungen wie Mundtrockenheit und Akkommodationstörungen, welche in verschiedener Frequenz bei den Substanzgruppen auftreten können.

Anticholinergika Trospiumchlorid: 5–15 mg/d (z. B. Spasmolyt) Propiverin: 2–3 × 1 Drg./d (z. B. Miktonorm), Tolterodin (Detrusitol) 2–5 mg, Oxybutynin 2–3 × 1 Tbl. /d (Dridase) sind bewährte Substanzen, die sich im Gegensatz zu Kalziumantagonisten und β-Mimetika durchgesetzt haben. Die Therapiedauer sollte 6–8 Wochen betragen, wobei die Erfolgsquoten mit 60–70% angegeben werden. Neben psychosomatischen Ursachen muss bei therapieresistenten Krankheitsbildern eine interstitielle Zystitis ebenso ausgeschlossen werden wie andere urologische Erkrankungen.

In therapieresistenten Fällen besteht neben der Möglichkeit der superselektiven Sakralwurzelblockade auch die Möglichkeit der Implantation sakraler Schrittmacherelektroden, in verzweifelten Fällen muss bei quälender Symptomatik an eine Blasenaugmentation bis hin zur definitiven Harnableitung gedacht werden. Die alleinige Cystodistension nach Helmstein in Narkose hat sich nicht durchsetzen können.

12. Diagnostisch-therapeutische Methoden in der Frauenheilkunde

Th. Römer, H. P. G. Schneider

12.1 Kürettage

Die Zervix-Korpus-Kürettage, im gynäkologischen Sprachgebrauch auch *fraktionierte* Kürettage bzw. *Abrasio*, dient diagnostischen und therapeutischen Zwecken. Sie umfasst 2 Arbeitsvorgänge: die Erweiterung des Zervikalkanals und die eigentliche Kavum- und Zervixaustastung mit Schleimhautgewinnung; deshalb der internationale Terminus: D & C, Dilatation & Kürettage (s. Abb. 12.1).

Vorbedingungen sind das *Fehlen* frischer *Entzündungszeichen* (Temperatur, Blutsenkungsgeschwindigkeit, Leukozytenzahl) sowie die genaue *Lagebestimmung des Uterus* sowie der Ausschluss einer *Gravidität (Ausnahme: Abortkürettage).*

- Die **fraktionierte Kürettage** wird überwiegend in *Vollnarkose* durchgeführt, kann allerdings auch bei internistischen und anästhesiologischen Problemen in Regionalanästhesie, als Parazervicalblockade (PCB) oder in Spinalanästhesie durchgeführt werden.

Vor der fraktionierten Kürettage sollte zur besseren Beurteilung des Cavum uteri und gezielten Biopsie bzw. Targetkürettage stets eine Hysteroskopie durchgeführt werden (s. Abschn. 12.3).

- Als **Abortkürettage** bezeichnen wir die instrumentelle Ausräumung eines *puerperalen Uterus*; hier erfolgt eine Abrasio des Corpus uteri mit einer stumpfen Kürette. Es ist sorgfältig darauf zu achten, dass die Lamina functionalis oder Decidua gegriffen, nicht aber die Lamina basalis entfernt wird, die zur Regeneration des Endometrium erforderlich ist (Gefahr der Entstehung von intrauterinen Adhäsionen). Zudem sollte bei der Kürettage auf die Wandbeschaffenheit des Uteruskavums geachtet werden, um hier intrauterine pathologische Befunde zu entdecken.

Durchführung: Nach Desinfektion von Vulva und Vagina und Blasenkatheterismus folgt die Narkoseuntersuchung. Unter Spekulumeinstellung werden die Portio uteri mit der Kugelzange angehakt, der Uterus durch Zug gestreckt und die Zervix kürettiert. Nach Messen der Uterussondenlänge (SL) wird der Zervikalkanal mit Hegar-Stiften oder anderen konischen Dilatatoren aufgedehnt und das Corpus uteri mit Tubenwinkelkontrolle abradiert. Zervix- und Korpusabradat werden getrennt in 4-prozentigem Formaldehyd asserviert und zur histopathologischen Untersuchung gegeben (s. Abb. 12.1).

12.1.1 Indikationen, Komplikationen

Indikationen zur Zervix-Korpus-Kürettage sind:

- dysfunktionelle und Postmenopausen*blutung*, *rezidivierende Blutungsstörung* unter hormoneller Therapie
- sonographisch auffällige Endometriumbefunde (insbesondere in der Postmenopause)
- Uterus-, Zervixpolyp, Verdacht auf Zervix- bzw. Korpuskarzinom.

Komplikationen der Zervixdilatation und Kürettage der Cervix uteri und des Corpus uteri sind:

- Blutung, Infektion, Via falsa bzw. Ruptur der Zervix, Perforation der Uterusvorder- oder -hinterwand
- intrauterine Adhäsionen (Asherman-Fritsch-Syndrom)
- traumatische *Insuffizienz der Cervix uteri*, insbesondere des inneren Muttermundes
- *inkomplette* Kürettage mit spezifischer Pathologie der Residuen (s. Trophoblasttumoren).

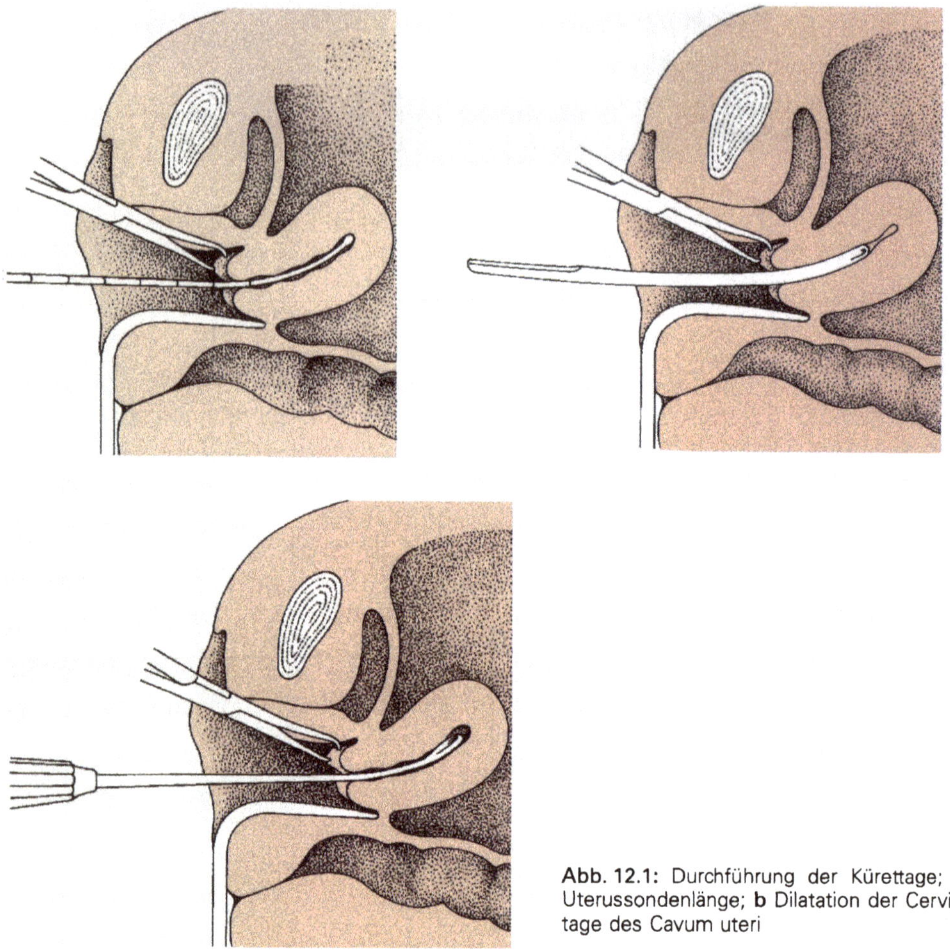

Abb. 12.1: Durchführung der Kürettage; **a** Messen der Uterussondenlänge; **b** Dilatation der Cervix uteri; **c** Kürettage des Cavum uteri

12.1.2 Sonderformen

Die **Strichkürettage** und **Endometriumbiopsie** können ambulant ohne Narkose und ohne Zervixdilatation durchgeführt werden. Sie dienen der histopathologischen Datierung des Endometriums im Zyklusgeschehen, wobei heute die Strichkürettage zur Zyklusdiagnostik nur noch selten durchgeführt, sondern durch endokrinologische Diagnostik und Ultraschall ersetzt wird.

Im Zusammenhang mit der ambulanten Hysteroskopie hat die Endometriumbiopsie allerdings zur Diagnostik von Blutungsstörungen und Abklärung sonographisch suspekter Endometriumbefunde an Bedeutung gewonnen.

Neben der Zervixzytologie als Routinesuchmethode zur Früherkennung des Zervixkarzinoms wird nach vergleichbar effektiven ambulanten und ohne Anästhesie durchführbaren Methoden zur Früherkennung des Korpuskarzinoms gesucht. Hierzu muss das Endometriumgewebe oder sein zellulärer Detritus direkt ohne Dilatation der Zervix gewonnen werden. Methoden wie die *Jet-wash-Technik,* die *Aspirationskürettage* sowie eine Reihe weiterer *Bürsten- und Abstrichtechniken* werden praktiziert.

- Bei der **Jet-wash-Technik** wird mittels einer Plastikspritze mit einem doppelläufigen Katheter das Uteruskavum mit 50 ml physiologischer Kochsalzlösung gespült. Das gewonnene Material dient nach entsprechender Aufarbeitung der *zytologischen Diagnostik,* der Herstellung eines *Direktpräparates* wie auch eines *Zellblocks* für die histologische Untersuchung.

- Für die **Aspirationskürettage** verwenden wir verschiedene perforierte Plastikkatheter, die an eine Ansaugspritze angeschlossen werden.

Indikation: Die genannten Methoden eignen sich als Suchmethode bei noch symptomfreien Patienten mit erhöhtem *Korpuskarzinomrisiko,* bei rezidivierenden *Blutungen,* bei denen bereits mehrere Abrasiones mit negativem histologischem Befund vorausgegangen sind, sowie bei primär bestrahlten Endometriumkarzinom-Patientinnen und schließlich bei erhöhtem Anästhesierisiko.

In Kombination mit der Hysteroskopie (direkte Endometriumbetrachtung) kann die gezielte oder ungezielte Endometriumbiopsie die diagnostische Sicherheit der Abrasio erreichen.

12.1.3 Polypen- und Abortkürettage

Zervixpolypen. In der Zervix sichtbare Polypen werden vor jeder Kürettage gesondert mit einer gefensterten Polypenzange abgetragen oder mit einer Kornzange abgedreht. Danach erfolgt die Kürettage in üblicher Weise. Bei prämenopausalen Patientinnen mit unauffälligen sonographischen Endometriumbefunden kann auf die Corpusabrasio verzichtet werden.

Korpuspolypen: Polypen des Corpus uteri gehen vom Endometrium aus und stellen eine begrenzte Hyperplasie des Endometriums dar. Korpuspolypen werden bei der Korpusabrasio gewonnen (s. Targetkürettage) oder gezielt unter hysteroskopischer Sicht elektrochirurgisch abgetragen (Polypresektion) (s. Abschnitt 12.3). Das Gewebe muss in jedem Fall histopathologisch untersucht werden. Durch eine unmittelbar zuvor durchgeführte Hysteroskopie kann die Entfernung der Polypen gezielter und mit höherer Sicherheit erfolgen.

Abortkürettage: Bei *inkomplettem oder komplettem Abort* (Abortus incompletus oder Abortus completus) kann häufig auf eine Zervixdilatation verzichtet werden. Nach Fixation der vorderen Muttermundslippe mit Kugelzangen und Strecken des Uterus erfolgt die Ausräumung des Corpus uteri mit der stumpfen Kürette zur Förderung des restlichen Schwangerschaftsgewebes. Bei einem *verhaltenem Abort* (missed abortion) empfiehlt sich die medikamentöse Reifung der Zervix mit Prostaglandinen (zweizeitige Abortausräumung).

12.2 Konisation

Konisation ist das kegelförmige Herausschneiden des Gebärmutterhalses als flacher oder tiefer Konus zur histologischen Beurteilung (Abb. 12.2). Nach Art der instrumentellen Technik unterscheiden wir eine *Messer-* von einer *Elektro-* bzw. *Laserkonisation.* Die Konisation dient sowohl der Diagnostik, kann aber auch gleichzeitig die Therapie darstellen. Bei jüngeren Frauen wird eher ein flacher und bei älteren Frauen eine spitzer Kegel aus der Cervix uteri entfernt. Die altersabhängige Wanderung der Plattenepithelgrenze im Zervixkanal führt bei älteren Frauen das Plattenepithel weit in den Zervikalkanal hinein, sodass häufig mit abnormen Befunden im Zervikalkanal zu rechnen ist. Bei Frauen im gebärfähigen Alter ist der abnorme Befund meist auf der Ektozervix lokalisiert. Außerdem sollte genügend Gewebe der Zervix erhalten bleiben, um deren biologische Funktion zu erhalten und einer Insuffizienz bei späteren Schwangerschaften vorzubeugen. Die Konisation wird immer mit einer Zervixabrasio kombiniert.

Eine **Korpusabrasio** sollte bei jüngeren Patientinnen nur bei klinischen oder sonographisch auffälligen Endometriumveränderungen durchgeführt werden.

Indikationen zur Konisation sind:

- suspekter oder abnormer zytologischer und kolposkopischer Befund, z. B. wiederholt zytologischer PAP III D oder PAP IV

Kontraindikationen bestehen bei hochgradigem (klinischem) Karzinomverdacht. Dann muss die histologische Sicherung durch eine Biopsie erfolgen.

Durchführung: Nach Desinfektion von Vulva und Vagina und Blasenkatheterisierung erfolgt die Narkoseuntersuchung. Unter Spekulumein-

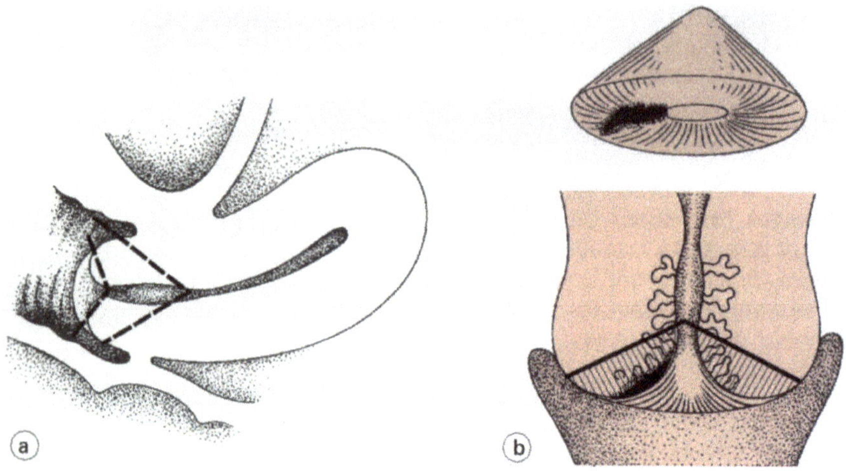

Abb. 12.2: Konisation. Heraussschneiden eines flachen (a) bzw. spitzen (b) Konus

stellung wird die Portio an der vorderen und hinteren Muttermundslippe mit der Kugelfasszange gefasst und der Uterus gestreckt. Nach Messen der Uterussondenlänge folgt die **Schiller-Jodprobe** (1 % Lugol-Lösung), um die Existenz und Ausdehnung jodheller bzw. jodnegativer Bezirke auszumachen. Es erfolgt das Umschneiden des veränderten Gebietes im Gesunden mit dem Skalpell oder der elektrischen Schlinge oder durch Laser mit Ausschneiden des unter Zug gehaltenen Konus, der fadenmarkiert wird (e. g. 12 Uhr). Die Konisation wird immer mit einer **Zervixabrasio,** häufig auch Korpusabrasio kombiniert. Die **Wundversorgung** des Konus erfolgt durch oberflächliche Elektrokoagulation oder durch eine spezielle Nahttechnik (z. B. Sturmdorf-Nähte). Der Zervikalkanal wird abschließend mit einem Hegarstift sondiert, um den Sekretabfluss und Abfluss des Menstrualblutes zu gewährleisten.

Komplikationen der Konisation sind:

- *Intraoperative Blutungen, Nachblutungen* nach Abstoßung des Schorfes im Abheilungskrater ca. 1 Woche p. o.
- Blasen- und Rektumverletzungen
- *Infektion* mit Ausbildung einer Pyometra
- *Zervixinsuffizienz* bei nachfolgenden Schwangerschaften
- Dysmenorrhö
- Zervixstenose mit Ausbildung einer *Hämatometra*.

12.3 Hysteroskopie

12.3.1 Diagnostische Hysteroskopie

Die Hysteroskopie ermöglicht in der Panoramaübersicht die Darstellung von *Zervix* und *Cavum uteri* sowie der *Tubenostien*. Bei der *endoskopisch-diagnostischen Untersuchung* von Zervix und Cavum uteri besteht keine Notwendigkeit der Zervixdilatation, es kann ohne Narkose oder in Parazervicalblockade vorgegangen werden. Bei der *Sterilitätsdiagnostik* wird die Kombination von Hysteroskopie und diagnostischer Laparoskopie mit Chromopertubation empfohlen.

Durchführung der diagnostischen Hysteroskopie. Nach Desinfektion von Vulva und Vagina erfolgt die bimanuelle Untersuchung zur Lagebestimmung des Uterus. Unter Spekulumsicht wird die vordere Muttermundslippe angehakt bzw. die Zervix durch selbst haltende Spekula fixiert, der Uterus gestreckt und während der Insufflation von Flüssigkeit (isotonische Kochsalzlösung) oder CO_2 unter Sicht das Hysteroskop in den Zervikalkanal mit Übergang in das Corpus uteri eingeführt, für diagnostische Zwecke ohne Dilatation der Cervix uteri. Cervix et cavum uteri und Tubenostien werden beurteilt (s. Abb. 12.3). Die CO_2-Hysteroskopie wird über Flow- und druckgesteuerte Insufflationsgeräte durchgeführt, womit intravasal Gasembolien na-

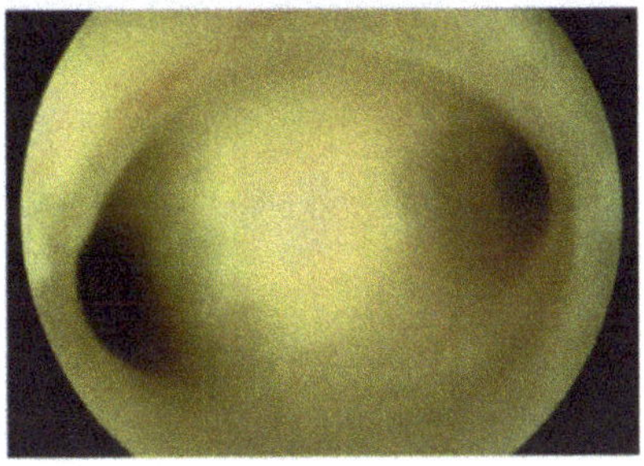

Abb. 12.3: Hysteroskopischer Befund: Normales Cavum uteri

hezu ausgeschlossen sind. In der Diagnostik von Blutungsstörungen hat sich in den letzten Jahren die Flüssigkeitshysteroskopie mehr und mehr durchgesetzt, da so das Cavum freigespült werden kann und eine suffiziente Diagnostik möglich ist.

Indikationen: Die diagnostische Hysteroskopie hat ihren festen Einsatz

- in der Sterilitätsdiagnostik zur Beurteilung *zervikaler Ursachen* wie Zervixstenose oder -polypen, *uteriner Ursachen* wie Uterusfehlbildungen, submuköse Myome, Endometriumpolpyen, -hyperplasie oder intrauteriner Adhäsionen und *tubarer Ursachen:* Beurteilung des *intramuralen Tubenanteils* (Tubenostien);
- Außerhalb der Sterilitätsdiagnostik hat die diagnostische Hysteroskopie einen Stellenwert in der Abklärung *uteriner Blutungsanomalien* und der sicheren Diagnose von *Endometriumkarzinomen*, *-polypen* (Abb. 12.4), *-hyperplasie* (Abb. 12.5), *submukösen Myomen* oder auch *Plazentapolypen* sowie der Abklärung sonographisch auffälliger Endometriumbefunde. Beim Endometriumkarzinom ist außerdem ein Staging möglich (Ausschluss einer Zervixbeurteilung).

Die wesentlichen Komplikationen der diagnostischen Hysteroskopie sind:

- Verletzungen der Cervix uteri (Via falsa), Perforationen der Uteruswand, Infektionen, Gasembolie.

12.3.2 Operative Hysteroskopie

Mit der in den letzten Jahrzehnten entwickelten transzervikalen Elektro- und Laserchirurgie wurde die Möglichkeit geschaffen, kongenitale und erworbene intrauterine Organveränderungen hysteroskopisch zu behandeln. Als Instrumente dienen neben Biopsiezangen, Fasszangen und Scheren vor allem das aus der Urologie übernommene und modifizierte Resektoskop. Lasertechniken unter Bevorzugung des Nd-YAG-Lasers finden in letzter Zeit weniger Anwendung.

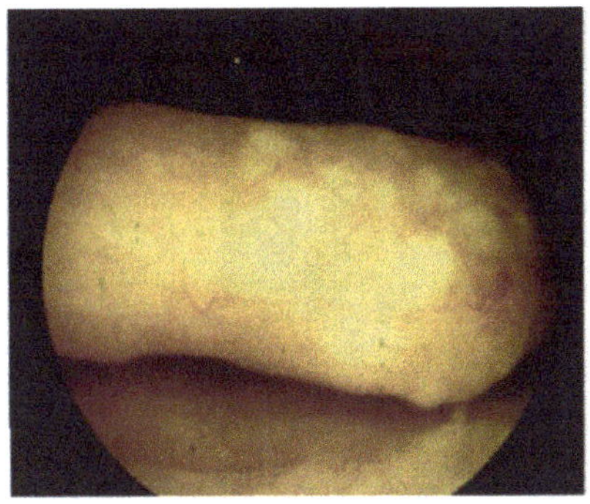

Abb. 12.4: Hysteroskopischer Befund: Corpuspolyp

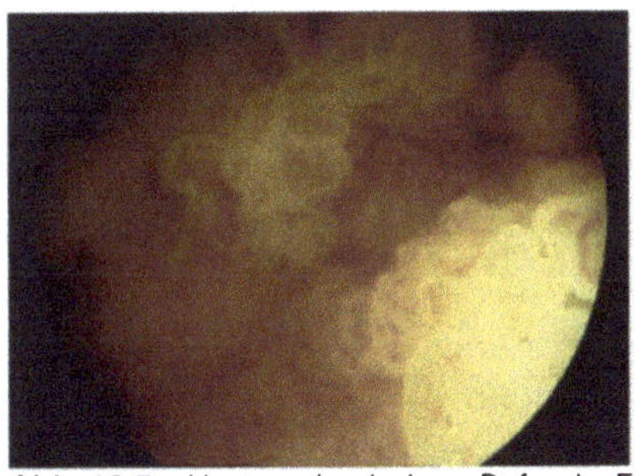

Abb. 12.5: Hysteroskopischer Befund: Endometriumhyperplasie

Durchführung der operativen Hysteroskopie: Durchführen der diagnostischen Hysteroskopie in üblicher Weise zur Lokalisation des Befundes. Dilatation des Zervikalkanals bis Hegar 9. Einführen des äußeren Schaftes des Resektoskopes mit Obturator. Entfernen und Ersetzen des Obturators durch das Hysteroresektoskop mit entsprechender Elektrode und einer 12°-Winkeloptik, dem Anschluss einer elektrochirurgischen Einheit und Kontrolle der Leistungseinstellung am Hochfrequenz-Gerät. Öffnen der Zufuhr des Distensionsmediums (apolare elektrolytfreie Lösung, zumeist Purisole SM® – Sorbitol-Mannitol-Gemisch) und Distension des Cavums. Spülung des Cavum uteri, dann schrittweise Dissektion oder Resektion des je-

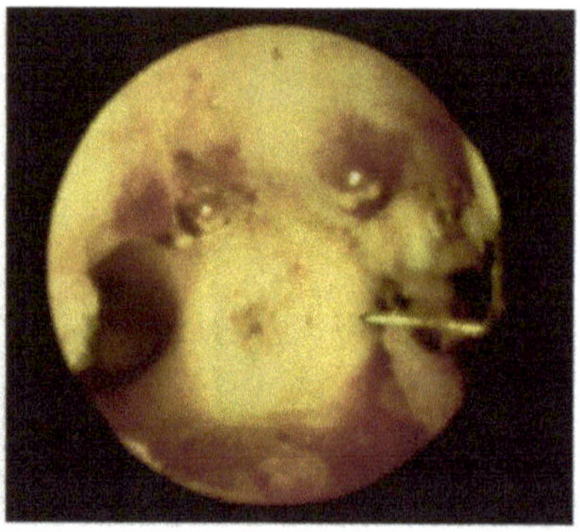

Abb. 12.6: Hysteroskopischer Befund: Septumdissektion

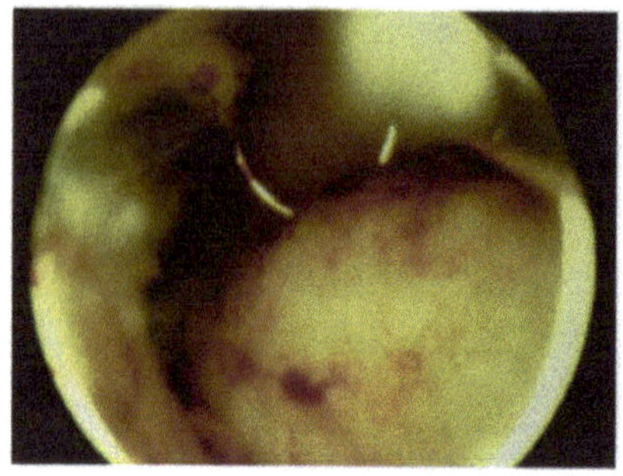

Abb. 12.7: Hysteroskopischer Befund: Myomresektion

weiligen Befundes unter ständiger Flüssigkeitsbilanzierung.

Indikationen zur **operativen Hysteroskopie** sind bei Patientinnen mit Sterilität bzw. Blutungsstörungen gegeben.

Folgende Eingriffe können operativ hysteroskopisch durchgeführt werden:

- Aufsuchen und Entfernen verloren gegangener *Intrauterinpessare* (auch in der Frühschwangerschaft) (Lost IUD)
- *Dissektion* von intrauterinen Adhäsionen (Asherman-Fritsch-Syndrom) und Septen (Septumdissektion) (Abb. 12.6)
- Entfernen von *Polypen* und *submukösen Myomen* (Polyp- und Myomresektion) (Abb. 12.7)
- *Endometriumablation* oder -resektion (Abb. 12.8) (zur Behandlung von rezidivierenden, hormonal-therapieresistenten Blutungsstörungen bei Wunsch nach Uteruserhaltung) als Alternative zur vaginalen Hysterektomie (s. Abschnitt 12.7.1.2).

Kontraindikationen: Schwangerschaft, akute und subakute Entzündungen des Genitales (Kolpitis, Zervizitis, Endometritis, Adnexitis).

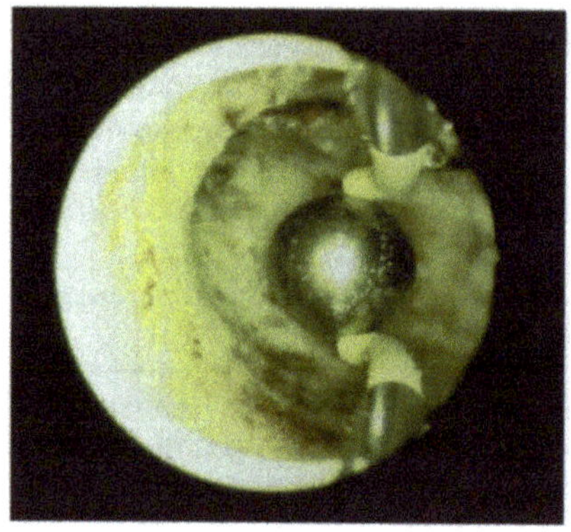

Abb. 12.8: Hysteroskopischer Befund: Endometriumablation mit einer Koagulationselektrode

12.3.3 Komplikationen

- Perforation mit Verletzung von Nachbarorganen
- Blutungen
- Infektionen
- TUR-Syndrom („transurethrales Resektions-Syndrom“, Überwässerungssyndrom durch exzessive intravasale Aufnahme der elektrolytfreien Spüllösung mit Folge der Elektrolytverschiebung)
- Verbrennungen
- Luftembolien.

12.4 Laparoskopie oder Pelviskopie

Ursprünglich nur zu diagnostischen Zwecken entwickelt, hat die gynäkologische Laparoskopie (Pelviskopie: Betrachtung des kleinen Beckens) durch Verbesserung der Technik eine derartige *Ausweitung ihres Indikationsgebietes* erfahren, dass auch *therapeutische Eingriffe* heute zum Standard gehören (Abb. 12.9). Die operative Laparoskopie (minimal invasive Chirurgie) ist an ein entsprechendes Instrumentarium und an ein trainiertes Team gebunden.

Laparoskopien werden in Intubationsnarkose und stationär, zunehmend auch ambulant, durchgeführt.

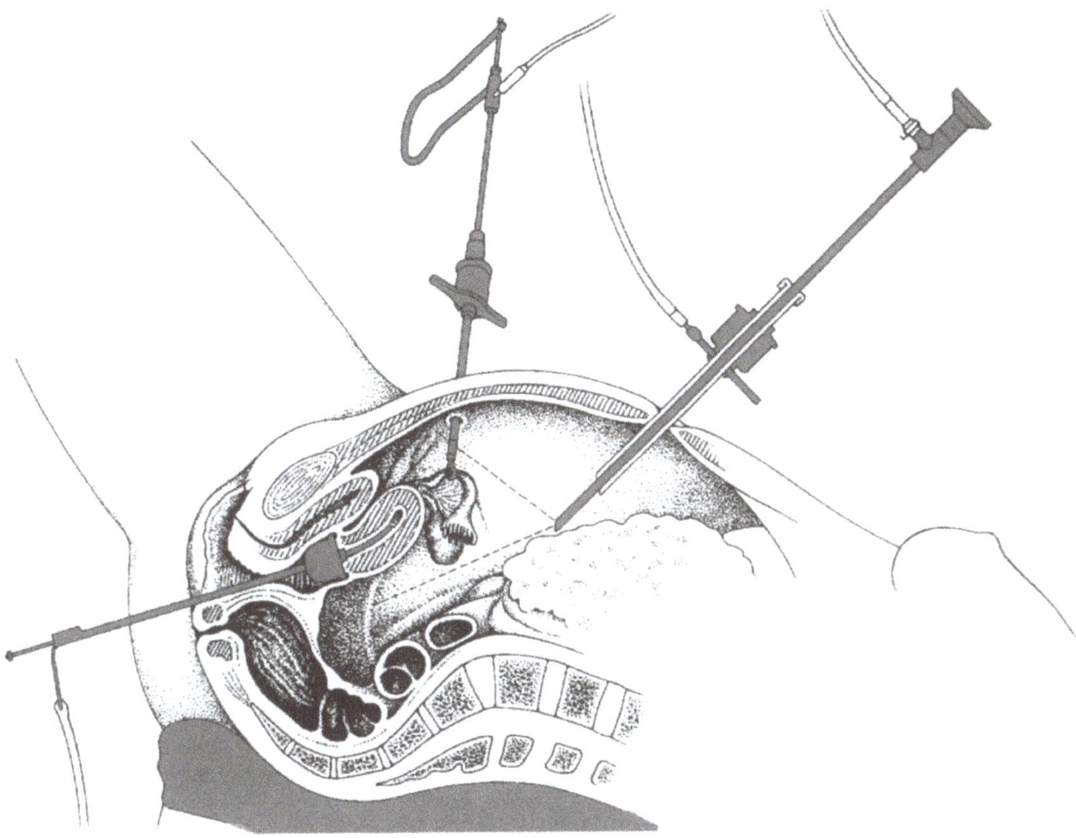

Abb. 12.9: Durchführung der Laparoskopie des kleinen Beckens

Die diagnostische Laparoskopie erlaubt eine **direkte Betrachtung** des *Uterus*, der *Tuben*, der *Ovarien* sowie des *gesamten Abdomens*. Durch Chromopertubation wird unter Sicht die freie bzw. gestörte *Tubenpassage* beurteilt.

Wegen möglicher **Komplikationen** bei der Laparoskopie muss immer eine rasche **Laparotomie** möglich sein!

12.4.1 Durchführung

Die **Technik** der CO_2-Laparoskopie ist wie folgt:

Nach Entleeren der Harnblase, Desinfektion des Mittelbauches und gründlicher Reinigung des Nabels werden subumbilikal 0,5–1 cm Haut und subkutanes Fettgewebe in Längs- oder Querrichtung inzidiert. Senkrecht wird mit der Veress-Nadel bis auf den Faszienwiderstand eingegangen, wobei die Bauchdecke beidseitig eleviert und die Veress-Nadel in einem Winkel von 45° durch Faszie und Peritoneum vorgeschoben wird. Durch Federdruck wird das Mandrin beim Einbringen in die Bauchhöhle vorwärtsgeschoben und dadurch Verletzungen von Darmschlingen vorgebeugt. Danach wird CO_2-Gas (ca. 2–3 l) unter Kontrolle des intraperitonealen Druckes insuffliert. Das resultierende Pneumoperitoneum kann in seiner Ausdehnung durch Perkussion kontrolliert werden, wobei die Tympanie über dem gesamten Abdomen nachweisbar sein soll. Nach Entfernen der Veress-Kanüle werden unter Benutzung der Inizision Schaft und Troicart des Laparoskops mit leichten Drehbewegungen und dosierter Kraft unter Elevieren der Bauchdecken vorgeschoben. Der Schaft wird durch den Troicart ersetzt und das Abdomen in Kopftieflagerung beurteilt. Ein oder mehrere Arbeitsschafte können suprasymphysär unter Sicht zur genauen Beurteilung des inneren Genitale eingeführt werden.

Soll zudem eine **Chromopertubation** durchgeführt werden, so muss zuvor nach Vulva- und Vaginaldesinfektion ein Adapter im Zervikalkanal angelegt worden sein. Eine Blaulösung (verdünnte Indigocarminlösung) wird durch den Adapter in das Cavum uteri gespritzt, wobei der Übertritt des Kontrastmittels in die Tuben und freie Bauchhöhle beobachtet werden kann. Vor Entfernen der Optik und Instrumente sollen Darm und Oberbauch sorgfältig inspiziert werden, um Verletzungen oder Veränderungen zu diagnostizieren. Das CO_2-Gas wird abgelassen und die Instrumente entfernt mit Wundverschluss.

12.4.2 Sonderformen

12.4.2.1 Minilaparoskopie

Die **Minilaparoskopie** ist eine Sonderform der Laparoskopie, wobei dünnere Optiken mit einem Durchmesser von weniger als 3 mm Verwendung finden. Hier besteht der Vorteil, dass die Optik direkt über die Veress-Kanüle eingeführt werden kann und ebenfalls eine gute Übersicht zu erreichen ist. Diese Technik empfiehlt sich vor allem bei voroperierten Patienten (z. B. nach Längsschnitt-Laparotomie).

Im Falle kleiner Läsionen (z. B. am Darm) bestehen hier keine weitreichenden Konsequenzen. Auch zur Durchführung von Kontroll-Laparoskopien, z. B. nach Adnexitis, behandelter Endometriose, rekonstruktiven Tubenoperationen oder Karzinomoperationen ist die Methode geeignet.

12.4.2.2 Gaslose Laparoskopie

Die **gaslose Laparoskopie** stellt eine Neuentwicklung dar. Hier wird anstelle des CO_2-Gases über eine kleine Minilaparotomie im Nabelbereich ein Hebelsystem unter die Bauchdecken eingebracht, wodurch eine Elevation der Bauchdecken mechanisch erfolgt. Methodisch stellt sie eine neue Variante der offenen Laparoskopie dar. Vorteile der Methode sind das Vermeiden eines intraoperativen Gasverlustes. Das Risiko von Nebenverletzungen beim Einbringen des Systems ist geringer als beim Trokareinstich. Es besteht die Möglichkeit der Verwendung von herkömmlichen chirurgischen Instrumenten (z. B. Nadelhalter) bei geringerer kardiopulmonaler Belastung für die Patientin. Der Nachteil der Methode besteht in der Behinderung durch den nicht komprimierten Darm. Indikationen für die gaslose Laparoskopie bestehen insbesondere bei kardiopulmonal vorbelasteten Patientinnen, bei kombiniert vaginal-laparoskopischen Eingriffen mit der Eröffnung der Scheide, bei Eingriffen in der Gravidität und bei organerhaltenden Operationen bei Kinderwunschpatientinnen. Für ausgewählte Indikationen stellt die gaslose Laparoskopie eine Alternative zur CO_2-Laparoskopie dar (ca. 10–15% der operativen Laparoskopien).

12.4.2.3 Hydrolaparoskopie (Kuldoskopie)

Die **Hydrolaparoskopie** ist eine neue Methode zur Diagnostik des kleinen Becken, insbesondere des Douglas'schen Raumes und der distalen Tubenanteile. Hierbei wird über eine kleine hintere Kolpotomie das Instrument eingebracht und kuldoskopisch der Douglas und die Fimbrientrichter beurteilt. Der Einsatz ist insbesondere in der Sterilitätsdiagnostik als ambulante Methode ohne Narkose möglich, wobei sie meist in Kombination mit der Hysteroskopie durchgeführt wird. Inwieweit die Hydrolaparoskopie die klassische Laparoskopie in der Diagnostik von Sterilitätsursachen ersetzen kann, wird derzeit in Studien geprüft.

12.4.3 Indikationen

12.4.3.1 Indikationen zur diagnostischen Laparoskopie

> Indikationen zur *diagnostischen Laparoskopie* in der Gynäkologie sind:
>
> **Sterilitätsdiagnostik**, unklare **Unterbauchbeschwerden** und **Tumoren.**

Indikationen

- Verdacht auf Endometriose, Funktionsstörung der Ovarien (PCO etc.), Genitalfehlbildungen, ektope Gravidität
- rezidivierende chronische oder akute *Unterbauchbeschwerden*
- unklarer palpatorischer *Adnex-* bzw. *Douglas-Befund,* okkultes IUD
- *Second look Laparoskopien:* z. B. nach Adnexitisbehandlung, nach Endometriosebehandlung, nach rekonstruktiver Tubenoperation oder nach Karzinomtherapie

- Verdacht auf *Uterusperforationen* bei operativen Eingriffen (z. B. Abrasio).

12.4.3.2 Indikationen zur operativen Laparoskopie

Nach Weiterentwicklung des endoskopischen Instrumentariums wurde die *operative Laparoskopie* möglich. Folgende Eingriffe sind mittels operativer Laparoskopie möglich:

- Sterilisation (s. 12.6)
- Adhäsiolyse, Exstirpation von *Ovarialzysten*, *Probeexzisionen*: z. B. Endometriose, Ovarialtumor
- Therapie von *Ovarialveränderungen* (z. B. Koagulation der Ovarialkapsel bei PCO-Syndrom, Entfernung von Ovarialzysten etc.)
- Myomenukleation (Abb. 12.10)
- Therapie der ektopen *Gravidität* (Salpingektomie oder tubenerhaltend)
- *Tubenchirurgie* (Salpingostomie), experimentell auch Tubenanastomose zur Refertilisierung
- Partielle oder totale Salpingektomie, Ovarektomie, Adnexexstirpation
- Korrektur von Uterusfehlbildung (Exstirpation rudimentärer Uterushörner)
- Appendektomie
- „laparoskopisch assistierte" *vaginale Hysterektomie* (LAVH), laparoskopische Hysterektomie (LH), laparoskopisch-suprazervikale Hysterektomie (LSH)
- Lymphonodektomie.

Die endoskopisch operierten Patientinnen profitieren bei der **minimal-invasiven Chirurgie** von dem geringeren peritonealen Trauma und der kürzeren Hospitalisierung im Vergleich zur Laparotomie. Zahlreiche Eingriffe können auch ambulant durchgeführt werden. Die operative Laparoskopie wurden vor allem durch den Einsatz der Videotechnik und durch die Hochfrequenzchirurgie bereichert.

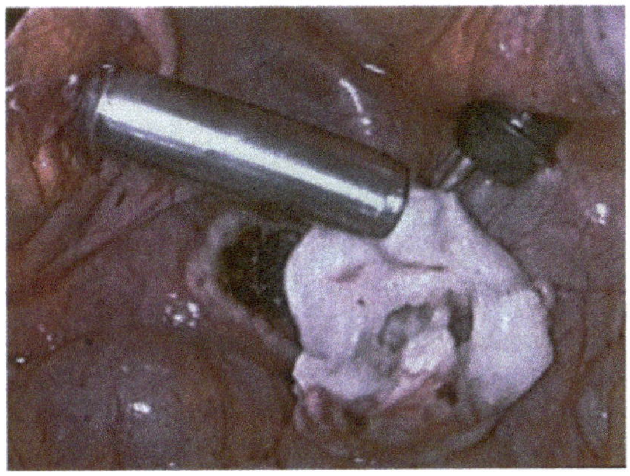

Abb. 12.10: Laparoskopischer Befund: Morcellement eines laparoskopisch enukleiertes Myom

Bei der Diagnostik und Therapie ektoper Graviditäten ersetzt das *endoskopische Vorgehen* in mehr als 95% die früher notwendige Laparotomie.

Die **endoskopische Lymphonodektomien** zeigen den Fortschritt der minimal-invasiven Chirurgie. Im Zusammenhang mit der vaginalen Hysterektomie (Endometriumkarzinom) bzw. vaginaler radikaler Hysterektomie (SCHAUTA-Operation – Zervixkarzinom), erlangt diese Methode an Bedeutung und erreicht in Händen geübter Endoskopiker eine Radikalität, die der offenen Chirurgie entspricht.

12.4.4 Komplikationen

- Narkoserisiken
- Infektionen
- Blutungen
- Läsionen großer Gefäße, Darmläsionen, Blasen- und Ureterläsionen

12.5 Falloposkopie/Salpingoskopie

Die **Falloposkopie** stellt eine Methode zur Betrachtung der Tubenmukosa dar, wobei hier transuterin vorgegangen wird. Mit einem kleinen Endoskop wird der proximale Tubenanteil inspiziert. Diese technisch aufwendige Methode ist noch in der klinischen Erprobung.

Unter einer **Salpingoskopie** versteht man die Inspektion vom distalen Tubenanteil. Via Laparoskop wird das Salpingoskop zur Beurteilung der distalen Tubenabgänge und der Tubenmukosa im Bereich der Fimbrien eingeführt. Aufgrund der aufwendigen Technik wird diese Methode nur an wenigen Zentren durchgeführt.

12.6 Operative Sterilisationsverfahren

Der sog. *Pearl-Index* dient dem Vergleich der Versagerquoten unterschiedlicher kontrazeptiver Maßnahmen.

Pearl-Index: Zahl der ungewollten Konzeptionen pro 1200 Anwendungsmonate, also pro 100 Frauenjahre.

Die Sterilisation der Frau durch *Tubenligatur* oder *Entfernung der Tuben* ist, abgesehen von der *Hysterektomie,* die sicherste Verhütungsmethode (Pearl-Index < 0,2) im Vergleich zu alternativen Möglichkeiten wie Ovulationshemmer, IUD, Kondom etc. Eine Sterilisation sollte jedoch nur auf Wunsch nach *endgültiger* Empfängnisverhütung bei definitiv abgeschlossener Familienplanung erfolgen; der kontrazeptive Wirkungsmechanismus besteht in der Verhinderung des Eitransportes über die Tube vom Ovar in das Cavum uteri und somit der Verhinderung des Zusammentreffens von aszendierenden Spermien mit der befruchtungsfähigen Eizelle. Die Sterilisation sollte immer in der *ersten Zyklushälfte* durchgeführt werden, um das Vorliegen einer Frühschwangerschaft auszuschließen.

12.6.1 Tubenligatur

Als Zugangsweg zu den Tuben kommen eine *Laparotomie,* eine *Minilaparotomie* und heute vor allem die *Laparoskopie* in Frage. Gebräuchliche Methoden des operativen Tubenverschlusses sind:

- die *partielle Resektion*, umschriebene *Koagulation* (ggf. plus Durchtrennung), *Obliteration* durch Ligaturen, Silastic-Ringe oder Clips.

Alternativ kann eine Tubensterilisation erfolgen:

- gleichzeitig mit einer *Sectio caesarea,* unmittelbar nach der Entbindung im *Wochenbett,* anlässlich eines *Abortes*, als Intervallsterilisation.

Hysteroskopische Sterilisationsmethoden finden aufgrund ihrer hohen Versagerrate kaum noch Anwendung.

12.6.1.1 Partielle Resektion der Tuben

Die partielle Resektion mit Ligatur der Tuben erfolgt überwiegend anlässlich einer Laparotomie, d. h. z. B. bei gleichzeitig notwendiger Sectio caesarea oder bei einem Adhäsionssitus. Folgende **5 Methoden** werden praktiziert:

- Technik nach **Pomeroy:** Resektion eines 1–2 cm langen Tubenstücks im isthmischen Anteil nach Unterbindung mit resorbierbaren Fäden; subseröse Tubenresektion nach **Labhardt oder Uchida:** nach Abpräparation der Tubenserosa im mitisthmischen Anteil erfolgt zusätzlich zur Resektion nach Ligatur mit nicht resorbierbaren Einzelknopfnähten die Versenkung beider oder eines Stumpfes mit anschließender Serosanaht.
- Resektion des interstitiell-isthmischen Anteils: kornuale Resektion und **Irving**-Technik: Resektion des interstitiell-isthmischen Abschnittes mit subperitonealer Versenkung des lateralen Stumpfes oder beider Stümpfe
- Fimbriektomie nach **Kröner:** Abtrennen des Fimbrientrichters nach Unterbindung mit nicht resorbierbaren Fäden
- Tubenquetschung nach **Madlener** ohne Resektion.

12.6.1.2 Umschriebene Koagulation, ohne/mit Durchtrennung

Die Koagulation der Tube erfolgt überwiegend endoskopisch, kann jedoch auch im Rahmen einer Minilaparotomie subumbilikal im Wochenbett oder bei einer Schnittentbindung durchgeführt werden. Wir verfügen über *3 Arten* einer Koagulation:

- **unipolare Koagulation** mit Hochfrequenzstrom (Cave: unkontrollierter Stromfluss mit der Gefahr der Verletzung innerer Organe); findet kaum noch Anwendung
- **bipolare Koagulation:** Stromfluss zwischen den beiden Branchen des Operationsinstrumentes, wobei eine streng begrenzte Koagulationszone mitisthmisch von 1,5–2 cm erfolgt; die Gefäßversorgung der Mesosalpinx wird nicht beeinträchtigt; eine zusätzliche Durchtrennung der koagulierten Tubenanteile mit der Schere, ggf. mit Gewebsprobe zur histologischen Sicherung, ist möglich (Abb. 12.11)
- **Thermokoagulation:** Die Branchen der Koagulationszange werden durch Schwachstrom aufgeheizt.

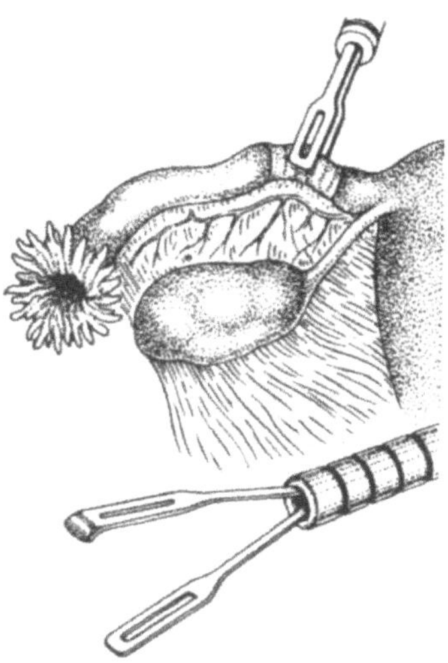

Abb. 12.11: Sterilisation durch Elektrokoagulation der Tube

12.6.1.3 Mechanische Okklusion durch Clips oder Silastic-Ringe

Die Clip-Sterilisation wird überwiegend endoskopisch durchgeführt, kann aber auch anlässlich einer Sterilisation im Wochenbett durch Minilaparotomie subumbilikal oder bei einer Schnittentbindung erfolgen.

12.6.2 Komplikationen

Unabhängig von Komplikationen durch das endoskopische Vorgehen oder durch die Laparotomie ist die Versagerrate nach Tubensterilisation zu nennen. Bei Eintreten einer Schwangerschaft trotz Tubensterilisation ist neben der intrauterinen Implantation auch an eine ektope Gravidität zu denken, die vorwiegend *ampullär* lokalisiert ist (ca. 60% der Graviditäten nach Sterilisation).

Durchschnittliche Versagerrate

- bipolare Elektrokoagulation: <2 Promille
- Operation nach Pomeroy: <5 Promille
- Operation nach Irving: <0,5 Promille.

Hervorzuheben ist das deutlich *erhöhte Versagerrisiko* bei einer Tubensterilisation unmittelbar *post partum* oder *post abortum* (50 resp. 25 Schwangerschaften/1000 Sterilisationen) im Vergleich zum Eingriff im freien Intervall (ca. 7 Schwangerschaften/1000 Sterilisationen).

Bei ca. 0,5–2% der sterilisierten Frauen wird später der Wunsch nach **Refertilisierung** geäußert. Es bestehen gute operative Refertilisierungschancen mit einer Schwangerschaftsrate von mehr als 80% bei einer mikrochirurgischen Refertilisierung, wobei dies in einigen Zentren auch endoskopisch durchgeführt wird (laparoskopische Mikrochirurgie).

12.7 Hysterektomie

Der Uterus kann auf *abdominalem* oder *vaginalem* Wege entfernt werden. Beide Methoden haben ihre Vor- und Nachteile, wobei der Operateur nach klinischen Kriterien entscheidet. Im Einzelfall kann der operative Zugangsweg erst bei der unmittelbar präoperativen Narkoseuntersuchung festgelegt werden. Morbidität und Mortalität bei der abdominalen und der vaginalen Hysterektomie sind ähnlich.

- Mit der **vaginalen Hysterektomie** wird eine *Laparotomiewunde* vermieden, die Bauchhöhle kann von vaginal jedoch nicht vollständig exploriert werden. Ein vaginales Vorgehen empfiehlt sich bei *kleinem Uterus, kardiovaskulären Affektionen, Adipositas* oder der Notwendigkeit einer gleichzeitigen vorderen oder hinteren *Kolporrhaphie bei Descensus genitalis* mit oder ohne Harninkontinenz. Aufgrund der geringeren Belastung für die Patientin ist die vaginale Hysterektomie der bevorzugte Zugang bei allen benignen Indikationen.
- Das **abdominale Vorgehen** wird bevorzugt bei *sehr großem immobilem Uterus myomatosus*, bei *Neoplasien,* nach *Voroperationen* und unklaren Adnexbefunden.
- In vielen Fällen kann heute die abdominale Hysterektomie durch die laparoskopisch assistierte vaginale Hysterektomie (LAVH) ersetzt werden. Dieses Vorgehen ist indiziert bei immobilem, größerem Uterus myomatosus, nach Voroperationen, bei bekannten Adhäsionen und Endometriose oder unklaren Adnexbefunden.

Die *Indikationsstellung* zur Hysterektomie ist stets sorgfältig zu prüfen. In den letzten Jahren sind durch die Verbreitung minimal invasiver

Operationstechniken (laparoskopischer und hysteroskopischer Myomenukleation, Endometriumablation) Alternativen zur Hysterektomie möglich. Die Hysterektomie an Stelle der Tubensterilisation wird abgelehnt.

12.7.1 Durchführung

12.7.1.1 Abdominale Hysterektomie

Das Abdomen wird üblicherweise durch einen „Pfannenstiel-Querschnitt" eröffnet. Bei bestehenden Verwachsungen werden diese zunächst gelöst.

Eine Längsschnittlaparotomie (Laparotomia explorativa) erfolgt bei allen karzinomverdächtigen Befunden (Zervix-, Corpus-, Ovarial- und Tubenkarzinome).

Praxishinweis: Abhängig vom Alter der Patientin, der Indikationsstellung zur Hysterektomie oder pathologischer Adnexbefunde kann bei der Hysterektomie gleichzeitig eine unilaterale oder bilaterale **Adnexexstirpation** notwendig werden. Prämenopausal sollten im Hinblick auf die biologische Wirkung der Sexualsteroide die Ovarien möglichst erhalten bleiben.

Prinzipiell wird die *extrafasziale* von der *intrafaszialen Hysterektomie* unterschieden, abhängig davon, ob die Zervix außerhalb oder innerhalb der Fascia pubo-vesico-cervicalis exstirpiert wird.

- Die **intrafasziale Hysterektomie** bietet eine weitgehende Sicherheit gegen Verletzungen der Nachbarorgane Blase, Ureter und Rektum.
- Die **extrafasziale Hysterektomie** lässt sich *schneller* und mit *geringerem Blutverlust* durchführen und ist bei Karzinomoperationen generell indiziert.

Der Uterus wird hierbei zunächst von den Adnexabgängen und vom Ligamentum rotundum nach Ligatur abgetrennt. Danach erfolgt die Eröffnung des vorderen Blattes des Lig. latum mit Mobilisation des Blasenperitoneum und Abschieben der Blase nach kaudal. Dann werden das hintere Blatt des Lig. latum uteri durchtrennt und die uterinen Gefäße über Klemmen abgesetzt und umstochen. Sorgfältig ist auf den Ureterenverlauf zu achten. Die Parametrien und Lig. sacrouterina werden beidseits abgesetzt und der Uterus nach Durchtrennen der vorderen und hinteren Vaginalwand im vorderen und hinteren Scheidengewölbe exstirpiert. Die Parametrienbürzel werden umstochen und die Vagina verschlossen. Es kann eine Subperitonealdrainage eingelegt werden. Der Bauchverschluss erfolgt in üblicher Weise.

12.7.1.2 Vaginale Hysterektomie

Der Operateur muss sich bei der vaginalen Hysterektomie über die Lagebeziehungen der Nachbarorgane zum Uterus, insbesondere über den Verlauf der Ureteren bei vorgezogenem Uterus, im Klaren sein. Die vaginale Hysterektomie wird in *Steinschnittlage* vorgenommen. Dabei werden die Beine entweder auf Beinhaltern oder in Fersenschleudern gelagert. Die Überwachung der Lagerung ist Aufgabe des Operateurs.

Technik: Nach Desinfektion von Vulva und Vagina sowie Blasenkatheterismus wird die Mobilität und Lage von Uterus und Adnexen palpatorisch in Narkose kontrolliert.

Zirkumzision der Portio und Eröffnung des Spatium vesico-vaginale und rekto-vaginale. Durchtrennung des Septum supravaginale. Stumpfes Schieben des unteren Harnblasenpols. Eröffnung des Douglasperitoneums. Durchtrennung der parametranen Gewebszüge bds., Umstechung und Durchtrennung der Vasa uterina bds. Einschneiden der Plica vesico-uterina. Eröffnung der Excavatio vesico-uterina. Der Uterus wird dann mit Hilfe von Haken gestürzt. Falls dies nicht gelingt, muss ein Morcellement auf jeder Seite durchgeführt werden. Absetzen des Ligamentum teres und der Adnexabgänge bds. (falls Adnexexstirpation vorgesehen, Absetzen des Ligamentum infundibulopelvicum und Ligatur). Exstirpation der Adnexen. Peritonealisierung unter extraperitonaler Verlagerung der Stümpfe nach vaginal. Der Vaginalrand wird dann gesäumt oder mit Einzelknopfnähten total verschlossen, wobei dann eine Drainage abgeleitet wird, nachdem eine sorgfältige Kontrolle auf Bluttrockenheit erfolgte.

Bei gleichzeitig bestehendem Deszensus der Vagina mit Zysto- und Rektozele bei Harninkontinenz können eine Kolporrhaphia anterior und Kolpoperineoplastik angeschlossen werden.

12.7.1.3 Laparoskopisch assistierte vaginale Hysterektomie

Intrauterines Anlegen eines Adapters oder eines Uterusmanipulators in das Cavum uteri. Anschließend Laparoskopie in typischer Weise nach Plazierung von Trokar und Optik. Auffüllen des Abdomens mit CO_2 falls notwendig. Anschließend Adhäsiolyse. Bei unklarem Adnextumor Entfernen der Adnexe über Endobag-Technik (Beutel). Sonst Absetzen der Adnexe vom Uterus bzw. des Ligamentum infundibulopelvicum von der Beckenwand durch bipolare Koagulation bzw. Klammertechniken. Durchtrennung der Ligamentae teretia bds.. Präparation bis an das Uterinagefäßbündel heran. Spalten des Blasenperitoneum und Abschieben der Blase von der Zervix. Dann vaginale Uterusexstirpation (s. Abschnitt 12.7.1.2). Anschließend nochmalige laparoskopische Befundkontrolle auf vollständigen Peritonealverschluss und Bluttrockenheit im Bereich der Adnexabgänge bzw. des Ligamentum infundibulopelvicum.

12.7.1.4 Modifikationen

Bei einem großen Uterus kann ein **Morcellement** bei vaginalem Vorgehen notwendig werden. Dabei werden Anteile des Uterus (meist solitäre Myome) mit einem Messer zerkleinert, um die vaginale Entfernung des Uterus zu ermöglichen.

Eine weitere Modifikation stellt die Technik der **suprazervikalen Hysterektomie** dar. Hierbei bleibt die Zervix erhalten und das Corpus uteri wird abdominal oder laparoskopisch entfernt. Die Indikation zur suprazervikalen Hysterektomie kann operationstechnisch bedingt sein bzw. in letzter Zeit wird unter dem Aspekt des Erhalts des Beckenbodens die Indikation insbesondere zur laparoskopisch suprazervikalen Hysterektomie wieder häufiger gestellt.

Die Frage einer gleichzeitigen **Adnexektomie** bei der Hysterektomie wird unterschiedlich beurteilt. Die Indikation besteht bei erkrankter Adnexe oder Endometriumkarzinom (s. Abschn. 13.4), die Postmenopause stellt eine relative Indikation dar. Die verbleibenden Ovarien produzieren noch mehrere Jahre postmenopausal Steroidpräkursoren für die Östrogenbiosynthese. Das mittlere karzinomatöse Entartungsrisiko eines Ovars nach Hysterektomie beträgt 0,2 auf 1000. Jedoch findet man 13% aller Ovarialkarzinome bei hysterektomierten Frauen.

12.7.2 Indikationen zur vaginalen und abdominalen Hysterektomie

Die Hysterektomie kommt zur Anwendung bei/nach:

- gleichzeitiger operativer Therapie des *Descensus genitalis*
- mehrknolligem Uterus myomatosus mit Beschwerden oder nicht beherrschbaren Blutungsanomalien bei abgeschlossener Familienplanung (siehe auch Myomenukleation)
- *dysfunktionellen Blutungen*, therapieresistent (s. Abschn. 12.3: hysteroskopische Endometriumablation)
- *rezidivierender Endometriose* nach abgeschlossener Familienplanung
- Adenomyosis uteri
- *Endometrium-* und *Zervixkarzinom* oder anderen malignen Tumoren des Uterus, ggf. mit Lymphonodektomie (s. Wertheim-Operation), ebenfalls bei malignen *Ovarial-* oder *Tubentumoren*
- einer *Sectio caesarea*, einer vaginalen *Entbindung* oder einem *Abort* bei vitaler Indikation, wie z. B. Placenta increta, Uterusruptur, septischer Uterus u. a. m.

12.7.3 Komplikationen

Komplikationen der Hysterektomie sind:

- Blutungen
- *Verletzung* von Blase, Darm, *Ureter*
- *Infektionen*
- bei abdominalem Vorgehen: übliche Komplikationen der *Laparotomie*
- Thrombose
- psychosexuelle Probleme.

13. Prämaligne und maligne Tumoren

13.1 Vulva

T. Schmidt, P. Mallmann

13.1.1 Nicht-neoplastische Veränderungen und Präneoplasien der Vulva

Der Altersgipfel der nicht-neoplastischen Veränderungen und Präneoplasien liegt zwischen 48 und 51 Jahren. Die durchschnittliche Progressionsdauer vom intraepithelialen zum invasiven Karzinom beträgt 10–15 Jahre.

1989 wurde von der International Society for the Study of Vulvar Disease (ISSVD) und der International Society of Gynecological Pathologists (ISGP) eine neue und einfachere Nomenklatur der benignen Veränderungen und prämalignen Erkrankungen der Vulva entwickelt.

Es werden unterschieden:

1. Nicht-neoplastische Veränderungen (immer ohne Zellatypien):
   - Plattenepithelhyperplasie (squamous cell hyperplasia)
   - Lichen sclerosus et atrophicus (früher: Craurosis fornicis)
   - andere Dermatosen
2. Vulväre intraepitheliale Neoplasien (VIN).

13.1.1.1 Nicht-neoplastische Veränderungen

1. Plattenepithelhyperplasie
20–50% der nicht-neoplastischen Veränderungen sind durch eine Proliferation mit Verdickung des Epithels gekennzeichnet.

Klinik: weißliche bis dunkelbraune Papeln mit glänzender Oberfläche, die zu größeren Flächen konfluieren können; Leitsymptom = starker Juckreiz

Histologie

- Vertiefung und Verbreiterung der Reteleisten
- Akanthose (gestörte Epithelschichtung)
- Hyperkeratose (Verbreiterung der Hornschicht)
- Basalzellhyperplasie.

Therapie

- nach histologischer Sicherung Laservaporisation
- lokale Anwendung von Kortikosteroiden.

2. Lichen sclerosus et atrophicus (siehe Abb. 13.1)
Es handelt sich hierbei um einen progredienten, chronisch degenerativen Prozess des Vulvaepithels, der zu einer atrophischen Umwandlung der Vulva führt. Er tritt am häufigsten in der Perimenopause auf, wird aber auch im Kindesalter gefunden. Der Lichen sclerosus stellt die häu-

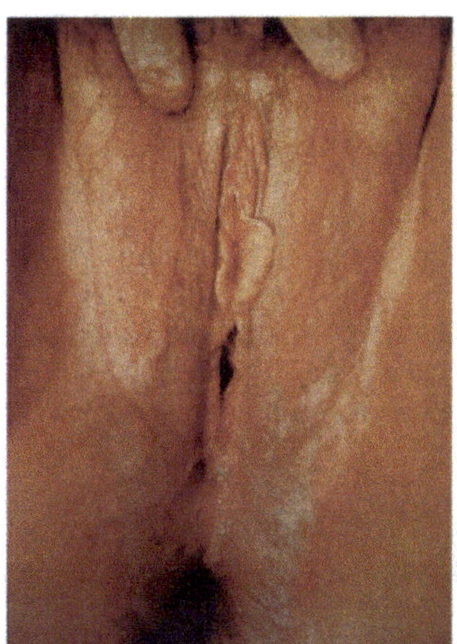

Abb. 13.1: Lichen sclerosus et atrophicus

figste prädisponierende Erkrankung des Vulvakarzinoms dar, ist jedoch keine Präkanzerose. In 5 % muss mit einem Übergang in ein Karzinom gerechnet werden.

Klinik

- vorzeitige Altersinvolution des äußeren Genitale
- ausgeprägter Juckreiz und Brennen
- Dyspareunie
- Blutungen.

Histologie

- verschmälerte Epidermis
- Schwund der kollagenen und elastischen Bindegewebsfasern
- Reteverlust
- Hyalinisierung vor allem um die Gefäße
- entzündliche lymphozytäre Begleitinfiltrate.

Therapie

- Laservaporisation nach histologischer Sicherung
- lokale Therapie mit Testosteronpropionat 2 % oder
- Clobetasoldiproprionate 3 %.

3. Andere Dermatosen
Die früher als gemischte Dystrophien bezeichneten Dermatosen sind durch den gleichzeitigen Nachweis atrophisch-sklerosierender Veränderungen und hyperplastischer Bezirke charakterisiert.

Klinik: Die hyperplastischen Regionen entstehen häufig im Klitorisbereich und an der hinteren Kommissur der Vulva auf dem Boden eines Lichen sclerosus.

Therapie

- Laservaporisation nach histologischer Sicherung
- lokale Anwendung von Kortikosteroiden oder 5-Fluorouracilsalbe 5 %ig
- systemische Therapie mit Vitamin-A-Derivaten.

13.1.1.2 Vulväre intraepitheliale Neoplasien (VIN)

Kennzeichnend für eine VIN ist die zunehmende atypische Epithelproliferation mit folgenden Kennzeichen:

- gehäufte und/oder atypische Mitosen
- Dyskeratosen (Einzelzellverhornung)
- Störung der Kern-Plasma-Relation zugunsten des Kerns
- Hyperchromasie
- Dyskaryosen oder Kernatypien einschließlich Riesenzellbildung
- stellenweise große Nukleolen
- basale Hyperplasie.

Je nach Atypiegrad werden unterschieden:

- VIN I (leichte Dysplasie)
- VIN II (mäßige Dysplasie)
- VIN III (schwere Dysplasie, Carcinoma in situ, s. Abb. 13.2).

Die Übergänge von der schweren Dysplasie zum Carcinoma in situ sind fließend. Histologisch überwiegen beim Carcinoma in situ Hyper- und Parakeratosen sowie Akanthose mit folgenden Kriterien:

- völliger Schichtungsverlust der Epidermis
- monozelluläre Verhornung tieferer Zellschichten
- Kernverklumpungen
- Zellatypien und zahlreiche Mitosefiguren in sämtlichen Epithellagen
- intakte Basalmembran ohne Hinweise auf Invasion.

Sonderformen des Carcinoma in situ sind M. Bowen, M. Paget und Erythroplasie Queyrat.

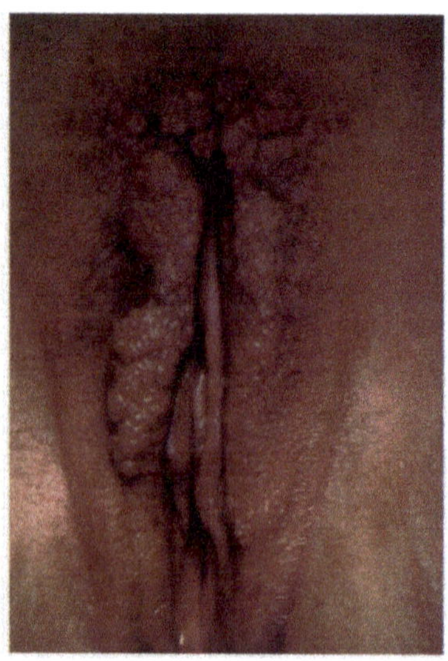

Abb. 13.2: VIN III

- Der **M. Bowen** tritt in der Regel im Bereich der verhornenden Haut mit meist hyperkeratotischem Epithel auf. Typisch sind mehrkernige Zellen (= clumping cells) und die zahlreichen Einzelzellverhornungen.
  Der Übergang in ein invasives Karzinom erfolgt mit einer durchschnittlichen Latenzzeit von 10 Jahren.
- Der extramammäre **M. Paget** ist selten und kommt nur in Hautregionen mit aporinen Schweißdrüsen vor. In einem Drittel bis der Hälfte der Fälle findet man ein primäres Malignom unter der Läsion oder in einem anderen Organ. Daher ist jede Patientin mit dieser Diagnose auf ein Adenokarzinom des Rektums, der Urethra, der Zervix, der Bartholinischen Drüse und der Mammae zu untersuchen.
  Klinisch findet man rot gefärbte, ekzematös veränderte Hautbezirke mit weißlichen Schuppen. Histologisch handelt es sich um eine VIN mit nur gelegentlicher Invasion.
- Die **Erythroplasie Queyrat** ist zumeist an der Übergangsschleimhaut und im Vestibulum der Vulva lokalisiert. Die Histologie ähnelt der des M. Bowen, allerdings treten keine Verhornungen auf. Die Latenzzeit ist wesentlich kürzer als beim M. Bowen, so dass das Entartungsrisiko sehr viel größer ist.

Die **Condylomata acuminata** (spitze Genitalwarzen; s. Abb. 13.3) sind teilweise in die Gruppe der leichten Dysplasie einzuordnen. Sie werden durch eine Infektion mit humanen Papilloma-Viren (HPV) hervorgerufen und gehören zu den sexuell übertragbaren Erkrankungen. In über 30% sind andere Dysplasien der Vagina und der Zervix mit Kondylomen vergesellschaftet. Histologisch handelt es sich um Fibroepitheliome. Condylomata acuminata, die durch die HPV-Typen 16 und 18 bedingt sind, neigen besonders zur malignen Entartung. Meist werden allerdings die Typen 6 und 11, gelegentlich 33 und 35 nachgewiesen.

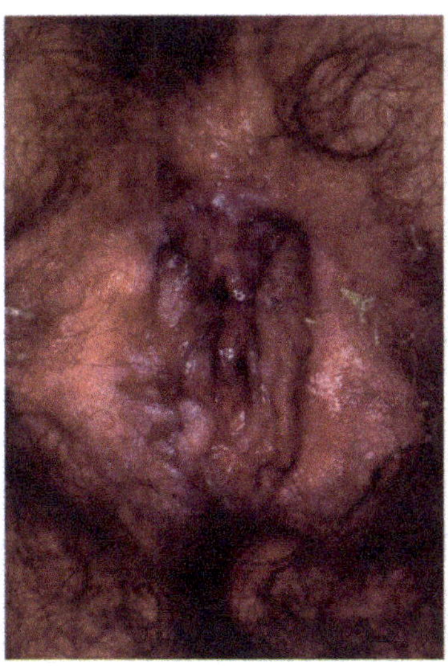

Abb. 13.3: Ausgeprägter Befall der Labia minora mit Condylomata accuminata

13.1.1.3 Klinik

Die o. g. Veränderungen gehen häufig ohne jegliche Symptome einher.

Leitsymptom, wenn auch völlig unspezifisch, ist der Pruritus vulvae.

Weitere unspezifische Beschwerden sind:

- Missempfindungen im Vulvabereich
- Brennen, Stechen und Nässen
- unklare Schmerzen
- Schmerzen beim Geschlechtsverkehr (Dyspareunie).

Beim Auftreten dieser Beschwerden sollte stets an ein Malignom der Vulva gedacht werden und es ist der Anlass zu einer genauen gynäkologischen Untersuchung geben.

Eine gezielte Therapie wird häufig von der Patientin selbst, aber auch vom behandelnden Arzt verschleppt, da die auftretenden Symptome sehr unspezifisch sind.

13.1.1.4 Diagnostik

Zur diagnostischen Abklärung auffälliger Vulvabefund kommen folgende Methoden in Betracht:

- Inspektion
- Palpation
- Kolposkopie
- Collins-Test (Toluidinblau-Probe)
- Zytologie (zytologischer Abstrich)
- Histologie (Biopsie).

Bei der **Inspektion** muss auf Veränderungen der Hautfarbe und der Oberfläche geachtet werden.

Hautfarbe

weiß	→ Keratin (Verhornung)
rot	→ Entzündung, Ulkus oder Epitheldefekt

braun bis grün-schwarz → Hämatom oder Pigmenteinlagerung (Melanom)
dunkelblau bis schwarz → Hämatom oder Endometriose

Bei der Betrachtung der Oberfläche können sich Ulzera, Rhagaden, Exkoriationen, ekzematöse Veränderungen, keratinisierte Krusten, Schuppen und exophytische Wucherungen zeigen.

Palpatorisch können Verdichtungen, Verhärtungen und Niveaudifferenzen festgestellt werden.

Die **Kolposkopie** stellt die entscheidende Methode zur Erkennung pathologischer Veränderungen der Vulva dar. Die Technik und die Beurteilungskriterien entsprechen denen der Cervix uteri (siehe dort). Besonders zu beachten ist, dass viele Läsionen erst nach Betupfen mit 3%iger Essigsäure sichtbar werden.

Das Prinzip des **Collins-Tests** (Toluidinblau-Probe) beruht darauf, dass sich in proliferationsaktiven Bezirken die vermehrten Zellkernsubstanzen stärker anfärben als im übrigen Gewebe. Die so markierten suspekten Areale können auf diese Weise einfach exakt biopsiert werden.

Die **Zytodiagnostik** der Vulva spielt in der Krebs-Früherkennung im Vergleich zur Zervix eine deutlich weniger wichtige Rolle. Dies beruht auf der Tatsache, dass die oberflächliche Zellschicht der Vulva mehr oder weniger verhornt ist. Aus diesem Grund sollte ein zytologischer Abstrich mit angefeuchteten Watteträgern oder einem flachen Skalpell erfolgen. Die Zytodiagnostik der Vulva ermöglicht keine Ausschlussdiagnostik prämaligner und maligner Läsionen.

Beweisend für eine vulväre intraepitheliale Neoplasie ist nur der **histopathologische Befund.** Die Gewebeentnahme ist mittels Knips-, Stanz- oder Exzisionsbiopsie möglich. Die Exzisionsbiopsie mit dem Skalpell sollte immer dann durchgeführt werden, wenn eine Entfernung im Gesunden angestrebt wird. Sie stellt den Übergang zu den therapeutischen Verfahren dar.

13.1.1.5 Therapie

Lasertherapie: Die moderne Therapie der Wahl zur Behandlung von benignen und prämalignen Veränderungen der Vulva ist die Lasertherapie. Dabei kommen CO_2- und Neodym-YAG-Laser zur Anwendung. Obligate Voraussetzung vor jeder Lasertherapie ist die histologische Sicherung des Befundes. Der Nachteil dieser Methode ist darin zu sehen, dass kein abschließendes histologisches Ergebnis des destruierten Gewebes vorliegt. Kleinere Bezirke können in Lokalanästhesie gelasert werden, größere Areale, behaarte Bezirke und eine Tiefenüberschreitung von 2 mm erfordern eine Allgemeinanästhesie. Die Heilungsphase beträgt 2–4 Wochen. Ein Vorteil ist die geringe Narbenbildung. Die Therapieerfolge mittels Laserbehandlung der VIN werden mit 90% angegeben. Als mögliche Ursache für Rezidive wurden latente humane Papillomaviren in der angrenzenden normalen Haut gefunden. Daher muss die umgebende Haut mit vaporisiert werden.

Operation: Je nach Art und Ausdehnung des Befundes sind möglich:

- tiefe Exzision im Gesunden
- partielle Vulvektomie
- einfache Vulvektomie
- Skinning-Vulvektomie.

Beim M. Paget sollte eine einfache Vulvektomie durchgeführt werden. Wenn in der Tiefe doch invasive Anteile gefunden werden, ist eine beidseitige inguinale Lymphonodektomie indiziert.

13.1.1.6 Neuentwicklung

Seit einigen Jahren wird über eine Interferon-Behandlung der VIN diskutiert.

In Studien wurden Interferone sowohl lokal als auch systemisch, insbesondere bei HPV-assoziierten Präneoplasien und Neoplasien des unteren weiblichen Genitaltrakts untersucht. Die Therapie erfolgt hierbei sowohl systemisch als auch lokal in Form von Injektionen oder Gels. Die bislang vorliegenden Studien sind widersprüchlich, es fehlen auch noch prospektiv randomisierte Studien, die die Wirksamkeit dieses Ansatzes belegen.

Mit großer Hoffnung werden die laufenden Studien zu einer Immunisierung mit den immunogenen E6- und E7-Proteinen von onkogenen humanen Papillomaviren verfolgt. Durch eine Vakzination mit diesen Proteinen ist es möglich, eine Immunantwort bei den betroffenen Patienten zu induzieren. Möglicherweise steht hier zukünftig eine Möglichkeit zur therapeutischen oder auch prophylaktischen Vakzination von

Frauen mit HPV-assoziierten Präneoplasien zur Verfügung.

13.1.2 Vulvakarzinom

13.1.2.1 Epidemiologie

Das Vulvakarzinom ist eine seltene Erkrankung, die Rate der Neuerkrankungen pro Jahr liegt bei 1,5–5 pro 100000 Frauen. Der Anteil an den Genitalkarzinomen beträgt 3–5%. Die Inzidenz ist trotz der häufigeren Beobachtung von Dysplasien seit Jahrzehnten stabil, die Prävalenz nimmt gegenwärtig zu, was auf die zunehmende Lebenserwartung in der weiblichen Bevölkerung zurückgeführt wird.

15% der Vulvakarzinome treten vor dem 50. Lebensjahr auf, meistens als Mikroinvasion bei bestehenden diffusen Dysplasien.

13.1.2.2 Ätiologie und Pathogenese

Ein spezifischer ätiologischer Faktor ist bisher nicht bekannt. Eine multifaktorielle Genese ist am wahrscheinlichsten.

Als Risikofaktoren gelten:

- Plattenepithelhyperplasie und gemischte Dystrophien
- Lichen sclerosus et atrophicus
- Condylomata acuminata
- VIN
- Infektionen mit HPV 16, und 8 und HSV-2
- Genitalinfektionen
- Rauchen
- mangelnde Sexualhygiene.

Bei Patientinnen mit einem VIN III muss in rund 20% der Fälle mit einem Übergang in ein invasives Karzinom gerechnet werden. Eine späte Menarche und eine frühe Menopause scheinen begünstigende Faktoren darzustellen.

Zirka 85–90% der Vulvakarzinome sind Plattenepithelkarzinome. In den übrigen 5–10% der Fälle findet man maligne Melanome (5–8%), Basalzellkarzinome (2–5%). Seltener sind undifferenzierte Karzinome, Adenokarzinome, adenosquamöse Karzinome, Karzinome der Bartholinischen Drüsen und Sarkome.

Bei der histologischen Aufarbeitung werden beurteilt:

- Tumorgröße
- Invasionstiefe
- Differenzierungsgrad (Grading)
- Tumorzelleinbruch in Gefäße oder Lymphgefäße
- Mitosereichtum und Verhornungsgrad.

Die Tumorgröße und Invasionstiefe korrelieren mit der Lymphknotenmetastasierung und damit mit der Heilungsrate. Ab dem Tumorstadium II steigt der Prozentsatz des Lymphknotenbefalls steil an. Des Weiteren wurde mit der Definition des Stadiums Ia (Mikrokarzinom) eine Invasionstiefe (≦1 mm) definiert, bei dem nicht mit einem metastatischen Befall der Lymphknoten gerechnet werden muss. Tabelle 13.1 gibt die TNM- und FIGO-Klassifikation des Vulvakarzinoms an.

Der histologischen Differenzierung (Grading) kommt ebenfalls eine gewisse prognostische Bedeutung zu.

- G1 → hochdifferenziertes verhornendes Plattenepithelkarzinom;
- G2 → mäßig differenziertes oder gemischtzelliges Plattenepithelkarzinom mit unvollständiger Verhornung;

Tab. 13.1: TNM (UICC 1997)- und FIGO-Klassifikation des Vulvakarzinoms.

TNM	FIGO	
Tis		Carcinoma in situ
T1	I	Tumor auf die Vulva beschränkt ≦2 cm Ausdehnung
	Ia	Stromainvasion ≦1,0 mm
	Ib	Stromainvasion >1,0 mm
T2	II	Tumor auf die Vulva beschränkt >2 cm Ausdehnung
T3	III	Tumor beliebiger Größe mit Infiltration von Urethra, Vagina oder Anus
T4	IVa	Tumor beliebiger Größe mit Infiltration von Blasenmukosa oder Rektummukosa oder Fixierung am Knochen
	IVb	Fernmetastasen
N0		keine regionären Lymphknotenmetastasen
N1		unilaterale regionäre Lymphknotenmetastasen
N2		bilaterale regionäre Lymphknotenmetastasen
M0		keine Fernmetastasen
M1		Fernmetastasen (einschließlich Beckenlymphknotenmetastasen

- G3 → gering differenziertes Plattenepithelkarzinom ohne Verhornung.

Dem Tumorzelleinbruch in Blut- und Lymphgefäße muss ebenfalls eine prognostische Bedeutung beigemessen werden.

Bei der **Tumorausbreitung** unterscheidet man 3 Wege:

- kontinuierliche Ausbreitung: In Abhängigkeit von der Lokalisation des Primärtumors ist ein Befall von Urethra, Vagina, Anus und Rektum, seltener Blase möglich.
- lymphogene Metastasierung: Bei Karzinomen der hinteren Vulva entstehen Lymphknotenmetastasen in den inguinalen Lymphknoten um die Vena femoralis und in die externen iliakalen Lymphknoten. Karzinome der vorderen Vulva metastasieren über den subsymphysären Plexus in die vesikalen und obturatorischen Lymphknoten und über die tiefen Bahnen in die tiefen inguinalen, hypogastrischen und iliakalen Lymphknoten.
- hämatogene Metastasierung: Die Streuung auf dem hämatogenen Weg erfolgt fast immer sehr spät. Fernmetastasen findet man in Leber, Lunge, Knochen, ZNS und Niere. Des Weiteren können Hautmetastasen im Bereich des Unterbauches auftreten.

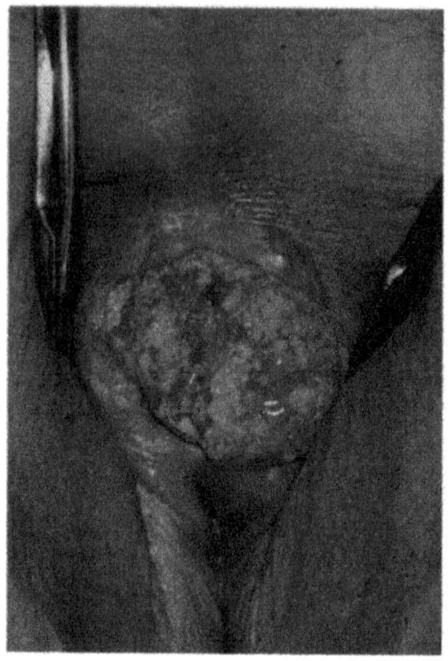

Abb. 13.4: Klitoriskarzinom

13.1.2.3 Klinik

Die Symptome unterscheiden sich nicht von den VIN (siehe dort). In vielen Fällen klagen die Patientinnen über starken Juckreiz. Bei fortgeschrittenen Stadien stehen Schmerzen, Missempfindungen und Blutungen im Vordergrund.

Die größte Zahl der Vulvakarzinome entstehen im Bereich der Labia maiora (60–80%). Seltener findet man Karzinome im Klitorisbereich (10–20%) und an der hinteren Kommissur (5–10%). Klinische Karzinome können endophytisch mit Ulzerationen oder exophytisch mit blumenkohlartigen Wucherungen wachsen (s. Abb. 13.4).

13.1.2.4 Diagnostik

Frühinvasive Karzinome lassen sich häufig nicht von den VIN unterscheiden. Daher kommen in diesen Fällen die gleichen diagnostischen Maßnahmen (Inspektion, Palpation, Kolposkopie, Collins-Test, Zytologie, Histologie) zur Anwendung.

Beim klinisch manifesten Vulvakarzinom gehören nach histologischer Sicherung zur weiterführenden Diagnostik: Zysto- und Rektoskopie ggf. mit Biopsie, CT des Retroperitoneums zur Beurteilung der Lymphknotenmetastasierung.

13.1.2.5 Therapie

Aufgrund der geringen Strahlenempfindlichkeit des Vulvakarzinoms sind operative Maßnahmen die Methode der Wahl. In Abhängigkeit vom Tumorstadium (s. Tab. 13.2) erfolgt eine individualisierte chirurgische Therapie.

Tab. 13.2: Therapie in Abhängigkeit vom Stadium.

Stadium	Therapie
VIN III und Ia	großzügige Exzision im Gesunden (Sicherheitsabstand von 2 cm in alle Richtungen) mit ggf. unilateraler inguinaler Lymphonodektomie
Ib und II	radikale Vulvektomie mit inguino-femoraler Lymphonodektomie von separaten Schnitten aus
III und IV	lokal erweiterte radikale Vulvektomie mit inguino-femoraler Lymphonodektomie en-bloc (ggf. Resektion der unteren Urethra, der distalen Vagina und des Anus)

Bei der radikalen Vulvektomie werden die gesamte Vulva mit Anteilen des Mons pubis entfernt. Die Präparation erreicht in der Tiefe die Symphyse, das Periost des Schambeins, den muskulären Beckenboden und die Ischiorektalgruben.

Die pelvinen Lymphknoten sind in der Regel nicht befallen, wenn die inguinalen Lymphknoten metastasenfrei sind.

Bei Befall inguinalen Lymphknoten erfolgt im Regelfall die pelvine Lymphonodektomie, alternativ die perkutane Bestrahlung des Beckens und der Leisten.

Die Morbidität einer radikalen Vulvektomie bleibt hoch. Komplikationen der Operation sind:

- Wundheilungsstörungen (50%)
- Lymphödeme der Beine (sofort oder als Spätfolge)
- Parästhesien im Innervationsgebiet des Nervus femoralis
- Serombildung/Lymphozelen
- Thromboembolien.

Ausgedehnte Vulvakarzinome mit Befall von Vagina oder Rektum erfordern im Einzelfall eine vordere, hintere oder totale Exenteration.

Bei fortgeschrittenen Karzinomen oder bei Patientinnen mit hohem operativem Risiko kann palliativ eine Tumorreduktion durch elektrochirurgische Resektion oder Koagulation erreicht werden. Die offene Wundheilung hat allerdings den Nachteil eines langwierigen Heilungsverlaufes.

13.1.2.6 Verlauf und Prognose

Nachsorge: Die meisten Rezidive (80%) treten innerhalb der ersten 2 Jahre auf, in den Stadien I–III hauptsächlich lokoregionär, im Stadium IV in über der Hälfte der Fälle Fernmetastasen. Die Tumornachsorgeuntersuchungen werden in den ersten 3 Jahren vierteljährlich, danach halbjährlich durchgeführt. Die Standarduntersuchung besteht neben Zwischenanmnese und Gewichtsbestimmung in einer Inspektion und Spekulumuntersuchung mit Zytologie, Kolposkopie und rektovaginaler Palpation. Bei Verdacht auf neu aufgetretene Lymphknotenmetastasen muss ein CT des kleinen Beckens und Abdomens durchgeführt werden. Wenn primär ein Lymphknotenbefall vorgelegen hat, sollten eine jährlich Röntgen-Thoraxuntersuchung und eine halbjährliche Abdomensonographie zum Ausschluss einer Fernmetastasierung erfolgen.

Die Behandlung des Rezidivs ist abhängig von dem Ausmaß der Primärtherapie.

Bei häufig primär durchgeführter Radikaloperation erfolgt jetzt eine Radiatio von Vulva und kleinem Becken. Ergebnisse über eine kombinierte Radiochemotherapie sind noch nicht aussagekräftig. Erfolgte nach der Primäroperation schon eine adjuvante Strahlentherapie bleibt bei ausreichendem Allgemeinzustand nur eine palliative Chemotherapie als Behandlungsoption. Hierbei kommen Bleomycin, Anthrazykline und platinhaltige, in letzter Zeit zunehmend auch taxanhaltige Substanzen zum Einsatz.

Die absolute 5-Jahres-Überlebensrate beträgt 50% (Annual Report 1988). Die Aufschlüsselung nach dem Stadium der Erkrankung ergibt folgende 5-Jahre-Überlebensraten:

- Stadium I: 83%
- Stadium II: 63%
- Stadium III: 41%
- Stadium IV: 15%.

Von entscheidendem Einfluss auf die Prognose ist die Lymphknotenmetastasierung. So fällt im Stadium I die Überlebensrate von 89% auf 64% bei einem Lymphknotenbefall. Weiterhin sind die Zahl der befallenen Lymphknoten, die Größe der Lymphknotenmetastasen und der Befall der pelvinen Lymphknoten von prognostischer Bedeutung.

13.2 Vagina

T. Schmidt, P. Mallmann

13.2.1 Präkanzerosen

Vaginale intraepitheliale Neoplasien (VAIN):

Die VAIN ist eine seltene Erkrankung. Sie muss immer von einer primären Läsion der Vulva oder Cervix uteri abgegrenzt werden.

Prädilektionsorte sind das Scheidenende (v. a. bei bestehender CIN oder nach Hysterektomie wegen einer CIN), der Bereich chronischer Ulzerationen (z. B. Pessarträgerinnen) und der Randbereich durch Strahlentherapie entstandener Ulzera (sog. Strahlendysplasie). Eine primär multilokuläre Entstehung ist häufig.

Klinik

- Leitsymptome: keine
- weitere Symptome: gelegentlich vermehrter Fluor vaginalis.

Diagnostik (vgl. Tab. 13.3)
Methode der Wahl ist die Spekulumeinstellung mit sorgfältiger Inspektion der Vaginalwände. Neben der Kolposkopie unter Anwendung von 5%iger Essigsäure haben die Schillersche Jodprobe und die Vaginalzytologie, ggf. die Biopsie unter kolposkopischer Sicht eine große Bedeutung.

Zytologisch und histologisch unterscheiden sich die VAIN nicht von den VIN und CIN.

Differentialdiagnosen

- Infektionen
- Lichen ruber planus
- Condylomata acuminata
- atypische Condylome
- Vaginalendometriose.

Therapie
VAIN I und II:

- Überwachung unter kolposkopischer und zytologischer Kontrolle
- bei Persistenz oder Übergang in VAIN III s. u.
- vollständige Exzision der Vaginalhaut.

Tab. 13.3: Diagnose von VAIN: Klassifikation.

VAIN I	= leichte Dysplasie
VAIN II	= mäßiggradige Dysplasie
VAIN III	= schwere Dysplasie, Carcinoma in situ

VAIN III:

- Laservaporisation mit CO_2-Laser nach vorheriger Biopsie zum Ausschluss eines invasiven Wachstums
- topische Behandlung mit 5-Fluorouracilcreme
- bei Rezidiv oder multilokulären VAIN III sollte die partielle oder totale Kolpektomie durchgeführt werden.

13.2.2 Vaginalkarzinom

13.2.2.1 Epidemiologie

Die Inzidenz der Vaginalkarzinome beträgt 2% aller weiblichen bösartigen Genitalkarzinome und liegt bei 0,5 pro 100000 Frauen. Das Vaginalkarzinom zählt damit zu den seltenen bösartigen Neubildungen des weiblichen Genitale. Betroffen sind überwiegend Frauen nach dem 50. Lebensjahr. Es findet sich bei der Altersverteilung ein Häufigkeitsgipfel im sechsten und siebenten Lebensjahrzehnt. Das Vaginalkarzinom tritt im Vergleich zum Zervixkarzinom etwa 10–15 Jahre später auf.

Metastasen anderer Karzinome sind zahlenmäßig wesentlich häufiger. Hierbei kommen vor allem Zervix- und Vulvakarzinome als Plattenepithelkarzinome und Endometrium-, Ovarial- oder koloretale Karzinome als Adenokarzinome in Betracht.

13.2.2.2 Ätiologie

Spezifische Ursachen für die Entstehung des Vaginalkarzinoms sind nicht bekannt. Es besteht ähnlich wie beim Zervixkarzinom eine Assoziation mit HPV-16 und -18-Infektionen.

Prädisponierende Faktoren sind:

- VAIN
- Condylomata acuminata
- chronische Reizzustände im Vaginalbereich (Vaginalpessar)
- chronische Entzündungen der Vagina
- Diethylstilbestrol- (DES-) Einnahme in der Schwangerschaft (Medikament seit 1971 verboten).

13.2.2.3 Klinik

Leitsymptome

- verstärkter zum Teil blutiger Fluor
- irreguläre vaginale Blutungen (Kontaktblutungen)

Weitere Symptome:

- einige Patientinnen sind symptomlos
- Schmerzen treten erst im fortgeschrittenen Stadium auf.

13.2.2.4 Diagnostik

Bei der Speculumuntersuchung kann unterschieden werden in:

- flächenhafte Infiltration der Scheide
- exophytisch papillomatös wachsender Tumor
- ulzeröse Läsion.

Aus diesen Bereichen erfolgt eine Probebiopsie zur histologischen Sicherung. Die Gewinnung des Materials erfolgt mittels scharfem Löffel, Knips- oder Stanzbiopsie oder Exzision mit dem Skalpell.

Zur weiteren Ausbreitungsdiagnostik gehören:

- Zystourethroskopie
- Rektoskopie (Tumorausbreitung per continuitatem)
- vaginale Ultraschalluntersuchungen
- CT oder MRT des kleinen Beckens
- Leberultraschall (Fernmetastasierung)
- Röntgenthorax.

13.2.2.5 Pathologie und Stadieneinteilung

Pathologie

Unter den primären Malignomen der Vagina findet man ca. 95% überwiegend verhornende Plattenepithelkarzinome. Die Diagnose des primären Adenokarzinoms der Scheide ist selten. Die pathohistologische Diagnose des Adenokarzinoms kann nur gestellt werden, wenn eine Metastase eines Zervix-, Endometrium-, Ovarial- und Rektumkarzinoms ausgeschlossen werden konnte. Vereinzelt kommen auch das maligne Melanom und das Rhabdomyosarkom (im Kindesalter) vor.

Stadieneinteilung siehe Tab. 13.4

Die **Metastasierung** hängt von der Lokalisation des Primärtumors ab. Vaginalkarzinome des oberen und mittleren Drittels breiten sich wie Zervixkarzinome aus, Vaginalkarzinome im unteren Drittel wie Vulvakarzinome. In 20% der Vaginalkarzinome sind die Lymphknoten metastatisch befallen.

Tab. 13.4: TNM- und FIGO-Klassifikation des primären Vaginalkarzinoms.

TNM	FIGO	
Tx	–	Primär-TU kann nicht beurteilt werden
TO	–	Primär-TU unbekannt
Ts	0	Carcinoma in situ
T1	I	TU begrenzt auf die Vagina
T2	II	TU infiltriert paravaginales Gewebe, reicht nicht bis zur Beckenwand
T3	III	TU erreicht die Beckenwand
T4	IVa	TU infiltriert Mukosa der Blase oder des Rektums oder überschreitet die Grenze des kleinen Beckens
M1	IVb	Fernmetastasen

TU = Tumor, LK = Lymphknoten; Nx = regionäre LK nicht beurteilbar; NO = keine regionären LK befallen; N7 = unilateral befallene LK (Tumor im oberen 2/3 der Vagina: Becken-LK, Tumor im unteren Drittel der Vagina: inguinale LK befallen; N2 = bilateral befallene LK (Becken- bzw. inguinale LK).

Die Tumorausbreitung per continuitatem erfolgt in das Parakolpium, in die Parametrien, in das Rektum und in die Harnblase.

Selten kommen pulmonale, hepatische und ossäre Fernmetastasen vor.

13.2.2.6 Therapie

Radikale Tumorentfernungen sind nur im Stadium I und II bei zervix- bzw. introitusnahem Sitz des Karzinoms möglich. Dabei müssen Alter und Allgemeinzustand der Patientin berücksichtigt werden.

Bei einem Tumorsitz im zervixnahen Bereich besteht die operative Therapie in der erweiterten radikalen Hysterektomie mit Lymphonodektomie (Operation nach Wertheim-Meigs), wobei eine ausreichend große Scheidenmanschette reseziert werden muss. Der Absetzungsrand sollte 2 cm distal des Tumors liegen.

Bei einer Lokalisation des Tumors im mittleren Scheidendrittel sollte der Strahlentherapie der Vorzug gegeben werden.

Tumoren mit Sitz im distalen vulvanahen Bereich der Scheide werden wie ein Vulvakarzinom operiert mit einer in die Vagina hineinreichenden Vulvektomie mit inguinaler und ggf. pelviner Lymphonodektomie.

Wenn operativ keine vollständige Entfernung des Tumors möglich scheint, ist ebenfalls die Bestrahlung die Behandlungsmethode der Wahl.

Bei einem malignen Melanom der Vagina genügt die lokale Exzision, da die Prognose der Erkrankung durch die Operation nicht beeinflusst wird.

13.2.2.7 Verlauf und Prognose

Die Prognose von Patientinnen mit einem Vaginalkarzinom hängt entscheidend vom Stadium der Erkrankung ab.

Die 5-Jahres-Überlebenszeit beträgt 40% (37,5%–47% lt. Literatur). Für die einzelnen Stadien ergibt sich folgende Verteilung:

- Stadium I: 75%
- Stadium II: 60%
- Stadium III: 25%
- Stadium IV: 15%.

Innerhalb der ersten 5 Jahre ist in bis zu 90% mit einem Lokalrezidiv oder einem primären Progress zu rechnen. Eine erneute Therapie hat nur bei auf die Scheide begrenztem Rezidiv Erfolg. Die Therapie muss individuell festgelegt werden und hängt maßgeblich von der Primärbehandlung ab.

Die Nachsorgeuntersuchungen sollten in gleichen Intervallen wie beim Zervix- oder Vulvakarzinom erfolgen, d. h. in den ersten zwei Jahren in vierteljährlichen, ab dem 2. Jahr in halbjährlichen und anschließend in jährlichen Abständen.

Dabei sollten neben der Erhebung einer Zwischenanamnese und einer bimanuellen rektovaginalen Untersuchung Gewicht, Blutbild, Urinsediment und zytologische Abstriche, getrennt von Vagina und Zervix kontrolliert werden. Besonderes Augenmerk ist auch auf die frühzeitige Erkennung von Behandlungsfolgen an Blase und Darm zu richten. Zur Kontrolle einer möglichen tumor- oder therapiebedingten Ureterstenose werden ein Ultraschall der Nieren oder ein Infusionspyelogramm in halbjährlichen Abständen durchgeführt.

13.3 Zervixkarzinom

M. Menton, D. Wallwiener

13.3.1 Einleitung

Das Zervixkarzinom besitzt drei Eigenschaften, wodurch es sich von den meisten anderen Malignomen grundsätzlich unterscheidet:

1. Das Zervixkarzinom wird durch verschiedene Papillomviren verursacht. Streng genommen ist es somit eine Geschlechtskrankheit und muss in diesem Sinne zu den STD (sexually transmitted diseases) gezählt werden.
2. Das Zervixkarzinom und seine Vorläufer (Dysplasien) entstehen an einem relativ gut zugänglichen, meist einsehbaren Ort. Die Voraussetzungen für eine effektive Früherkennung sind damit günstig.
3. Das Zervixkarzinom breitet sich zunächst nur lokal aus, hämatogene Metastasen sind selten oder kommen erst in fortgeschrittenen Stadien vor.

Aus diesen Eigenschaften ergeben sich multimodale Optionen für eine effektive Diagnostik und Therapie. Das relativ neue Wissen um die Virusgenese des Zervixkarzinoms lassen in Zukunft völlig neue revolutionäre Präventions- und Interventionsstrategien erwarten.

13.3.2 Definition

Das Zervix- oder Kollumkarzinom ist ein Malignom, das im Bereich der Transformationszone, also an der Plattenepithel-Zylinderepithelgrenze der Portio entsteht. 95% sind Plattenepithelkarzinome, 5% Adenokarzinome. Zervixkarzinome entstehen auf dem Boden einer Infektion mit bestimmten Papillomviren mit hohem onkogenen Potenzial. Abb. 13.22 zeigt ein Zervixkarzinom FIGO Ib2.

13.3.3 Epidemiologie

Mit weltweit ca. 500000 Neuerkrankungen ist das Zervixkarzinom das zweithäufigste Karzinom. Die jährlichen Inzidenzraten bezogen auf 100000 Frauen variieren geographisch erheblich und reichen von 3,8 (Israel) bis hin zu 48,2 (Kolumbien). In China ist das Zervixkarzinom das häufigste Karzinom überhaupt. In Deutschland liegt die Inzidenzrate bezogen auf 100000 Frauen bei ca. 20. Es erkranken also bis zu 2% Frauen an einem Zervixkarzinom im Laufe ihres Lebens.

Um ein Vielfaches höher liegt die jährliche Inzidenz der Präkanzerosen. Bezogen auf die durchgeführten Konisationen kann geschätzt werden, dass jede 20. Frau (5%) wegen einer Präkanzerose operiert wird.

Das Zervixkarzinom und seine Präkanzerosen sind Erkrankungen der jüngeren Frauen. 60% aller Zervixkarzinome werden zwischen dem 30. und 55. Lebensjahr diagnostiziert, ein Drittel zwischen dem 35. und 50. Lebenjahr.

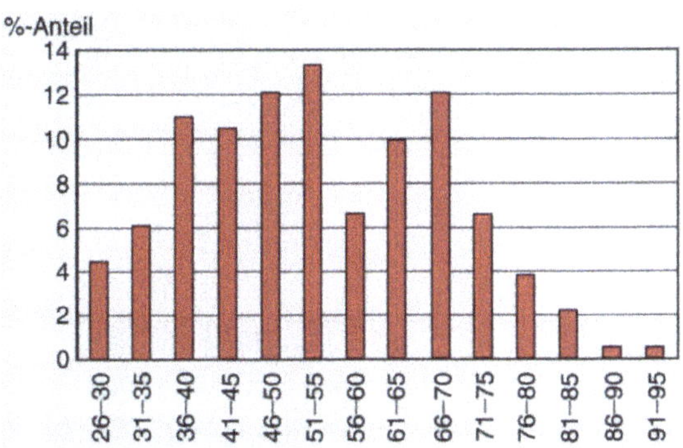

Abb. 13.5: Altersverteilung von Patientinnen mit Zervixkarzinomen zum Zeitpunkt der Diagnosestellung, (n = 169), UFK Tübingen

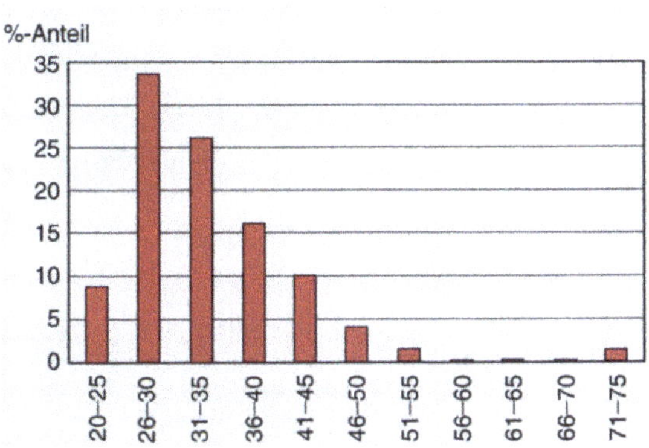

Abb. 13.6: Altersverteilung von Patientinnen mit CIN III zum Zeitpunkt der Diagnosestellung, (n = 251), UFK Tübingen

60% der hochgradigen Dysplasien (CIN III oder Carcinomata in situ, vgl. Abb. 13.10) werden zwischen dem 25. und 35. Lebensjahr diagnostiziert (Abb. 13.5 und 6).

Epidemiologische Faktoren: Häufiger Partnerwechsel, Multiparität, niedriger sozioökonomischer Status, frühe erste Kohabitation, frühe Schwangerschaften, Nikotinabusus.

13.3.4 Ätiologie, Pathogenese, Risikofaktoren

Auch wenn die Karzinogenese des Zervixkarzinoms heute noch nicht in ihrer gesamten Komplexität vollständig aufgeklärt ist, so ist doch heute die HPV-Infektion mit bestimmten onkogenen Virustypen als entscheidender ätiologischer Faktor sichert. Dies wurde 1996 von der WHO auch offiziell so anerkannt. Zum derzeitigen Zeitpunkt werden drei verschiedene HPV-Gruppen unterschieden:

1. „Low risk" HPV Typen (HPV 6, 11, 42, 43, 44). Sie werden vor allen Dingen bei Kondylomen nachgewiesen. Diesen Virentypen wird kein onkogenes Potenzial zugeschrieben.
2. So genannte „intermediate risk" HPV Typen (HPV 31, 33, 35, 51, 52). Sie finden sich häufig bei hochgradigen Dysplasien, seltener bei Karzinomen.
3. So genannte „high risk" HPV Typen (HPV 16, 18, 45, 56). Diesen Viren wird ein hohes onkogenes Potenzial zugeschrieben, da sie vor allen Dingen bei Zervixkarzinom festgestellt werden können. Der in Europa verbreitetste Virus ist der Typ 16. HPV 18 scheint relativ häufig mit dem Adenokarzinom der Zervix assoziiert zu sein.

Die molekularbiologische Einteilung von Papillomviren mag den klinisch tätigen Arzt dazu verleiten, bei Nachweis von „high risk" Viren chirurgisch-therapeutische Konsequenzen zu ziehen; zumal wenn die ängstliche Patientin wegen des Nachweises von „Hochrisikoviren" Aktivitäten erwartet. *Man mache sich aber schon an dieser Stelle klar, dass der alleinige Nachweis von Papillomviren keine Interventionsindikation darstellt.* Molekularbiologische Befunde müssen

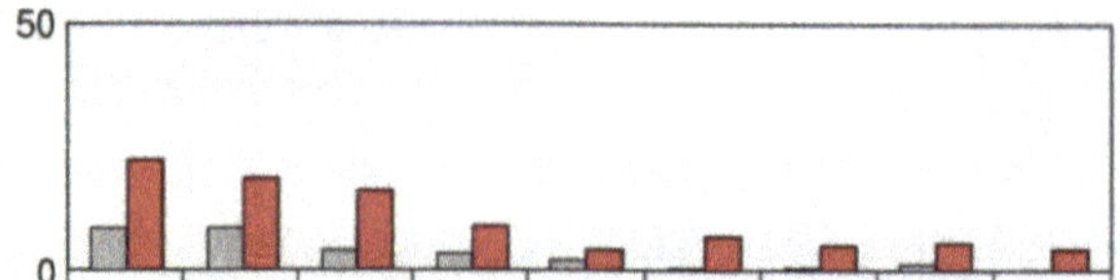

	<21	21–	26–	31–	36–	41–	46–	51–	>55
HPV 16/18	8,1	8,7	4,4	3,3	1,7	1,0	1,1	1,9	0
HPV All	23,3	19,1	16,5	9,0	5,7	7,8	6,1	7,6	4,2

Abb. 13.7: HPV-Prävalenz in verschiedenen Altersgruppen, nach Melkert et al. Int. J. Cancer 53 (1993), 919–923

kein klinisches Korrelat haben. Die Präsens von Hochrisikoviren sind zwar die Voraussetzung zur Entwicklung eines Zervixkarzinoms. Doch erkranken tatsächlich nur wenige HPV-infizierte Frauen an einem Zervixkarzinom. Aufgrund von Prävalenz- und kumulativen Inzidenzraten geht man davon aus, dass sich mindestens 50% aller sexuell aktiven Frauen im Laufe ihres Lebens mit Papillomviren infizieren. Bei den meisten Frauen wird diese Infektion ohne Erkrankung immunologisch verarbeitet und lässt sich zu einem späteren Zeitpunkt nicht mehr nachweisen. Nur bei einem kleinen Anteil von Patientinnen entstehen Dysplasien, also Präkanzerosen, aus denen – wiederum nur in einem Prozentsatz – tatsächlich Karzinome entstehen. Abb. 13.7 demonstriert die Situation und zeigt die altersabhängige HPV-Prävalenz. Sie liegt bei jungen Frauen im Alter zwischen 20 und 30 in einer westlichen Screening-Population zwischen 10% und 20%. In Follow-up Studien mit wiederholten HPV-Tests konnten bei bis zu 80% der Patientinnen HPV-Infektionen nachgewiesen werden.

Die molekularbiologischen Pathomechanismen lassen sich vereinfacht nach heutigem Wissensstand so zusammenfassen (Abb. 13.8): Bei der

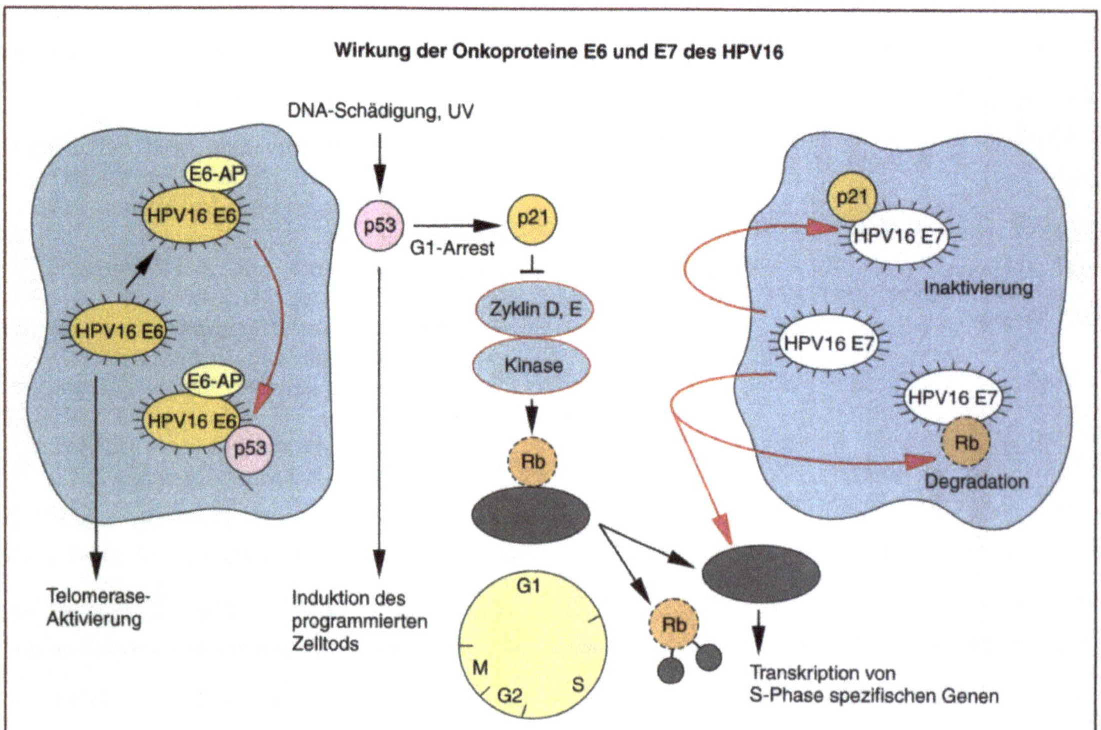

Abb. 13.8: Schematische Darstellung der Wirkung von E6 und E7-Onkoproteine bei HPV16. Mit freundlicher Genehmigung nach Th. Iftner und Stubenrauch

physiologischen Kontrolle des Zellzyklus spielen unter anderem die Tumorsuppressor-Proteine Retinoblastomprotein (Rb) und das p53-Protein (p53) eine wichtige Rolle. So arretiert Rb durch Interaktion mit Transkriptionsfaktoren (E2F) den Zellzyklus in der G1-Phase und schafft so die zeitliche Vorraussetzung für Genreparaturen vor der nächsten Mitose. Bei einer HPV-16-Infektion werden so genannte Onkoproteine produziert: E6 und E7. E7 bindet an Rb und ermöglicht so unkontrollierte Mitoseraten. Das Onkoprotein E6 bindet an p53 was zur Inaktivierung der Reparaturvorgänge während der G1-Phase führt. Neueren Untersuchungen zufolge hat E6 darüber hinaus einen p53-unabhängigen Aktivierungseffekt auf die Telomerase. Die Telomerase hat ihrerseits eine wichtige Funktion bei der Immortalisierung von Zellen.

Kofaktoren
Auch wenn die Infektion mit bestimmten onkogenen HPV-Viren eine entscheidende Rolle bei der Karzinogenese zu spielen scheint, bleibt die Entstehung des Zervixkarzinoms in seiner Komplexität ungeklärt; denn nur ein kleinerer Teil von Frauen, die mit onkogenen Viren infiziert worden sind, entwickelt tatsächlich später ein Zervixkarzinom. Es werden deshalb weitere Kofaktoren angenommen und *diskutiert.*

Zu diesen gehören die Anzahl der Sexualpartner, frühe Kohabitarche, Alter, sozioökonomischer Status, andere genitale Infektionen wie Herpes-simplex-Infektion, Chlamydienzervizitis und HIV-Infektion, externe Noxen wie Zigarettenrauchen, orale Kontrazeptiva, Immunsuppresiva und immunologische Ursachen. Viele dieser Faktoren konnten in neueren Studien als unabhängige Faktoren ausgeschlossen werden (HSV-Infektionen, Chlamydieninfektion).

Eindeutige und unabhängige Risikofaktoren scheinen Alter und Immunsuppression zu sein (z. B. HIV-Infektionen). Die Bedeutung des Zigarettenrauchens und der Einnahme oraler Kontrazeptiva wird bis heute unterschiedlich beurteilt.

Die Formel für die Karzinogenese des Zervixkarzinoms lautet also heute:

HPV-Infektion mit onkogenem HPV-Virus = **Zervixkarzinom** + Kofaktoren X

Dabei scheint die HPV-Infektion einerseits eine unabdingbare Voraussetzung für das Zerxixkarzinom zu sein, andererseits führt eine HPV-Infektion nicht notwendigerweise, sondern meistens nicht zu einem Zervixkarzinom. Infolgedessen ist auch der alleinige HPV-Nachweis keine Interventionsindikation. Auch sollten die HPV-Typisierungsergebnisse grundsätzlich kritisch und nur im klinischen Gesamtzusammenhang betrachtet werden. Die verschiedenen angewandten HPV-Nachweisverfahren weisen teils eine sehr unterschiedliche Sensitivität auf. Unterschiedliche Primer erfassen ein unterschiedliches Spektrum von Viren. Die Ergebnisse sind mindestens zurzeit noch recht mäßig standardisiert.

13.3.4.1 Präkanzerosen

Abnorme Zellveränderungen oder Dysplasien, die das Potenzial einer malignen Entartung in sich bergen, werden definitionsgemäß als Präkanzerosen bezeichnet. Histologisch wurden solche Veränderungen eingeteilt in die Kategorien Kondylom, leichte, mittlere und schwere Dysplasie, Carcinoma in situ. Seit Richard werden die Dysplasien an der Zervix als **c**ervikale **i**ntraepitheliale **N**eoplasie, abgekürzt CIN, bezeichnet. Die Begriffe „schwere Dysplasie" und „Carcinoma in situ" wurden in der Kategorie CIN III zusammengefasst. Kondylome sind allerdings prinzipiell keine Präkanzerosen, auch wenn kondylomatöse Läsionen im Bereich von dysplastischen Läsionen auftreten.

Diese Einteilung ist von entscheidender klinischer Bedeutung. Während die Regressionsraten bei leichtgradigen Dysplasien mit über 70% angegeben werden, liegen diese bei der

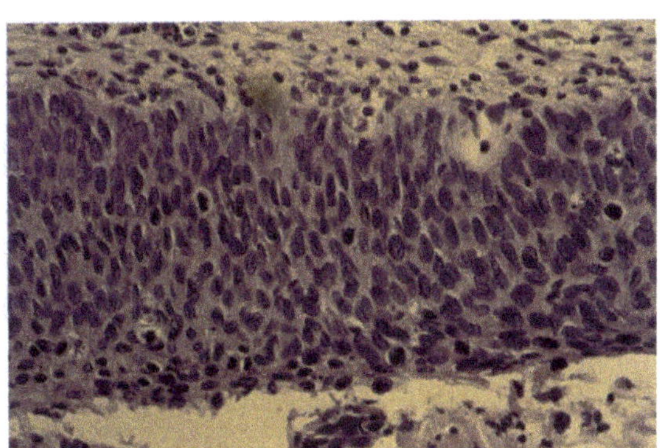

Abb. 13.9: CIN III oder Carcinoma in situ

mittelgradigen Dysplasie bei unter 50%. Bei schwergradigen Dysplasien wird aus retrospektiven Analysen geschlossen, dass mindestens bei 20% eine Entwicklung zum invasiven Karzinom stattfindet.

Die Vorstellung, dass alle (leichtgradigen) Dysplasien ein onkogenes Potenzial haben und sich über verschiedene Stufen zum Zervixkarzinom entwickeln, muss heute kritisch betrachtet werden. Molekularbiologisch jedenfalls unterscheiden sich HPV 6 und 11 infizierte dysplastische Zellen grundsätzlich von HPV 16 und 18 infizierten Dysplasien. Während Erstere im Rahmen der Zelldifferenzierung zur Entwicklung von infektiösen Viren führen, produzieren Letztere die Onkoproeine E6 und E7.

Die Beziehung zwischen dem Begriff „kondylomatöse Läsionen" und Präkanzerosen hat historische, morphologische und molekularbiologische Hintergründe: Aufgrund von zytologischen Untersuchungen stellte Meisels 1977 fest, dass bestimmte Zellen, sog. Koilozyten sowohl bei den harmlosen Condylomen als auch bei Karzinomen gefunden wurden. Zur Recht wurde deshalb vermutet, dass ein Zusammenhang bestehen könnte und dass auch Dysplasien und das Zervixkarzinom letztlich durch Papillomviren verursacht sein könnten. Heute ist klar, dass Kondylome durch die Papillomviren der Gruppe 6 und 11 seltener 42–43 hervorgerufen werden und kaum eine Entartungstendenz haben. Koilozyten treten aber auch bei Infektionen mit „high risk" Papillomviren als Ausdruck einer Virusinfektion auf.

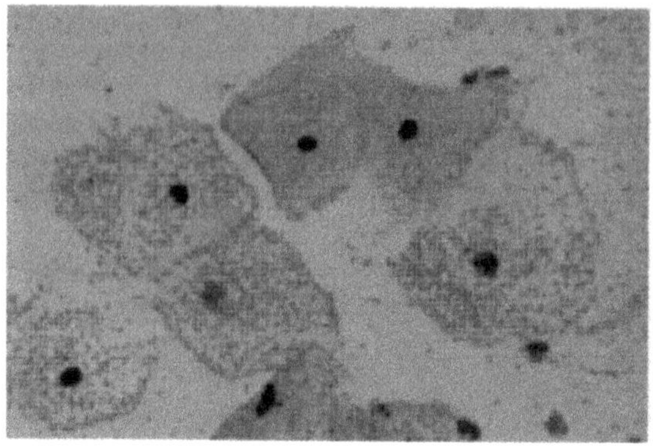

Abb. 13.10: Normale Plattenepithelien

13.3.5 Klinik

Präkanzerosen sind meist symptomlos oder symptomarm und können in der Regel nicht durch eine normale klinische Untersuchung festgestellt werden. Die Diagnostik erfolgt mittels Zytologie oder Kolposkopie.

Ähnliches gilt auch für die frühen Stadien des Zervixkarzinoms (Tab. 13.5). Die klinische Detektion bleibt dem besonders aufmerksamen und

Tab. 13.5: Stadieneinteilung des Zervixkarzinoms. Kurzfassung der Tumorklassifikation nach TNM und FIGO.

TNM		FIGO		Definition
Tis		0		Carcinoma in situ, keine Stromainvasion
T1		I		begrenzt auf Uterus
T1a		IA		Diagnose nur durch Mikroskopie
	T1a1		IA1	Tiefe <3 mm, horizontale Ausbreitung <7 mm
	T1a2		IA2	Tiefe >3–5 mm, horizontale Ausbreitung <7 mm
T1b		IB		klinisch sichtbar/nur mikroskopisch diagnostiziert/Größer als T1a2
	T1b1		IB1	<4 cm
			IB2	>4 cm
T2		II		Ausdehnung jenseits des Uterus aber nicht zur Beckenwand und nicht zum unteren Vaginaldrittel
	T2a		IIA	Parametrium frei
	T2b		IIB	Parametrium befallen
T3		III		Ausdehnung zum unteren Vaginaldrittel/Beckenwand/Hydronephrose
	T3a		IIIA	unteres Vaginaldrittel
	T3b		IIIB	Beckenwand/Hydronephrose
T4		IV	IV A	Schleimhaut von Harnblase/Rektum/jenseits des kleinen Beckens
			IV B	Anmerkung: Das Vorhandensein eines bullösen Ödems der Harnblase genügt nicht, um einen Tumor als Stadium IV zu klassifizieren. Fernmetastasen

Tab 13.6: Klinik des Zervixkarzinoms.

	Anamnestische Symptome				Klinische Untersuchung	
Stadium	Metrorhagie	Kontakt Blutung	Foetider Flour	Menorrhagie	Inspektion Tumor	Palpation Verkürzte Sacrouterinlig
IA	(+)	(+)	–	–	–	–
IB1	(++)	+	(+)	–	(+)	–
IB2	(++)	++	++	+	++	–
IIB	(+++)	+++	++	+	++	+
>II	+++	+++	+++	+++	+++	+++
Zusätzliche Symptome wie symtomatischer Harnstau, Urin/Faecesabgang						

* bei exophytischem Wachstum

erfahrenen Untersucher vorbehalten. Mit zunehmendem Befall der Portio treten fakultativ Kontaktblutungen und Metrorrhagien auf. Diese Symptome sind typisch, aber nicht obligat oder gar pathognomisch. Man unterscheidet exo- (80%) und endophytisches (20%) Wachstum. Bei exophytischem Wachstum kann es zu Kontaktblutungen kommen. Kontaktblutungen sind Blutungen, die beim oder nach dem Koitus sowie bei Berührung (z. B. Abstrichentnahme) auftreten. Treten solche Symptome neu auf, ist grundsätzlich eine kolposkopisch-zytologische Diagnostik zu veranlassen. Nicht jede Kontaktblutung ist ursächlich durch ein Zervixkarzinom bedingt. Die häufigste Ursache von Kontaktblutungen sind vulnerable Ektopien, die harmlos sind und prinzipiell keiner Behandlung bedürfen. Häufiger als die charakteristischen Kontaktblutungen treten Metrorrhagien, also unregelmäßige Blutungen, auf. Differentialdiagnostisch ist an funktionelle, also hormonell bedingte Ursachen, Polypen, adenomatöse Hyperplasien und das Korpuskarzinom zu denken.

Bei weiterer Progression befällt das Zervixkarzinom lokal destruierend das obere Vaginaldrittel (Stadium IIa) und/oder das umgebenden Bindegewebe oder Parametrium (IIb). Im weiteren Verlauf kann es das Rektum und die Blase befallen.

Weitere Symptom bei diesen fortgeschritteneren Stadien sind fötider Ausfluss, unstillbare, lebensbedrohliche Menorrhagien, Abgang von Faeces oder Urin aus der Vagina, Harnstau bei Kompression der Ureteren mit konsekutiver Niereninsuffizienz.

Leitsymptome
- Metrorrhagien
- Kontaktblutungen

Weitere Symptome
- anämisierende Menorrhagien
- foetider und putrider Flour
- Austritt von Faeces und Urin durch die Vagina
- Harnstau

13.3.6 Diagnostik

13.3.6.1 Klinische Diagnostik

Die klinische Diagnostik umfasst die Inspektion der Portio und Vagina sowie die bimanuelle Palpation. Bei der makroskopischen Inspektion kann die vulnerable Portio einen ersten Hinweis auf ein Malignom geben. In fortgeschritteneren Stadien ist die Portio aufgetrieben und als Tumor zu erkennen, der von der Portio ausgeht. Die Inspektion der Scheide dient der Beurteilung eines möglichen Scheidenbefalls (Stadium IIa). Bei der Palpation wird der *B*efall der Parametrien und des Beckens beurteilt. Tastet man eine Verkürzung der Lig. sacouterina und eine Immobilität des Uterus, sind die Parametrien (IIb) befallen. Reicht der Tumor bis zur Beckenwand, besteht ein Stadium IIIb. Für die Früherkennung (!) von Karzinomen und Präkanzerosen ist die rein klinische Untersuchung von begrenztem Wert. Ein Tumor ist erst bei erheblichem Befall der Portio problemlos zu erkennen (Ib). Die Notwendigkeit zur Entwicklung von effizienten Methoden zur Früherkennung des Zervixkarzinoms wurde bereits im letzten Jahrhundert erkannt. Entwickelt wurden zwei Methoden: Kolposkopie (Hinselmann 1913) und Zytologie (Papanicolaou und Trautz 1942).

13.3.6.1.1 Zytologie

1942 publizierten Papanicolaou und Trautz ihre Arbeiten zur Zytodiagnostik als nicht invasive Methode zur Früherkennung des Zervixkarzinoms. Mittels eines Watteträgers, heute besser eines Holzspatels oder eines Spezialinstrumentes, werden die Portio und der Zervikalkanal getrennt abgestrichen und das dabei erhaltene Zellmaterial auf einen Objektträger ausgestrichen, fixiert und anschließend nach der von Papanicolaou und Trautz angegebenen Weise gefärbt. Tumorzellen und dysplastische Zellen aus präkanzerösen Prozessen lassen sich mikroskopisch meist eindeutig aufgrund ihrer morphologischen Alterationen von normalen Zellen differenzieren. Multiple diagnostische Kriterien ermöglichen eine differentialdiagnostische Beurteilung. Typische Befunde bei Dysplasien und Tumorzellen sind: Hyperchromasie der Zellkerne, Heterochromasie der Zellkernstruktur, Vergrößerung der Zellkerne, ein verändertes Kern-Plasmaverhältnis zugunsten der Kerne, Anisonukleose (unterschiedlich große Zellkerne) und Polymorphie (Abb. 13.11–15). Grundlage dieser morphologischen Befunde ist ein je nach Entartungsstatus mehr oder minder ausgeprägter, erhöhter DNS-Gehalt. Man spricht von Polyploidie, wenn der

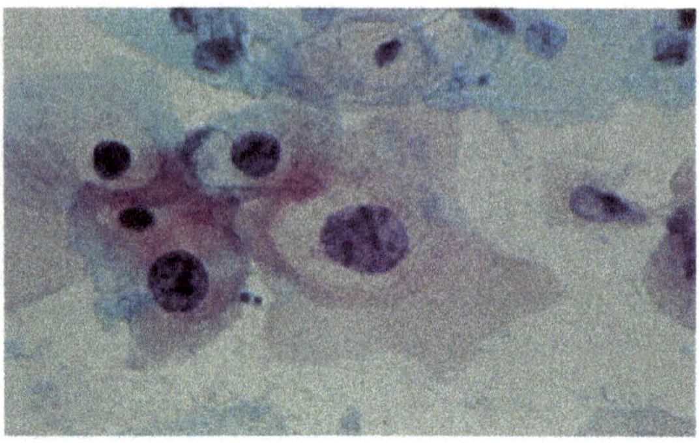

Abb. 13.11: Pap III D, Hyperchromasie, Anisonukleose, verändertes Kern-Plasmaverhältnis

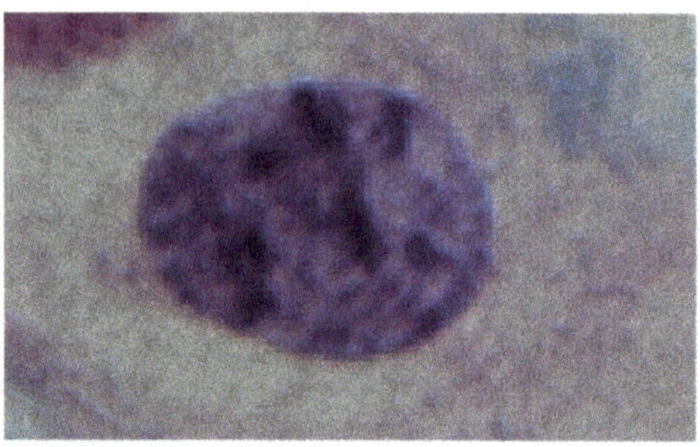

Abb. 13.12: Vergrößerung aus Abb. 12. Heterochromasie des Zellkerns

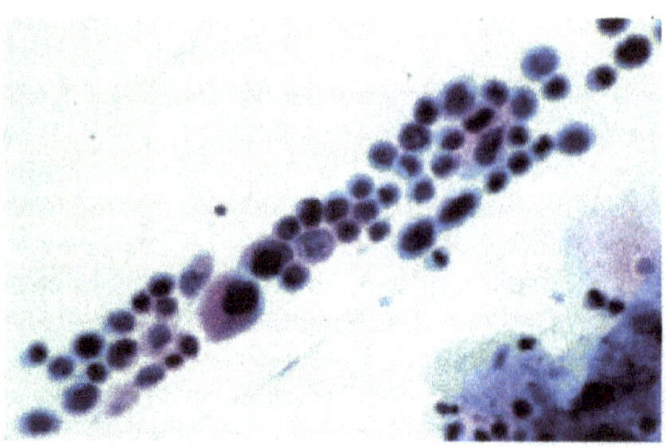

Abb. 13.13: Pap IVa, Carcinoma in situ, Heterochromasie des Zellkerns extrem verändertes Kern-Plasma-Relation

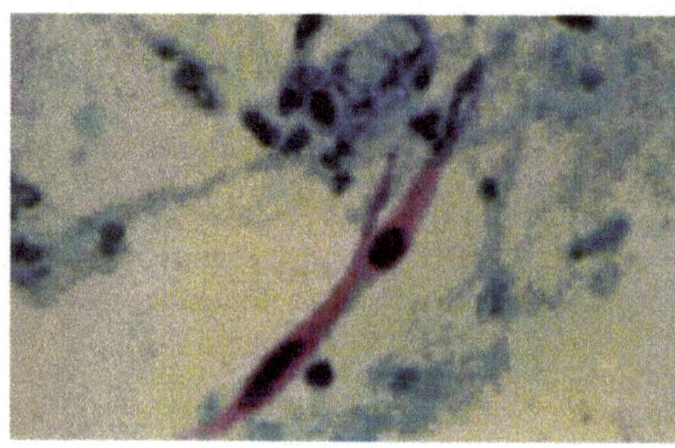

Abb. 13.14: Pap V, Plattenepithelkarzinom

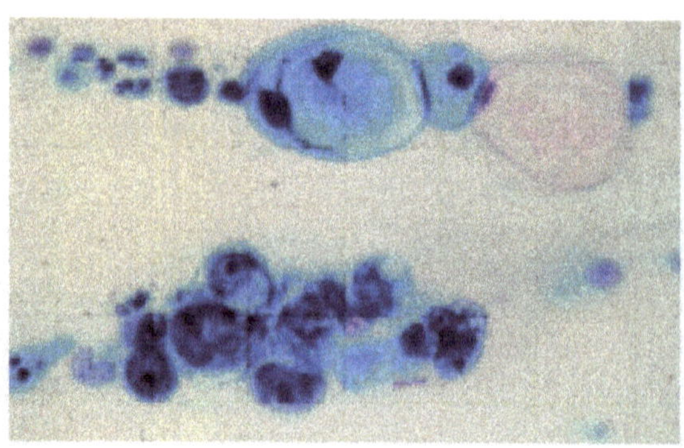

Abb. 13.15: Pap V, Adenokarzinom

Tab. 13.7: Münchener Nomenklatur II (mod. 1998).

Gruppe	Zytologie	Empfehlung	Abbildung
I	normales Zellbild	jährliche Kontrolle	13.3
II	Entzündung, Degeneration, Metaplasie, Hyper-, Parakeratose	Kontrolle je nach klinischem Befund	
III	unklarer Befund	Abklärung oder kurzfristige Kontrolle nach klinischem und kolposkopischem Befund	
III D	leichte bis mäßige Dysplasie	kolposkopisch-zytologische Kontrolle 3 Monate	
IVa	schwere Dysplasie/Carcinoma in situ	erweiterte Diagnostik für IV a, IV b, V: Zytologie, Kolposkopie, Histologie	13.4, 13.5
IVb	schwere Dysplasie/Carcinoma in situ, Invasion möglich	z. B. mit Bisopsie, Currettage	13.14
V	Tumorzellen	Konisation Therapie	13.15, 13.16

Chromosomensatz mehrfach, aber regelrecht vorhanden ist, von Aneuploidie, wenn es zu einer völlig unkoordinierten DNS-Vermehrung gekommen ist. Polyploidie und Aneuploidie sind die molekularbiologischen Korrelate der mikroskopisch erkennbaren Zellveränderungen. Abb. 13.11 bis 15 zeigen typische Befunde.

Papanicolaou und Trautz gaben gleichzeitig auch eine Klassifikation für die Beurteilung der Zellveränderungen an. Heute werden Zellveränderungen nach der Münchner Nomenklatur II eingeteilt (Tab. 13.7). Je nach zytologischem Befund sind weitere diagnostische Maßnahmen erforderlich.

Im nordamerikanischen Kontinent wurde hingegen auf Grundlage der neuen molekulargenetischen Erkenntnisse eine neue Nomenklatur geschaffen (Bethesda), mit der die Veränderungen nur noch als „leicht" oder „hochgradig" eingestuft werden (low grade lesions, high grade lesions). Grundlage ist die Beobachtung, dass bei leichtgradigen Veränderungen häufig Viren beobachtet werden, denen kein onkogenes Potenzial zugeschrieben wird, während sich bei höhergradigen Dysplasien häufiger Viren der Typen 16 und 18 nachweisen lassen, die wiederum bei Karzinomen gefunden werden. Gegen die Anwendung einer solchen einfachen Klassifikation sprechen die unterschiedlichen Regressionsraten bei leicht-, mittel-, und schwergradigen Dysplasien. Auch leichtgradige Dysplasien, die von so genannten high-risk Viren hervorgerufen werden, haben eine hohe Spontanregressionsrate. Es besteht die Gefahr der Übertherapie bei harmlosen Läsionen. Eine „aus Sicherheitsgründen" indizierte Konisation kann bei jungen Frauen später zur Frühgeburtlichkeit führen und damit verheerende Folgen haben.

Seit dem 1.7.1971 gehört das zytologische Screening in Deutschland zur gesetzlichen Vorsorgeuntersuchung (besser: Früherkennung) und hat dazu geführt, dass heute über 60% aller Karzinome im Frühstadium oder vor Durchbrechung der Basalmembran als Präkanzerose diagnostiziert werden können. Die Einführung dieser Früherkennungsmaßnahme hat in den entwickelten Ländern zu einem deutlich nachweisbaren Rückgang von Inzidenz und Mortalität beigetragen. Das zytologische Screening ist damit die erste und effektivste Früherkennungsmaßnahme bei der Krebsbekämpfung überhaupt.

Falsch negative Befunde:

Als Papanicolaou und Trautz ihre Daten publizierten, gaben sie eine Trefferquote von annähernd 100% an. Erst in den achtziger Jahren wurde von einer breiteren wissenschaftlichen Öffentlichkeit festgestellt, dass falsch negative Befunde wesentlich häufiger vorkommen als landläufig angenommen. Beim invasiven Zervixkarzinom liegt diese Rate bei ca. 20%, bei Dysplasien, insbesondere leichten Dysplasien kann diese bei bis zu 50% liegen. Auch die Übereinstimmung zwischen dem zytologischen Befund

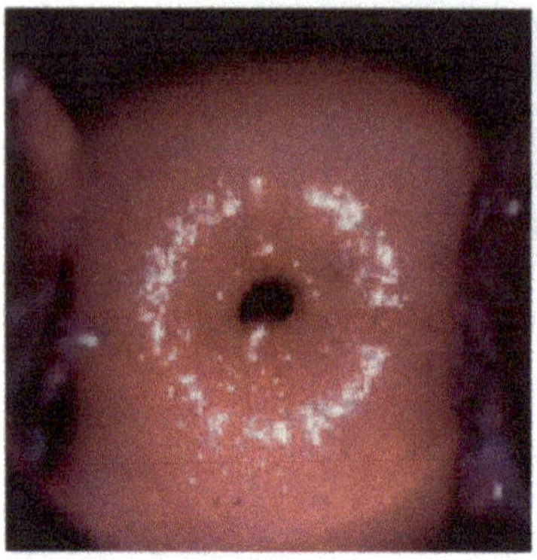

Abb. 13.16: Normale Portio

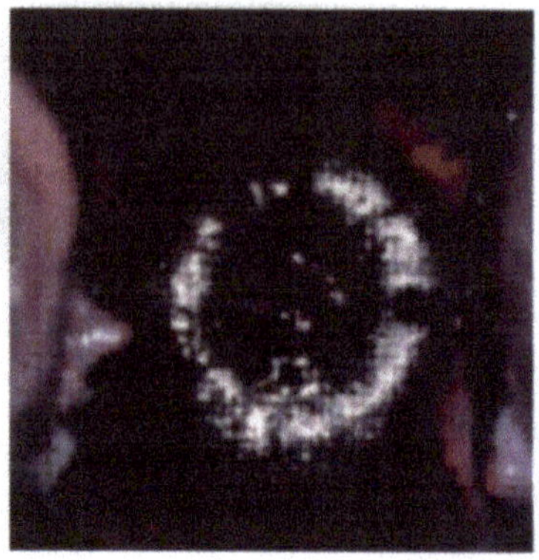

Abb. 13.17: Portio nach Lugol'scher Lösung: Glykogennachweis in normal ausgereiftem Epithel

und der definitiven histologischen Diagnose ist häufig diskrepant.

Zytologische auffällige Befunde sind daher keine Diagnosen, sondern Screening-Befunde, die eine entsprechende ärztliche Interpretation und weitere diagnostische Abklärung erfordern.

Dies ist insbesondere bei zytologischen Kontrollabstrichen bei zuvor festgestellter Dysplasie zu beachten. Ein unauffälliger Kontrollabstrich ist kein Beweis oder sicherer Hinweis für den Rückgang der Läsion. Er mag bei Arzt und Patientin im Einzelfall ein trügerisches Gefühl der Sicherheit auslösen.

Ursachen für falsch negative Befunde sind nach den Untersuchungen der letzten Jahre zu zwei Dritteln Abnahmefehler. Nur in einem Drittel sind Fehler bei der Befundinterpretation oder bei der Erkennung von dysplastischen Zellen nachzuweisen. Abnahmefehler sind in der Regel keine ärztlichen Fehler, sondern zeigen die methodentypischen Grenzen der Methodik auf. Bei einem kleinen, gering ausgedehnten Befund scheint es plausibel, dass nicht immer die wenigen auffälligen Zellen auch tatsächlich auf dem Objektträger nachweisbar sind. Die geringere Sensitivität auch bei leichtgradigen Veränderungen erklärt sich dadurch, dass die Zelldissoziation vom Gewebeverband abhängig von dem Schweregrad der Läsion ist.

13.3.6.1.2 Kolposkopie

Die Verwendung einer Vergrößerungsoptik (Kolposkop) zur präziseren Untersuchung der Portio (vergleiche Abb. 13.17 und 18) wurde erstmals 1925 von Hinselmann entwickelt und vorgestellt.

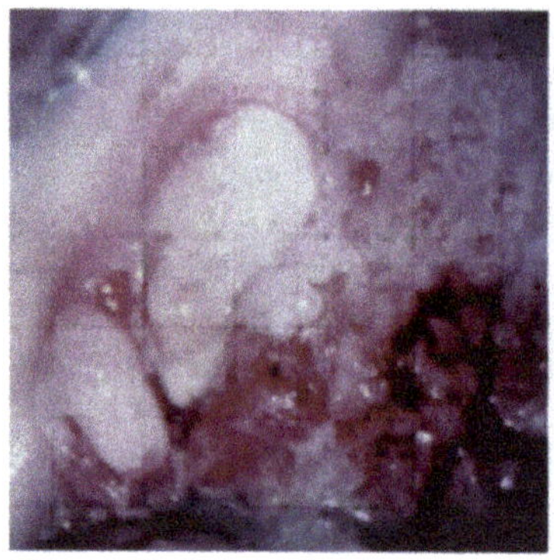

Abb. 13.18: Gruppe II, erhabenes essigpositives Areal

Bei der Applikation von essigsäurehaltiger Lösung auf die Portio fiel auf, dass sich einzelne Areale weißlich verfärbten. Tatsächlich ist es mit dieser einfachen, aber zeitlich aufwendigen Methode möglich, Dysplasien mit hoher Sensitivität zu diagnostizieren. Aufgrund der Zuordnungsschwierigkeiten zu den histologischen Befunden einerseits – der Begriff des Carcinoma in situ als Präkanzerose wurde erst 1932 durch den Pathologen Broders entdeckt – und durch die Erfolge der zytologischen Diagnostik nach 1942 andererseits – verlor die Methode der Kolposkopie zunächst an Bedeutung. Erst mit Einführung minimal invasiver Therapien wie der Lasertherapie kam es zu einer stürmischen Renaissance in den achtziger Jahren vor allem in den U.S.A.

Die kolposkopische Untersuchung erfolgt in vier Schritten:

1. Zunächst wird die Portio mit der kolposkopischen Vergrößerungsoptik untersucht. Geach-

tet wird auf Oberflächenunregelmäßigkeiten, pathologische Gefäße (Gefäßabbrüche, Kaliberschwankungen) und Vulnerabilität.

2. Nach Applikation von 3–5%iger Essigsäure wird die Reaktion des Gewebes beobachtet: Auffällige Bezirke zeigen daraufhin typische Veränderungen. So können Präkanzerosen als weißliche Bezirke dargestellt werden. Je nach Stärke der Anfärbung, Niveaudifferenz zur Umgebung, Irregularität der Läsionen, können die Befunde differentialdiagnostisch eingeordnet werden. Zu den klassischen kolposkopischen Befunden gehören: Leukoplakien (weiße bis weißliche Veränderungen vor Applikation von Essigsäure), essigpositive Areale, Mosaik und Punktierung.
3. Jodprobe
   Die kolposkopische Untersuchung wird abgeschlossen durch die Applikation einer jodhaltigen Lösung. Während mit der Essigsäurereaktion auffällige Befunde sichtbar gemacht werden, wird mit der Jodprobe ausgereiftes (normales) Plattenepithel dargestellt. Jodnegativ erscheinen dysplastische Bezirke, aber auch normale Befunde wie Zylinderepithel und nicht ausgereiftes Plattenepithel (Metaplasie).
4. Schließlich wird die kolposkopische Untersuchung der Portio durch die Untersuchung von Vagina und Vulva abgeschlossen.

13.3.6.1.3 Kolposkopische Befunde

Die normale Transformationszone (NTZ) ist der kolposkopische Befund bei der gesunden Frau. Nach Essigsäureapplikation erscheint der Übergang vom Plattenepithel auf das Zylinderepithel als abrupt und scharfkantig. Es finden sich keine auffälligen Gefäßstrukturen, keine Vulnerabilität und keine auffälligen essigpositiven Reaktionen. Das Zylinderepithel, das auf der Portio sichtbar ist, bezeichnet man als Ektopie. Die Transformationszone ist bei Frauen im reproduktiven Alter in über ca. 80–90% kolposkopisch einsehbar und beurteilbar. Ist die Transformationszone nicht einsehbar, kann eine umfassende kolposkopische Beurteilung nicht erfolgen. Der Befund wird dann als Gruppe U (u = unsatisfactory) klassifiziert.

Die Einschätzung einer Portio als unauffällig bei nicht einsehbarer Transformationszone ist einer der häufigsten Fehler, die gerade von wenig erfahrenen Untersuchern gemacht werden.

13.3.6.1.4 Klassische kolposkopische Befunde

Zu den klassischen kolposkopischen Befunden gehören die Leukoplakie, das Mosaik, die Punktierung und das essigpositive Areal.

Essigpositives Areal: Wird ein Areal auf der Portio nach Applikation von Essigsäure essigweiß, so weist das darauf, dass dysplastisches, entzündliches oder nicht ausgereiftes Plattenepithel vorhanden ist. Je nach Stärke der Anfärbung, der Niveaudifferenzen und Oberflächenirregularitäten, kann es sich um harmlose Metaplasien bis hin zu einer hochgradigen Dysplasie handeln (Abb. 13.18 und 19).

Mosaik und Punktierung: Bei dysplastischen Prozessen kommt es häufig zu einer sog. Papillomatose. Dabei steigen die Stromapapillen mit ihren dazugehörigen Gefäßen in Richtung Oberfläche, sodass bei Betrachtung von oben rote Punkte zu sehen ist, die letztlich das Korrelat eines Stromagefäßes darstellen. Ordnen sich solche Strukturen systematisch an, entsteht der Eindruck einer kompartimentierten Struktur; man spricht von Mosaik (früher von Felderung). Mosaik und Punktierung können als regelmäßig flache oder als irreguläre erhabene Strukturen erscheinen. Entsprechend ist die klinische Bedeutung als Hinweis auf leicht- oder hochgradig dysplastische Veränderungen (Abb. 13.23).

Leukoplakie: Von einer Leukoplakie spricht man, wenn weiße Strukturen vor Applikation von Essigsäure sichtbar werden. Flache Leukoplakien in der Peripherie sind meist harmlos. Häufig sind sie das kolposkopische Korrelat von Hyperkeratosen z. B. bei mechanischer Reizung infolge eines Deszensus. Leukoplakien können aber auch irreguläre erhabene Strukturen darstel-

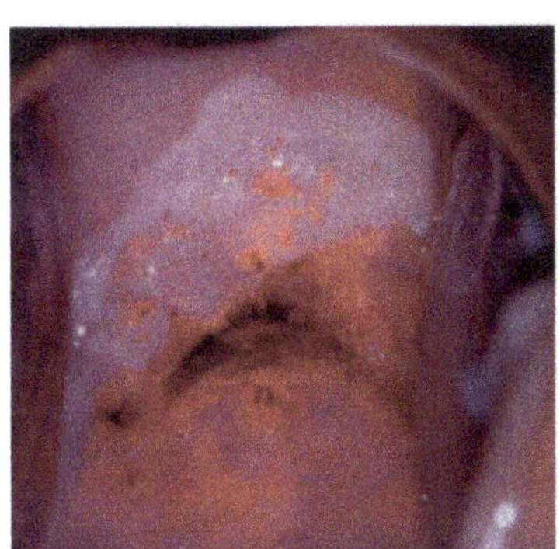

Abb. 13.19: Gruppe II, erhabenes essigpositives Areal

len und sind dann insbesondere bei Karzinomen zu beobachten.

13.3.6.1.6 Weitere kolposkopische Befunde: HPV-assoziierte Läsionen

In dieser Gruppe werden kolposkopische Befunde zusammengefasst, die kondylomatösen oder papillären Charakter haben. Die Namensgebung dieser Gruppe impliziert, dass es HPV-assoziierte und nicht HPV-assoziierte Dysplasien gibt. Diese etwas irreführende Namensgebung lässt sich historisch erklären. Sie kommt aus einer Zeit, als noch nicht klar war, dass letztlich alle Karzinome und Dysplasien von einer HPV-Infektion ausgehen, verschiedene HPV-Typen aber zu unterschiedlichen morphologischen Bildern mit differenter klinischer Bedeutung führen können. Bei der HPV-assoziierten Veränderungen unterscheidet man das exophytische Kondylom, das flache Kondylom und die essigpositive Punktierung. Diese Veränderungen werden meist von den HPV-Virustypen 6 oder 11 ausgelöst.

13.3.6.1.5 Kolposkopische Aspekte beim Zervixkarzinom

Das kolposkopische Bild beim Zervixkarzinom ist gekennzeichnet durch extreme Vulnerabilität, pathologische Gefäße, irreguläre Oberflächenstrukturen. *Wichtig ist die Feststellung, dass bei mikroinvasiven oder invasiven Prozessen die klassische essigpositive Reaktion, die beim Carcinoma in situ häufig anzutreffen ist, in vielen Fällen nicht auftritt* (Abb. 13.23). *Das kolposkopische Bild eines invasiven Karzinoms kann vom unerfahrenen Untersucher durchaus missinterpretiert werden.*

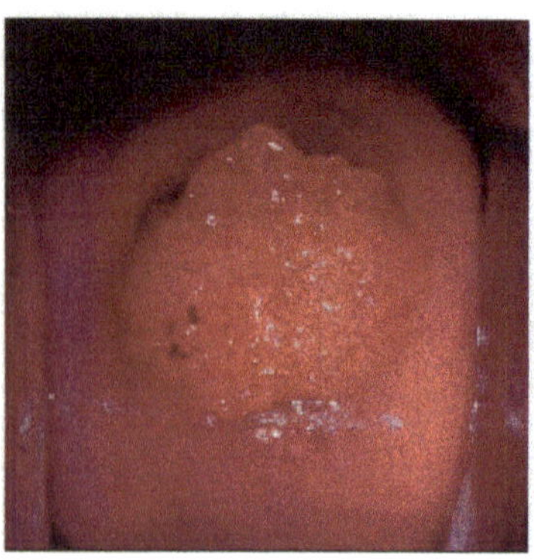

Abb. 13.20: HPV-Läsion I Exophytisches Kondylom

Grundsätzlich gilt für Zytologie und Kolposkopie, dass sehr gute Ergebnisse nur bei fortgeschrittenem Ausbildungsstand und Beachtung der Qualitätskriterien möglich sind.

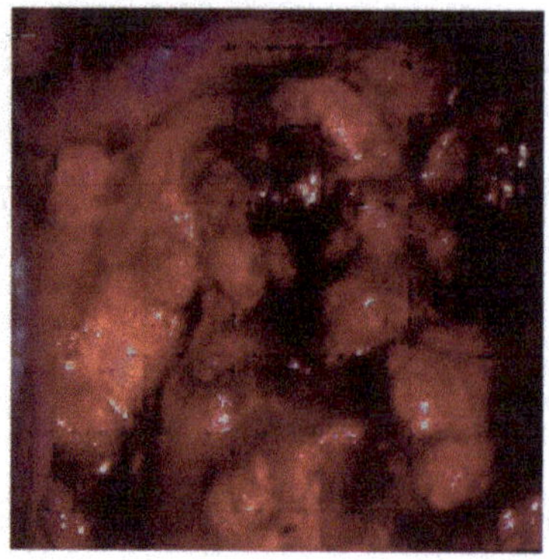

Abb. 13.21: FIC, offenes invasives Zervixkarzinom, Stadium I b

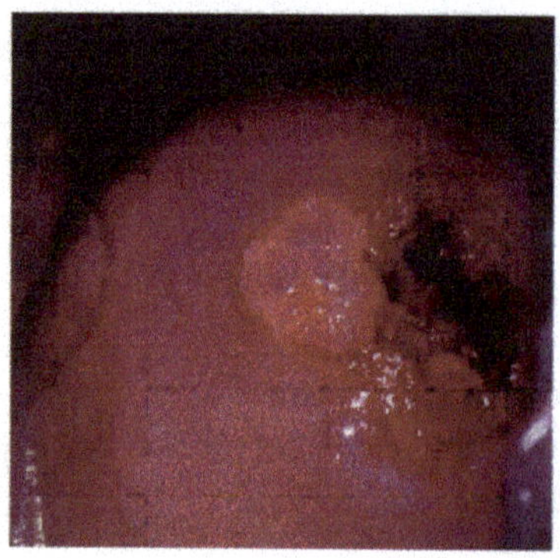

Abb. 13.22: Exoph. Kondylom Flaches Mosaik peripher

Abb. 13.23: Vergrößerung aus Abb. 22: Mosaik vergrößert

Tab. 13.8: Europäische Kolposkopische Nomenklatur. Modifizierte Zusammenfassung nach Burghardt, Seidl und Mitarbeiter

Kolposkopische Klassifikation	Kolposkopische Befunde	Histologisches Korrelat
Normalbefunde	originäres Plattenepithel Ektopie Normale Transformationszone	glykogenhaltiges Plattenepithel Zylinderepithel Reife Metaplasie
Gruppe 0 (ungewöhnliche T-Zone, nicht verdächtig)	Iod-negatives Areal ohne essigpositive Reaktion	nicht-glykogenhaltiges, akanthotisches Epithel
Gruppe 1 (zweifelhaft)	flache Leukoplakie flaches, essigpositives Areal regelmäßige Punktierung regelmäßiges Mosaik keine Niveaudifferenz	nicht-glykogenhaltiges, akanthotisches Epithel CIN I (CIN II, III) Para-/Hyperkeratose
Gruppe 2 (verdächtig)	erhabene Leukoplakie Opakes, essigpositives Areal grobe, unregelmäßige Punktierung/Mosai Niveaudifferenzen	CIN I,II,III mikroinvasives Karzinom Para-/Hyperkaratose
Verdacht auf Invasion	pathologische Gefäße	invasive Neoplasie
Invasives Karzinsom	pathologische Gefäße	invasive Neoplasie
HPV-Läsionen	I Exophytisches Kondylom II flaches Kondylom III essigpositive Punktierung	Kondylomatöse oder virustypische Läsionen
Gruppe M sonstige Befunde	Polypen, Zervizitis, Adenose, Ovula Nabothi	
Gruppe U nicht beurteilbare Befunde	Transformationszone nicht einsehbar	

Tabelle 13.8 zeigt die von der Arbeitsgemeinschaft Kolposkopie und Zervixpathologie empfohlene Nomenklatur zur Einteilung von kolposkopischen Befunden.

13.3.6.2 Erweiterte Diagnostik

HPV-Typisierungen/HPV-Diagnostik: Seit der Zusammenhang zwischen einer HPV-Infektion bzw. bestimmten HPV-Viren mit dem Zervixkarzinom bekannt sind, werden vielerorts HPV-Tests durchgeführt. Nach Jahren des relativ unsystematischen Einsatzes scheinen sich jetzt einige konkrete sinnvolle Einsatzbereiche abzuzeichnen. So scheint der additive Einsatz im Screening zur Ergänzung der zytologischen kolposkopischen Diagnostik an Bedeutung zu gewinnen sowie zur erweiterten Diagnostik von leichtgradigen Dysplasien. Bei der Anforderung von HPV-Untersuchungen muss man sich jedoch darüber im Klaren sein, dass die Sensitivität der angewandten Methoden außerordentlich unterschiedlich ist und die Übereinstimmung zwischen verschiedenen Labors noch zu wünschen übrig lässt. Dies liegt auch an den unterschiedlich angewandten Verfahren (DOT-Plot, Radioimmunoassays, PCR-gestütztes Verfahren, Einsatz unterschiedlicher Primer etc.) Das Ergebnis eines (guten!) HPV-Testes kann die Diagnostik ergänzen. Ein negativer HPV-Test besitzt eine hohe prädiktive Wertigkeit zum Ausschluss einer Dysplasie. Ein HPV-Test bei einer Patientin mit nachgewiesenem CIS ist hingegen nicht sinnvoll, da dieser Befund allein bereits eine Interventionsindikation darstellt. Auch der Nachweis onkogener Viren ist per se keine Interventionsindikation. Auch Dysplasien, die mit onkogenen Viren vergesellschaftet sind, haben ein Regressionspotenzial. Die Rate onkogener Viren liegt bei jungen Frauen bei über 10%, nur ein sehr geringer Anteil wird Dysplasien entwickeln. Auch wenn die HPV-Typisierung zukünftig eine zunehmende Bedeutung gewinnen wird und sich auch über die reine HPV-Typisierung hinaus völlig neue Aspekte ergeben werden, kann die HPV-Typisierung kein Substitut für eine mangelhafte präoperative Diagnostik darstellen.

13.3.6.3 DNS-Zytometrie

Die morphologisch erkennbaren Veränderungen an dysplastischen oder präkanzerösen Zellen, wie Hyperchromasie (verstärkte Zellkernanfärbung) Anisonukleose, unterschiedliche Zellgröße, verändertes Kern-Plasma-Verhältnis, sind Ausdruck einer mehr oder weniger unkoordinierten DNS-Vermehrung. Diese DNS-Vermehrung lässt sich durch das Verfahren der DNS-Zytometrie quantifizieren. Dabei hat sich gezeigt, dass eine enge Korrelation zwischen dem Grad der Aneuploidisierung und dem Schweregrad der Dysplasie zukommt. Der klinische Stellenwert der DNS-Zytometrie ist umstritten. Die Problematik der DNS-Zytometrie ist die gleiche wie die der zytologischen Diagnostik überhaupt: Werden die betreffenden auffälligen Zellen nicht erfasst und auf den Objektträger gebracht (zwei Drittel aller Fehler in der zytologischen Diagnostik sind auf Abnahmefehler zurückzuführen), kommt es automatisch zu einer Fehlbeurteilung. Die DNS-Zytometrie mag aber im Einzelfall dazu beitragen, eine leichtgradige Dysplasie besser einzuschätzen. *Prinzipiell gilt für die DNS-Zytometrie das gleiche wie für die HPV-Typisierung, dass diese eine qualifizierte klinische kolposkopisch gesteuerte Diagnostik nicht ersetzen kann.* HPV-Diagnostik und DNS-Zytometrie sind bisher in keine allgemeinen Richtlinien und Empfehlungen eingegangen.

13.3.7 Erweiterte Diagnostik und Management der Dysplasie

Während in Deutschland noch bis vor kurzem bei auffälligen Veränderungen allein die zytologischen Befunde das Procedere dominierten, besteht heute die erweiterte Diagnostik und das Management von Dysplasien aus der Trias Kolposkopie, Zytologie, Histologie. Im Zentrum der Abklärung einer einmal vermuteten oder festgestellten Veränderung ist dabei die Differentialkolposkopie mit einer kolposkopisch gesteuerten Biopsie. Die Gesamtbeurteilung stellt die Grundlage für das weitere Vorgehen dar. Leichtgradige Dysplasien haben ein hohes Regres-

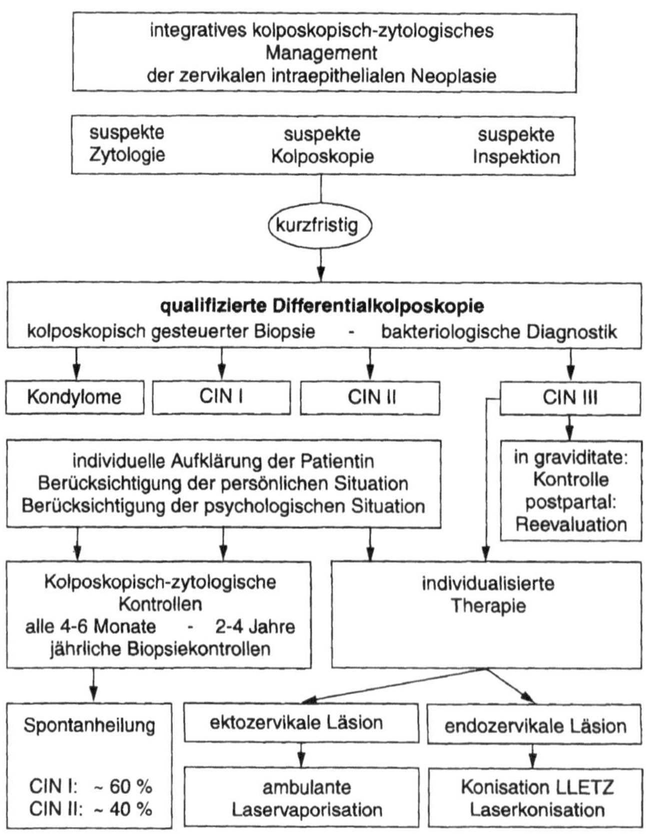

Abb. 13.24: Tübinger Behandlungsalgorithmus zur Diagnostik und Therapie von Dysplasien

sionspotenzial und können daher beobachtet werden. Hochgradige Dysplasien haben ein hochgradiges Entartungspotenzial und können einer optimalen Therapie zugeführt werden. Abbildung 13.24 zeigt das von der Deutschen Arbeitsgemeinschaft für Kolposkopie und Zervixpathologie empfohlene und in ähnlicher Weise auch von der Deutschen Zytologischen Gesellschaft getragene Procedere.

13.3.7.1 Konisation, LLETZ- und Lasertherapie

Der stereotype Reflex, 3 × PAP IIID = Konisation sollte gerade bei jungen Frauen der Vergangenheit angehören und durch ein multimodales, individuell optimiertes Behandlungskonzept ersetzt werden.

13.3.7.1.1 Konisation

Die klassische Behandlung von Präkanzerosen am Gebärmutterhals besteht in der kreisförmigen Exzision eines kegelförmigen Gebildes (s. Abb. 13.25). Das Ziel ist, die Veränderungen komplett zu entfernen. Einer Konisation sollte prinzipiell eine qualifizierte Differentialdiagnose der kolposkopischen Untersuchung vorausgehen, sodass Breite und Höhe der Konisation dem Befund entsprechen. Untersuchungen haben gezeigt, dass die Frühgeburtlichkeit nach Konisationen mit der Größe des Konus deutlich zunimmt. Die Heilungsrate nach Konisation bei Präkanzerosen liegt bei über 95%. In seltenen Fällen kommt es jedoch zu Rezidiven, die auch noch nach Jahrzehnten und sogar nach Hysterektomie auftreten können.

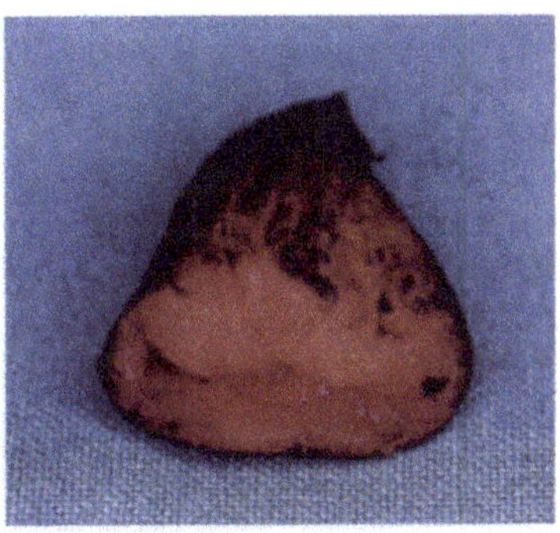

Abb. 13.25: Konuspräparat

Die Blutstillung bei der Messerkonisation wird heute üblicherweise nicht mehr durch Sturmdorfnaht durchgeführt, sondern durch eine Koagulation mit dem Teflonstab, was zu günstigeren Endergebnissen führt.

In den letzten Jahren ist es zu einer Renaissance der ehemals verlassenen Elektrokonisation gekommen. Dabei wird mit einer Schlinge unter Verwendung von HF-Technik die Läsion abgetragen (vgl. Abb. 13.26). Die Durchführung ist technisch relativ einfach und das Verfahren blutungsarm. Ein gewisser Nachteil ist, dass der Konus häufig in mehreren Portionen abgetragen werden müssen und dass die histologische Aufarbeitung mitunter problematisch ist.

Das Verfahren wird als LETZ (Abkürzung für **L**arge **E**xcision of the **T**ransformation **Z**one) oder als Loop Diathermy bezeichnet.

13.3.7.1.2 Laservaporisation

Bei der Laservaporisation wird der extrem hohe Gewebeabsorptionsfaktor der wasser- und bluthaltigen Portio für die infrarote Frequenz des

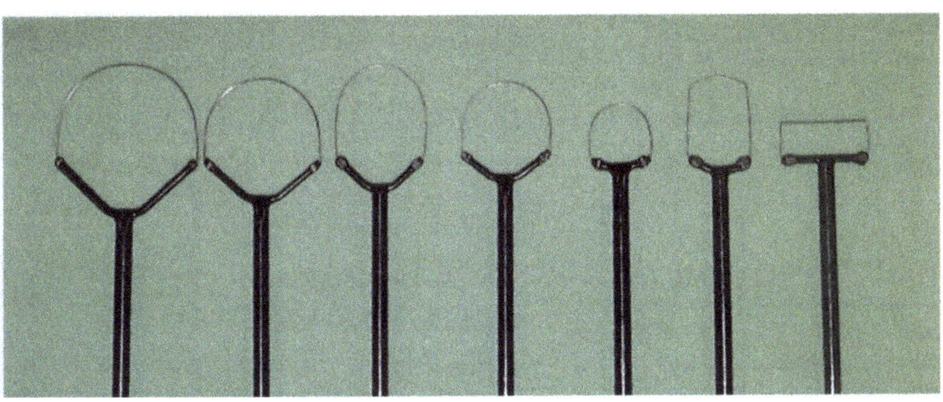

Abb. 13.26: LLETZ-Schlingen

CO_2-Laser 10,6 μ genutzt. Bei Auftreffen des Laserstrahls auf das Gewebe wird dieses präzise destruiert. Die entstehende Wärmeenergie wird kaum in das Gewebe weitergeleitet und schont das umliegende gesunde Gewebe und ist damit Grundlage für eine exzellente Regeneration, andererseits ist die Energie ausreichend um eine ausreichende Koagulation zu erreichen, sodass bei entsprechender Erfahrung eine völlig blutungsfreie Durchführung möglich ist. Die Laservaporisation kann vom erfahrenen Operateur meist ohne Lokalbetäubung ambulant durchgeführt werden. Die Komplikationsraten sind bei entsprechender Durchführung minimal. Nachblutungen kommen nach eigenen Untersuchungen praktisch nicht vor. Auswirkungen auf nachfolgende Schwangerschaften sind bisher nicht bekannt. Ein gewisser Nachteil ist die postoperativ nicht vorhandene histologische Kontrollmöglichkeit. Dies führt zu einer entsprechenden Indikationseinschränkung. Die Indikationsvoraussetzungen für die Laserkonisation sind:

1. Die Läsionen müssen ektozervikal und komplett beurteilbar sein.
2. Die Läsionen sollten kolposkopisch, durch kolposkopisch gesteuerte Biopsien und zytologisch abgeklärt sein. Bei keiner der vorangegangenen Untersuchungen sollte der Verdacht auf einen irgendwie gearteten invasiven Prozess bestehen.
3. Die Indikation zur Laservaporisation kann grundsätzlich nur von einem erfahrenen Kolposkopiker für die Patientin gefahrlos gestellt werden
4. Zur ergänzenden Sicherheit ist eine Compliance der Patientin erforderlich, sodass Kontrolluntersuchungen in den nachfolgenden 2 Jahren gewährleistet sind.

Sind diese Voraussetzungen gegeben, ist die Laservaporisation Therapie der Wahl (vgl. Abb. 13.27 und 28). Darüber hinaus ist es möglich, mit einer unerreichten Präzision auch Läsionen in der Vagina, die häufig assoziiert vorliegen, zu entfernen.

Läsionen nicht im Gesunden entfernt
Wurden die Läsionen nicht im Gesunden entfernt, ist ein individuelles Vorgehen angezeigt. Sind die Veränderungen endozervikal nicht im Gesunden entfernt, kann je nach Schweregrad der Veränderungen nachkonisiert werden oder es

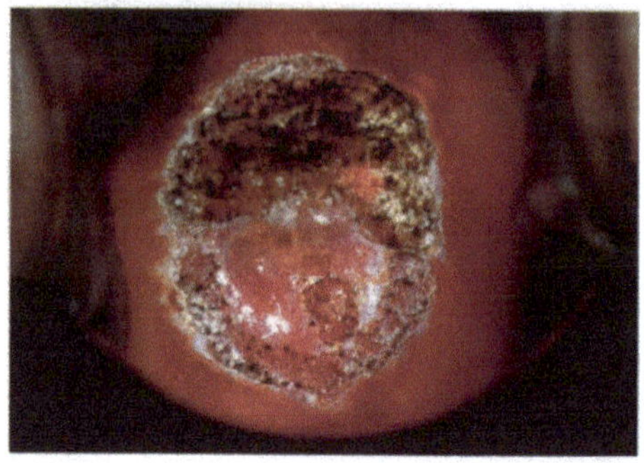

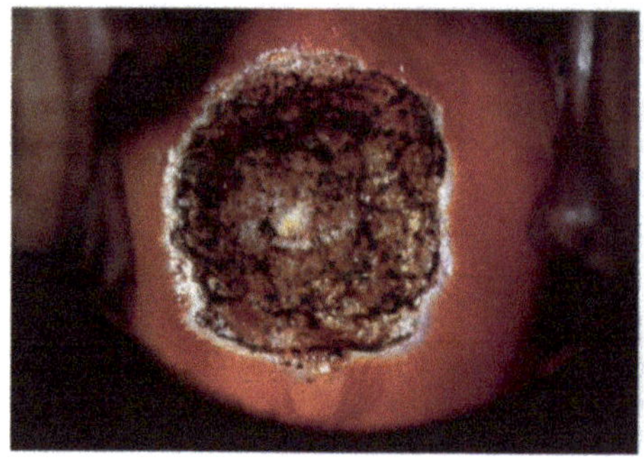

Abb. 13.28: Laservaporisation II

kann unter bestimmten Voraussetzungen zytologisch kontrolliert werden. Wurden die Läsionen ektozervikal nicht entfernt, so kann man vermuten, dass bei nicht adäquater operativer Konisation die Ausdehnung der Befunde nicht angemessen berücksichtigt wurde.

Lösung und Schillertest
Vor der Konisation wird häufig eine Schillerlösung angewandt. Dabei färbt sich das ausgereifte gesunde Epithel bräunlich. Der Operateur orientiert sich an diesem Befund. Dies Vorgehen ist nicht unproblematisch, da die Frauen sehr ausgedehnte, jodnegative Transformationszonen haben, jedoch handelt es sich dabei häufig nur um harmlose Metaplasien. Die Orientierung an der Schillerschen Jodprobe führt dann häufig zu überdimensionierten Konisationen, die einer Portioamputation entsprechen.

13.3.7.2 Diagnostik des Zervixkarzinoms

Bei Verdacht auf ein invasives Zervixkarzinom erfolgt die Diagnose durch eine gezielte, bei kleinen Tumoren am besten kolposkopisch gesteuerte

Biopsie. Die Konisation als primärdiagnostisches Verfahren ist prinzipiell kontraindiziert und ist nur bei unklarer Situation indiziert. Zum weiteren präoperativen Staging gehört die Kolposkopie zur Beurteilung der Ausdehnung bzw. der dysplastischen Läsionen in der Vagina sowie ein IUG. CT und NMR sind nur bei bestimmten Fragestellungen indiziert. Interessanterweise kann das später histologisch nachgewiesene Stadium mittels bimanueller Untersuchung verlässlicher vorhergesagt werden als mit dem NMR.

13.3.8 Therapie

Therapiekonzept
Das Prinzip der Therapie des Zervixkarzinoms besteht heute in einer stadienadaptierten individuell ausgerichteten therapeutischen Strategie. Verschiedene Operationsverfahren und die Radiatio stehen dabei im Vordergrund. Zunehmende Bedeutung erlangt in jüngster Zeit die Chemotherapie.

13.3.8.1 Operative Verfahren

Das Konzept der stadienadaptierten individuellen Therapie kommt vor allem bei den operativen Verfahren zum Tragen. Primärziel der Strategie ist dabei die definitive Heilung der Patientin. Voraussetzung hierfür ist die komplette Resektion des Tumors und seiner Absiedlung in die drainierenden Lymphgefäße. Die Radikalität der Operation richtet sich daher konsequenterweise nach der Wahrscheinlichkeit eines Lymphknotenbefalls. In frühen Stadien wird angestrebt, die Radikalität der Operation in angemessener Weise zurückzunehmen und die Komplikationsraten zu senken. Bei jungen Frauen mit nicht abgeschlossener Familienplanung kann in frühen Stadien darüber hinaus eine gebärmuttererhaltende Operation erwogen werden. Grundlage für die Anwendung von Verfahren mit reduzierter Radikalität ist die geringe Wahrscheinlichkeit des pelvinen Lymphknotenbefalles. Im FIGO-Stadium Ia1 ist mit einem pelvinen Lymphknotenbefall in <1 % zu rechnen. Im Stadium Ia2 muss in 7–8 % mit Lymphknotenmetastasen gerechnet werden (vgl. Tabelle 13.11 unten). Auf dieser Grundlage ergeben sich folgende Therapieempfehlungen:

1. Stadium Ia1 (Invasionstiefe <3 mm, horizontale Ausbreitung <7 mm):
   Hysterektomie – bei Kinderwunsch ist eine Konisation mit Resektion im Gesunden ausreichend.
2. Stadium Ia2 (Invasionstiefe >3–5 mm, Ausbreitung >7 mm):
   Wertheim-Meigs-Okabayashi (vgl. Abb. 13.29) beinhaltet die en-bloc-Exstirpation von Uterus, dem oberen Drittel der Scheide, den Parametrien und der pelvinen Lymphonodektomie. Alternativ bei Kinderwunsch (kein Standard!): Konisation, laparoskopische Lymphonodektomie oder Trachelektomie mit laparoskopischer pelviner Lymphonodektomie.
3. Stadien Ib, IIa und IIb:
   Erweiterte Hysterektomie nach Wertheim-Meigs-Okabayshi mit pelviner Lymphonodektomie.
4. Stadien IIb, IIIa, IIIb:
   Primäre kombinierte Radiotherapie.

Operative Techniken

1. Konisation, vgl. Kapitel 6
2. Hysterektomie: Entfernung der Gebärmutter ohne anschließende LNE
3. Operation nach Wertheim-Meigs-Okabayashi
   Die Operation umfasst die Entfernung folgender Strukturen:
   a) Gebärmutter
   b) Oberes Scheidendrittel
   c) Parametrien mit Ligg. sacrouterina und vesico et uterina bis zur Beckenwand
   d) Pelvine Lymphknoten (Lymphknoten der Iliacalgefäße, der Fossa obturatoria, periurethrale Lymphknoten).

Die Entfernung der Ovarien ist bei der Operation prinzipiell nicht erforderlich und stellt einen wesentlichen Vorteil gegenüber der Radiotherapie bei den häufig prämenopausalen Patientin-

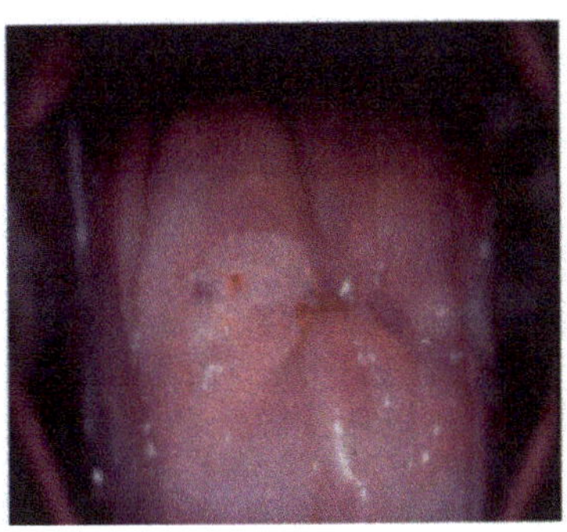

Abb. 13.29: Wertheimpräparat

nen dar. Die Entfernung der Adnexe ist nicht erforderlich, weil ein Metastasenbefall <1% liegt. Ein weiterer Vorteil ist der meist problemlose Erhalt einer GV-Möglichkeit nach der Operation bei den meist jungen Patientinnen.

Eine Alternative zur abdominellen Radikaloperation stell die Operation nach Schauta dar, die allerdings heute nur noch an wenigen Zentren beherrscht wird.

Komplikationen
Neben der unerheblichen Operationsmorbidität stehen postoperativ bei dieser Operation Blasenfunktionsstörungen im Vordergrund. Behandlung: Parasympathomimetika und/oder Spasmolytika.

Ergebnisse
Die 5-Jahres-Überlebensraten bei operativer Therapie des Zervixkarzinoms liegen bis zum Stadium Ib je nach Lymphknotenbefall zwischen 70–94%.

Im Stadium IIa–IIb liegt die Rate bei ca. 70%. Sind die pelvinen Lymphknoten befallen, sinkt die 5-Jahres-Überlebensrate im Stadium Ib und IIb auf durchschnittlich 60%.

13.3.8.2 Strahlentherapie

Eine Therapie wurde bereits am Anfang des Jahrhunderts in Form einer lokalen Applikation von Radium eingeführt. Heute wird die Strahlentherapie grundsätzlich als Kombinationsbehandlung mittels Perkutanbestrahlung und Brachytherapie durchgeführt. Dabei dient die lokale Brachytherapie der Destruktion des Kerntumors während mit der Perkutanbestrahlung die Peripherie des Tumors, die Parametrien und die Lymphabflussgebiete des Tumors erreicht werden sollen. Zur Erzielung optimaler Therapieergebnisse und zur Vermeidung von strahlentypischen Nebenwirkungen, kommt es auf eine sorgfältige detaillierte Koordinierung dieser beiden Einzelverfahren an. Für das praktische Vorgehen gilt größenordnungsmäßig:

Mittels Perkutanbestrahlung wird 50 Gy fraktioniert in Einzeldosen mit bis zu 2 Gy appliziert; simultan erfolgt die intracavitäre Radiatio im After-Loading-Verfahren. Im 2-tägigen Abstand werden 8,5 Gy appliziert. Es erfolgen 5 Einlagen. Die Applikation erfolgt heute aus Gründen des Strahlenschutzes grundsätzlich mit After-Loading-Technik: Zuerst wird ein Adapter in das Bestrahlungsgebiet eingelegt. Erst danach wird die Strahlenquelle eingebracht. Es kommen 2 modifizierte Verfahren zur Anwendung.

Beim LDR-Verfahren (Low-Dose-Radiation) wird 60^{Kobalt} angewandt. Beim HDR-Verfahren (High-Dose-Reid) kommt 192^{Iridium} zur Anwendung. Beim neueren HDR-Verfahren liegt die Applikationsdauer im Minutenbereich, was die Gefahr einer Fehlapplikation in Folge von Bewegungen während der Bestrahlungsdauer reduziert.

13.3.8.2.1 Indikationen der Strahlentherapie

Grundsätzlich gilt, dass operable Patientinnen vorzugsweise einer operativen Therapie zugeführt werden sollten, weil die Lebensqualität nach einer Operation bei den meist jungen Patientinnen deutlich höher ist. Besondere Bedeutung kommt der Schonung der Ovarien und dem Erhalt einer schmerzfreien Kohabitationsfähigkeit zu. Bei der Operation können die Ovarien belassen werden, da die Ovarien nicht zum Lymphabflussgebiet des Zervixkarzinoms gehören und daher selten befallen werden. Bei der Bestrahlung werden die Ovarien meist so geschädigt, dass die Hormonproduktion sistiert. Ebenso kommt es nach Radiatio häufig zu erheblichen vaginalen Stenosen und Verklebungen der Vagina, sodass eine schmerzfreie Kohabitation nicht mehr möglich ist. Mit einer Kohabitationsunfähigkeit ist bei 60–80% der bestrahlten Patienten zu rechnen. Demgegenüber ist die Vita sexualis bei Entfernung einer nicht zu großen Scheidenmanschette kaum beeinträchtigt.

Eine Operationsindikation besteht deshalb bei allen operablen Patientinnen bis zum Stadium IIb. Das Stadium IIb stellt den Grenzbereich dar. Während in diesem Stadium in Deutschland überwiegend operiert wird, neigt man in den U.S.A. mehr zu einer Radiatio. Bei Patientinnen, bei denen das Stadium IIb erreicht oder überschritten wurde, kommt die Radiatio zur Anwendung.

13.3.8.2.2 Nebenwirkungen

Mit akut auftretenden Nebenwirkungen während der Radiatio ist bei einer überwiegenden Anzahl von Patientinnen zu rechnen. Im Vordergrund stehen gastro-intestinale Beschwerden wie Übelkeit, Erbrechen und Diarrhöen. Beklagt wird auch häufig über Zystitis und Proktitis. Die meisten späten Nebenwirkungen treten innerhalb der ersten 4 Jahre nach Radiatio auf. Typisch sind Miktions- und Defäkationsbeschwerden und Briedenbildungen. Besonders gefürchtet sind Fistelbildungen zwischen Blase, Rektum und im Dammbereich. Die Häufigkeit des Auftretens von Nebenwirkungen ist von einer Reihe von Faktoren abhängig, vor allem von der Erkrankung und der Erfahrung des durchführenden Zentrums. Schwere Nebenwirkung, die eine Hospitalisierung erforderlich machen, werden im Stadium I in 3%, im Stadium IIb in 7% beobachtet. Nebenwirkungen im Bereich des Beckens, die zu einer Stenosierung der Vagina führen und infolgedessen zu Kohabititionsschmerzen bis hin zu Kohabitationsunfähigkeit, treten bei 60–80% aller Patientinnen auf.

13.3.8.3 Radiatio der Paraaortalregion

Ein Lymphknotenbefall der pelvinen oder paraaortalen Lymphknoten stellt einen besonders negativen Prognosefaktor dar.

Eine Bestrahlung der Paraaortalregion bei nachgwewiesenem Lymphknotenbefall hat einigen Arbeiten zufolge einen positiven Einfluss. Die 5-Jahres-Überlebensraten können danach um bis zu 50% gesteigert werden. Die prophylaktische Radiatio hat hingegen keinen nachweisbaren Effekt auf die 5-Jahres-Überlebensrate. Hingegen steigen die Nebenwirkungsraten beträchtlich. Eine Verdopplung der intestinalen Nebenwirkungen wird in solchen Situationen beschrieben. Mit erheblichen Komplikationen ist auch bei postoperativen Bestrahlungen zu rechnen. Die Lymphödemfrequenz kann über 20% betragen. Grundsätzlich sollte eine Operation, mit der der Tumor nur unvollständig entfernt werden kann und die eine postoperative Bestrahlung erforderlich macht, grundsätzlich vermieden werden.

13.3.8.4 Chemotherapie

Die Prädominanz von Chirurgie und Radiologie bei der Therapie des Zervixkarzinoms besteht aufgrund der insgesamt guten Erfolge zu Recht, erweckt aber fälschlicherweise den Eindruck, dass das Zervixkarzinom wenig oder nicht chemosensibel sei. Tatsächlich sind über 75% der Zervixkarzinome bei der first-line-Therapie chemosensibel. Diese günstigen Zahlen gelten allerdings nicht für das fortgeschrittene, rezidivierende Zervixkarzinom.

Die Chemotherapie hat beim Zervixkarzinom drei Indikationsbereiche: palliativ, neoadjuvant, adjuvant.

Etabliert ist die palliative Chemotherapie. Neoadjuvante und adjuvante Chemotherapie zeigen günstige Ergebnisse, haben aber zum derzeitigen Zeitpunkt noch experimentellen Charakter. Kombinierte Chemo-Radio-Therapieverfahren haben bisher keine positiven Ergebnisse erbracht und wurden mittlerweile wieder verlassen.

13.3.8.5 Palliative Chemotherapie

Die größten Erfahrungen hat man bisher mit der Applikation von Cisplatin als Monosubstanz gewonnen. Mit einer Dosis von 50 mg/m^2 wird bei 1/3 der Patientinnen ein Ansprechen der Therapie beobachtet. Mit Komplettremissionen ist nur bei 10% der Patientinnen zu rechnen. Größenordnungsmäßig wurden ähnliche Resultate mit neueren Substanzen wie, Ifosfamid, Chlorambuzil oder den Taxanen (Paclitaxel, Docetaxel) erreicht. Insgesamt sind die prozentual relativ niedrigen Remissionsraten jedoch täuschend. Mit einer Polychemotherapie konnten gegenüber einer Monotherapie bisher keine wesentlichen Verbesserungen erzielt werden. Die besten Ansprechraten können bei Lungenmetastasen erreicht werden.

13.3.8.6 Neoadjuvante Chemotherapie

Primäres Ziel der neoadjuvanten Chemotherapie ist die Herstellung der Operabilität durch Reduktion des Tumorvolumens. Ob darüber hinaus der Krankheitsverlauf insgesamt beeinflusst werden kann, ist noch unbewiesen.

Wird eine Chemotherapie primär eingesetzt, so werden Ansprechraten von über 90% beobachtet. Das primäre Ziel der neoadjuvanten Chemotherapie, nämlich die Herstellung der Operabilität, wird in über 50% bei primär inoperablen Tumoren erreicht. Darüber hinaus konnte in randomisierten Studien gezeigt werden, dass der Teil der Patientinnen mit positivem Lymphknotenbefall signifikant reduziert werden konnte. Bei volumenmäßig großen Primärtumoren scheint eine neoadjuvante Chemotherapie auch einen positiven Einfluss auf das Gesamtüberleben und das rezidivfreie Intervall zu haben.

Die Durchführung der neoadjuvanten Chemotherapie erfolgt in der Regel als Kombinationstherapie. 3 bis 5 Zyklen werden appliziert. Häufig eingesetzt werden Vinplastin, Bleomycin und Cisplatin.

13.3.8.7 Adjuvante Chemotherapie

Ziel der adjuvanten Chemotherapie ist die Verbesserung der Heilungsraten bei ungünstigen Prognosefaktoren. So scheint die Durchführung einer adjuvanten Chemotherapie bei nodal positiven Patientinnen einen günstigen Einfluss zu haben. Eindeutige Ergebnisse in randomisierten Studien konnten aber bisher nicht erbracht werden.

13.3.9 Verlauf und Prognose

Wie bereits bei den einzelnen Verfahren ausgeführt ist der Verlauf und die Prognose der Erkrankung in den frühen Stadien insgesamt sehr gut. Tabelle 13.9 gibt einen Überblick.

Wie bei allen onkologischen Erkrankungen ist die Heilungsrate stark abhängig vom Ausmaß der Metastasierung. Beim Zervixkarzinom kommt es in der Regel erst in sehr fortgeschrittenen Stadien zur hämatogenen Metastasierung. Von wesentlicher klinischer Bedeutung ist hingegen die diskontinuierliche lymphogene Metastasierung.

Der Verlauf der Erkrankung hängt in hohem Maße vom Befall der Lymphknoten ab.

Befallen werden pelvine und paraaortale Lymphknoten häufig bevor das Parametrium befallen ist. Tabelle 13.10 zeigt diese Zusammenhänge.

Während ab dem Stadium Ib eine Heilung aufgrund des zu erwartenden, häufig ausgedehnten Lymphknotenbefalles immer eine entsprechend radikale Therapie erforderlich macht, kann in früheren Stadien unter bestimmten Vorraussetzungen auf eine umfassende Radikalität verzichtet werden.

Tab. 13.9: Approximative 5-Jahre-Überlebensraten.

5-Jahres-Überlebensraten FIGO – Stadien Lymphknotenstatus		
Stadium	operative Therapie	Radiatio
Ia	99 %	90 %
Ib	90 %	90 %
Ib (N+)	60 %	90 %
IIa	70 %	75 %
IIb	70 %	60 %
IIb (N+)	60 %	–
III	–	50 %
IVa	–	30 %

Tab. 13.10: Stadienabhängiger Lymphknotenbefall.

Lymphknotenbefall		
Stadium	pelviner Befall	paraortaler Befall
I	30 %	5 %
II	40 %	25 %
III	50 %	35 %

Tab. 13.11: Risikomerkmale für Lymphknotenbefall und Prognose.

Risikomerkmale für Metastasierung		
Merkmal	low risk	high risk
Histologie	großzellig endometroid adenoid-zystisch verrukös	**mukoepidermoid** **karzinoid** **kleinzellig** **neuroendokrin**
Grading	G I	G II–III
Wachtumsart	plump	**netzartig**
Lymphangiosis	–	+
Lokalisation	**ektozervikal**	endozervikal
Tumor	**Exophyt**	Endophyt

Beim Ia1 kann bei Vorliegen günstiger Risikomerkmale (low risk) eine Konisation ausreichend sein.

Beim Ia2 kann in dieser Situation auf die Lypmphonodektomie verzichtet werden.

Tabelle 13.11 listet die Risikomerkmale auf.

13.3.10 Neuentwicklungen

Während Diagnostik und Therapie des Zervixkarzinoms und seiner Vorstufen bis in die 80er Jahre lange Zeit unverändert geblieben ist, haben sich in den letzten Jahren eine Reihe von interessanten Neuentwicklungen ergeben.

Es lassen sich drei neue Strömungen definieren: Auf dem Gebiet der operativen Therapie wurden neue minimal invasive Verfahren entwickelt. Für ein verbessertes Screening und die erweiterte Diagnostik werden molekular-biologische Methoden getestet. Für die primäre Prävention und die medikamentöse Therapie wurden in jüngster Zeit präventive und therapeutische Impfstrategien vorgeschlagen, die sich allerdings noch im experimentellen Stadium befinden.

13.3.10.1 Innovative operative Verfahren

1. Laparoskopisch assistierte vaginale Radikaloperation (LAVRO)

Die vaginale Operation des invasiven Zervixkarzinoms nach Schauta wurde in der zweiten Hälfte des 20. Jahrhunderts zunehmend von der abdominalen Hysterektomie nach Wertheim-Meigs verdrängt. Die früher wichtigen Vorteile der vaginalen Radikaloperation, wie geringere Morbidität und Letalität, fielen im Laufe der Zeit weniger ins Gewicht, da diese Werte bei den abdominalen Hysterektomien zunehmend verbessert werden konnten. Da bei der abdominal durchgeführten Radikaloperation nach Wertheim-Meigs gleichzeitig die pelvinen Lymphknoten entfernt werden konnten und damit eine umfassendere Radikalität erreicht wurde, wurde die vaginale Radikaloperation zunehmend verdrängt und kam nur noch in Einzelfällen bei speziellen Indikationen (z. B. adipöse Patienten) zum Einsatz. Während seit den 70er Jahren minimal invasive laparoskopische Operationstechniken die Laparotomie bei vielen benignen Erkrankungen überflüssig machten, kamen diese neuen Verfahren lange Zeit bei Patientinnen mit malignen Erkrankungen zunächst nicht zur Anwendung. Erst 1987 entwickelte Dargent ein Verfahren, das bei der operativen Behandlung des Zervixkarzinoms die laparoskopische Operationstechnik integrierte: die laparoskopisch assistierte vaginale Radikaloperation (LAVRO).

Das Operationsverfahren besteht im Wesentlichen aus 2 Teilen:

Zunächst wird laparoskopisch die Gebärmutter mit den Parametrien mobilisiert und die pelvinen Lymphknoten laparoskopisch entfernt. Nach Umlagerung wird schließlich die Gebärmutter von unten in Anlehnung an die Schautasche Operationstechnik entfernt. Aufgrund der bisher vorliegenden Erfahrungen ermöglicht diese neue Operationstechnik eine präzisere anatomische Operation, eine Reduktion des Blutverlustes und damit eine entsprechende Reduktion der Morbidität. Hieraus resultiert eine deutliche Verkürzung des stationären Aufenthaltes, die durch eine vergleichsweise rasche Rekonvaleszenz der Patientinnen ermöglicht wird. Inwiefern diese Operationsverfahren den herkömmlichen abdominellen Radikaloperationen gleichwertig sind, muss in den nächsten Jahren durch entsprechende Studien evaluiert werden.

2. Trachelektomie mit laparoskopischer Lymphonodektomie

Ein nicht unerheblicher Anteil der an einem Zervixkarzinom erkrankten Patientinnen sind unter 35 Jahre. Nicht wenige von ihnen erkranken zum Zeitpunkt einer noch nicht abgeschlossenen Familienplanung. Aus dieser Situation resultiert bei vielen Patientinnen der Wunsch nach einer organerhaltenden Operation. Bei der Suche nach einem Verfahren, das einerseits diesem natürlichen Wunsch Rechnung trägt und andererseits keine Risiken quoad vitam eingeht, wurde die Trachelektomie mit laparoskopisch assistierter Lymphonodektomie entwickelt. Zur Anwendung kommt dieses Verfahren im Stadium Ia–IIa2.

Das Verfahren besteht aus zwei Operationsschritten:

a) vaginal wird die Zervix mit einer Scheidenmanschette und einem Teil des anhängenden Parametriums entfernt
b) laparoskopische Lymphonodektomie der pelvinen Lymphknoten.

Nach einem solchen Verfahren wurden nach bisherigen Erfahrungen ca. 40% ausgetragene Schwangerschaften beobachtet. Inwiefern bei diesem Verfahren gegenüber herkömmlichen radikalen Verfahren gleichwertige Langzeitergebnisse erzielt werden können, bleibt noch abzuwarten.

Abbildung 13.30 zeigt einen kolposkopischen Befund bei einer 29-jährigen Patientin mit Zervixkarzinom, Stadium Ia2 bei Zustand nach Konisation, wie bei einer Operation in der Universitäts-Frauenklinik durchgeführt.

Abbildung 13.31 zeigt den Muttermund 2 Monate nach der Operation. Die auffällige essig-positive Struktur entspricht einer virogenen leichtgradigen Dysplasie.

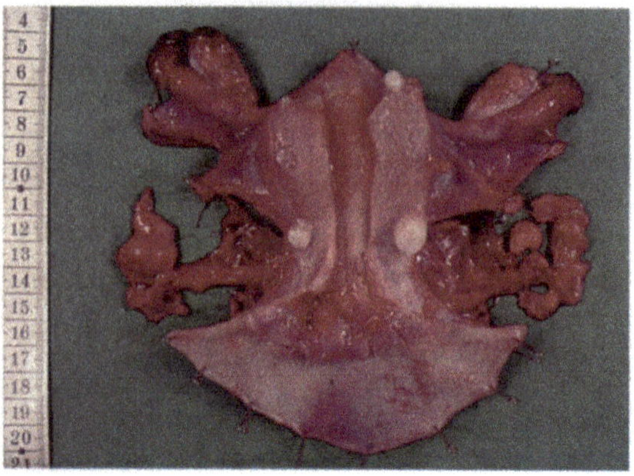

Abb. 13.30: Kolposkopischer Befund; nach Konisation, vor Trachelektomie; PE 3 h: Invasives Karzinom; PE 7 h, 2,5 cm CKD: CIN III

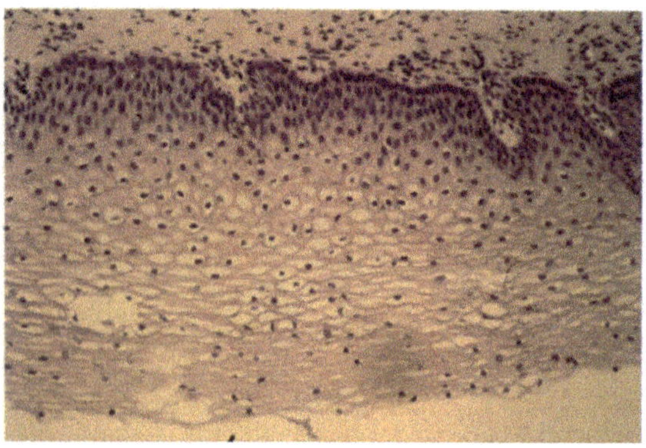

Abb. 13.31: Virogene leichrgradige Dysplasie

13.3.10.2 Diagnostik und Therapie des Zervixkarzinoms

Die Diagnostik und Früherkennung des Zervixkarzinoms und seiner Vorstufen ist gerade in allerjüngster Zeit Gegenstand öffentlicher Diskussionen geworden. Im Zusammenhang mit HPV-Screening-Studien wurde dabei auf hohe falsch negativ Raten des zytologischen Screening verwiesen. Ungeachtet der zumeist journalistisch übertriebenen oder falschen Darstellungen zeichnen sich bei der Frühdiagnostik neue Trends ab:

- Qualitätsverbesserungen des zytologischen Screenings (z. B. Monolayertechnik)
- Modifikation der monopolen zytologischen Diagnostik durch andere Verfahren
- Integration der Kolposkopie in die Frühdiagnostik und das Management
- Integration der Kolposkopie in die Vorsorge
- Selektive Nutzung von molekulargenetischen Verfahren, beispielsweise im Screening bei Frauen über 35 Jahren.

Auch die Therapie des Zervixkarzinoms ist im Wandel. Die Einführung und technische Realisierung der laparoskopischen Lymphonodektomie hat neue Optionen und Alternativen geschaffen:

- Die Trachelektomie als uteruserhaltendes Verfahren ist in Kombination mit der laparoskopischen LNE eine (noch) experimentelle Option für Frauen mit nicht abgeschlossener Familienplanung. In Tübingen sind ca. 17 % aller Patientinnen mit Zervixkarzinom unter 35.
- Die LAVRO in Kombination mit einer laparoskopisch durchgeführten LNE erscheint mit zunehmendem Maße eine „minimal-invasive Alternative" zum klassischen Wertheim mit dem Vorteil einer deutlich niedrigeren Belastung für den Patienten.

13.4 Tumoren des Corpus uteri

G. Emons

Karzinom (= Endometriumkarzinom) und **Sarkom** des Corpus uteri stellen die häufigsten malignen Neoplasien des weiblichen Genitaltraktes dar. Höchste Inzidenz der Endometriumkarzinome findet sich bei der weißen Bevölkerung Nordeuropas und Nordamerikas („*Karzinom der industrialisierten Welt*"). Die Erstdiagnose wird in ca. 75 % der Fälle im Stadium I gestellt. Ca. 73 % aller Endometriumkarzinompatientinnen überleben die Erkrankung.

13.4.1 Endometriumhyperplasie

Vermutlich entstehen 50–65 % der Endometriumkarzinome über eine **charakteristische Sequenz von hyperplastischen Veränderungen** des Endometriums, deren präkanzeröse Potenz kontinuierlich zunimmt. Ursache dieser **Endometriumhyperplasien** ist ein **Hyperestrogenismus** bzw. eine **Estrogendominanz** (relativer oder absoluter Gestagenmangel) unterschiedlichster Genese (s. 13.4.2.1). Nur Hyperplasien des Endometriums mit **zellulären Atypien** entwickeln sich in relevanten Prozentsätzen zu invasiven Karzinomen und sind deshalb als Präkanzerosen zu bezeichnen. Auf dieser Erkenntnis basiert die **Klassifikation der Endometriumhyperplasien** durch die **Internationale Gesellschaft der Gynäkopathologen:**

1. **Einfache Hyperplasie (zystisch, ohne Kernatypien):** Endometrium verdickt, vermehrte, zystisch erweiterte Drüsen mit Ausstülpungen und Invaginationen; gleichzeitig vermehrte Proliferation der Stromazellen (histologisch „Schweizer Käse Endometrium"). Die Zellvermehrung kann das ganze Endometrium erfassen oder lokalisiert bleiben (Endometriumpolyp). Nach Wegfall der Estrogendominanz Rückbildung; maligne Entartung in 0–1%.
2. **Komplexe Hyperplasie (adenomatös, ohne Kernatypien):** Zunahme der Endometriumdicke, Mehrreihigkeit des Epithels bei gleichzeitiger Reduktion der Stromakomponente („Rücken an Rücken"-Stellung der Drüsen); irregulär geformte Drüsen mit papillären Prozessen und intraluminalen Brückenbildungen. Häufige Mitosen, aber keine zytologischen Atypien. Maligne Entartung in 3%.
3. **Atypische einfache Hyperplasie (zystisch mit Kernatypien):** Wie 1. mit zytologischen Veränderungen wie Kernpolymorphie, Kernhyperchromatismus, Verschiebung der Kernzytoplasmarelation, Verdickung der Kernmembranen, gut sichtbare Nucleoli, vergröberte Chromatinstruktur; maligne Entartung in 8%.
4. **Atypische komplexe Hyperplasie (adenomatös mit Kernatypien):** Wie 2. mit den unter 3. beschriebenen zytologischen Atypien. Maligne Entartung in 30%.

Neben dieser international zunehmend gebräuchlicher werdenden Klassifikation wird im deutschsprachigen Raum noch eine andere Nomenklatur der Endometriumhyperplasien verwendet, die Änderungen der histologischen Architektur des Endometriums stärker bewertet:

a) *glandulär-zystische Hyperplasie:* entspricht der einfachen Hyperplasie der internationalen Klassifikation
b) *adenomatöse Hyperplasie Grad I und II:* entspricht weitgehend der komplexen Hyperplasie der internationalen Nomenklatur;
c) *adenomatöse Hyperplasie Grad III:* entspricht der atypischen komplexen Hyperplasie der internationalen Klassifikation.

Der Begriff *„Adenocarcinoma in situ"* sollte nicht mehr verwendet werden. Diese Diagnose ist schwer reproduzierbar und die Behandlung (Hysterektomie) unterscheidet sich nicht von der der atypischen komplexen Hyperplasie.

Diagnose: Die Endometriumhyperplasie ist gekennzeichnet durch eine exzessive Proliferation der Endometriumdrüsen und des Stromas, die zu einer *Verdickung des Endometriums* führt. Bei allen Formen der Endometriumhyperplasie treten häufig azyklische uterine Blutungen bzw. Dauerblutungen (*Menometrorrhagien*) auf. Weitere Symptome sind *Fluor, Leukorrhö* (Differentialdiagnose: Entzündungen). Die bimanuelle Palpation ist meist unauffällig. Ultrasonographisch (transvaginal) beträgt die doppelte Endometriumdicke (außen/außen gemessen) meist mehr als 1 cm (sog. hoch aufgebautes Endometrium). Das Endometrium hat in der Sonographie oft eine unregelmäßige Begrenzung gegenüber dem Myometrium und eine inhomogene Struktur mit echoarmen Aufhellungen (Einblutungen, Koagel). Ein sonographisch hoch aufgebautes Endometrium in der 2. Zyklushälfte einer prämenopausalen Frau ist ein Normalbefund. Auch bei postmenopausaler Hormonsubstitution ist die Dicke des Endometriums regelmäßig erhöht. Die genannten Ultraschallkriterien sind wahrscheinlich nur bei der postmenopausalen Frau anwendbar. Findet sich dort bei fehlender Hormonsubstitution ein solches Bild bzw. nimmt unter Hormonsubstitution trotz regelmäßiger Entzugsblutungen die Endometriumdicke zu, sollte auch bei Symptomfreiheit eine histologische Abklärung erfolgen.

Die Diagnose wird durch **Hysteroskopie** (auch bei Blutung mit physiologischer Kochsalzlösung als Distensionsmedium möglich) und anschließende **fraktionierte Zervix- und Korpuskürettage** und **histologische Untersuchung** der Abradate gestellt.

Therapie: Bei der Endometriumhyperplasie hängt die Behandlungsstrategie vom *Schweregrad*, *Alter* und *Kinderwunsch* ab:

- einfache und komplexe Hyperplasien (ohne Atypien): bei jungen, prämenopausalen Frauen Ausschluss estrogenproduzierender Tumoren, Induktion ovulatorischer Zyklen (z. B. bei Stein-Leventhal-Syndrom) bzw. zyklische Gestagensubstitution. Bei komplexen Hyperplasien ggf. Kontrollabrasio nach 3 bis 4 Monaten.
- In der *Peri-* und *Postmenopause* ist bei komplexer Hyperplasie die Hysterektomie (+ beidseitige Adnektomie) zu bevorzugen.
- atypische Hyperplasien, insbesondere atypische komplexe Endometriumhyperplasien sollten angesichts des hohen Entartungsrisikos durch eine Hysterektomie (in der Peri- und Postmenopause + beidseitige Adnektomie) behandelt werden. Nur bei jungen Frauen mit *Kinderwunsch* kann nach sorgfältiger Nutzen-Risiko-Abwägung ein konservativer Behandlungsversuch (hoch dosierte, kontinuierliche Gestagengabe, Kontrollabrasio, dann Induktion ovulatorischer Zyklen bzw. zyklische Gestagensubstitution) erwogen werden. Bei Persistenz hyperplastischer Veränderungen bzw. nach Erfüllung des Kinderwunsches sollte dringend die Hysterektomie empfohlen werden).

Prophylaxe: Vermeidung von estrogendominanten Zuständen bei anovulatorischen Zyklen oder beim Stein-Leventhal-Syndrom durch Herbeiführen von ovulatorischen Zyklen bzw. durch zyklische Gestagensubstitution (mindestens 10 bis 14 Tage pro Monat). Insbesondere im Klimakterium werden durch eine solche Gestagensubstitution Endometriumhyperplasien und Blutungsstörungen weitgehend vermieden.

13.4.2 Endometriumkarzinom (synonym: Korpuskarzinom)

Epidemiologie. In den westlichen Industrienationen beträgt die jährliche *Inzidenz* 10–25/10000 Frauen. **Mit ca. 6% aller weiblichen Malignome ist das Endometriumkarzinom die vierthäufigste Krebserkrankung der Frau.** Der *Häufigkeitsgipfel* liegt zwischen dem 50. und 65. Lebensjahr. Jedoch sind 20 bis 25% der Frauen mit diesem Tumor *prämenopausal*, wobei 5% der Fälle vor dem 40. Lebensjahr auftreten.

Die Häufigkeit der diagnostizierten Endometriumkarzinome wird beeinflusst durch verbesserte Diagnostik, steigenden Altersdurchschnitt der weiblichen Bevölkerung, Abnahme der Hysterektomiefrequenz, Zunahme von Risikofaktoren (reine Estrogensubstitution, Adipositas, Nulliparität usw., s. u.). In den USA wurde eine dramatische Zunahme der Endometriumkarzinominzidenz mit einem Gipfel Mitte der 70er Jahre beobachtet. Dies wurde auf die damals übliche reine Estrogensubstitution in der Peri- und Postmenopause zurückgeführt. Seit Ende der 70er Jahre nimmt in den USA die Endometriumkarzinominzidenz trotz zunehmenden Gebrauchs der Hormonersatztherapie langsam, aber kontinuierlich ab, was auf den Zusatz von Gestagenen zur Estrogensubstitution zurückgeführt werden könnte.

13.4.2.1 Ätiologie

Nach heutiger Auffassung sind aufgrund ihrer unterschiedlichen Entstehungswege **zwei Entitäten des Endometriumkarzinoms** zu unterscheiden. Die erste (**Endometriumkarzinom Typ I**) ist mit einem **Hyperestrogenismus** bzw. einer **relativen Estrogendominanz** assoziiert und entwickelt sich über die oben beschriebene charakteristische Sequenz von hyperplastischen Veränderungen des Endometriums, deren präkanzeröse Potenz kontinuierlich zunimmt (s. 13.4.1). Diese Typ-I-Karzinome haben meist eine gute Differenzierung, exprimieren in hohem Maße Estrogen- und Progesteronrezeptoren, werden meist in einem frühen Stadium diagnostiziert und haben eine ausgezeichnete Prognose. Der **Typ II des Endometriumkarzinoms** ist nicht mit einem hyperestrogenen Zustand assoziiert, er entsteht aus dem atrophischen Endometrium, vorzugsweise bei älteren Frauen, die typischerweise die klassischen Risikofaktoren (s. u.) für das Endometriumkarzinom nicht aufweisen. Die Typ-II-Endometriumkarzinome sind in der Regel undifferenziert (G3) oder vom Hochrisikotyp (klarzellig, serös-papillär, anaplastisch), sie werden meist in fortgeschrittenen Stadien diagnostiziert und haben eine schlechte Prognose. (Abb. 13.32, Tab. 13.12). Nach Schätzungen liegt ihr Anteil an den Endometriumkarzinomen bei 35 bis über 50%. Mit *steigendem Altersdurchschnitt der weiblichen Bevölkerung* könnte der *Anteil der Typ-II-Karzinome zunehmen* und erklären,

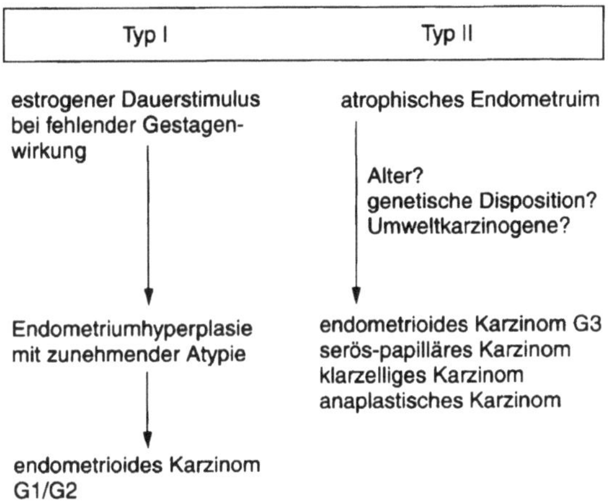

Abb. 13.32: Entstehung der beiden Typen des Endometriumkarzinoms

warum zumindest in den USA die Mortalität am Endometriumkarzinom steigt.

Der Typ II stellt ein typisches Karzinom des höheren Lebensalters dar, dessen Ätiologie unbekannt ist. Vermutet wird, dass alleine durch den Faktor *„Alter"* die Wahrscheinlichkeit von einer genügenden Zahl von Mutationen von Onkogenen und Tumorsuppressorgenen zunimmt, die eine maligne Transformation bewirken.

Charakteristisch für den Typ I sind Phasen einer reinen Östrogenwirkung auf das Endometrium bzw. das Fehlen einer suffizienten Gestagenprotektion. Die Stimulation des Endometriums durch Estrogene bewirkt eine Erhöhung der mitotischen Aktivität, während Gestagene durch verschiedene antiestrogene Effekte (Reduktion der Estrogenrezeptoren, Steigerung der metabolischen Inaktivierung von Estrogenen) und die Induktion der zellulären Differenzierung (sekretorische Umwandlung) die Mitoserate senken. Nicht zuletzt führt die nach zyklischer Gestageneinwirkung auftretende Abbruchblutung zu einer Desquamation des Endometriums und damit zur Abstoßung potenziell prämaligner Zellen. Die bei Estrogendominanz gesteigerte mitotische Aktivität des Endometriums erhöht die Wahrscheinlichkeit zur Akkumulation von zufälligen Mutationen (Aktivierung von Onkogenen, Inaktivierung von Tumorsuppressorgenen), die schließlich zu malignen Transformationen führen. Die regelmäßige Abstoßung von prämalignen Zellen durch Abbruchblutungen nach Gestageneinwirkung entfällt. **Estrogene wirken damit für das Endometrium als typische Tumorpromotoren und nicht als Karzinogene.** Da diese Estrogendominanz fast immer mit Endometriumhyperplasien einhergeht, die Symptome (Blutungsstörungen, Ausfluss) machen, werden sie in der Regel in einem frühen, d. h. gut heilbaren Stadium diagnostiziert.

Die **epidemiologisch gesicherten Risikofaktoren** des Endometriumkarzinoms lassen sich schlüssig durch dieses Konzept der Estrogendominanz erklären:

Tab. 13.12: Pathogenetische Typen des Endometriumkarzinoms.

Charakteristikum	Typ I	Typ II
Menstruationsanamnese	anovulatorische Blutungen	keine Störungen
Fertilität	reduziert	keine Störungen
Menopause	spät	normal
Erkrankungsalter	prä- und perimenopausal	späte Postmenopause/Senium
anamnestisch reine Estrogensubstitution	ja	nein
umgebendes Endometrium	Hyperplasie	Atrophie
Adipositas, Hyperlipidämie, Diabetes mellitus	oft vorhanden	meist fehlend
Symptomdauer	in der Regel lang	in der Regel kurz
Differenzierung	>80 % G1, G2	>60 % G3
histologischer Typ	meist endometrioide Adenokarzinome	häufig serös-papilläre, klarzellige oder anaplastische Karzinome
Myometrane Infiltration	minimal	tief
lymphogene Metastasierung	selten	**häufig**
Expression des Progesteronrezeptors	häufig	**selten bis fehlend**
Ansprechen auf Gestagentherapie	hoch	niedrig
Prognose	gut	schlecht

- **Anovulatorische Zyklen** oder **Corpus-luteum-Insuffizienzen (Infertilität)** zeichnen sich durch einen absoluten oder relativen Gestagenmangel bei erhaltener Estrogenproduktion aus.
- Beim **Stein-Leventhal-Syndrom** kommt zu dem Gestagenmangel (anovulatorische Zyklen) die vermehrte konstante Estrogenproduktion durch periphere Aromatisierung der ovariellen Androgene hinzu. Frauen mit Stein-Leventhal-Syndrom haben ein hohes Risiko, in jungen Jahren an einem Endometriumkarzinom zu erkranken!
- **Estrogenproduzierende Tumoren** unterdrücken die normale Ovarialfunktion (Gestagenmangel!) und produzieren große Mengen an Estrogenen.
- Ähnlich zu bewerten ist eine **reine Estrogensubstitution in der Postmenopause,** die zu einer deutlichen Erhöhung der Endometriumkarzinominzidenz führt; Zusatz von Gestagenen reduziert diese Inzidenz wieder auf das normale Niveau; unter Estrogen/Gestagensubstitution in der Postmenopause herrscht möglicherweise eine geringere Endometriumkarzinominzidenz als bei nicht substituierten Frauen.
- Einige früher gebräuchliche sequenzielle orale Kontrazeptiva mit schwacher Gestagenkomponente haben das Endometriumkarzinomrisiko vermutlich gesteigert. Moderne monophasische orale Kontrazeptiva mit potenter Gestagenkomponente sowie Depot-Gestagene („3-Monatsspritze") senken das Risiko deutlich.
- **Späte Menopause** (in der Regel zahlreiche anovulatorische Zyklen bzw. Corpus-luteum-Insuffizienz) steigert, **frühe Menopause** senkt das Endometriumkarzinomrisiko.
- **Nulliparae** haben ein erhöhtes Risiko, während **ausgetragene Schwangerschaften** (sehr hohe Progesteronspiegel) einen signifikanten Schutz liefern.
- Epidemiologisch gilt die **Trias: 1. Adipositas, 2. Diabetes mellitus, 3. arterielle Hypertonie** als klassischer Risikofaktor. Dies erklärt sich durch den Pathomechanismus des bei diesen Frauen meist vorliegenden **metabolischen Syndroms: Hyperalimentation bedingt Adipositas, Hypercorticismus (u. a. vermehrte adrenale Androgenproduktion) und Hyperinsulinismus (stimuliert ovarielle Androgenproduktion)**; diese **vermehrt gebildeten Androgene** werden im **vermehrten Fettgewebe** zu Estrogenen aromatisiert. Die Hypertonie ist wahrscheinlich nur Epiphänomen im Rahmen des metabolischen Syndroms.
- **Omnivore Diät** (insbesondere tierische Fette) steigert das Endometriumkarzinomrisiko, während **vegetarische Diät** (Senkung der zirkulierenden Östrogenspiegel) das Risiko mindert. Protektiv wirkt auch Rauchen (beschleunigte Estrogeninaktivierung).
- Das **Antiestrogen Tamoxifen** steigert aufgrund seiner **estrogenen Partialwirkung** auf das Endometrium die Inzidenz des Endometriumkarzinoms in ähnlicher Weise wie die reine Estrogensubstitution. Dies ist zu bedenken bei der langfristigen Tamoxifen-Gabe im Rahmen der adjuvanten Therapie des Mammakarzinoms (regelmäßige Ultraschallkontrollen, ggf. histologische Abklärung). Der Nutzen der adjuvanten Tamoxifen-Behandlung hinsichtlich der Reduktion von Mammakarzinomrezidiven und Zweitkarzinomen in der kontralateralen Brust ist jedoch um ein Vielfaches höher als das Risiko durch von Tamoxifen induzierten Endometriumkarzinomen.

Sonstige Faktoren

Generell haben Frauen, die an einem Mammakarzinom erkrankt sind, ein erhöhtes Endometriumkarzinomrisiko, ebenso Frauen, bei denen eine Verwandte 1. Grades an einem Endometriumkarzinom erkrankt ist. Frauen mit erblichem, nicht mit Polyposis assoziiertem kolorektalem Karzinom (**Lynch Syndrom II**) haben ein Risiko von bis zu 20% für ein Endometriumkarzinom. Diese Karzinome entstehen in der Regel 15 Jahre früher als in der Durchschnittsbevölkerung. Sorgfältige Familienanamnese, Überweisung an entsprechende Spezialsprechstunden, Genanalyse und intensivierte Vorsorge sind für diese Frauen anzustreben.

13.4.2.2 Pathologie

Der histologische Aufbau des Endometriumkarzinoms ist durch ausgesprochene *Heterogenität* gekennzeichnet. Bei der morphologischen Diagnose entscheidet die überwiegende Tumorkomponente. Schwierig ist oftmals die Unterscheidung zwischen einer komplexen Hyperplasie mit Atypien und einem gut differenzierten, invasiven

Karzinom. Die Internationale Gesellschaft der Gynäkopathologen hat folgendes **Klassifikationsschema für die Subtypen** des Endometriumkarzinoms (in Klammern: prozentuale Häufigkeiten) vorgeschlagen:

- endometrioides Adenokarzinom (75–90%),
- Adenokarzinom mit plattenepithelialer Differenzierung (12–14%),
- klarzelliges Karzinom (2–5%),
- serös-papilläres Karzinom (1–4%),
- muzinöses Karzinom (< 1%),
- Plattenepithelkarzinom (0,1%),
- sonstige Karzinome (0,1%).

Serös-papilläre, klarzellige und *reine Plattenepithelkarzinome* werden bei der Primärdiagnose deutlich häufiger im Stadium III und IV gefunden als in den frühen Stadien I und II. Sie gelten als ausgesprochene *„high-risk-Karzinome"* mit schlechter Prognose. *Adenokarzinome mit benignem Plattenepithelanteil* (frühere Bezeichnung: Adenoakanthom oder Adenokankroid) haben eine günstige, solche mit Plattenepithelkarzinomanteil (adenosquamöse Karzinome) eine eher schlechte Prognose.

Die weitere histologische Einteilung erfolgt durch das **Grading:**

- **G1:** gut differenziert; <10% undifferenzierte Anteile;
- **G2:** mäßig differenziert; zwischen 10 und 50% undifferenzierte Anteile;
- **G3:** schlecht differenziert/undifferenziert; >50% undifferenziert.

Von **prognostischer Relevanz** ist der *Tumoreinbruch in Lymph- und Blutgefäße,* der bei jeder histologischen Beurteilung erwähnt werden sollte.

Tumorausbreitung. Das Endometriumkarzinom entsteht überwiegend im *Fundus* und im *Tubenwinkel* und wächst **exophytisch in das Cavum uteri** vor und/oder **endophytisch** das Myometrium infiltrierend (Abb. 13.33). Bei **kontinuierlichem Weiterwachsen** werden Zervix und Tuben, die Parametrien, die Blase und das Rektum erreicht. Über die Tuben können Metastasen in die freie Peritonealhöhle gesetzt werden. Die *lymphogene Metastasierung* vollzieht sich über die Parametrien sowie die Ligamenta suspensoria ovarii bis zur Beckenwand, in die paraaortalen und gelegentlich in die inguinalen Lymphknoten. Die *hämatogene Metastasierung* in Lunge, Leber und Knochen ist bei fortgeschrittenem Tumorstadium bzw. high-risk-Typen sowie bei Rezidiven klinisch relevant.

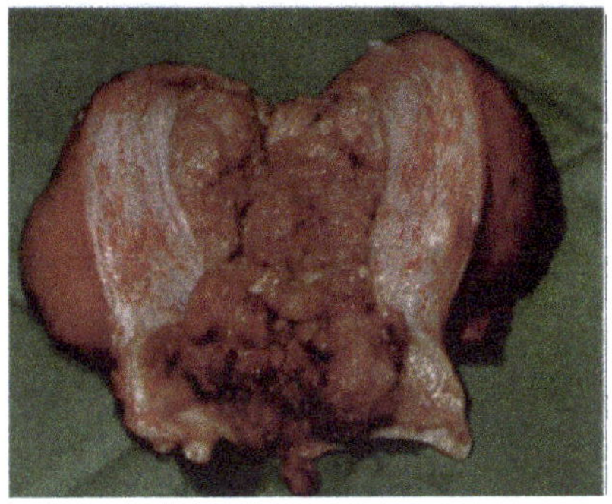

Abb. 13.33: Exophytisches Endometriumkarzinom, in die Zervix heruntergewachsen

FIGO-Klassifikation des Endometriumkarzinoms

Stadium I (G1–3): Tumor auf das Corpus beschränkt, **Ia:** Tumor auf das Endometrium beschränkt, **Ib:** <1/2 des Myometriums infiltriert, **Ic:** >1/2 des Myometriums infiltriert.

Stadium II (G1–3): Tumor infiltriert zusätzlich die Zervix, keine Ausdehnung jenseits des Uterus, **IIa:** ausschließlich Befall der endozervikalen Drüsen, **IIb:** Infiltration des zervikalen Stromas.

Stadium III (G1–3): Ausdehnung jenseits des Uterus, **IIIa:** Infiltration der Serosa oder der Adnexe oder positive Peritonealzytologie, **IIIb:** Befall der Vagina, **IIIc:** Befall der Lymphknoten im Becken oder paraaortal.

Stadium IV (G1–3): Metastasen/Befall anderer Organe, **IVa:** Infiltration der Schleimhaut von Blase oder Rektum, **IVb:** Fernmetastasen einschließlich intraabdominale oder inguinale Lymphknoten.

13.4.2.3 Diagnose

Bei jeder irregulären **uterinen Blutung in der Prä- und Perimenopause** – vor allem bei Risikofaktoren (s. Abschn. 13.4.2.1) – sollte an ein Endometriumkarzinom *gedacht* und bei jeder **Blutung in der Postmenopause** muss eines *ausgeschlossen* werden.

- **Alle nicht zweifellos endokrin bedingten oder durch andere offensichtliche Befunde erklärbaren Blutungen sollten auch bei**

prämenopausalen Frauen über 35 Jahren eindeutig (histologisch) abgeklärt werden.

- Der **Untersuchungsbefund** ist meist unauffällig. Bei fortgeschrittenen Stadien kann *kolposkopisch* ein Befall der Zervix und der Vagina gesehen werden bzw. ein weicher, vergrößerter Uterus (Sero-, Hämato-, Pyometra) z. T. mit Übergang auf benachbarte Organe getastet werden. Schmerzen, Dysurie und Stuhlunregelmäßigkeiten stellen Spätsymptome dar.
- Das nach wie vor entscheidende diagnostische Mittel beim Endometriumkarzinom und seinen Vorstufen ist die **fraktionierte Kürettage** mit einer Sensitivität von 92 % und einer Spezifität von 100 %. Bei gleichzeitiger Anwendung der **Hysteroskopie** kann die Sensitivität der Abrasio bis zu 100 % gesteigert werden, weil Biopsien aus kleinen Tumoren unter Sicht gewonnen werden können. **Gezielte Strichkürettagen** (Endometriumbiopsien) **unter hysteroskopischer Kontrolle** können ambulant in Lokalanästhesie durchgeführt werden. Finden sich Auffälligkeiten (z. B. Polypen, Hyperplasien), sollte eine komplette fraktionierte Kürettage angeschlossen werden. Durch dieses sequenzielle Vorgehen ist ebenfalls eine hundertprozentige Sensitivität erreichbar.
- **Der transvaginale Ultraschall** wird in den letzten Jahren vielfach zum **Screening** des Endometriumkarzinoms eingesetzt. In der **Postmenopause** hat er eine **sehr hohe Sensitivität** bei **unbefriedigender Spezifität**, d. h. er liefert viele falsch positive Befunde. **In der Prä- und der Perimenopause**, in der über 30 % der Endometriumkarzinome auftreten, versagt der Ultraschall.

In der Postmenopause lässt eine transvaginal sonographisch gemessene doppelte Endometriumdicke (außen/außen) von weniger als 4 mm ein Karzinom mit großer Wahrscheinlichkeit ausschließen. Werden alle Frauen mit einer doppelten Endometriumdicke von $\geq$4 mm histologisch abgeklärt, beträgt die Sensitivität zur Erkennung von Karzinomen und Hyperplasien 100 %, die Spezifität aber nur 72 %, d. h. es lassen sich viele falsch positive, nicht (prä-)maligne Befunde nachweisen. Erhöht man den cut-off level auf $\geq$5 mm, steigt die Spezifität auf 85 % bei nicht mehr akzeptablem Absinken der Sensitivität auf 86 %. Zusätzliche sonographische Parameter (Echotextur, Regelmäßigkeit der Endometriumbegrenzung, Einsatz des Farbdopplers) haben bisher keine durchgreifende Verbesserung erbracht.

- Größter Wert ist deshalb auf die umgehende definitive Abklärung von Blutungsstörungen und suspektem Fluor (fleischwasserfarben, Leukorrhö) zu legen. Eine nicht seltene **Verschleppung der Diagnose** wird durch Unterlassung einer histologischen Abklärung unter der Annahme einer *„Durchbruchblutung"* bei hormoneller Substitution oder einer *„perimenopausalen Blutungsstörung"* verursacht. Ältere Frauen „verheimlichen" manchmal eine Blutung im Senium oder pathologischen Fluor aus Schamhaftigkeit. Hier ist eine sorgfältige ärztliche Aufklärung und Betreuung, insbesondere auch durch den Hausarzt erforderlich, der in einem solchen Fall die umgehende weiterführende fachgynäkologische Diagnostik veranlassen sollte. **Die Verschleppung der Diagnose und der spezifischen Therapie macht beim Endometriumkarzinom häufig aus einem relativ einfach heilbaren Malignom einen inkurablen Tumor!**
- Die **Computertomographie** und die **Magnetresonanztomographie** sind als Früherkennungsmethoden nicht geeignet und in aller Regel auch für die präoperative Diagnostik überflüssig, da eine Stadieneinteilung des Endometriumkarzinoms nur durch eine Operation zuverlässig möglich ist (s. u.). Das CT hat natürlich seinen festen Platz in der **Planung** der adjuvanten oder primären **Strahlentherapie** (s. u.).
- Das **i.v.-Urogramm** und die **röntgenologische Untersuchung der Lungen** gehören zur präoperativen Abklärung. Vielfach wird eine **Zysto/Rektoskopie** zur Abklärung eines Befalls dieser Organe empfohlen. Im Rahmen der fraktionierten Abrasio zur Diagnosesicherung wird selbstverständlich eine **Narkoseuntersuchung** durchgeführt.
- **Tumormarker** wie **CA 125, CEA und CA 50** sind meist nur bei primär fortgeschrittenem Stadium erhöht. Bei normalen präoperativen CA-125-Werten ist die Wahrscheinlichkeit von extrauterinen Tumormanifestationen gering. Diese Aussage ist aber angesichts des nach Möglichkeit durchzuführenden operativen Stagings von untergeordneter praktischer Relevanz.

13.4.2.4 Therapie

Die Therapie der Wahl beim Endometriumkarzinom ist die **möglichst komplette operative Entfernung aller Tumormanifestationen.** Bei diesem Eingriff werden auch entsprechende Biopsien bzw. Zytologien entnommen, die eine **operativ/pathologische Stadieneinteilung** nach der FIGO-Klassifikation (s. o.) ermöglichen.

Der operative Zugang zum Abdomen sollte ausreichend sein (in der Regel nach kranial verlängerbarer unterer Medianschnitt), um eine sorgfältige Exploration des Abdomens zu ermöglichen. **Obligat ist eine Spülzytologie** (Stadium IIIa, wenn positiv!) zu Beginn des Eingriffes.

Beim Stadium Ia und gut differenziertem Karzinom (G1) (low risk Gruppe) sollte eine totale abdominale Hysterektomie unter Mitnahme beider Adnexe erfolgen. Im Gegensatz zum Zervixkarzinom ist die Entfernung der Tuben und vor allem der Ovarien obligatorisch, weil hier häufig Metastasen auftreten und andererseits die Estrogensynthese unterbunden werden sollte.

Alle palpablen pelvinen bzw. paraaortalen Lymphknoten und sonstige suspekte Befunde im Abdomen sollten exzidiert werden.

Im Stadium Ib und Ic bzw. bei G2/3-Tumoren wird zusätzlich ein **pelvines (z. T. auch paraaortales) Lymphknoten-Sampling** empfohlen.

In einigen Kliniken wird in solchen Fällen sogar eine komplette pelvine und paraaortale Lymphonodektomie angestrebt. Dies empfiehlt sich insbesondere bei Karzinomen aus der high risk Gruppe (G3-Tumoren, serös-papilläre, klarzellige, adenosquamöse Karzinome).

Im Stadium II (Übergang auf die Zervix) wird wie beim Zervixkarzinom verfahren: erweiterte abdominale Hysterektomie mit beiden Adnexen, Scheidenmanschette sowie pelvine und paraaortale Lymphonodektomie.

Befürworter dieser aggressiven Operationsstrategien führen die relativ geringe Strahlensensibilität von Adenokarzinomen und die hohe Morbidität durch ausgedehnte Bestrahlungen, insbesondere im paraaortalen Bereich an. Dem entgegen steht häufig die durch *Adipositas und internistische Begleiterkrankungen sowie hohes Alter eingeschränkte Operabilität der Patientinnen.* Deshalb sollten derartige Eingriffe ausgewiesenen Zentren vorbethalten bleiben, die über die nötige Infrastruktur (Intensivtherapie) und Erfahrung verfügen.

Auch in *fortgeschrittenen Stadien (FIGO III und IV)* sollte wegen der geringen Strahlensensibilität von Adenokarzinomen möglichst eine (Debulking-)Operation durchgeführt werden, um die Voraussetzungen für die Strahlentherapie zu verbessern.

Von einigen Schulen wird im Stadium Ic bzw. Ia/b und G3 die Mitnahme einer Scheidenmanschette empfohlen, da hier häufig Scheidenstumpfrezidive auftreten. Andere Kliniken ziehen in dieser Situation die Bestrahlung des Scheidenstumpfes bzw. der gesamten Scheide mittels Brachytherapie vor (s. Abschnitt Radiotherapie).

Nur bei inoperablen Patientinnen (Begleiterkrankungen, hohes Lebensalter) sollte auf eine Operation verzichtet und eine primäre Strahlentherapie (intrauterine Brachytherapie + perkutane Bestrahlung) erwogen werden.

Die Indikationen für eine *adjuvante postoperative Strahlentherapie* (Brachytherapie, perkutane Therapie) hängen von der Radikalität der primären operativen Therapie und deren histologischen Ergebnissen ab. Sie sind ebenso wie das Ausmaß der operativen Therapie (z. B. radikale, d. h. kurative Lymphonodektomie, auch paraaortal) zurzeit Gegenstand der wissenschaftlichen Diskussion. Aussagekräftige klinische Studien sollten hier Klarheit bringen.

Bisher liegen keine Daten vor, die beim Endometriumkarzinom eine adjuvante Hormon- oder Chemotherapie rechtfertigen würden.

13.4.2.5 Rezidive – palliative, operative und sonstige Maßnahmen

Rezidive des Endometriumkarzinoms treten häufig am Scheidenstumpf auf (ohne Brachytherapie in bis zu 15%; mit adjuvanter Brachytherapie in bis zu 2%). Bei gegebener Operabilität kann eine Kolpektomie erfolgen. In seltenen Fällen (junge Patientinnen) kann bei zentralen Beckenrezidiven mit Blasen- und/oder Rektumbefall eine entsprechende Exenteration erwogen werden (gilt in dieser Konstellation auch für primäre Stadien IVa).

Wenn im Rahmen der Primärtherapie keine adjuvante perkutane Radiatio durchgeführt wurde, kann auch diese Therapiemodalität beim Scheidenstumpfrezidiv in 20–40% der Fälle ein 5-Jahre-Überleben ermöglichen (Einzelheiten s. 15.1). Als **systemische Maßnahme** ist in der Rezidivsituation zunächst eine **Gestagentherapie** (Ansprechrate: 20–25%) zu versuchen. Nur bei Eilbedürftigkeit (z. B. mediastinale Metastasen) oder bei eindeutig rezeptornegativen Tumoren ist eine **primäre Chemotherapie** einzuleiten (Ansprechrate bei ca. 40%). Die Remissionsdauer unter Chemotherapie ist recht kurz, die Toxizität bei den multimorbiden, alten Patientinnen hoch. Die Gesamtüberlebensdauer unter Gestagenen und Chemotherapie ist gleich. Chemotherapie wirkt auch noch nach Versagen der Hormontherapie (Einzelheiten s. Abschnitt 15.2.2.4).

13.4.2.6 Nachsorge

In den letzten Jahren hat sich in der Tumornachsorge ein **Paradigmenwechsel** vollzogen. Die Früherkennung von Lokalrezidiven oder Fernmetastasen besitzt nur eine Berechtigung, wenn eine frühzeitige Behandlung mit einem Überlebensvorteil bzw. einer Verbesserung der Lebensqualität verbunden ist. Andernfalls ergibt sich nur eine Verkürzung des therapiefreien Intervalls, was ohne erkennbaren Nutzen die Lebensqualität vermindert.

Für das Endometriumkarzinom bedeutet dies, dass **lokoregionäre Rezidive**, die potenziell kurabel sind (s. o.), möglichst früh erkannt werden sollten. Die Früherkennung *symptomloser Fernmetastasen* hingegen ist von untergeordneter Bedeutung. Eine Heilung ist hier fast nie möglich und ein früherer Behandlungsbeginn bringt keinen Vorteil für die betroffenen Frauen. Die Diagnose symptomfreier Fernmetastasen zwingt jedoch zur Einleitung belastender Therapieverfahren, die das Gesamtüberleben wahrscheinlich nicht verlängern, aber definitiv zu einer Minderung der Lebensqualität beitragen.

Eine wichtige Aufgabe der Nachsorge beim Endometriumkarzinom ist die **frühzeitige Erkennung von Zweitkarzinomen** (in 11% der Endometriumkarzinompatientinnen; häufig Mamma- und Kolonkarzinom).

Äußerst wichtig ist die **Prophylaxe** bzw. **frühzeitige Erkennung und Behandlung** von **Therapiefolgen** wie strahleninduzierter Verklebung und Stenosierung des Scheidenstumpfes, Lymphödeme, Zystitis und sonstige Harnwegsinfekte, Überlaufblase usw.

Da die meisten **Lokalrezidive** in den **ersten 3 Jahren nach Primärtherapie** auftreten, sollten in dieser Zeit Untersuchungen in 3-monatigen Abständen durchgeführt werden, im 4. und 5. Jahr halbjährliche Untersuchungen, dann jährliche Vorsorge.

Jede **Routineuntersuchung** sollte aus einer Zwischenanamnese, Gewichtsbestimmung, Urinuntersuchung (okkultes Blut), BSG (Infektionen) und aus der klinischen Untersuchung bestehen. Bei der Inspektion achtet man auf Differenzen der Beinumfänge, bei der Spekulumeinstellung auf Epithelläsionen. Beginnende Verklebungen sind vorsichtig zu lösen. Nach Entnahme eines zytologischen Abstriches unter kolposkopischer Kontrolle vom Vaginalende sollte die Palpation vaginal, rektal, rektovaginal und inguinal durchgeführt werden. Die Unterscheidung zwischen Strahlenfolgen, operationsbedingten Narben und einem Rezidiv erfordert sehr viel Erfahrung.

Eine Sonographie (transvaginal sowie Nieren) sollte in halbjährlichen Abständen, eine Mammographie in jährlichen Abständen erfolgen. Obligat sind auch halbjährliche Tests auf okkultes Blut im Stuhl. Weitere Untersuchungen wie Zysto-/Rektoskopie, i. v.-Urogramm, CT, MRT sind bei entsprechenden Symptomen zu veranlassen.

Tumormarker-Untersuchungen sind im Rahmen der symptomfreien Nachsorge entbehrlich. Aufgrund ihrer unzureichenden Spezifität tragen falsch positive Ergebnisse allenfalls zur Verunsicherung der Patientinnen bei. Tumormarker-Erhöhungen signalisieren meistens keinen Frühbefund, sondern eine schon ausgedehnte Tumorerkrankung. Tumormarker-Analysen sind nur sinnvoll bei bereits bestehendem Rezidivverdacht bzw. zur therapeutischen Verlaufskontrolle bei ausgedehnteren Tumoren bzw. Tumorrezidiven.

13.4.2.7 Prognose

Die prognostischen Parameter beim Endometriumkarzinom sind:

- **Grading:** Prognose gut bei G1-, schlecht bei G3-Tumoren.
- **Invasion des Myometriums:** Wichtig ist die Invasionstiefe, prognostisch ist es ungünstig, wenn mehr als die Hälfte betroffen ist.
- **Histologischer Typ** – die Prognose in abnehmender Reihenfolge ist am besten beim Adenoakanthom, dann beim endometrioiden Adenokarzinom, dann beim adenosquamösen Karzinom, dann beim Klarzellkarzinom und am schlechtesten beim serös-papillären Karzinom.
- **Peritoneale Spülzytologie** – wenn sie positiv ist (ca. 12% der Fälle), deutet sie auf eine intraabdominelle Streuung hin, die Prognose ist ungünstig (Stadium IIIa!).
- **Lymphknotenbefall** (Stadium IIIc!): Dieser ist bereits in 10% der Fälle im vermeintlichen Stadium I vorhanden, korreliert mit Grading und Einbruch in die Lymphgefäße. Die Prognose ist ungünstiger, wenn auch paraaortale Lymphknoten befallen.
- **Ploidie und S-Phase:** Aneuploide Tumoren sowie solche mit einem S-Phasenanteil von mehr als 5% haben eine deutlich ungünstigere Prognose.
- **Andere Prognoseparameter** sind der Befall der Adnexe (Stadium IIIa!, okkult in 7% der Fälle im vermeintlichen Stadium I), Tumorgröße sowie Steroidhormon-Rezeptorexpression. Die absolute 5-Jahres-Überlebenszeit ist 73,4% (FIGO-Annual Report 1998). Die Aufschlüsselung der Überlebenszeiten nach Stadium der Erkrankung ergibt folgende Ergebnisse:
  Stadium Ia: 91%, Ib: 88%, Ic: 81%; Stadium IIa: 77%, IIb: 67%; Stadium IIIa: 60%, IIIb: 41%, IIIc: 42%; Stadium IVa: 20%, IVb: 5%.

13.4.3 Uterussarkome

E. M. Grischke

Sarkome stellen 3–4% aller malignen Uterustumoren dar. Histopathologisch werden 4 Typen unterschieden:

- **Karzinomsarkome** sind Mischtumore aus malignem epithelialem und nichtepithelialem Gewebe, die auch mit dem Begriff Müller-Mischtumor (MMT) bezeichnet werden. Diese Tumoren werden in der Regel in der Postmenopause und so gut wie nie vor dem 14. Lebensjahr diagnostiziert. Dabei handelt es sich makroskopisch um große polypöse Tumoren, die häufig Schmerzen verursachen können durch Druck oder Verdrängung der umgebenden Organe (Abb. 13.34). Häufig vergesellschaftet mit einer frühzeitigen Metastasierung sind zervixnahe Lokalisationen, eine Lymphangiosis und/oder Haemangiosis sowie serös oder hellzellige Subtypen und ein mäßiger oder schlechter Differenzierungsgrad (G II und G III) (Abb. 13.34).
- **Leiomyosarkome (LMS)**, die 25–35% der uterinen Sarkome darstellen (Abb. 13.36): Sie entstehen auf dem Boden eines Uterus myomatosus, wobei die Entwicklung eines Sarkoms in einem Myom nur in 5–10% zu finden ist. Für die Prognose wesentlich ist der Tumordurchmesser. Bei einer Größe von mehr als 5 cm kann bereits von einer eher schlechten Prognose ausgegangen werden.

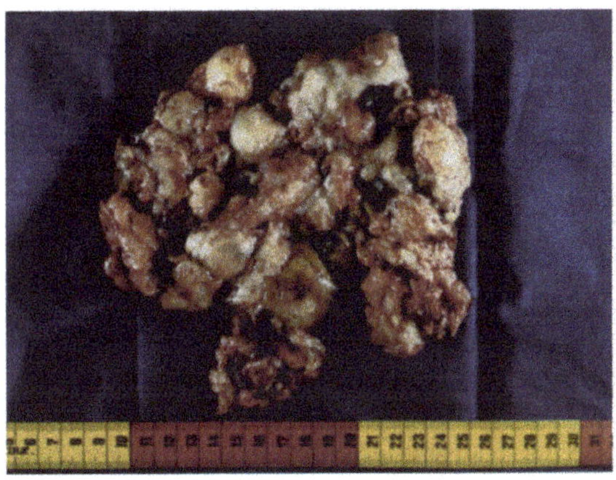

Abb. 13.34: Polypös gewachsener maligner mesenchymaler Mischtumor mit fischfleischartiger Konsistenz

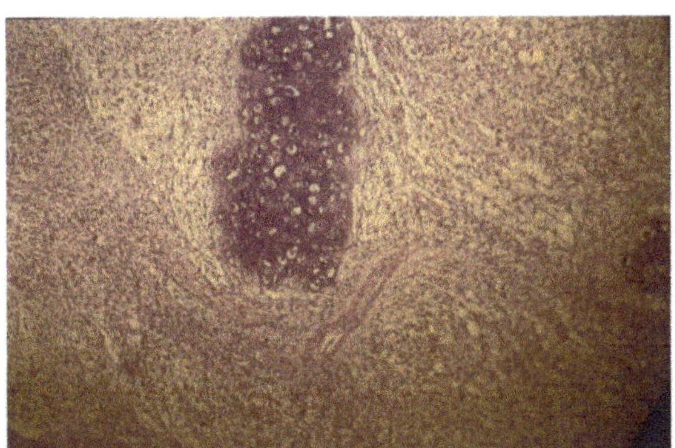

Abb. 13.35: Maligner mesodermaler Mischtumor, heterologer Typ

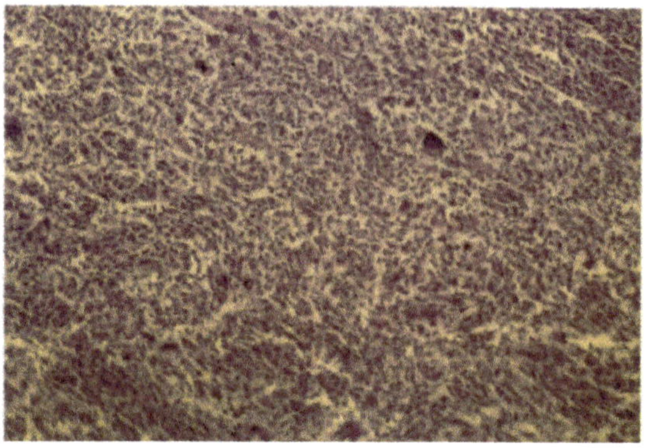

Abb. 13.36: Leiomyosarkom

- **Endometriumsarkome bzw. endometriale Stromazellsarkome (ESS)** werden typischerweise zwischen dem 50. und 70. Lebensjahr diagnostiziert. Sie stellen polypöse Wucherungen des Endometriums unterschiedlicher maligner Potenz dar und machen ca. 10–15% der Uterussarkome aus. Neben einer prognostisch günstigen, hochdifferenzierten, mitosenarmen Variante (weniger als 5 Mitosen/10 HPF (high power field) = low grade) wird ein hochmaligner Typ mit mehr als 10 Mitosen/10 HPF = high grade) unterschieden.
- **Adenosarkome** sind Mischtumore aus benignem epithelialem und malignem Stromagewebe.

Das Endometriumsarkom kann auch bei Jugendlichen und Kindern entstehen, während die anderen Typen in der Menopause auftreten.

Uterussarkome sind in der Regel rasch wachsende Tumore, die typischerweise als „schnell wachsende Myome" auffallen. Das **Hauptsymptom** ist die **abnorme vaginale Blutung**, die in 75–90% aller Sarkome als Schmierblutung, Menorrhagie oder Postmenopausenblutung bemerkt wird. Ein Drittel aller Patientinnen klagt über **kolikartige Unterbauchbeschwerden**, die mit Blutkoagel- oder Gewebeabgang einhergehen. Die Operationsindikation wird meist wegen eines symptomatisch rasch größer gewordenen Uterus myomatosus gestellt, so dass die **Diagnose** nur in 25–50% der Fälle präoperativ bekannt ist. **Palpatorisch** ist der Uterus nur in etwa 20–40% vergrößert und druckdolent. **Sonographisch** zeigt sich das Bild eines hoch aufgebauten, unregelmäßig begrenzten und in das Myometrium einwachsenden Endometriums oder charakteristischerweise zentral nekrotische Myome. Die Diagnose kann nur **histologisch** gestellt werden, wobei die Zahl der Mitosen und der Einbruch in Lymph- und Blutgefäße für Prognose und Therapie bedeutungsvoll sind. In 61% ist das Sarkom auf das Corpus uteri beschränkt, in 8% auf die Zervix übergreifend. In 10% überschreitet der Tumor die Organgrenzen, ist allerdings noch auf das kleine Becken und die Lymphknoten beschränkt. Eine extrapelvine Metastasierung liegt bei Diagnosestellung in ca. 17% vor.

Die **Therapie der Wahl** ist die abdominale Hysterektomie mit beidseitiger Adnexektomie und einer selektiven pelvinen Lymphonodektomie. Eine postoperative Bestrahlung wird in der Regel durchgeführt, weil sie zu einer signifikanten Abnahme der Lokalrezidive führt. Eine Verlängerung der Überlebenszeit ist dadurch allerdings nicht gesichert. Besteht eine primär ausgedehnte Metastasierung, kann im palliativen Sinne eine Strahlentherapie in Einzelfällen überlegt werden, mit dem Ziel, bestehende Blutungen zum Sistieren zu bringen oder Schmerzen zu reduzieren.

Eine **Chemotherapie** kann bei primär fortgeschrittener oder rezidivierender Erkrankung bzw. bei Metastasierung (intraabdominal, pulmonal) eingesetzt werden. Dabei stellen für das Karzinomsarkom Cisplatin/Carboplatin und Ifosfamid als Monosubstanzen oder auch in der Kombination, derzeit die effektivsten Substanzen dar. Bei den Leiomyosarkomen ist in der Regel einem Anthrazyklin (Doxorubicin/Epirubicin) der Vorzug zu geben.

Aufgrund des aggressiven Wachstumsverhaltens der Uterussarkome, das charakterisiert ist durch eine frühzeitige lymphogene oder auch hämatogene Metastasierung, ist die **Prognose** schlecht. Die 5-Jahre-Überlebensrate beträgt nur 20–30%.

13.5 Maligne Tumoren, Ovarialkarzinom

T. Bauknecht

Definition: Das Ovarialkarzinom ist die **prognostisch beinahe ungünstigste genitale Neoplasie** der Frau. Ovarialkarzinome existieren in einer **hereditären** und **sporadischen** Form. 75% der Ovarialkarzinome werden erst in den späten Stadien III bis IV diagnostiziert. Die Inzidenz mit 14/100000 und die Mortalität mit ca. 70% ist seit Jahrzehnten unverändert. Durch verbesserte radikale Operationen und durch die systemische Chemotherapie mit Taxan/Platin-Kombinationen konnte das mediane Überleben um etwa 20% verbessert werden.

Epidemiologie: Die Inzidenz des Ovarialkarzinoms beträgt 14/100000, ca. 1–2% aller Frauen erkranken im Laufe ihres Lebens daran. Es ist die **sechsthäufigste Krebserkrankung der Frauen mit der zweitschlechtesten Prognose nach dem Bronchialkarzinom**. Maligne Tumoren der Ovarien in der Kindheit und der frühen Adoleszenz werden in 85% durch **Keimzelltumoren** oder **Stromatumoren** der Ovarien hervorgerufen. Maligne epitheliale Karzinome (Ovarialkarzinome) steigen in ihrer Inzidenz ab 40 Jahren (15/100000) und nehmen **postmenopausal** zu mit Inzidenzraten von 54/100000 bei Frauen zwischen 65 bis 85 Jahren. Das Durchschnittsalter beträgt 55 Jahre und ist signifikant höher als bei Borderlinetumoren (49 Jahre) bzw. bei benignen Tumoren (45 Jahre).

13.5.1 Ätiologie, Pathogenese, Pathophysiologie

Ovarialkarzinome lassen sich in 2 Gruppen unterteilen, das **sporadische** und das **hereditäre (familiäre) Ovarialkarzinom**.

1. Hereditäre Ovarialkarzinome
familiäre Häufung; unterschieden werden **3 Hauptgruppen:**

- site-specific ovarian cancer syndrom: alleiniges Vorkommen von Ovarialkarzinomen
- breast ovarian cancer syndrom: Mamma- und Ovarialkarzinome
- cancer family syndrom: Vorkommen verschiedener Malignome (Kolon, Magen, Schilddrüse, Sarkome) bei mehreren Familienmitgliedern.

Stammbaumanalysen zeigen eine vertikale Transmission, wobei die Disposition autosomal dominant und der maligne Phänotyp rezessiv vererbt wird. Die Ursachen sind: Mutationen auf **breast cancer genes BRCA1 und BRCA2**.

BRCA1 ist auf dem langen Arm von Chromosom 17 (17q21) und das BRCA2 auf dem langen Arm von Chromosom 13q12 lokalisiert.

Die meisten krebsauslösenden Mutationen gehen mit einem Funktionsverlust des kodierten Proteins einher (in 85% ein verkürztes Protein, sog. truncated form). Beide Gene sind groß (BRCA1 24 Exons; BRCA2 27 Exons). Die bislang entdeckten Mutationen zeigen keine signifikante Lokalisation auf dem Gen (keine hotspots). Neben den Mutationen existieren (nicht krank machende) Polymorphismen. Ein Gentest mit kompletter Sequenzierung des gesamten Gens wird zuerst an einer Indexpatientin (erkrankte Patientin bei familiärer Häufung) durchgeführt, um eine Genotyp/Phenotyp-Beziehung festzustellen. Der Nachweis derselben Mutation bei einer gesunden Ratsuchenden aus derselben Familie zeigt eine gesunde Genträgerin an. Das Risiko, bis zum 75. Lebensjahr an einem Mamma- bzw. Ovarialkarzinom zu erkranken, liegt bei einer BRCA1-Mutation bei 75 bzw. 45% und bei einer BRCA2-Mutation bei 70 bzw. 20% mit einer altersabhängigen Penetranz, d. h. die Erkrankungswahrscheinlichkeit steigt mit zunehmendem Lebensalter.

Neben der **BRCA1- oder BRCA2-Mutation** existieren aber wahrscheinlich noch weitere **krebs-disponierende Gene** (Wachstumsfaktoren, Zellzykluskontrolle, DNA-Reparatur). Die Funktion von BRCA1 und BRCA2 Genprodukten ist bislang nicht vollständig geklärt, wahrscheinlich sind sie in die Zellzykluskontrolle und in die DNA-Reparatur involviert.

2. Sporadische Ovarialkarzinome
Die Ursache der sporadischen Ovarialkarzinome ist unbekannt.

Verschiedene Faktoren sind mit der Entstehung des sporadischen Ovarialkarzinoms assoziiert.

- **Reproduktionsfaktoren**

Epidemiologisch kann die **Supprimierung der Ovulation** (Schwangerschaften, Stillen und orale Kontrazeptiva) als protektiver Effekt für die Entstehung des Ovarialkarzinoms nachgewiesen werden. Der relative Risikofaktor (RR) bei Nullipara liegt bei 1,4 und bei sog. „Nonnen" bei 2,0. Eine 5-jährige Pilleneinnnahme hat einen RR von 0,5.

- **Ernährung**

Der RR in Ländern mit asiatischer Ernährung liegt im Vergleich zu Europa und anglo-amerikanischen Ländern (*fettreiche und fleischreiche Kost*) bei 0,2. Adipöse Frauen erkranken häufiger.

- **Bestrahlung, Umweltfaktoren**

Einige Autoren fanden eine erhöhte Inzidenz des Ovarialkarzinoms nach *Strahlenexposition* bei Bestrahlung des Beckens und bei Überlebenden der Atombombe. Umweltfaktoren, wie eine vermehrte Exposition gegenüber Asbest und Talk, das in manchen Monatsbinden enthalten ist, werden auch als Risikofaktoren diskutiert.

- **Zytogenetische Faktoren**

Die Chromosomenanalyse beim Ovarialkarzinom weist in ca. 50% komplexe Anomalien des *Karyotyps* auf mit häufigen Abberationen von Chromosom 3p, Chromosom 6q, Chromosom 11p, Chromosom 17p und von Chromosom 18q. Mit der komparativen Genomhybridisierungstechnik (CGH) lässt sich auf Chromosom 8q eine Zunahme von chromosomalem Material nachweisen.

- **Molekulare Faktoren**

Molekular-genetische und molekular-biologische Untersuchungen zeigen eine Vielzahl betroffener Gene, die in die *Wachstumskontrolle* (Wachstumsfaktoren und Wachstumsfaktorrezeptoren), die *Signaltransduktions- und Transkriptionskontrolle*, die *Zellzykluskontrolle*, *DNA-Reparatur* und Regulation von Adhäsionsmolekülen, *Tumorneoangiogenese* und Faktoren der *Apoptose* eingreifen.

13.5.2 Pathologie

13.5.2.1 Histologie

Die Histologie ist fast immer heterogen, d. h. es werden meistens verschiedene histologische Subtypen (s. u.) und Anteile mit unterschiedlichem Differenzierungsgrad vorgefunden. Die histologische Zuordnung erfolgt nach dem Subtyp mit dem größten Anteil.

- **Papillär-seröse Ovarialkarzinome machen 70%** aller Ovarialkarzinome aus. Sie bestehen aus zystisch-soliden Anteilen mit Nekrosen und Einblutungen, haben eine unterschiedliche Konsistenz. Die Hälfte tritt primär bilateral auf und erreicht über 15 cm im Durchmesser.
- **Muzinöse Ovarialkarzinome** sind in ca. 5% vorhanden. Der Aufbau entspricht multiloculären Zysten, gefüllt mit muzinhaltiger, gallertartiger Flüssigkeit. Hinzukommen derbe, solide, papilloforme Anteile, die histologisch durch eine Stromainvasion gekennzeichnet sind. Die Muzinproduktion nimmt bei den entdifferenzierten Tumoren ab. Therapeutisch problematisch ist die Behandlung der fortgeschrittenen Tumoren, die weniger chemosensibel sind als andere Ovarialmalignome. Neben den echten muzinösen Adenokarzinomen im fortgeschrittenen Stadium kommen benigne Intermeditärtypen und hochdifferenzierte Adenokarzinome im Stadium I vor, die bis zu 90% auf ein Ovar beschränkt sind. Wichtig ist hier die komplette radikale Entfernung des muzinösen Tumors, ohne dass es dabei zu einer Materialverschleppung intraabdominal kommt (Zystenruptur). Die gute Prognose der muzinösen Adenokarzinome (ca. 45% 5-Jahre-Überleben) ist auf den Anteil der gut differenzierten Tumoren zurückzuführen.
- Ca. 80% der **endometrioiden Ovarialtumoren** sind Karzinome. Sie machen ca. 10% aller Ovarialkarzinome aus. Bei der Diagnosestellung sind 1/3 doppelseitig und ca. 10 cm im Durchmesser (die zystischen Anteile weniger ausgeprägt als bei den serösen und muzinösen Karzinomen). *Histologisch* ähnelt ein endometrioides Karzinom dem Endometriumkarzinom (mit dem es in 25% assoziiert ist) und ist gut bis schlecht differenziert.
- **Mesonephroide (klarzellige) Ovarialkarzinome** (<5%) sind fast immer einseitig lokalisiert und können makroskopisch nicht von den serösen Karzinomen unterschieden werden. Der *histologische Aufbau* entspricht den klarzelligen Karzinomen des Endometriums, der Zervix und der Vagina. Die Zellen haben ein auffallend klares Zytoplasma, das durch die

Auflösung des Glykogens bei der Präparation des Gewebes für die mikroskopische Untersuchung entsteht. Die Kerne einiger Zellen (hobnail-cells) sind aufgetrieben, hyperchromatisch und ragen in das Lumen der Tubuli und Zysten.

- **Undifferenzierte Ovarialkarzinome** (<5%) sind Tumoren, deren ausgeprägter Entdifferenzierungsgrad keine Einteilung zu den anderen o. g. Typen erlaubt. In diese Gruppe gehören die seltenen kleinzelligen Ovarialkarzinome, die bei jungen Frauen (Altersdurchschnitt 22 Jahre) auftreten und die unklaren Ursprungs sind. Die Zellen sind klein, zytoplasmaarm und mit Einzelkernen. Typisch für diese Tumoren ist eine Hyperkalzämie, die nach Tumorentfernung verschwindet.
- **Gemischte epitheliale Ovarialkarzinome** werden als solche bezeichnet, wenn mehr als 10% eines Tumors aus histologischen Anteilen eines anderen Tumortyps bestehen. Solche Tumoren sind Kombinationen zwischen klarzelligen und endometrioiden oder zwischen serösen und endometrioiden Karzinomen.
- Ca. 1% der Ovarialkarzinome sind **Stromasarkome**, die entweder ausschließlich auf Endometriumstroma oder heterolog (Anteile von Fett-, Bindegewebe, Knochen) oder homolog (Stroma- und epitheliale Anteile) aufgebaut sein können (mesodermale Müller-Mischtumoren).
- **Die malignen Brenner-Tumoren** treten im urothelähnlichen Epithel als Zellnester auf, die an ein Plattenepithelkarzinom erinnern. Im Stroma können Verkalkungsbezirke nachgewiesen werden. Die malignen Brennertumoren sind selten (<1%) und scheinen sowohl strahlen- als auch chemoresistent zu sein. Die **Übergangszellkarzinome** ähneln im histologischen Aufbau den Brenner-Tumoren, unterscheiden sich jedoch dadurch, dass sie nicht aus einer benignen oder intermediären Läsion entstehen. Diese Karzinome sind oft entdifferenziert, aggressiver als die malignen Brennertumoren, aber sehr chemosensibel.

13.5.2.2 Grading

Neben dem histologischen Subtyp kommen die Tumoren in unterschiedlichen **Differenzierungsgraden** vor. Das *Grading* korreliert dabei häufig mit dem *Stadium* (s. u.) der Erkrankung, *wobei die mittel- und entdifferenzierten Tumoren häufiger (bis zu 90%) bei den fortgeschrittenen Stadien* nachweisbar sind. Diese weisen viele Mitosen und ausgeprägte Kernpolymorphien auf. 72% der Frühfälle (I–IIa) sind hochdifferenziert (GI). Vor allem in **hochdifferenzierten Tumoren werden bei den serösen Cystadenokarzinomen vermehrt Psammomkörper** angetroffen, die aus Kalziumaneinflüssen infolge degenerativer zellulärer Prozesse bestehen. **Die Gradingeinteilung erfolgt heute nach einem ähnlichen Schema wie beim Endometriumkarzinom**, d. h. der Anteil der soliden und der zystischen Anteile sowie die Kernpolymorphie und der Anteil der Mitosen erlaubt nach dem Gradingsystem eine Einteilung nach **hoch, mittel und schlecht differenziert** (GI–III).

13.5.2.3 Ausbreitung der Ovarialkarzinome (Stadium)

Die Tumor-Ausbreitung erfolgt wahrscheinlich nach dem Durchbruch des *Deckepithels der Ovarien* über die Peritonealflüssigkeit zur rechten parakolischen Rinne. Eine weitere Möglichkeit besteht darin, dass Ovarialkarzinome *multizentrisch im sog. Müller'schen Epithel* entstehen (Derivate des Müller'schen Ganges bei der Embryonalentwicklung, Corpusendometrium, Tube, Deckepithel des Ovars und Mesothel des Peritoneums). Somit entsteht vermutlich ein Teil der Ovarialkarzinome über die **Stadienausbreitung** (Stadium I–IV, s. u.) oder **primär als fortgeschrittenes Stadium** im gesamten Bauchraum. Die karzinomatösen Noduli entstehen auf dem **Diaphragma**, **Leberoberfläche**, **Omentum majus und anderen intraperitonealen Organen**. Eine weitere wichtige Ausbreitung ist die **lymphogene Ausbreitung** über das Lig. infundibulopelvicum zu den **retroperitonealen Lymphknoten** entlang der Aorta und der Vena cava. Ein anderer lymphogener Metastasierungsweg führt durch das Lig. latum und durch die Parametrien zur Beckenwand mit Befall der **iliacalen, hypogastrischen und der Lymphknoten der Fossa obturatoria.**

Fernmetastasen treten am häufigsten an der **Pleura** (klinisch Pleuraerguss rechts häufiger als links), im **Leberparenchym** und in den **Lungen** auf. Eine **Generalisierung der Metastasierung** (z. B. Knochen, Hirn) tritt typischerweise nur im Finalstadium auf.

Tab. 13.13: Stadieneinteilung der Ovarialkarzinome, TNM-, FIGO-Klassifikation, Tumorausbreitung.

TNM-Kategorien	FIGO-Stadien	Tumorausbreitung
Tx	–	Primärtumor nicht beurteilbar
T0	–	kein Anhalt für Primärtumor
T1	I	begrenzt auf Ovarien
T1a	Ia	auf ein Ovar begrenzt; Kapsel intakt; kein Tumor auf der Ovaroberfläche
T1b	Ib	beide Ovarien befallen; Kapsel intakt; kein Tumor auf der Ovaroberfläche
T1c	Ic	wie Ia oder Ib; zusätzlich: Kapseldurchbruch oder Tumor auf Ovaroberfläche oder maligne Zellen in Aszites/Peritonealspülung (Zytologie)
T2	II	Befall eines oder beider Ovarien, Tumorausbreitung im Becken
T2a	IIa	Ausbreitung auf Uterus oder Tube(n)
T2b	IIb	Ausbreitung auf andere Beckengewebe
T2c	IIc	wie IIa oder IIb und maligne Zellen im Aszites oder in der Peritonealspülung
T3	III	Befall eines oder beider Ovarien, Peritonealmetastasen außerhalb des Beckens oder Metastasen an der Leberkapsel
T3a	IIIa	**mikro**skopische Peritonealmetastasen außerhalb des Beckens
T3b	IIIb	**makro**skopische (<2 cm) Peritonealmetastasen außerhalb des Beckens
T3c (N1)	IIIc	Peritonealmetastasen außerhalb des Beckens >2 cm oder befallene regionäre Lymphknoten
M1	IV	Fernmetastasen: z. B. Leberparenchymmetastasen, Plaura (zytologisch nachgewiesen)

Über die Stadieneinteilung informiert die nachstehende Tabelle (Tab. 13.13)

Im weiteren Verlauf der Erkrankung kommt es durch Kompression unter Verschluss des Darmes zu einem zunehmenden Ileus. Eine Kompression der Ureteren mit Urämie tritt seltener auf. Schließlich kommt es zur allgemeinen Tumorkachexie.

13.5.2.4 Tumormarker

Ovarialkarzinome produzieren häufig Tumormarker, wobei **CA 12/5 und CEA** die wichtigsten sind. Bei einem **CA-12/5**-Anstieg handelt es sich in ca. 80% um papillär seröse *Karzinome* und bei einem **CEA**-Anstieg in bis zu 60% um **muzinöse Karzinome**.

Die Bedeutung der Tumormarker liegt in einer *prätherapeutischen Differenzierung* von Unterbauchtumoren (CA-12/5-Werte über 500 hochsuspekt für papillär seröses Ovarialkarzinom) und als *Verlaufsparameter unter der Therapie*.

Ein Abfall der CA-12/5-Spiegel unter einer Chemotherapie nach 3 Zyklen zeigt ein gutes Ansprechen an bzw. ein ausbleibender Abfall nach 3 Zyklen kann eine Indikation für einen Therapieabbruch bzw. Therapiewechsel darstellen. Normale CA-12/5-Werte 3 Monate nach der Primäroperation und nach postoperativer Chemotherapie sind signifikant mit einer Vollremission vergesellschaftet, während annäherend alle Patientinnen mit erhöhtem CA-12/5-Residualtumoren aufweisen. Steigende CA-12/5-Werte deuten auf eine Progression des Ovarialkarzinoms hin.

13.5.2.5 Prognosefaktoren

Prognosefaktoren sind dadurch charakterisiert, dass sie mit dem **mittleren Überleben und dem Gesamtüberleben** korrelieren. Die **Prädiktoren** dagegen korrelieren mit den **Ergebnissen einer systemischen Therapie** (z. B. Chemotherapie). Die wichtigsten Prognosefaktoren sind das **Alter** der Patientin, das **Stadium**, der **Differenzierungsgrad**, der **postoperative Tumorrest** (s. u.) und das **Ansprechen auf die Chemotherapie** im fortgeschrittenen Stadium. Ca. *75% der Ovarialkarzinome* werden erst im fortgeschrittenen Stadium (*Stadium III–VI*) entdeckt und in über 80% handelt es sich um postmenopausale Patientinnen. Ebenso weisen ca. *80–90%* aller fortgeschrittenen Ovarialkarzinome ein *mittel- bis entdifferenziertes Grading* auf. Hochdifferenzierte Ovarialkarzinome im Stadium I oder II haben eine Überlebenswahrscheinlichkeit von über 80%, während die mittel- und entdifferenzierten fortgeschrittenen Ovarialkarzinome ein medianes Überleben von ca. 35 Monaten aufweisen (nach einer Platin/Taxan-haltigen Chemotherapie, s. u.). Ein weiterer entscheidender Prognosefaktor ist der *postoperative Tumorrest*, der einerseits durch die Tumorbiologie, andererseits aber auch vom operativen Geschick abhängig ist. Ein postoperativer Tumorrest von <1 cm–0 cm des größten verbliebenen Tumorrestes hat im Vergleich zum Tumorrest >1 cm eine Verbesserung der 5-Jahre-Überlebensrate von >20% zur Folge. Ein weiterer entscheidender Faktor ist das *Ansprechen auf die Chemotherapie*, wobei eine Kuration nur beim Erreichen einer *pathologischen Komplettremission* erwartet werden kann. Die Rate an pathologischen Komplettremissionen liegt bei 35%, wobei die Wahl der Zytostatika und der postoperative Tumorrest (<1 cm) von entscheidender Bedeutung sind. Wird nach einer Primärtherapie eine Partialremission, ein No Change oder eine weitere Tumorprogression (PD) beobachtet, kann keine Kuration erzielt werden.

Andere Parameter (sog. molekulare Prognosefaktoren) wie Onkogene, Suppressorgene und Wachstumsfaktoren (HER-2, p53, EGF-R, CSF-1, Steroidrezeptoren) werden vielfach als Prognosefaktoren diskutiert, sind aber bislang nicht in randomisierten Studien als Standard evaluiert.

13.5.3 Klinik

Ovarialkarzinome werden in **75% erst im fortgeschrittenen Stadium (STD III/IV)** diagnostiziert, bedingt durch die intraabdominale Lokalisation und Ausbreitung. Die frühen Stadien werden als Zufallsbefund entdeckt oder in etwa 5–10% als langsam wachsende, hochdifferenzierte Adnextumoren.

Die *Leitsymptome* sind die Zunahme des *Bauchumfanges* (Aszites) bei gleichzeitiger Gewichtsabnahme bis zu 10–15 kg und die zunehmende *Tumorkachexie*. Weitere Spätsymptome sind *Subileus bis Ileus* und *intraabdominale Schmerzen*.

Die wichtigste Untersuchung ist die **gynäkologische Untersuchung** durch die Inspektion in Form einer **Spiegeleinstellung** mit dem Nachweis von Fluor (fleischfarben, blutig), der möglichen Abdrängung der Vaginalwände oder der Portio durch Tumormassen im Douglas. Die Palpation wird durch die **rektovaginale Untersuchung** durchgeführt mit dem Nachweis einer knotigen Douglasperitonealkarzinose und der Erfassung der Adnextumoren sowie ihre Beziehung zu den Nachbarorganen Uterus, Rektum und Blase. Bei der *äußerlichen Untersuchung* ist das vorgewölbte Abdomen, die transabdominal palpablen Tumormassen, insbesondere entlang des Querkolons, ein wichtiges Hinweiszeichen. Der *Aszites* lässt sich durch Perkussion leicht nachweisen. Geprüft werden muss, ob *Lymphknotenmetastasen* in der *Supraclavicularregion* und den *Leisten* nachweisbar sind.

13.5.4 Diagnostik

Die weitere Basis der Diagnostik wird durch eine **Thoraxaufnahme** zum Ausschluss von Lungenmetastasen und Pleuraergüssen (Stadium IV), durch **Sonographie der Leber und des Abdomens sowie eine Vaginalsonographie** ergänzt. Die erweiterte Diagnostik wird durch einen *Colonkontrasteinlauf*, insbesondere bei linken Adnextumoren zum Ausschluss einer Darmschleimhautinfiltration bzw. Lokalisation einer Stenosierung ergänzt. Des Weiteren kann eine *CT-Untersuchung* ergänzend hinzugefügt werden. **Beweisend für das Ovarialkarzinom ist die Laparotomie** mit der histologischen Sicherung. Die Laparotomie ist ein Teil des therapeutischen Konzeptes (s. u.).

13.5.5 Differentialdiagnose (DD)

Differentialdiagnostisch kommen alle Neoplasien des Abdomens in Frage. Diese sind *benigne Läsionen* wie Fibrome (Meigs-Syndrom), *Endometriose* und *zystische* Neoplasien, wie Kystome, aber auch funktionelle Zysten. **Maligne Neoplasien** sind differentialdiagnostisch insbesondere die *kolorektalen* Tumoren, *Pankreaskarzionome*, *Gallenblasenkarzinome* und das *Magenkarzinoms*. Des Weiteren *Metastasen* von anderen Neoplasien, wie z. B. Mammakarzinome und Magenkarzinome (Kruckenberg Tumoren).

Benigne Tumoren unterscheiden sich vom Ovarialkarzinom meistens durch den fehlenden Aszites, die ausschließliche Lokalisation im kleinen Becken sowie durch die Oberflächenstruktur im Tastbefund. Kolorektale Tumoren können beim KE und bei der Kolonoskopie abgegrenzt werden und Pankreas- und Gallenblasenkarzinome durch die CT-Untersuchung.

Komplikationen: Weitere Komplikationen neben Ileus sind das **Erbrechen** bis zum Misere, die **Dyspnoe** (Pleuraergüsse und Komprimierung der Lungen von abdominal) und die **hepatische Insuffizienz** bei Lebermetastasen.

Besonderheiten: Das Ovarialkarzinom ist durch das **rasche Tumorwachstum** besonders charakterisiert. Es sind Fälle beschrieben, in denen Wochen vor Diagnosestellung das Abdomen operativ inspiziert wurde, ohne Tumornachweis. Dies erklärt die schlechten Ergebnisse der Vorsorge, die praktisch nicht gegeben ist.

13.5.6 Therapie

13.5.6.1 Operation

Bei allen Ovarialtumoren steht die Operation im Vordergrund. Bei einer einkammerigen, glattwandigen Ovarialzyste besteht der Eingriff aus einer **operativen Laparoskopie**. Der Zysteninhalt wird punktiert und die Zyste kann endoskopisch entfernt werden.

Die Laparoskopie kann auch bei unklaren Befunden als diagnostische Maßnahme eingesetzt werden, wobei jedoch die Patientin präoperativ auch über die eventuelle Notwendigkeit einer Laparotomie in gleicher Narkose aufgeklärt werden sollte.

Bei Verdacht auf malignen bzw. zystisch-soliden oder soliden Tumor sollte primär eine **untere mediane Laparotomie** durchgeführt werden.

Der Operateur muss auf folgende Aspekte achten und sie sorgfältig protokollieren:

- ein- oder doppelseitiger Befund und Ovaroberfläche (Kapseldurchbruch),
- Tumorbeweglichkeit, Adhäsionen und Übergang auf benachbarte Strukturen
- okkulter Befall des Peritoneums bzw. der Abdominalorgane: Biopsien vom Blasen, Douglas-, Bauchwand-/Nabelgegend-Peritoneum, Lig. sacrouterinum, parakolische Rinnen, Netz, Leber, Diaphragma; dabei inspektorisch und palpatorisch Kontrolle des Intestinaltraktes und der Mesenterien.

Liegt keine makroskopisch fassbare intraabdominelle Streuung vor, sollte die Suche nach einer eventuellen Tumorkontamination im Douglas-Raum, in den parakolischen Rinnen und subphrenisch mittels Lavage und zytologischer Untersuchung der Spülflüssigkeit (möglichst ca. 200 ml) erfolgen. In ca. 30% solcher Fälle werden Tumorzellen nachgewiesen.

Mit der Operation wird eine Entfernung aller bzw. aller erreichbarer Tumoren (debulking) sowie ein exaktes Staging angestrebt. Die Stadieneinteilung eines Ovarialkarzinoms setzt das Vorliegen histologischer und zytologischer Befunde voraus.

Eine konservative, fertilitätserhaltende Operation kann bei benigen und bei Borderline-Tumoren durchgeführt werden, Näheres siehe unten.

Im Falle des **Karzinoms** hat die Operation folgende Ziele:

- Stadieneinteilung und Totalexstirpation des Uterus
- Mitnahme beider Anexe, auch bei anscheinend unauffälligem Zweitovar, mit hoher Absetzung des Lig. infundibulum pelvicum
- Omenektomie (großes Netz obligatorisch, kleines fakultativ, da okulte Metastasierung häufig)
- systematische pelvine und selektive paraortale Lymphonodektomie
- *fakultativ:* Appendektomie (Stadium I und II) und Dünndarm-, Dickdarm-, Blasen- und Ureterteilresektion je nach Sachlage.

Bei der Operation muss unter allen Umständen verhindert werden, dass Tumoren platzen und ihren Inhalt in die Bauchhöhle ergießen. Häufig wird beim Ovarialkarzinom im Stadium III/IV eine interdisziplinäre Operation unter Hinzuziehung des Abdominalchirurgen bzw. des Urologen erfolgen müssen. Oberstes Ziel sollte die Tumorreduktion sein.

Im Folgenden werden **Besonderheiten der operativen Behandlung** dargestellt.

Ovarialkarzinome sind immer in den Stadien I und II, weniger häufig in den STD. III/IV als operabel anzusehen.

Im **Stadium I und II** muss immer eine **pelvine Lymphonodektomie** durchgeführt werden, da bei einem *Lymphknotenbefall ein Stadium III* vorliegt. Die Lymphknoten werden entlang der Vasa iliaca externa et communis, der Iliaca interna und der Fossa obduratoria durchgeführt.

Zusätzlich sollte eine **paraaortale Lymphonodektomie** durchgeführt werden, deren Wertigkeit aber bislang nicht eindeutig bewiesen ist. Die Entfernung der Lymphknoten bleibt aus beim sog. **Borderlinetumor und dem hochdifferenzierten Ovarialkarzinom im Stadium I und II.**

- **Fertilitätserhaltende Operationen**

Eine **organerhaltende, begrenzte Operation** kann bei jungen Frauen mit noch bestehendem Kinderwunsch in Abwägung gezogen werden. Voraussetzung hierfür sind:

- ausschließlicher Befall **eines Ovar** (Stadium Ia, ggf. Ib), histologisch **„low-risk" Tumor** (Borderline-Tumor, hochdifferenziertes Karzinom, Granulosazelltumor, reines Dysgerminom, Androblastom). Bei einem mittel- bis entdifferenzierten frühen Stadium sollte zusätzlich die Lymphonodektomie und nachfolgend eine adjuvante Chemotherapie durchgeführt werden.

Die **eingeschränkte Operation** in diesen Fällen besteht aus folgenden Schritten:

- hohes Absetzen der befallenen Adnexe und Keilexzision aus dem anderen Ovar
- Omentektomie und pelvine Lymphonodektomie
- all-Staging-Maßnahmen.

Falls suspekte Befunde am kontralateralen Ovar oder Zweifel am Staging auftreten, muss die Radikalität durch eine Re-Laparotomie nachgeholt werden.

Es muss jedoch betont werden, dass eine exakte Diagnose am Schnellschnitt problematisch sein kann. Die Patientin muss über das potenzielle Restrisiko einer eingeschränkten Therapie informiert sein und sich mit ihm einverstanden erklären.

Handelt es sich histologisch um einen **Dottersacktumor bzw. endodermalen Sinustumor**, kann durch **Chemotherapie** eine Kuration erzielt werden.

- **Palliative operative Maßnahmen (Stadium III, IV)**

Im Stadium III besteht die Operation aus einem möglichst radikalen **Tumordebulking** (Tumorrest möglichst <1 cm–0 cm), der **Hysterektomie**, der **Adnexektomie** bds, der **Omentektomie** sowie ggf. der *pelvinen und paraaortalen Lymphonodektomie*. Fakultativ kann auch eine Darmteilresektion mit End- zu End-Anastomose und eine Milzexstirpation durchgeführt werden, wenn dabei der postoperative Tumorrest <1 cm erreicht wird. Auch im Stadium IV sollte möglichst radikal operiert werden, wobei die Radikalität allerdings von der Tumorausbreitung und -größe in den Organen, die das Stadium IV ausmachen, begrenzt wird.

Die pelvine und paraaortale Lymphonodektomie hat neben ihrer diagnostischen Bedeutung möglicherweise einen therapeutischen Nutzen, allerdings ist die Wertigkeit dieser Maßnahme bislang nicht in Studien bewiesen.

- **Second look Operationen, Second look Laparoskopie, Interventionslaparotomie**

Die Second look Laparotomie stellt eine rein **diagnostische Maßnahme** bei asymptomatischen Patientinnen ohne Hinweise auf Tumorresiduen dar. Nach erfolgter Primäroperation und abgeschlossener Chemotherapie (nach 4–6 Zyklen) wird eine systematische Reexploration vorgenommen.

Nach Auswertung großer Studien ist festzustellen, dass die Second look Operation **keinen Platz mehr in der Routinebehandlung des Ovarialkarzinoms hat**.

Zwar wird eine Bestandsaufnahme und der Erfolg der Chemotherapie dokumentiert, aber diese Ergebnisse bleiben letztendlich ohne jede Konsequenz oder sind sogar nachteilig:

- Es gibt bislang keine Alternative zur platin/taxanhaltigen Chemotherapie.
- second-line-Therapien sind palliativ und sollten erst nach einem möglichst langen therapeutischen Intervall eingesetzt werden.
- Mikroskopische Residualtumoren, Leberparenchym- wie auch Pleurametastasen, werden durch diesen Eingriff nicht erfasst, sind aber prognostisch wichtig.
- Fälle mit Komplettremission rezidivieren in 50%.
- Eine weitere Tumorreduktion bei der Second look Operation verbessert nicht die Prognose der Erkrankung. Obwohl diese Operation keinen Nutzen hat, ist sie mit der üblichen Morbitität der Laparotomien behaftet.

Eine **Indikation für eine Second look Operation/ Laparoskopie** ist nur dann gegeben, wenn die Wirksamkeit neuer therapeutischer Ansätze (Chemotherapeutika, Immuntherapeutika, Gentherapeutika) im Rahmen kontrollierter Studien erprobt werden. Diese muss den Zentren vorbehalten bleiben, die solche Studien durchführen.

Als **Interventionslaparotomie** wird der operative Eingriff bezeichnet, der nach einer Probelaparotomie ohne mögliche Tumorreduktion und nach drei Zyklen einer primären Chemotherapie mit dem Ziel einer definitiven chirurgischen Sanierung durchgeführt wird. Ist nach einer primären Operation keine Radikalität erzielt worden und kommt es nach 3 Zyklen zur Remission, dann sollte eine Interventionslaparotomie zur Ergänzung der operativen Maßnahmen durchgeführt werden. Anschließend werden die restlichen drei Chemotherapiezyklen verabreicht.

13.5.6.2 Chemotherapie

Neben der Operation ist die **systemische Chemotherapie** das zweite therapeutische Standbein. Die Einführung aktiver Substanzgruppen hat das mediane Überleben und die 5-Jahre-Überlebensraten um jeweils 10–15 Monate verlängert. Die erste aktive Substanz (Cyclophosphamid „Endoxan") wurde in den 60er und 70er Jahren als Monotherapie eingeführt (medianes Überleben ca. 10 Monate). In den 80er Jahren wurden zunehmend Platinderivate angewandt (Cisplatin und Carboplatin) in einer Dosierung von Cisplatin von 75 mg/m^2 und Carboplatin von 450 mg/m^2 (in neuerer Zeit in der Dosierung AUC 5, area under the curve). Die Kombination von Cisplatin und Endoxan (600 mg/m^2) erzielte ein medianes Überleben von ca. 25 Monaten. Die Komplettremissionsrate lag bei 24% und die Ansprechraten (Komplettremission + Partialremisson) bei ca. 50%.

In den 90er Jahren wurde Paclitaxel (*Taxol*) (175 mg/m^2 in 3 h oder 135 mg/m^2 in 24 h) in die primäre Therapie des fortgeschrittenen Ovarialkarzinoms aufgenommen. Die Remissionsraten liegen bei 65% mit einer Komplettremissionsrate von 35% sowie das mediane Überleben bei 36 Monaten. Der Vergleich der Nebenwirkungsprofile zeigt, dass insbesondere die Kombination Cisplatin/Taxol in 30% bis zu einem Jahr anhaltend neurotoxisch ist (Grad 3/4; Muskelparese, Lähmungen und Sensibilitätsstörungen), während die Kombination Carboplatin/Paclitaxel äquieffektiv, aber weniger neurotoxisch ist (ca. 10%). Seit 1999 ist die Kombination Carboplatin/Paclitaxel die neue Standardtherapie (Dosierung Carboplatin AUC 5; Paclitaxel 175 mg/m^2, 6-mal im Abstand von 3 Wochen). Alle anderen Substanzkombinationen wie die Dreierkombinationen Carboplatin/Epirubicin/Taxol oder Zweierkombination Gemcitabine/Platin oder Monotherapien wie Topotecan und andere Substanzgruppen werden zurzeit im Rahmen von Studien geprüft.

Vor Beginn und unter der **Chemotherapie (Zyklen 3 und 6)** werden **Staginguntersuchungen** durchgeführt (Messung des postoperativ verbliebenen Tumorrestes, Bestimmung des Tumormarkers), des Weiteren wird die Nierenfunktion, die kardiale und pulmonale Leistung und das Hörvermögen (bei der Verwendung von Cisplatin) geprüft. Für die Nierenfunktion werden das Serum Kreatinin (Normalwert bis 1,4) und die Kreatininclearance (über 65 ml/h) gemessen. Das Therapieergebnis muss dokumentiert werden. Beim Rezidiv kann ein erneutes Ansprechen auf dieselbe Therapie beobachtet werden, wenn der Tumor angesprochen hat (bis zu 60%), während bei Frührezidiven (<6 Monate) oder progredienten Tumoren andere Substanzgruppen gewählt werden müssen.

13.5.6.3 Therapie des Rezidivs

Mit einem **Wiederauftreten (Rezidiv)** beim fortgeschrittenen Ovarialkarzinom ist in ca. 65% zu rechnen. Nach Partialremission (PR) und einem Nichtansprechen des Tumors auf die Primärbehandlung liegt die Rezidivrate bei nahezu 100%, dagegen nach einer Komplettremission (CR) bei ca. 45%. Von entscheidender **prognostischer Bedeutung ist der Rezidivzeitpunkt** nach Abschluss der Primärbehandlung und die **Lokalisation** (solitäre Metastase, disseminierte Metastasen). Ovarialkarzinome mit primärer Progression (PD) trotz Chemotherapie bzw. einem Wiederauftreten innerhalb der ersten 6 Monate nach Abschluss der Primärbehandlung werden als **therapierefraktär** bezeichnet.

Rezidive zwischen 6 und 12 Monaten sind **intermediär sensibel**. Rezidive nach 12 Monaten sind meistens **chemosensibel**.

Aufgrund der schlechten Prognose beim Rezidiv und der mangelnden Kurabilität kann lediglich palliativ behandelt werden. Die Grundsätze der palliativen Therapie sind:

- Nebenwirkungsarme Therapie
- Verbesserung der Symptome
- Reduktion des Tumorvolumens
- Verlängerung der symptomfreien Überlebenszeit

Die Therapie des therapierefraktären Karzinoms besteht in:

- milder Chemotherapie (orales Alkylenz wie Treosulfat, z. B. Ovastat®, oder alternativ
- Hormontherapie (Tamoxifen, Gestagen)
- Symptomkontrolle (Analgesie, Antiemese, Ileusprophylaxe, Substitution).

Eine aggressive Chemotherapie oder die Gabe von Platin ist obsolet, da die Ansprechsraten <10% liegen.

Beim intermediär-sensitiven Karzinom kann eine Carboplatin-Monotherapie (AUC 6) versucht werden oder es werden andere Substanzgruppen wie Topotecan (Topoisomerase-2-Hemmer, 1,5 mg/m^2 Tag 1–5 alle 3 Wochen) oder *Treosulfan* gewählt.

Spätrezidive nach 12 Monaten (chemosensible Ovarialkarzinome) werden reinduziert (z. B. Platin/Taxan; cave Problem Neurotoxizität) bzw. können ebenfalls mit Carboplatin-Monotherapie oder der Kombination Gemcitabine/Carboplatin (Gemcitabine 800 mg/m^2, Tag 1 + Tag 8 und Carboplatin AUC 4 Tag 1 alle 3 Wochen) behandelt werden. Die systemische Therapie beim Rezidiv wird z. Zt. im Rahmen von Studien (AGO, Arbeitsgemeinschaft gyn. Onkologie) geprüft zur Etablierung von Therapiestandards.

Neben der systemischen Chemotherapie kann eine erneute **Operation mit Tumordebulking** insbesondere beim Spätrezidiv von entscheidender Bedeutung sein. Auch hier gelten dieselben prognostischen Parameter wie bei der primären Operation, dass nur Patientinnen mit einem postoperativen Tumorrest <2 cm einen therapeutischen Benefit haben. Weitere Indikationen der erneuten Operation auch beim frühen Rezidiv sind Symptome, insbesondere Ileusbeschwerden und der Druckschmerz.

13.5.6.4 Obsolete Maßnahmen

Die primäre Progression (PD) oder No Change (NC, unveränderte Tumorgröße nach 3 aufeinander folgenden Zyklen) gelten als Indikation zum Therapieabbruch. Bei zunehmender Toxizität wird die Therapie ebenfalls abgebrochen (Grad IV Toxizität) oder es wird eine Dosisreduktion um 25% (Grad III Toxizität) vorgenommen. In der Primärtherapie werden 6 Zyklen Carboplatin/Taxol angestrebt, da die Neurotoxizität bei >8 Zyklen zunimmt.

Die **operative Radikalität** mit Organentnahme (Darmteilresektion, Milzexstirpation etc.) ist dann obsolet, wenn der postoperative Tumorrest bei >2 cm liegt (dies gilt insbesondere beim Stadium IV).

13.5.7 Verlauf und Prognose

Die Standarduntersuchungen während der Chemotherapie bestehen aus:

- *Zwischenanamnese unter der Chemotherapie:* Symptome, Verträglichkeit der Chemotherapie und Gewichtsbestimmung (ggf. verfälscht durch Aszites).
- *Laboruntersuchungen:* Wöchentliche Blutbildbestimmung, Blutsenkung, Tumormarker (CA 12/5, CEA bei markerproduzierendem Tumor) vor der Chemotherapie und nach dem 3. und 6. Therapiezyklus.
- *Klinische Untersuchung:* Abdomen-Resistenzen, Aszites (Bauchumfang), gynäkologische Untersuchung mit Spiegeleinstellung und Palpation (rektovaginal) zur Beurteilung des kleinen Beckens.
- *Apparative Diagnostik:* Vaginalsonographie und Abdominalsonographie des kleinen Beckens, des Abdomens sowie der Leber und der Nieren. Die übrigen bildgebenden Verfahren (Röntgen-Thorax, CT, Kernspin etc.) kommen nur zum Einsatz, wenn prätherapeutisch ein messbarer Tumor vorhanden ist.

13.5.8 Nachsorge

Die Häufigkeit der Nachsorgeuntersuchungen beim Ovarialkarzinom richtet sich nach dem Rezidivrisiko (low-risk, high-risk). Die Einteilung in Risikogruppen erfolgt nach dem Risikofaktor (s. o.)

Die **Standarduntersuchungen** im Rahmen der Tumornachsorge (nach Beendigung der Chemotherapie) bestehen aus:

- *Zwischenanamnese:* Symptome und Allgemeinbefinden als Hinweis für ein erneutes Rezidiv
- *Laboruntersuchung:* Blutbild alle 3 Monate, Tumormarker (CA-125, CEA bei marker-produzierendem Tumor) und nur, wenn eine erneute Therapieoption besteht (d. h. Beginn

6 Monate nach Abschluss der Primärbehandlung)
- *Klinische Untersuchung:* transabdominale Palpation und gynäkologische Untersuchung (s. o.)
- *Apparative Diagnostik:* Im Wesentlichen keine. Bei Symptomen gezielte Diagnostik.

Nachuntersuchungstermine: Bei den **low-risk-Fällen (Borderline-Tumoren Stadien I a),** bei denen auf eine Chemotherapie verzichtet werden kann, sollten die o. g. Untersuchungen im ersten Jahr $^1/_4$-jährlich durchgeführt werden. Im 2. und 3. Jahr können die Untersuchungen alle 6 Monate erfolgen, danach jährlich.

Die **übrigen Fälle** sollten standardisiert in den ersten 3 Jahren alle 3 Monate untersucht werden, da in diesem Zeitraum das Rezidivrisiko am höchsten ist.

13.5.9 Neuentwicklungen

Diagnostik: In der Diagnostik des Ovarialkarzinoms wurden die **Doppler-Sonographie** zur Differenzierung solider Tumoren, die **PET** (Positronen-Emission-Tomographie) und die **Immunszintigraphie** eingesetzt, ohne dass aber ein entscheidender Vorteil zur Früherkennung des Ovarialkarzinoms erzielt wurde. Die Früherkennung ist somit ein ungelöstes diagnostisches Problem.

Therapie: Neben der Chemotherapie werden neue therapeutische Ansätze im Rahmen der Immuntherapie und der Gentherapie versucht.

Immuntherapeutische Ansätze sind antikörpervermittelte Therapien, die gegen Oberflächenstrukturen gerichtet sind (CA-125, MOV 18), wobei in vivo Anti-Antikörper und damit Antiidiotypen induziert werden, die zumindest in kleinen Phase-II-Studien eine Stabilisierung des Tumorgeschehens ermöglichen können.

Ein weiterer Ansatz ist die Verwendung von dendritischen Zellen, die als kostimulatorische Signale spezifisch CD-8 (zytotoxische T-Lymphozyten) aktivieren. Durch in vitro Beladung mit möglichst tumorspezifischen Proteinen/Peptide (Her-2; MOV 18) kann eine spezifische Immuntherapie im Rahmen experimenteller Studien durchgeführt werden.

Gentherapeutische Ansätze versuchen, mit Genfähren (Vektoren; Adeno-Viren, Retroviren etc.) Fremdgene (z. B. HSV-tK) zur Aktivierung von Prodrugs (Ganciclovir) zu transduzieren oder Gen-Defekte (z. B. p53 mit Wildtyp p53-Transfer) zu reparieren. Diese Ansätze sind rein **experimentell**.

In weiteren Chemotherapiestudien wird die Verwendung verschiedener Zytostatika in Form verschiedener Behandlungsschemata (Doubletten, Triplets, Dosisintensivierung, Hochdosischemotherapie) geprüft. Die wichtigsten Zytostatika sind dabei: Taxane, Topoisomerasehemmer, Antimetaboliten, liposomal verkapselte Anthrazykline.

13.6 Prämaligne und maligne Tumoren der Tuben

T. Bauknecht

Primäre Neoplasien der Tuben sind **sehr selten**. Gutartige Leiomyome, Fibroadenome, Hämangiome, Mesotheliome und endometrioide Tumoren sind als Einzelbeobachtungen beschrieben worden. Die Diagnostik und die Therapie ist mit der der entsprechenden Ovarialtumoren identisch.

Das **primäre Tubenkarzinom** stellt mit einem Anteil von 0,5 % die seltenste Malignomart des Genitaltraktes. Es tritt meist im 6. Lebensjahrzehnt auf, und die Hälfte der Patientinnen sind Nulliparae. Andere ätiologische Faktoren sind nicht bekannt.

Diagnose: Da es keine **Frühsymptome** gibt, wird das Tubenkarzinom immer erst *spät* diagnostiziert. 30 % der Patientinnen haben einen blutig-tingierten, serösen Fluor, dessen zytologische Untersuchung auf ein Tubenmalignom hinweist, nachdem Malignome der Zervix bzw. Corpus uteri ausgeschlossen wurden. Gelegentlich treten kolikartige Unterbauchschmerzen auf, die auf eine Auftreibung der Tube infolge tumorbedingter früher Verklebung der Fimbrien mit Hydrops tubae profluens (*Latzko-Zeichen*) zurückzuführen ist. **Spätsymptome** sind Zunahme des abdominalen Umfanges und Darmobstruktion (Subileus/Ileus). Ein Aszites wird nur selten beobachtet. Klinisch und sonographisch wird meist ein zystisch-solider „Adnextumor" diagnostiziert, nur selten kann eine aufgetriebene, etwas druckdolente Tube palpiert werden, die bei einer Patientin in der Menopause immer malignomverdächtig ist. Die apparative präoperative Diagnostik entspricht dem Ovarialkarzinom. Von den **Tumormarkern** ist das CA 125 und das CEA am häufigsten erhöht.

Pathologie: 95% der Tubenmalignome sind *papilläre Karzinome*, die restlichen sind Sarkome, Müller-Mischtumoren oder Chorionkarzinome. Die Hälfte der Fälle sind *bilateral* und sind als Doppelkarzinome (keine Metastasen) zu betrachten. *Histologisch* handelt es sich um papilläre, papillar-alveoläre und alveoläre Läsionen, die im Frühstadium in das Tubenlumen vorwachsen und später nach Durchbruch der Tuben mit den umgebenden Strukturen einen Konglomerattumor bilden (Ovar, Uterus, Lig. latum, Parametrien, Darm). In *Spätstadien* ist es oft schwierig, histologisch die Tube als Ausgangspunkt der Tumorbildung zu bestimmen. Das Epithel ist mehrschichtig angeordnet mit zahlreichen Mitosen. *Differentialdiagnostisch* müssen Metastasen anderer Malignome ausgeschlossen werden, die in der Regel die Tubenmuskosa nicht erreichen. Die FIGO-*Stadieneinteilung* entspricht der Einteilung des Ovarialkarzinoms, ist aber schwierig anzuwenden, weil ein in situ Karzinom nicht diagnostiziert werden kann und das Übergreifen auf Ovarien und Uterus oftmals als multifokale Erkrankung und nicht als Metastasen erkannt oder als Tumorprogression interpretiert ist.

Therapie, Prognose: Die Therapie entspricht dem Ovarialkarzinom. Bei der unteren medianen Laparotomie werden Tuben, Ovarien und Uterus entfernt und es sollte eine pelvine und ggf. (bei palpatorisch auffälligen Lymphknoten) paraaortale Lymphonodektomie durchgeführt werden. Eine primäre chirurgische Sanierung im Gesunden sollte vorgenommen werden, auch wenn sie nur mit einer Darmresektion möglich ist, weil Heilungen nach kompletter chirurgischer Therapie erreichbar sind. *Postoperativ* wird eine platin/taxanhaltige Chemotherapie durchgeführt. Die 5-Jahres-Überlebensrate beträgt ca. 25%.

13.7 Prämaligne und maligne Mammatumoren

G. Bastert, E. M. Grischke

Benigne Tumoren werden im Abschnitt 11.5.4 besprochen.

Das Mammakarzinom ist die **häufigste maligne Erkrankung der Frau** in *Europa, Nord-Amerika* und in weiten Teilen *Lateinamerikas* und *Australiens.*

Die *Inzidenz* ist in Asien etwas niedriger (Tendenz steigend), allerdings weisen die in die USA emigrierten Asiatinnen die gleiche Inzidenz wie die übrige Bevölkerung auf, so dass peristatische Faktoren eine wesentliche Rolle zu spielen scheinen.

Die zugrunde liegenden Konzepte für die Diagnostik und Behandlung des Mammakarzinoms haben im letzten Jahrhundert eine deutliche Wandlung erfahren. Ob sich allerdings die **Prognose** in den zurückliegenden Jahrzehnten verändert hat, wird gegenwärtig kontrovers diskutiert. Es ist bekannt, dass viele Mammakarzinome bis zu 25 Jahre sehr langsam wachsen können, bevor sie klinisch manifest bzw. diagnostiziert werden. Die Überlebenszeiten werden ab dem Zeitpunkt der Diagnosestellung bis zum Auftreten des Rezidivs bzw. bis zum Tode durch das Karzinom berechnet. Das bedeutet, dass der Einfluss des Mammakarzinoms auf die Lebenserwartung nicht absolut erfasst wird, sondern es wird lediglich ein Teil des Karzinomwachstums mit dem Überleben in Zusammenhang gebracht.

Es können keine Aussagen darüber gemacht werden, z. B. wie viele Jahre ein **1 cm großer Tumor in der Brust** bereits unbemerkt vorhanden war, wenn zuvor keine Diagnostik betrieben wurde. Bei dieser Größe nennt man die Prognose der Erkrankung „gut", weil die **10-Jahre-Überlebenswahrscheinlichkeit ca. 80%** beträgt. Wenn dieser Knoten 5 Jahre später entdeckt worden wäre und wenn er in dieser Zeit eine Größe von 4–5 cm erreicht und zum Befall der axillären Lymphknoten geführt hat, ist die **5-Jahre-Überlebensrate** mit 30% niedrig, aber es darf die Frage gestellt werden, ob die frühere Diagnose das Überleben im Einzelfall insgesamt verändert hat.

Diese kritische Betrachtungsweise sollte verdeutlichen, dass die Fortschritte in der Behandlung des Mammakarzinoms keinen Grund für Euphorie darstellen und dass sowohl *Prävention, Früherkennung* als auch die Therapie dieses Tumors einer wesentlichen Verbesserung bedürfen, damit mehr *echte Heilungen* erzielt werden.

13.7.1 Prämaligne Mammatumoren: Carcinoma ductale in situ (CDIS), Carcinoma lobulare in situ (CLIS)

Definition, Inzidenz: Als prämaligne Brustläsionen werden das CDIS und das CLIS bezeichnet. Bis vor 10 Jahren wurden die *Häufigkeiten* dieser Läsionen mit 1–5% aller Mammakarzinome angegeben und sind folglich als seltene Erkrankungen angesehen worden. Da die Therapie aus subkutaner Mastektomie bestand, konnte wenig über den Verlauf und die Wahrscheinlichkeit eines Übergangs in ein invasives Karzinom ausgesagt werden. Mit der breiten Anwendung der Screening-Mammographie im letzten Jahrzehnt ist der *Anteil der in situ Karzinome bis auf 22% aller* diagnostizierten Brusttumoren gestiegen.

Pathologie: Die Carcinomata in situ bestehen aus Tumorzellen, die auf die Milchgänge beschränkt bleiben, ohne die Grenzschicht (Basalmembran) zwischen Epithel und Bindegewebe (Stroma) zu durchbrechen.

Die histologische Aufarbeitung ist aufwendig, weil intensiv nach invasiven Anteilen gefahndet werden muss.

- Zu den **CDIS** gehören eine Reihe von histologisch heterogenen Läsionen (Tab. 13.14).

In **anderen Klassifikationen** wird versucht, die *Biologie* der CDIS zu berücksichtigen. Nach manchen Autoren werden „komedo- und nicht-komedo-Typen" vierfach unterschieden, weil die Komedotypen als potenziell maligner angesehen werden (höhere Proliferationsrate, Onkogenexpression, häufiger Mikrokalzifikationen und Mikroinvasion). Nach **anderen Autoren** werden die CDIS in mikro- und makroskopische bzw. mikrofokale, tumorformierende und diffuse in situ Karzinome eingeteilt. Erst nach längeren Verlaufsbeobachtungen wird die Bedeutung dieser Einteilungen beurteilt werden können (s. Abb. 11.11).

- Das **CLIS** entsteht in Lobuli, terminalen Milchgängen und führt zur Auftreibung der Azini. Das CLIS kann makroskopisch nicht identifiziert werden, weil es zu keinen erkennbaren Tumorformationen führt, und wird meist zufällig in Exzisaten entdeckt, die aus

Tab. 13.14: Histologische Einteilung des Carcinoma ductale in situ.

Typ	Zellgröße	Zelltyp	Mitosen	Mikrokalk	Besonderheit
komedo	**groß**	pleomorph	**zahlreich**	**häufig**	zentrale Nekrosen (auch makroskopisch), intraduktal Detritus, HER-2/neu-Onkogen-Expression
kribriform	klein bis mittel	uniform, Hyperchromasie der Kern	wenig	selten	siebartige Anordnung, Einzelzellnekrosen
mikropapillär	klein bis mittel	diffuse Hyperchromasie der Kerne	wenig	selten	keulenartige Mikropapillen, der Basalmembran aufsitzend, in das Lumen der Ductuli einragend, keine Vaskularisation
papillär	klein bis mittel	diffuse Hyperchromasie der Kerne	wenig	selten	Papillen vaskularisiert; Sonderform: Papillen in einm zystisch dilatierten Ductulus = intrazystisches papilläres Karzinom
solide	klein bis mittel	pleomorph	wenig	selten	Tumorformation, füllt die Ductuli aus, keine Nekrosen

anderen Gründen durchgeführt wurden. Im Gegensatz zum CDIS sind die *Zellen immer klein, uniform, mit rundlich-ovalen Kernen* und mit *klaren bis eosinophilem Zytoplasma.* Die *Mitoserate ist niedrig.*

Altersverteilung: Der Altersdurchschnitt bei der Diagnose des CDIS beträgt 51–59 Jahre und entspricht dem Alter der Patientinnen mit invasiven duktalen Karzinomen. Das deutet darauf hin, dass entweder die Latenzphase zwischen **CDIS** und der Entwicklung eines invasiven Karzinoms sehr kurz ist oder dass die Pathogenese der beiden Karzinomformen unterschiedlich ist. Beim **CLIS** ist der Altersdurchschnitt mit 43–47 Jahren deutlich niedriger als das Alter bei der Diagnose eines invasiven lobulären Karzinoms (48–68 Jahre), sodass die CLIS als *Vorläufer der invasiven Karzinome* angesehen werden dürfen.

Ätiologie: Zur Ätiologie des **CDIS** siehe Abschnitt 13.7.2.1. Das **CLIS** gilt als *hormonabhängiger Tumor,* weil es häufiger bei prämenopausalen Frauen auftritt, bei denen die Lobuli den zyklusabhängigen Veränderungen unterworfen sind und weil über 80% der lobulär-*invasiven* Karzinome positive Steroidhormonrezeptoren aufweisen.

Erste Untersuchungen der Steroidhormonrezeptoren beim CLIS deuten darauf hin, dass auch diese Präkanzerose häufig rezeptorpositiv und damit hormonabhängig ist.

CDIS-Diagnose: In früheren Studien hatten 75% der Patientinnen mit CDIS einen tastbaren Knoten in der Brust und 18% eine blutig-tingierte Galaktorrhö. Die meisten CDIS (ca. 60%) werden gegenwärtig durch Mammographie diagnostiziert, wobei *gruppierte, verzweigte und unregelmäßig begrenzte Mikroverkalkungen pathognomonisch* sind. 10% der diagnostizierten CDIS werden mammographisch als kleine Weichteiltumoren ohne Verkalkungen nachgewiesen.

CLIS-Diagnose: Das CLIS führt zu keinen spezifischen mammographischen Veränderungen und wird fast immer histologisch als Zufallsbefund bei Mammabiopsien diagnostiziert, wobei die Biopsien aufgrund von tastbaren Fibroadenomen, Zysten, Abszessen, Papillomen, Fettnekrosen und periduktalen Mastitiden durchgeführt werden.

Multizentrizität (Multifokalität) und Bilateralität: *Multizentrisch* sind Karzinome (auch in situ), die *in verschiedenen Quadranten* der Brust auftreten bzw. >2 cm voneinander entfernt liegen. Die *Multifokalität* bezeichnet Herde *in einem Quadranten* ohne unmittelbaren Zusammenhang bzw. deren Abstand voneinander <2,5 cm beträgt. Die **Bilateralität** beschreibt das gleichzeitige Auftreten von Tumoren in beiden Mammae.

Etwa 35% der **CDIS** sind multizentrisch, wobei die **Multizentrizität** mit der Größe der Primärläsion korreliert: 14% bei Tumoren <2,5 cm bzw. 54% bei Tumoren >2,5 cm. Die Multifokalität des CDIS ist etwas höher (32–52%), allerdings unterscheiden einige Autoren nicht zwischen multifokal und multizentrisch. Das multizentrische Auftreten ist bei **CLIS** höher und wird von verschiedenen Autoren mit 60–93% angegeben.

Die **Bilateralität** des **CDIS** wird mit 0–30% angegeben, meist jedoch 4–5%, wobei die tatsächliche Häufung unbekannt ist, weil eine kontralaterale Operation nur beim Vorliegen eines klinisch-mammographisch suspekten Befundes durchgeführt wird. Das **CLIS** tritt in 35% (nach einigen Autoren bis 69%) der Fälle bilateral auf.

Axilläre Lymphknotenmetastasen: Lymphknotenmetastasen sind sowohl beim CDIS (2,1%) als auch beim CLIS (0–2%) äußerst selten. In jedem Falle sollte eine Mikroinvasion ausgeschlossen werden.

Invasive Karzinome: In 6–21% der **CDIS-Fälle** werden gleichzeitig invasive Karzinomanteile (okkulte oder Mikroinvasion) nachgewiesen. In den Mastektomiepräparaten beim Vorliegen eines CLIS werden nur selten (0–13%) invasive Anteile diagnostiziert. Das **Risiko** des späteren Entstehens eines invasiven Karzinoms (Verlaufsbeobachtung mindestens 20 Jahre) beträgt für CDIS 25% bzw. für CLIS 22–38%.

CDIS-Therapie: Die Therapie der Wahl war bislang die *modifiziert-radikale Mastektomie* mit axillärem Lymphknotensampling (Level 1), wobei die Lokalrezidivraten 0–10% betrugen.

Neuere Untersuchungen haben gezeigt, dass **Segmentresektionen mit axillärem Lymphkno-**

tensampling zu ähnlichen Ergebnissen führen, wobei die Verlaufsdaten noch ausstehen, zumal die Beobachtungszeiten bei nicht-invasiven Karzinomen mindestens 10–15 Jahre betragen müssen. Das folgende Vorgehen wird gegenwärtig unter Studienbedingungen überprüft:

- CDIS <2,5 cm, kein Komedotyp, keine familiäre Belastung, gute Beurteilbarkeit der Brust mittels Mammographie: Entfernung im Gesunden (1 cm tumorfreie Umgebung)
- CDIS <2,5 cm, Komedotyp, familiäre Belastung, fragliche Beurteilbarkeit der Brust mittels Mammographie: Entfernung im Gesunden (1 cm tumorfreie Umgebung) + axilläre Lymphknoten (Level 1) mit oder ohne Nachbestrahlung der Restbrust
- CDIS = 2,5 cm: Segmentresektion + axilläre Lymphknoten (Level 1) mit nachfolgender Bestrahlung oder Mastektomie + axilläre Lymphknoten (Level 1).

Eine jährliche klinische und mammographische, sonographische ggf. kernspintomographische Kontrolle sollte unbedingt durchgeführt werden.

CLIS-Therapie: Die Therapie wird kontrovers diskutiert. Da Multizentrizität, Bilateralität und die Assoziation des CLIS mit einem nachfolgenden, invasiven Karzinom häufiger ist als beim CDIS und da die klinisch-mammographische Nachkontrolle sehr schwierig ist, empfehlen die meisten Autoren eine *bilaterale Mastektomie* oder eine *subkutane Mastektomie* mit axillärem Lymphknotensampling. Die Operation an der Axilla sollte durchgeführt werden, damit gesichert ist, dass die axillären Ausläufer der Drüsengewebe miterfasst werden. Dieses radikale Vorgehen wird v. a. Patientinnen empfohlen, die eine familiäre Mammakarzinombelastung, dysplastische Brüste, multiple Mammabiopsien in der Anamnese haben und die ein radikales Vorgehen wünschen. Die bilaterale Mastektomie stellt sicherlich in vielen Fällen eine Übertherapie dar, allerdings gibt es gegenwärtig keine diagnostischen Möglichkeiten, um die Biologie der CLIS besser einzuschätzen. Bei Patientinnen ohne Risikofaktoren und nach ausführlicher Aufklärung kann auch eine Exzision im Gesunden mit klinischen und mammographischen Kontrollen alle 4–6 Monate durchgeführt werden.

13.7.2 Morbus Paget der Brust

1874 hat Sir James Paget erstmals eine **Läsion der Mamille** beschrieben, die wie eine chronische Infektion mit einer ekzemähnlichen Effloreszenz aussah und aus der sich eine besondere Form eines Mammakarzinoms entwickelte.

Der M. Paget der Brust besteht **histologisch** aus großen Zellen mit hellem Zytoplasma und mit großen unregelmäßig geformten hyperchromatischen Kernen (sog. *Paget-Zellen*), die einzeln oder gruppiert vorliegen. Fast immer sind diese oberflächlichen Veränderungen der Mamille und der Areola mit einem intraduktalen oder mit einem invasiven Mammakarzinom vergesellschaftet Die Paget-Zellen weisen immunzytochemisch das karzinoembryonale Antigen (CEA) auf und scheinen glandulären Ursprungs zu sein (= Adenokarzinomzellen).

Die **Ätiologie** des M. Paget ist unbekannt. Histogenetisch werden zwei Mechanismen diskutiert: die *Migration von Zellen* eines vorliegenden Karzinoms zur Mamille und die *de novo Entstehung* der Mamillenläsion ohne Karzinom (in-situ-Läsion).

Theoretisch ist die **Diagnose** des M. Paget sehr einfach *klinisch* zu stellen. Die Patientinnen klagen über Schmerzen, Brennen, Jucken, Sekretion (z. T. blutig) aus der Mamille, und klinisch kann eine Verdickung der Brustwarze mit Erosion festgestellt werden. Trotzdem wird die Diagnose häufig erst 10–21 Monate nach Auftreten der ersten Symptome gestellt, weil zunächst topische, symptomatische Behandlungen (die wohlbemerkt z. T. zu Besserung der Symptomatik führen können!) angewandt werden. Es gibt **3 klinische Formen** des M. Paget:

- Mamillenveränderungen *ohne* Tumor und *mit* tastbarem Tumor
- tastbarer Tumor unterhalb der Brustwarze mit histologisch nachweisbarer Mamillenbeteiligung.

Prognose: Wenn die Läsion auf die Mamille beschränkt ist und kein anderweitiger Mammatumor vorhanden ist, handelt es sich meist um ein intraduktales, d. h. ein in situ Karzinom. Die axillären Lymphknoten sind in weniger als 10% der Fälle metastatisch befallen und die 5-Jahre-Überlebensrate beträgt 80–90%. Wenn ein Tumor vorhanden ist, handelt es sich immer um ein invasives Karzinom, die axillären Lymphknoten sind in bis zu 75% der Fälle befallen und das 5-Jahre-Überleben beträgt <50%.

Die Therapie richtet sich nach dem histologischen Befund. Bei ausschließlichem Mamillenbefall ohne Tumor (cave: ein Karzinom kann 2–3 cm von der Mamille entfernt vorliegen) wird eine *zentrale Segmentresektion mit axillärer Lymphonodektomie* und *Nachbestrahlung* der Brust durchgeführt. Beim Vorliegen eines Tumors wird eine *modifiziert-radikale Mastektomie* mit *axillärer Dissektion* vorgenommen. Die Wertigkeit der Radio- und Chemotherapie ist wegen der niedrigen Fallzahlen unbekannt.

13.7.3 Mammakarzinom

Epidemiologie Das Mammakarzinom ist die häufigste Krebserkrankung der Frau. Die höchste **Inzidenz** wird in den USA (Hawaii) mit 93,9, Kanada 58–74, Westeuropa mit 44–72 und Australien mit 60/100000 Frauen erreicht, während sie in Süd- und Osteuropa wie auch in den anderen Kontinenten wesentlich niedriger (um 20–40/100000) liegt. Es gibt also geographische und auch rassische Unterschiede in der Verteilung der Inzidenz. Die Inzidenz ist in den letzten Jahren im Durchschnitt mit 1,5% gestiegen. In Deutschland erkranken 7% aller Frauen an Brustkrebs.

Die *Bedeutung der Umweltfaktoren* lässt sich am besten am Beispiel der Emigrantinnen verdeutlichen, die spätestens in der zweiten Generation die Inzidenzraten des Gastlandes erreichen (z. B. Asiatinnen in den USA oder Afrikanerinnen in Israel).

Die **Mortalität** des Mammakarzinoms beträgt zwischen 5 (Japan) und 27/100000 (England), d. h. dass insgesamt 65% aller Mammakarzinom-Patientinnen infolge ihrer Erkrankung versterben. Diese Mortalitätsrate ist seit Jahrzehnten stabil, sodass in Anbetracht der Zunahme der Inzidenz eine leichte Verbesserung der Prognose verzeichnet werden kann. Mit der breiten Anwendung von Screening-Untersuchungen (Mammographie) wird erwartet, dass die Inzidenz steigen wird (mehr früh erkannte Fälle) und die Mortalität abnimmt. Der **Altersmedian** beim Mammakarzinom ist 57 Jahre, wobei die Inzidenz bis zu 45 Jahren steil ansteigt, dann bis 50 Jahren eine Plateauphase erreicht, um bei den >50-Jährigen erneut zuzunehmen.

13.7.3.1 Ätiologie

Die Ursache des Mammakarzinoms ist *unbekannt*. Es gibt jedoch zahlreiche **Risikofaktoren**, die durch großangelegte Studien erarbeitet wurden (Tab. 13.15). Insgesamt gilt, dass für die Ursache des Mammakarzinoms

- bei **prämenopausalen Frauen** die *genetische Prädisposition* bzw. eine Störung der *hypophysär-ovariellen Achse*, während
- bei **postmenopausalen Frauen** *Adipositas, Ernährung* und *endokrine Interaktionen* überwiegen.

Viele der in der Tabelle 13.15 aufgeführten Risikofaktoren sind interdependent. So können Rassen- und geographische Unterschiede nicht unabhängig vom sozioökonomischen Status und von der Ernährung betrachtet werden. Für Frauen in den westlichen europäischen Industrienationen und in den USA und Kanada treffen diese Faktoren gleichzeitig zu und können nicht getrennt berücksichtigt werden.

Bei ca. 5% bis 10% aller Patientinnen mit Mammakarzinom liegt der Erkrankung eine **genetische Prädisposition** zugrunde. Hierbei spielen neben dem p53-Gen und dem AT-Gen (Ataxia teleangiectatica) vor allem das BRCA-1- und das BRCA-2-Gen eine besondere Rolle. BRCA-1 und BRCA-2 (Breast Cancer Gen 1 bzw. 2) gehören zur Gruppe der sog. Tumorsuppressorgene, deren Aufgabe darin besteht, die Zelle vor maligner Entartung zu schützen. Für die Entstehung eines Karzinoms ist allerdings der vollständige Funktionsverlust eines Suppressorgenes erforderlich, das in der Zelle in Form zweier Allele vorliegt. Wird ein Allel des Tumorsuppressorgenes in mutierter Form vererbt, führt eine Spontanmutation des zweiten Allels auf zellulärer Ebene zu einer Aufhebung der Tumorsuppression und damit zur Transformation der Zelle. Die Häufigkeit, in der Mutationen im BRCA-1-Gen in belasteten Familien auftreten bzw. an der Tumorentstehung beteiligt sind, ist in belasteten Familien verschiedener Populationen (russische, israelische, isländische Populationen) unterschiedlich. In der deutschen Bevölkerung konnten ca.

Tab. 13.15: Risikofaktoren beim Mammakarzinom.

Gruppe der Risikofraktoren	Risikofraktoren	Risiko erhöht
demographisch	Alter	ab 30 Jahre
	Geschlecht	Frauen 160 × häufiger als Männer
	Rasse	weiße
	Sozialstatus	höherer Sozialstatus
Familienstand	unverheiratet	Risiko um 40 % höher bei
Parität	Nulliparität	Nulliparae + Alleinstehende
	Zeitpunkt der ersten Geburt	1. Geburt >35 Jahre
Menstruation	Menarche	früh
	Menopause	spät (>50 Jahre)
Familienanamnese	Mammakarzinom bei a) Verwandten ersten Grades (Mutter, Vater) b) Mutter und Schwester oder zwei Schwestern c) Verwandete ersten Grades mit Mammakarzinom prämenopausal oder bilateral d) familial cancer syndrome (Li-Fraumeni-Syndrom)	 a) Risiko 2–3 × höher b) Risiko 5 × höher c) Risiko zusätzlich erhöht d) autosomal dominanter Erbgang
Ernährung	Adipositas bei über 50-Jährigen	80 %ige Risikoerhöhung pro 10 kg Gewichtszunahme
benigne Brusterkrankungen	Mastopathie mit duktaler oder lobulärer Hyperplasie	Risiko 8 × höher bei Proliferation mit Atypien
ionisierende Strahlen	Bestrahlungen Atombombenexposition	Risiko proportional zur Strahlenstärke erhöht, Latenz 10–15 Jahre
Tumoranamnese	Ovarialkarzinom Endometriumkarzinom kolorektale Tumoren	Risiko 3–4 × höher Risiko 1–2 × höher Risiko 2 × höher

20–25 % der familiären Mammakarzinomfälle durch Veränderungen im BRCA-1-Gen erklärt werden. Weitere 15–20 % basieren auf einer Veränderung des BRCA-2-Gens. Das BRCA-1-Gen ist auf dem langen Arm von Chromosom 17 lokalisiert und besteht aus 24 Exons. Das BRCA-2-Gen liegt auf Chromosom 13. Zwei weitere Tumorsuppressorgene p53 (auf dem langen Arm des Chromosoms 17; 17q13) und AT (Ataxia teleangiectatica Gen) sind für einen vermutlich sehr geringen Anteil familiärer Mammakarzinome verantwortlich. Das veränderte p53-Gen prädisponiert Patientinnen zu einem mit multiplen Neoplasien einhergehenden familiären Li-Fraumenti-Syndrom und ist bei der Entstehung sporadischer Mammakarzinome beteiligt. Das familiär auftretende AT-Syndrom geht ebenfalls mit einem erhöhten Mammakarzinomrisiko einher.

Endokrine Faktoren spielen sicherlich eine wesentliche Rolle bei der Entstehung des Mammakarzinoms, allerdings ist man bislang auf indirekte Hinweise angewiesen. Das Erkrankungsrisiko ist bei Nulliparae, bei Frauen, die bei der ersten ausgetragenen Schwangerschaft älter als 35 Jahre sind, und bei Frauen, die in der Pubertät und in den jungen Jahren bestrahlt worden sind, signifikant höher. Einen *protektiven Effekt* haben ausgetragene Schwangerschaften im Alter unter 30 Jahren (v. a. vor dem 18. Lebensjahr), Multiparität und eine frühe Menopause. All diese Daten weisen darauf hin, dass die Tumorinitiation möglicherweise früh in der Pubertät durch eine endogene Stimulation von Brustwachstum und -entwicklung stattfindet.

Das Prolaktin gilt als Tumorpromotor für das Mammakarzinom in Tiermodellen.

Seine **Bedeutung beim Menschen** ist jedoch umstritten, zumal die Frauen, die früh schwanger werden und dann auch stillen (d. h. anhaltende hohe Prolaktinausschüttung) seltener an Mammakarzinom erkranken. Die Prolaktinkonzentration im Serum variiert bei Frauen mit Mammakarzinom bzw. mit familiärer Belastung.

Gestagene besitzen einen *protektiven Effekt* gegenüber der karzinogenen Wirkung des Östrogens am Endometrium, und sie werden auch mit Erfolg bei der Therapie des Mammakarzinoms eingesetzt. Trotzdem konnten bislang keine Veränderungen der Gestagenkonzentrationen im Serum oder im Urin beim Mammakarzinom nachgewiesen werden.

Die Bedeutung der **Östrogene** für die Initiation und Promotion des Mammakarzinoms wird seit vielen Jahren diskutiert. Die frühe Menarche und die früh einsetzenden regelmäßigen Zyklen stellen eindeutige Risikofaktoren für das Mammakarzinom dar und hängen hauptsächlich von der Östrogenausschüttung der Ovarien ab. Östrogene führen zu Proliferation und Wachstum der Brustdrüse. In Zellkulturen und in Tierversuchen führt die Östrogenzufuhr zur Tumortransformation. Untersuchungen bei Mammakarzinom-Patientinnen haben gezeigt, dass die Östrogenkonzentration im Serum um 15% bei prä- und 30% bei postmenopausalen Frauen gegenüber Kontrollen erhöht ist. Die Gesamtkonzentration des Östradiols im Urin ist bei Amerikanerinnen (erhöhtes Risiko) um 38–49% höher als bei Asiatinnen (niedriges Risiko).

Viele Studien haben sich mit dem Einfluss der Nahrungszusammensetzung und insbesondere des **Fettgehalts der Nahrung** auf die Entstehung des Mammakarzinoms beschäftigt. Diese Studien sind mit vielen Problemen behaftet, weil sie die anderen konkurrierenden Faktoren außer Acht lassen und weil die körperliche Aktivität und mithin der Energieabbau nicht objektiv messbar ist. Weder Fall-Kontroll-Studien noch prospektive Untersuchungen konnten einen Einfluss des Fettgehaltes auf die Brustkrebsentstehung nachweisen. Von den **Vitaminen und Spurenelementen** konnte lediglich bei erniedrigter *Vitamin-A-* und (fraglich) bei erniedrigter Selenkonzentration eine Erhöhung des Mammakarzinomrisikos festgestellt werden.

Regelmäßiger Alkoholkonsum (>24 g Alkohol/die) erhöht das Risiko eines Mammakarzinoms um 40–70% gegenüber Frauen, die nie Alkohol trinken. Der Einfluss des Alkohols scheint dosisabhängig zu sein. Das **Rauchen** weist bestimmte Antiöstrogen-Effekte auf (z. B. frühere Menopause bei Raucherinnen) und stellt keinen Risikofaktor dar.

Der Einfluss der **hormonellen Kontrazeption** und der **Hormonsubstitution** auf die Entstehung des Mammakarzinoms ist umstritten. In den meisten Studien, in denen eine leichte Erhöhung des Risikos beschrieben wird, wurden hochdosierte Kontrazeptiva untersucht, die gegenwärtig nur noch sehr selten verabreicht werden.

Eine allgemeine Östrogensubstitution über viele Jahre bei postmenopausalen Frauen führt zu einer leichten Erhöhung des Risikos eines Mammakarzinoms. Auch eine Kontrazeption mittels Depot-Medroxyprogesteronacetat führt zu einer leichten Risikoerhöhung (relatives Risiko = 2,6). Insgesamt kann jedoch festgestellt werden, dass die positiven Auswirkungen einer Hormonsubstitution (weniger Osteoporose und kardiovaskuläre Erkrankungen) das Risiko eines Mammakarzinoms um ein Vielfaches überwiegen.

Eine Hormonsubstitution sollte jedoch bei Frauen mit hohem Brustkrebsrisiko nicht durchgeführt werden, weil es zu einer synergistischen Wirkung kommen kann.

13.7.3.2 Pathologie, Tumorausbreitung, Klassifikation

Das Mammakarzinom ist in seiner klinischen und morphologischen Erscheinung und im Verlauf sehr vielfältig. Aus Gründen der Systematik wurde 1981 von der **WHO eine histologische Klassifikation** entwickelt, die mit *biologischen* und *klinischen Eigenschaften* korreliert:

1. **nicht invasiv:** Carcinoma ductale in situ (CDIS) und Carcinoma lobulare in situ (CLIS)
2. **invasive** Karzinome:
   - **häufig (80%):** duktal-invasiv, lobulär-invasiv
   - **selten (20%):** muzinös, medullär, papillär, tubulär, adenoid-zystisch, sekretorisch (juvenil), apokrin, metaplastisch, andere
3. **Morbus Paget** der Mamille

Allerdings findet gegenwärtig ein **Wandel bei der histomorphologischen Beurteilung** des Mammakarzinoms statt, indem die rein deskriptive Beurteilung mit *prognoserelevanten, funktionellen immunologischen* und *molekularbiologischen Bestimmungen* kombiniert wird, um bessere Aussagen über die Biologie des Tumors machen zu können. Mittels immunhistochemischer Methoden können mittlerweile eine Reihe von Bestimmungen von Genen und deren Produkte durchgeführt werden, die Aufschluss über Differenzierungsgrad und Wachstumsregulation geben.

Histomorphologische Besonderheiten einzelner invasiver Karzinomtypen sind im Folgenden dargestellt:

1. **Duktal-invasives Karzinom** (70–80% aller invasiven Karzinome): meist solitärer, tastbarer Tumor. **Makroskopisch** ist es weißlich-grau mit gelblichen Stippchen, derb, mit unregelmäßiger, strahliger Kontur. Eine desmoplastische Reaktion (Kollageneinlagerungen) bestimmt oft die Konsistenz, die mit einer unreifen Birne vergleichbar ist (zirrhös, aus dem Griechischen „skirros" = hart). **Mikroskopisch:** Zellen strangförmig oder in Nestern angeordnet und das bindegewebige Stroma infiltrierend, mit primitiven Tubuli und glandulären Formationen. Häufig ist eine begleitende intraduktale Komponente. Die Zellen sind relativ groß mit prominenten Nucleoli. Mitosen und Nekroseareale sind häufig. An der Tumorperipherie wird oftmals eine lymphozytäre Infiltration (T-Lymphozyten) gesehen.
2. **Lobulär-invasives Karzinom** (10% aller invasiven Karzinome): **Makroskopisch** wie das duktal-invasive Karzinom (s. o.), häufiger jedoch multifokal und multizentrisch. **Mikroskopisch:** kleine, uniforme Zellen einreihig nacheinander angeordnet (wie im „Gänsemarsch", engl. „indian file") im Stroma, auch konzentrische Infiltration der Stroma um normale Ductuli. Die Zellen enthalten zytoplasmatisches Muzin, Casein und Lactalbumin, die mittels Antikörper dargestellt werden können.
3. **Medulläres Karzinom** (3% aller invasiven Karzinome): **Makroskopisch:** weiche, gegen die Umgebung gut abgegrenzte weißlich-graue Knoten. **Mikroskopisch:** große, pleomorphe Zellen, ungeordnet im Stroma vorliegend, häufig Mitosen und lymphozytäre Infiltration. Obwohl der Aspekt einem entdifferenzierten Muster entspricht, ist die Prognose dieser Karzinomform eindeutig besser als bei den ersten zwei Karzinomen.
4. **Muzinöses Karzinom** (2% aller invasiven Karzinome): Makro- und mikroskopisch auffallend eine große Menge an extrazellulärem Muzin mit kleinen Tumorzellhaufen. Die Prognose ist vergleichsweise gut, wenn keine weiteren Karzinomformen vorhanden sind.
5. **Tubuläres Karzinom** (1% aller invasiven Karzinome): Synonym: „gut differenziertes Karzinom", weil es aus einreihigen Zellformationen besteht, die zu sog. Tubuli zusammengesetzt sind, die das Stroma infiltrieren. Die Tubuli sind zahlreich, mit offenen Lumina und sind abgewinkelt („tear drop"). Das reine tubuläre Karzinom hat eine Heilungsrate von über 90%.
6. **Sekretorisches (juveniles) Karzinom:** Sehr selten, kommt v. a. im Kindesalter vor und ist durch eine große Menge an intra- und extrazellulärer Matrix gekennzeichnet. In reiner Form ist die Prognose sehr gut.
7. **Adenoid-zystisches Karzinom** (<1% aller invasiven Karzinome): Histologisch identisch mit Tumoren der Speicheldrüsen und der Bronchien mit wabenförmiger Zellanordnung. Die Prognose ist gut.
8. **Metaplastisches Karzinom:** Als Besonderheit enthält diese seltene Karzinomform Zellverhornungen, Knorpel- und Knochengewebsanteile.

1–2% der Mammakarzinome sind **inflammatorisch**, wobei diese Bezeichnung keine histologische, sondern eine klinisch-pathologische ist. Es handelt sich um Karzinome, die mit *Rötung, Schwellung* und *Überwärmung* der Brust einhergehen und an eine Mastitis erinnern. Tastbare Tumoren können fehlen. Das histologische Korrelat besteht nicht aus Entzündungszeichen, sondern aus einer lymphogenen kutanen Infiltration durch den meist entdifferenzierten Tumor. Die Prognose dieser Karzinome ist sehr schlecht.

Das **Cystosarcoma phylloides** ist ein in der Regel benigner, solitärer, großer und immer palpabler Tumor, der die darüber liegende Haut der Brust dehnt und strafft. Der Aspekt wird von großen, blattförmigen Lappen (gr. phyllon = Blatt) bestimmt, die auf der Schnittfläche nekrotische Erweichungsbezirke mit Zysten und fleischig-glasigen Gewebearealen aufweisen. Eine maligne Entartung tritt in etwa 27% auf und die Therapie richtet sich nach der Bösartigkeit. In den meisten Fällen wird eine Resektion im Gesunden durchgeführt, bei Malignität wird wie beim invasiven Mammakarzinom behandelt, jedoch kann auf die axilläre Lymphonodektomie verzichtet werden, da keine LK-Metastasen (hämatogene Metastasierung!) beobachtet werden.

Die histologische Untersuchung des Mammakarzinompräparates sollte von erfahrenen Pathologen standardisiert durchgeführt werden. Die meisten Tumoren sind heterogen und bei der Beurteilung des Differenzierungsgrades gibt es häufig eine erhebliche Diskrepanz zwischen verschiedenen Untersuchern.

Folgende **histomorphologischen Aspekte** sind klinisch relevant und sollten vom Pathologen erfasst und beschrieben werden:

- **Primärtumor:** Größe in Zentimeter einschließlich Größe der intraduktalen Komponente, tumorfreie Umgebung (falls mikroskopisch nicht im Gesunden entfernt wird ein Rl in die pTNM-Klassifikation aufgenommen), histologischer Typ n. WHO (s. o.), Tumorzelleinbruch in Lymph- oder Blutgefäße, Umgebungsreaktion (Lympho-/Leukozyten), histologisches und zytologisches Grading (nach Bloom und Richardson), zentrale Nekrosen, Befall der Haut, Pektoralisfaszie, Mamille, Multizentrizität (auch intraduktale Komponente)
- **Lymphknoten:** Zahl der untersuchten und der befallenen Lymphknoten (getrennt nach den Leveln I–III), Unterteilung in Makro- (= 2 mm) und Mikrometastasen <2 mm), Kapseldurchbruch.

Metastasierung: Das Mammakarzinom kann sich frühzeitig *intraduktal* (lokal), *lymphogen* und *hämatogen* ausbreiten.

Die **lymphogene Metastasierung** betrifft in erster Linie die *axillären*, *infraklavikulären* und *parasternalen* (entlang der A. mammaria interna-Gefäße) Lymphknoten, die als regionäre Lymphknoten bezeichnet werden. Eine lymphogene Aussaat liegt bei ca. 50% aller Mammakarzinome vor.

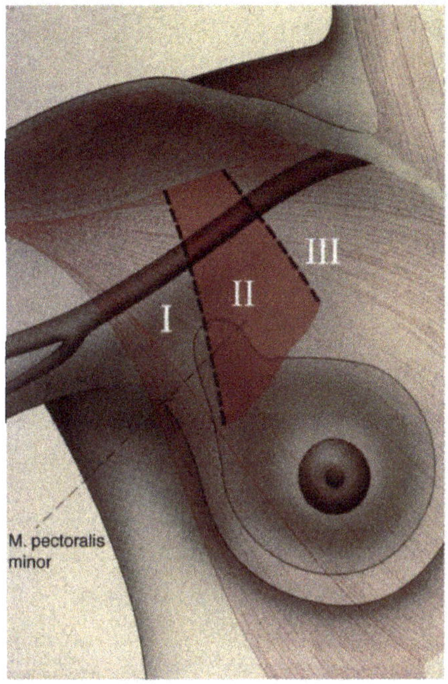

Abb. 13.37: Axilläre Lymphknotenstationen beim Mammakarzinom

Die axillären Lymphknoten werden in 3 Gruppen (Etagen oder Levels) eingeteilt (Abb. 13.37):

- *Level I* (untere Axilla): Lymphknoten lateral des lateralen Randes des M. pectoralis minor;
- *Level II* (mittlere Axilla): Lymphknoten zwischen dem medialen und lateralen Rand des M. pectoralis minor und die interpektoralen (Rotter-)Lymphknoten;
- *Level III* (obere Axilla): Lymphknoten medial des medialen Randes des M. pectoralis minor einschließlich der als subklavikulär, infraklavikulär oder apikal bezeichneten Lymphknoten.

Jede weitere Lymphknotenmetastase wird als **Fernmetastase** klassifiziert (Ausnahme: intramammäre Lymphknoten, die als axilläre Lymphknoten klassifiziert werden).

65–70% aller Mammakarzinome weisen **hämatogen** entstandene **okkulte Mikrometastasen** zum Zeitpunkt der Diagnosestellung auf, die zumindest in *Knochen* mittels Knochenmarkspunktionen unter Studienbedingungen festgestellt werden können. Diese Metastasen werden nach einer unterschiedlich langen Latenzphase klinisch erfassbar:

- **Skelettsystem 50%,** in absteigender Reihenfolge: Wirbelsäule, Becken, Rippen, Femurkopf, Schädel
- **lokoregionär 15%:** Thoraxwand, Lymphabflussgebiete
- viszerale Metastasen 12%: Leber, Lungen

In der Finalphase werden meist *multiple Metastasen in fast allen Organen* gefunden.

Tab. 13.16: TNM – klinische Stadieneinteilung der Mammakarzinome.

Tumor	Beschreibung
Tx	Primärtumor kann nicht beurteilt werden
T0	kein Anhalt für Primärtumor
Tis	Carcinoma in situ (CDIS, CLIS, M. Paget ohne Begleittumor)
T1	Tumor ≦2 cm
T1a	≦0,5 cm
T1b	≦1 cm
T1c	≦2 cm
T2	Tumor ≦5 cm
T3	Tumor ≦5 cm
T4	Tumor jeder Größe mit direkter Ausdehnung auf Brustwand oder Haut (nicht Pektoralis-Muskulatur!)
T4a	Ausdehnung auf die Brustwand (Rippen, Interkostalmuskulatur, M. serratus)
T4b	Hautödem (einschl. Apfelsinenhaut), Ulzerationen der Brusthaut oder Satellitenmetastasen der ipsilateralen Brust
T4c	4a und 4b gemeinsam
T4d	inflammatorisches Karzinom
Lymphknoten	
Nx	regionäre Lymphknoten können nicht beurteilt werden
N0	keine befallenen regionären Lymphknoten
N1	Metastasen in beweglichen ipsilateralen Lymphknoten
N2	Metastasen in ipsilateralen Lymphknoten untereinander oder an andere Strukturen fixiert
N3	Metastasen in ipsilateralen Lymphknoten entlang der A. mammaria interna
Metastasen	
Mx	Fernmetastasen nicht beurteilbar (z. B. keine spezifischen Untersuchungen durchgeführt)
M0	keine Fernmetastasen
M1	Fernmetastasen

Tab. 13.17: Pathologische Klassifikation pTNM beim Mammakarzinom.

pT	entspricht den T-Kategorien
pNx	regionäre Lymphknoten nicht beurteilbar (nicht entnommen oder früher entfernt)
pN0	keine regionären Lymphknotenmetastasen
pN1	Metastasen in beweglichen ipsilateralen Lymphknoten
pN1a	nur Mikrometastasen (<0,2 cm)
pN1b	zumindest eine Lymphknotenmetastase >0,2 cm
pN1bi	Metastasen in 1–3 Lymphknoten, nur eine >0,2 cm, alle <2 cm
pN1bii	Metastasen in > 4 Lymphknoten, nur eine >0,2 cm, alle <2 cm
pN1iii	Ausdehnung der Lymphknotenmetastasen über die Lymphknotenkapsel hinaus, alle <2 cm
pN1biv	Metastasen in Lymphknoten = 2 cm in größter Ausdehnung
pN2	Metastasen in ipsilateralen Lymphknoten untereinander oder an andere Strukturen fixiert
pN3	Metastasen in ipsilateralen Lymphknoten entlang der A. mammaria interna
pM	entspricht den M-Kategorien, bioptische Sicherung erforderlich

Die **klinische** (d. h. die Einteilung basiert auf prätherapeutischen Befunden, eine histologische Sicherung liegt nicht vor) **TNM-Einteilung** der Mammakarzinome ist in der Tabelle 13.16 dargestellt. Nach Erhalt der Histologie und nach Durchführung der paraklinischen Untersuchungen (mindestens: Röntgen-Thorax, Ultraschall- oder CT-Leber, Knochenszintigramm) wird die endgültige **pathologische Klassifikation „pTNM"** festgelegt. Sie unterscheidet sich von der TNM-Einteilung nur in bezug auf die *axillären Lymphknoten*, die weiter charakterisiert werden, und auf die Resttumormenge (R) (Tab. 13.17). Die pathologische Klassifikation setzt die Entfernung der axillären Lymphknoten des Levels I, II voraus (also >10 Lymphknoten).

Bei der pTNM-Klassifikation sollte auch die **Resttumormenge** bzw. die operative Entfernung im Gesunden erwähnt werden, damit die Notwendigkeit einer Reoperation (Nachresektion bei brusterhaltender Therapie, s. u.) und die Planung der Bestrahlung geklärt werden kann:

- *Rx:* Vorhandensein von Residualtumor kann nicht beurteilt werden, *R0:* kein Residualtumor, *R1:* mikroskopischer Residualtumor, *R2:* makroskopischer Residualtumor (*R1* und *R2* = Tumor nicht im Gesunden entfernt).

Der **Differenzierungsgrad (Grading)** entspricht der Einteilung der anderen Malignome:

- *Gx:* Differenzierungsgrad kann nicht bestimmt werden, *G1:* gut differenziert, *G2:* mäßig differenziert, *G3:* schlecht differenziert, *G4:* undifferenziert.

13.7.3.3 Diagnose

Die meisten Mammakarzinome finden sich im **äußeren oberen Quadranten (40–50%)**, während der innere untere Quadrant (5–7%) am seltensten betroffen ist (Abb. 13.38).

Anamnese: Das Mammakarzinom ist in über 90% der Fälle **asymptomatisch** (Ausnahmen sind der M. Paget der Mamille und das inflammatorische Mammakarzinom). In 60–70% der Fälle tastet die Patientin selbst einen **Knoten in der Brust**, wobei die Vorstellung beim Arzt in der Regel erst nach Wochen bis Monaten erfolgt. Selten werden zirkumskripte Schmerzhaftigkeit, Ameisenlaufen und Kribbeln angegeben. Bei der Anamnese sollte bei prämenopausalen Frauen erfragt werden, ob der/die getasteten Knoten vor der Menstruation größer und schmerzhafter ist/sind (spricht gegen ein Karzinom, schließt es allerdings nicht aus). Jeder neu aufgetretene Knoten in der Postmenopause ist dringend auf ein Karzinom verdächtig (seltene Ausnahme: zyklische Hormonsubstitution!).

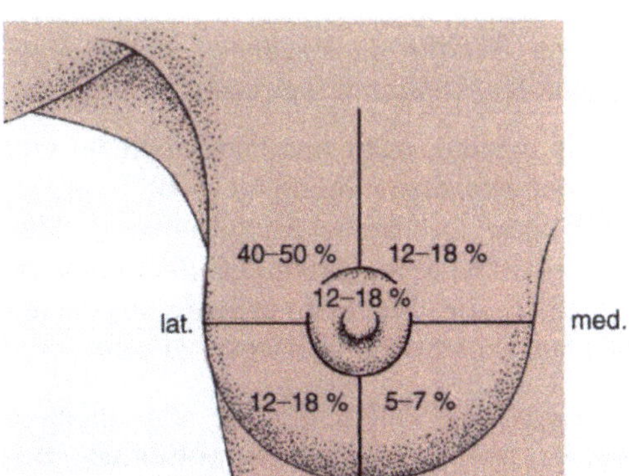

Abb. 13.38: Häufigste Lokalisation des malignen Mammatumors ist der obere äußere Quadrant mit nahezu der Hälfte aller Karzinome

Befund: Bei der **Inspektion** sollten folgende Aspekte beurteilt werden (s. Abschnitt 11.5.4.2):

- neu aufgetretene *Größen- und Formunterschiede* der Brüste
- unterschiedliches *Verhalten der beiden Brüste* beim Anheben der Arme
- einseitige *Einziehung der Mamille*, der Haut und „Apfelsinenhaut" (*peau d'orange*)
- ekzematöse Veränderung der Mamille, der Areola, Absonderung aus der Mamille (spontan oder auf Druck) als Hinweis auf M. Paget, intraduktale Papillome
- Rötung, Schwellung der Brust, Armschwellung (Lymphödem)

Bei der **Palpation** sollte zuerst die nicht betroffene Brust untersucht werden, um einen Eindruck von der Konsistenz des Drüsenkörpers zu gewinnen. Verdächtige Veränderungen sind:

- umschriebene *Induration*, solitärer, derber und unregelmäßig konturierter *Knoten*
- geringe *Verschieblichkeit des Knotens* innerhalb der Brust, Fixierung unter der Haut (*Plateauphänomen*) oder auf der Unterlage
- Knoten in der Axilla oder supraklavikulär

Durch **Inspektion und Palpation** können nur ca. *80% der Mammakarzinome* diagnostiziert werden. Aus diesem Grunde sollten bei jedem Verdacht weitere diagnostische Schritte unverzüglich eingeleitet werden (Abb. 13.39).

Die **Mammographie** stellt die aussagekräftigste nicht invasive diagnostische Methode beim Mammakarzinom dar. Die Treffsicherheit beträgt bei postmenopausalen Frauen (>50 Jahre) 90–95%.

Die falsch-negativen Befunde sind bei jungen Frauen <36 Jahren und beim Vorliegen von schattendichter Mastopathie häufiger.

Hinweiskriterien für Karzinome sind Verdichtungen oder unscharf begrenzte Rundherde mit radiären Ausläufern (sog. *„Krebsfüße"*) und *strahlendichte Mikroverkalkungen* (mehr als 5 Körnchen) sternförmig, girlanden- und straßenartig („im Gänsemarsch") angeordnet (s. Abschnitt 11.5.4.2).

Die Mammographie wird im Rahmen von Früherkennungsmaßnahmen (Screening bei Frauen mit anamnestischen Risikomerkmalen), zur

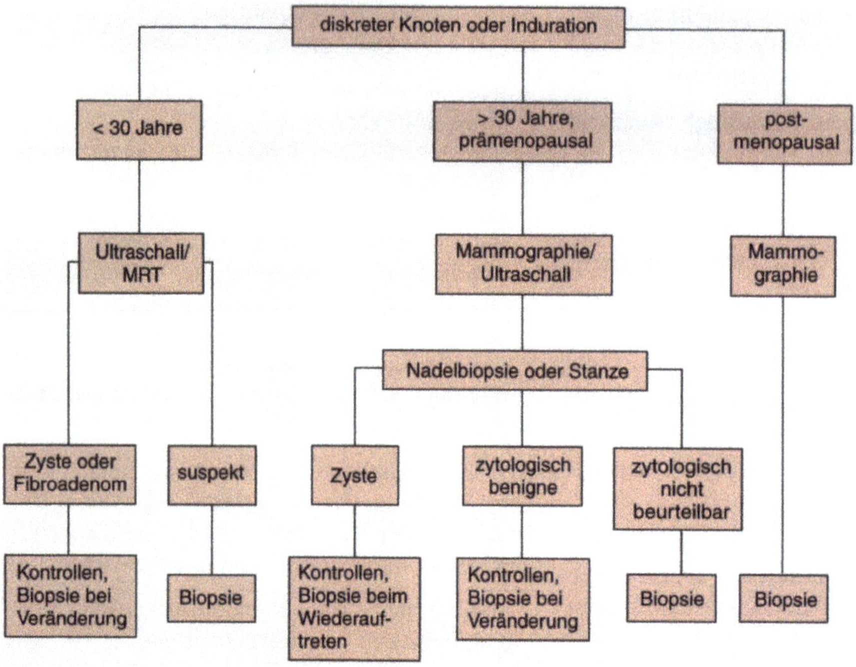

Abb. 13.39: Diagnostisches Vorgehen bei diskreten Veränderungen der Brust (nach Lichter et al., 1992)

Diagnose verdächtiger Knoten und präoperativ zur Markierung von nicht tastbaren Befunden mittels Draht eingesetzt. Intraoperativ wird das entfernte Gewebe radiologisch untersucht (Präparatradiographie), um bei makroskopisch unklaren Befunden die Entfernung des verdächtigen Gewebes in toto sicherzustellen.

Galaktographie: Bei einseitig aufgetretener, bräunlich-blutiger Sekretion aus der Mamille kann die Mammographie nach Einspritzen eines strahlendichten Kontrastmittels in die Milchgänge zur Diagnostik von intraduktalen Papillomen bzw. mamillennahen Tumoren eingesetzt werden (Galaktographie). Pathologisch sind Gangabbrüche, die in 40% auf Papillome und 25–30% auf Karzinome hinweisen.

Die **sonographische** Untersuchung der Brust (s. Abschnitt 11.5.4.2) erlaubt die Unterscheidung zwischen *soliden* und *zystischen Befunden* (besser als die Mammographie!) und kann zur *Punktion* verdächtiger Herde eingesetzt werden.

- Die *Dignitätsaussage* ist bei kleinen Tumoren (<0,7 cm) ungenauer als bei Mammographie.
- *Mikrokalzifikationen* können nicht erfasst werden, und aus diesem Grunde kann gegenwärtig die Ultraschalluntersuchung nicht als Screening-Methode verwendet werden.
- Bei *Tumoren >0,7 cm* erreicht die Treffsicherheit in geübter Hand diejenige der Mammographie. Verdachtskriterien sind: unregelmäßige Randkontur, keine Abgrenzbarkeit gegenüber der Umgebung, Echodichte und Schallauslöschung.

Ultraschallgeräte mit **farbkodierter Doppler-Ausrüstung** vermögen Aussagen über die vermehrte Durchblutung mit wirrem Gefäßmuster verdächtiger Bezirke zu machen („*Neoangiogenese*") und den Malignitätsverdacht zu erhärten.

MRT: Als weitere, nicht invasive Methode wird die Magnetresonanztomographie (MRT) eingesetzt, die keine Strahlenbelastung aufweist. Mittels MRT können *keine Mikrokalzifikationen* erfasst werden, die Methode scheint aber allen Untersuchungsmethoden überlegen zu sein

- bei jungen Patientinnen mit sehr dichtem Drüsenkörper zur Detektion auffälliger Befunde
- zum Ausschluss einer Multizentrizität
- bei der Diagnostik im *vorbestrahlten Gewebe* nach brusterhaltender Therapie und

- nach *plastischer Brustrekonstruktion* mit Silikonimplantaten und mit körpereigenem Gewebe.

Wesentlich scheint die Möglichkeit einer Unterscheidung zwischen fibrotischem Gewebe bzw. Narbengewebe und Karzinom. Durch die **Kontrastmittelgabe** (Gadolinium-DTPA) erfolgt die Detektion und die Darstellung von Befunden über Ausmaß, Form und Intensität der Vaskularisation. Dies ermöglicht eine Unterscheidung zwischen Vernarbungen (keine Kontrastmittelspeicherung) und Karzinomrezidiven (hohe und frühe Speicherung).

Zytologie: Wenn ein verdächtiger Befund getastet oder sono- bzw. mammographisch festgestellt worden ist, kann dieser mittels **Feinnadelpunktion** (unter bildgebender Kontrolle) und nachfolgender zytologischer Untersuchung weiter abgeklärt werden. Sie versagt aber oftmals bei soliden (zirrhösen) Befunden, weil keine Zellen gewonnen werden. Vor allem bei tastbaren Herden kann mit **Tru-Cut**-Nadeln (engl. core-cut Biopsie) *oder auch Drill- bzw. Stanzbiopsie* in Lokalanästhesie ein Gewebezylinder gewonnen werden, in dem die **histologische Diagnose** gestellt und auch eine Rezeptorbestimmung durchgeführt werden kann. Die Gefahr einer Verschleppung von Tumorzellen wird als vernachlässigbar angesehen.

Biopsie: Die Diagnosesicherung erfolgt aber meistens durch operativ entnommene Biopsie, wobei der Grundsatz gilt: *Lieber einmal zu viel als einmal zu wenig operativ vorgehen.*

Es gehört leider auch heute noch zum klinischen Alltag, dass die Diagnose eines Karzinoms dadurch verschleppt wird, dass Patientinnen mit Knoten in der Brust von ihren Ärzten über Monate oder sogar Jahre „beruhigt" und nur kontrolliert werden.

Die Gewebsentnahme kann als alleiniger operativer Eingriff **(zweizeitiges Vorgehen bei unklaren Befunden)** oder im Rahmen der definitiven operativen Versorgung mit Schnellschnittdiagnose durchgeführt werden **(einzeitiges Vorgehen bei hochgradigem Verdacht auf ein Karzinom)** und sollte immer die **vollständige Entfernung des suspekten Bezirks** einschließlich einer Gewebsmanschette unverdächtigen Gewebes anstreben.

Bei nicht palpablen Befunden sollte präoperativ eine *sonographisch-* oder *mammographisch-gesteuerte* **Drahtmarkierung** erfolgen, damit das suspekte Areal geortet werden kann, das ansonsten makroskopisch nicht auffindbar wäre.

Das entnommene Gewebe sollte nicht nur histologisch beurteilt werden (s. o.), sondern auch einer Reihe von Zusatzuntersuchungen unterzogen werden. Im Gewebe werden biochemisch oder immunhistochemisch die **Rezeptoren für Östrogen und Progesteron** und mittels Durchflusszytometrie der **S-Phasen-Anteil und die Ploidie des Tumors** (zur Methode s. Abschnitt 13.4.2.2) bestimmt.

Die **Steroidhormonrezeptoren** sind spezifische Kernproteine, an die das endogene Östrogen und Progesteron binden und die an der Wachstumsregulation der Mammakarzinomzellen beteiligt sind. Tumoren von prämenopausalen Patientinnen weisen in 50–60%, von postmenopausalen in 70–80% der Fälle Hormonrezeptoren auf (als positiv werden Werte >20 fmol/mg Cytosolprotein bezeichnet).

Hormonrezeptorpositive Tumoren weisen auf eine bessere Prognose hin (umstritten, gilt wahrscheinlich nur für den Progesteron-Rezeptor-Gehalt) und v. a. auf eine Beeinflussbarkeit des Tumorwachstums durch Hormontherapie. Bei rezeptorpositiven Tumoren kann in bis zu 80% der Fälle ein Therapieerfolg durch Hormontherapien mit GnRH-Analoga in der Prämenopause und mit Antiöstrogenen in der Postmenopause erzielt werden (s. Abschnitt 15.2.2.7).

Eine Bestimmung von HER-2 ist, da eine therapeutische Konsequenz daraus zu ziehen ist, ebenfalls anzustreben und wird von entsprechenden Expertengremien gefordert. Das HER-2-Gen wurde 1985 bei der Ratte entdeckt und codiert ein zellmembranständiges Rezeptorprotein. Die Amplifikation führt zu einer deutlichen Überexpression des Rezeptorproteins an der Zelloberfläche. Durch Bindung des entsprechenden Liganden führt dies bei der Zelle zu einem vermehrten Proliferationsreiz. Der Nachweis einer HER-2-Überexpression (dreifach positiv) erfolgt mittels Antikörper. Darüber hinaus kann durch Einsatz der sog. FISH-Technik (Fluoreszenz In Situ Hybridisierung) die Amplifikation des Genes nachgewiesen werden. Bei Nachweis einer Überexpression (dreifach positiver Nachweis des Rezeptorproteins) kann therapeutisch ein spezifischer Antikörper in Form des Trastuzumabs (Herceptin) eingesetzt werden.

Im Mammakarzinomgewebe sind zahlreiche **weitere Onkogene** (HER-2/neu, c-ras, c-myc, int-1, int-2), Suppressorgene (p53, RB-1), Wachstumsfaktoren, Tumorantigene, Enzyme und Rezeptoren bestimmt worden, denen eine prognostische Bedeutung beigemessen wird. Diese Bestimmungen werden noch im Rahmen von wissenschaftlichen Studien untersucht und haben noch keine unmittelbare klinische Bedeutung.

Von den Tumormarkern werden CEA und CA 15-3 präoperativ und im Rahmen der Nachsorge des Mammakarzinoms eingesetzt.

Während über lange Zeit routinemäßig zur Erfassung einer Metastasierung eine *Röntgen-Untersuchung des Thorax*, *Ultraschall der Leber* und ein *Knochenszintigramm* durchgeführt wurde, erfolgt die Nachsorge derzeit klinisch orientiert und symptombezogen. Wesentlich ist die Erhebung einer exakten Anamnese, wobei nur bei Auftreten von entsprechenden Symptomen wie Schmerzen im Bewegungsapparat bzw. Dyspnoe eine gezielte apparative Diagnostik der Organe Lunge und Knochen erfolgt. Wesentlich ist auch die klinisch orientierende Untersuchung, wobei im Vordergrund die Erhebung des Lokalbefundes steht zum Ausschluss einer lokoregionären Metastasierung. Dies wird ergänzt durch diagnostische Maßnahmen in Form von Mammographie und Ultraschall.

13.7.3.4 Therapie

Die Therapie des Mammakarzinoms wird *multimodal* und *individualisiert* durchgeführt. Über **90%** aller Mammakarzinome sind **primär operabel**, sie gelten grundsätzlich als chemo- und radiosensibel und können durch endokrine Maßnahmen behandelt werden.

Brustoperationen können primär oder sekundär, d. h. nach erfolgter Chemo- oder Radiotherapie, eingesetzt werden (s. Abschnitt 15.1.7 und 15.2.7).

Folgende operative Vorgehen kommen zur Anwendung:

- **Brusterhaltende Operationen** werden in rund 60–70% aller Primärfälle durchgeführt, vor allem dann, wenn ein gutes kosmetisches Ergebnis erwartet wird und eine Exzision des Tumors einschl. der nicht invasiven Anteile mindestens 1 cm im Gesunden erfolgen kann. Dieses Vorgehen beinhaltet außer der lokalen Operation auch die axilläre Lymphonodektomie (s. u.) und die Nachbestrahlung der Restbrust (s. Abschnitt 15.7.1):
  - *Quadrantektomie:* Resektion des Tumors mit dem betroffenen Quadranten und der darüber liegenden Haut. Wird von einigen Zentren empfohlen, Heilungsverläufe wie bei der Segmentektomie, kosmetische Resultate erheblich schlechter
  - *Segmentektomie:* Resektion des Tumors mit ca. 1 cm des umgebenden Brustgewebes (Exzision im Gesunden). Die häufigste Operationsart (an der Universitäts-Frauenklinik Heidelberg: 2/3 aller Patientinnen mit Mammakarzinom)
  - *Tumorektomie:* einfache Exzision des Tumors ohne Berücksichtigung der Resektionsränder. Wird nur von wenigen Zentren empfohlen.
- **Modifizierte Radikaloperationen** werden durchgeführt, wenn das brusterhaltende Vorgehen nicht möglich ist (s. u. Indikationen und Kontraindikationen der brusterhaltenden Operationen):
  - *modifiziert-radikale Mastektomie nach Patey* mit Ausräumung der Axilla und Erhaltung des M. pectoralis major und evtl. des M. pectoralis minor. Es wird dabei die Brustdrüse vollständig von der Subkutis und vom Pektoralismuskel unter Mitnahme der Pektoralisfaszie abpräpariert und eine ovaläre Hautspindel mit entfernt. Diese Operation wird an der Universitäts-Frauenklinik Heidelberg primär in ca. 30% der Fälle durchgeführt.
- Die **radikale Mastektomie** (nach Rotter-Halsted) umfasst die vollständige Entfernung der Brustdrüse unter Mitnahme des M. pectoralis major **und** minor und mit Ausräumung der Axilla. Wird nur noch gelegentlich bei Infiltration der gesamten Pektoralismuskulatur durchgeführt. Bei partieller Infiltration der Pektoralismuskeln ist eine Teilresektion der Muskulatur ausreichend, weil die Ausdehnung der Operation die Ergebnisse nicht verbessert.

- Die **axilläre Lymphonodektomie** wird empfohlen, um die Prognose der Erkrankung abschätzen zu können (35% der klinisch als NO diagnostizierten Axillae weisen Lymphknotenmetastasen auf!) und um die Häufigkeit lokaler Rezidive zu senken:
  - *axilläre Revision* (= selektive axilläre Lymphonodektomie): Beurteilung der axillären Lymphknoten mit evtl. Entnahme nach makroskopischem Aspekt. Diese Methode ist *abzulehnen*.
  - *axilläre Dissektion* (= subradikale axilläre Lymphonodektomie): systematische Ausräumung der Lymphknotenetage I.
  - *Axillaausräumung* (= radikale axilläre Lymphonodektomie): systematische Ausräumung des axillären Fettkörpers unterhalb der V. axillaris mit den Lymphknoten der Gruppe I, II und evtl. III. Gilt als *Standardverfahren,* und es sollten dabei mindestens 10 *(meist jedoch ≧20)* Lymphknoten entfernt werden. Die früher durchgeführte über die V. axillaris hinausgehende Ausräumung verbessert die Prognose nicht, erhöht jedoch die Rate der Lymphödeme wesentlich.
- **Operative Brustrekonstruktionen** können im Rahmen der Primäroperation oder bei einer Zweitoperation mit autologem oder heterologem Material (Implantate) durchgeführt werden. Eine Rekonstruktion unterstützt oftmals die psychische und psychosexuelle Rehabilitation der Patientin. Als autologe Brustrekonstruktionen können thorakoepigastrische, Latissimus-dorsi- oder Rektus-abdominis-(TRAM-Lappen = **t**ransversaler **r**ektus **a**bdominis **m**uskulokutaner Schwenklappen) Schwenklappen durchgeführt werden.

Auswahl der Brustoperation – Indikationen: 60–70% der Mammakarzinome werden gegenwärtig **brusterhaltend operiert**. Dies liegt an dem größeren Anteil kleiner Karzinome und an der Erkenntnis, dass, bei richtiger Selektion und Durchführung, gleiche Ergebnisse wie bei radikalen Operationen erzielt werden können. Der Anteil der brusterhaltenden Operationen kann durch den Einsatz präoperativer (neo-adjuvanter) Chemotherapie erhöht werden. Voraussetzungen und Indikationen für eine brusterhaltende Operation sind:

- *Tumor <3 cm* im Durchmesser oder bei größeren Tumoren vernünftige Relation zur Brustgröße
  - *Tumorentfernung in toto* mit 1 cm tumorfreier Umgebung, bei oberflächlichem Tumorsitz Mitentfernung der darüber liegenden Haut
    Restbrust klinisch und mammographisch unauffällig (*keine Multizentrizität*)
    effiziente *Nachbestrahlung* muss möglich sein und von der Patientin vorab akzeptiert werden
  - optimale *Kooperation* zwischen Operateur, Strahlentherapeut, Onkologen und Histopathologen müssen gewährleistet sein
  - langfristige Nachsorge durch erfahrene Ärzte und unter Einsatz moderner diagnostischer Methoden garantiert
  - die Patientin muss sich nach ausführlicher und neutraler *Aufklärung* für die eingeschränkte Operation entscheiden und die Nachbestrahlung und Nachsorge akzeptieren.

Absolute Kontraindikationen der brusterhaltenden Operationen sind:

- *multizentrisches* Karzinom und diffuse *Mikrokalzifikationen*
- Kollagenerkrankungen mit Gefäßbeteiligung (keine Nachbestrahlung möglich)
- Strahlentherapie der Restbrust wird von der Patientin abgelehnt.

Relative Kontraindikationen: ausgedehntes *intraduktales Karzinom* im und um den Primärtumor, ausgedehnte *Lymphangiosis carcinomatosa* (einschl. inflammatorisches Karzinom), Frauen *unter 35–39 Jahre.*

Komplikationen der Brustoperationen sind *axilläre Serome* (ca. 10%), *Lymphödem* (ca. 4%, mehr oder weniger ausgeprägt, wobei schon geringe Lymphödeme v. a. bei jüngeren Frauen symptomatisch sein können), *Wundheilungsstörungen, unbefriedigende kosmetische Resultate* (bei brusterhaltenden Operationen bei *15–30%), psychosexuelle Störungen.*

Nach den meisten Brustoperationen werden adjuvante Chemo- oder Hormontherapien durchgeführt (s. Abschnitt 15.2.2.7).

13.7.3.5 Therapie des Lokalrezidivs

Als *lokoregionäre Rezidive* werden erneute Manifestationen des Mammakarzinoms im Quadranten des Primärtumors oder an anderer Stelle derselben Brust bezeichnet, die in den ersten 5 Jahren auftreten. Nach Ablauf von 5 Jahren muss man von einem *Zweitkarzinom* ausgehen. Insgesamt treten bei **5–8%** aller **Patientinnen Lokalrezidive** auf. Die Behandlung richtet sich nach der Art und nach dem zeitlichen Intervall seit der Primärtherapie und nach Sitz und Größe des Rezidivs:

- Nach **primärem brusterhaltendem Vorgehen** wird in den ersten 3 Jahren eine *einfache Mastektomie*, später oder in ausgewählten Fällen eine *Resektion* („wide excision") mit *erneuter Nachbestrahlung (ggf.* interstitielle Bestrahlung, s. Abschnitt 15.1.7) durchgeführt, wenn das kosmetische Resultat es erlaubt und eine (erforderliche) Nachbestrahlung möglich ist. Die *Prognose* des Mammakarzinoms wird durch Rezidive nach brusterhaltender Operation nicht negativ beeinflusst, wenn sie rechtzeitig erkannt werden.
- Nach **primärer Mastektomie** wird eine *lokale Tumorexstirpation* im Gesunden angestrebt und eine lokale *Nachbestrahlung* durchgeführt. Obwohl diese Rezidive (= Thoraxwandrezidive) klinisch früh erkannt werden, ist ihre Prognose ungünstiger als bei Rezidiven in der Restbrust nach Brusterhaltung, weil sie oftmals auf die darunter liegenden Gewebe (Rippen, Interkostalräume und Pleura) übergreifen.
- Bei **inoperablen Lokalrezidiven** ist im Einzelfall durch i. v. oder i. a. lokoregionäre *Chemotherapie* (mit Mitoxantron oder Epirubicin) eine bessere Operabilität oder bessere Bestrahlungsbedingungen erreichbar.

Eine *systemische Therapie* wird individualisiert durchgeführt: **Hormontherapie** bei positiven Hormonrezeptoren, **Chemotherapie**, wenn ein multipler Befall vorliegt und wenn der Tumor ungünstige Charakteristika aufweist (Lymphangiosis carcinomatosa, Grading III, S-Phase >5%, Hormonrezeptoren negativ). **Kontralaterale Mammakarzinome** werden wie die Primärkarzinome behandelt, unabhängig davon, ob es sich um ein simultanes bilaterales Mammakarzinom oder um ein kontralateral zeitlich später auftretendes Karzinom handelt. Bei Metastasenfreiheit wird eine optimale lokale Tumorkontrolle durch entsprechende Operationen (brusterhaltend oder Mastektomie) angestrebt. Bei distanter Metastasierung sollen die operativen und radiotherapeutischen Maßnahmen minimiert werden, um eine eben noch ausreichende lokale Tumorkontrolle zu gewährleisten, weil die Prognose der Erkrankung durch die Metastasen bestimmt wird.

13.7.3.6 Therapie des metastasierten Karzinoms

Metastasierte Mammakarzinome sind inkurabel, der Median der Lebenserwartung ist <2 Jahre. Lediglich bei Patientinnen, die auf eine Hormontherapie ansprechen, beträgt die mediane Lebenserwartung 3 1/2 Jahre. Wie in Abschnitt 15.2.2.7 dargestellt ist, sind die **Therapieziele** bei Metastasierung erstens die *Erhaltung von Lebensqualität*, zweitens die *Linderung der Symptomatik* und drittens erst *Verlängerung des Gesamtüberlebens*. Deshalb werden als systemische Therapien an **erster Stelle immer endokrine Therapien** eingesetzt, die mit deutlich weniger Nebenwirkungen behaftet sind. **Chemotherapien** sind primär bei akuter Symptomatik und imminentem Handlungsbedarf (z. B. Lymphangiosis pulmonum, foudroyante Lebermetastasen, Knochenmarkskarzinose) indiziert.

Ein **chirurgisches Vorgehen** ist bei *solitären kutanen* oder *Weichteilmetastasen* (z. B. kontralaterale axilläre Lymphome) und außerdem in folgenden Fällen sinnvoll:

- solitäre, operativ günstig zugängliche *Hirnmetastasen*. In der Regel ist jedoch eine primäre Ganzhirnbestrahlung vorzuziehen.
- *solitäre Lungenmetastasierung*; bei längerem rezidivfreiem Intervall, umstritten ist der Wert einer Pleurektomie bei isolierter Pleurakarzinose
- *Knochenmetastasierung,* sofern es sich um solitäre Herde handelt oder dadurch frühzeitiger eine Mobilisation erreichbar wird (z. B. Hüftgelenk)
- *Lebermetastasen* sind Ausdruck eines multifokalen Geschehen, auch wenn nur isolierte Metastasen dargestellt werden, so dass sich eine partielle Hepatektomie beim Mammakarzinom nicht bewährt hat

- *Wirbelsäulenchirurgie* (z. B. Stabilisierungsoperationen): palliativ zur Verhinderung einer Querschnittslähmung, bei Frakturgefahr.

13.7.3.7 Nachsorge

Die Nachsorgeintervalle bei Rezidivfreiheit betragen in den ersten 2 Jahren

- *3 Monate bei high-risk*-Patientinnen: befallene axilläre Lymphknoten, große Primärtumoren, keine Hormonrezeptoren, Grading II–III, hohe S-Phase und
- 6 Monate bei low-risk-Fällen.

Nach 2 Jahren kann auf Nachsorgetermine *alle 6 Monate* übergegangen werden. Erst **nach dem 5. Jahr** nimmt die Häufigkeit der Rezidive deutlich ab und die Nachsorge kann *einmal jährlich* stattfinden.

Die Nachsorgeuntersuchungen umfassen:

- *Zwischenanamnese*, Erfragen von entsprechenden klinischen Symptomen wie Beschwerden neu aufgetreten im Bereich des Skelettsystems, Hustenreiz, lang währender hartnäckiger Husten, Dyspnoe, Druckgefühl im Bereich des Oberbauches, Appetitlosigkeit, Übelkeit
- *Klinische Untersuchung*, im Vordergrund steht hier die Erhebung des Lokalbefundes, die Überprüfung der regionären Lymphabflussgebiete, im weiteren symptomorientierende Untersuchung wie Überprüfung einer Klopfschmerzhaftigkeit der Wirbelsäule, klinische Bestimmung der Lebergröße
- Mammographiekontrollen und Mammasonographiekontrollen
- *gezielte Labordiagnostik* bzw. weitere apparative Diagnostik in Form von *Lebersonographie*, *Rö-Thorax* oder auch *Skelettszintigraphie* in Abhängigkeit der klinischen Symptomatik.

13.7.3.8 Prognose

Die Prognose des Mammakarzinoms wird von den Risikomerkmalen bestimmt. Für **klinische Belange** werden an der Universitäts-Frauenklinik Heidelberg der *axilläre Lymphknotenbefall*, *Alter* (Menopausenstatus), *Grading*, die *Tumorgröße*, *Hormonrezeptorstatus*, *S-Phase* und *Ploidie* herangezogen.

Andere Prognosefaktoren wie *Onkogene* (HER-2/neu, p53), proteolytische *Enzyme* (Kathepsin-D, Plasminogenaktivatoren), Wachstumsfaktorrezeptoren (EGF-Rezeptor), Nachweis von Mikrometastasen im Knochen sind Gegenstand laufender Studien und haben gegenwärtig keine routinemäßige Anwendbarkeit.

Die *5-Jahre-Überlebensrate* beträgt insgesamt 67%, nach 10 Jahren leben 52% aller Patientinnen mit Mammakarzinomen. Das *5-Jahre-Gesamtüberleben* beträgt für nodal-negative (N0) Patientinnen 82% und für nodal-positive 59%.

13.7.3.9 Mammakarzinom im Alter

Bei Frauen älter als 70 Jahre (entscheidend ist das biologische Alter) muss bei jeder Therapieentscheidung zwischen der Prognose des Tumorleidens und der konkurrierenden Begleiterkrankungen bzw. der statistischen Lebenserwartung abgewogen werden. Anzustreben ist in jedem Falle eine optimale lokale Tumorkontrolle (großzügige Tumorektomie, Mastektomie). Viele dieser Eingriffe können auch in Lokalanästhesie durchgeführt werden.

Innerhalb von Studien wird überprüft, ob bei nicht palpablen axillären Lymphknoten auf eine axilläre Lymphonodektomie verzichtet werden kann.

Als adjuvante Therapiemaßnahme hat eine **Antiöstrogentherapie** auch bei negativem Hormonrezeptorstatus absolute Priorität. Adjuvante Chemotherapien sind nur in Einzelfällen indiziert. Bei *Metastasierung* sind nach Versagen von Hormontherapien niedrig-dosierte *Monochemotherapien* (z. B. Epirubicin wöchentlich fraktioniert) einzusetzen.

13.7.3.10 Mammakarzinom in der Schwangerschaft

Etwa 3% der Mammakarzinome werden in der Schwangerschaft diagnostiziert. Die tatsächliche Inzidenz ist vermutlich höher, weil kleine Tumoren in der Brust einer Schwangeren nur sehr schwierig diagnostizierbar sind. Da das Durchschnittsalter der Schwangeren in den letzten 2 Jahrzehnten gestiegen ist, dürfte die Inzidenz künftig weiter zunehmen.

Die **klinische Diagnose** ist durch die physiologische Hypertrophie der Brüste und Dichte des Drüsenkörpers, die palpatorisch einer vermehrten Knotenbildung entspricht, erschwert. Die Hyperämie und die vermehrte Flüssigkeitseinlagerung in die Brust behindern eine akurate mammographische Beurteilbarkeit, so dass die sonographische Diagnostik der Mammographie überlegen ist. Die Diagnose wird in bis zu 80% der Fälle durch den Arzt über mehrere Monate verschleppt, weil eine nicht begründbare Zurückhaltung gegenüber der operativen Gewebsentnahme in der Schwangerschaft besteht. Zur **Diagnosestellung** eignen sich die *Feinnadelbiopsie* und die *core-cut-Entnahme*, die wie außerhalb der Schwangerschaft durchgeführt werden.

Als **Staging-Maßnahmen** können die Oberbauchsonographie, Lungenübersichtsaufnahmen (im 1. Trimenon Abschirmung des Abdomens) und ggf. CT des Schädels (bei neurologischer Symptomatik) problemlos durchgeführt werden. Eine Knochenszintigraphie kann nach Beendigung der Schwangerschaft erfolgen.

Operation: Falls die *histologische Diagnosesicherung* durch eine Probeentnahme in Vollnarkose durchgeführt werden muss, eignet sich zur besseren Planung der Therapie ein *zweizeitiges Vorgehen.* Es sollte zuerst die Gewebeentnahme durchgeführt werden und in einer zweiten Sitzung, nach Erhalt der definitiven Histologie und Tumorcharakterisierung, sollten weitere therapeutische Schritte erfolgen. Auch bei hochgradigem Verdacht auf ein Karzinom kann in der Zeit zwischen den beiden operativen Eingriffen die definitive Therapie in ausführlichen Gesprächen mit der Patientin und in interdisziplinärer Absprache mit Radiotherapeuten, Onkologen und Pathologen geplant werden. Im Wochenbett sollte die Gewebeentnahme erst nach Abstillen vorgenommen werden, um Infektion und Milchgangsfisteln zu vermeiden.

Die operative Therapie der Wahl ist die modifiziert-radikale Mastektomie mit axillärer Lymphonodektomie in allen Stadien der Schwangerschaft. Eine Ausnahme stellen Frauen im letzten Trimenon (ab der 32.–34. Schwangerschaftswoche) dar, bei denen die Operation nach erfolgter (rascher) Entbindung (meist Sectio caesarea) auch brusterhaltend durchgeführt werden kann. Die *Radiotherapie* ist in der Schwangerschaft *kontraindiziert.* Eine *Chemotherapie* ist in den ersten zwei Schwangerschaftsdritteln absolut, im letzten Drittel relativ *kontraindiziert.*

Die stadienbezogene **Prognose** des Mammakarzinoms in der Schwangerschaft entspricht der Prognose bei Nicht-Schwangeren, allerdings weisen ca. 65% aller Patientinnen befallene axilläre Lymphknoten auf.

14. Gestationsbedingte Trophoblasterkrankungen (GTE) (Blasenmole, Chorionkarzinom)

S. D. Costa, M. Kaufmann

14.1 Definition, Epidemiologie

Die gestationsbedingten Trophoblasterkrankungen (GTE) umfassen eine zytogenetisch und klinische heterogene Gruppe von Krankheitsbildern, die durch eine abnorme Proliferation des trophoblastischen Gewebes gekennzeichnet sind. Durch Proliferation von Anteilen des foetalen Chorions kommt es zur Tumorbildung mit einem Differenzierungsgrad von benigne bis zu hoch-maligne. Charakteristisch und von großer klinischer Bedeutung ist die hohe Chemosensitivität dieser Tumoren mit sehr hoher Heilungsrate auch in fortgeschrittenen Krankheitsstadien.

Die Klassifizierung erfolgt nach mikro-, makroskopischen und klinischen Merkmalen, wobei die Übergänge fließend sind:

1. Blasenmole (= hydatiforme Mole = Mola hydatiformis)
   - partielle Blasenmole (Mola hydatiformis partialis)
   - komplette („klassische") Blasenmole (Mola hydatiformis totalis)
2. Destruierende Blasenmole (= invasive Blasenmole = Mola hydatiformis destruens = Chorioadenoma destruens)
3. Chorionkarzinom
4. Plazentanaher Pseudotumor (= placental site trophoblastic tumor = trophoblastic pseudotumor)

Das Chorionkarzinom des Ovars ist nicht gestationsbedingt und gehört zu der Gruppe der Keimzelltumoren (Teratome).

14.2 Inzidenz

GTE sind die häufigsten Neoplasien in der Schwangerschaft. Die Inzidenz der Blasenmolen variiert weltweit zwischen 1:125 Schwangerschaften in Mexiko und Taiwan und 1:1500 in den USA, sie ist allerdings insgesamt weltweit rückläufig, was man der Früherkennung und den Behandlungserfolgen zuschreibt. Die Inzidenz ist höher bei Frauen jünger als 20 und älter als 40 Jahre, wobei das Malignitätsrisiko mit steigendem Alter höher ist. 10–15% der Patientinnen mit einer Blasenmole in der Anamnese entwickeln destruierende Blasenmolen. Der Anteil der Chorionkarzinome beträgt 2–5% der GTE (2.46/100000 Schwangerschaften), wobei die Hälfte von Blasenmolen ausgeht.

14.3. Ätiologie

Die Blasenmole entsteht durch eine defekte Keimanlage mit Verlust des Zellkernes und damit des genetischen Materials der Mutter und Verdoppelung des eingedrungenen väterlichen Chromosomensatzes. 90% der Blasenmolen sind XX-homozygot, der 46-XX-Chromosomensatz entsteht durch die Verdoppelung eines väterlichen X-Spermiengenoms. Die 10% 46-XY-heterozygoten Blasenmolen entstehen durch Eindringen je eines X- und eines Y-Spermiengenoms in die Eizelle. Der Konzeptus kann als komplettes väterliches Transplantat angesehen werden und dementsprechend spielen immunologische Reaktionen des mütterlichen Organismus eine Rolle bei der Tumorentstehung (Einzelheiten noch nicht geklärt). Weitere Risikofaktoren sind:

- Blasenmole in der vorausgegangenen Schwangerschaft;
- rassische und genetische Prädisposition
- Blutgruppenkonstellation (am häufigsten: Mutter = Blutgruppe A, Vater = Blutgruppe 0)
- Unterernährung
- Blutsverwandtschaft
- Virusinfektionen
- Schwermetallbelastungen
- Störungen im Vitamin-A-Stoffwechsel
- verlängerte Follikel- und verkürzte Sekretionsphasen gegen Ende der Geschlechtsreife
- langjährige Einnahme von oralen Kontrazeptiva.

Die **partielle Blasenmole** ist meistens triploid (69 XXY oder seltener 69 XXX) und sie entsteht durch gleichzeitige Befruchtung einer defekten Eizelle mit zwei Spermatozoen (Dispermie).

Als Entstehungsmodus der **destruierenden Blasenmole** wird die Unfähigkeit des mütterlichen Organismus angesehen, die Proliferation des molig veränderten Trophoblasten zu begrenzen. Die physiologischen Vorgänge bei der Implantation persistieren, das Trophoblastgewebe durchdringt das Myometrium und erreicht ggf. auch extrauterine Gewebe (auch sog. Fernmetastasen, die meist reversibel sind).

Die Ursache des **Chorionkarzinoms** ist unbekannt. Es entsteht häufiger nach Molenschwangerschaften (50 % aller Chorionkarzinome entwickeln sich aus Blasenmolen), Aborten, EUG, tritt jedoch auch nach normalen Schwangerschaften bzw. Geburten auf. Der zeitliche Abstand zwischen Schwangerschaftsvorgängen und dem Entstehen eines Chorionkarzinoms ist meist kurz (Tage bis Wochen), kann aber auch Jahre betragen. Primäre extrauterine Chorionkarzinome (Ovar, Lunge, Magen, Pancreas, Harnblase, Niere) entstehen durch eine Trophoblastmetaplasie und werden den *Teratomen* zugeordnet.

14.4 Pathologie und Stadieneinteilung

Die GTE befallen primär meistens den Uterus, sehr selten die Tuben. Während die partielle und die komplette Blasenmole auf den Uterus beschränkt bleibt, infiltriert die destruierende Blasen-mole das Myometrium und kann sich auf die umgebenden Organe im Becken ausbreiten und auch Fernmetastasen setzen. Das Chorionkarzinom metastasiert ausschließlich hämatogen in praktisch alle Organe, bevorzugt jedoch in Lunge, Vagina, Gehirn und Leber.

Die meisten Blasenmolen sind **makroskopisch** erkennbar: Der Uterus ist durch eine große Masse traubenförmigen Gewebes mit deformierten Zotten, zentralen Ödemarealen und multiplen kleinen Bläschen ausgefüllt. Ein Embryo bzw. Fetus ist bei der partiellen Blasenmole immer vorhanden, wobei die meisten Schwangerschaften als Abort enden (in den seltenen Fällen ausgetragener Schwangerschaften sind die Kinder schwerstfehlgebildet). Bei der kompletten Blasenmole fehlt der Embryo in den meisten Fällen. 2/3 aller Abortiveier im engeren Sinne („Windeier" = blighted ovum) weisen hydatiforme Degenerationen der Zotten auf und werden als Prodromalstadien der Blasenmole angesehen.

Chorionkarzinome bestehen aus knotigen, hämorrhagisch durchsetzten, blauvioletten Tumoren.

Mikroskopisch besteht die Blasenmole aus ödematös aufgequollenen avaskulären Zotten mit minimaler Proliferation des Trophoblastgewebes (Syncytio- und Cytotrophoblast-Elemente). Die destruierende Blasenmole unterscheidet sich histologisch nur durch eine zunehmende Trophoblastproliferation und Invasion des Myometriums (Voraussetzung für die Diagnose: Myometriumanteile für die histologische Aufarbeitung). Beim Chorionkarzinom sind keine Zotten mehr nachweisbar, anaplastische Syncytio- und Cytotrophoblastanteile sind schichtförmig oder als Inseln vorhanden und von hämorrhagischem bzw. nekrotischem Gewebe umgeben. Bei einer Kürettage muss das gesamte Gewebe histologisch aufgearbeitet werden, weil das Abradat manchmal nur einzelne Chorionkarzinominseln enthalten kann.

Die histologische Diagnostik der GTE ist oftmals problematisch und die Übereinstimmung unter Experten beträgt nur 30 %. Das histologische Grading allein korreliert nicht immer mit dem Krankheitsverlauf.

Die Stadieneinteilung ist im Gegensatz zu anderen Tumortypen uneinheitlich. Für klinische Belange eignen sich Einteilungssysteme, die auf anamnestischen und klinischen (Verlauf, Metastasierung) Daten beruhen, mit der Prognose korrelieren und nach denen die Therapie ausgerichtet werden kann. Die in Tabelle 14.1 dargestellte Einteilung wird in den USA am häufigsten verwendet und geht von metastasierten und nichtmetastasierten GTE aus.

Eine andere Einteilung nach Prognosefaktoren wurde von Bagshawe am Charing Cross Hospital in London entwickelt und von der WHO übernommen (s. Tab. 14.2).

Tab. 14.1: Klinische Einteilung der gestationsbedingten Trophoblasterkrankungen (GTE).

I. Nicht-metastasierende GTE
   (auf den Uterus beschränkt)

II. Metastasierende GTE
   A. GTE mit guter Prognose (low-risk)
      - <4 Monate seit den letzten Schwangerschaft
      - β-hCG-Werte <40 000 mIE/ml im Serum bzw. <100 000 IU im Urin
      - keine Hirn- bzw. Lebermetastasen
      - keine vorangegangene Chemotherapie
   B. GTE mit schlechter Prognose (high risk)
      - >4 Monate seit den letzten Schwangerschaft
      - β-hCG - Werte i. S. >40 000 mIE/ml bzw. >100 000 IU im Urin
      - Hirn- bzw. Lebermetastasen
      - vorangegangene Chemotherapie
      - vorangegangene ausgetragene Schwangerschaft (am Termin)

Tab. 14.2: WHO – Einteilung der gestationsbedingten Trophoblasttumoren (Bagshawe-Score-System).

Prognosefaktoren	Score			
Punkte	0	1	2	4
Alter (Jahre)	≦ 39	> 39	–	–
letzte Schwangerschaft	Blasenmole	Abort	am Termin	–
Zeitintervall seit der letzten Schwangerschaft (Monate)	<4	4–6	7–12	>12
hCG i. S.	<1000	1000–10 000	10 000–100 000	>100 000
ABO-Blutgruppen (mütterl. × väterl.)	–	O × A A × O	B AB	–
Größter Tumor in cm einschl. intrauterine Tumore	–	3–5	5	–
Metastasen (Lokalisation)	–	Milz, Nieren	GI-Trakt, Leber	Gehirn
Anzahl Metastasen	–	1–4	4–8	8
vorangegangene Chemotherapie	–	–	Monochemotherapie	Polychemotherapie

Durch Addition der Punkte wird ein prognostischer Score definiert. Nach der neuesten Empfehlung der WHO sollten folgende Gruppen gebildet werden:
<8 = low-risk
8–12 = medium-risk
>12 = high-risk
Therapieversagen wurden lediglich bei Patientinnen mit einem Score >12 beobachtet.

14.5 Diagnose

Die klinischen Zeichen einer Blasenmole werden von der Dauer der bestehenden Schwangerschaft bestimmt. Meistens treten uterine Blutungen im ersten Trimester (90% aller Blasenmolen), eine weiche Vergrößerung des Uterus insbesondere nach Ausstoßung einer Mole und Rückbildungsstörungen des Uterus nach einem Abort auf. In 80% der Fälle ist das erste Symptom eine uterine Blutung mit Abgang von vesikulärem Gewebe. Der Uterus ist weich und größer, als es der Schwangerschaftsdauer entspricht. Ovarialzysten (Theka-Luteinzysten), häufig beidseits, sind in 15–30% vorhanden. Selten (10%) aber pathognomonisch sind Emesis-Hypermemesis bzw. Präeklampsiezeichen in der Frühgravidität (1. Trimester und Anfang des 2. Trimesters). Zeichen einer Hyperthyreose können durch Thyreotropinproduktion des Blasenmole-Gewebes entstehen.

Beim Chorionkarzinom treten je nach Metastasensitz pulmonale, hepatische oder zerebrale Symptome auf.

Das **β-HCG im Serum** als Tumormarker nimmt eine ganz besondere Stellung in der Diagnostik der GTE ein. Der Verlauf der β-HCG-Werte korreliert derart präzise mit dem Tumorverhalten, dass auch Remissionen bzw. Progressionen nach Ab- bzw. Zunahme der Werte definiert werden können. Das HCG wird von proliferierenden Trophoblastzellen synthetisiert. Für eine Blasenmole sprechen ungewöhnlich hohe, persistierende β-HCG-Werte i. S. in der Gravidität, vor allem nach der 12. SSW, wenn die HCG-Werte normalerweise abfallen. Während die β-HCG-Werte bei einer normalen Schwangerschaft nicht höher als 50000–100000 mE/ml sind, betragen sie im Durchschnitt 200000 mE/ml bei Blasenmolen.

Falls Verdachtsmomente auf ZNS-Beteiligung vorliegen, sollten auch HCG-Bestimmungen im Liquor durchgeführt werden. Das Verhältnis zwischen Serum- und Liquor-HCG beträgt normaler-weise 70:1, eine Reduzierung der Relation deutet auf eine ZNS-Metastasierung hin.

Im Vordergrund der Diagnostik steht auch die **Ultrasonographie.** Typisch sind „poröse“ Plazentamuster („Schneegestöber“), die allerdings vor der 10. SSW so klein sein können, dass sie einem ultrasonographischen Nachweis entgehen können (10% falsch-negative Resultate). Die Fruchthöhle und die Frucht fehlen oder, bei partieller Blasenmole, weisen Anomalien auf (meist Wachstumsretardierung, im 2. Trimenon multiple Missbildungen). Bei der Ultraschalluntersuchung sollten auch das Becken (Ovarialzysten) und die Leber (Metastasen) miteinbezogen werden.

Die Gewinnung des Gewebes für die histologische Diagnose erfolgt durch Entleerung des Uterus mittels Prostaglandin-Priming (= Prostaglandin-Applikation intravaginal/retrozervikal zur Erweichung der Zervix) und Saugkürettage. Die Kürettage sollte möglichst vorsichtig von einem erfahrenen Arzt unter laufender Oxytocin-Infusion durchgeführt werden (Perforationsgefahr). Blutkonserven müssen gekreuzt vorhanden sein.

Zur Beurteilung des Uterus-Cavums eignet sich die Hysteroskopie, die allerdings nur bei unklaren Befunden durchgeführt wird.

Die Ausdehnung der Erkrankung wird durch Röntgen-Thorax, Ultraschall (Leber, kleines Becken) und MRT-Schädel, ggf. kleines Becken festgestellt.

14.6 Therapie

Die Therapie der **Blasenmole** besteht aus vollständiger Uterusentleerung durch Prostaglandin-induzierte Ausstoßung und Aspirationskürettage. Einige Autoren verwenden auch eine adjuvante Chemotherapie mit Methotrexat, wodurch die Rezidive von 18% auf 7% gesenkt werden können. Allerdings wird das Auftreten von metastatischen Trophoblasttumoren (22%) und Chorionkarzinomen (2%) durch die prophylaktische Chemotherapie nicht verändert.

Destruierende Mole und Chorionkarzinom: Die Chemotherapie ist die Behandlung der Wahl der destruierenden Molen und Chorionkarzinome, wobei mit Methotrexat und Actinomycin-D spezifische und sehr wirksame Einzelsubstanzen zur Verfügung stehen. Die Chemotherapie richtet sich im Einzelfall nach den in der Tabelle 14.1 aufgeführten Risikomerkmalen und ist in der Abbildung 14.1 dargestellt.

Prinzipiell werden die destruierende Blasenmole, nicht-metastasierende und low-risk Chorionkarzinome primär mit Methotrexat und Folinsäure behandelt, während metastasierende high-risk Chorionkarzinome entweder mit hoch dosiertem Methotrexat und Folinsäure (Leucovorin) oder mit Polychemotherapie nach dem **EMA-CO**-(**E**toposid, **M**ethotrexat, **A**ctinomycin-D-**C**yclophospahmid, **O**ncovorin = Vincristin)-Schema behandelt.

Bei Chemoresistenz und/oder bei Unverträglichkeit unter Methotrexat (v. a. Hepatotoxizität) sollte ein Wechsel auf Polychemotherapie wie bei high-risk-Chorionkarzinomen vorgenommen werden.

Die Anzahl der Therapiezyklen richtet sich nach den β-HCG-Konzentrationen im Serum. Die Chemotherapie wird so lange durchgeführt, bis

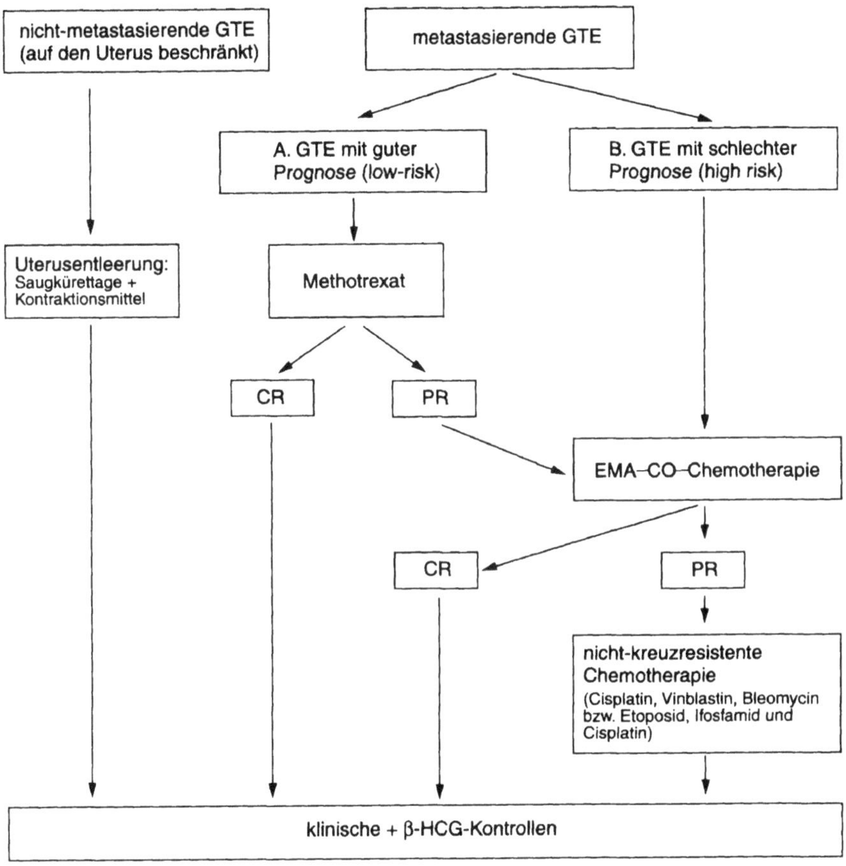

CR = komplette Remission
PR = partielle Remission
PD = Progression (progressive disease)
EMA-CO-Schema = **E**toposid, **M**ethotrexat, **A**ctinomycin-D-**C**yclophosphamid,
Oncovorin = Vincristin
HCG = humanes Choriongonadotropin

Abb. 14.1: Schematische Darstellung der Therapie bei gestationsbedingten Trophoblasttumoren

die β-HCG-Werte unter der Therapie während 8–12 Wochen negativ bleiben (d. h. bei Negativwerten werden noch etwa 2–3 Zyklen zur Stabilisierung des Therapieeffektes verabreicht).

Die Operation ist bei der Behandlung der GTE nur selten indiziert und darf nie am Anfang einer Therapie stehen. Bei Vorliegen von Metastasen ist eine Operation sogar kontraindiziert. Indikationen für Hysterektomie sind: Plazentanaher Pseudotumor (schlechtes Ansprechen auf Chemotherapie), nicht-metastasierende, chemotherapieresistente Blasenmolen und Chorionkarzinome, therapierefraktäre uterine Blutungen bei Uterusbefall. Eine operative Entfernung kann bei isolierten, therapieresistenten Leber- oder Hirnmetastasen indiziert sein.

Die einzige Indikation für eine Strahlentherapie ist bei zerebralen Metastasen eines Chorionkarzinoms (Ganzhirnbestrahlung mit 30–50 Gy) gegeben.

Therapie bei fortgeschrittenen Chorionkarzinomen: Wenn eine Chemoresistenz nach primärer Polychemotherapie auftritt, verschlechtert sich die Prognose deutlich. Die erneute Behandlung („salvage therapy") muss individualisiert erfolgen und richtet sich nach der Vortherapie. Bei Versagen der EMA-CO-Chemotherapie können noch in 50% der Fälle komplette Remissionen mit Cisplatin, Vinblastin und Bleomycin bzw. mit Etoposid, Ifosfamid und Cisplatin erzielt werden.

14.7 Prognose

Die Prognose der GTE richtet sich nach den von Bagshawe (WHO-Einteilung) aufgeführten Faktoren (s. Tab. 14.2). Die Heilungsrate (Gesamtüberleben) beträgt für alle Blasenmolen (einschl. der invasiven Blasenmole) 100%. Die 5-Jahres-Überlebensrate beim Chorionkarzinom liegt für nicht metastasierte Fälle um 80% und für metastasierte um 70%. Eine Besonderheit dieser Erkrankungen ist, dass auch bei metastasierten, vorbehandelten Fällen Dauerheilungen erzielt werden können.

14.8 Nachsorge

Regelmäßige Nachuntersuchungen sind bei allen GTE von besonderer Bedeutung. Die Mehrzahl der Rezidive tritt in den ersten 18 Monaten auf, nach 3 Jahren werden praktisch keine Rezidive mehr beobachtet. Auch wenn histologisch eine Blasenmole vorgelegen hat, sollten regelmäßige β-HCG-Kontrollen durchgeführt werden, weil das Risiko einer Revitalisierung von Trophoblastzellen bzw. einer Malignisierung besteht. Folgendes Zeitschema wird empfohlen:

- Monate 1–3: β-HCG i. S. alle 2 Wochen
- Monate 3–6: β-HCG i. S. monatlich
- Monate 6–12: β-HCG i. S. alle 2 Monate
- Monate 12–36: β-HCG i. S. halbjährlich.

Jede Erhöhung der β-HCG-Werte i. S. legt den Verdacht auf ein Rezidiv oder auf ein Malignom und sollte wie bei einer invasiven Mole bzw. beim Chorionkarzinom behandelt werden. Mindestens 1 Jahr lang (idealerweise 3 Jahre) sollten nach GTE Ovulationshemmer eingenommen werden, um eine Schwangerschaft mit HCG-Anstieg zu vermeiden.

Beim Chorionkarzinom sollten die β-HCG-Kontrollen im ersten Jahr wie bei Blasenmolen erfolgen, wobei im ersten Jahr auch eine Röntgen-Thorax-Untersuchung durchgeführt werden soll. β-HCG-Werte <3 mIE/ml gelten als negativ, wobei kleine Herde mit <100 000 Zellen durch die verfügbaren RIA-Kits nicht erfasst werden (die β-HCG-Produktion durch diese Herde führt nicht zu höheren, d. h. messbaren HCG-Konzentrationen).

Nach erfolgreicher Behandlung einer Blasenmole bestehen nach einem unauffälligen Kontrollverlauf von ca. 1 Jahr keine Bedenken gegen eine Gravidität. Beim Chorionkarzinom gehen die Meinungen verschiedener Autoren hinsichtlich einer neuen Schwangerschaft auseinander. Von den meisten Autoren wird eine Rezidivfreiheit ohne Chemotherapie von 2–3 Jahren verlangt, bevor eine erneute Schwangerschaft angestrebt werden soll. Kindliche Missbildungen nach vorausgegangener Chemotherapie sind zwar nicht bekannt, können jedoch nicht mit Sicherheit ausgeschlossen werden. Orale Kontrazeptiva sollten gegenüber den Intrauterinpessaren bei der Empfängnisverhütung nach GTE bevorzugt werden. Der Beginn der oralen Kontrazeption sollte nach Normalisierung der β-HCG-Werten sein, weil ansonsten ein leicht erhöhtes Rezidivrisiko besteht.

15. Radio- und Chemotherapie

15.1 Gynäkologische Radiotherapie

D. v. Fournier

15.1.1 Definitionen

Ultraharte Röntgenstrahlen werden mit einem Beschleuniger (Kreisbeschleuniger, Linearbeschleuniger) erzeugt und mit einer Energie von 3 Megavolt (MV) bis ca. 40 MV für die *Tiefentherapie* eingesetzt.

Gammastrahlung: Das Isotop Kobalt-60 wird als Strahlenquelle für eine Kobalt-60-Gammastrahlung benutzt. Die Energie liegt bei 1,17 und 1,33 MeV für die *Halbtiefentherapie*.

Elektronenbestrahlung: Mit dem Beschleuniger kann eine Teilchenbestrahlung, die Elektronenbestrahlung, erzeugt werden. Die Elektronenstrahlen haben ihr Maximum um so näher zur Hautoberfläche, je geringer die Energie ist. In der Tiefe ist der Dosisabfall steil. Daher eignet sich die Elektronenbestrahlung für die Bestrahlung im *oberflächennahen Bereich*.

Strahlenquellen für die Kontakttherapie: Bei gynäkologischen Tumoren werden die Strahlenquellen *direkt an die Tumoroberfläche* gebracht (Kontakttherapie, Brachytherapie).

Sehr dünne Strahlenquellen können auch mittels Spicknadeln in den Tumor hineingebracht werden: „Spickmethode" oder „interstitielle Therapie". Heute werden als Strahlenquellen verwendet: *Cäsium-137, Iridium-192* (Gammastrahlung von 0,39 MeV).

Weitere intraabdominale Strahlenquellen für die Kontakttherapie sind: Gold-198 (Halbwertszeit, HWZ, = 2,7 Tage). Benutzt wird die Betastrahlung (Elektronenstrahlung) mit einer effektiven Reichweite bis 1,5 mm. *Phosphor-32:* Halbwertszeit 14,4 Tage, Betastrahlung max.: 1,7 MeV, effektive Reichweite 4 mm.

Strahlendosis: Die Strahlendosis ist die in einem Gewebevolumen aufgenommene Strahlenmenge (Energiedosis). Sie wird in Gray = Gy angegeben. Die Einzeldosis liegt um 2 Gy pro Tag, die Wochendosis um 10, die Gesamtdosis, die bei der postoperativen Bestrahlung gegeben wird, zwischen 50 und 60 Gy.

Dosierung bei der Kontakttherapie: Die Dosierung erfolgt in Gy in einem definierten Abstand zur Strahlenquelle. Es wird die Dosis an der Tumoroberfläche bzw. in einer festgelegten Gewebetiefe von 0,5–2 cm angegeben. Für die Bestrahlungsplanung wird die Dosis im Verlauf einer Referenzisodose angegeben.

Isodosen sind Ortslinien gleicher Dosis für die Bestrahlungsplanung.

Afterloading (Nachladeverfahren): Die Strahlenquellen für eine Kontaktbestrahlung werden mit dem Afterloadingverfahren an den Tumor herangefahren und wieder per Fernbedienung zurückgefahren. Angewendet wird eine Kurzzeitbestrahlung im Bereich von 10–60 min Bestrahlungszeit: Hochdosisrate = High-dose-rate = HDR.

Beim Langzeitverfahren wird eine Niedrigdosisrate = Low-dose-rate = LDR angewendet (Abb. 15.1). Die Bestrahlungszeit beträgt 20–30 Stunden.

Eine **Toleranzdosis** ist die Strahlendosis, die dem gesunden Gewebe in der Nachbarschaft des Tumors zugemutet werden kann, ohne bleibende Schäden zu verursachen. Für den Genitalbereich gilt: Blase, Rektum, Dünndarm: **60 Gy**. Die Toleranzdosis liegt um so höher, je stärker die Strahlung fraktioniert ist.

Strahlenfolgen sind Veränderungen, die nach der Bestrahlung gesetzmäßig auftreten und mit

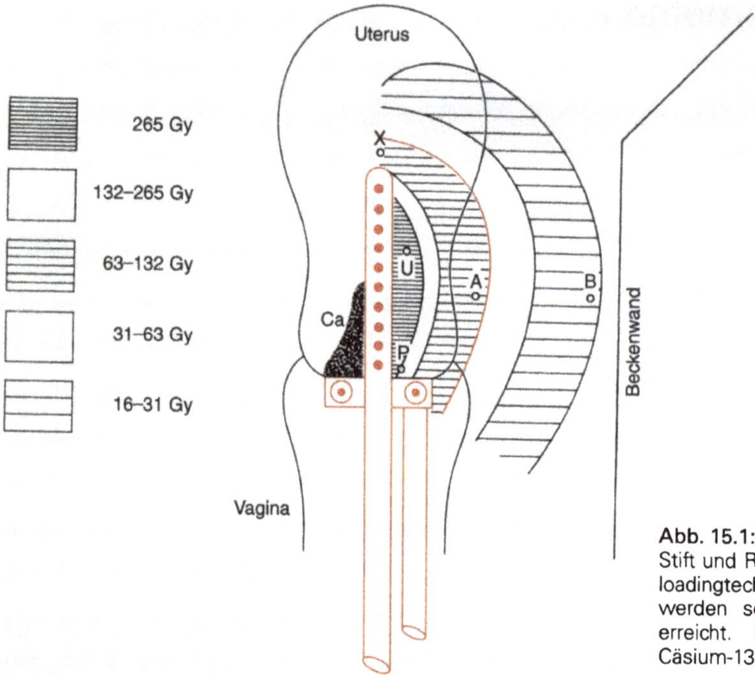

Abb. 15.1: Kontakttherapie mit intrauterinem Stift und Ringapplikator vor der Portio mit Afterloadingtechnik. In Tumornähe (Zervixbereich) werden sehr hohe Dosen von über 100 Gy erreicht. LDR-Behandlung mit dem Isotop Cäsium-137

denen von Vornherein gerechnet wird. **Strahlenschäden** sind Veränderungen gesunder Organe, die nicht gewünscht und geplant sind.

Zu dem folgenden Kapitel siehe auch Abschnitt 15.2.

15.1.2 Vulvakarzinom

Eine **primäre Strahlentherapie** beim Vulvakarzinom kann erfolgen, indem der Tumor elektrochirurgisch abgetragen wird und mit einer Elektronenbestrahlung auf das offene Wundgebiet eine Dosis von ca. 50 Gy einbestrahlt wird. Eine **postoperative Bestrahlung** erfolgt immer dann, wenn mit einer Tumoraussaat in die umgebenden verbliebenen Hautareale zu rechnen ist. Nach radikaler Vulvektomie verabfolgt man eine Dosis von 50 Gy schneller Elektronen auf die Vulva.

Wenn die **Leistenlymphknoten** befallen sind, wird diese Region mit Halbtiefentherapie mit 50 Gy behandelt. Sind beim fortgeschrittenen Vulvakarzinom die **Beckenlymphknoten** befallen, so erfolgt eine Bestrahlung des Beckens mit 50–60 Gy Beschleunigerphotonen.

Lokalrezidive bei Vulvakarzinom werden ausgeschnitten und mit schnellen Elektronen, 50 Gy, nachbestrahlt.

15.1.3 Vaginalkarzinom

Da nur selten oberflächlich wachsende Scheidenkarzinome operabel sind, ist die primäre Strahlentherapie die *häufigste Behandlung*. Es werden walzenförmige Kunststoffrollen in die Scheide eingeführt. Die Strahlenquelle wird in einem zentralen Kanal mit Afterloading eingeführt. Mit High-dose-rate-(HDR)-Afterloading werden im Abstand von einer Woche 6-mal 7 Gy in einer Gewebetiefe von 0,5 cm gegeben. Die Toleranzdosis der Scheide im tiefen Drittel ist deutlich höher (90 Gy) im Vergleich zum Scheideneingang (bis 60 Gy). Der seitliche Lymphabfluss (Parakolpium) muss zusätzlich eine äußere Bestrahlung bis zu einer Gesamtdosis von 60 Gy an der Beckenwand erhalten.

15.1.4 Zervixkarzinom

Die postoperative Bestrahlung erfolgt, wenn mit Tumorzellaussaat in das *Beckenbindegewebe* oder in die Lymphabflussgebiete zu rechnen ist.

Es wird das gesamte Becken von Vaginalmitte bis zum Promontorium homogen mit 50–60 Gy Photonen (5–6 Wochen Dauer) bestrahlt.

Lag ein Scheidenbefall vor, so erfolgt eine Bestrahlung des Scheidenstumpfes mit 60 Gy Oberflächendosis im LDR-Verfahren.

Bestrahlung der **paraortalen Lymphknoten:** Bei Befall erfolgt postoperativ eine Bestrahlung bis zum Abgang der Nierengefäße. Die Strahlendosis liegt bei 50 Gy Photonenbestrahlung.

15.1.4.1 Primäre Strahlentherapie des Zervixkarzinoms

Stadium III und **IV** und fortgeschrittenes Stadium **IIb** werden durch alleinige Bestrahlung behandelt.

Hierzu wird zur Schrumpfung des Tumors eine Ganzbeckendosis von 45–50 Gy zunächst als Hochvoltphotonenbestrahlung gegeben. Wenn hierunter das Tumorvolumen gut geschrumpft ist, wird die Kontakttherapie gegeben. Dazu werden Bestrahlungssonden in Zervikalkanal, Uterus und oberes Scheidendrittel eingelegt (s. Abb. 15.1). Beim **HDR-Verfahren** wird einmal pro Woche 7 Gy, insgesamt in 6 Wochen 42 Gy in 2 cm Gewebetiefe gegeben.

Beim Langzeitverfahren **(LDR-Afterloading)** werden 3-mal 20 Gy, also insgesamt 60 Gy in 2 cm Gewebetiefe gegeben. Der Abstand zwischen den Einlagen beträgt 2 Wochen.

Radiochemotherapie: Da das Plattenepithelkarzinom der Zervix eine hohe Ansprache auf Chemotherapie zeigt, kann gleichzeitig mit der Bestrahlung chemotherapeutisch behandelt werden, wobei eine Kombinationschemotherapie mit Platinpräparaten angewendet wird. Eine klinische Vollremission wird in bis zu 70% beobachtet.

Zu Beginn jeder Woche Tag 1 einmal Cisplatin: 40 mg/m^2, Langzeitinfusion über 4 Stunden, anschließend am selben Tag 1. Chemotherapie mit täglich 1,8 Gy Ganzbeckenbestrahlung in Form einer Beckenboxbestrahlung. Bestrahlungsdosis: täglich an 5 Wochentagen 1,8 Gy, 9 Gy Wochendosis bis 50,4 Gy Punkt A und anschließend HDR-Bachytherapie mit Afterloading-Technik. 7 Gy dosiert auf Punkt A (Stift und Platte), einmal pro Woche, über 4 Wochen entsprechend 28 Gy zusätzlich. Gesamtstrahlendosis in Punkt A beträgt dann 78,4 Gy.

Paraortale Bestrahlung: Im Anschluss an die Beckenbestrahlung kann eine paraortale Bestrahlung zwischen Oberfeld und kranialer Feldbegrenzung der Beckenbox (LKW 5 bis LKW 1) erfolgen. Mit 4-Felder-Technik bei Strahleneingang von anterior und posterior und von beidseits lateral wird das Strahlenmaximum auf die Paraortalregion massiert. Eine weitgehende Entlastung des Dünndarms erfolgt hierdurch. Die Rückenmarkdosis wird reduziert, indem das Feld von dorsal ab 20 Gy im Bereich des Spinalkanals durch einen Bleifilter ausgeblendet wird. Die Bestrahlung der paraortalen Lymphknoten ist mit den Nebenwirkungen der Dünndarmreaktion, insbesondere mit Durchfällen verbunden. Die Dosis soll deshalb 48 Gy nicht überschreiten.

Beim Plattenepithelkarzinom der Zervix ist die Strahlentherapie etwa gleich wirksam wie die Operation. Beim Stadium III wird durch Bestrahlung noch eine Heilung in 35% erreicht.

Überwiegend sind die **Rezidive** nicht operabel. Ging keine Bestrahlung voraus, kann das Rezidiv mit hohen Dosen bestrahlt werden (s. Abschnitt 13.3.8.2).

15.1.4.2 Intraoperative Strahlenanwendung

Seit noch nicht allzu langer Zeit wird eine intraoperative Strahlentherapie bei **Rezidiven** durchgeführt. Dazu wird das Rezidiv operativ so weit es geht entfernt (Tumorvolumenreduktion), verbleibende Tumorreste werden mit der interstitiellen Methode bestrahlt.

Eine weitere Möglichkeit ist die Bestrahlung mit einem **Elektronenbeschleuniger** im Operationsraum bei **offenem Abdomen**. Gesunde Organe (Darm, Ureter) können hierbei geschont werden. Die einmalige Dosis beträgt 15–17 Gy.

Komplikationen

Komplikationen der Strahlentherapie treten in 6–14,5% auf:

- Proktitis; Zystitis, Reizblase, Inkontinenz
- Fisteln zwischen Rektum, Vagina, Blase; Strikturen des Sigmas.

15.1.5 Korpuskarzinom

Eine **postoperative Bestrahlung** beim Korpuskarzinom Stadium I und II erfolgt, wenn Tumorzellen in das Beckenbindegewebe oder in die Lymphknoten gestreut sind. Die Bestrahlung erfolgt bei einer Uteruswandinfiltration von über 0,5 cm und bei Befall der Beckenlymphknoten oder Ovarien und bei Grading-III-Karzinomen.

Die Bestrahlung vermindert die Lokalrezidivrate, eine Verbesserung des Überlebens ist nicht eindeutig nachgewiesen.

Es werden 50–60 Gy auf das Becken gegeben.

Wenn auf eine **äußere Nachbestrahlung** verzichtet wird, sollte bei einem Teil der Patienten mit ungünstigen histologischen Kriterien eine Bestrahlung des Scheidenstumpfes erfolgen. Die **Kontakttherapie** soll die Rate von 12–18% Scheidenstumpfmetastasen verhindern.

15.1.5.1 Primäre (alleinige) Strahlentherapie

Es gelten dieselben Richtlinien wie beim Zervixkarzinom, dass nämlich die nicht operablen Stadien III und IV primär bestrahlt werden.

Die Therapie besteht aus einer **intraavitären Kontakttherapie** mit der **Packmethode**. Es wird ein Bündel von schmalen Strahlenträgern in das Cavum uteri eingeführt. Diese Strahlenträger werden mittels Afterloadingtechnik mit den Strahlenquellen beladen. In 3 Sitzungen werden Maximalbelastungen in Blase und Rektum von bis zu 60 Gy zugelassen. Zusätzlich erfolgt eine äußere Bestrahlung der parametranen Lymphabflüsse mit 50 Gy.

Typische Bestrahlungskomplikationen: Durch Bestrahlung verklebt der Zervikalkanal nicht selten. Es kommt zum Sekretaufstau mit Flüssigkeitsansammlung im Cavum uteri: Serometra, Pyometra.

Prognose: Dauerheilung wird erreicht im Stadium I in 75–90%, im Stadium II in 50–60%, im Stadium III in 20–30%.

15.1.6 Ovarialkarzinom

Die postoperative Bestrahlung (50–60 Gy Photonenbestrahlung) kann im **Stadium Ia, Ib, IIa, IIb** durchgeführt werden. Es soll eine mögliche Tumorzellaussaat in das Beckenbindegewebe behandelt werden.

Manche Autoren geben postoperativ einer adjuvanten Chemotherapie den Vorzug. Zum Teil wird beides durchgeführt.

15.1.6.1 Intraperitoneale Bestrahlung

Bei nur mikroskopisch nachgewiesener Aussaat von Tumorzellen in das Peritoneum oder das Netz wird an einigen Zentren eine Oberflächenbestrahlung des Intraperitonealraumes durchgeführt. Hierzu werden koloidal gelöste Radionuklide in den Bauchraum injiziert.

Genutzt wird die nur oberflächlich eindringende Betastrahlung von Radiogold (100–200 mCi) oder Radiophosphor (20 mCi).

15.1.6.2 Ganzabdomenbestrahlung

Bei nicht radikal operablen Ovarialkarzinomen kann dann eine Ganzabdomenbestrahlung durchgeführt werden, wenn *nach* Operation und Chemotherapie noch Tumorreste festgestellt werden. Hierbei wird mit Beschleunigerphotonen eine Bestrahlung des Beckens mit 50 Gy und des Oberbauches mit 25–28 Gy durchgeführt. Leber und Nieren werden von der Bestrahlung ausgenommen.

Die Abdomenbestrahlung wird schlecht vertragen, weil der gesamte Darm im Bestrahlungsvolumen liegt.

Die Strahlentherapie hat beim Ovarialkarzinom eine der Operation und Chemotherapie nachgeordnete Bedeutung (siehe Abschnitt 15.2.2.5). Wenn nach erfolgter Chemotherapie ein erneutes Rezidiv auftritt, kann in dieser Region eine palliative Strahlentherapie erfolgen.

15.1.7 Mammakarzinom

Heute gilt die **brusterhaltende Operationstechnik** (Segment-, Quadrantenresektion) **in Kombination mit Bestrahlung** der belassenen Brustdrüse als Therapie der Wahl (siehe Abschnitt 15.2.2.6).

- **Bestrahlung bei brusterhaltender Therapie, BET** (Abb. 15.2): Die belassene Brust wird mit *50 Gy* Mindestdosis bestrahlt. Im Quadranten des vormaligen Tumorsitzes wird eine zusätzliche Dosis von meistens 15 Gy (Boostdosis) gegeben. Erfolgt *keine Nachbestrahlung*, kommt es in 10–40% zu *Lokalrezidiven innerhalb von 5 Jahren*.

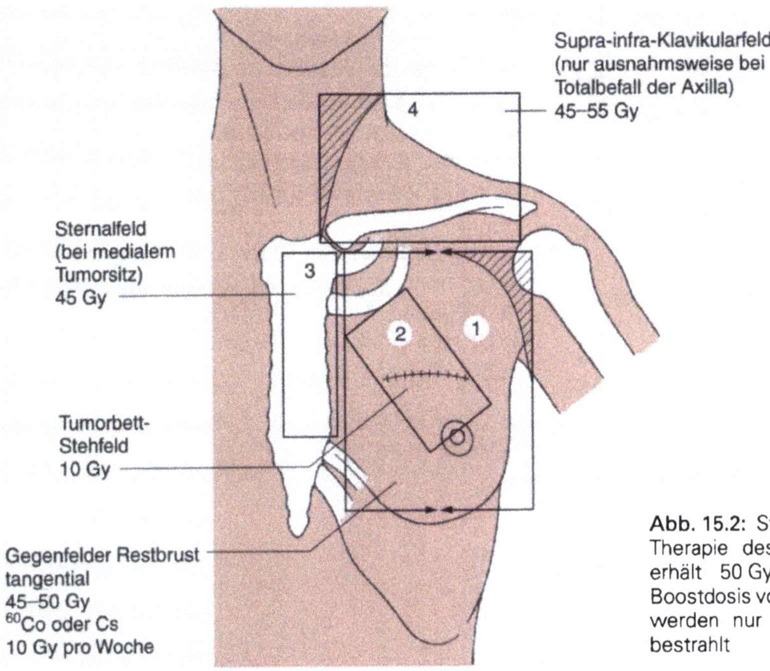

Abb. 15.2: Strahlenfelder bei brusterhaltender Therapie des Mammakarzinoms. **1**: Die Brust erhält 50 Gy. **2**: Das Tumorbett erhält eine Boostdosis von 10–16 Gy. **3**, **4**: Die Lymphabflüsse werden nur bei Verdacht auf Tumorabsiedlung bestrahlt

Eine Bostbestrahlung intraoperativ mit 16–19 Gy Elektronen ist möglich.

Bei besonders ungünstiger Histologie kann durch eine Spickbestrahlung die Boostdosis auf 25 Gy erhöht werden.

Bei Gabe der Chemotherapie vor der Operation, also bei noch vorhandenem Primärtumor, kann geprüft werden, wie gut der Tumor auf diese Chemotherapie anspricht. Hierzu bildet sich der Primärtumor in über 50 % so weit zurück, dass eine vorher technisch nicht durchführbare brusterhaltende Operation jetzt möglich wird. Die Vorstufen des Mammakarzinoms, insbesondere das intraduktale oder lobuläre Carcinoma in situ, bilden sich unter Chemotherapie schlecht zurück. Aus diesem Grund muss die Operationsschnittlinie die gesamte Ausbreitung der Brustkrebsvorstufen miterfassen.

Vor der ersten Chemotherapie sind Histologie und Tumorkogene sowie Hormonrezeptoren mittels Stanzbiopsie zu sichern. Es werden aus verschiedenen Tumorabschnitten mindestens 5 Stanzbiopsien ambulant entnommen. Die Häufigkeit einer histologischen Vollremission, also vollständige Rückbildung des invasiven Karzinoms beträgt um 15 % in Abhängigkeit von der primären Tumorgröße.

Im Anschluss an 4 Chemotherapiezyklen kann die Bestrahlung der Brust wie bei brusterhaltender Therapie (siehe oben) erfolgen. Hierdurch bildet sich der Primärtumor in seinen invasiven Anteilen zurück. Eine brusterhaltende Operation nach erfolgter präoperativer Chemotherapie mit präoperativer Radiotherapie ist in über 80 % möglich, wieder in Abhängigkeit von der Größe des Primärtumors. Die Rate an histologischen Vollremissionen bei der Ausgangstumorgröße T1 bis T3 beträgt über 50 %.

- **Nachbestrahlung der Lymphabflussgebiete:** Eine Bestrahlung der Lymphabflüsse der Brust erfolgt nur bei *hoher Wahrscheinlichkeit für Tumorabsiedlung*. Eine *operierte Axilla* wird nur bestrahlt, wenn ein Tumoreinbruch in das axillare Fettgewebe erfolgt ist. Die *supra- und infraklavikulären Lymphknoten* werden mit 50 Gy bestrahlt, wenn hier ein Befall anzunehmen ist. Die retrosternalen Lymphknoten werden mit 50 Gy bestrahlt, wenn der Tumor zentral oder in beiden medialen Quadranten gelegen war.
- **Strahlentherapie der Thoraxwand nach Ablatio mammae:** Wenn nach Ablatio der Tumor noch den Schnittrand erreicht, muss die Thoraxwand mit 60 Gy Hochvoltphotonen

oder 50 Gy schnelle Elektronen nachbestrahlt werden.

- **Strahlentherapie bei inoperablem Tumor:** Zunächst wird eine Tumorverkleinerung mit einer Kombinationschemotherapie versucht. Bei Versagen erfolgt eine primäre Bestrahlung des gesamten Tumorbereiches. Die befallene Brust und die umgebende Thoraxwand wird mit 70 Gy Hochvoltphotonen bestrahlt. Es soll 8 Monate später eine Operation (Ablatio) der Brust und Axillaausräumung erfolgen.
- **Behandlung von Rezidiven und Metastasen:** Bei Thoraxwandrezidiven erfolgt eine operative Rezidivausräumung mit anschließender Nachbestrahlung. Die Dosis richtet sich nach der Vorbelastung, sie soll mindestens 50 Gy betragen.

Knochenmetastasen: Bei Knochenmetastasen und drohender Fraktur ist die Strahlentherapie indiziert. Knochenmetastasen sprechen beim Mammakarzinom fast immer auf die Bestrahlung mit Rekalzifizierung und Frakturstabilität an (s. Abschnitt 15.2.2.7).

Bei Hirnmetastasen ist eine Ganzhirnbestrahlung häufig noch wirksam. Es werden meistens Dosen zwischen 25 und 40 Gy gewählt. Auch bei Befall des Rückenmarks und der Meningen ist Strahlentherapie wirksam.

Die *Überlebenszeit* wird durch die palliative Bestrahlung *nicht verbessert.*

15.2 Chemotherapie in der Gynäkologie

G. Bastert, E. M. Grischke

15.2.1 Grundlagen

In den letzten Jahren hat die Chemotherapie maligner Tumoren an Bedeutung gewonnen:

- Es konnte gezeigt werden, dass einerseits **Heilungen** bestimmter Tumoren (z. B. Chorionkarzinom) und andererseits das krankheitsfreie Intervall bzw. das **Gesamtüberleben** z. B. des Mammakarzinoms durch adjuvante Chemotherapie signifikant verlängert werden können bzw. in der Behandlung des metastasierten Mammakarzinoms krankheitsbedingte Symptome deutlich gebessert werden können.
- Neue Zytostatika, neue Antiemetika und jahrelange Erfahrung mit Chemotherapie haben dazu geführt, dass viele **Nebenwirkungen** beherrscht werden können.

Aufklärungsgespräch: Am Anfang jeder Chemotherapie steht das ausführliche Aufklärungsgespräch über die *Notwendigkeit der Therapie* und über die *Nebenwirkungen* (Alopezie, Nausea, Stomatitis, Durchfälle, Myelotoxizität sowie ggf. neurologische Symptome). Eine Conditio sine qua non ist, dass der aufklärende Arzt selbst vom Nutzen der Therapie überzeugt ist und über das erforderliche Fachwissen im onkologischen Bereich verfügt. Das Aufklärungsgespräch muss erklärend, aber auch motivierend wirken, denn die Mitarbeit und das psychische Durchhaltevermögen der Patientin sind für den Therapieerfolg genauso wichtig wie die Therapie selbst. Da die meisten Patientinnen über Informationen bezüglich der Chemotherapie verfügen, sollte man auf die vielfältigen Fragen eingehen und sie sachlich beantworten.

Praxishinweis: Von juristischer Seite wird eine Protokollierung des Aufklärungsgespräches verlangt, wobei Stichworte aufgezeichnet und vom Arzt und der Patientin unterschrieben sein sollten. Hilfreich können dabei vorformulierte, standardisierte Fragebögen sein, die auf die wesentlichen Nebenwirkungen bereits hinweisen. Bei Therapie unter Studienbedingungen stehen eigens formulierte Informationsbögen und Einwilligungserklärungen zur Verfügung.

Zytostatika: Die Zytostatika greifen in den Zellteilungsmechanismus von vor allem *proliferationsaktivem Gewebe* ein. Dabei kann es sich um gutartige Zellen des Organismus handeln wie hämatopoietische Zellen oder Gewebe mit hoher Proliferation wie Darmepithelien. Ihre wesentlichste Funktion ist allerdings die Hemmung von Tumoren.

Die **Zellproliferation im normalen Gewebe** hingegen verläuft entweder *statisch* (keine oder äußerst seltene Zellteilungen, z. B. quergestreifte Muskulatur, Neurone), *expandierend* (Zellteilung nur nach Stimulation durch z. B. Entzündung, Belastung, gefolgt von Teilungsstillstand, z. B. Leberparenchym) oder *erneuernd* (ständiger Zellverlust und -ersatz, z. B. Knochenmark, Haut, Haarwurzel, Gastrointestinaltrakt).

Gemäß der Proliferationsart und -geschwindigkeit werden durch Zytostatika Tumorzellen, aber auch Zellen aus der sich ständig erneuernden Population normalen Gewebes angegriffen. Viele Zytostatika interferieren mit dem Immunsystem, sind also **immunmodulierend** wie Anthrazykline, Cisplatin und Cyclophosphamid, aber auch immunsuppressiv.

Zellkinetik: Die Kenntnis der Zellkinetik ist eine wichtige Voraussetzung zum Verständnis der Wirkungsweise aller Zytostatika.

Der **Zellzyklus** setzt sich wie folgt zusammen:

- *Mitose (M-Phase):* Teilung der Chromosome und *G_0-Phase:* Ruhephase
- *G_1-Phase:* 1. Wachstumsphase: Protein- und RNS-Synthese, DNS-Reparation
- *S-Phase:* DNS-Synthese und *G_2-Phase:* 2. Wachstumsphase

In jedem Tumor befinden sich die Zellen in *unterschiedlichen Phasen des Zellzyklus.* **Zytostatika** wirken **phasen-** (Antimetaboliten, s. u.) oder **zyklusspezifisch** (Alkylantien, Antibiotika, s. u.) und greifen so verschiedene Zellpopulationen an. Bei der Polychemotherapie sollten Substanzen kombiniert werden, die in unterschiedlichen Phasen des Zellzyklus wirken.

Einteilung: Die Chemotherapie kann **präoperativ** zur Tumorverkleinerung und besserer Operabilität (präoperative = neoadjuvante Chemotherapie) oder **postoperativ** nach Entfernung aller erkennbaren Tumoren (adjuvante Chemotherapie, gerichtet gegen potenzielle Tumorreste) durchgeführt werden. Eine **kurative Chemotherapie** wird mit Heilungsabsicht gegen diagnostisch erkennbare Tumoren durchgeführt, während eine **palliative Chemotherapie** das rezidivfreie Intervall und das Gesamtüberleben zwar nur selten (bei kompletter Remission) verlängert, aber die Lebensqualität verbessern soll.

15.2.1.1 Zytostatika: Wirkungen, Nebenwirkungen

In der Tabelle 15.1 werden die wichtigsten Eigenschaften von Zytostatika erwähnt, die routinemäßig in der **gynäkologischen Onkologie** eingesetzt werden. Nebenwirkungen, die selten auftreten, sind nicht aufgeführt.

15.2.1.2 Endokrine Therapie maligner Tumoren

Die endokrine Therapie von malignen Tumoren setzt voraus, dass das Tumorwachstum hormonabhängig sich verhält. Dies bedeutet, dass an der Tumorzelloberfläche so genannte Rezeptoren existieren für die Bindung von Östrogenen oder auch Gestagenen. *Östrogene* fördern das Wachstum von Mamma- und Endometriumkarzinomzellen, während *Gestagene* hemmend wirken. Der Einfluss **endogener Östrogene** kann durch folgende Wirkmechanismen gehemmt werden:

1. Antagonisierung des Östrogens durch Bindung von **Antiöstrogenen** (z. B. Tamoxifen) an Östrogenrezeptoren in Form einer kompetitiven Bindung
2. Hemmung der ovariellen Östrogenproduktion durch **Gonadotropin-Releasing-Hormon-Analoga** (GnRH-Analoga z. B. Goserelin oder Leuprorelin)
3. Hemmung der Aromatase und Verhinderung der Umwandlung von Androgenen zu Östrogenen (Androstendion und Testosteron zu Östron und Östradiol). Dabei stehen als nichtsteroidale Aromataseinhibitoren Anastrozol und Letrozol zur Verfügung, mit Exemestan ein steroidaler Aromataseinaktivator.

Gestagene: Die hemmende Wirkung von Gestagenen beruht zum Teil auf der *Bindung an den Progesteron-Rezeptor* und zum Teil auf der *Hemmung des Hypophysenvorderlappens* mittels feed-back-Mechanismen, sodass auch sie als *„Östrogenantagonisten"* im weiteren Sinne bezeichnet werden können.

Die o. g. Hormone verfügen außerdem auch über eine eigene *zytotoxische, antitumorale* Wirkung, deren molekularen Grundlagen nicht bekannt sind.

Tab. 15.1: Zytostatika bei gynäkologischen Tumoren.

Substanz (Präparat)	Gruppe	Wirkung	Indikation	Nebenwirkungen
Actinomycin-D (Lyovac Cosmegen®)	Antibiotika	bindet an die DNA, verhindert die Transkription durch Blockierung der RNA-Polymerase	Rhabdomyosar kom, metastasierendes Chorionkarzinom	Anorexie, Erbrechen, Panzytopenie, Entzündungen und Ulzerationen im GI-Trakt, Alopezie
Bleomycin (Bleomycinum Mack®)	Antibiotika	bindet an die DNA, generiert freie Radikale und fragmentiert die DNA, Chromosomenaberrationen	maligne Keimzelltumoren	Fieber, Hauttoxizität/Dermatitis Lungenfibrose (irreversibel, 5–10 % der Fälle)
Carboplatin (Carboplat®)	Alkylantien	Verknüpfungen zwischen DNA-Strängen, DNA und Proteinen, Guanin-Resten, innerhalb eines DNA-Stranges (cross-linking), hauptsächlich in der S-Phase	Ovarial- (auch bei Cisplatonresistenz), Endometriumkarzinom	Myelotoxozität (Thrombopenie); Nephro-, Oto- und Neurotoxozität wesentlich seltener als beim Cisplatin
Cisplatin (Platinex®)	Alkylantien	s. Carboplatin	Ovarial-, Endometrium-, Zervixkarzinom (steigert die Strahlensensitivität)	Nephrotoxizität, Ototoxozität, Erbrechen, periphere Neuropathie, Elektrolytimbalanz (erniedrigtes Mg, Ca, K, Phosphat), Anaphylaxie
Cyclophosphamid (Endoxan®)	Alkylantien	alkyliert (zellphasenunspezifisch) die SH-Gruppen von Cystein, Methionin, Histidin und Aminogruppen endständiger Aminosäuren, Verknüpfungen von DNA-Strängen (cross-linking)	Mamma-, Ovarialkarzinom	Alopezie, Erbrechen, hämorrhagische Zystitis
Dacarbazin (DTIC RP®, Deticene medac)	Alkylantien	Inhibition der RNA-und der Proteinsynthese, phasenunspezifisch	malignes Melanom	Fieber, Schüttelfrost, Myalgien, milde Myelosuppression
Doxorubicin (Adriblastin®)	Antibiotika (Anthrazykline)	interkaliert mit der DNA, hemmt die DNA- und RNA-Synthese, reagiert mit Cytochrom P450 – es entstehen freie Radikale	Mamma-, Endometriumkarzinom	(oft irreversible) Cardiomyopathie, Myelosuppression (Leukopnie), Stomatitis, Alopezie, Erythem an der Infusionsstelle (Verwechslung mit Extravasaten)
Epirubicin (Farmorubicin®)	Antibiotika (Anthrazykline)	s. Doxorubicin (Doxorubicin-Derivat)	Mamma-, Endometriumkarzinom	wie Doxorubicin, weniger kardiotoxisch
Etoposid (Vepesid®)	Naturstoffe (Epipodophyllotoxine)	stimulieren die DNA-Topoisomerase II, die DNA-Strangbrüche verursacht; Wirkungsmaximum in der S- und G2-Phase	maligne Keimzelltumoren, Rhabdomyosarom, Mammakarzinom	Leukopenie, Erbrechen und Stomatitis (ausgeprägt bei oraler Gabe), Alopezie

5-Fluorouracil (Fluroblastin®)	Antimetabolite (Pyrimidin-Analoga)	Störung der DNA- und RNA-Synthese durch Einbau in die Nucleinsäureketten, höhere Affinität (mit nachfolgender Blockierung) zur Thymidilatsynthetase als dUMP	Mamma-, Ovarial-, Zervixkarzinom	Myelosuppression (Leuko-, aber auch Thrombopenie und Anämie), Erbrechen, Stomatitis, Ulzerationen und Blutungen im G1-Trakt, selten akutes cerebellares Syndrom, Alopezie
Gemzitabine (Gemzar®)	Antimetaboliten	Pyrimidin Antimetabolit Einbau in DNA-Strang	zugelassen Pankreaskarzinom Erfahrung aus Studien für Mamma- und Ovarialkarzinom	Nephrotoxizität, Myelosuppession
Ifosfamid (Holoxan®)	Alkylantien (Analoga des Cyclophosphamids)	s. Cyclophosphamid	Zervixkarzinom, Uterussarkom	hämorrhagische Zystitis, Erbrechen, Myelosuppression, Nephrotoxizität, Somnolenz, Halluzinationen
Methotrexat (Methotrexat-Lederle®)	Antimetaboliten (Folsäure-Analoga)	sehr hohe Affinität zur Dihydrofolatreduktase, blockiert die Umwandlung der Dihydrofolsäure in Tetrahydrofolsäure, die für die Biosynthese von Thymidin und Purinen benötigt wird	Chorion-, Mamma-, Ovarialkarzinom, Trophoblasttumoren	Myelosuppressionen (Thrombopenie), Alopezie, Stomatitis, Nephro- und Neurotoxozität (bei intrathekaler Gabe)
Mitomycin (Mitomycin c®)	Naturstoffe (aus Streptomyces-Spezies), Alkylantien	Inhibition der DNA-Synthese, DNA-Verknüpfungen, Strangbrüche; Wirkungsmaximum in der S- und G1-Phase	Zervix-, Mammakarzinom (2. oder 3. Wahl)	kumulative Toxizität: Myelosuppressionen (Leuko- und Thrombbopenie), Erbrechen, Hämolyse, Nephrotoxizität, Lungenfibrosen
Mitoxantron (Novantron®)	Antibiotika (Anthracendion-Derivate, mit Anthrazyklinen verwandt)	Störung der DNA-Synthese durch Strangbrüche und Interkalation	Mammakarzinom	wenger kardiotoxisch als Doxo- bzw. Epirubicin, Myelosuppression, Micositis
Taxane (Paclitaxel, Taxol®, Docetaxel, Taxotere®)	Spindelgifte	Hemmung der Depolymerisation der Mikrotubuli, Induktion der Polymerisation von Tubulin und damit dessen Einbau in Mikrotubuli	Paclitaxel: Mamma-, Ovarialkarzinom Docetaxel: Mammakarzinom Ergebnisse für Ovarialkarzinom liegen aus Studien vor	Myelosuppression, Alopezie, Verlust von Augenbrauen, Körperhaar, speziell: Paclitaxel: Polyneuropathie Doxetaxel: Onycholyse (selten)
Treosulfan (Ovastat®)	Alkylantien	Verknüpfungen von DNA-Strängen, zellphasenunspezifisch	Ovarialkarzinom	Myelotoxizität, Erbrechen, Alopezie (gering), Hyperpigmentation der Haut, Allergie

Tab. 15.1: (Fortsetzung)

Substanz (Präparat)	Gruppe	Wirkung	Indikation	Nebenwirkungen
Vinblastin (Velbe®)	Naturstoffe – Vinca-Alkaloide	Bindung an Tubulin (Protein des Spindelapparates), dadurch Teilung der Chromosomen verhindert, Hemmung der Zellteilung in der Metaphase	metastatisches Mammakarzinom, maligne Keimzellentumoren, Chorionkarzinom	Myelosuppression,ulzerative Mucositis, Depression (temporär), periphere Polyneuropathie (seltener als bei Vincristin), ADH-Anstieg
Vincristin (Vincristin Lilly®)	Naturstoffe – Vinca-Alkaloide	s. Vinblastin	Rhabdomyosarkom	periphere Poyneuropathie (limitierend für die Therapie), Alopezie, selten Myelosuppression (Leukopenie), Obstipation/Ileus
Vindesin (Eldisine®)	Naturstoffe – Vinca-Alkaloide	s. Vinblastin	Mammakarzinom (2. bzw. 3. Wahl)	Myelosuppression, periphere Polyneuropathie
Vinorelbine (Navelbine®)	Vinca-Alkaloide	s. Vinblastin	Mammakarzinom	Alopezie selten, Meylosuppression, periphere Polyneuropathie

In der Tabelle 15.2 sind die wichtigsten Eigenschaften der einzelnen endokrinen Substanzen und ihre Indikationen zusammengefasst.

15.2.2 Chemotherapie maligner gynäkologischer Tumoren

15.2.2.1 Vulvakarzinom

Alter und Allgemeinzustand erlauben beim Plattenepithelkarzinom der Vulva in der Regel nicht den Einsatz effektiver Polychemotherapie-Schemata wie z. B. Cisplatin/5-Fluorouracil. Eine **topische 5-Fluorouracil Applikation** nach Desepithelialisierung bei multilokulärem Carcinoma in situ kann in 50 % der Fälle zur Abheilung führen.

15.2.2.2 Vaginalkarzinom

Präinvasive Läsionen können durch topische Anwendung von *5-Fluorouracilcreme* oder *β-Interferon* sowie immunologisch wirksamen Substanzen wie Immiquimod (noch unter Studienbedingungen) behandelt werden.

Über den Stellenwert einer Chemotherapie im Rahmen der Primärtherapie des **Plattenepithelkarzinoms** der Vagina gibt es keine hinreichenden Untersuchungen. Bei Metastasierung ist Chemotherapie nur als reine Palliativmaßnahme indiziert.

Die Therapie des **Rhabdomyosarkoms bei Kindern** besteht aus einer kombinierten Therapie mit *Vincristin, Etoposid, Ifosfamid* und *Actinomycin D* **(VEIA-Schema),** die entweder adjuvant oder auch primär durchgeführt wird.

Im Falle des **Vaginalmelanoms** werden Chemo- und Immuntherapien (z. B. *DTIC* in Kombination mit *α-Interferon)* nur unter Studienbedingungen durchgeführt.

15.2.2.3 Zervixkarzinom

Früher galt das Zervixkarzinom als chemoresistent. In den letzten Jahren wurden erste positive klinische Erfahrungen mit neuen Chemotherapeutika wie *Cisplatin, Carboplatin, Ifosfamid* und *5-Fluorouracil* gesammelt: *70 %* der gynäkologischen Plattenepithelkarzinome sind *chemosensibel.*

Gegenwärtig werden **präoperative Chemotherapien** bei *primärer Inoperabilität* zum Down-Staging, **postoperative, adjuvante Chemothe-**

Tab. 15.2: Hormontherapie bei malignen gynäkologischen Tumoren (neue Substanzen wie Antigestagene und Östrogene werden gegenwärtig in Studien überprüft).

Substanz (Präparat)	Gruppe	Wirkung	Indikation	Nebenwirkungen
Amino-gluthetimid (Orimetene®), weitgehend ersetzt durch Aromatase-hemmer der 3. Generation	Aromatase-hemmer	Hemmung der aromatase-gesteuerten Umwandlung der Androgene in Östrogen (nicht nur in der NNR, sondern auch im Gewebe – so genannte heterotrope Östrogenbildung)	Mammakarzinom (postmenopausal, bei Metastasen)	Müdigkeit, Apathie, Wesensänderungen, Hypothyreose, erhöhter Abbau von oralen Anti-diabetika, Myelotoxozität
Anastrozol (Arimidex®)	nichtsteroi-dale Aroma-taseinhibito-ren der 3. Generation	kompetitive Hemmung der Aromatase zellulär, vermutet wird auch eine intratumorale Aktivität	first line und second line Therapie des metastasierten Mammakarzinoms, adiuvanter Einsatz wird in Studien überrpüft	Hitzewallungen, Trockenheit der Schleimhäute
Letrozol (Femara®)	nichtsteroi-dale Aroma-taseinhibito-ren	dito	dito	dito
Exemestan (Aromasin®)	steroidale Aromata-inaktivatoren	irreveresible Inaktivierung der Aromatase	second line Therapie des metastasierten Mammakarzinoms	dito
Goserelin (Zoladex®)	GnRH-Analoga	Bindung an GnRH-Rezep-toren und Hemmung der FSH- und LH-ausschüttung (chemische Ovarektomie)	Mammakarzinom (prämenopausal)	klimakterische Beschwer-den, Hitzewallungen, Amenorrhö (temporär bei jungen, definitiv bei perimenopausalen Frauen)
Medroxy-progesteron-Acetat (Clinovir®, Farlutal))	Gestagene	Bindung an Progesteron-rezeptoren, Hemmung der FSH- und LH-Aus-schüttung durch feed-back-Mechanismus	Mamma-, Endo-metriumkarzinom (palliativ)	Gewichtszunahme, Thrombosen, Embolien, Diabetesentgleisung, cushingoide Erscheinun-gen, kardiale Dekom-pensation, Ödeme, hypertone Krisen
Megestrol-acetat (Megestat®)	Gestagene	s. Medroxyprogesteron-Acetat	Mammakarzinom (palliativ)	wie Medroxyprogesteron-Acetat, wesentlich besser verträglich bei gleicher Wirksamkeit
Tamoxifen (Nolvadex®)	Anti-östrogene	Bindung an Östrogen-rezeptoren, Östrogen-Antagonismus	Mammakarzinom (postmenopausal), Endometrium-, Ovarialkarzinom (versuchsweise)	selten Thrombopenien, Thromboembolierisiko, klimakterische Beschwer-den bei prämenopausalen Frauen
Toremifen (Fareston®)	Anti-östrogene	gleicher Wirkmechanismus wie bei Tamoxifen, allerdings keine Radikalen-bildung	Mammakarzinom, adiuvant, metas-tasiert	klimakterische Beschwerden

rapien bei ungünstigen Prognosekriterien und **primäre simultane Radio-Chemotherapie** (s. Abschnitt 15.1.4) bei *inoperablen Fällen* unter Studienbedingungen geprüft.

Bei **Rezidiv oder distanter Metastasierung** hat eine Chemotherapie nur eine *palliative Indikation* und sollte bei einer medianen Lebenserwartung von ca. 9 Monaten als wenig belastende **Monochemotherapie** durchgeführt werden.

15.2.2.4 Endometriumkarzinom

Hauptindikationsbereiche für eine Chemotherapie beim Endometriumkarzinom stellt die rezidivierende oder primär bzw. sekundär metastasierende Erkrankung dar. Weitere Indikationen stellen entdifferenzierte Tumoren oder auch ein primär fortgeschrittenes Karzinom dar.

Als die Substanzen mit der größten Wirksamkeit erwiesen sich *Doxorubicin* (Adriamycin), *Epirubicin* und *Cisplatin*. Dabei wurden Remissionsraten bis zu 40% beschrieben. Speziell für Doxorubicin wurde für die komplette Remission 12% und für die partielle Remission 26% beschrieben. Als weitere aktive Substanzen haben sich *Carboplatin, Methotrexat, Cyclophosphamid, Hexamethylmelamin* und *5-Fluorouracil* erwiesen. Auch neue Substanzklassen wie Taxane scheinen beim Endometriumkarzinom zunehmend interessante Substanzen zu werden. In Einzelstudien wurden Ansprechraten (komplette und partielle Remission) in bis zu 35% beschrieben.

Einsatz finden in der Regel **Monochemotherapieformen**, wobei bei Einsatz von Polychemotherapien berücksichtigt werden muss, dass das Ziel in erster Linie eine Symptomlinderung in der Palliativsituation darstellt. Ein möglicherweise rascheres Ansprechen einer Polychemotherapie muss einer höheren Toxizität gegenübergestellt werden, da eine Polychemotherapie darüber hinaus keine wesentlichen therapeutischen Vorteile bietet.

15.2.2.5 Ovarialkarzinom

Es gibt Hinweise, dass Ovarialkarzinome mit postoperativem Resttumor durch Chemotherapie *potenziell kurabel* sind. Dabei ist der **wichtigste prognostische Faktor die Resttumormenge.** Als prognostisch günstig erweist sich eine Resttumormenge, wobei die Einzeltumorläsion eine Metrik von <1 cm aufweisen soll. Auch bei großer Resttumormenge (Einzeltumorläsion >2 cm) und palliativer Intervention kann durch Einsatz einer Chemotherapie zumindest ein primäres Ansprechen erreicht werden.

Nach dem Ziel eines maximalen Tumordebulkings wird mit Ausnahme eines gut bis mittel differenzierten Ovarialkarzinoms im Stadium FIGO Ia (G I bis G II) eine Kombinations-Chemotherapie, bestehend aus einem Platinderivat (*Cisplatin* oder *Carboplatin)* in Kombination mit einem Taxan (derzeit gemäß durchgeführter Studien Taxol) eingesetzt. Aufgrund einer geringeren Nephrotoxizität des Carboplatins wird bei nachgewiesener Äquieffektivität diesem gegenüber dem Cisplatin der Vorzug gegeben.

Verabreicht werden 6 Zyklen in dreiwöchentlichen Zyklusintervallen.

Hochdosis-Chemotherapie-Schemata finden derzeit noch unter Studienbedingungen Einsatz. Eine abschließende Beurteilung ist diesbezüglich allerdings noch nicht möglich.

Eine Second look Intervention hat derzeit keine Bedeutung und findet nur in Ausnahmefällen unter Studienbedingungen Einsatz.

Die **intraperitoneale (i. p.) Therapie** mit Zytostatika oder auch mit Zytokinen ist Fällen vorbehalten mit einer disseminierten peritonealen Aussaat und kleinsten Einzelläsionen mit einer Größe von < 0,5 cm. Erfahrungen liegen diesbezüglich vor für den Einsatz von Cisplatin, Mitoxantron, aber auch Paclitaxel. Unter den Zytokinen scheinen α- und χ-Interferon, aber auch Interleukin eine Wirksamkeit aufzuweisen. Voraussetzung stellt allerdings eine gleichmäßige ubiquitäre Verteilung der instillierten Substanzen dar.

Maligne Keimzelltumoren sprechen auch im fortgeschrittenen und disseminierten Stadium gut auf aggressive Chemotherapien an. Eingesetzt werden v. a. *Cisplatin, Vinblastin, Bleomycin* sowie *Cisplatin, Etoposid, Bleomycin* (neuerdings *Ifosfamid*). Nach 3–4 Zyklen Polychemotherapie beträgt die *Heilungsrate über 80%.*

Eingesetzt werden damit das sog. BEP-Schema (Bleomycin, Epirubicin und Cisplatin) sowie unter Berücksichtigung der nicht unerheblichen Lungentoxizität des Bleomycins Ifosfamid in Form des sog. PEJ-Schemas (Cisplatin, Etoposid und Ifosfamid).

Maligne Stromatumoren des Ovars werden nach Chemotherapieprotokollen maligner Keimzelltumoren oder von Weichteilsarkomen behandelt. Insbesondere maligne **Granulosazelltumoren** zeigen ein *gutes Ansprechen* auf Cisplatin-haltige Polychemotherapien, neigen jedoch zu Spätrezidiven nach 5 Jahren und später.

15.2.2.6 Chorionkarzinom, maligne Trophoblasttumoren

Die Chemotherapie ist die *Behandlung der Wahl* beim Chorionkarzinom und bei der destruierenden Blasenmole. Eine **Monotherapie** mit *Methotrexat* bzw. *Actinomycin D* führt in fast 100% der Fälle zur Dauerheilung der **destruierenden Blasenmole** und des **nicht metastasierenden Chorionkarzinomes**.

Beim **low-risk Chorionkarzinom** (Metastasen nur im kleinen Becken bzw. in der Lunge, Schwangerschaft liegt nicht länger als 6 Monate zurück, HCG i. S. <100 000 IE/l) führen **Monotherapien** mit *Methotrexat* oder *Actinomycin-D* zur Heilung in bis zu 95% der Fälle. Die Anzahl der Zyklen richtet sich nach der klinischen Remission und das Serum-HCG kann als Tumor (Verlaufs)marker verwendet werden: Wenn das HCG im Normbereich ist und ansonsten kein Tumornachweis erbracht werden kann, werden noch 3 Zyklen der Chemotherapie zur Konsolidierung durchgeführt. Beim Versagen der Therapie mit Methotrexat kann Actinomycin-D angewandt werden, da zwischen den beiden Zytostatika keine Kreuzresistenz besteht.

High-risk Chorionkarzinome (multiple ossäre, hepatische, pulmonale, ZNS-Metastasen, vorausgegangene Schwangerschaft liegt länger als 6 Monate zurück, HSG i. S. >100 000 IE/l, Rezidive) sollten durch eine **Polychemotherapie** behandelt werden. Die besten Ergebnisse wurden mit dem *MAC-Schema* (Methotrexat, Actinomycin-D, Chlorambucil oder Cyclophosphamid – 60–80% Dauerremissionen) und mit dem *EMA-CO-Schema* (Etoposid, Actinomycin-D, Methotrexat am Tag 1 + 2, gefolgt von *Vincristin* und *Cyclophosphamid* am Tag 8 bis zu 80% Dauerremissionen) erzielt. Beim Vorliegen von ZNS- und Lebermetastasen wird parallel zur Chemotherapie eine **Bestrahlung** durchgeführt.

15.2.2.7 Mammakarzinom

Eine Metaanalyse bei über 75 000 an Mammakarzinom erkrankten Patientinnen hat den endgültigen Beweis erbracht, dass eine *adjuvante Chemo- bzw. Hormontherapie* sowohl die **rezidivfreie Zeit** als auch das **Gesamtüberleben verlängert**.

Das **Prinzip der adjuvanten systemischen Therapie** beruht auf der Annahme, dass bei der Primäroperation *okkulte Metastasen* bereits vorhanden sind, die später unter bestimmten Bedingungen zur Generalisierung der Erkrankungen führen.

Diese Annahme wird durch Untersuchungen des Knochenmarks (Knochenmarkspunktionen bzw. -stanzen) bei Patientinnen gestützt, die ohne dieselbe als metastasenfrei gelten würden. Diese Patientinnen *entwickeln signifikant häufiger Metastasen* (ossäre und viszerale!) als diejenigen mit unauffälligem Knochenmark.

Die **Auswahl der adjuvanten Therapie** richtet sich nach Prognosefaktoren, die bei der primären Operation erhoben werden: Alter (insbesondere Menopausestatus), Tumorgröße, befallene axilläre Lymphknoten, histologisches Grading, Rezeptorstatus und HER-2-Status. Die Therapieentscheidung sollte nach einer gewissen schematischen Vorgehensweise erfolgen, basierend u. a. auf den jeweils aktuellen Therapieempfehlungen der St. Gallener Konferenz. Generell ist soweit möglich eine adjuvante Therapie unter Studienbedingungen anzustreben. Für die einzelne Patientin beinhaltet dies eine besonders engmaschige und sorgfältige Nachsorge, generell können wichtige Informationen für die Wahl der adjuvanten Therapie gewonnen werden. Noch offene Fragestellungen sind dabei die Fragen, inwieweit eine Kombination von Chemotherapie und adjuvanter Hormontherapie simultan oder sequenziell eingesetzt werden sollte, welchen Benefit der Einsatz von Taxanen erbringt, aber auch Fragen zur dosisintensivierten Sequenz und letztendlich auch zur Hochdosis-Chemotherapie. Falls eine Therapie unter Studienbedingungen nicht erwünscht ist, sollten die Entscheidungen in jedem Falle individualisiert und in interdisziplinärer Zusammenarbeit mit erfahrenen Onkologen und Strahlentherapeuten erfolgen.

Die primäre (neoadjuvante) Chemotherapie ermöglicht ein Down-Staging des Primärtumors und damit eine bessere Operabilität. Darüber hinaus stellt es ein wichtiges In-vivo-Modell dar, um das Ansprechen der Tumore auf die verabreichte Chemotherapie zu überprüfen. Erste Erfahrungen liegen seit 1997 mit einer Chemotherapie, bestehend aus einem Anthracyclin – in der Regel Doxorubicin oder Epirubicin und Cyclophosphamid – vor. Verabreicht wurden dabei in dreiwöchentlichen Zyklusintervallen jeweils 4 Zyklen. Wesentliche Informationen, die dadurch gewonnen werden konnten, beinhalten zum einen die Tatsache, dass durch die verzögerte operative Intervention den Patientinnen kein Nachteil entstand. Darüber hinaus wiesen Patientinnen mit einer histopathologisch kompletten Remission ein signifikant besseres Gesamtüberleben auf. Da allerdings nicht in allen Fällen neben einer Reduktion der Tumormasse auch gleichzeitig eine Reduktion des Tumorvolumens erreicht werden kann, ist trotz Ansprechens der Therapie vereinzelt doch eine Resektion im Bereich der alten Tumorgrenzen erforderlich. Generell konnte durch Einsatz der o. g. Therapie die Möglichkeit der brusterhaltenden Therapie von 6 auf 20% erhöht werden.

Neue Studienkonzepte überprüfen die Wirksamkeit der Taxane teilweise auch in dosisintensivierter Sequenzform.

Bei postmenopausalen Patientinnen mit rezeptorpositiven Tumoren findet das Therapiekonzept der vorangestellten, d. h. primären endokrinen Therapie Einsatz. Erfahrungen liegen vor für den Einsatz von Tamoxifen, aber auch von

Tab. 15.3: Adjuvante Chemo- und Hormontherapie beim **nicht** metastasierten Mammakarzinom: Das Heidelberger Therapiekonzept (Universitäts-Frauenklinik Heidelberg).

Anzahl befallener axillärer Lymphknoten	Steoidhormonrezeptoren	Menopausestatus	S-Phase/Ploidie	adjuvante Therapie
0	ER und PR positiv	prämenopausal	< 5 % und diploid > 5 % oder aneuploid	keine oder Zoladex® Zoladex® oder CMF
		postmenopausal	< 5 % und diploid > 5 % oder aneuploid	keine oder Tamoxifen Tamoxifen
	ER und PR negativ	prä- und postmenopausal	< 5 % und diploid > 5 % oder aneuploid	keine oder CMF CMF
1–9	ER und PR positiv	prämenopausal	–**	Zoladex® oder CMF***
		postmenopausal	–**	Tamoxifen oder Tamoxifen gefolgt von Aromatasehemmer
	ER und PR negativ	prä- und postmenopausal	–**	CMF
>9	–**	prämenopausal	–**	CMF oder FEC*** oder high-dose CT mit Stammzellsupport
		postmenopausal	–**	CMF + Tamoxifen oder FEC + Tamoxifen***

* = Entscheidung je nach Tumorgröße bzw. histologischem grading: bei Tumor 2 cm bzw. G II und G III adjuvante Therapie

** = wird nicht berücksichtigt, Therapieentscheidung wird unabhängig von diesem Faktor getroffen

*** = Therapieentscheidung unter laufenden Studienbedingungen (Randomisation)

ER bzw. **PR** = Östrogen- bzw. Progesteronrezeptor, **CMF** = **C**yclophosphamid, **M**ethotrexat, 5-**F**luoruracil, **FEC** = 5-**F**luoruracil, **E**pirubicin, **C**yclophosphamid, **Zoladex** = Goserelin

Aromatasehemmern wie Letrozol und Anastrozol. Die Aromatasehemmer scheinen dabei eine noch bessere Effektivität aufzuweisen, da damit höhere Responseraten erzielt werden können.

Zu erwähnen ist, dass das gesamte Konzept der primären (neoadjuvanten) Therapie in jedem Falle nur unter Studienbedingungen durchzuführen ist.

Sowohl in Frankreich als auch durch einzelne Studiengruppen in Deutschland wird sowohl eine präoperative Bestrahlung des Tumors mit oder ohne Chemotherapie durchgeführt. Gemäß vorliegender Datenlage scheint die Rate an insbesondere histopathologischen kompletten Remissionen deutlich höher zu sein (s. Abschnitt 15.1.7).

Das **metastasierte Mammakarzinom** gilt als *nicht heilbar.* Ziel der systemischen Therapie (Chemo- und/oder Hormontherapie) kann nur eine möglichst lang dauernde Wachstumsverlangsamung der Tumorzellen oder eine Besserung der Befindlichkeit bei Schmerzen, Dyspnoe u. Ä. sein.

Die **palliative Systemtherapie** richtet sich nach Art der vorangegangenen Therapien, nach Alter (Menopausenstatus), Allgemeinzustand und Lokalisation bzw. Größe der Metastasen:

- bei **prämenopausalen Patientinnen** kann eine operative *Ovarektomie* bzw. die Gabe von *GnRH-Analoga* zu Remissionen in bis zu 40 der Fälle führen
- bei **postmenopausalen Patientinnen,** die bereits *Tamoxifen* erhalten haben, können *Aromatasehemmer* (Substanzen der 3. Generation wie Anastrozol, Letrozol und Exemestan) sowie in der Folge *Gestagene* (z. B. Megestrolacetat) eingesetzt werden
- bei einer überwiegend **viszeralen Metastasierung** (pulmonal, hepatisch) können *Anthracycline* (Epirubicin, Doxorubicin, Idarubicin und Mitoxanthron), *Taxane* (Paclitaxel oder Docetaxel) oder *Vinkaalkaloide* (u. a. Vinorelbin) sowie *Gemzitabine* als Antimetabolit in Form einer Monotherapie oder auch in Kombination eingesetzt werden. Als Kombinationspartner stehen Alkylantien wie Cyclophosphamid, aber auch Methotrexat *oder* 5-Fluoruracil zur Verfügung. Bei Patientinnen mit einer HER-2-Überexpression (dreifach positiv) ist in jedem Falle ein Einsatz von Trastuzumab (Herceptin) zu empfehlen. Diese kann als Monotherapie oder auch in Kombination – in der Regel außerhalb von Studien – mit Taxanen erfolgen
- bei ausschließlicher **Knochenmetastasierung** weist eine Polychemotherapie nach dem *CMF-Schema* mit Kortikosteroiden eine gute Wirksamkeit auf. Zusätzlich ist die Gabe von Bisphosphonaten nicht nur bei osteolytischen Metastasen mit oder ohne Hyperkalzämie, sondern auch bei osteoplastischen bzw. gemischten Metastasen zu empfehlen wie *Clodronat, Pamidronat* und auch *Bondronat* (s. Abschnitt 15.1.7)

16. Unerfüllter Kinderwunsch

H. M. Behre, P. Gaßner, H. P. G. Schneider

16.1 Definition

Von unerfülltem Kinderwunsch wird gesprochen, wenn bei regelmäßigem, ungeschütztem Geschlechtsverkehr innerhalb eines Jahres keine Schwangerschaft eintritt (Abb. 16.1).

Im deutschen Sprachgebrauch wird der Begriff „Sterilität" von der „Infertilität" unterschieden. Hiernach liegt eine Sterilität vor, wenn gemäß der oben genannten Definition keine Schwangerschaft eintritt. Eine Infertilität liegt definitionsgemäß vor, wenn zwar eine Schwangerschaft eintritt, es der Frau jedoch nicht möglich ist, diese Schwangerschaft bis zur Geburt eines lebensfähigen Kindes auszutragen. Im internationalen Sprachgebrauch und zunehmend in der klinischen Praxis werden jedoch beide Begriffe unter dem Oberbegriff „Infertilität" zusammengefasst.

Ein **primärer** unerfüllter Kinderwunsch liegt vor, wenn bei einer Frau bisher keine Schwangerschaft eingetreten ist. **Sekundär** ist der unerfüllte Kinderwunsch nach einer bereits vorangegangenen Schwangerschaft.

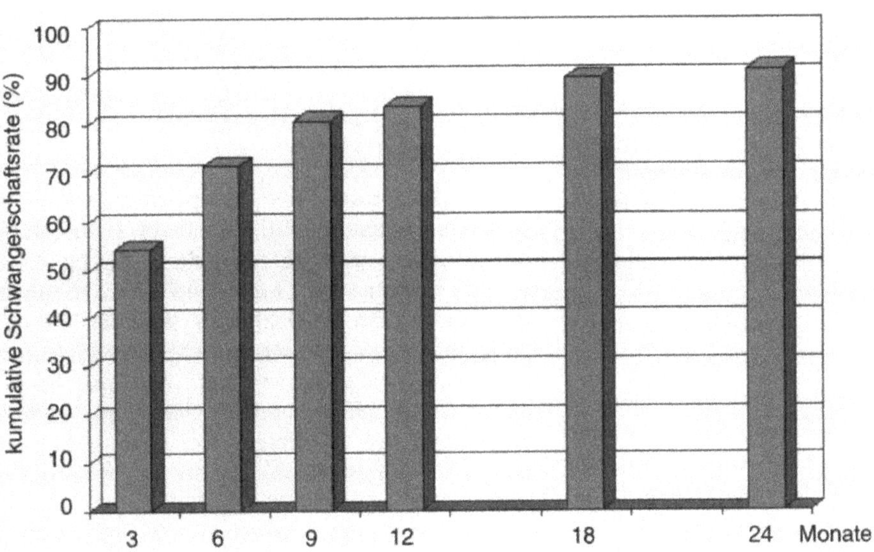

Abb. 16.1: Kumulative spontane Schwangerschaftsrate in einer großen europäischen Popultionsstudie

16.2 Epidemiologie

Die Prävalenz ungewollter Kinderlosigkeit wird in Deutschland auf ca. 5–10% geschätzt.

16.3 Ätiologie

Nach den Erhebungen der Weltgesundheitsorganisation beruht der unerfüllte Kinderwunsch bei ca. 39% auf Störungen bei der Frau, bei 20% auf Störungen beim Mann und bei 26% [der betroffenen Paare] auf kombinierten Störungen bei der Frau und dem Mann. Bei 15% der Paare ist eine fassbare Störung der Fortpflanzungsfunktion nicht erkennbar (Abb. 16.2). Es muss beachtet werden, dass leichte Einschränkungen der reproduktiven Funktionen bei einem Partner durch optimale Fortpflanzungsfunktionen bei dem anderen Partner kompensiert werden können. Treffen bei einem Paar leichte Störungen sowohl auf Seiten der Frau als auch auf Seiten des Mannes zusammen, kann dies allein einen unerfüllten Kinderwunsch bedingen.

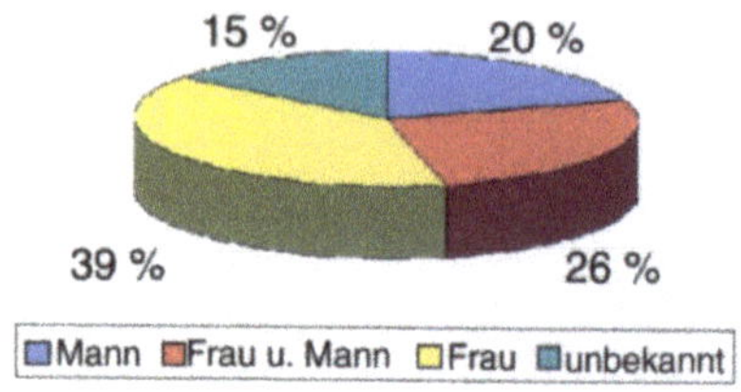

Abb. 16.2: Verteilung der Ursachen des unerfüllten Kinderwunsches nach WHO

16.4 Diagnostik

Die Abklärung der Ursachen des unerfüllten Kinderwunsches sollte grundsätzlich mit beiden Partnern gemeinsam durchgeführt werden. Wichtige anamnestische Angaben umfassen vorausgegangene Schwangerschaften mit dem jetzigen oder einem früheren Partner, Dauer des unerfüllten Kinderwunsches, frühere kontrazeptive Maßnahmen, Häufigkeit des Geschlechtsverkehrs sowie die genaue Erfassung bisheriger diagnostischer Untersuchungen und bisher durchgeführter Therapien zur Erfüllung des unerfüllten Kinderwunsches. Von besonderer Bedeutung ist auch die Sozialanamnese mit Eruierung einer beruflichen Belastung durch Stress oder Umweltgifte. Weiterhin sollten möglichst Partnerschaftskonflikte sowie die Belastung durch den bisher unerfüllten Kinderwunsch angesprochen werden.

Bei beiden Partnern werden bisherige Operationen, speziell an den Genitalorganen, erfragt. Ebenso wichtig ist die Anamnese chronischer Begleiterkrankungen und der Medikation, die eine Beeinträchtigung der Fertilität bedingen können.

Bei der Frau erfolgt eine genaue Zyklusanamnese mit Fragen nach der Menarche, Zykluslänge, Dauer der Menstruationsblutung, Zwischenblutungen und Dysmenorrhö. Beim Mann werden besonders ein vorausgegangener Hodenhochstand und Traumata im Genitalbereich erfragt. Störungen der sexuellen Funktion bei beiden Partnern, insbesondere Störungen der Ejakulation im Sinne einer Ejaculatio praecox oder einer erektilen Dysfunktion, werden festgehalten.

16.4.1 Körperliche Untersuchung

Bei beiden Partnern sollte eine orientierende internistische Untersuchung vorgenommen werden.

Bei der Frau liegt spezielles Augenmerk auf der kompletten und fachkundigen gynäkologischen Untersuchung, wie sie in Kapitel 2 ausführlich dargestellt ist.

Beim Mann muss eine kompetente andrologische Untersuchung mit besonderer Beurteilung der Organe des Skrotalinhaltes durchgeführt werden. Neben der Größe und Beschaffenheit der Hoden, der Nebenhoden und des Plexus pampiniformis ist besonders die Anlage beider Samenleiter zu dokumentieren. Auf eine bestehende Gynäkomastie und den Status der Androgenisierung ist zu achten. Bei anamnestischen Hinweisen auf eine Infektion der ableitenden Samenwege hat eine rektale Untersuchung der Samenblasen und der Prostata zu erfolgen.

16.4.2 Sonographie

Einen prominenten Stellenwert in der Diagnostik des unerfüllten Kinderwunsches nimmt die moderne Ultraschalldiagnostik ein.

Bei der Frau werden durch die transvaginale Sonographie die Größe beider Ovarien und die Anzahl der Tertiärfollikel am dritten Zyklustag be-

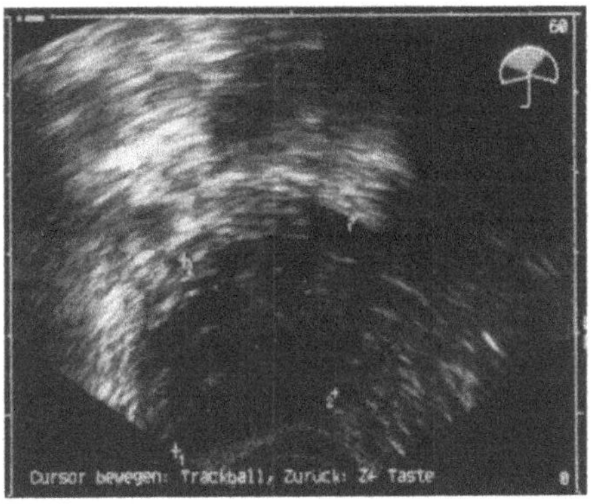

Abb. 16.3: Transvaginale sonographische Darstellung der Tertiärfollikel eines Ovars am Beginn des Zyklus

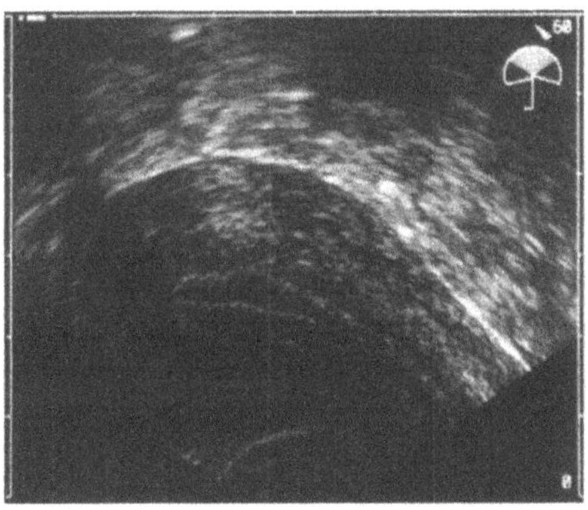

Abb. 16.4: Transvaginale sonographische Darstellung der Endometriumdicke

stimmt (Abb. 16.3). Weiterhin wird das Wachstum des führenden Tertiärfollikels verfolgt und die Ovulation sonographisch dokumentiert. Bei der Beurteilung des Uterus werden anatomische Besonderheiten, Myome und besonders der Aufbau und die Höhe der Endometriumschleimhaut bei Zyklusbeginn und kurz vor der Ovulation beurteilt (Abb. 16.4).

Beim Mann erfolgt eine genaue Darstellung der Homogenität und Größe beider Hoden (Abb. 16.5). Da bei Männern mit Fertilitätsstörung die Wahrscheinlichkeit eines Carcinoma in situ oder Hodentumors gegenüber der Normalbevölkerung deutlich erhöht ist, ist die sonographische Abklärung bei jedem Mann mit Fertilitätsstörung dringend erforderlich. Die Beurteilung der Nebenhoden erlaubt die Erfassung von Spermatozelen und gibt Hinweise auf chronische Infektionen und/oder Obstruktionen. Hydrozelen und Varikozelen werden dokumentiert.

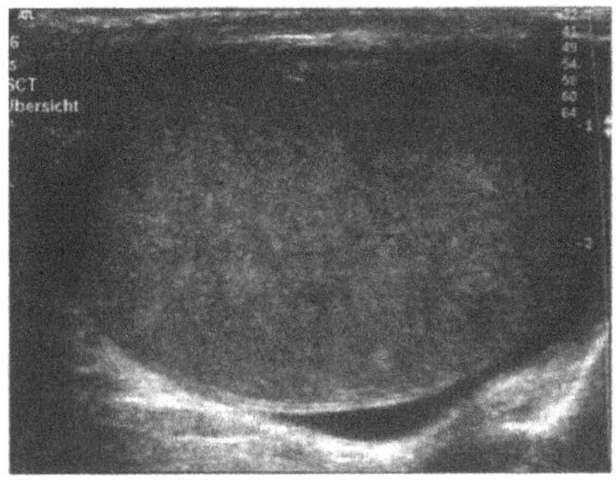

Abb. 16.5: Scrotale sonographische Darstellung eines homogenen Hodenparenchyms

Besonders bei Verdacht auf eine Obstruktion der ableitenden Samenwege ist eine transrektale Sonographie der Prostata und der Samenblasen obligatorisch.

16.4.3 Weitere bildgebende Verfahren

Die MRT-Untersuchung der Hypothalamus-Hypophysenregion kann bei beiden Partnern bei entsprechendem Verdacht auf Störungen der GnRH- und Gonadotropinsekretion erforderlich werden. Eine CT-Untersuchung des Bauchraumes kann zum Nachweis eines Kryptorchismus erforderlich werden.

Eine Hysterosalpingographie kann zur Abklärung uteriner Fehlbildungen und Überprüfung der Tubendurchgängigkeit erforderlich sein.

16.4.4 Hormonuntersuchungen

Die Bestimmung der relevanten Hormone bei der Frau richten sich nach der Physiologie des Menstruationszyklus (s. Kapitel 1.6, Menstruationszyklus). Am dritten Zyklustag erfolgt die Bestimmung der Sexualhormone Östradiol, Testosteron und Progesteron, von LH, TSH und Prolaktin. Die gleichzeitige Bestimmung der FSH-Serumkonzentration und der Inhibin-B-Werte liefert wichtige Informationen über die Funktion der Eierstöcke (s. Kapitel 1.6, Menstruationszyklus). Erniedrigte Inhibin-B-Werte und erhöhte FSH-Werte sind mit einer Verminderung der Ovarfunktion assoziiert. Eine präovulatorische Bestimmung der Östradiolkonzentration liefert Hinweise über die Funktion des führenden Follikels. Eine besondere Bedeutung hat die Bestimmung der Progesteron- und Östradiolkonzentration acht Tage nach der dokumentierten Ovulation, da hiermit eine ausreichende Funktion des Corpus luteum überprüft werden kann.

Die Bestimmung der Sexualhormone des Mannes erfolgt aufgrund der bekannten zirkadianen Rhythmik in den Morgenstunden. Festgehalten werden die Serumkonzentrationen von Testosteron, Östradiol, LH-, TSH und Prolaktin. Ebenso wie bei der Frau zeigt der FSH-Wert beim Mann bei erhöhter Konzentration und der Inhibin-B-Wert bei erniedrigter Serumkonzentration eine Störung der Gametogenese (beim Mann der Spermatogenese) an.

Weitere endokrinologische Tests, zum Beispiel der GnRH-Stimulationstest zur Differenzierung von hypothalamischen und hypophysären Störungen, sind je nach Ausfall der Basalhormonbestimmungen und bei Verdacht auf Erkrankungen der Hypothalamus-Hypophysenregion indiziert.

16.4.5 Ejakulatuntersuchung

Die Untersuchung des Ejakulates hat für die Beurteilung des Fertilitätsstatus des Mannes eine zentrale Bedeutung. Sie dient sowohl der Einschätzung des natürlichen Fertilitätspotenzials als auch der Beurteilung der Wahrscheinlichkeit, durch Anwendung assistierter reproduktionsmedizinischer Verfahren eine Schwangerschaft herbeiführen zu können.

Die Vergleichbarkeit und Reproduzierbarkeit der Analyse wird durch die natürliche Variabilität der zu untersuchenden Proben und die subjektiven Beurteilungskriterien in der andrologischen Diagnostik eingeschränkt. Um eine standardisierte Untersuchungstechnik zu gewährleisten, sollte die Analyse immer entsprechend den Empfehlungen der Weltgesundheitsorganisation vorgenommen werden. In dem „WHO-Laborhandbuch zur Untersuchung des menschlichen Ejakulats und der Spermien-Zervikalschleim-Interaktion" (4. Auflage, 1999) sind alle empfohlenen Labormethoden ausführlich beschrieben und diese sollten in jedem Andrologielabor Richtschnur für die Ejakulatanalyse sein.

Zu den wichtigen Variablen der Ejakulatuntersuchung gehören das Ejakulatvolumen, der pH, die Konzentration der Spermien, die Progressivbeweglichkeit und der Anteil normal geformter Spermien. Ergänzt wird die Untersuchung durch die Bestimmung der IgG- und IgA-Anti-Spermien-Antikörper, der Konzentration von Leukozyten, des Anteils vitaler Spermien und die Bestimmung von biochemischen Markern der akzessorischen Geschlechtsdrüsen. Bei Verdacht auf eine Infektion der ableitenden Samenwege erfolgt eine mikrobiologische Untersuchung sowie eine Bestimmung der Interleukine 6 und 8 und der Granulozytenelastase.

Die von der WHO vorgeschlagene beschreibende Terminologie der Ejakulatbefunde zeigt Tabelle 16.1.

16.4.6 Spermien-Zervikalschleiminteraktion

Zur Untersuchung der Spermien-Zervikalschleiminteraktion werden der Postkoitaltest und der Kremertest durchgeführt, die ausführlich im WHO-Laborhandbuch zur Untersuchung des Ejakulates und der Spermien-Zervikalschleiminteraktion dargestellt sind. Bei den präovulatorisch durchzuführenden Tests erfolgt auch eine

Tab. 16.1: Beschreibende Terminologie der Ejakulatbefunde entsprechend WHO-Richtlinien (1999).

Normozoospermie	Normwertige Ejakulatbefunde
Oligozoospermie	<20 Mill. Spermatozoen/ml
Asthenozoospermie	<50 % Spermatozoen mit progressiver Beweglichkeit (Kategorien „a" und „b") und <25 % der Spermatozoen mit Motilität der Kategorie „a"
Teratozoospermie	Spermatozoen mit normaler Morphologie <15 % bzw. <Normwert der jeweiligen Labors
Oligoasthenoteratozoospermie (OAT)	Kombination aller 3 zuvor genannten Defekte (Kombinationen von nur 2 Defekten sind durch Wortkombinationen beschreibbar)
Azoospermie	keine Spermatozoen im Ejakulat
Parvisemie	Ejakulatvolumen <2 ml
Aspermie	kein Ejakulat

Beurteilung des Zervikalschleims (gemäß WHO-Laborhandbuch in Abwandlung der ursprünglichen Beurteilung nach Insler: Volumen, Konsistenz, Farnkrautbildung, Spinnbarkeit, zelluläre Bestandteile, pH-Wert). Unter den Kriterien der Evidence-Based-Medicine muss die Aussagekraft dieser Untersuchungen differenziert beurteilt werden.

16.4.7 Weitergehende invasive Untersuchungen

Bei Verdacht auf Erkrankungen des Uterus, der Ovarien oder der Eileiter werden eine Hysteroskopie und eine Laparoskopie, eventuell mit Gewebsentnahme, erforderlich.

Beim Mann kann zur Beurteilung der Spermatogenese und zum Ausschluss eines Carcinoma in situ (CIS) und Hodentumors eine beidseitige Hodenbiopsie erforderlich werden. Hierbei sollte möglichst eine Kryokonservierung des Hodengewebes für eine spätere testikuläre Spermienextraktion durchgeführt werden, die eine erneute Operation vor möglichen Verfahren der assistierten Reproduktion überflüssig macht.

16.5 Klinik und Therapie des unerfüllten Kinderwunsches bei Mann und Frau

Im Folgenden werden klinisch relevante Krankheitsbilder dargestellt, die bei der Frau und dem Mann einen unerfüllten Kinderwunsch bedingen können. Die Einteilung erfolgt hierbei nach Lokalisation der Störung. Häufig kann jedoch eine Ursache des unerfüllten Kinderwunsches nicht eruiert werden. In diesen Fällen steht eine kausale Therapie nicht zu Verfügung, es kann jedoch – wenn eine Optimierung der reproduktiven Funktionen bei der jeweiligen Partnerin bzw. beim Partner nicht zur Schwangerschaft führt – eine symptomatische Therapie durch Verfahren der assistierten Reproduktion erfolgen.

16.5.1 Störungen im Bereich des Hypothalamus

Ätiologie

Die reproduktiven Funktionen bei der Frau und dem Mann werden zentral über das Gonadotropin-Releasing-Hormon (GnRH) gesteuert. Ein Ausfall oder die Störung der GnRH-Sekretion kann Ursache eines unerfüllten Kinderwunsches sein.

Im mediobasalen Hypothalamus befinden sich spezifische GnRH-sezernierende Nervenzellen. Eine Beeinträchtigung dieser Neurone kann anlagemäßig bedingt sein oder auf infiltrativen, traumatischen, ischämischen oder radiogenen Faktoren beruhen. Erworbene Schädigungen treten nur selten isoliert auf, sondern erstrecken sich oft über mehrere Kerngebiete und führen dementsprechend zu Ausfallerscheinungen, die mehrere hypothalamische Funktionen betreffen.

Idiopathischer hypogonadotroper Hypogonadismus (IHH) und Kallmann-Syndrom

Bei beiden Krankheitsbildern liegt eine anlagemäßige verminderte oder fehlende Ausbildung der GnRH-produzierenden Neurone vor. Der IHH oder das Kallmann-Syndrom kommen sowohl sporadisch vor als auch mit familiärer Häufung, wobei verschiedene Erbgänge möglich sind. In einigen Familien mit Kallmann-Syndrom konnte ein X-chromosomal-rezessiver Erbgang nachgewiesen werden. Die Erkrankung tritt beim männlichen Geschlecht viermal häufiger als beim weiblichen Geschlecht auf. Die Inzidenz des IHH und Kallmann-Syndroms liegt bei 1:10000.

Es konnte gezeigt werden, dass bei Patienten mit X-chromosomal-rezessivem Vererbungsmodus des Kallmann-Syndroms Mutationen oder Deletionen des auf dem kurzen Arm des X-Chromosoms lokalisierten KAL-1-Gens vorkommen, das für die Migration neuronaler Zellen während der Embryonalzeit von Bedeutung ist. Beim Kallmann-Syndrom besteht zusätzlich ein Anlagedefekt der Bulbi und Tractus olfactorii. Dadurch kommt es zu einer Anosmie der Patienten.

Infiltrative und raumfordernde Prozesse

Infiltrative und raumfordernde Prozesse gehören zu den häufigsten Ursachen einer hypothalamischen Dysfunktion. So betreffen Tumoren wie das Craniopharyngeom, Astrozytom, Germinom, Teratom etc. in abnehmender Häufigkeit auch

Kerngebiete des Hypothalamus und können dementsprechend zum Hypogonadismus führen. Auch primär benigne Prozesse wie die Sarkoidose, Histiocytosis X, Hand-Schüller-Christian-Krankheit und die Tuberkulose führen bei entsprechender Ausdehnung zu Ausfallserscheinungen im Bereich des Hypothalamus. Speicherkrankheiten wie die Hämochromatose oder Hämosiderose können durch Eisenablagerungen in spezifischen Kerngebieten zu einer Funktionsbeeinträchtigung führen. Prinzipiell ist die aus der Grunderkrankung resultierende Endokrinopathie von der Ausdehnung des Krankheitsprozesses abhängig. So können sich raumfordernde Prozesse auch bis zur Hypophyse ausdehnen. In diesen Fällen ist eine exakte Differenzierung zwischen hypothalamischem und/oder hypophysärem Hypogonadismus nicht mehr möglich.

Traumata
Komplexe Schädel-Hirn-Traumata können mit einer Beeinträchtigung der hypothalamo-hypophysären Achse einhergehen. Vor allem bei Schädel-Basis-Frakturen kann es zu einer Durchtrennung des Hypophysenstiels kommen, sodass es zu einer Entkopplung der Hypophyse von der hypothalamischen Regulation kommt. In diesen Fällen tritt meist der Hypogonadismus hinter den anderen Symptomen der Hypophyseninsuffizienz in den Hintergrund.

Ischämischer Insult
Ischämische Schädigungen des Hypothalamus treten meist in Verbindung mit akuten Ereignissen wie der Ruptur eines Hirnarterienaneurysmas auf. Die isolierte Ischämie, wie sie etwa beim Sheehan-Syndrom im Bereich der Hypophyse auftritt, wurde bisher für den Hypothalamus nicht beschrieben.

Ionisierende Strahlen
Der Hypothalamus gehört zu den Organen, die eine hohe Sensibilität gegenüber ionisierenden Strahlen aufweisen. Die zentrale intracerebrale Lage schützt das Organ zwar weitgehend vor Schädigungen, wie sie als Folge von Bestrahlungen im Kopf-Halsbereich auftreten können, je nach Lage des Strahlenfeldes ist aber eine völlige Aussparung hypothalamischer Hirnareale meist nicht möglich. So liegen z. B. die empfindlichen Kerngebiete bei Bestrahlungen der Orbita, des knöchernen Schädels oder des ZNS im Bestrahlungsfeld. Der Zusammenhang zwischen einer hypothalamischen Störung und der Exposition gegenüber ionisierenden Strahlen wird oftmals verkannt, da durchaus ein Zeitintervall von mehreren Jahren vom Zeitpunkt der Bestrahlung und dem Auftreten endokriner Störungen vergehen kann.

Medikamente und Drogen
Neben traumatischen, infektiösen oder radiogenen Ursachen hypothalamischer Insuffizienz muss bei entsprechendem Verdacht auch eine medikamenten- oder drogenbedingte Dysfunktion ausgeschlossen werden. Es gibt eine Vielzahl von Medikamenten, die mittelbar oder unmittelbar Einfluss auf die Funktion des Hypothalamus nehmen können. So bewirken exogen zugeführte Androgene durch direkte Wirkung auf den Hypothalamus eine Verminderung der GnRH-Sekretion. Psychopharmaka, Dopaminantagonisten, H_2-Rezeptoren-Blocker und Antihypertonika, die zu einer Hyperprolaktinämie führen, üben einen inhibitorischen Einfluss auf die GnRH-Sekretion aus. Ebenso führen Präparate, die eine Hypothyreose bewirken, über die durch TRH vermittelte Stimulation zu einer Hyperprolaktinämie und sekundär zur Hemmung der GnRH-Sekretion.

Rauschdrogen wie Marihuana und Kokain üben ebenso eine zentrale Wirkung auf die GnRH-sezernierenden Neurone mit konsekutiver Hemmung der GnRH-Sekretion aus. Eine Sonderform der hypothalamischen Insuffizienz besteht bei extremer Unterernährung oder Erkrankungen wie der Anorexia nervosa, die bei männlichen Jugendlichen selten ist.

Diagnose
Die Symptomatik einer hypothalamischen Insuffizienz hängt davon ab, zu welchem Zeitpunkt die Störung der Hypothalamusfunktion eingetreten ist. Kommt es bereits vor der Pubertät zu einer hypothalamischen Dysfunktion, so ist die weitere Entwicklung der Patientin bzw. des Patienten – insbesondere der Pubertätsverlauf – durch den resultierenden Hypogonadismus gestört. Bei ausbleibender Pubertät müssen zunächst die Erkrankungen, die mit organischer oder konstitutioneller Pubertas tarda einhergehen, differentialdiagnostisch ausgeschlossen werden, es sei denn, die Ursache der Störung ist

offensichtlich (z. B. nach bekanntem Schädel-Hirn-Trauma). Kommt es erst nach Abschluss der Pubertät zum Hypogonadismus, so sind die klinischen Zeichen oftmals vergleichsweise gering ausgeprägt: Der Hormonstatus zeigt das Bild des hypogonadotropen Hypogonadismus mit deutlicher Erniedrigung der Serumkonzentrationen für LH, FSH und Testosteron. Bestand der GnRH-Mangel schon für längere Zeit, können die hypophysären Zellen gegenüber einem exogenen GnRH-Stimulus refraktär geworden sein. Um eine Stimulation der Gonadotropinsekretion im GnRH-Test auszulösen, ist dann eine Vorbehandlung mit pulsatiler GnRH-Applikation für 7 Tage erforderlich. Dadurch werden zunächst die basalen Gonadotropinspiegel normalisiert und die Ansprechbarkeit der Hypophyse auf einen Stimulus erhöht.

Die weitere Diagnostik sollte davon abhängig gemacht werden, mit welcher Art von hypothalamischer Schädigung mit größter Wahrscheinlichkeit zu rechnen ist: So werden bei Verdacht auf tumoröse Prozesse MRT-Aufnahmen der Hypothalamus-/Hypophysenregion durchgeführt, während bei ischämischen Insulten angiographische Darstellungen oder die digitale Subtraktionsangiographie angewandt werden. Um das Ausmaß der endokrinen Insuffizienz zu erfassen und die erforderliche Therapie für die Patientin bzw. den Patienten festlegen zu können, ist eine Überprüfung der hypothalamo-thyroidalen, hypothalamo-adrenalen und hypothalamo-somatotropen Achse erforderlich. Darüber hinaus erlaubt eine Kontrolle des Elektrolyt- und Wasserhaushaltes den Ausschluss eines ADH-Mangels.

Therapie
Die Therapie der hypothalamischen Insuffizienz hängt vom Ausmaß der vorliegenden Störung ab. Bei bestehendem Kinderwunsch ist durch pulsatile Applikation von GnRH mittels einer exogen getragenen Minipumpe durch Stimulation der Follikelreifung bzw. der Spermatogenese eine sehr hohe Schwangerschaftsrate von über 80% zu erzielen, unabhängig davon, ob die Frau oder der Mann von der hypothalamischen Funktionsstörung betroffen sind.

Alternativ kann mit ebenfalls hohem Erfolg auch eine Gonadotropintherapie mit FSH- in Kombination mit hCG-Präparaten erfolgen. Sowohl bei der pulsatilen GnRH- als auch Gonadotropintherapie sind jedoch oft mehrmonatige Behandlungen erforderlich.

Sind die Schilddrüsenfunktion und/oder Nebennierenfunktion mitbetroffen, so muss zusätzlich eine suffiziente Hormonsubstitution erfolgen.

16.5.2 Störungen im Bereich der Hypophyse

Störungen der Hypophysenfunktion können durch Beeinträchtigung der Gonadotropinsekretion zu einem sekundären Hypogonadismus und somit unerfüllten Kinderwunsch führen.

Ätiologie
Als Ursache für einen partiellen oder totalen Ausfall der Hypophysenfunktion kommen sowohl Tumoren als auch infektiöse, traumatische, infiltrative oder ischämische Prozesse in Frage. Ebenso wie die hypothalamische Dysfunktion kann auch der Hypopituitarismus durch chronische allgemeine Erkrankungen, ionisierende Strahlen oder als Operationsfolge auftreten.

Klassifikation
Die häufigste Form einer Hypophysenfunktionsstörung als Ursache unerfüllten Kinderwunsches ist die Hyperprolaktinämie. Die Prolaktinsekretion des Hypophysenvorderlappens steht unter vorwiegend inhibitorischer Kontrolle des hypothalamischen Dopamin. Eine Reihe von Pharmaka mit Dopamin-antagonistischer Aktivität führen zu einer Stimulation der PRL-Sekretion. Auch Pharmaka, die eine zentrale Katecholamindepletion bewirken, bzw. Dopaminsynthesehemmer führen zu einer verstärkten Freisetzung von PRL. Umgekehrt führen direkte Dopamin-Agonisten wie Dopamin selbst, Apomorphin, Bromocriptin, Lisurid etc. und auch indirekte Dopamin-Agonisten wie der Präkursor L-Dopa oder der Dopamin-Reuptake-Blocker Nomifensin zur Hemmung der PRL-Freisetzung.

Eine physiologische Hyperprolaktinämie findet sich während der Laktation, im Schlaf und in Stresssituationen. Als Ursache einer pathologischen Hyperprolaktinämie kommen Pharmaka, Schilddrüsenfunktionsstörungen und besonders Hypophysenadenome (Prolaktinome) in Frage. Hierbei handelt es sich um primär benigne, beim Mikroadenom bis zu 1 cm durchmessende Tumoren der Hypophyse. Das Makroprolaktinom überschreitet diesen Durchmesser bisweilen beträchtlich. Während Mikroprolaktinome bei Frauen wesentlich häufiger anzutreffen sind als bei Männern (9:1), finden sich Makroprolaktinome bei beiden Geschlechtern gleich häufig.

Ein Makroprolaktinom kann durch Verdrängung und letztendlich Zerstörung des restlichen Hypophysengewebes zum Hypopituitarismus führen. Beim Mikroprolaktinom kann die Prolaktinerhöhung über eine Hemmung der hypothalamischen GnRH-Sekretion einen hypogonadotropen Hypogonadismus und somit unerfüllten Kinderwunsch bewirken.

Von einem **Panhypopituitarismus** spricht man bei einem vollständigen Ausfall der Hypophysenfunktion. Neben seltenen angeborenen Formen des Panhypopituitarismus (Hypophysenaplasie) kommen vor allem tumoröse Erkrankungen als ätiologische Faktoren in Frage. Bevor klinische Zeichen der Hypophysendysfunktion auffällig werden, müssen mindestens 75% der Hypophysenzellen zerstört sein. Entsprechend den Hauptfunktionen des Organs kommt es beim Panhypopituitarismus zur Hypothyreose, zur Nebennierenrindeninsuffizienz, zur Wachstumshormondefizienz, zum Diabetes insipidus und zum Ausfall der Funktionen des Ovars bzw. Testis. Bei den erworbenen Formen der Erkrankung findet sich initial oft ein Ausfall der Gonadotropinsekretion.

Sonderformen der hypophysären Störungen sind der isolierte LH- und isolierte FSH-Mangel, die auch auf isolierten Gendefekten der LH- bzw. FSH-β-Untereinheit beruhen können. Letztendlich kann ein hypophysär bedingter Hypogonadismus auch auf inaktivierenden Mutationen des hypophysären GnRH-Rezeptors beruhen.

Diagnose

Die Diagnose des hypophysären Hypogonadismus kann oft schon aus der klinischen Symptomatik und aus der Konstellation der Hormonparameter gestellt werden. Im GnRH-Stimulationstest fehlt der Anstieg der Gonadotropinkonzentration nach GnRH-Applikation, auch nach 7-tägiger pulsatiler GnRH-Vorbehandlung. Der Nachweis einer wiederholt erhöhten Prolaktinkonzentration sichert die Diagnose Hyperprolaktinämie. Je nach vermuteter Ursache der Hypophyseninsuffizienz kommen bildgebende Verfahren (MRT) zum Einsatz.

Therapie

Die Therapie des Hypopituitarismus richtet sich nach der zugrunde liegenden Störung. Prolaktinome werden primär medikamentös therapiert. Bei hypothyreoter Stoffwechsellage muss eine entsprechende Schilddrüsenhormonsubstitutionstherapie durchgeführt werden. Besteht eine pharmakoinduzierte Hyperprolaktinämie, so sollten nach Möglichkeit die entsprechenden Substanzen abgesetzt oder eine Umstellung der Medikation vorgenommen werden. Bei Hyperprolaktinämie aufgrund von Mikro- und Makroadenomen wird initial eine medikamentöse Therapie mit Dopamin-Agonisten durchgeführt. Dies führt in den meisten Fällen nicht nur zu einer Senkung des Prolaktinspiegels, sondern auch zu einer Verminderung des Adenomdurchmessers.

Dopamin-Agonisten wie Bromocriptin (Pravidel) oder Metergolin (Liserdol) sollen einschleichend dosiert werden, da es bei vielen Patienten initial zur Kreislaufdysregulation und Schwindelanfällen kommt. Aufgrund einer hohen Effektivität und geringen Nebenwirkungen können primär auch die länger wirksamen Dopaminagonisten Quinagolid (Norprolac) und Cabergolin (Dostinex) eingesetzt werden.

Ist bei anderen Hypophysentumoren die Indikation zu operativen Verfahren gegeben, kommt heute meist die transsphenoidale Operationstechnik zur Anwendung. Oft gelingt es, das nicht von dem Tumor befallene Drüsengewebe zu schonen und damit je nach Ausdehnung des Tumors eine Hypophysenrestfunktion zu erhalten. Prä-, peri- und postoperativ muss in Abhängigkeit von der endokrinen Insuffizienz eine Substitution der entsprechenden Hormone vorgenommen werden.

Bei bestehendem Kinderwunsch wird mit sehr gutem Erfolg eine Gonadotropintherapie mit FSH und hCG durchgeführt. Eine Therapie mit GnRH ist aufgrund der Hypophysenschädigung nicht wirksam.

16.5.3 Störungen im Bereich der Gonaden

Störungen der Ovarialfunktion als Ursache des unerfüllten Kinderwunsches werden ausführlich in den Kapiteln 1.5.2–1.5.4 (normogonadotrope Ovarialinsuffizienz, hyperandrogenämische Ovarialinsuffizienz, hypergonadotrope Ovarialinsuffizienz und prämature Menopause), dem Kapitel 1.7 (genetische Entwicklungsstörungen und chromosomale Anomalien) und Kapitel 1.6 (anovulatorischer Zyklus, PCO: Polyzystisches Ovar-Syndrom) dargestellt.

An dieser Stelle werden die entsprechenden klinisch relevanten Störungen beim Mann aufgeführt.

Anorchie

Die anlagemäßige beidseitige Anorchie, das völlige Fehlen der Hoden ist ein seltenes Krankheitsbild mit einer auf die männliche Bevölkerung bezogenen Prävalenz von 0,005%. Als Ursachen für eine erworbene Anorchie kommen Traumata, Operationen, Infektionen und die zu spät behandelte Hodentorsion in Frage. Der Verlust der Hoden durch Operationen kann entweder akzidentell (z. B. bei Herniotomien) oder bei Testosteron-abhängigen Krebserkrankungen gewollt sein. Maligne Erkrankungen des Hodens bedingen in der Regel den Verlust eines oder beider Hoden.

Grundsätzlich kann bei einseitiger Anorchie der verbliebene Hoden sowohl die exkretorische als auch die inkretorische Funktion des fehlenden Hodens mit übernehmen. Kommt es zum Verlust beider Hoden, ist heute eine Kinderwunschtherapie nicht möglich, wichtig ist jedoch ab dem Zeitpunkt der normal einsetzenden Pubertät die lebenslange Testosteronsubstitutionstherapie.

Lageanomalien der Hoden

Der Deszensus testis vollzieht sich während der intrauterinen Entwicklung des Feten. Der vollzogene Deszensus testis wird u. a. als Reifezeichen des Neugeborenen gewertet. Auf dem Weg von der unteren Lumbalregion bis in das Skrotum kann der Deszensus des Hodens auf jeder Ebene zum Stillstand kommen.

Es werden unterschieden:

- **Kryptorchismus**, bei dem die Hoden oberhalb des Inguinalkanals intraabdominal oder retroperitoneal liegen und weder tast- noch sichtbar sind
- **Hodenektopie**, bei der der Hoden außerhalb des normalen Deszensusweges, z. B. femoral, liegt
- **Leistenhoden**, wobei der Hoden fixiert im Inguinalkanal liegt
- **Gleithoden**, wenn der Hoden mobil am Ausgang des Inguinalkanals liegt und temporär in das Skrotum herabgedrückt werden kann
- der **Pendelhoden**, bei dem der Hoden zwischen Skrotum und Leistenkanal spontan hin und her pendelt.

Bei unbehandelten einjährigen Jungen findet sich eine Deszensusstörung mit einer Prävalenz von 0,8%, wobei die einseitige Lageanomalie etwa fünfmal häufiger als die beidseitige Lageanomalie ist. Neben der Fertilitätsminderung, die aus einer Deszensusstörung entstehen kann, weisen nicht-deszendierte Hoden eine im Vergleich zu deszendierten Hoden 10–20fach höhere Inzidenz von Tumoren auf.

Die Therapie der Deszensusstörung richtet sich nach der zugrunde liegenden Ursache:

- Bei ektop gelegenen Hoden, gleichzeitiger Leistenhernie, inguinaler Voroperation, Rezidiv und älteren Kindern ist die primäre chirurgische Intervention indiziert.
- Bei allen anderen Formen des Maldeszensus ist zunächst die Hormontherapie mit hCG oder GnRH anzuwenden. Wird mit Abschluss des zweiten Lebensjahres mit Hilfe der Hormontherapie kein Deszensus erzielt, so sollte eine chirurgische Intervention erfolgen.

Eine Behandlung sollte am Ende des 1. Lebensjahres beginnen und bis Ende des 2. Lebensjahres abgeschlossen sein, um Einschränkungen der Fertilität möglichst zu minimieren.

Klinefelter-Syndrom

Das Klinefelter-Syndrom stellt mit einer Inzidenz von 1:500 die häufigste Form des männlichen Hypogonadismus dar. Etwa 90% der Patienten weisen den Karyotyp 47,XXY auf, allerdings lässt sich auch gelegentlich ein Karyotyp mit einer höheren Anzahl von Gonosomen (z. B. 48,XXYY, 48,XXXY, 49,XXXXY) oder ein chromosomales Mosaik (z. B. 47,XXY/46,XY) finden. Beim Klinefelter-Syndrom kommt es aufgrund einer Non-Disjunction während der meiotischen Teilungsphase der Keimzellen der Eltern zu einem überzähligen X-Chromosom bei dem Patienten. Das zusätzliche X-Chromosom stammt etwa in 50% vom Vater.

Im klassischen Fall zeigen Patienten mit Klinefelter-Syndrom das klinische Bild des Hypogonadismus – mit einer Gynäkomastie, bei der genitalen Untersuchung auffällig kleinen, festen Hoden und einer Infertilität. Der Virilisierungsgrad der Patienten ist sehr unterschiedlich und reicht von einer völlig normal erscheinenden Virilisierung bis hin zum deutlich hypogonadalen Erscheinungsbild mit spärlicher Schambehaarung.

In seltenen Fällen und meist vor dem 25. Lebensjahr können auch bei Patienten mit Klinefelter-Syndrom vereinzelt motile Spermien im Ejakulat gefunden werden, meist liegt jedoch eine Azoospermie vor. Im Hormonstatus fällt eine stark erhöhte FSH- und LH-Konzentration bei einem erniedrigten Testosteronwert auf. Die Diagnosesicherung erfolgt durch eine Karyotypisierung aus Lymphozyten des Blutes.

Bei den meisten Patienten muss ohne Anwendung von Verfahren der assistierten Reproduktion von einer dauerhaften Infertilität ausgegangen werden. Bei einigen Patienten mit Klinefelter-Syndrom sind in der Hodenbiopsie vitale Spermien vorhanden, die erfolgreich für eine ICSI-Therapie verwandt werden können. Der bei fast allen Patienten früher oder später auftretende Testosteronmangel muss durch eine adäquate Substitutionstherapie ausgeglichen werden, da es ansonsten zu den Folgeerscheinungen des Hypogonadismus kommt.

Strukturelle Chromosomenanomalien und Deletionen

Neben den numerischen Chromosomenstörungen wie beim Klinefelter-Syndrom können strukturelle Chromosomen-Anomalien und Deletionen eine Beeinträchtigung der Fertilität beim Mann bedingen. Unterschieden werden Chromosomenanomalien der Autosomen und der Geschlechtschromosomen (Gonosomen).

Die häufigsten autosomalen Aberrationen, die sich bei infertilen Männern nachweisen lassen, sind reziproke Translokationen, Robertsonsche Translokationen und peri- und parazentrische Inversionen sowie Markerchromosomen. Die Prävalenz bei Männern mit unerfülltem Kinderwunsch liegt bei 1–2%, kann jedoch bei Patienten mit einer Azoospermie oder extremer Oligozoospermie deutlich höher liegen. Bisher ist nicht im Einzelfall geklärt, über welchen Mechanismus diese Störungen zu einer Beeinträchtigung der männlichen Fertilität führen. Gleiche Aberrationen innerhalb einer Familie können eine sehr unterschiedliche phänotypische Ausprägung zeigen. Die oben angesprochenen Aberrationen können auch bei den Gonosomen vorkommen.

Im proximalen Bereich des langen Arms des Y-Chromosoms befinden sich zudem mindestens drei Regionen, die für den normalen Ablauf der Spermatogenese essenziell sind. Diese Loci werden als Azoospermiefaktor AZFa, AZFb und AZFc bezeichnet. Mikrodeletionen im AZFc-Bereich sind am häufigsten. Bisher konnten nicht alle Genregionen von pathophysiologischer Relevanz identifiziert werden, die Bedeutung des DAZ-Genclusters (deleted in azoospermia) ist jedoch gut dokumentiert. Die Prävalenz von Mikrodeletionen des Y-Chromosoms hängen sehr von der Auswahl der Patienten ab und reichen von unter 1% bis über 50%.

Strukturelle Spermienanomalien

Unter strukturellen Spermienanomalien versteht man Veränderungen der Spermienmorphologie, die meist nur auf ultrastruktureller Ebene nachweisbar sind.

Bei der **Globozoospermie** handelt es sich um eine anlagemäßige Störung der Spermiogenese, die dazu führt, dass das vom Golgiapparat gebildete Akrosom keinen Kontakt mit der Spermatide aufnimmt. Dieser Defekt kann bereits lichtmikroskopisch im Ejakulat erkannt werden, da die betroffenen Spermien durch runde, kugelige Köpfe auffallen und kein Akrosom nachweisbar ist. Bei der Globozoospermie sind sämtliche Spermien betroffen. Eine Befruchtung der Eizelle ist auf normalem Wege nicht möglich, da die Spermien wegen des fehlenden Akrosoms nicht in der Lage sind, die Zona pellucida zu penetrieren.

Beim **Syndrom der immotilen Zilien** handelt es sich um eine hereditäre Erkrankung, die meist autosomal-rezessiv vererbt wird und mit einem Strukturdefekt der Zilien einhergeht. Durch Fehlen der Dyneinarme der Mikrotubuli wird eine aktive Beweglichkeit der Spermien verhindert. Die Erkrankung kann isoliert die Spermienschwänze betreffen, aber auch in den Zilien des Atemtraktes nachweisbar sein. In diesen Fällen berichten die betroffenen Patienten meist über eine Häufung von Atemwegsinfekten und Affektionen im Hals-Nasen-Ohrenbereich.

Beim so genannten **9 + 0-Syndrom** liegt eine strukturelle Abweichung der Binnenstruktur des Spermienschwanzes vor. Normalerweise lässt sich im Querschnitt des Spermienschwanzes die charakteristische Anordnung von 9 peripher gelegenen Mikrotubuli-Paaren und einem zentral gelegenen Mikrotubulus-Paar erkennen. Fehlen die zentralen Tubuli, so ist eine aktive Bewegung des Spermienschwanzes nicht möglich. Je nach quantitativer Ausprägung der Störung resultiert daraus eine partielle bis vollständige Asthenozoospermie.

Varikozele
Die Varikozele stellt eine Erweiterung und varizenartige Schlängelung der Venae spermaticae des Plexus pampiniformis im Skrotum dar. Große Studien bei jungen Männern zeigen eine Prävalenz von 15–25%. Obwohl bisher nicht dokumentiert werden konnte, dass die Prävalenz einer Varikozele bei Männern mit unerfülltem Kinderwunsch und/oder eingeschränkten Ejakulatparametern höher ist als bei Vätern oder Männern mit Normozoospermie der gleichen Altersgruppe, wird ein möglicher schädigender Effekt der Varikozele auf die Fertilität seit Jahrzehnten postuliert.

Selbst ausgeprägte Varikozelen sind meist asymptomatisch. Nur in wenigen Fällen führen vom Patienten beklagte ziehende Schmerzen, die meist von der Leiste bis in das Skrotum und die Oberschenkelregion ausstrahlen, zur Diagnosestellung. Am häufigsten wird die Diagnose im Zusammenhang mit der Abklärung des unerfüllten Kinderwunsches des Patienten gestellt.

Das eigentliche Ziel der Varikozelentherapie bei Patienten mit unerfülltem Kinderwunsch – ohne durch die Varikozele bedingte subjektive Beschwerden – besteht nicht in einer Beseitigung des venösen Rückflusses, sondern der Verbesserung der Fertilität und letztendlich der Geburt eines gesunden Kindes. Entsprechend aktueller Ergebnisse der international akzeptierten *Cochrane Library of Systematic Reviews* ist nicht erwiesen, dass eine Varikozelentherapie zu einer signifikanten Verbesserung der Fertilität führt.

Sertoli-Cell-Only-Syndrom
Die Germinalzellaplasie oder terminologisch entsprechend der international gebräuchlichen Klassifikation besser das Sertoli-Cell-Only-Syndrom (SCO) ist kein eigenständiges Krankheitsbild, sondern eine histopathologische Beschreibung des Hodengewebes. Im korrekten Wortsinn darf eigentlich von einem SCO-Syndrom erst gesprochen werden, wenn im gesamten Hodengewebe keine Germinalzellen vorhanden sind. Es hat sich aber auch der Begriff des partiellen SCO-Syndroms eingebürgert, der für Patienten verwendet wird, die neben Samenkanälchen mit Germinalzellaplasie auch einzelne Samenkanälchen mit qualitativ erhaltener Spermatogenese aufweisen. Selbst bei histologisch nicht nachweisbaren Germinalzellen in Hodenbiopsien können durch eine mechanische oder enzymatische testikuläre Spermienextraktion (TESE) bei über 12% der Patienten noch elongierte Spermatiden gewonnen werden.

Patienten mit einem SCO-Syndrom haben charakteristischerweise eine Azoospermie. Das Hodenvolumen ist signifikant vermindert. Die FSH-Serumkonzentration ist bei niedrigen Inhibin-B-Werten stark erhöht.

Eine kausale Therapie des SCO-Syndroms steht nach heutigem Stand des Wissens nicht zur Verfügung. Versuche, eine medikamentöse Stimulation der Restkapazität des Hodengewebes bei partiellem SCO-Syndrom zu bewirken, haben bisher keinen Erfolg gezeigt. Sollten durch enzymatische oder mechanische TESE vereinzelt Spermien gefunden werden, ist beim SCO-Syndrom eine effektive Kinderwunschtherapie mittels ICSI möglich.

Spermatogenesearrest
Vergleichbar mit dem SCO-Syndrom handelt es sich bei dem Spermatogenesearrest um ein histopathologisch definiertes Krankheitsbild. Als Ursächlich wurden sowohl strukturelle Chromosomenanomalien als auch Mikrodeletionen des Y-Chromosoms beschrieben. Bei einzelnen Patienten mit einem Spermatogenesearrest auf Höhe der runden Spermatiden ist der *cAMP response element modulator* (CREM) reduziert. Erworbene Ursachen sind Radiotherapie, Chemotherapie, Antibiotika, Hitze oder Allgemeinerkrankungen.

Patienten mit einem kompletten Spermatogenesearrest sind azoosperm. Das Hodenvolumen und der FSH-Wert können abhängig von der Stufe der Spermatogenesestörung im Normbereich sein. Die Diagnose wird durch die histologische Untersuchung des Hodengewebes gesichert. Der Arrest kann auf der Stufe der Spermatogonien, der primären oder sekundären Spermatozyten oder der runden Spermatiden auftreten.

Wie beim SCO-Syndrom besteht auch beim Spermatogenesearrest nach heutigem Stand des Wissens kein kausaler Therapieansatz. Nur bei einer partiellen Ausprägung des Spermatogenesearrests können durch TESE elongierte testikuläre Spermatiden für eine erfolgreiche ICSI-Kinderwunschtherapie eingesetzt werden. Aufgrund ungeklärter genetischer Risiken sollten frühere Spermatogenesestadien, also auch runde Spermatiden für die ICSI-Therapie nicht verwendet werden.

16.5.4 Störungen im Bereich der Tuben, Uterus und Vagina bzw. der ableitenden Samenwege

Die Diagnostik und Therapie von Erkrankungen der Tuben als Ursache eines unerfüllten Kinderwunsches werden ausführlich in Kapitel 11.7 (Erkrankungen der Tube, pelvine Infektionen, Adnexitis, Endometriose) dargestellt. Die entsprechenden Darstellungen für Erkrankungen des Uterus und der Vagina als Ursache von Fertilitätsstörungen finden sich in den Kapiteln 11.1–11.2 (Corpus uteri, Cervix uteri und Vagina).

Die entsprechenden Erkrankungen der ableitenden Samenwege des Mannes sind im Folgenden aufgeführt.

Infektionen der ableitenden Samenwege

Bei ca. 5–10% der Männer mit unerfülltem Kinderwunsch lassen sich Hinweise auf eine subklinische Infektion im Ejakulat finden. Diese subklinischen Infektionen können durch verschiedene Mechanismen eine Infertilität bedingen. Die Erreger und deren Sekretionsprodukte können direkt die Fertilisationsfähigkeit der Spermien reduzieren, oder dieser Effekt wird über eine sekundäre Entzündungsreaktion durch die Wirkung der vermehrten und aktivierten Leukozyten, sezernierten Lymphokine und Monokine oder die vermehrte Bildung von reaktiven Sauerstoffspezies (reactive oxygen species, ROS) vermittelt. Die häufigsten in Frage kommenden Erreger subklinischer Infektionen sind Chlamydia trachomatis, Ureaplasmen, E. coli, Klebsiellen, Proteus und andere gramnegative Keime.

Der Verdacht auf eine subklinische Infektion der ableitenden Samenwege muss durch gezielte mikrobiologische Untersuchungen des Ejakulats, des Prostataexprimats bzw. Harnröhrenabstrichs abgeklärt werden. Bei dem Nachweis aus dem Ejakulat gilt erst eine Erregerkonzentration von $\geq$1000/ml üblicher gramnegativer Harnwegsinfekterreger und Ureaplasmen als signifikant. Der kulturelle Nachweis von Chlamydia-trachomatis-Infektionen ist aufgrund zytotoxischer Komponenten des Seminalplasmas erschwert. Für den Nachweis von Antikörpern gegen Chlamydia trachomatis kommt dem Nachweis von IgA-Antikörpern eine besondere Bedeutung zu. Als Goldstandard der Chlamydien-Diagnostik gilt heute der PCR-Nachweis.

Wichtiges diagnostisches Zeichen einer Infektion der ableitenden Samenwege ist der Nachweis einer erhöhten Leukozytenkonzentration im Ejakulat oder Prostataexprimat. Mittlerweile ist auch der Nachweis einer erhöhten Konzentration der Granulozytenelastase und der Interleukine 6 und 8 im Seminalplasma bei Infektionen der ableitenden Samenwege etabliert.

Gelingt der signifikante Nachweis eines spezifischen Erregers, so muss Antibiogramm-entsprechend therapiert werden. Zur Vermeidung von „Ping-Pong"-Infektionen ist die gleichzeitige Diagnostik und eventuelle Therapie der Partnerin obligat.

Eine prophylaktische antibiotische Therapie beim Mann ohne Diagnosesicherung – zum Teil praktiziert vor Inseminationen oder IVF – sollte nicht durchgeführt werden, da diese temporär negative Auswirkungen auf die Ejakulatparameter und Fertilisationsfähigkeit der Spermien haben kann.

Immunologisch bedingte Infertilität

Männliche meiotische und postmeiotische Keimzellen exprimieren Oberflächenantigene, die auf anderen Körperzellen nicht zu finden sind und bei Kontakt mit immunkompetenten Zellen zur

Entwicklung einer Autoimmunreaktion führen. Dies wird jedoch normalerweise durch die Blut-Hoden-Schranke und andere immunregulatorische Mechanismen verhindert. Wird die Blut-Hoden-Schranke z. B. durch Infektionen zerstört, kann es jedoch zur Bildung von Anti-Spermien-Antikörpern (ASA) kommen.

Es ist mittlerweile gut dokumentiert, dass IgG-ASA und besonders IgA-ASA abhängig von dem Anteil ASA-beladener Spermien zu einer Verminderung der Fertilität führen.

Therapeutisch wird eine Langzeit-Kortikoidtherapie aufgrund geringer Effektivität bei gleichzeitig signifikanten Nebenwirkungen kritisch gesehen. Intrauterine Inseminationen und IVF zeigen ebenfalls enttäuschende Resultate. Eine ICSI-Therapie erzielt hingegen hohe Fertilisations- und Schwangerschaftsraten.

Obstruktionen der ableitenden Samenwege

Obstruktionen als Ursache einer männlichen Infertilität finden sich im Bereich des Nebenhodens, Samenleiters und Ductus ejaculatorius. Ein einseitiger Verschluss bleibt bei normaler Hodenfunktion der Gegenseite meist ohne klinische Symptomatik. Die erworbenen Formen der beidseitigen Obstruktion sind weit häufiger als die angeborenen.

Patienten mit einer beidseitigen Obstruktion der ableitenden Samenwege fallen bei der Abklärung des Fertilitätsstatus durch eine Azoospermie auf. Anamnestische Angaben über rezidivierende Infektionen der ableitenden Samenwege oder Epididymitiden können richtungsweisend sein. Bei einer Ductusaplasie lässt sich der Samenleiter bei der Palpation nicht tasten. Bei einer isolierten Obstruktion der Ausführungsgänge der Samenbläschen sind die Samenbläschen in der transrektalen Sonographie oft erweitert und bleiben nach der Ejakulation in der Größe unverändert. Das Ejakulatvolumen ist oft normal, kann jedoch bei einem distalen Verschluss im Bereich des Ductus ejaculatorius auch verringert sein. Erniedrigte Markersubstanzen der ableitenden Samenwege im Seminalplasma bei normalem FSH- und Inhibin-B-Serumspiegel sprechen für einen Verschluss der Samenwege als Ursache des unerfüllten Kinderwunsches.

Bei klinischem Hinweis auf eine Obstruktion sollte – falls möglich – immer versucht werden, als kausale Therapie eine operative Wiederherstellung der Durchgängigkeit der ableitenden Samenwege zu erreichen. In Abhängigkeit von der Lokalisation des Verschlusses kommen die Vasoepididymostomie (bei Nebenhodenverschluss), die Vasovasostomie (z. B. nach Vasektomie) oder transurethrale Resektionen bei Verschlüssen im Bereich des Ductus ejaculatorius in Frage. Die Operationen sollten möglichst von einem erfahrenen Team und bei der Vasoepididymostomie und Vasovasostomie mittels Mikrochirurgie durchgeführt werden.

Kann eine Durchgängigkeit nicht erreicht werden, werden durch mikrochirurgische epididymale Spermienaspiration (MESA) und/oder testikuläre Hodengewebsgewinnung (TESE) Spermien bzw. elongierte Spermatiden gewonnen und für eine spätere ICSI-Therapieversuche kryokonserviert. Grundsätzlich sollten auch bei der Vasoepididymostomie, Vasovasostomie und transurethralen Resektion parallel Gameten kryokonserviert werden, um bei einer nicht erfolgreichen Wiederherstellungsoperation bzw. bei einem Re-Verschluss eine gewünschte ICSI-Therapie zu ermöglichen.

Kongenitale Ductusaplasie

Eine kongenitale Ductusaplasie als Ursache einer Obstruktion der ableitenden Samenwege kann als isolierte Entität oder als Begleitmanifestation der zystischen Fibrose auftreten. Ursache sind meist Mutationen im CFTR (*cystic fibrosis transmembrane conductance regulator*)-Gen. Die isolierte beidseitige kongenitale Ductusaplasie wird im internationalen Sprachgebrauch als CBAVD (*congenital bilateral absence of the vas deferens*) bezeichnet.

Durch fachgerechte Palpation des Skrotalinhalts kann eine Ductusaplasie in den meisten Fällen diagnostiziert werden. Betroffene Patienten weisen bei der Ejakulatuntersuchung gehäuft einen erniedrigten pH-Wert, eine erniedrigte Fruktosekonzentration und ein stark vermindertes Ejakulatvolumen auf. Anomalien des Urogenitaltrakts kommen bei einseitiger und beidseitiger kongenitaler Ductusaplasie gehäuft vor, eine Ultraschalluntersuchung der Nieren sollte obligat durchgeführt werden. Patienten mit einer beidseitigen Ductus ejaculatorius-Obstruktion weisen gehäuft Mutationen im CFTR-Gen auf und sollten wie Patienten mit CBAVD beraten werden.

Die exakte Diagnostik einer kongenitalen Ductusaplasie durch den Andrologen ist essenziell. In den „Richtlinien zur Durchführung der assistierten Reproduktion" der Landesärztekammern wird im Falle einer CBAVD vor Beginn einer Therapie eine Beratung des Paares durch einen Humangenetiker gefordert. Hierbei wird eine detaillierte Mutationsanalyse im Gen für die zystische Fibrose (CFTR-Gen) durchgeführt. Weiterhin können gegebenenfalls ein Schweißtest sowie eine Ultraschalluntersuchung des Urogenitaltraktes notwendig sein. Ein entsprechende molekulargenetische Untersuchung bei der Partnerin ist dann von dem Ergebnis dieser Untersuchungen abhängig.

Störungen der Samendeposition

Beim Geschlechtsverkehr kommt es nach erfolgter Ejakulation normalerweise zur Samendeposition im hinteren Scheidengewölbe der Frau. Hier bildet sich ein Samenpool, in den die Portio gewissermaßen eintaucht, um die Aszension von Samenzellen im weiblichen Genitaltrakt zu begünstigen. Ein großer Teil der Samenzellen gelangt direkt in den Zervikalkanal und kann damit unmittelbar aszendieren, oder in die Krypten des Zervikalkanals einwandern. Durch angeborene oder erworbene Anomalien des Penis, der Urethra oder der Schwellkörper kann es zu Störungen der Samendeposition und damit letztlich zu einer Fertilitätsstörung kommen. Bei einer ausgeprägten Hypo- oder Epispadie stehen heute effektive operative Therapieverfahren zur Verfügung. Eine erektile Dysfunktion als Ursache unerfüllten Kinderwunsches lässt sich heute medikamentös und/oder psychologisch sehr effektiv therapieren. Sollte es nicht zur gewünschten Beseitigung der Depositionsstörungen kommen, kann dem betroffenen Paar eine Inseminationstherapie angeboten werden.

16.5.5 Optimierung des Zeitpunktes des Geschlechtsverkehrs

Die Wahrscheinlichkeit, dass ein Geschlechtsverkehr zur Schwangerschaft führt, hängt sehr von dem Ovulationszeitpunkt ab, da die Eizelle nur ca. 24 Stunden und Spermien ca. 6 Tage befruchtungsfähig sind. Die höchste Wahrscheinlichkeit auf eine Schwangerschaft besteht bei einem Geschlechtsverkehr am Tag der Ovulation und den beiden Tagen vor der Ovulation

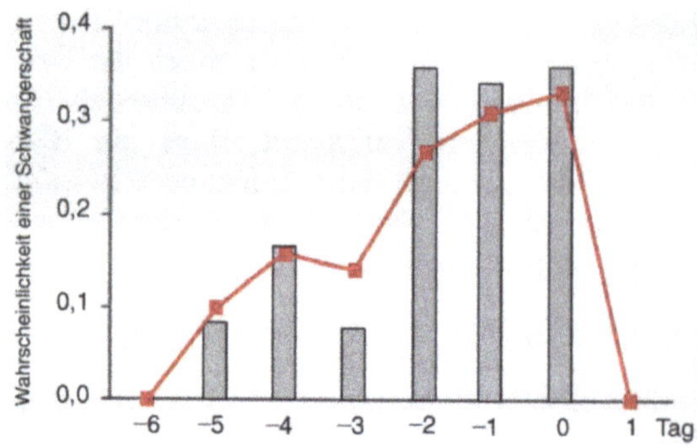

Abb. 16.6: Wahrscheinlichkeit einer Schwangerschaft in Abhängigkeit vom Zeitpunkt eines Geschlechtsverkehrs relativ zur Ovulation (Tag 0)

(Abb. 16.6). Gerade bei leichten Einschränkungen der Fruchtbarkeit bei einem oder beiden Partnern kann ein Kinderwunsch durch den optimalen Zeitpunkt des Geschlechtsverkehrs zur Ovulation erfüllt werden. Die Basaltemperaturmethode ist nur bedingt zur Vorhersage der Ovulation geeignet. Es ist jedoch Frauen mit Kinderwunsch möglich, durch zuhause anwendbare Messgeräte der LH- und Östrogenkonzentration im Morgenurin den Zeitpunkt der Ovulation relativ gut vorherzusagen.

16.5.6 Hormonelle Stimulation der Follikelreifung

Durch eine hormonelle Stimulation der Follikelreifung, die zu einer Polyovulation führt, ist eine Erhöhung der Chancen auf die Herbeiführung einer Schwangerschaft zu erwarten. Initial kommen meist Antiöstrogene wie Clomifen zur Anwendung, die über die rückkopplungsbedingte Erhöhung der Gonadotropinsekretion zu einer Stimulation der Follikelreifung führen. Diese hormonelle Therapie darf jedoch unter keinen Umständen ohne sonographische Überwachung der Follikelreifung erfolgen, da bei Heranreifen mehrerer sprungreifer Follikel höhergradige Mehrlingsschwangerschaften auftreten können.

Bei den Verfahren IVF und ICSI ist hingegen die Stimulation mehrerer Follikel erwünscht, um durch die präovulatorische transvaginale Absaugung der Follikel (Abb. 16.7 und 16.8) genügend reife Oozyten für die extrakorporale Befruchtung zur Verfügung zu haben. In den letzten Jahren wurden sehr differenzierte ovarielle Stimulationsverfahren entwickelt. Grundsätzlich wird

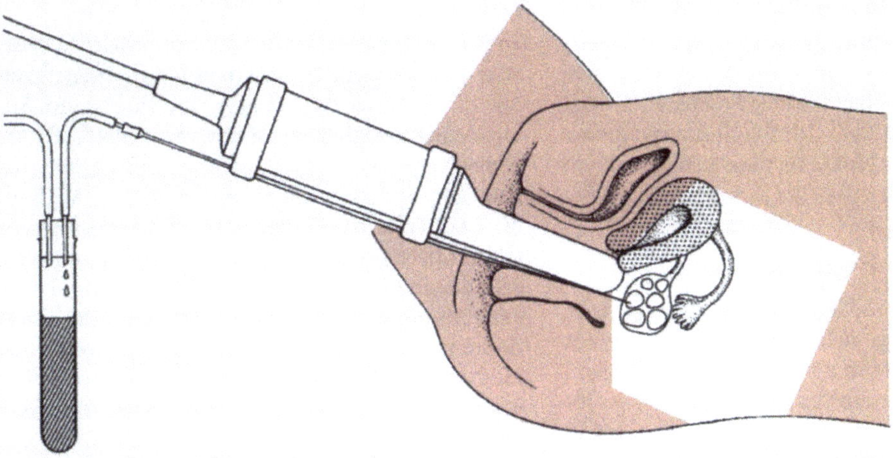

Abb. 16.7: Schematische Darstellung der transvaginalen Follikelpunktion

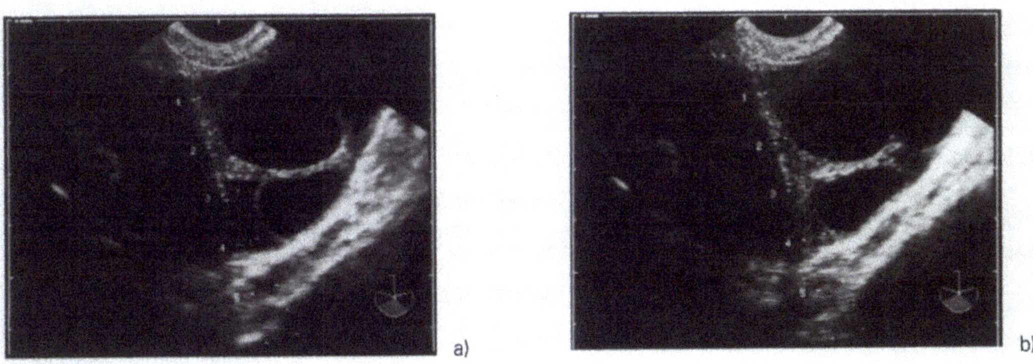

Abb. 16.8: a Sonographisches Bild einer Follikelpunktion mit Darstellung der Spitze der Punktionskanüle in einem Follikel. b Zustand nach Absaugen der Follikelflüssigkeit mit der Oozyte

durch die Gabe eines GnRH-Antagonisten oder lang wirksamen GnRH-Agonisten während der hormonellen Stimulation ein frühzeitiger LH-Anstieg verhindert, der die Qualität der Eizellen beeinträchtigen würde. Die eigentliche Stimulation der Follikelreifung erfolgt durch die Gabe supraphysiologischer Mengen des FSH. Wenn sonographisch genügend Tertiärfollikel mit einem

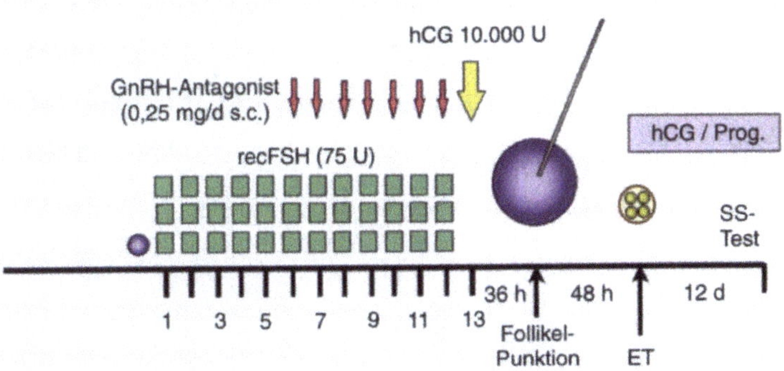

Abb. 16.9: Schema eines ovariellen Stimulationsprotokolls für eine IVF- oder ICSI-Therapie. Darstellt sind in blau der Tertiärfollikel vor der FSH-Gabe und am Tage der Follikelpunktion. Durch grüne Kästchen ist die Zahl der täglichen FSH-Ampullen (à 75 Einheiten FSH) markiert. Die Gabe des GnRH-Antagonisten dient zur Verhinderung eines vorzeitigen LH-Anstiegs. ET = Embryotransfer, SS-Test = Schwangerschaftstest, hCG/Prog. = hCG oder Progesterongabe nach dem ET

Durchmesser von mindestens 17 mm nachgewiesen werden, wird durch hCG-Gabe (LH-Aktivität) die terminale Oozytenreifung induziert und die Eizellen kurz vor der Ovulation, meist 36 Stunden nach hCG-Gabe durch transvaginale Punktion gewonnen (Abb. 16.9).

16.5.7 Verfahren der assistierten Reproduktion

Als assistierte Reproduktion wird die ärztliche Hilfe zur Erfüllung des Kinderwunsches eines Paares durch medizinische Hilfen und Techniken bezeichnet. Zur assistierten Reproduktion gehören unter anderem die intrauterine Insemination (IUI), die In-vitro-Fertilisation (IVF) und die intracytoplasmatische Spermieninjektion (ICSI).

16.5.7.1 Gesetzliche Regelungen

Verfahren der assistierten Reproduktion unterliegen Bestimmungen der Berufsordnung der Landesärztekammern, so den „Richtlinien zur Durchführung der assistierten Reproduktion", sowie Gesetzen des Strafrechts durch das „Embryonenschutzgesetz". Hierin finden sich genaue und enge Regelungen, wann, von wem, bei wem und wie die entsprechenden Therapieverfahren durchgeführt werden dürfen. Weiterhin existieren Richtlinien des Bundesausschusses der Ärzte und Krankenkassen über ärztliche Maßnahmen zur künstlichen Befruchtung nach dem fünften Buch des Sozialgesetzbuchs (SGB V – gesetzliche Krankenversicherung).

16.5.7.2 Methoden der Spermienaufbereitung

Die Spermienaufbereitung dient der Anreicherung normal geformter, progressiv motiler Spermien für die Verfahren der assistierten Reproduktion. Unreife Keimzellstadien, somatische Zellen und bakterielle Kontaminationen des Ejakulates werden weitgehend eliminiert. Die Trennung vom Seminalplasma und die Aufnahme in Kulturmedium ermöglicht den Spermien in vitro den letzten Reifungsschritt zur Erlangung der Befruchtungsfähigkeit. Diese sog. Kapazitation geht mit komplexen Reorganisationsvorgängen der Spermienmembran einher. Bei Grenzbefunden im Spermiogramm empfiehlt sich eine diagnostische Spermienaufbereitung schon vor Therapiebeginn, um die geeignete Behandlungsform auszuwählen.

Swim-up
Dieses gängigste Verfahren der Spermienaufbereitung ist einfach durchzuführen, bedarf weniger Hilfsmittel und erzielt eine hochreine Anreicherung progressiv motiler Spermien. Es ist allerdings relativ zeitaufwendig (>1 h) und bei niedrigen Spermienkonzentrationen (<1 Mill./ml im Ejakulat) oder schlechter Spermienbeweglichkeit problematisch. Nach Zentrifugation wird das Seminalplasma verworfen, die im Pellet konzentrierten Spermien werden vorsichtig mit Medium überschichtet. Während der folgenden Inkubation schwimmen sich die progressiv beweglichen Spermien aus dem Pellet frei und steigen in das überstehende Medium auf. Dessen obere Hälfte wird danach abgehoben und enthält die Spermienfraktion für die Verfahren der assistierten Reproduktion.

Dichtegradientenzentrifugation
Durch vorsichtiges Übereinanderlagern unterschiedlicher Verdünnungen kolloidaler, chemisch modifizierter Silicapartikel in einem Zentrifugenröhrchen wird ein diskontinuierlicher Dichtegradient erzeugt. Das Ejakulat wird dem Gradienten aufgelagert. Während der anschließenden Zentrifugation reichern sich die Fraktionen des Ejakulats (Zelltypen, Seminalplasma) entsprechend ihrer Dichte in verschiedenen Bereichen des Gradienten an. Vitale, progressiv motile Spermien sammeln sich als Pellet am Boden des Röhrchens und können, nachdem sie in Kulturmedium gewaschen und resuspendiert wurden, für IUI, IVF oder ICSI verwendet werden.

Die Dichtegradientenzentrifugation benötigt im Vergleich zum Swim-up weniger Zeit (ca. 30 min), ist aber in der Vorbereitung aufwendiger. Bei niedriger Spermienkonzentration und/oder -motilität erzielt dieses Verfahren – besonders in Form so genannter „Mini-Gradienten" – bessere Spermienausbeuten als der Swim-up. Die Reinheit der Spermienfraktion ist allerdings geringer. 1996 wurde das bis dahin gebräuchliche Percoll (polyvinylpyrrolidon-beschichtete Silicapartikel) aufgrund seiner hohen Endotoxinbelastung durch Gradientensysteme ersetzt, die auf silanbeschichteten Silicapartikeln basieren.

Glaswollfiltration
Bei dieser Technik werden die Spermien durch Zentrifugation vom Seminalplasma getrennt und

in Medium resuspendiert. Die Filtration durch eine Glaswollsäule (unter milder Zentrifugation oder durch Schwerkraft) hält anschließend unbewegliche Spermien und Fremdzellen zurück. Die motilen Spermien passieren die Säule. Der Glaswollfilter ist selbst herzustellen oder kommerziell erhältlich und muss vor der Spermienaufbereitung mit Medium gewaschen werden.

Obwohl ebenfalls aufwändiger als der Swim-up, erlaubt die Glaswollfiltration bei niedriger Spermienkonzentration und/oder -beweglichkeit in vielen Fällen eine höhere, nicht aber reinere Anreicherung befruchtungsfähiger Spermien. Daneben ist das Verfahren sehr zeitsparend.

16.5.7.3 Intrauterine Insemination (IUI)

Bei der intrauterinen Insemination wird periovulatorisch ein Volumen von 0,2–0,5 ml Kulturmedium mit aufbereiteten Spermien in das Cavum uteri übertragen, um so eine höhere Spermienzahl im Tubenlumen zu erzielen (Abb. 16.10). Die therapeutische Wirksamkeit der IUI gegenüber der spontanen Konzeptionsrate ist durch große Metaanalysen erwiesen.

Als Indikationen für die IUI gelten:

- gestörte Spermien-Zervikalschleim-Interaktion
- Einschränkungen der Ejakulatparameter
- Impotentia coeundi, retrograde Ejakulation, Hypospadie, Z. n. Konisation, ausgeprägte Dyspareunie.

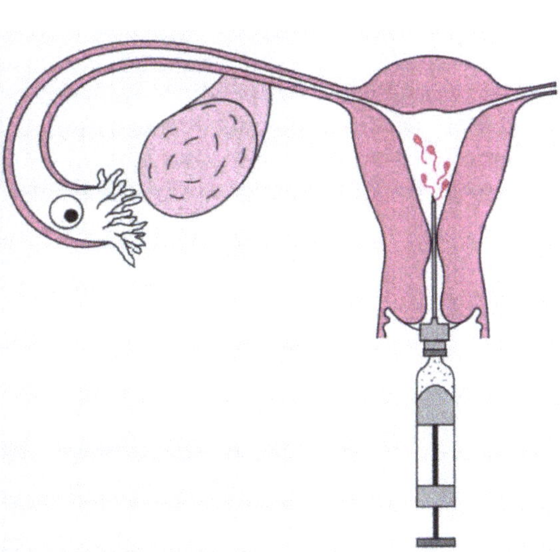

Abb. 16.10: Schematische Darstellung der intrauterinen Insemination (IUI)

Die Erfolgsrate der IUI kann durch eine hormonelle Stimulation der Eizellreifung erhöht werden. Sie darf jedoch wegen des Risikos hochgradiger Mehrlingsschwangerschaften nur durchgeführt werden, wenn nicht mehr als 3 sprungreife Follikel gereift sind. Eventuell muss bei einer höheren Anzahl von Follikeln eine transvaginale, selektive Follikelreduktion erfolgen. Je nach Indikation sind klinische Schwangerschaften in 10–20% der Inseminationszyklen zu erwarten.

16.5.7.4 Konventionelle In-vitro-Fertilisation (IVF)

Da die konventionelle In-vitro-Fertilisation die physiologischen Befruchtungsvorgänge weitgehend nachahmt, müssen die Spermien in der Lage sein, alle Schritte der „Befruchtungskaskade“ selbst zu bewältigen. Der Großteil der Indikationen liegt daher auf Seiten des weiblichen Partners. Die Hauptindikationen sind:

- Z. n. Tubenamputation
- anders (auch mikrochirurgisch) nicht behandelbarer Tubenverschluss
- anders nicht behandelbarer tubarer Funktionsverlust, auch bei Endometriose
- Subfertilität des Mannes, sofern homologe Inseminationen keinen Erfolg versprechen oder erfolglos geblieben sind
- idiopathischer (unerklärter) unerfüllter Kinderwunsch, sofern – einschließlich einer psychologischen Exploration – alle diagnostischen und sonstigen therapeutischen Möglichkeiten der Fertilitätsbehandlung ausgeschöpft sind.

Follikelpunktion

Sobald im Rahmen der ovariellen Stimulationstherapie mehrere Follikel eine Größe von 17–20 mm erreicht haben, wird durch i. m. Injektion von hCG die Ovulation ausgelöst. Die Eizellgewinnung erfolgt 36 h später (präovulatorisch) durch ultraschallkontrollierte, transvaginale Follikelpunktion (Abb. 16.7 und 16.8). Idealerweise wird das Punktat jedes Follikels sofort unter dem Binokular nach dem Eizell-Cumulus-Komplex abgesucht. Der Follikel kann dann bei negativem Ergebnis gespült, d. h. mit Medium gefüllt und nochmals abgesaugt werden, was die Eizellausbeute maximiert. Noch während der Punktion werden die Eizellen mittels feiner Kapillaren in Kulturmedium übertragen und im Brutschrank inkubiert. Zwischen Eizellgewinnung und Beginn der Kokultur mit Spermatozoen (IVF) bzw. ICSI sollten nicht mehr als 9 Stunden vergehen, da sonst die Entwicklungsfähigkeit der Eizelle und des späteren Embryos abnimmt.

Kokultur von Spermien und Eizellen
In den Kammern spezieller Schälchen wird jeder Eizell-Cumulus-Komplex mit etwa 100 000 Spermien zusammengebracht und über Nacht bei 37 °C/5% CO_2 in geeignetem Medium kultiviert (Abb. 16.11). Zur Stabilisierung des physiologischen Milieus und zur Verhinderung von Kontaminationen kann das Kulturmedium mit hochreinem Mineralöl überschichtet werden.

Fertilisation
Die LH-Aktivität des vor der Follikelpunktion injizierten hCG führt über eine Wirkungskette zur Aufhebung der meiotischen Blockade der Eizelle im Diktyotän der Prophase I. Die Oozyte beendet die erste meiotische Reifeteilung und hat zum Zeitpunkt ihrer Gewinnung die Metaphase der zweiten meiotischen Teilung – das befruchtungsbereite Stadium – erreicht.

Bei der konventionellen IVF entsprechen die Befruchtungsvorgänge dem natürlichen Ablauf. Mit Hilfe lytischer Enzyme der Spermienoberfläche sowie durch die mechanische Kraft des Flagellenschlags durchdringen die Spermien den Cumulus. Sie binden an die Zona pellucida, sobald sie mit deren Proteinen in Kontakt kommen. Über eine rezeptorvermittelte Signalkette wird die Exocytose der akrosomalen Proteasen ausgelöst (Akrosomreaktion). Im Zusammenwirken von mechanischem Vortrieb und proteolytischer Enzymaktivität durchdringen die Spermien die Zona pellucida.

Die Fusion eines Spermienkopfes mit dem Oolemma aktiviert die Eizelle: Über einen Kalziumanstieg im Zytoplasma der Eizelle kommt es zur Ausschüttung sog. kortikaler Granula. Dadurch werden sowohl die Zellmembran als auch die Zona-pellucida-Proteine so modifiziert, dass kein weiteres Spermium eindringen kann („Plasmamembran-Block“ bzw. „Zona-pellucida-Block“ gegen Polyploidie). Die Eizelle beendet die zweite meiotische Teilung, ihr Chromatin dekondensiert und wird von einer Kernmembran umschlossen. Auch die DNS des Spermienkopfes dekondensiert im Zytoplasma der Eizelle und umgibt sich mit einer Membran. Damit werden männlicher und weiblicher Vorkern – die sog. Pronuklei – mikroskopisch sichtbar. Die DNS repliziert sich und die Pronuklei nähern sich über das Mikrotubuli-Skelett der Eizelle einander an. Mit der Auflösung der Kernmembranen, der Kondensation der väterlichen und mütterlichen Chromosomen und ihrer gemeinsamen Anordnung im Spindelapparat zur ersten Zellteilung ist die Befruchtung abgeschlossen.

Befruchtungskontrolle
Die Pronuklei konstituieren sich frühestens 8 Stunden nach dem Zusammensetzen von Spermien und Eizelle. Die Befruchtungskontrolle erfolgt 16–18 Stunden nach Beginn der Kokultur. Cumulusreste müssen vorher unter dem Binokular mechanisch durch wiederholtes Aufsaugen der Eizelle in eine feine Glaskapillare entfernt werden (Abb. 16.11). Sind zwei Pronuklei mikroskopisch identifizierbar, so wird die Eizelle die Befruchtung mit hoher Wahrscheinlichkeit normal abschließen. Aberrante Vorkernstadien mit einem oder mehr als zwei Pronuklei werden verworfen. Bis zu drei regelrechte Vorkernstadien können für den Embryotransfer weiterkulti-

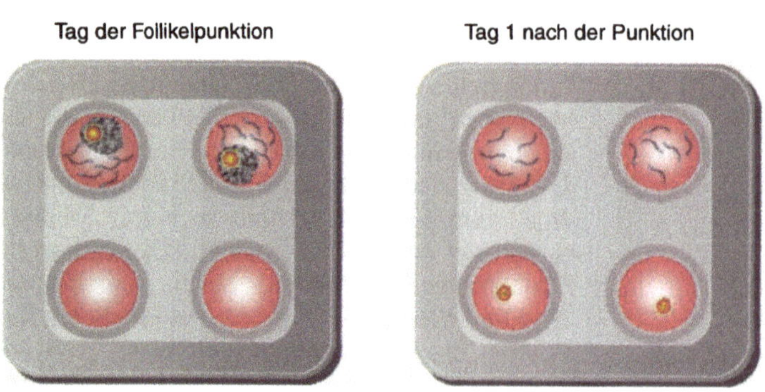

Abb. 16.11: Schematische Darstellung der konventionellen In-vitro-Fertilisation (IVF) Links: Kokultur von Eizell-Cumulus-Komplexen mit aufbereiteten Spermien. Rechts: Weiterkultur der von Cumulusresten befreiten Vorkernstadien in neuem Medium.

viert werden. Für überzählige Vorkernstadien besteht heute die Möglichkeit der Kryokonservierung.

Embryotransfer

Der Embryotransfer findet am Tag 2 oder 3 nach der Follikelpunktion statt. Die Embryonen haben sich nach Abschluss der Befruchtung zwei- bis dreimal geteilt, befinden sich also im Vier- bis Achtzellstadium (Abb. 16.12). Bei Embryonen mit schlechter Prognose (ungewöhnlich dicke Zona pellucida, Entwicklungsverzögerung, Fragmentation der Blastomeren) kann vor dem Transfer mittels angesäuertem Medium, speziellen Mikropipetten oder mit Laser eine künstliche Schwachstelle in der Zona pellucida geschaffen werden. Dies soll im Uterus das Schlüpfen der Blastozyste aus der Zona pellucida erleichtern („assisted hatching"). Der Nutzen einer generellen Anwendung des „assisted hatching" zur Verbesserung der Implantationsrate ist bisher selbst bei älteren Patientinnen nicht erwiesen.

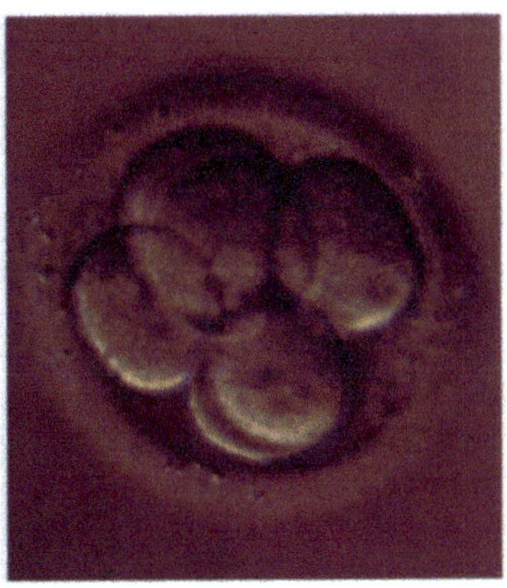

Abb. 16.12: Mikroskopische Darstellung eines Embryos am Transfertag (ET)

Der Embryotransfer erfolgt meist transzervikal, indem eine Führungshülse (Mandrin) durch den Zervikalkanal bis auf Höhe des Ostium internum uteri vorgeschoben wird. Die Embryonen nimmt man mit Kulturmedium in einen flexiblen Katheter auf, der durch den Mandrin eingeführt wird, bis er etwa 1 cm weit austritt. Mit wenig Medium (ca. 20 μl) werden die Embryonen in den Uterus eingespült (Abb. 16.13). Nachdem man in Deutschland lange bestrebt war, möglichst drei Embryonen in uteri zu übertragen, reduziert man in jüngster Zeit die Anzahl transferierter Embryonen auf zwei. Bei nur geringem Rückgang der Erfolgsrate lassen sich so Drillingsschwangerschaften werden signifikant reduziert.

Anzustreben ist die verlängerte in-vitro-Kultur bis zum Stadium der Blastozyste (Tag 5 nach der Eizellgewinnung) bei Transfer von nur einem Embryo. Im Vergleich zum Vier- oder Achtzeller ist die Implantationsrate transferierter Blastozysten deutlich erhöht, da der Embryo normalerweise erst in diesem Stadium von der Tube in den Uterus eintritt. Zudem sind bei verlängerter Kultur Embryonen mit Entwicklungsstörungen eher erkennbar. In einigen Ländern ist die Blastozystenkultur unter Verwendung sog. „sequenzieller" Medien, die sich dem Nährstoffbedarf des jeweiligen Embryonalstadiums anpassen, bereits gut etabliert. Beim Transfer zweier Blastozysten konnten Schwangerschaftsraten bis zu 70 % erzielt werden. In der Bundesrepublik konnte sich die Blastozystenkultur noch nicht durchsetzen, da pro Zyklus nur drei befruchtete Eizellen weiterkultiviert werden dürfen (Selektion im Embryonalstadium nicht zulässig), aber nur etwa 45 % der Embryonen das Blastozystenstadium erreichen.

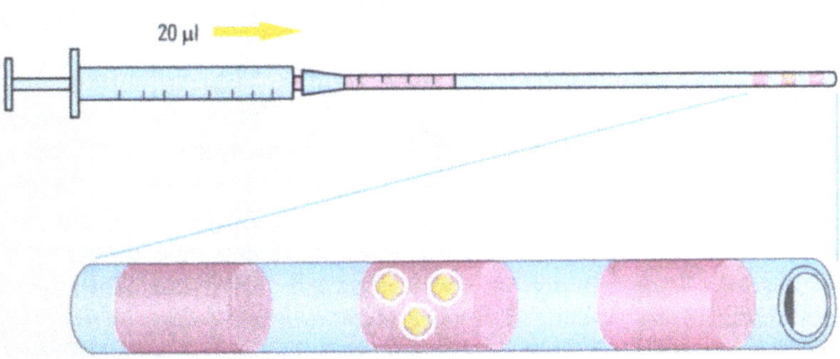

Abb. 16.13: Schematische Darstellung des Embryotransfer-Katheters mit aufgezogenen Embryonen

Prognose
Mit konventioneller In-vitro-Fertilisation können bei optimaler Behandlung im durchschnittlichen Patientenkollektiv Fertilisationsraten von 70% erreicht werden (bezogen auf die Anzahl eingesetzter Eizellen). Nach Transfer von zwei oder drei Embryonen liegt die Rate klinischer Schwangerschaften (Herzaktion sonographisch nachweisbar) bei über 20% (bezogen auf die Anzahl ovarieller Stimulationszyklen).

Bei über 28600 im IVF-Register erfassten Behandlungen betrug die klinische Schwangerschaftsrate pro IVF-Zyklus im Jahr 2000 im Bundesdurchschnitt 22,0% (Deutsches IVF-Register für das Jahr 2000, publiziert im Nov. 2001). Etwa jede vierte klinische Schwangerschaft endete mit einem Abort. Der Anteil an Zwillings- und Drillingsschwangerschaften lag im Jahr 2000 bei 24,1% bzw. 2,6%.

Es muss betont werden, dass einer der wichtigsten Einflussfaktoren für eine Schwangerschaft und die so genannte *„baby-take-home“*-Rate das Alter der Frau bei einer IVF- und ICSI-Therapie ist, wobei mit zunehmendem Alter die Erfolgswahrscheinlichkeit deutlich sinkt.

Die Rate der Mehrlingsschwangerschaften bei einer IVF- oder ICSI-Therapie hängt stark von der Anzahl übertragener Embryonen ab. Über die Anforderungen des Embryonenschutzgesetzes hinausgehend wird daher in den „Richtlinien zu Durchführung der assistierten Reproduktion“ geraten, bei Patientinnen unter 35 Jahren nur zwei Eizellen zu befruchten und maximal zwei Embryonen zu transferieren.

16.5.7.5 Intrazytoplasmatische Spermieninjektion (ICSI)

Indikation
Die intrazytoplasmatische Spermieninjektion (ICSI) ist eine invasivere Form der In-vitro-Fertilisation, bei der dem Spermium die Penetration der Eizellhüllen und das Eindringen in das Zytoplasma der Oozyte abgenommen wird. Die Indikationen liegen daher ausschließlich beim Mann. Die wichtigsten Indikationen für ICSI sind:

- stark eingeschränkte Ejakulatparameter. Nach den aktuellen Richtlinien des Bundesausschusses der Ärzte und Krankenkassen über ärztliche Maßnahmen zur künstlichen Befruchtung („Richtlinien über künstliche Befruchtung“) vom 01.07.2002 besteht nur dann eine medizinische Indikation für die ICSI-Therapie, wenn bei zwei aktuellen Spermiogrammen im Abstand von mindestens 12 Wochen folgende Grenzwerte – nach genau einer Form der Aufbereitung (nativ oder swim-up) – unterschritten werden.

Merkmal	Spermiogramm nativ	Spermiogramm swim-up
Konzentration (mill/ml)	<10	<5
Gesamtmotilität (%)	<30	<50
Progressivmotilität (%)	<25	<40
Normalformen	<20	<20

  Sind nicht alle Kriterien gleichzeitig erfüllt, so ist das entscheidende Kriterium die Progressivmotilität. Sofern diese unter 15% im Nativejakulat und unter 30% im swim-up liegt, liegt eine Indikation für die ICSI vor.
- MESA (Gewinnung von Spermien durch mikrochirurgische epididymale Spermien-Aspiration) oder TESE (testikuläre Spermienextraktion), evtl. kombiniert mit Kryokonservierung der Spermien bzw. testikulären elongierten Spermatiden
- vor einer Chemotherapie bzw. Radiatio kryokonservierte Spermien
- immunologische Infertilität
- erfolglose Fertilisation bei einer IVF-Therapie.

Durchführung
Die Ovulationsinduktion, Follikelpunktion, Isolation der Eizell-Cumulus-Komplexe und deren Lagerung im Kulturmedium entsprechen der konventionellen IVF.

Entfernung des Cumulus, Mikroinjektion
Vor ICSI müssen die Zellen des Cumulus oophorus und der Corona radiata von der Eizelle entfernt werden. Erst dann kann die Eizellreife beurteilt und die geeignete Einstichstelle für die Mikroinjektion gewählt werden. Die Präparation erfolgt in zwei Schritten. Nach kurzer Inkubation in einer Hyaluronidaselösung wird die Eizelle in reinem Medium gewaschen. Die aufgelockerten Cumuluszellen werden dann mecha-

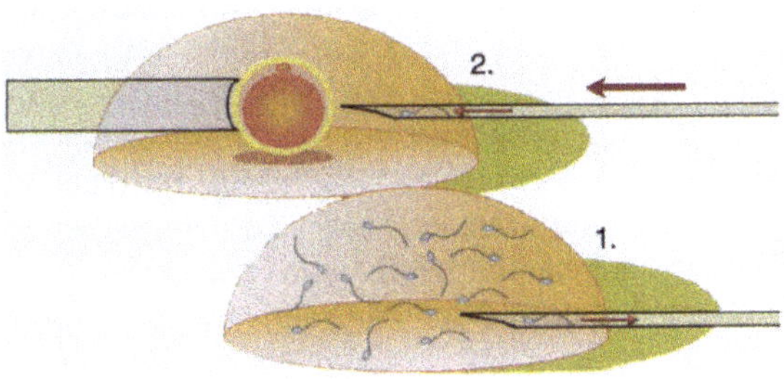

Abb. 16.14: Schematische Darstellung der intracytoplasmatischen Spermieninjektion (ICSI) (Erklärungen siehe Text)

nisch entfernt, ohne die Zona pellucida zu verletzen. Nur Eizellen, die sich in der Metaphase der zweiten meiotischen Teilung befinden (Zellkern nicht sichtbar, erster Polkörper ausgestoßen) sind befruchtungsbereit und damit für die Mikroinjektion geeignet (Abb. 16.14).

ICSI wird an einem Inversmikroskop durchgeführt. Über ein integriertes Mikromanipulationssystem lassen sich mit den gläsernen Halte- und Injektionspipetten ultrafeine Bewegungen ausführen. Spermien und Eizellen befinden sich in separaten Medientröpfchen eines speziellen Petrischälchens (Abb. 6.14). In den Spermientröpfchen erhöht man die Viskosität des Mediums durch den Zusatz von Polyvinylpyrrolidon (PVP). Durch die Verringerung der Fortbewegungsgeschwindigkeit lassen sich die Spermien dann besser beurteilen und einfangen. Bisher gibt es keine Technik, um die DNS eines injizierten Spermiums zerstörungsfrei zu untersuchen. Daher verlässt man sich bei der Auswahl geeigneter Spermien mit gutem Erfolg auf die normale Morphologie und gute Progressivmotilität.

Ein selektiertes Spermium wird mit der Injektionspipette immobilisiert, aufgesaugt und in ein Mediumtröpfchen mit einer Eizelle transferiert (Abb. 6.14). Mit der abgerundeten Haltepipette wird die Eizelle angesaugt und für die Injektion in Position gehalten. Dabei ist darauf zu achten, dass sich der Polkörper oben oder unten (bei 6 oder 12 Uhr) befindet. In seiner Nähe liegt der Spindelapparat mit den Chromosomen der Eizelle. Das Spermium wird von der Seite her injiziert, wodurch gewährleistet ist, dass die Chromosomen unbeschädigt bleiben (Abb. 16.14). Bei ICSI ist es wichtig, mit dem Spermium möglichst wenig Medium in die Eizelle einzubringen und das elastische Oolemma wirklich zu durchstoßen. Letzteres stellt man sicher, indem man nach dem Einführen der Pipette in die Eizelle etwas Zytoplasma aspiriert, bevor man das Spermium absetzt. Nach dem Zurückziehen der Injektionsnadel verschließt sich der Stichkanal innerhalb weniger Minuten.

Nach der Mikroinjektion werden die Eizellen zur weiteren Kultur in neues Medium umgesetzt. Aufgrund der „Vorwegnahme“ der Spermienpenetration schreitet der Befruchtungsvorgang etwas schneller voran als bei der konventionellen IVF, sodass sich die Pronuklei früher konstituieren. Die Befruchtungskontrolle und der Embryotransfer entsprechen dem Vorgehen bei der konventionellen IVF.

Prognose
Unter optimalen Behandlungsbedingungen und bei strenger Indikationsstellung liegt die mittlere Fertilisationsrate mit ICSI im durchschnittlichen Patientenkollektiv (ohne TESE-Fälle) bei 65–70 %. In über 20 % der Behandlungszyklen sind klinische Schwangerschaften erzielbar. Bei Mikroinjektion von Spermien nach TESE ist die Erfolgsrate erniedrigt.

Im Jahr 2000 wurden in der Bundesrepublik über 15 600 Behandlungszyklen mit ICSI im IVF-Register erfasst. Die mittlere klinische Schwangerschaftsrate lag bei 24,7 %, die Abortrate bezogen auf die klinischen Schwangerschaften bei 29,9 % (Deutsches IVF-Register für das Jahr 2000). Der Anteil an klinischen Zwillings- (21,4 %) und Drillingsschwangerschaften (2,4 %) ist wie bei der konventionellen IVF im Vergleich zu Spontangraviditäten stark erhöht.

16.5.7.6 Kryokonservierung von Vorkernstadien und Embryonen

Laut Embryonenschutzgesetz dürfen in der Bundesrepublik Deutschland pro Behandlungszyklus bis zu drei Eizellen extrakorporal befruchtet werden, die dann vollzählig der Patientin übertragen werden müssen. Gewinnt man im Rahmen der Behandlung mit konventioneller IVF oder ICSI mehr als drei Eizellen, die mit Spermien koinkubiert bzw. injiziert werden, so kann man überzählige Eizellen im Vorkernstadium, d. h. vor Abschluss der Befruchtung in Übereinstimmung mit dem Embryonenschutzgesetz kryokonservieren. Im Falle einer ausbleibenden Schwangerschaft nach dem ersten Embryotransfer erspart dies der Patientin die Belastung einer weiteren Stimulation mit nachfolgender Follikelpunktion. Im Ausland ist vielfach auch die Kryokonservierung mehrzelliger Embryonen bis hin zur Blastozyste erlaubt.

Die Vorkernstadien bzw. Embryonen werden für die Kryokonservierung in einer Pufferserie dehydriert, um die intrazelluläre Bildung von Eiskristallen zu verhindern. Für den Einfriervorgang werden sie mit Kryopuffer in Kryohalme aus Kunststoff oder in Glasgefäße aufgenommen, die möglichst verschweißbar sein sollten, um Kreuzkontaminationen während der Lagerung in Flüssigstickstoff auszuschließen. Der Einfriervorgang wird mittels programmierbarer Kryoautomaten durchgeführt, die die Temperatur definiert reduzieren. Nach Unterkühlung der Pufferlösung auf −6 bis −7 °C wird die Eisbildung durch einen Kältereiz kontrolliert ausgelöst, um die Zellen möglichst nicht zu schädigen. Nach Erreichen der Endtemperatur (unter −140 °C) überführt man die Lagergefäße in einen Tank mit Flüssigstickstoff.

Der Embryotransfer wird meist im natürlichen oder schwach substituierten Zyklus vorgenommen. Dazu taut man die Vorkernstadien/Embryonen auf, rehydriert sie bei Zimmertemperatur in einer Pufferreihe und bringt sie dann in Kulturmedium wieder auf Körpertemperatur. Vorkernstadien kultiviert man meist bis zum Vierzellstadium und überträgt sie dann wie üblich. Mehrzellige Embryonen können sofort nach dem Auftauen übertragen werden. Die Überlebensraten nach dem Auftauprozess liegen zwischen 75 und 90%, doch bleibt die Schwangerschaftsrate nach Transfer kryokonservierter Vorkernstadien oder Embryonen noch hinter den Erfolgsraten ohne den Zwischenschritt der Kryokonservierung zurück. In bisherigen Untersuchungen ergaben sich keine Anhaltspunkte für eine erhöhte Malformationsrate oder psychomotorische Entwicklungsstörungen bei Kindern, die nach Kryokonservierung von Vorkernstadien geboren wurden.

Im Deutschen IVF-Register für das Jahr 2000 werden 2819 Kryozyklen von Vorkernstadien erfasst. Die klinische Schwangerschaftsrate pro Zyklus beträgt 15,5%. Ca. ein Drittel der klinischen Schwangerschaften führte jedoch zum Abort.

17. Psychosomatik in Geburtshilfe und Gynäkologie

M. Stauber

17.1 Psychosomatische Aspekte der Schwangerschaft

Eine Schwangerschaft bringt für die Frau eine Reihe von körperlichen, hormonellen und psychischen Einflüssen mit sich, die ihr Gefühlsleben stark verändern können. Ein Rückzug aktiver Gefühlsäußerungen imponiert dabei besonders und zeigt sich nach außen in zunehmenden Hilfs- und Anlehnungsbedürfnissen. Die körperliche Wahrnehmung variiert durch die physiologischen Prozesse in verschiedenen Schwangerschaftsphasen und erinnert ständig an die zu erwartende neue Rolle. Der Weg von der Zweier- in die Dreierbeziehung bzw. von der Dreier- in die Viererbeziehung wird in der Phantasie durchlebt, und es konstelliert sich ein Bild von der eigenen Mütterlichkeit. Dieses Bild bedeutet auch eine Auseinandersetzung mit der eigenen Mutter, was in einigen der später aufgeführten psychosomatischen Störungen in der Schwangerschaft deutlich wird.

17.1.1 Ambivalenz in der Schwangerschaft

Für jede Frau bedeutet die Schwangerschaft – zumindest anfänglich – ein ambivalentes Erlebnis. Ein Extremfall wird gelegentlich bei Frauen mit jahrelangem Kinderwunsch beobachtet, die sich plötzlich nach Eintritt der Schwangerschaft mit Gedanken zum Schwangerschaftsabbruch auseinander setzen. Umgekehrt fällt dies auch bei Frauen nach Schwangerschaftsabbruch auf, die plötzlich den vorgenommenen *Eingriff bereuen*. Die Gründe für die Ambivalenz im anfänglichen Schwangerschaftserleben können vielfältig sein. Gehäuft auftretende Faktoren, die sich in innere und äußere Beweggründe einteilen lassen, sind in der folgenden Zusammenstellung aufgezeigt.

Die *Ambivalenz im Schwangerschaftserleben* kann bedingt sein durch:

- **äußere Faktoren:** Neuorientierung im Beruf, Veränderung in der *Partnerbeziehung*, *soziale Probleme*,
- **innere Faktoren:** Überlagerung des bewussten Kinderwunsches durch *unbewusste Ablehnung* (Ängste!), psychisch *unausgewogene Struktur* eines oder beider Partner, *Anpassungsschwierigkeiten* an die neue Lebensperspektive.

Bereits in der Schwangerschaft besteht eine psychosomatische Wechselwirkung zwischen Mutter und Fetus.

Untersuchungen haben bestätigt, dass psychisch belastete Schwangerschaften, z. B. durch sozialen Stress, wie er etwa bei ledigen Müttern beobachtet wurde, ein somatisches Risiko für Mutter und Kind darstellen.

17.1.2 Ängste in der Schwangerschaft

Vor allem die Vorstellung von der Geburt selbst geht bei jeder Schwangeren mit Phantasien und Ängsten einher. So beobachtet man gerade in der präpartalen Zeit bei vielen Schwangeren verstärkte Ängste, die mit der bevorstehenden Geburt zusammenhängen. Wenn man Nullipara nach ihren Ängsten im Zusammenhang mit der Geburt befragt, berichten sie von verschiedenartigsten Ängsten, die teilweise *real*, teilweise aber auch *neurotisch* und damit verzerrt und schwer einfühlbar erscheinen. Häufig vorkommende Ängste listet Abbildung 17.1 auf.

• **Realängste.** Es fallen hier Ängste auf, in die man sich gut einfühlen kann, so z. B. allen voran die Angst vor einer *Missbildung* beim Kind, die Angst vor *Komplikationen*, die Angst vor

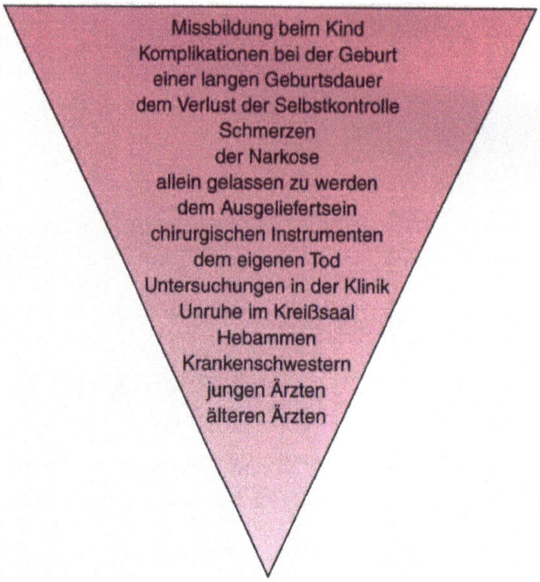
Missbildung beim Kind
Komplikationen bei der Geburt
einer langen Geburtsdauer
dem Verlust der Selbstkontrolle
Schmerzen
der Narkose
allein gelassen zu werden
dem Ausgeliefertsein
chirurgischen Instrumenten
dem eigenen Tod
Untersuchungen in der Klinik
Unruhe im Kreißsaal
Hebammen
Krankenschwestern
jungen Ärzten
älteren Ärzten

Abb. 17.1: Angsthierarchie bei Schwangeren

Schmerzen usw. Man kann diese Ängste als **Realängste** bezeichnen, wenn sie auch manchmal auf der Basis stark neurotischer Persönlichkeiten als störend empfunden werden. Solche realen Ängste, die teilweise auf falschen Vorstellungen beruhen, lassen sich abbauen durch eine fachgerechte Schwangerenberatung sowie durch sicherheitsgebende Untersuchungen.

So erscheint es sinnvoll, wenn man die Ängste einer älteren Schwangeren vor einem chromosomal behinderten Kind durch eine *Amniozentese* und eine *zytogenetische Untersuchung* beseitigt. Ähnlich kann man einer Frau durch wiederholte *echographische Untersuchungen* Sicherheit geben, wenn sie befürchtet, dass sich ihr Kind nicht termingerecht entwickelt.

Allgemein sollten **positive Auskünfte** bei Schwangeren überwiegen, da die Frau in dieser Zeit besonders sensibel für Ängste ist.

• **Neurotische Ängste, Impulsneurose.** Die zweite Gruppe von Ängsten ist eher zu den *neurotischen Ängsten* zu rechnen, so z. B. die Angst vor dem Verlust der Selbstkontrolle, die Angst vor dem Ausgeliefertsein oder die Angst vor dem eigenen Tod. Meist handelt es sich um Patientinnen, bei denen man Schwierigkeiten bei der Anpassung an die Mutterschaft findet. Eine ambivalente Einstellung zur Schwangerschaft zeigt sich oftmals in den beschriebenen neurotischen Ängsten. Mit zunehmendem Fortschreiten der Schwangerschaft und zunehmender Identifikation mit ihr lassen diese Ängste nach. Ebenso verschwinden mit zunehmender Schwangerschaftsdauer Symptome, die oft unter dem Stichwort *Impulsneurosen* subsumiert werden. Es handelt sich dabei meist um die Abfuhr oraler Bedürfnisse. Abnorme Gelüste, Hypersalivation, Heißhunger, Fettsucht und Stehlen spiegeln solche nur kurz dauernden Krisen im Erleben der Schwangerschaft wider.

Was **Stehlen** betrifft, so hat der Gesetzesgeber in einigen Ländern bei Schwangeren das Strafmaß dieses oralen Impulses entsprechend gemindert.

17.1.3 Hyperemesis gravidarum

Die Hyperemesis gravidarum ist wohl das bekannteste **psychosomatische Symptom** in der Schwangerschaft, das vor allem im ersten Trimenon auftritt:

- Definitionsgemäß *erbricht* die Schwangere *mehr als zehnmal täglich* und ist somit der *Elektrolytstörung* und der *Mangelernährung* ausgesetzt.

In der **Psychodynamik** findet man meist Ängste bei Frauen, die im Bereich des oralen und agressiven Erlebens gehemmt sind. Solche *verdrängten Impulse* können durch die Schwangerschaft aktualisiert werden und verhindern, dass eine befriedigende Symbiose zwischen Mutter und Kind entsteht. Diese Frauen müssen deshalb den *Fetus* als oralen Konkurrenten, als *„Mitesser" erleben.* Die mobilisierten oralen und aggressiven Impulse können so z. B. als somatisches Korrelat zu einem verstärkten Schwangerschaftserbrechen führen.

Ein Hinweis auf eine **orale Störung** dieser Schwangeren ist auch der immer wieder verblüffende therapeutische Effekt durch die alleinige *stationäre Aufnahme.*

Über 90% der Frauen, die wegen einer Hyperemesis gravidarum stationär aufgenommen wurden, haben **unmittelbar nach der Aufnahme aufgehört zu erbrechen.** Die Last ihres oralen Konkurrenten, ihres „Mitessers" wurde durch die Mutter Klinik – sprich Ärzte und Schwestern – deutlich erleichtert. Sie dürfen hier selbst wieder Kind sein, das versorgt wird.

Das **therapeutische Vorgehen** besteht primär in einer anhaltenden, unterstützenden *Zuwendung*, die innerhalb der geburtshilflichen Klinik und Praxis in der Regel gut geleistet werden kann („Holding").

17.1.4 Psychogener und habitueller Abort, eingebildete Schwangerschaft, vorzeitige Wehen, Frühgeburt

Das **Abortgeschehen** hat meist organische Ursachen. Es muss deshalb hier eine exakte ultraschalldiagnostische, hormonelle und zytogenetische Begleitdiagnostik erfolgen.

Eine Reihe von **Aborten** bleiben ungeklärt und korrelieren mit psychischen Auffälligkeiten bei Frauen. Häufig findet man eine *ambivalente Gefühlseinstellung* zur Schwangerschaft. Eine *Überforderung* der Frau wird in den Gesprächen deutlich. Auch hier ist eine mehr unterstützende, Ich-stärkende Arzt-Patientin-Beziehung hilfreich.

Eingebildete Schwangerschaft. Die eingebildete Schwangerschaft oder „grossesse nerveuse" sehen wir im deutschen Sprachbereich nur noch selten. Der Grund hierfür dürfte in der freizügigen Handhabung emotional stark verwobener Themen wie Sexualität, Schwangerschaft und Geburt sein. So fällt auch auf, dass dieses Phänomen, das in der Regel mit allen *objektiven Schwangerschaftszeichen* (z. B. Amenorrhö, Vergrößerung des Leibesumfangs und der Brüste) und auch subjektiven Zeichen (Übelkeit, Erbrechen, Spannen der Brüste) einhergehen kann, vorwiegend bei Frauen aus Entwicklungsländern beobachtet wird. Es entsteht dabei nahezu immer ein überwertiger Kinderwunsch. Bei der Betreuung solcher Patientinnen ist ein einfühlsamer Umgang und eine Klärung der Motivation für den starken Kinderwunsch vorzunehmen.

Vorzeitige Wehen – Frühgeburt. Psychosomatisch orientierte Geburtshelfer betonen immer wieder neben den sicher organischen Ursachen *wehenauslösende emotionale Faktoren.*

Es gibt eine Reihe von wissenschaftlichen Arbeiten hierzu, die die Frühgeburtlichkeit als unspezifische Antwort auf eine allgemeine Überforderung darstellen. Ein spezifischer seelischer Konflikt lässt sich hierfür nicht verantwortlich machen.

Therapeutisch wird als wesentliches Ziel die Hilfe bei der Anpassung an die Schwangerschaft und deren Bewältigung gesehen. Das einfühlsame Visitengespräch steht dabei an erster Stelle, und je nach Indikationskriterien werden Einzelgespräche sowie das autogene Training besonders empfohlen.

17.1.5 Sucht und Schwangerschaft

Suchterkrankungen sind in der Schwangerschaft nicht selten, da sie vor allem junge Frauen betreffen. *Heroin* spielt unter den Drogen eine übergeordnete Rolle. Allgemeine Gesetzmäßigkeiten, wie z. B. eine depressive Persönlichkeitsstruktur und spezielle Verhaltensweisen betreffen nahezu alle Suchtmittel, wovon neben *Heroin auch Kokain, LSD, Psychopharmaka und Alkohol* erwähnt werden sollten. Meist findet man in der Drogenanamnese eine Polytoxikomanie.

Unter den **heroinkranken Frauen** sind 80% im gebärfähigen Alter. Schwangerschaften kommen trotz endogener Störungen zustande und sind vermehrt kompliziert durch Risiken für Mutter und Kind.

Wenn man ein **Mittelwertsprofil** der heroinkranken schwangeren Frau erstellt, so zeigt sich, dass diese Frau in der Regel 24 Jahre alt, ledig oder geschieden sowie arbeitslos ist.

In der Anamnese findet man häufig das Problem der Beschaffungskriminalität, der Prostitution und der Polytoxikomanie. Die Abhängigkeit bestand in der Regel zuvor 5 Jahre lang.

Typische Auffälligkeiten in der Biographie sind neurosenrelevante Daten, frustrane Entzugsversuche und Behandlungsversuche wegen Depression und Suizidalität.

Häufige **Begleiterscheinungen in der Schwangerschaft** sind bei den Patientinnen venerische und parasitäre Erkrankungen, Abszesse, Thrombophlebitiden, Hepatitiden, Anämie, eine ungenügende Gewichtszunahme sowie Gestosen. Weiterhin treten vermehrt fetale Retardierungen und ein intrauteriner Fruchttod auf. Auch vorzeitige Wehen mit einer erhöhten Frühgeburtlichkeit sind häufiger.

Häufige **Begleiterscheinungen unter der Geburt** bei heroinkranken Patientinnen sind mütterliche und kindliche Entzugserscheinungen.

Wiederholt beschrieben sind außerdem vermehrte operative Entbindungen, Lageanomalien und atonische Nachblutungen.

Im **Wochenbett** sind vor allem Schuldgefühle gegenüber dem Kind sowie Selbstzweifel und Depressionen auffällig.

Da Heroin plazentagängig ist, zeigen die **Kinder** von zur Geburt noch heroinabhängigen Frauen starke Unruhe, Zittern, Tremor, schrilles Schreien, wildes Saugen an der Brust usw. Die erhöhte Morbidität der Kinder bedarf einer pädiatrischen Entzugsbehandlung.

Therapie. Was die Betreuung heroinkranker Patientinnen in der Schwangerschaft betrifft, so besteht durch die Ersatzdroge *Methadon* eine Chance, die vorher aufgezeigten Komplikationen zu vermindern.

Das *praktische Vorgehen* besteht oft darin, vorwiegend im 2. und 3. Trimenon je nach Basisdosis eine Ersatzbehandlung mit Methadon einzuleiten.

Günstige Entwicklungen haben wir vor allem dann gesehen, wenn durch die Motivation für das Kind über Wochen und Monate noch vor der Geburt ein tropfenweiser Entzug des Polamidons möglich ist. Hierdurch hat die Patientin die Chance, die Startbedingungen für das Kind wesentlich zu verbessern. Auch die Mutter-Kind-Beziehung ist bei fehlender Abhängigkeit von einem Suchtmittel weniger durch Entzugsprobleme belastet.

17.1.6 Psychosomatische Empfehlungen für die Betreuung in der Schwangerschaft

Psychosomatische Forderungen während der Schwangerschaft (Internationale Gesellschaft für Psychosomatische Geburtshilfe und Gynäkologie):

Ziel: Sicherheit in emotionaler Ausgewogenheit

- *optimale medizinische Versorgung bei individueller psychischer Betreuung,* „Holding“ „tender loving care“
- *Berücksichtigung der Ambivalenz im Schwangerschaftserleben:* externe (soziale) und interne (intraindividuelle) Probleme sowie reale und neurotische Ängste
- *Geburtsvorbereitungskurs* (keine Ideologie individuelle Prioritäten berücksichtigen)
- Information über Physiologie und Psychologie der Schwangerschaft
- Hinweise auf Auswirkungen von Drogen Stress und Medikamenten
- soziale Hilfsmöglichkeiten
- Erläuterung von Entspannungs- und Atemtechniken und schmerzlindernden Methoden
- Säuglingskurs, Besichtigung der Geburtsklinik, des Kreißsaals etc.

17.2 Psychosomatische Aspekte der Geburt

Die Geburt ist nicht nur das physiologische Ende der Schwangerschaft, sondern ein psychosomatisches Ereignis – ein Erlebnis, das die Frau mit Leib und Seele erfasst. Wohl kaum ein Ereignis im menschlichen Leben ist von so vielen Geheimnissen umgeben und mit einer solchen Vielfalt an Bedeutungsgehalten versehen worden.

In tiefenpsychologischen Arbeiten zur Geburt wird auf den Objektverlust der Frau hingewiesen, der individuell verschieden verarbeitet wird und postpartale Depressionen erklären kann. Die Mutter muss sich schließlich von dem einverleibten Kind trennen, was bei ihr eigene Trennungsängste aktualisieren kann.

17.2.1 Geburtsvorbereitung

Die Geburtsvorbereitung ist ein positives Beispiel einer mehr und mehr gelingenden, *integrierten psychosomatischen* Geburtshilfe geworden.

Angstreduktion. Die ersten Impulse für eine routinemäßig durchgeführte Geburtsvorbereitung entstammen der psychosomatischen Denkweise.

Als Basis diente vor allem die Erfahrung, dass *Ängste den Schmerz ungünstig beeinflussen* und dass gerade bei den Eröffnungswehen ein sich verstärkender *Angst-Spannungs-Schmerz-Kreislauf* zu einem negativen Geburtserlebnis führen kann. Die ersten geburtserleichternden Methoden versuchten deshalb vor allem eine Angstreduktion durch Entspannungsübungen und physiotherapeutische Maßnahmen. Dabei sind die *englische Methode* und die *russisch-französische* sowie die *suggestive Methode* besonders bekannt worden.

Eine **Kombination von Aufklärung, Information, Entspannungsübungen und physiotherapeutische Maßnahmen** wurde auch von der Deutschen Gesellschaft für Psychosomatische Geburtshilfe und Gynäkologie empfohlen. Dabei wurde es auch begrüßt, wenn der **Vater** – soweit er seine Frau unterstützen kann – an der Geburtsvorbereitung teilnimmt.

Mutter-Kind-Beziehung. Es geht also darum, den werdenden Eltern durch diese erweiterten Kurse mehr Verständnis und somit das Selbstvertrauen für die Zeit von Schwangerschaft, Geburt und Wochenbett zu geben. Es wird dabei betont, dass ärztliches und pflegerisches Bemühen so ausgerichtet werden sollen, jeder Mutter zu einem möglichst *glückvollen Geburtserlebnis* zu verhelfen. Dieses gilt als beste Voraussetzung, die äußerst wichtige frühe Mutter-Kind-Beziehung positiv zu beeinflussen.

Aus der psychoanalytischen Literatur wurde deutlich, dass eine gelungene Mutter-Kind-Beziehung eine wichtige Basis für eine gesunde psychische und physische Entwicklung des Kindes darstellt. Die weitgehende Berücksichtigung von individuellen Wünschen der Patientin, die allerdings die Sicherheit nicht gefährden dürfen, ist für ein glückvolles Erleben in der Schwangerschaft und Geburt wichtig. Dies bedeutet auch, dass Ideologien bei der Geburtsvorbereitung – gleichgültig, ob sie von Seiten des Arztes oder von der Patientin kommen – schädlich sein können, da jede Frau anders ist und ihre eigene, also „**individuelle Geburt**" braucht.

Die **psychosomatische Geburtsvorbereitung** umfasst Inhalte und durchführende Personen.

Inhalte

- *Physiologie und Psychologie* der Schwangerschaft und Hinweis auf *Noxen* (Nikotin, Medikamente, Stress),
- *Angstabbau* durch Aufklärung über den natürlichen Geburtsablauf und Vorstellung der apperativ-technischen Überwachungsmethoden,
- Information über Schmerzerleichterung und geburtshilfliche Operationen,
- ambulante Geburt, Geburtserleben, Partneranwesenheit, Beziehung zum Kind,
- Möglichkeit der *Besichtigung* der für die Geburt ausgewählten Klinik und Fragen des Wochenbettes,
- Mutter-Kind-Beziehung, Stillen, Darstellung des roten Fadens der hauseigenen Geburtshilfe, Hinweis auf Flexibilität bei individuellen Wünschen,
- Entspannungsübungen, Gymnastik, Körperpflege, Mutterschutzgesetz,
- soziale Hilfen, Ernährung des Säuglings und des Kleinkindes,
- körperliche und seelische Entwicklung des Kindes, Vorsorgeuntersuchung, Impfungen.

Durchführende Personen: Geburtshelfer, Hebamme, Krankengymnastin, Kinderarzt, Psychosomatiker.

17.2.2 Psychogene Gebärstörungen

Psychogene Gebärstörungen im Laufe der Eröffnungsperiode lassen sich mit dem Angst-Spannungs-Schmerz-Syndrom besser erklären.

Die **Wehen** werden oft **angstvoll** erlebt, was dann mit Spannung verbunden ist. Diese Spannung führt

- auf muskulärem Wege zu einer *Verkrampfung*,
- auf vegetativem Weg zu Atmungsstörungen und Vasokonstriktion und
- affektiv zu einer Überempfindlichkeit.

Der dadurch verstärkt auftretende Schmerz bedingt eine *verzögerte* und damit oft *komplizierte* Geburt.

Behandlung. Verschiedene Möglichkeiten des ärztlichen Eingreifens in diesen Angst-Spannungs-Schmerz-Kreislauf stehen zur Verfügung:

- *Analgetika* und *Leitungsanästhesien* sind häufige Medikationen während der Geburt
- Es ist jedoch hier anzumerken, dass nach Durchführung von psychosomatischen Geburtsvorbereitungen die Patientinnen besser mit ihrem Wehenschmerz umgehen können und dadurch ein positiveres Geburtserlebnis erzielen.

17.2.3 Psychosomatische Empfehlungen an die Geburtshilfe

Psychosomatische Forderungen an die Geburtshilfe (Internationale Gesellschaft für Geburtshilfe und Gynäkologie):

Ziel: Sichere Geburtshilfe in emotionaler Ausgewogenheit – die individuelle Geburt:

- einfühlsame individuelle Betreuung während der Eröffnungswehen keine überflüssigen Medikamente, Bewegungsfreiheit, sofern kein Sicherheitsrisiko besteht, Berücksichtigung individueller Wünsche

- Möglichkeit der Anwesenheit einer Vertrauensperson (meist der Vater des Kindes)
  erhöht die Geborgenheit, verringert den Einsatz von Analgetika, dient der besseren Informationsvermittlung zwischen der Entbindenden und dem Personal
- Individualisierte Schmerzerleichterung (keine Ideologie!)
  das natürliche Geburtserleben der Mutter möglichst erhalten
- Förderung des sofortigen Kontaktes zwischen Mutter und Kind
  Bahnung des „Bonding“ und „Stillens“.

17.3 Psychosomatische Aspekte des Wochenbettes

In psychosomatischer Hinsicht beginnt mit dem Wochenbett ein Prozess, der für die weitere psychische und physische Entwicklung des Kindes sehr wichtig ist: die früheste Beziehung zwischen Mutter und Kind. Diesen Prozess der frühen Mutter-Kind-Beziehung zu unterstützen, ist im Rahmen einer integrativen psychosomatischen Geburtshilfe die gemeinsame Aufgabe des Geburtshelfers, Pädiaters und des Pflegepersonals.

Wie funktioniert nun diese Symbiose zwischen Mutter und Kind? Nach psychoanalytischer Ansicht laufen *Mikrointeraktionen* zwischen der Wöchnerin und dem Neugeborenen ab. Die zunächst diffusen Gefühle beim Säugling wie Lust und Unlust können sich nur entwickeln, wenn die Gefühlsäußerungen jeweils von der Mutter angenommen und wiedergegeben werden. Gelingt es der Mutter nicht, die Signale ihres Kindes zu verstehen, ist der „Dialog“ zwischen ihr und dem Kind gestört, und es tritt beim Kind überstarke Unlust und Desorientierung auf. Wird das Kind immer wieder diesen negativen irritierenden Eindrücken ausgesetzt, kann es kein Vertrauen entwickeln, das die Basis für eine weitere gesunde seelische Entwicklung darstellt. Die negativen Folgen einer Mutterentbehrung in frühester Kindheit können Angst, exzessive Liebesansprüche, starke Hassgefühle und Depressionen bedeuten.

Die Erkenntnisse über die Deprivation fanden erst in den letzten Jahren mehr Verständnis in den geburtshilflichen Abteilungen – dachte man doch bisher, dass die frühe Wochenbettzeit vorwiegend von somatischen und endokrinologischen Prozessen bestimmt sei. Vor allem das schnelle Zusammenbringen von Mutter und Neugeborenem möglichst im sog. „*Rooming-in-System*“ wird von psychosomatischer Seite immer wieder betont.

Vorteile des Rooming-in sind:

- Einheit von Mutter und Kind bleibt erhalten
- langsames Hinzutreten weiterer Kontaktpersonen wie des *Vaters*
- die Entwicklung einer besseren *pflegerischen Fähigkeit*
- die *Entängstigung* mancher Erstgebärenden gegenüber ihrem Kind
- das schnelle Erkennen der normalen und *individuellen Reaktionen des Kindes*

Die Zahl der versagenden Mütter würde sich nach Ansicht zahlreicher Psychosomatiker äußerst verringern, wenn man die freie Entwicklung der mütterlichen Gefühle weniger reglementieren würde. Das trifft vor allem auf die Frage des *Stillens* zu, das gemeinsam mit dem *Hautkontakt* die *extrauterine Nabelschnur* zwischen Mutter und Kind darstellt.

17.3.1 Depressive Syndrome post partum

Wie bereits zur Geburt ausgeführt, erlebt die Mutter durch die Abnabelung eine Trennung vom einverleibten Kind. Zuvor konnte sie ganz über dieses Kind verfügen – jetzt kümmern sich Geburtshelfer, Kinderarzt, Hebamme und Schwestern um das Neugeborene (Freud, E., 1990). Auf der bewussten Ebene wird die Mutter eine Erleichterung durch das in den letzten Monaten oft belastende Kind erfahren haben. Unbewusst aber muss die Mutter ihr Kind teilen und kann dies in Form eines großen *Verlustes* erleben. Dies kann zu depressiven Verstimmungen führen, die verschiedenartig je nach individueller Struktur ausgeprägt sind. Weitere begünstigende Faktoren für depressive Reaktionen im Wochenbett kann der **Übergang von der Zweier- in die Dreier-**

beziehung sein. Die Veränderungen in der Familienstruktur sind oft belastend und können schon im Wochenbett zu depressiven Reaktionen führen. Besonders wichtig für den Frauenarzt ist die Tatsache, dass Frauen mit Idealvorstellungen selten mit ihrer Geburt zufrieden sein können. Alles hätte noch besser sein können, d. h. sie hätten auch eine bessere Mutter sein können.

Praxishinweis: Es erscheint deshalb wichtig, der Patientin zu verdeutlichen, dass ihre individuelle Geburt so sein musste und insofern „richtig" war.

Ein weiterer Grund für depressive Reaktionen im Wochenbett sind **Überforderungssyndrome**. Die Anpassung an die neue Situation nach der Geburt ist oft körperlich und seelisch besonders groß. Es liegt deshalb in der Verantwortung des Arztes und der Wochenbettschwester, rechtzeitig einem Überforderungssyndrom entgegenzuwirken. Hilfreich ist auch eine psychosomatische Geburtsvorbereitung, die vorbeugend depressive Reaktionen im Wochenbett vermeiden lässt.

Psychotische Reaktionen im Wochenbett sind deutlich seltener geworden. Man führt dies auch darauf zurück, dass bedeutend weniger ungewollte Schwangerschaften ausgetragen werden. Weiterhin dürfte eine psychosomatische Geburtsvorbereitung solchen Phänomenen entgegenwirken.

Eine aktuelle **Einteilung der Wochenbettpsychosen** wurde von Hamilton (1989) gemacht. In der folgenden gerahmten Darstellung werden diese gerafft aufgezeigt. Die *Konsultation eines Psychiaters* ist wegen möglicher Gefahren für das Leben von Mutter und Kind indiziert.

Psychische Störungen im Wochenbett

(Nomenklatur nach J. A. Hamilton, San Francisco, J. ISPOG 2/1989)

I. Hauptsyndrome (psychotische Syndrome)

1. Wochenbettpsychose (early agitated syndrome)
   - Dauer: wenige Tage bis Monate – auch bei Frauen ohne bisherige Symptomatik
     Phänomenologie: Erregung, Verwirrung, Stimmungsschwankungen, Euphorie, Manie, Depressionen, Halluzinationen, Wahnvorstellungen, Gewalttätigkeiten möglich, deshalb konstante Überwachung
2. Spätes, postpartales Depressionssyndrom (late depressive syndrome)
   - Dauer: 3 oder mehrere Wochen nach der Geburt auftretend und evtl. monatelang anhaltend
     Phänomenologie: Depressionen, Erschöpfungszustände, geistige und körperliche Einengung
3. verdeckte späte postpartale psychotische Depression (late mercurial syndrome)
   - Phänomenologie: leichte bis mäßige Depression, unauffälliger als 2., oft keine Klinikeinweisung, viele Fälle von Kindstötungen erkannt, möglichst frühzeitige psychatrische Begleitung sinnvoll

II. Leichtere Syndrome (neurotische Depressionen)

1. Schwangerschaftsdepression (maternity blues)
   - Auftreten zwischen 1. und 10. Tag nach der Geburt, verbunden mit Ängsten, Tränen, Unruhe. Wenige Stunden bis Tage („Jede Frau weint einmal im Wochenbett.")
2. Postpartale leichte Depression (postnatal depression)
   - Ermüdungserscheinungen, Umweltverarbeitungsstörung, oft: Überforderungssyndrome

17.3.2 Wochenbettvisite

Die Wochenbettvisite hat einen besonders hohen Stellenwert für den psychosomatisch orientierten Arzt. In der *sensitiven Zeit post partum* ist die Mutter extrem **anfällig für psychische Störungen**, und hier vor allem für *depressive Syndrome*, die wiederum die Mutter-Kind-Beziehung zum Erliegen bringen können.

Sowohl aus psychodiagnostischer Sicht als auch aus vorbeugenden Gründen empfiehlt sich deshalb die Integration psychosomatischer Aspekte in die Wochenbettvisite.

- *Am ersten Wochenbettstag* sollte mit der Patientin über ihre **Geburt** gesprochen werden. Ein Vergleich von Wunschgeburt (Idealgeburt) und wirklicher Geburt dient beim einfühlsamen Gespräch einem Abbau von eventuellen Schuldgefühlen.
- Am *zweiten Wochenbettstag* sollten die typischen **Unsicherheiten** im Zusammenhang **mit dem Körpererleben** sowie **emotionale Unstimmigkeiten** besprochen werden. Die Chance liegt dabei immer wieder darin, dass der Geburtshelfer auf der organischen Schiene ei-

nen schnellen Zugang zur Patientin findet und dann auf einer vertrauensvollen Arzt-Patient-Beziehung im Hier und Jetzt bei der Visite Stimmungsschwankungen, Ängste und Schuldgefühle bearbeiten kann.
- An den *folgenden Tagen* können (je nach individueller Notwendigkeit) konkrete Hinweise zu **psychohygienischen Aspekten** gegeben werden. Die Suche nach einer gelungenen **Mutter-Kind-Beziehung** mit all den damit zusammenhängenden Erleichterungen kann ein weiterer Inhalt der Gespräche sein. Dabei ist es immer wieder wichtig, die Bedürfnisse von Mutter und Kind im Einzelfall abzuwägen. **Überforderungssyndrome** der Mutter – z. B. durch fehlenden Schlaf – schaden Mutter und Kind und sollten frühzeitig bearbeitet werden. Auch die großzügige Handhabung einer **frühzeitigen Entlassung** („ambulante Geburt") kann im Einzelfall – bei Vorliegen günstiger Bedingungen – hilfreich sein.

17.3.3 Psychosomatische Empfehlungen an die Betreuung im Wochenbett

Psychosomatische Forderungen während des Wochenbetts (Internationale Gesellschaft für Psychosomatische Geburtshilfe und Gynäkologie):

Ziel: Sicherheit für Mutter und Kind in emotionaler Ausgewogenheit

- Möglichkeit zum „rooming-in" und „self-demand-feeding"
- individuelle Betreuung zur Prävention von Schuldgefühlen und depressiven Reaktionen
  Aussprache über das Geburtserleben mit dem Vergleich von idealer und realer Geburt
- ermutigende Unterstützung der sich entwickelnden Mutter-Kind-Beziehung
  psychohygienische Aspekte: Hautkontakt, Stillen, „bonding"
- Möglichkeit der frühzeitigen Entlassung aus der Klinik
  „ambulante Geburt" möglich, sofern die Sicherheit von Mutter und Kind gewährleistet ist (Hebammenbetreuung der Wöchnerin, pädiatrische Vorsorgeuntersuchungen)

17.4 Psychosomatische Symptome in der Gynäkologie

Ein wichtiger Grund für die notwendige Integration psychosomatischer Aspekte in Klinik, Lehre und Forschung ist die Existenz einer großen Zahl von gynäkologischen Beschwerden, die psychisch bedingt oder mitbedingt sind.

Vor allem ambulant tätige Gynäkologen berichten von **zunehmenden psychosomatischen Symptomen**, die zwischen **25 und 75 % der Konsultationsgründe** ausmachen. Auch Vorsorgeunternehmen werden häufig als Schrittmacher für zurückgehaltene psychosomatische Symptome benutzt.

Häufig vorkommende **psychisch** bedingte oder mitbedingte **Symptome in der Frauenheilkunde** sind:

- *Sexualstörungen, Unterbauchschmerzen* ohne Organbefund, *Ausfluss, Pruritus vulvae*
- *klimakterische Beschwerden, Zyklusstörungen*, wie sekundäre Amenorrhö und Anovulation
- der *unerfüllte* Kinderwunsch sowie *Blasenentleerungsstörungen*.

Jedes einzelne Symptom wird bei vorhandener psychischer Bedingtheit von einem Konflikt hervorgerufen, der oftmals unbewusst ist. So kann z. B. das Symptom **„Sterilität"** durch eine unbewusste Angst vor einer Schwangerschaft bzw. Mutterschaft deutlich werden. **Sexualstörungen** können ihre Ursachen in Beziehungsstörungen zum Partner haben, aber auch in Problemen der eigenen sexuellen Identität liegen.

Ganz allgemein kann man sagen, dass es keine eindeutigen spezifischen Konflikte für die psychosomatischen Symptome gibt. Am ehesten lassen sich die psychosomatischen Symptome verstehen, wenn man sie auf der Basis der individuellen *Persönlichkeit* und des *biographischen Hintergrundes* zu begreifen versucht.

Neben diesen Symptomen spielen auch eine Reihe von notwendigen psychischen Interventionen durch den Frauenarzt bei Krisen- und Konfliktsituationen eine Rolle. Krisensituationen ergeben sich z. B. in den Lebensphasen der *Pubertät*, der *Adoleszenz* und des *Klimakteriums*. Auch im Zusammenhang mit der Indikation des *Schwangerschaftsabbruches*, der *Kontrazeption*, der *Sterilisation* usw. ergeben sich notwendige psychosomatische Interventionen. Auch die Hilfe bei der Verarbeitung von Folgeerkrankungen, die in der Gynäkologie vor allem im fortgeschrittenen onkologischen Bereich notwendig ist, sollte für den Gynäkologen Vorrang haben.

17.4.1 Häufige psychosomatische Symptome

Obwohl die größte Zahl der vorgetragenen psychisch bedingten und mitbedingten Beschwerdebilder vom Gynäkologen im integrierten Sinne gedeutet werden muss, gibt es von der Schwere der Krankheitsbilder her eine Reihe von Situationen, die die zusätzliche Konsultation eines Psychotherapeuten oder Psychiaters erforderlich machen (Balint-Gruppen).

Einige aus der Vielzahl von psychosomatischen Symptomen sollen kurz dargestellt werden.

17.4.1.1 Steriles Paar

Die durchschnittliche Sterilitätspatientin und in geringerem Maße auch ihr Partner erleben sich ängstlich, selbstkritisch und depressiv. Weiterhin sehen sie sich in ihrer Wirkung auf die Umgebung als unattraktiv, missachtet und unbeliebt.

Aufgrund umfangreicher Studien (Stauber, 1988) ließ sich zeigen, dass der nicht erfüllte Kinderwunsch für viele Paare eine erhebliche **Störung im Selbstwertgefühl** dieser Patientinnen darstellt und mit dem äußeren Zeichen einer **depressiven Stimmungslage** einhergeht. Zur Abwehr dieser narzisstischen Kränkung beobachtet man häufig die *Verleugnung*, die diesen Paaren trotz Mitteilung der pathologischen Befunde völlig unrealistische Hoffnungen auf eine Erfüllung ihres Kinderwunsches belässt und sie von einem Spezialisten zum anderen treibt. Auch die *Projektion* wird häufig benutzt, um die innere Unzufriedenheit auf die für sie insuffizienten Ärzte oder auf den subfertilen Partner zu schieben.

Auffallend sind vor allem die Paare mit **überwertigem Kinderwunsch**. Sie scheuen keinerlei Opfer in der Behandlung ihrer Sterilität und wünschen oft schon vorzeitig invasive Behandlungsmethoden wie Insemination und extrakorporale Befruchtung. Zum Arzt bestehen hierbei nicht selten sehr enge *Übertragungsmethoden* (z. B. eine erotisierte oder eine idealisierte Übertragung), die weitere Behandlungen erschweren.

Aus zahlreichen Untersuchungen weiß man, dass der bewusste Kinderwunsch nicht selten durch eine **innere Ablehnung** überlagert ist. Die daraus folgende psychosomatische Sterilität erklärt sich auf pathogenetischem Wege hormonell (z. B. sek. Amenorrhö, Anovulation) oder auch neurovegetativ (z. B. Tubenspasmen). Auch in Form verschiedener sexueller Funktionsstörungen lassen sich psychische Ursachen für den nicht erfüllten Kinderwunsch aufzeigen.

Der unerfüllte Kinderwunsch ist eine schwere Lebenskrise für das betreffende Paar und erfordert eine psychosomatische Mitbehandlung:

- Die **Sterilität** kann selbst als psychosomatisches Syndrom auftreten, z. B. hormonell oder neurovegetativ verursacht sein.
- Der **Kinderwunsch** selbst ist häufig eine belastende Untersuchungs- und Behandlungsmethode, die einer psychosomatischen Begleitung bedarf, z. B. bei der In-vitro-Fertilisation.

17.4.1.2 In-vitro-Fertilisation (IVF)

Durch die In-vitro-Fertilisation ist eine neue, schwer überschaubare Dimension in die Medizin gekommen. Erstmals ist es möglich, die unmittelbare *Entstehung des Menschen im Labor zu beobachten* oder sogar an ihr zu experimentieren. Dabei eröffnen sich Perspektiven, die den meisten Ärzten wegen des möglichen Missbrauchs großes Unbehagen bereiten. Es geht dabei um die Fragen:

- Wo sind die Grenzen des technisch Machbaren, und ist ein *Missbrauch* nicht schon vorprogrammiert?
- Sollte man nicht häufiger den *überwertigen Kinderwunsch* solcher Paare vorher auf tiefenpsychologischer Ebene zu verstehen versuchen?

- Laufen wir nicht Gefahr, dass die technische Entwicklung unserer *geistigen Entwicklung* davonläuft?

Die Deutsche Gesellschaft für Psychosomatische Geburtshilfe und Gynäkologie hat das an der Universitätsfrauenklinik Berlin-Charlottenburg entwickelte Modell von Rahmenbedingungen diskutiert.

Die **Empfehlungen** („Berliner Modell") umfassen 4 Punkte:

1. IVF nur *innerhalb der Familienstruktur*: keine Ei- und Samenspende, keine Leihmutter, keine Surrogatmutterschaft im Tierreich
2. IVF nur ohne Manipulation am Embryo
3. Jeder *Embryo geht zurück zur Mutter* (möglichst maßvolle Stimulation).
4. *Klare Indikationsstellung* – auch von psychosomatischer Seite

Seit 1990 gilt in Deutschland das **Embryonenschutzgesetz**. Es befasst sich mit der missbräuchlichen Anwendung von Fortpflanzungstechniken, mit der missbräuchlichen Verwendung menschlicher Embryonen und verbietet künstliche Veränderungen an der menschlichen Keimbahn sowie das Klonen und eine Chimären- und Hybridbildung.

Die in diesem Gesetz differenzierten Ausführungen entsprechen der Arbeitshypothese, die dem „Berliner Modell" zugrunde lagen.

Auch in den folgenden Jahren sind interdisziplinäre Diskussionen zum Thema **moderne Reproduktionsmedizin** notwendig. Dabei ist es wichtig, einen Konsens zu finden, der auch neuere Nachuntersuchungsergebnisse an IVF-Paaren und deren Kindern berücksichtigt.

Eine Neuerung besteht auch in der vom Bundesverband der Krankenkassen und Ärzte beschlossenen **neutralen Beratung**, die vor die künstliche Befruchtung gesetzt wurde. Diese neutrale Beratung soll sowohl medizinische, psychologische und soziale Aspekte der künstlichen Befruchtung beinhalten.

17.4.1.3 Unterbauchschmerzen ohne Organbefund

Da Unterbauchschmerzen oft ein erstes Signal für organisch behandelbare Leiden der Frau sind (z. B. Endometriose), ist bei *chronischen Verläufen* eine **laparoskopische Abklärung** sinnvoll. In einem hohen Prozentsatz (ca. 20–50%) kann man jedoch keine oder zumindest keine ausreichende Ursache für ein primär organisches Geschehen finden.

Die psychisch bedingten Unterbauchschmerzen haben in der Literatur zahlreiche Bezeichnungen erhalten, z. B.: **Hysteralgie, Parametropathia spastica, pelvic congestion, Pseudoadnexitis spastica, Pelvipathie** usw.

Zahlreiche unbewusste Konflikte wurden beschrieben, wie **Trennungs-** und **Verlustsituationen, Isolation,** Auseinandersetzung mit **sexuellen Wünschen.**

Postoperative Verwachsungen. Ein besonders eindrucksvolles psychosomatisches Phänomen zeigt eine Gruppe von Patientinnen mit Unterbauchschmerzen, die sekundär verstärkt wurden durch eine große Anzahl von *Voroperationen.* Der chronische Unterbauchschmerz wirkt für diese Patientinnen somit rein organisch, da durch die oft zahlreich behandelnden Ärzte über starke Organveränderungen, vor allem Verwachsungen im Unterbauch, berichtet wird. Die Problematik liegt meist darin, dass die Patientinnen einen *sekundären Krankheitsgewinn* erleben und häufig den Weg in die *Invalidität* suchen. Eine *Rente* für die wiederholten Operationen mit Entfernung der Unterleibsorgane scheint für sie plausibel und gerechtfertigt. Ein psychosomatischer Zugang ist äußerst schwierig.

Wichtig erscheint es, dass der Gynäkologe mit psychosomatischer Kompetenz eine tragfähige Vertrauensbeziehung zur Patientin aufbaut, bevor er psychotherapeutische Hinweise gibt. Über eine somatische Akzentuierung wird ihn die Patientin als kompetenten Arzt akzeptieren. Als Übergangslösung bieten sich physiotherapeutische Maßnahmen, Analgetika und Kaudalblockaden zur Entspannung an. Als zweiter Schritt kommt dann die psychische Akzentuierung zum Tragen. Der sekundäre Gewinn durch das Leiden kann zunehmend abgebaut werden. Die Hinwendung zu individuellen Lebenszielen ist nach der Erkenntnis der eigenen Beteiligung möglich. Dabei ist es wichtig, dass man bisherige Orientierungsgrößen in Frage stellt und die Patientin bei der Hinwendung zu mehr Sensibilität, kreativem Tun und Selbstverwirklichung stützt.

17.4.1.4 Fluor, Pruritus vulvae

In der Literatur findet man häufig die Schlagworte **Libido-Fluor, Abwehr-Fluor,** was einen direkten Zusammenhang zu sexuellen Vorgängen herstellt. In der Tat haben zusammenfassende Untersuchungen, vor allem beim **psychogenen Pruritus vulvae**, vorwiegend *sexuelle Konflikte* als Ursache ergeben.

Das Gesamtverständnis für den Fluor bzw. Pruritus vulvae erfordert eine Sichtweise auf genitaler, internistischer und *psychosomatascher Ebene*. Nur so kann man der Patientin gerecht werden.

Die Patientinnen mit Ausfluss oder Pruritus vulvae machen nicht selten einen langen Leidensweg durch. Obwohl eine organische Abklärung exogener und endogener Noxen am Anfang stehen muss, sollte von Beginn an auch eine mögliche Psychogenese ins Auge gefasst werden.

Praxishinweis: Der Gynäkologe betreibt häufig bei diesem Krankheitsbild eine **Polypragmasie** und vergisst die hier so wichtige Integration des psychischen Aspektes. Die vielen Salbenbehandlungen, Sitzbäder usw. bedeuten für diese Frauen eine ständige Beschäftigung mit dem Genitale. Da dies vom Arzt verordnet wurde, wird eine **Chronifizierung des Leidens** durch ihn sogar unterstützt.

Solche Patientinnen zelebrieren nicht selten ihr Dauerleiden so auffällig mit einem *sekundären Krankheitsgewinn*, dass gelegentlich auch der Psychiater um Rat gefragt wird.

Pathogenetisch imponieren bei diesen Frauen häufig *sexuelle Konfliktstoffe*.

- Einmal kann das Symptom einen *Abwehraspekt* beinhalten, z. B. in Form der Aversion gegen den Partner oder gegen seine perversen Praktiken.
- Zum anderen ist es aber auch möglich, dass der *Wunschaspekt* im Vordergrund steht, d. h. dass z. B. *unerfüllte Erwartungen* an den Partner bestehen, die im Symptom des Fluors oder des Pruritus vulvae verschlüsselt sind.

Psychodynamisch stellen sich diese Symptome gelegentlich als *masturbatorisches Äquivalent* dar, wobei hierin eine Schuldentlastung besteht. Das Krankheitsbild zwingt ja zur Beschäftigung und Manipulation mit bzw. am Genitale. Es fällt auch auf, dass diese Symptomgruppe oft vergesellschaftet ist mit anderen psychosomatischen Symptomen, vor allem im gynäkologischen Bereich. Diesen zuletzt genannten Hinweis kann man in der Diagnostik nutzen.

Besonders eklatant wirkt bei den betroffenen Patientinnen das **pedantische Vortragen ihrer Beschwerden**. Ein Krankheitsgewinn ist hier schon oft ablesbar. Diese Patientinnen wechseln auch oft den Arzt und schätzen in der Regel den rein somatisch handelnden Gynäkologen besonders hoch ein. „Der Arzt auf der falschen Fährte“ erscheint für sie deshalb so geeignet, da sie damit der Kränkung durch den deutschen Arzt aus dem Weg gehen wollen.

Der therapeutische Weg ist durch die meist vorliegende Chronifizierung des Leidens schwierig. Wenn es aber gelingt, die meist bestehende organische Polypragmasie durch psychotherapeutische Interventionen abzulösen, lässt sich die eingeschränkte Lebensperspektive dieser Patientinnen sinnvoll erweitern.

17.4.1.5 Störungen im hormonellen Zyklus

Das zyklische Geschehen mit der monatlichen Blutung stellt einen wesentlichen Teil der weiblichen Identität dar. Mit der *Menarche* entwickelt das Mädchen häufig erstmals das Gefühl, Frau zu sein – mit der *Menopause* verbinden sich oft Phantasien, Abschied von der „fruchtbaren Zeit des Lebens“ zu nehmen.

Während der verschiedenen Phasen des biologischen Zyklus schwingen manche Frauen in Emotionen und Motivationen mit. Auch das sexuelle Verlangen verstärkt sich oft zum Zeitpunkt der Ovulation und bestimmt die gefühlsmäßige Situation der einzelnen Frau. Sehr eindrucksvolle neuere Studien behandeln mosaikartig verschiedenste Formen des Menstruationserlebens. Es wird daraus deutlich, dass jede Frau ihre eigenen persönlichkeitsspezifischen Reaktionen im Menstruationserleben zeigt. Hertz u. Molinski erwähnen das untergründige Gefühl, durch die Menstruation eingebunden zu sein in ein übergreifendes Naturgeschehen, vergleichbar von Ebbe und Flut, Sonnenaufgang und Sonnenuntergang. Das Erleben der zyklischen Vorgänge sei im Grunde ein beglückendes körperliches Reifegefühl. Manche Frauen erlebten dabei ein Gefühl der Faszination, wenn sie ihre biologische Gesetzmäßigkeit beobachten und daran geistig teilnehmen. So kann z. B. der Widerstand gegen die Pille damit zusammenhängen, dass die Frau dieses selbstverständliche und faszinierende Geschehen im eigenen Körper nicht missen will.

Wie Prill (1964) betont, waren es vor allem die Untersuchungen von Stieve, die den Einfluss des Nervensystems auf die Zyklusveränderungen verdeutlichten. Innerhalb von 4 bis 6 Wochen lassen sich in der **Auswirkung einer Todesangst** eine *Reifungshemmung der Tertiärfollikel*, eine *Hemmung der Eizellausstoßung*, eine *fehlende Gelbkörperbildung* histologisch feststellen.

Im Rahmen der **Kinderwunschbehandlung** werden vor allem die Symptome der sekundären *Amenorrhö* und der *Anovulation* deutlich. In verschiedenen Arbeiten wurde der psychische Konflikt als Auslöser für diese körperlichen Symptome verdeutlicht. So kann z. B. die unbewusste Ablehnung der weiblichen Rolle bzw. Mutterrolle Ursache für die Ausprägung eines solchen Symptoms sein. Da der Weg vom psychischen Konflikt zum körperlichen Symptom nicht einförmig abläuft, soll hier bewusst auf die notwendige individuelle Konfliktsuche hingewiesen werden. Nur selten findet man noch die typischen *Notstandsamenorrhöen*, wie sie früher bei jungen Mädchen beschrieben wurden, wenn sie das Elternhaus verlassen haben. Es ist vielmehr der innerlich erlebte Stress, der sich auch in den verschiedensten Formen von Blutungs- und Zyklusstörungen deutlich macht. Dabei treten oft vielschichtige Syndrome auf, wie z. B. das Krankheitsbild der *Anorexia nervosa*, der *Bulimie* usw. Im Rahmen dieser Krankheitsbilder kommen Zyklusstörungen als Nebensymptome vor. Viel entscheidender ist hier die oft nicht vom Gynäkologen alleine beeinflussbare **neurotische Struktur** der Patientin.

17.4.2 Psychosomatische Beratungssituationen in der Frauenheilkunde

17.4.2.1 Kontrazeptive Beratung – Sterilisation

Durch die zunehmende Einführung der „*Pille*" in den sechziger Jahren hat die Frau eine Möglichkeit erhalten, sicher Konzeptionen zu verhüten und außerdem den Zusammenhang von Sexualität und Fertilität aufzulockern.

Auch andere Kontrazeptiva wie **Intrauterinpessar**, neue **mechanische und chemische Verhütungsmittel**, **einfachere Sterilisationsmethoden** bei Frau und Mann haben das reproduktive Verhalten unserer Bevölkerung deutlich verändert.

Der sog. **„Pillenknick"** zeigt beispielhaft die einschneidende Änderung im Reproduktionsverhalten durch die neue Ära sicherer Kontrazeptiva.

Da die bewusste Ablehnung eines Kindes durch einen unbewussten Kinderwunsch überlagert sein kann, gibt es verschiedenste Signale, die meist dem Gynäkologen vorgetragen werden. Gut erkennbar wird dies z. B. in Fehlleistungen, wie dem so häufigen Vergessen, die Pille einzunehmen. In dieser Fehlleistung kann sich der *unbewusste Kinderwunsch* artikulieren.

Besonders wichtig erscheint die psychosomatische Beratung vor einer Sterilisation. Diese „definitive" oder „operative" Familienplanung muss wegen des Risikos späterer Verarbeitungsstörungen bis hin zum Wunsch nach Refertilisierung besonders eingehend untermauert werden.

Relative Kontraindikationen zur Sterilisation sind:

- eine *kurzfristige Entscheidung* zu einer Sterilisation und ein zeitlicher *Zusammenhang mit einem Abort*, einer Abruptio oder einer Geburt
- ein noch bestehender *versteckter*, ambivalenter *Kinderwunsch* und eine Neigung *zu depressiven Reaktionen* (Eingriff wird destruktiv erlebt)
- ein Vorhandensein zahlreicher *psychosomatischer Symptome* und *Meinungsverschiedenheiten* über Sterilisation in der Partnerschaft
- *äußere Faktoren*, wie jugendliches Alter, fehlende eigene Kinder und *ideologische Motive* für eine endgültige Kontrazeption.

17.4.2.2 Psychosomatische Begleitung im Klimakterium

Eine Literaturübersicht zum Thema „Klimakterium der Frau" zeigt, dass die meisten Autoren mehrere Faktoren für die breitgefächerte Symptomatik im somatischen und psychischen Bereich verantwortlich machen.

Zum ganzheitlichen Verständnis der Wechseljahre bei der Frau bietet sich die Betrachtung folgender **3 Ebenen** an, die teilweise miteinander in Verbindung stehen:

1. die *biologisch-endokrinologische Ebene*, die durch das Erlöschen der Ovarialfunktion bestimmt wird
2. die *soziologische Ebene*, die verdeutlicht, dass die Verarbeitung des Klimakteriums vom sozialen Umfeld mitbestimmt wird

3. die *psychologische Ebene,* die vor allem durch den biographischen Hintergrund der Patientin klarer wird.

Zur **biologischen Ebene**, die durch das äußere Zeichen der sistierenden Menstruation den Übergang von der fruchtbaren zur unfruchtbaren Phase signalisiert, sollte von psychosomatischer Seite erwähnt werden, dass als spezifische **Östrogenentzugssymptome** lediglich die *Hitzewallungen* und die *atrophische Vaginitis* anzusehen sind. Diese Symptome sind auch durch Hormonbehandlung deutlich zu bessern.

Die **weiteren Symptome** des klimakterischen Syndroms lassen sich durch eine Hormonsubstitution beeinflussen, sind aber auch einer Psychotheraphie zugänglich: Erschöpfungszustände, Herzklopfen, Schwindel, Reizbarkeit, Schlaflosigkeit, Passivität, depressive Verstimmungen.

Die **soziologische Ebene** betont die grundlegende Beeinflussung des psychosozialen Umfeldes auf das klimakterische Syndrom. Im transkulturellen Vergleich wird dies besonders deutlich.

So wird berichtet von den **Rahjput**, einer Bevölkerungsgruppe in Indien, dass die Frau erst nach der Menopause einen höher bewerteten Platz in der Gesellschaft erwerben kann. Die ältere Frau sei hier nicht mehr jeden Monat mit Menstrualblut verunreinigt, es stehen ihr Berufe mit größerem Prestige offen, wie z. B. der Beruf der Wahrsagerin. Das Klimakterium würde dort symptomlos verlaufen. Ähnliche Beobachtungen wurden bei **Araberinnen** in Israel gemacht.

Aus diesen Ergebnissen wurde gefolgert, dass in einer Gesellschaft, die das Klimakterium positiv beurteilt, die Wechseljahre nicht die Konsequenzen für die Frau haben wie in einer Gesellschaft, die dem Alter abschätzig gegenüber steht.

In diesem Zusammenhang ist es auffällig, dass die Medizingeschichte der Antike und des Mittelalters von klimakterischen Beschwerden kaum berichtet.

In der Tat ereignen sich im *5. Lebensjahrzehnt* einer Frau in unserer Gesellschaft Veränderungen, die eher einen Abstieg bedeuten. Äußere einschneidende Erlebnisse, wie der Tod der Eltern und das Außerhausgehen der Kinder, fallen häufig in diesen Zeitabschnitt und müssen verarbeitet werden. Die ersten Altersveränderungen machen sich unübersehbar bemerkbar und werden durch das Sistieren der Menstruation verstärkt erlebt. Falten, graues Haar, schlaffe Haut bedeuten oft eine tiefe Kränkung, wo doch in unserer Gesellschaft Jugend und Spannkraft das Reklameideal darstellen. Dies wird auch von vielen Ehemännern negativ bemerkt, was mit eine Ursache für die oft konfliktreiche Ehesituation in dieser Zeit ist.

Die **psychologische Ebene** ist die am schwierigsten fassbare, da sie erst verständlich wird, wenn man sie bei jeder Frau auf dem Hintergrund ihrer eigenen spezifischen Biographie betrachtet:

In psychoanalytischen Untersuchungen wird immer wieder deutlich, dass das Sistieren der Menstruation und der Abschluss der reproduktiven Zeit eine schwer korrigierbare *narzisstische Kränkung* für die Frau darstellt. Phantasien zu den Phänomenen: Schwangerschaft, Mutterschaft, Sexualität erfahren durch das Klimakterium einen neuen Stellenwert. Das Gefühl mit dem Verlust der Fertilität einen großen Schritt zum Alter gemacht zu haben, erschüttert das Selbstwertgefühl dieser Frauen und lässt das Klimakterium als das *Erlebnis eines partiellen Todes* erscheinen. Das häufigste Auftreten von Depressionen im Klimakterium kann daher als natürliche Trauerreaktion gedeutet werden.

Die Zeit des Klimakteriums fällt häufig zusammen mit dem *Außerhausgehen des letzten Kindes*. Dieses sog. „empty-nest"-Syndrom wird besonders konflikthaft erlebt und beeinträchtigt so das Gesundheitsgefühl nachhaltig.

Therapie. Da die Patientin meist primär den Gynäkologen aufsucht, ist er auf ein integriertes psychosomatisches Konzept angewiesen, das sowohl die organischen als auch die psychischen Phänomene berücksichtigt. Aufgrund langjähriger Betreuung von klimakterischen Frauen empfiehlt sich aus pragmatischen Gründen ein **4-Phasen-Behandlungskonzept**:

- In einer *ersten Phase* wird die **Verunsicherung** der **Patientin** deutlich, die die ersten Signale körperlicher **Funktionseinbußen** (z. B. Zyklusunregelmäßigkeiten, graue Haare, Falten, Kreuzschmerzen, Energiemangel, „Altersbrille") realisiert. Erste Zeichen einer Abwehr dieser Symptome – meist noch humorvoll – und einer emotionalen Labilität werden deutlich.
- In der *zweiten Phase* tritt eine zunehmende **Identitätskrise** ein. Der große Schritt zum

Alter wird gespürt. *Reaktive Depressionen*, das Gefühl der inneren Leere sowie ein gewisser *Lebenspessimismus* werden deutlich. Dabei ist es immer wieder wichtig zu verdeutlichen, dass die Krisensituation des Klimakteriums in sehr unterschiedlichem Ausmaße gefühlt bzw. abgewehrt wird. Die typischen Fragen der Identitätskonfusion beziehen sich auf den Sinn des bisherigen und zukünftigen Lebens. Ärztliche Hilfe wird häufig gesucht und organisches Denken steht dabei meist im Vordergrund. Obwohl ein zunehmendes Gesundheitsbewusstsein organischer Art sinnvoll erscheint, wird es doch meistens vorwiegend zur Abwehr der gefühlten inneren Krise benutzt.

- In einer *dritten Phase* werden Patientinnen mit wenig Introspektionsfähigkeit den organisch orientierten Arzt bevorzugen. Sie werden den psychosomatischen Aspekt völlig ausblenden und in eine unheilvolle Allianz mit dem „Organ-Arzt" treten. Der alleinige Einsatz von Medikamenten und Hormonpräparaten wird bevorzugt. Die Chancen einer Weichenstellung im Leben wird zu wenig genutzt. Wenn es gelingt, die Patientin sensibel für ihre innere Krise zu machen, besteht die Möglichkeit einer tiefen Einsicht und die Chance zum Neuanfang. Die bisherigen Orientierungsgrößen, die oft in starkem Pflichtbewusstsein der Familie gegenüber bestehen, können hinterfragt werden. Hieraus ergeben sich **neue Lebensperspektiven** und kreative Ansätze. Man wird in einer ganzheitlichen Medizin stets auch den **Einsatz von Östrogenen** für die einzelnen Patientinnen bei fehlender Kontraindikation befürworten.
- In der *letzten, vierten Phase* des Klimakteriums kann das körperliche Altern akzeptiert und eine psychische Stabilisierung erreicht werden. Diese oft über Jahre hinweg schmerzlich verlaufende Entwicklung kann im Idealfall zu neuen Lebensperspektiven, zu kreativen Ansätzen, zur Aussöhnung mit den früheren Intoleranzen, zu einem korrigierten Wertsystem, zu Vorstellungen einer Selbstverwirklichung und zur seelischen und körperlichen Stabilisierung führen. Bei fehlender psychischer Verarbeitung wird das bisherige Wertsystem meist starr übernommen. Die Anfälligkeit für spätere Krisen aufgrund äußerer oder innerer Konflikte ist größer geworden.

Mit dem aufgezeigten integrierten Konzept erscheint es möglich, klimakterische Frauen und evtl. auch ihre Partner über einen langen Zeitraum gewinnbringend zu betreuen.

17.4.2.3 Psychosomatische Beratung zur künstlichen Befruchtung

Assistierte Fortpflanzung. Durch die neuen Richtlinien über künstliche Befruchtung, die vom Bundesausschuss der Ärzte und Krankenkassen am 14.8.1990 beschlossen wurden, muss eine einmalige Beratung vor der Durchführung der „assistierten Fortpflanzung" (Insemination mit Superovulation, In-Vitro-Fertilisation und Gametentransfer) vorgenommen werden.

Der amtliche Kommentar schreibt eine umfassende Unterrichtung des Ehepaares durch einen Arzt vor, der der Gesamtproblematik gerecht wird und die medizinischen, psychologischen und sozialen Aspekte der künstlichen Befruchtung bei diesem Ehepaar berücksichtigt. Die Beratung muss vor Beginn der Therapieversuche stattfinden, um dem Ehepaar die Tragweite seines Entschlusses klarzumachen. Im Interesse einer objektiven Klärung dieses Umfeldes soll hier ein Arzt unterrichten, der die Maßnahmen zur künstlichen Befruchtung nicht selbst durchführt. Dies entspricht der üblichen Praxis, nach der ärztliche Spezialisten für besonders schwierige Behandlungen in der Regel von Patienten nicht unmittelbar, sondern erst nach Konsultation und Überweisung durch den Hausarzt oder einen vergleichbaren Arzt in Anspruch genommen werden.

Bei der Unterrichtung soll die Verwirklichung des Wunsches der Ehegatten nach einem **eigenen Kind mit Methoden der künstlichen Befruchtung** eingehend erörtert werden. Es sollen auch *Alternativen zum eigenen Kind*, wie z. B. eine Adoption oder eine Übernahme einer Pflegschaft, aufgezeigt werden. Die mit der Behandlung verbundenen seelischen und körperlichen Belastungen sollen ausführlich dargestellt werden. Dazu gehört auch die Aufklärung über die generell niedrige Erfolgsquote.

Es ist neu, dass neben der integrierten psychosomatischen Arbeit eine solche Zusatzberatung zur Pflicht geworden ist. Von psychosomatischer Seite wurde dieses Vorgehen deshalb unterstützt, da sie den sensiblen Bereich der Reproduktionsmedizin unterstreicht. Schließlich handelt es sich bei der „assistierten Befruchtung" um ein medizinisches Gebiet, das von gesellschaftlicher Seite sehr misstrauisch beobachtet wird.

Gerade gegenüber den Angriffen von Seiten der Juristen, Theologen, Soziologen, Psychologen usw. lässt sich durch diese Beratung verdeutlichen, das in der modernen Reproduktionsmedizin *„nicht nur gemacht, sondern auch gedacht"* wird. Das Signal in Form einer neutralen Beratung an die Kritiker der neuen Reproduktionsmedizin schafft voraussichtlich in Zukunft wieder mehr Vertrauen zu den behandelnden Ärzten. Die grundsätzlich geforderte integrierte psychosomatische Begleitung von Kinderwunschpaaren wird durch diese einmalige neutrale Zusatzberatung nicht tangiert.

Schwangerschaftskonflikt (s. Abschnitt 3.7.8). Eine bereits früher geforderte und umstrittene Beratungssituation ist mit dem **Schwangerschaftsabbruch** verbunden. Diese Beratung betrifft nicht die medizinische Indikation zum Abbruch, wohl aber den weiten Bereich des *psychosozialen Schwangerschaftskonfliktes.* Inhalt dieser Beratung ist die Berücksichtigung der individuellen psychischen und sozialen Situation der Patientin. Es sollen alle Hilfsmöglichkeiten, die zum Erhalt einer Schwangerschaft dienen, aufgezeigt werden.

Die Problematik dieser Beratung wurde auf den Tagungen der Deutschen Gesellschaft für psychosomatische Geburtshilfe und Gynäkologie wiederholt diskutiert.

Von psychosomatischer Seite her ist das individuelle Vorgehen besonders wichtig. Fast immer lässt sich neben der Ablehnung der Schwangerschaft auch ein unbewusster Anteil der Befürwortung verdeutlichen. Die Aufarbeitung ist notwendig, um depressive Reaktionen nach dem Schwangerschaftsabbruch in Grenzen zu halten. Problematisch bei der Beratung des Schwangerschaftskonfliktes ist häufig der Zeitdruck, der durch die Vorgabe von Fristen eintritt.

Krebsnachsorge, HIV-Beratung. Neben den Spezialberatungen bei künstlicher Befruchtung und Schwangerschaftskonflikt gibt es noch eine Reihe von Beratungssituationen in der Gynäkologie, die in ihrer Wichtigkeit und ihrer Effizienz für die Patientinnen zum Teil noch höher einzuschätzen sind. Gemeint ist dabei zum Beispiel die *Beratung* von Patientinnen *nach Mastektomie* oder *nach genitaler Verstümmelung* durch eine Operation oder Bestrahlung. Die ablaufende Identitätskrise sowie die Wichtigkeit des sozialen Netzes stehen dabei meist im Mittelpunkt der psychosomatischen Intervention. Ähnlich schwierig gestalten sich Beratungssituationen bei Patientinnen mit positivem HIV-Titer.

Diese Situation wird noch zusätzlich problematisiert durch das Vorliegen einer Schwangerschaft, die auch das Kind gefährden kann.

17.4.2.4 Entwicklungstendenzen in der psychosomatischen Geburtshilfe und Gynäkologie

In den 80er Jahren der Entwicklung der Deutschen Gesellschaft für psychosomatische Geburtshilfe und Gynäkologie hat sich der Anhängerkreis von einer kleinen Zahl von Gründungsmitgliedern auf ca. **1000 fortgebildete Frauenärztinnen und Frauenärzte** erhöht.

In den deutschen und allmählich auch internationalen gynäkologischen Kongressen werden psychosomatische Themen zunehmend abgehandelt, was der Forderung des integrativen Denkmodelles entgegenkommt.

In der Neufassung der Psychotherapierichtlinien gibt es seit 1987 den Begriff der **psychosomatischen Grundversorgung.** Das Ziel dieser Grundversorgung ist es, der Patientin die leibseelischen Zusammenhänge zu öffnen und den Versuch zu unternehmen, vor einer aufwendigen ätiologisch orientierten Therapie mit pragmatischen Mitteln zu helfen. Dabei soll die einzigartige Beziehung zwischen „Organ-Arzt" und seiner Patientin genutzt werden.

Im Rahmen der psychosomatischen Grundversorgung werden vor allem verbale Interventionen sowie übende Verfahren (**autogenes Training oder Relaxationsbehandlungen** nach Jacobson) und **Hypnose** angewendet.

Neben dieser psychosomatischen Grundversorgung werden von den Kassen die *psychoana-*

lytisch begründeten *Verfahren* sowie die *verhaltenstherapeutischen Verfahren* anerkannt.

- Was die **tiefenpsychologisch fundierte Psychotherapie** betrifft, so ist damit *die Kurztherapie, Fokaltherapie, Krisenintervention* bzw. die *niederfrequente Therapie* gemeint.
- Die **analytische Psychotherapie** betrifft einen *langen Zeitraum* und ist eher *hochfrequent*.

Letztere Methode betrifft allerdings wegen der speziellen Voraussetzung von Seiten des Krankheitsbildes und von Seiten der persönlichen Eigenschaften nur wenige Patientinnen.

Schließlich sind noch die verhaltenstherapeutischen Verfahren (z. B. systematische *Desensibilisierung, Verhaltensübungen, Problemlösungsverfahren* usw.) als Kassenleistungen anerkannt.

18. Frauenheilkunde und Sexualität

C. Buddeberg

Funktionelle Sexualstörungen zählen zu den häufigsten psychosomatischen Symptombildungen. Sowohl altersbedingte Veränderungen des Körperbildes und der Genitalorgane als auch Erkrankungen der äußeren und inneren Geschlechtsorgane können die sexuelle Reaktions- und Erlebnisfähigkeit einer Frau nachhaltig beeinflussen. Kenntnisse der psychosomatischen Grundlagen der weiblichen Sexualität sowie der Diagnostik und Behandlung von Sexualstörungen sind deshalb in der Frauenheilkunde von grundlegender Bedeutung.

18.1 Entwicklung und Physiologie der weiblichen Sexualität

18.1.1 Sexuelle Sozialisation der Frau

Sexuelle Vorstellungen, Phantasien und Verhaltensweisen werden in hohem Maße durch Erziehung, Sexualinformation und soziokulturelle Einflüsse geprägt. Für die Entwicklung und Ausprägung der Sexualität spielen deshalb Erfahrungen in der Kindheit und Jugendzeit eine wichtige Rolle. Körperliche Zuwendung und Zärtlichkeiten sind dabei für die Entwicklung des eigenen Körperbildes und die Einstellung zum eigenen Körper ebenso von Bedeutung wie lieblose, fehlende oder traumatisierende Körpererfahrungen. Für beide Geschlechter gilt, dass belastende Familienverhältnisse und insbesondere sexuelle Traumatisierungen in der Kindheit und Jugendzeit im Erwachsenenalter gehäuft zu Sexualstörungen führen. Ca. 40 Prozent der Frauen, welche wegen funktionellen Sexualstörungen einen Arzt konsultieren, berichten bei eingehender Anamneseerhebung über sexuell belastende Erfahrungen in der Kindheit oder Adoleszenz.

Die sexuelle Liberalisierung der 60er und 70er Jahre sowie die Emanzipationsbewegung haben dazu beigetragen, dass die früheren Unterschiede in der Sexualerziehung von Mädchen und Jungen teilweise abgebaut wurden. Dies zeigt sich vor allem im Masturbationsverhalten und der Aufnahme heterosexueller Kontakte. Jungen praktizieren zwar früher und häufiger Selbstbefriedigung als Mädchen. Im Alter von 18 Jahren ist die Masturbation jedoch für beide Geschlechter ein wichtiger Bestandteil ihres Sexuallebens. Bei der Initiative zu heterosexuellen Kontakten wurde früher Jungen eher ein aktives und Mädchen eher ein reaktives Verhalten als geschlechtstypisch anerzogen. Auch hier hat der Wandel in der sozialen Stellung der Frau zu einer Angleichung zwischen den Geschlechtern geführt.

Sexuelle Sozialisation wird beeinflusst durch

- emotionale und körperliche Erfahrungen in Kindheit und Jugendzeit
- Sexualerziehung
- sexuelle Traumatisierungen
- soziokulturelle Normen

18.1.2 Psychophysiologische Grundlagen der weiblichen Sexualität

Sexueller Reaktionszyklus: Die psychologischen und physiologischen Reaktionen des Menschen lassen sich in vier Phasen unterteilen, die neurophysiologisch gesteuert werden. Jede der vier Phasen ist somatogen und psychogen blockierbar, woraus sich eine Vielfalt von Störungsmustern ergibt. Nähere Einzelheiten der anatomischen, neuralen und hormonellen Faktoren der Sexualfunktionen siehe Lehrbücher der Anatomie und Physiologie.

Lust-Appetenz-Phase: Sexuelles Begehren oder Verlangen wird als Empfinden erlebt, das den Menschen zu sexueller Aktivität und sexuellem

Erleben motiviert. Wenn das zerebrale Sexualzentrum durch visuelle oder taktile Reize, Phantasien oder Erinnerungen aktiviert wird, empfindet der Mensch Lust nach sexueller Betätigung. Das zerebrale Sexualzentrum beeinflusst über die beiden Sexualzentren des Rückenmarkes die Reaktionen der Genitalorgane. Sexuelles Verlangen setzt die Schwelle für die Genitalreflexe herab, Angst und Aversion erhöhen die Reaktionsschwelle.

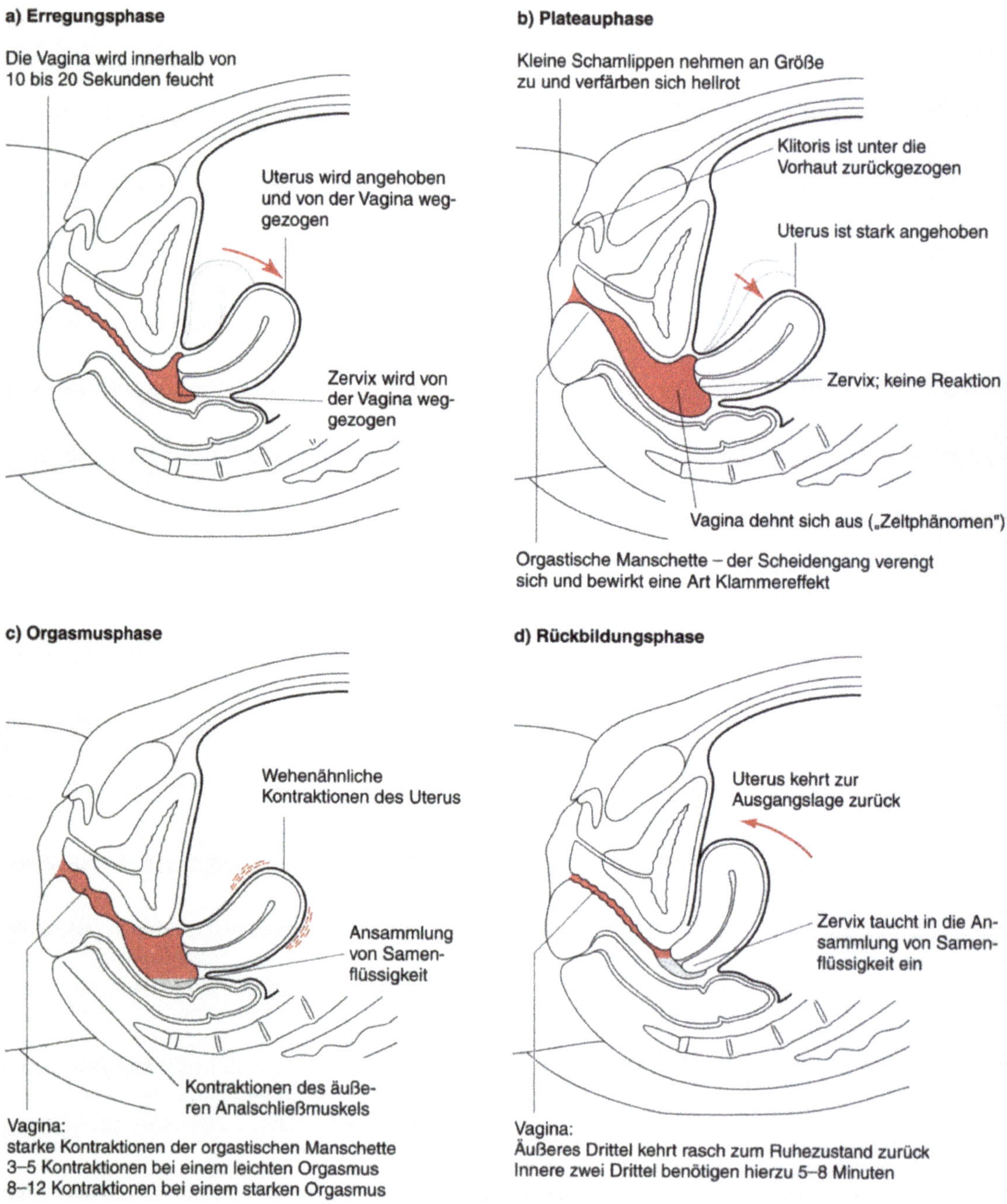

Abb. 18.1: Sexuelle Reaktionen der inneren Geschlechtsorgane: **a** Erregungsphase; **b** Plateauphase; **c** Orgasmusphase; **d** Rückbildungsphase

Erregungsphase: Die physiologischen Zeichen der sexuellen Erregung werden bei der Frau durch eine reflektorische Erweiterung der genitalen Blutgefässe hervorgerufen. Die sexuelle Erregung zeigt sich im Anschwellen der großen und kleinen Schamlippen, der Erweiterung der Scheide und der vaginalen Lubrikation. Subjektiv ist die Erregungsphase durch intensive Körperempfindungen vor allem der Haut und Schleimhäute und eine weitere Zunahme der sexuellen Lust gekennzeichnet. Der Zustand anhaltend hoher sexueller Erregung wird sexualphysiologisch als sog. *Plateauphase* definiert (Abbildung 18.1b).

Orgasmusphase (s. Abb. 18.1c): Der Orgasmus äußert sich in reflektorisch ausgelösten Muskelkontraktionen im äußeren Drittel der Vagina, der sog. „orgastischen Manschette“ und in wehenähnlichen Kontraktionen des Uterus. Von der Frau werden die Kontraktionen als Pulsieren, Pochen oder Klopfen in der Scheide wahrgenommen und sind häufig von einem Wärmegefühl begleitet, das sich vom Becken über den ganzen Körper ausbreiten kann. Die lustvollen orgastischen Empfindungen haben individuell und situationsabhängig eine große Variationsbreite.

Rückbildungsphase: Nach dem Orgasmus benötigen die Geschlechtsorgane und mit ihnen der ganze Körper wie auch das psychische Erleben eine bestimmte Zeit, bis sie ihren Ruhezustand wieder erreichen. Frauen haben im Gegensatz zu Männern in dieser Phase keine sog. „Refraktärperiode“. Bei Fortsetzung der sexuellen Stimulation sind sie zu kurz aufeinander folgenden multiplen Orgasmen fähig.

18.1.3 Sexuelle Reaktionen der inneren Geschlechtsorgane

Sexuelle Erregung wird durch das vegetative Nervensystem vermittelt und zeigt sich nicht nur in Reaktionen der Geschlechtsorgane, sondern auch anderer Organsysteme wie z. B. Herz-Kreislauf oder Haut. Die Veränderungen der inneren Geschlechtsorgane zeigen die Abbildungen (Abb. 18.1a bis d).

18.1.4 Geschlechtstypische Unterschiede der Sexualität

Trotz der Annäherung von Vorstellungen und Idealbildern für die sexuelle Sozialisation von Frau und Mann gibt es einige grundlegende Unterschiede zwischen „weiblicher“ und „männlicher“ Sexualität. Sie lassen sich in folgenden Feststellungen zusammenfassen:

- Männer sprechen im Allgemeinen stärker auf visuelle Reize an als Frauen
- Frauen werden leichter durch taktile Reize erregt als Männer
- der Ablauf des sexuellen Reaktionszyklus ist bei der Frau variabler als beim Mann
- der Mann gelangt im Allgemeinen bei koitaler Stimulation schneller zum Orgasmus als die Frau
- der Orgasmus dauert bei der Frau in der Regel länger als beim Mann
- die subjektiven Orgasmus-Empfindungen sind bei der Frau variabler als beim Mann.

Vor allem die Unterschiede in der Erreichung und im Erleben des Orgasmus sind für das Verständnis sexueller Schwierigkeiten und für die Sexualberatung von praktischer Bedeutung.

18.1.5 Situations- und altersbedingte Veränderungen der Sexualität

Auswirkungen der Antikonzeption auf die Sexualität, Veränderungen der Sexualität während der Schwangerschaft und in der Nachgeburtsperiode sowie Veränderungen des sexuellen Erlebens nach gynäkologischen Operationen sind Fragen, die in der gynäkologischen Sprechstunde häufig zur Sprache kommen. Ebenso von Bedeutung sind altersbedingte Veränderungen der Sexualität in der Menopause und im höheren Alter.

Menstruationszyklus und Antikonzeption
Die sexuelle Appetenz im Verlauf des monatlichen Menstruationszyklus zeigt intraindividuell und interindividuell eine große Variationsbreite. Dies deutet darauf hin, dass die weiblichen Hormone für die Sexualität von weit geringerer Bedeutung sind als die Androgene. Gestagene bewirken eine Labilisierung der affektiven Stimmung und können so indirekt einen Einfluss auf die sexuelle Appetenz und das Sexualverhalten haben.

Menstruationszyklus, Antikonzeption und Sexualität

- Weibliche Sexualhormone beeinflussen die Sexualität weniger als Androgene
- Gestagene bewirken affektive Labilisierung

- Veränderungen der Sexualität unter Antikonzeption sind vorwiegend psychogen bedingt.

Obwohl die heute gebräuchlichen hormonellen Antikonzeptiva wesentlich niedrigere hormonelle Dosierungen enthalten als die Pillen früherer Jahre, klagen heute mehr Frauen über Nebenwirkungen als früher. Dies lässt vermuten, dass ein Großteil der beklagten Beschwerden – Affektlabilität, Übelkeit, Kopfschmerzen, Libidoabnahme – psychischen Ursprungs sind. *Frauen mit einem traditionellen Familienideal* und mehr oder weniger bewusstem Kinderwunsch klagen unter hormoneller Antikonzeption häufiger über negative Nebenwirkungen als progressiv orientierte Frauen, welche unter der Pille eher über positive Nebenerscheinungen – Wegfall prämenstrueller Beschwerden, Antriebssteigerung, Libidozunahme – berichten. Für die traditionell orientierte Frau hat die Kontrazeption die Bedeutung eines Aufschiebens ihres Wunsches nach Mutterschaft. Für *beruflich orientierte Frauen* mit einem egalitären Partnerschaftsideal bedeutet die Kontrazeption hingegen eine Entlastung von einem möglichen Wertekonflikt zwischen Berufstätigkeit und Mutterschaft.

Schwangerschaft und Sexualität

Die Schwangerschaft ist nicht nur ein biologischer Vorgang, sondern im Sinne einer familiären Reifungskrise ein Ereignis, welches die Beziehung zwischen Mann und Frau in grundlegender Weise verändert. Diese Veränderungen zeigen sich auch im Bereich der Sexualität. Im Verlauf einer Schwangerschaft nimmt die sexuelle Appetenz und die Koitushäufigkeit bei der Mehrzahl der Paare kontinuierlich ab. Postpartal nimmt sie wieder zu und erreicht bis zum 12. Monat nach der Geburt im Durchschnitt wieder den selben Wert wie vor der Schwangerschaft. Im Gegensatz zur Häufigkeit des Geschlechtsverkehrs berichten jedoch ca. ein Fünftel der jungen Väter und die Hälfte der jungen Mütter über eine *Verminderung ihrer sexuellen Reaktionsfähigkeit* und eine *Abnahme der sexuellen Zufriedenheit.* Diese Veränderungen im Sexualleben junger Elternpaare sind ebenfalls ganz überwiegend psychisch bedingt und ein Symptom dafür, dass die Realerfahrungen eines jungen Elternpaares nicht selten in deutlichem Gegensatz stehen zum Idealbild ihrer Paarbeziehung vor der Familiengründung.

Sexualität nach gynäkologischen Operationen

Krebserkrankungen der weiblichen Geschlechtsorgane und die zu ihrer Behandlung notwendigen Operationen wie Mastektomie oder Hysterektomie führen zu Veränderungen des eigenen Körperbildes und können das sexuelle Interesse und die sexuelle Erlebnisfähigkeit nachhaltig beeinträchtigen. Allgemein lässt sich sagen: *Harmonische Paarbeziehungen werden in der Folge einer schweren Erkrankung häufig noch intensiver, problembelastete oft noch schwieriger.* Nach verstümmelnden Operationen der Brust spielt die Überwindung körperlichen Vermeidungsverhaltens für die Krankheitsbewältigung eine zentrale Rolle.

Altersbedingte Veränderungen

Ebenso einschneidend wie bei der Familiengründung sind die biologischen und psychosozialen Veränderung in den Wechseljahren und in der Pensionierungsphase. Für diese Lebensphase gilt, dass die individuellen Unterschiede hinsichtlich des Stellenwertes der Sexualität, des Sexualverhaltens und des sexuellen Erlebens noch größer sind als im jüngeren Erwachsenenalter. Allgemein lässt sich sagen, dass *mit zunehmendem Alter die sexuelle Funktionsfähigkeit störanfälliger wird.* Wesentliche Gründe dafür sind eine zunehmende Diskrepanz zwischen Körperidealbild und eigener körperlicher Realität, eine Zunahme der allgemeinen Morbidität im Alter und die Zunahme von Verlusterlebnissen (Arbeit, Bezugspersonen, Partner), welche zu Trauerreaktionen führen können. Änderungen der sexuellen Reaktionsfähigkeit können ihre Ursache in einem Östrogenmangel mit seinen Auswirkungen auf die Vaginalschleimhaut haben. Die Abnahme der sexuellen Aktivität im Alter hängt bei Frauen stark vom Zivilstand ab. Verheiratete und in Partnerschaft lebende Frauen sind sexuell aktiver als verwitwete und allein Stehende.

Krankheit, Alter und Sexualität

- Negative Veränderungen des Körperbildes beeinträchtigen das sexuelle Interesse.
- Aktive Bewältigung von Auswirkungen des Alters oder einer Krankheit begünstigt eine befriedigende Sexualität trotz beeinträchtigten subjektiven Körpererlebens.

18.2 Störungen der weiblichen Sexualität

18.2.1 Symptomatik sexueller Funktions- und Erlebnisstörungen

Sexuelle Funktionsstörungen sind in ihrer Symptomatik, ihrer Ausprägung und in ihren Ursachen sehr heterogen. In jeder der Phasen des sexuellen Reaktionszyklus können psychische und/oder körperliche Ursachen Störungen hervorrufen, welche in sexuellen Symptombildungen offenkundig werden.

Hemmungen der *Lust-Appetenz-Phase* äußern sich in einem Libidomangel, d. h. einem verminderten oder fehlenden sexuellen Verlangen, oder in einer sog. sexuellen Aversion, von der man spricht, wenn gegenüber einem bestimmten Partner eine sexuelle Abneigung besteht, gegenüber einem anderen Partner aber sexuelle Bedürfnisse vorhanden sind. Eine Beeinträchtigung der *Erregungsphase* führt bei der Frau zu einer Hemmung der Schwellreaktion und der Lubrikation. Störungen, die beim Einführen des Gliedes oder beim Koitus selbst in Erscheinung treten, sind der Vaginismus und die Dyspareunie. Der Vaginismus wird durch die spastische, reflektorische Verkrampfung der Muskeln des Scheideneingangs verursacht, welche das Einführen des Gliedes verunmöglicht. In geringerer Ausprägung können Verkrampfungen der Scheideneingangs-Muskulatur auch eine Dyspareunie verursachen, die subjektiv als Schmerzen beim Koitus wahrgenommen wird. Störungen der *Orgasmusphase* manifestieren sich als generelle oder koitale Anorgasmie. Dabei tritt der Orgasmus nie oder nur selten ein. In der *Rückbildungsphase* nach einem Koitus können Gefühle von Leere oder Traurigkeit bis hin zu nicht kontrollierbarem Weinen auftreten. Solche affektive oder kognitive Reaktionen sind meist Ausdruck unbewältigter früherer Erfahrungen.

Tab. 18.1: Diagnostische Einteilung der sexuellen Funktions- und Erlebnisstörungen der Frau.

Phase	Störung
1. Lust-Appetenz-Phase	Libidomangel sexuelle Aversion
2. Erregungsphase	Erregungsstörungen (Frigidität) Vaginismus Dyspareunie
3. Orgasmusphase	generelle Anorgasmie koitale Anorgasmie
4. Rückbildungsphase	postkoitale affektive und/oder kognitive Störungen

Sexuelle Funktionsfähigkeit darf nicht gleichgesetzt werden mit *sexueller Zufriedenheit*. In der Regel beeinträchtigt zwar eine sexuelle Funktionsstörung, vor allem wenn sie über längere Zeit besteht, auch die sexuelle Zufriedenheit. Es gibt jedoch zahlreiche Menschen, die trotz Störungen ihrer sexuellen Funktionsfähigkeit mit ihrem Sexualleben zufrieden sind. Andererseits gibt es nicht wenige sexuell voll funktionsfähige Personen, die beim Geschlechtsverkehr kein Gefühl der sexuellen Zufriedenheit erreichen können. Das entscheidende *Kriterium für die Behandlungsbedürftigkeit* sexueller Schwierigkeiten ist nicht das mehr oder weniger perfekte Funktionieren der sexuellen Funktionsabläufe, sondern die sexuelle Unzufriedenheit eines Menschen. Nur Frauen, die mit ihrer Sexualität unzufrieden sind, stehen unter einem Leidensdruck, welcher eine unabdingbare Voraussetzung für eine Beratung und Behandlung ist.

> Kriterium für die Behandlungsbedürftigkeit einer sexuellen Funktions- oder Erlebnisstörung der Frau ist ihre subjektive Unzufriedenheit mit ihrer Sexualität.

18.2.2 Ätiologie

18.2.2.1 Somatische Ursachen

Die Mehrzahl der funktionellen Sexualstörungen ist zwar auf psychische Ursachen zurückzuführen. Trotzdem sollten vor Beginn einer Behandlung mögliche organische Ursachen durch die Erhebung einer eingehenden *Sexualanamnese* und eine *körperliche Untersuchung* ausgeschlossen werden.

Unabhängig von der jeweiligen Ursache lässt sich für die somatisch bedingten Sexualstörungen sagen:

- Das Maß der Beeinträchtigung der sexuellen Funktionsfähigkeit durch bestimmte somatische Faktoren ist individuell sehr verschieden.

Tab. 18.2: Somatische Ursachen sexueller Funktionsstörungen.

1. Allgemeinerkrankungen
   - malignome, chron. Krankheiten
2. Missbildungen, Entzündungen
3. nervale Ursachen
4. Gefäßerkrankungen
5. endokrine Erkrankungen
6. Medikamente
   - Antihypertensiva
   - Psychopharmaka, Tranquilizer
   - Antihistaminika
7. Drogen
8. Chemikalien

Tab. 18.3: Psychosoziale Ursachen sexueller Funktionsstörungen.

1. Unmittelbare, oberflächliche Gründe
   - Unkenntnis des sexuellen Erlebnisbereichs aufgrund mangelnder Lernerfahrung
   - Fehlvorstellungen
   - oberflächliche Ängste
2. Intrapsychische Ursachen
   - Triebängste
   - Beziehungsängste
   - Geschlechtsidentitäts-Ängste
   - Gewissensängste
3. Partnerschaftsbezogene Ursachen
   - Sexualangst als gemeinsamer Grundkonflikt
   - sexuelle Störung als Machtmittel
   - sexuelle Störung als Ausdruck einer Nähe-Distanz-Problematik

- Körperliche Faktoren wirken sich oft nur dann auf die sexuelle Funktion aus, wenn sie auf besondere psychische Bedingungen treffen.
- Körperliche Krankheiten erhöhen die Disposition zu sexuellen Störungen.
- In der Praxis kommen als Ursachen am häufigsten Entzündungen, schwerere Allgemeinerkrankungen und Durchblutungsstörungen vor.

18.2.2.2 Psychosoziale Ursachen

Keine Konfliktspezifität einzelner Störungen: Ähnlich wie bei anderen psychosomatischen und neurotischen Symptombildungen gibt es auch für sexuelle Funktionsstörungen keine Konfliktspezifität. Das heißt, dass die einzelnen Störungen nicht umschriebenen typischen Konflikten zugeordnet werden können. Oder anders formuliert, ähnliche Konfliktkonstellationen können zu unterschiedlichen sexuellen Funktionsstörungen führen. Die ursächlichen Faktoren bilden ein Kontinuum, das *von oberflächlicher Erwartungs- und Versagensangst bis zu tiefgehender psychopathologischer Dynamik* reicht. Entsprechend können auch die erforderlichen therapeutischen Interventionen als auf einem Kontinuum liegend beschrieben werden, das von Sexualerziehung und -beratung über Sexualtherapie bis zu ausgedehnter psychotherapeutischer Behandlung reicht. Sexuelle Störungen entstehen aus einer Kette unterschiedlicher Erfahrungen in verschiedenen Lebensabschnitten, von denen jede für sich nicht mehr als eine Disposition ist.

Unter praktisch therapeutischen Gesichtspunkten lassen sich bei den psychosozialen Ursachen sexueller Störungen *drei Bereiche* unterscheiden:

- **Unmittelbare, relativ oberflächliche Gründe** sexueller Störungen, welche mit einem Defizit an Lernerfahrung, Fertigkeiten und irrationalen Vorstellungen in Zusammenhang stehen. Hierher gehören auch bewusstseinsnahe Leistungs-, Versagens- oder Verletzungsängste. Diese Gründe sind einer *Sexualberatung* meist gut zugänglich.
- **Intrapsychische Ursachen:** Hier liegt der Hauptgrund für die sexuellen Störungen in tiefer liegenden unbewussten Ängsten und Konflikten *eines* Partners. Häufig finden sich dann neben den sexuellen Störungen auch andere neurotische oder psychosomatische Symptome, die am ehesten in einer *Einzelpsychotherapie* angegangen werden können.
- **Partnerschaftsbezogene Gründe:** Die sexuellen Störungen eines Partners sind hier Ausdruck eines gemeinsamen Beziehungskonfliktes eines Paares. Vordergründig erscheint nur einer der beiden Partner sexuell gestört. Das Symptom hat hier jedoch die Funktion, gemeinsame Ängste und Konflikte zu neutralisieren. Zahlenmäßig spielen die dyadischen Gründe in der Praxis die größte Rolle und sollten durch *Paarberatung* oder *Paartherapie* angegangen werden.

18.2.3 Störungen der sexuellen Appetenz

Mangelnde oder fehlende sexuelle Appetenz ist das *häufigste Problem*, über welches heute Frauen klagen, wenn sie wegen sexuellen Schwierigkeiten einen Arzt aufsuchen. Deshalb sollen einige spezielle Aspekte dieser Störungen kurz erwähnt werden. In der Behandlung von Paaren mit Libidoproblemen begegnet man vor allem *vier Motiven*, welche auf einen *gesellschaftlichen Bedeutungswandel der Sexualität und von ehelichen Zweierbeziehungen* hinweisen:

Lustverlust

- als Gegenreaktion auf *sexuellen Leistungsdruck*
- als Symptom eines Konfliktes zwischen *Eheideal* und *Familienrealität*
- als Symptom eines *ehelichen Machtkampfes*
- als Reaktion auf die *sexuelle Selbstdarstellung* des Partners

Sexuelles Leistungsdenken, Macht- und Ohnmachtsphantasien spielen sowohl in der Beziehungsdynamik eines Paares als auch in gesellschaftlichen Vorstellungen über normale und deviante Sexualität eine wichtige Rolle. Libidomangel ist nicht nur ein „Symbol für einen Mangel" an sexueller Reaktionsfähigkeit und an Fähigkeiten, in einer Partnerbeziehung Frustrationen zu ertragen oder gegenüber dem Partner eigene Vorstellungen zu vertreten und durchzusetzen. Sexuelle Appetenzstörungen sind auch ein Symbol für ein „Zuviel des Guten", für ein Zuviel an Nähe in einer Beziehung, an sexuellem Leistungsstreben, ein Zuviel an partnerschaftlichen Wunschvorstellungen und Zuviel an sanfter oder offener Gewalt gegenüber einem Partner. Die Sexualität kann ebenso wie andere Lebensbereiche zu einer *„Bühne der Selbstdarstellung"* werden. Der in eine „Statistenrolle" gedrängte Partner reagiert dann oft mit sexuellem Desinteresse.

In der Beratung und Behandlung von Libidostörungen ist es wichtig, die symbolische Bedeutung des Mangels an sexueller Appetenz als *kreative Weigerung* gegen alle möglichen Formen von Druck und Unterdrückung deutlich zu machen. Eine Verbesserung der sexuellen Interaktion und Zufriedenheit tritt in der Regel dann ein, wenn beide Partner ihre sexuellen Beziehungen nicht mehr als eine mehr oder weniger zu praktizierende Leistung betrachten, sondern als Möglichkeit, sich gegenseitig in unterschiedlicher Weise emotional und körperlich zu erleben.

Bei Libidostörungen handelt es sich häufig um Mangelzustände im spielerischen und liebevoll-zärtlichen Umgang mit sich selbst wie auch mit dem Partner.

18.2.4 Beratung und Therapie

18.2.4.1 Sexualberatung

Welche sexuellen Störungen können durch eine Sexualberatung, wie sie jeder Arzt in seiner Praxis durchführen kann, gebessert werden? An erster Stelle sind hier Störungen zu nennen, die in zeitlichem Zusammenhang mit einem *wichtigen Lebensereignis* wie Verlobung, Heirat, Schwangerschaft, Geburt, Krankheit oder Partnerverlust auftreten. Das sexuelle Symptom signalisiert dabei häufig Ängste, welche mit dem bevorstehenden Ereignis in Zusammenhang stehen, oder deutet darauf hin, dass nach einer Veränderung in der Lebenssituation die Anpassung an die neue familiäre Konstellation noch nicht gelungen ist. Sexuelle Schwierigkeiten bei Jugendlichen sind ebenfalls einer Sexualberatung häufig gut zugänglich. Hier können Unerfahrenheit, sexueller Leistungsdruck und Straf- oder Gewissensängste zu Schwierigkeiten führen.

Ziele einer Sexualberatung sind:

- die Vermittlung von Information über die sexuelle Entwicklung und das Zusammenspiel körperlicher und seelischer Faktoren zur Erreichung eines befriedigenden Sexuallebens
- der Abbau einseitiger Vorstellungen und sprachlicher Hemmungen, mit dem Partner über sexuelle Probleme zu sprechen
- die Verdeutlichung der Tatsache, dass Sexualität ein im Biologischen verankerter Erlebnisbereich ist, gekennzeichnet durch ein Wechselspiel von Verhalten, emotionalem Erleben und kognitiven Einstellungen
- die Erarbeitung von Hinweisen für Verhaltensänderungen.

Bestehen neben der sexuellen Symptomatik noch weitere psychische und/oder psychosomatische Symptombildungen, so liegt der Störung meist ein tiefer gehender intrapsychischer oder Beziehungskonflikt zugrunde. In diesen Fällen reicht eine Sexualberatung in der Regel nicht aus. Hier sollte die Indikation zu einer Sexual-, Paar- oder Einzeltherapie näher abgeklärt werden.

18.2.4.2 Sexualtherapie

Eine Sexualtherapie hat nur dann Aussicht auf Erfolg, wenn die Patientin und ihr Partner an einer Behandlung wirklich interessiert sind, wenn ihre Beziehung einigermaßen tragfähig ist und wenn zwischen ihnen keine feindseligen Gefühle vorhanden sind. Wenn neben der sexuellen Symptomatik noch andere neurotische oder psychosomatische Symptombildungen bestehen oder wenn zwischen beiden Partnern ein tiefgreifendes Misstrauen herrscht, dann sollte eher an eine andere Form der Psychotherapie gedacht werden. Bei der Sexualtherapie handelt es sich um eine *zeitlich befristete Form der Kurzpsychotherapie*.

Der *Therapieablauf* lässt sich in *drei Phasen* unterteilen: Zunächst wird in einer *Abklärungsphase* versucht, die möglichen Ursachen der Störung zu ermitteln, eine Beziehung zwischen Therapeut und Patientenpaar aufzubauen und die Therapieziele festzulegen. Die *zweite Phase der Behandlung* zielt vor allem auf eine Verbesserung der eigenen Körperwahrnehmungen und der verbalen und averbalen Verständigung zwischen den Partnern über ihre sexuellen Wünsche und Vorstellungen. In dieser Phase wird dem Paar ein Koitus-Verbot auferlegt mit dem Ziel, die bisherigen, überwiegend negativen sexuellen Erfahrungen zu verhindern und gleichzeitig schrittweise positive Körpererfahrungen zu ermöglichen. Die bei den zu Hause durchgeführten Übungen gemachten Erfahrungen werden dann mit dem Paar in den Therapiesitzungen besprochen. Anhand von Schwierigkeiten bei den Übungen können Ängste und Konflikte erfasst und im Gespräch geklärt werden.

In einer *dritten Phase der Behandlung* wird dann versucht, durch geeignete Übungen die sexuellen Ängste schrittweise abzubauen. Die Übungen in dieser Behandlungsphase zielen auf das Kennenlernen der eigenen sexuellen Reaktionen und Erlebnisweisen sowie derjenigen des Partners. Durch die Besprechung wechselseitiger sexueller Wünsche und Erwartungen, welche die Partner aneinander haben, versucht der Arzt, dem Paar dabei zu helfen, sexuelle Verhaltensweisen kennen zu lernen, welche beiden Partnern ein Gefühl sexueller Zufriedenheit vermitteln können. In dieser Therapiephase zeigt sich nicht selten, dass nicht nur die Patientin, sondern auch ihr „gesunder" Partner sexuelle Ängste und Befürchtungen hat, die er bisher auf seine Partnerin delegiert hatte.

Sexualtherapeutische Konzepte erscheinen auf den ersten Blick einfach. In Wirklichkeit ist der Therapieprozess jedoch sehr komplex und erfordert ein großes Maß psychotherapeutischer Erfahrungen und Fähigkeiten. *Sexualtherapie im engeren Sinn sollte deshalb nur von psychotherapeutisch ausgebildeten Ärzten ausgeübt werden.* Wären die Übungen alleine das Entscheidende, so könnte man diese auch in schriftlicher Form den Patientinnen mitgeben und ihnen die Behandlung ihrer sexuellen Störungen selbst überlassen.

18.2.5 Sexualinformation aus Büchern

Sexualberatung in der gynäkologischen Praxis kann durch geeignete Bücher zur Sexualinformation ergänzt werden. In den letzten Jahren sind einige Bücher von Autorinnen (Barbach; Ecker; Sydow) erschienen, welche sich für die Sexualberatung von Frauen gut eignen.

18.3 Literatur

[1] Barbach, L. G.: For Yourself. Die Erfüllung weiblicher Sexualität. Ullstein, Berlin 1999.
[2] Buddeberg, C.: Sexualberatung, 3. überarb. u. erw. Aufl., Enke, Stuttgart 1996.
[3] Ecker, D.: Aphrodites Töchter. Wie Frauen zu erfüllter Sexualität finden. Kösel, München 2000.
[4] Haeberle, E. J.: Die Sexualität des Menschen. 2. erw. Aufl., Walter de Gruyter, Berlin 1999.
[5] Kaplan, H.: Sexualtherapie – Ein bewährter Weg für die Praxis, Übers u. mit einem Vorw. v. D. Langer. 4. durchges. Aufl., Thieme, Stuttgart 1995.
[6] Sydow v., K.: Lebens-Lust. Weibliche Sexualität von der frühen Kindheit bis ins hohe Alter. Huber, Bern 1993.

19. Notfälle in der Frauenheilkunde

H. P. G. Schneider, J. F. Zander

Notfallsituationen in der Frauenheilkunde betreffen vor allem Erkrankungen des inneren Genitale mit Blutungskomplikationen, Thromboembolien und Sepsis. Außer bei prädisponierenden Grunderkrankungen (wie z. B. Diabetes mellitus, Hypertonus) häufen sich Gefahrensituationen in der Schwangerschaft, bei operativen Eingriffen und terminalen Tumorerkrankungen.

Im Rahmen der Versorgung gynäkologischer Notfälle sollen hier vor allem die Grundlagen und Klinik des hämodynamischen Managements erörtert werden.

19.1 Grundlagen der hämodynamischen Überwachung

19.1.1 Diagnostische Grundsätze

Bei allen kritisch kranken Patienten ist neben der Anamneseerhebung und körperlichen Untersuchung eine Basisdiagnostik durchzuführen:

- Messung von Blutdruck (nichtinvasiv, ggf. invasiv), Puls- und Atemfrequenz (AF)
- Messung des zentralvenösen Druckes (ZVD), der Körper-(kern)-temperatur
- EKG (inkl. Brustwandableitungen)
- ggf. Bestimmung des Herzzeitvolumens und des pulmonalkapillären Verschlussdruckes
- Laborkontrollen
  - Hb, Hk, Elektrolyte im Plasma und Urin, Säure-Basen-Status
  - Harnstoff, Kreatinin im Plasma und Urin, Kreatinin-Clearance
  - Osmolalität im Plasma und Urin, Phosphat, Kalzium, Transaminasen, Lipase, Differentialblutbild
  - CRP, Procalcitonin
  - aerobe und anaerobe Blutkulturen.

19.1.1.1 Messung des Blutdrucks

Die Messung des Blutdrucks kann vereinfacht und automatisiert werden, und zwar durch nichtinvasive und invasive Messmethoden. In den modernen Monitoren ist auch eine Trendanalyse über mehrere Stunden möglich, wobei meist die Herzfrequenz und die pulsoximetrische Messung mit angezeigt werden.

Die nichtinvasive Messung erfolgt in vorgegebenen Abständen über ein oszillometrisches Verfahren. Die Messung wird komplett durch einen Mikroprozessor gesteuert und ist so empfindlich und genau, dass sie in vielen Fällen eine invasive Blutdruckmessung ersetzen kann. Nicht ausreichend ist dieses Messverfahren, wenn der Blutdruck kontinuierlich erfasst werden soll oder wiederholt Bestimmungen der arteriellen Blutgase vorzunehmen sind. In diesen Fällen ist eine invasive arterielle Druckmessung überlegen.

Beachtet werden muss bei der Messung, dass die Manschettenbreite 40 % des Armumfanges betragen soll. Der Fehler gegenüber einer direkten Messung beträgt etwa 10 %, wobei der systolische Druck eher zu niedrig, der diastolische Druck eher zu hoch liegt. Bei Patienten mit schlechten Perfusionsverhältnissen oder mit Störungen der Blutgerinnung sollte die Messung nicht zu häufig erfolgen und der Messarm häufig gewechselt werden. Außerdem ist darauf zu achten, dass der eingestellte Maximaldruck an der Manschette nicht zu hoch gewählt wird.

Die invasive Messung erfolgt über Katheter, die typischerweise in die A. radialis oder die A. femoralis eingebracht werden. Die Druckimpulse der Arterie werden durch heparinisierte Kochsalzlösung weitergeleitet, über Silikon-Halbleiterdruckelemente in elektrische Signale umgesetzt und verstärkt und sind dann über Monitore auswertbar. Auch die Druckkurve kann kontinuierlich abgelesen werden. Zudem ist über eine arterielle Verweilkanüle eine einfache Abnahme von Blutgasanalysen sowie von Blut für Laborkontrollen möglich. Auf Grund der möglichen Komplikationen (Thrombose, Ischämie, Gangrän, Infektion) ist jedoch eine strenge Indikation erforderlich.

Die Punktion soll unter sterilen Bedingungen mit einer 20 G-Nadel und so wenig gefäßtraumatisierend wie möglich erfolgen; hierzu sind Seldinger-Punktionsbestecke verfügbar. Sie sollte bei leicht überstreckter, fixierter Hand bzw. bei leicht abgespreiztem Bein und in Lokalanästhesie durchgeführt werden, damit sie nicht schmerzhaft ist und es durch die mechanische Reizung des Gefäßes nicht zu reflektorischen Spasmen kommt. Vor der Punktion der A. radialis soll der Allen-Test durchgeführt werden, mit dem die Funktion der Kollateraldurchblutung geprüft werden kann.

Aus der Form der Druckkurve kann auf die Elastizität des Gefäßsystems und auf dessen Füllungszustand geschlossen werden.

19.1.1.2 Pulsoximetrie

Definition. Die Pulsoximetrie ist ein Verfahren, das in den letzten Jahren erhebliche Verbreitung gefunden hat. Es erfasst, über einen nichtinvasiven Detektor am Finger oder am Ohrläppchen, den Oxygenierungsgrad des Blutes (Abb. 19.1) spektrophotometrisch (Lambert-Beer-Gesetz) bei gleichzeitiger photoelektrischer Arterienpulsregistrierung. Damit ist nicht nur eine Kontrolle der Sauerstoffbeladung des Hämoglobins, sondern bis zu einem gewissen Grad auch eine Beurteilung der hämodynamischen Situation möglich: Bei schlechter Perfusion der Peripherie ist keine Messung mehr möglich. Das sicherste Zeichen hierfür ist eine Diskrepanz zwischen der Pulsfrequenzmessung über das Pulsoximeter und der über das EKG.

Praxishinweis: Der Messwert wird in Prozent der maximal bei dem gegebenen Hämoglobinwert möglichen Sauerstoffsättigung angegeben. Hierbei ist darauf zu achten, dass die Beziehung zwischen Sättigung und dem arteriellen Sauerstoffgehalt nicht linear ist. Der Normalwert liegt bei 99–100% entsprechend mehr als 100 mm Hg PaO_2; bei 95% liegt die arterielle Sauerstoffspannung nur noch bei 80 mm Hg, bei 90% lediglich bei 60 mm Hg. Werte unter 85% sind als bedrohlich anzusehen. Liegt ein hoher Anteil von HbCO vor, so kann die Messung falsch hoch ausfallen.

Durch die Pulsoximetrie kann jedoch nicht auf den Hämoglobingehalt des Blutes geschlossen werden, ebenso nicht auf die Gesamtmenge an Sauerstoff, die im Blut vorhanden ist.

Als Komplikationen können bei starken Perfusionsstörungen Drucknekrosen bei langfristiger Belassung der Sensoren an einer Stelle auftreten.

19.1.1.3 EKG

Die **kontinuierliche Überwachung** des EKG erfasst: Pulsfrequenz, Arrhythmien und Änderungen der ST-Strecke. Durch die modernen EKG-

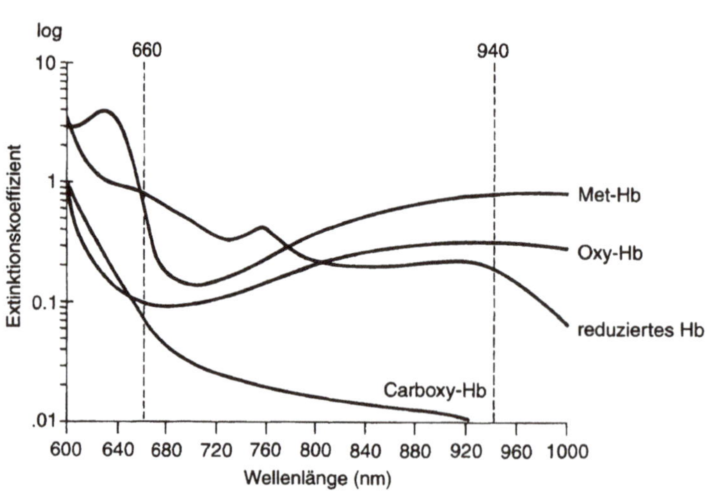

Abb. 19.1: Lichtabsorption durch vier verschiedene Varianten des Hämoglobins

Geräte lassen sich noch weitere Informationen aus dem EKG gewinnen, so z. B. die Herzfrequenz-Variabilität. Hierdurch kann z. B. eine gestörte Innervationsaktivität diagnostiziert werden.

Bei Beobachtung von V_5 lassen sich 89% aller myokardialen Ischämien erfassen, bei zusätzlicher Beobachtung von Ableitung II 96%. Da die Elektroden jedoch aus praktischen Gründen oft nicht einmal entsprechend den standardisierten Ableitungen am Patienten befestigt werden, ist die Beurteilung des Monitor-EKG meist nicht ausreichend. Bei Veränderungen sollte deshalb ein **Standard-EKG** veranlasst werden. Hierzu gehören: die 3 bipolaren Extremitätenableitungen nach Einthoven (I, II, III), die 3 unipolaren Extremitätenableitungen nach Goldberger (aVR, aVL, aVF) und die 6 unipolaren Brustwandableitungen (V1–V6).

19.1.1.4 Zentralvenöser Katheter (ZVK)

Die Messung des zentralvenösen Druckes (ZVD) kann nur invasiv über einen ein- oder mehrlumigen Katheter erfolgen. Dieser kann von verschiedenen Punktionsstellen aus eingeführt werden; seine Spitze sollte jedoch im Bereich der V. cava superior kurz vor deren Einmündung in den rechten Vorhof platziert werden.

Die Platzierung kann während des Legens des Katheters durch eine Überprüfung der EKG-Ableitung an der Katheterspitze überprüft und röntgenologisch bestätigt bzw. dokumentiert werden.

Die Punktion erfolgt in der Regel mit Hilfe der Seldinger-Technik. Hierbei wird nach Punktion der Vene (typischerweise V. jug. int. bzw. V. subclavia) mit einer Nadel zunächst ein Führungsdraht vorgeschoben; über diesen wird mit einem Dilatator das Punktionsloch erweitert und dann der Katheter über den Draht vorgeschoben. Der Draht kann dann durch den Katheter problemlos entfernt werden. Der Katheter kann direkt oder über ein Einführungsbesteck platziert werden.

Heute stehen zentralvenöse Katheter zur Verfügung, die über mehrere auch große Lumina verfügen (z. B. 2 × 14 G), sodass über den Katheter schnell große Mengen an Flüssigkeit bzw. Blut gegeben werden können. Damit ist bei Patienten mit schlechten Venenverhältnissen die Punktion peripherer Venen mit kleinen Venenverweilkanülen oft überflüssig.

Mehrlumige Katheter haben den Vorteil, dass neben der Möglichkeit einer kontinuierlichen Messung des ZVD auch inkompatible Substanzen getrennt infundiert werden können.

Die Messung des ZVD wird typischerweise über ein elektronisches System kontinuierlich oder intermittierend durchgeführt. Hierbei lässt sich die Druckkurve auf dem Monitor verfolgen; auch damit kann auf die Lage der Katheterspitze geschlossen werden. Sowohl die Absolutwerte als auch der Kurvenverlauf lassen Rückschlüsse auf die Volumensituation des Patienten zu. So weisen beispielsweise starke respiratorische Schwankungen der Kurve auf eine Hypovolämie hin.

Praxishinweis: Der ZVD beträgt beim liegenden, spontan atmenden Patienten 4–6 cm Wassersäule, beim beatmeten Patienten etwa 10 cm Wassersäule, bei PEEP-Beatmung entsprechend mehr.

Eine Blutabnahme aus einem zentralen Venenkatheter sollte nach Möglichkeit vermieden werden, da das Infektionsrisiko deutlich ansteigt. Vor allen Dingen die oft geübte Gewinnung von Blut zur Bestimmung der zentralvenösen Blutgasanalyse **(zentralvenöse Sauerstoffsättigung $ScvO_2$)** ist unsinnig, da die gewonnenen Werte nicht eindeutig interpretierbar sind. Sie repräsentieren nicht den Zustand des gesamten Körpers, da das Blut an der Entnahmestelle noch nicht ausreichend durchmischt ist und der Katheter außerdem relativ hoch oder tief in Bezug auf den rechten Vorhof liegen kann (s. auch: Pulmonaliskatheter).

Risiken des ZVK sind neben der schon erwähnten Möglichkeit einer Infektion auch die akzidentelle Punktion einer Arterie mit konsekutiver Blutung, ein Pneumothorax, eine Luftembolie und Nervenläsionen durch Punktion eines Nerven oder Plexus. Wird der Einführungsdraht oder der Katheter zu tief geschoben, so kann es zu Rhythmusstörungen oder sogar zu einer Perforation im Bereich der Venen oder des rechten Vorhofs oder Ventrikels kommen. Durch den Kontakt des Blutes mit der Oberfläche des Katheters kann die Bildung von Thromben oder Embolien provoziert werden, obwohl die Materialien der Katheter in den letzten Jahren sehr viel besser geworden sind.

Durch die Reibung eines Katheters an der Innenseite des Gefäßes kann es zu einer Schädigung des Gefäßendothels, bei falsch tiefer Lage sogar der Trikuspidalklappe kommen.

Nicht entdeckte **Katheterfehllagen** bergen auch insofern Gefahren, als die Infusion konzentrierter Lösungen oder spezifischer Medikamente, z. B. in eine Arterie oder eine kleine Vene, erhebliche Schäden beim Patienten hervorrufen kann, wie z. B. Gefäßspasmen und Ischämien (cave: A. carotis!). Bei akzidenteller Punktion großer Arterien mit dicklumigen Kanülen, Dilatatoren oder Einführungsbestecken kann es zudem zu so großen Blutungen kommen, dass eine gefäßchirurgische Revision des Gefäßes erforderlich ist. Die Durchführung der Seldinger-Technik ist deshalb immer einer Direktpunktion vorzuziehen. Bei schwierigen Punktionen kann die Lage des Gefäßes auch durch die Vorpunktion mit einer dünnen Kanüle oder durch die Zuhilfenahme eines Ultraschallgerätes vereinfacht werden.

Lässt sich bei der Seldinger-Technik der Führungsdraht nicht problemlos durch die Nadel zurückziehen, so müssen Nadel und Draht gemeinsam zurückgezogen werden, da sonst die Gefahr des Abreißens des Drahtendes besteht.

19.1.1.5 Pulmonalarterienkatheter (Swan-Ganz-Katheter)

Die Anwendung des Pulmonaliskatheters bleibt umstritten. Teilweise wird behauptet, dass aufgrund von Komplikationen Patienten mehr Schäden durch Pulmonaliskatheter erlitten haben als Vorteile. Dies ist jedoch kritisch zu sehen. Alle Studien über Pulmonaliskatheter haben jedoch klar gezeigt, dass der Umgang mit diesem Messinstrument sehr genau beherrscht werden muss. Dabei kommt es nicht nur auf eine exakte Handhabung an, um Komplikationen zu vermeiden; vielmehr müssen klare Algorithmen bestehen, um aus den erhobenen Messwerten therapeutische Konsequenzen zu ziehen. Ist das Wissen um die Interpretation der Werte nicht ausreichend und liegen nur begrenzte Erfahrungen mit dem Katheter bei den Behandelnden vor, so ist von der Anwendung abzuraten. Es ist bei der Indikationsstellung für den Pulmonaliskatheter deshalb streng vorzugehen und immer abzuwägen, ob eine invasive Messung der Hämodynamik überhaupt notwendig ist oder ob andere Verfahren (z. B. TEE) nicht möglich und vielleicht sogar aussagefähiger sind.

Wird der Pulmonaliskatheter jedoch eingesetzt, so muss für alle Therapierenden klar sein, wie die Werte erhoben werden und wie sie zu interpretieren sind und welche therapeutischen Maßnahmen sich daraus ergeben.

Die Druck-Volumen-Beziehung im venösen System ist nicht sehr eng. Aus diesem Grund ist die Bestimmung der Volumensituation bei einem kritisch kranken Patienten mit dem ZVD nicht immer möglich.

Ein Pulmonalarterienkatheter kann gleichzeitig zu mehreren Bestimmungen führen (Tab. 19.1).

ZVD, zentralvenöser Druck
Der Pulmonalarterienkatheter besteht aus einem Katheter mit mindestens 3 Lumina, an dessen distalem Ende ein aufblasbarer Ballon befestigt ist (Abb. 19.2). Die Katheterspitze befindet sich bei liegendem Katheter in der Arteria pulmonalis. Wird der Ballon aufgeblasen, so treibt das Blut den Katheter in die Peripherie der Lungenarterie bis der Ballon ein Gefäß verschließt. Es kommt dadurch zu einer Trennung in dem Gefäß zwischen dem rechten und dem linken Herzen. An der Spitze des Katheters befindet sich außerdem ein Temperatursensor (Thermistor), der eine Messgenauigkeit von mindestens 0,01 °C hat. So genannte oximetrische Katheter führen auch

Tab. 19.1: Standard-Bereiche.

ZVD	zentralvenöser Druck	4–6 mmHg
RAP	rechter Vorhofdruck	4–6 mmHg
PAP	pulmonalarterieller Druck	25/6–12 mmHg
PAOP	pulmonalkapillärer Druck	6–12 mmHg
CI	Herzindex	>2,8–3,6 l/min/m^2
SVR	peripherer Gefäßwiderstand	770–1500 dyn/sec/cm^5
PVR	pulmonaler Gefäßwiderstand	20–120
gemischtvenöser Sauerstoffgehalt		15 ml/dl
gemischtvenöse Sauerstoffspannung		35–45 mmHg
gemischtvenöse Sauerstoffsättigung		70–75 %
Sauerstofftransportkapazität		600 ml/min/m^2
Sauerstoffverbrauch		150 ml/min/m^2

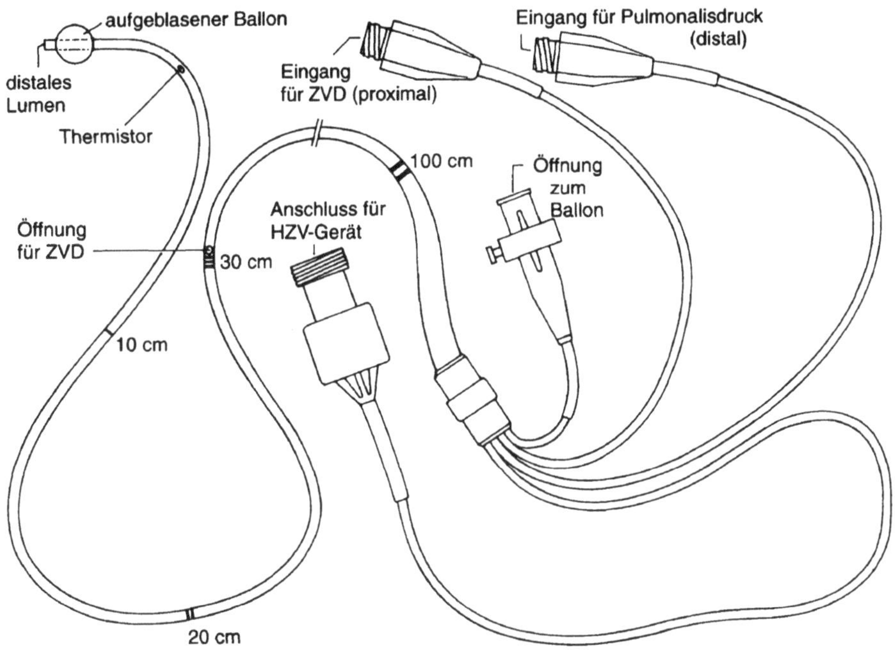

Abb. 19.2: Pulmonaliskatheter

zwei optische Faserkanäle, die eine kontinuierliche Bestimmung der gemischtvenösen Sauerstoffsättigung durch Reflexions-Spektrometrie erlauben. Sie werden jedoch nur in speziellen Fällen eingesetzt.

Bei einigen Kathetern ist über spezielle Kanäle oder durch fest implantierte Elektroden die Einführung eines Schrittmachers bzw. eine direkte Stimulation des Myokards möglich. Außerdem lässt sich mit dem Pulmonaliskatheter kontinuierlich und exakt die **Körperkerntemperatur** bestimmen.

Die Indikation für einen Pulmonaliskatheter muss streng gestellt werden, da vor allen Dingen bei septischen Patienten das Endokard (Herzklappen!) geschädigt werden kann. Besonders Oximetrie- und Schrittmacherkatheter sind steifer und deshalb potenziell schädigender als normale Katheter.

Insertionstechnik. Pulmonaliskatheter werden über eine Einführungsschleuse in eine große Vene platziert. Diese wird zunächst mit Hilfe der Seldinger-Technik gelegt. In der Regel werden die V. jugularis interna rechts oder links oder eine V. subclavia als Zugang gewählt.

Durch die Schleuse wird der Pulmonaliskatheter unter fortlaufender Kontrolle der Drücke am distalen Ende des Pulmonaliskatheters vorgeschoben. Kriterien für eine korrekte Position des Katheters sind das typische Druckprofil des Pulmonaliskatheters in Normal- und in Wedge-Position (s. Abb. 19.3), ein mittlerer Wedge-Druck (PAOP) unterhalb des diastolischen PAP, respiratorische Schwankungen des PAOP sowie Blutgasanalysen in Wedge-Position mit höherem Sauerstoffpartialdruck und niedrigerem pCO_2 als im arteriellen Blut. Eine Lagekontrolle durch eine Röntgen-Aufnahme des Thorax ist in jedem Fall unerlässlich. Die Kontrolle über eine korrekte Position muss kontinuierlich aufrechterhalten werden, da es bei einer versehentlich zu tiefen Lage (**„Tip-Wedging"**) zur Infarzierung des betroffenen Strombahngebietes kommen kann.

Während der Diastole bilden linker Ventrikel, linker Vorhof und pulmonales Gefäßbett ein einheitliches Strombahngebiet. Deshalb sind der linke Vorhofdruck und der PAOP austauschbar. Für klinische Zwecke ist somit der PAOP identisch mit dem linksventrikulären enddiastolischen Druck (LVEDP), der in direkter Korrelation zum enddiastolischen Füllungsvolumen steht. Es ergibt sich somit:

$$\text{PAOP} = \text{PVP} = \text{LAP} = \text{LVDEP} \geqq \text{LVEDV} = \text{Vorlast}$$

Diese Annahmen gelten jedoch nicht für schwere Verläufe, wenn hohe pulmonalvaskuläre Gefäßwiderstände

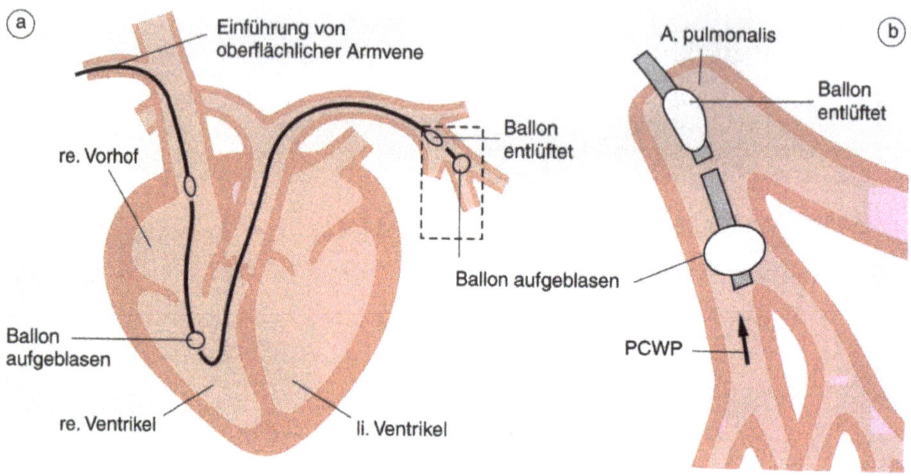

Abb. 19.3: Platzierung des Pulmonaliskatheters (**a**) in Wedge-Position (**b**)

vorliegen. In solchen Fällen kann es ratsam sein, einen Links-Vorhof-Katheter zu platzieren, um den Füllungsdruck des linken Ventrikels genau zu beurteilen.

19.1.1.6 Herzzeitvolumen (HZV)

An der Spitze des Pulmonaliskatheters befindet sich eine Thermosonde, mit deren Hilfe eine schnelle Bestimmung des HZV mittels Thermodilutionsmethode durchgeführt werden kann.

Dabei werden 5–10 ml einer gekühlten 5%igen Glucose- oder NaCl-0,9%-Lösung über den zentralvenösen Port in konstanter Entfernung zur Thermosondenspitze schnell und mit konstanter Geschwindigkeit injiziert. Je geringer die Temperatur der Lösung ist, desto höher ist die Messgenauigkeit. Der Temperaturabfall wird planimetrisch und computertechnisch erfasst und mit einem geräte- und herstellerspezifischen Algorithmus berechnet.

Das HZV ist invers proportional dem Temperaturabfall in der Pulmonalarterie. Dabei muss in vielen Fällen aus technischen Gründen mit einer relativ hohen Ungenauigkeit gerechnet werden. Zur genaueren Bestimmung werden mindestens 3 Messungen durchgeführt, die innerhalb einer 10%igen Schwankungsbreite liegen sollten. Hierbei ist zu bedenken, dass z. B. durch Änderungen der respiratorischen Phase bei Patienten erhebliche Schwankungen verursacht werden können. Es ist zu erwägen, für die kurze Zeit der Ermittlung des HZV bei beatmeten Patienten die Beatmung kurzzeitig (für etwa 10 sec) zu unterbrechen.

Praxishinweis: Der absolute Wert des Herzzeitvolumens ist allein kaum verwertbar. Wichtiger ist, das mittlere Schlagvolumen zu berechnen (HZV/HF) und in Bezug zur Körperoberfläche zu setzen. Ein hohes HVZ aufgrund einer hohen Herzfrequenz (HF) kann sonst leicht über eine schlechte hämodynamische Situation hinwegtäuschen (Beispiel: SV 30 ml, HF 140/min, HZV 4,2 l/min oder SV 70 ml, HF 60/min, HZV 4,2 l/min).

19.1.1.7 Totaler peripherer Gefäßwiderstand (SVR)

Definition. Der totale oder systemische periphere Gefäßwiderstand beschreibt den Gesamtwiderstand, der sich dem Bluttransport vom Herzen in das Gefäßbett des Körpers entgegenstellt; er ist ein Teil der Nachlast des Herzens:

$$\mathrm{SVR} = \frac{\mathbf{MAP - ZVD}}{\mathrm{CO}}$$

MAP = mittlerer arterieller Druck;

Umrechnungsfaktor für korrekte Einheit ($\mathrm{dyn} \times \mathrm{s} \times \mathrm{cm}^{-5}$) = 79,9

In der Schwangerschaft werden ähnlich wie bei einem normalen Patienten periphere Gefäßwiderstände von 800 bis 1200 $\mathrm{dyn} \times \mathrm{sec} \times \mathrm{cm}^{-5}$ gemessen. Je nach klinischer Situation kann eine Absenkung oder Erhöhung des SVR wünschenswert sein:

So kann z. B. beim septischen Schock ein sehr niedriger SVR (300 bis 500 $\mathrm{dyn} \times \mathrm{sec} \times \mathrm{cm}^{-5}$) gefunden werden bei gleichzeitig normalem oder erniedrigtem systemarteriellem Blutdruck. In einer solchen Situation können Vasopressoren indiziert sein, um eine ausreichende Organperfusion zu gewährleisten. Hierbei ist zu beachten, dass der über den Pulmonaliskatheter bestimmte Widerstand nur eine globale Aussage macht und nichts über die Perfusion in einzelnen Strombahngebieten aussagt. Dies ist besonders bei einer Schwangeren wichtig, da die Katecholaminwirkung auf den maternalen Kreislauf nicht der auf die plazentaren Gefäße entsprechen muss.

Da **Flowbestimmungen** für die verschiedenen Organe in der Praxis bisher jedoch nicht möglich sind, ist eine kritische Wertung einer Katecholamintherapie auch mit Hilfe eines Pulmonaliskatheters schwierig oder nicht vollständig möglich.

Bei hypertensiver Erkrankung in der Schwangerschaft kann die Senkung des peripheren Widerstandes mit Vasodilatatoren notwendig sein und über einen Pulmonaliskatheter überwacht werden. Diese Erkrankung bietet auch ein gutes Beispiel für den ZVD als Parameter für die Therapieentscheidung (Abb. 19.4). Der ZVD ist als alleiniges Entscheidungskriterium bei kritisch kranken Patienten jedoch oft unzureichend.

19.1.1.8 Pulmonalkapillärer Verschlussdruck (PAOP)

Der PAOP bietet 3 Grundinformationen der kardiopulmonalen Funktion:

- den pulmonalarteriellen Druck als Indikator für die pulmonale Kongestion
- den pulmonalkapillären Verschlussdruck als Hinweis auf die Vorlast des linken Ventrikels
- die linksatriale oder -ventrikuläre Schlagarbeit, nach der ventrikuläre Funktionskurven erstellt werden können.

Die Bestimmung des **PAOP hat gewisse Vorteile** gegenüber der des ZVD:

Unter den Bedingungen eines Myokardinfarktes, einer Herzklappenerkrankung, einer Sepsis oder einer schweren schwangerschaftsinduzierten Hypertonie kann Ungleichheit zwischen der rechts- und linksventrikulären Funktion bestehen. Unter diesen Umständen kann eine am ZVD orientierte Infusionsbehandlung für den Patienten deletär sein.

Außerdem können HZV und gemischtvenöse Sauerstoffspannung nicht mit einem zentralvenösen Katheter bestimmt werden.

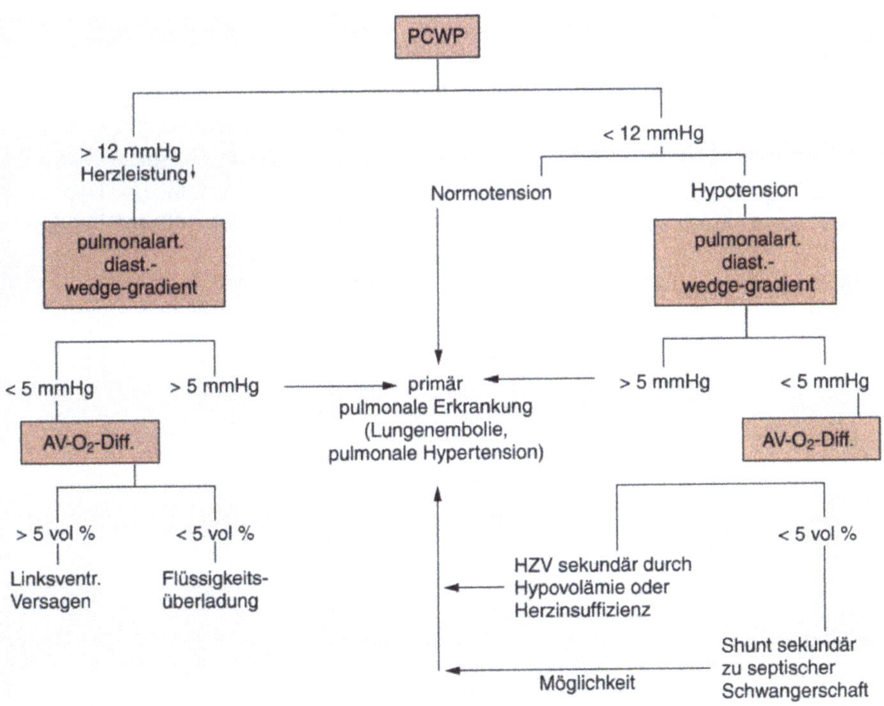

Abb. 19.4: Entscheidungsschema: Interpretation der Hämodynamik

Über den ZVD abgenommene, so genannte zentralvenöse Blutgasanalysen sind sinnlos. Sie führen (wie alle Blutabnahmen über den ZVK) lediglich zu einer höheren Kontaminationsrate des Katheters.

19.1.1.9 Pulmonalvaskulärer Widerstand (PVR)

Der Widerstand des pulmonalen Kreislaufs kann analog dem systemarteriellen Widerstand bestimmt werden. Er kann chronisch oder akut erhöht sein:

Bei der chronischen Form der pulmonalen Hypertonie kommt es zu einer Adaptation des rechten Ventrikels, wodurch eine Kompensation dieses Zustandes gegeben sein kann.

Wird der Widerstand akut erhöht, wie z. B. bei einer Lungenembolie, dann ist die Belastung für den rechten Ventrikel meist so hoch, dass es zur Dekompensation kommt.

Mit Hilfe des Pulmonaliskatheters kann dieser Zustand oft rechtzeitig erkannt und therapiert werden. Auch die Auswirkungen einer Therapie mit positiv inotropen Substanzen auf den Lungenkreislauf und den rechten Ventrikel lässt sich so besser abschätzen. Mit speziellen Kathetern mit sehr genauen Thermistoren ist allerdings auch die Leistung des rechten Ventrikels durch die Bestimmung der Ejektionsfraktion noch genauer beurteilbar.

19.1.1.10 Ventrikuläre Funktionskurven

Folgt man den Frank-Starling-Koordinaten von Druck und Volumen, so kann die Funktionsfähigkeit des Myokards am besten über die linksventrikulären Funktionskurven interpretiert werden. HZV und PAOP bestimmen die ventrikulären Funktionskurven (Abb. 19.5), wenn die ventrikuläre Schlagarbeit gegen den mittleren arteriellen Druck oder den ventrikulären enddiastolischen Druck entsprechend dem PAOP aufgetragen werden.

Die linksventrikuläre Schlagarbeit (LVSW) ist die äußere Arbeit des linken Ventrikels bei jeder Kontraktion. Sie lässt sich als Produkt aus Schlagindex (ml/Schlag/m^2), mittlerem arteriellem Druck minus pulmonalarteriellem Verschlussdruck und einem Umrechnungsfaktor (0,0136) berechnen. Eine Verminderung der LVSW findet sich bei hypovolämischem, kardiogenem und septischem Schock und bei toxischen Einflüssen auf das Myokard und bei chronischer Myokardinsuffizienz. Dagegen ist sie bei einigen Formen von Hypertonie und in der initialen Phase des Volumenmangelschocks erhöht: $LVSWI = SI \times (MAP - PAOP) \times 0{,}0136$

Die rechtsventrikuläre Schlagarbeit (RVSW) lässt sich als Produkt aus Schlagindex, mittlerem Pulmonalarteriendruck minus ZVD und einem Umrechnungsfaktor (0,0136) berechnen. Sie ist bei Patienten mit pulmonaler Hypertonie erhöht: $RVSWI = SI \times (MPAP - ZVD) \times 0{,}0136$

Praxishinweis: Die ventrikuläre Funktionskurve spiegelt den kardiovaskulären Funktionszustand wieder und erlaubt therapeutische Rückschlüsse in Bezug auf inotrope oder vasoaktive Substanzen und die Volumentherapie.

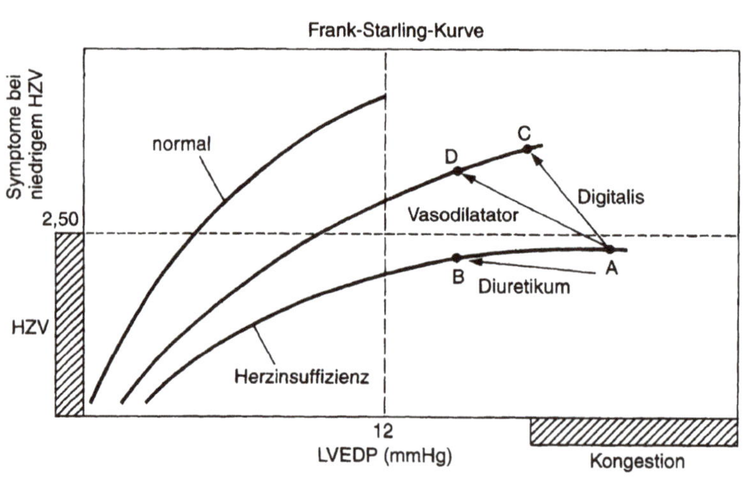

Abb. 19.5: Ventrikuläre Funktionskurven und die therapeutischen Konsequenzen

Auf diese Weise können ein optimaler ventrikulärer Füllungsdruck sowie eine angepasste Schlagarbeit bei Patienten in kritischem Zustand gewährleistet werden. Auch eine Behandlung mit Diuretika, Antihypertensiva etc. kann hinsichtlich der hämodynamischen Auswirkungen überwacht werden.

19.1.1.11 Gemischtvenöse Sauerstoffsättigung (SvO_2)

Definition. Die gemischtvenöse Sauerstoffsättigung ist Ausdruck der Fähigkeit des Organismus, eine ausreichende Gewebsoxygenierung zu gewährleisten. Dieser Parameter ist abhängig von HZV, Hämoglobinkonzentration, arterieller Sauerstoffsättigung und dem Sauerstoffverbrauch des Gewebes. Eine gemischtvenöse Sauerstoffsättigung von 60–80% zeigt normale Verhältnisse von Sauerstoffangebot und Sauerstoffbedarf mit adäquater Gewebsperfusion. Werte über 80% entsprechen einem erhöhten Sauerstoffangebot oder einer verringerten Sauerstoffutilisation. Dieses Phänomen wird beobachtet bei Patienten mit Hypothermie oder Sepsis.

Eine hohe venöse Sauerstoffsättigung kann auch ein Hinweis auf eine Wedge-Position des Pulmonalarterienkatheters sein.

Auf der anderen Seite zeigen Werte unter 60% einen erhöhten Sauerstoffbedarf mit verringertem Sauerstoffangebot an als Folge einer Anämie, eines verringerten HZV oder einer erniedrigten arteriellen Sauerstoffsättigung.

Die gemischtvenöse Sauerstoffsättigung spiegelt nicht unbedingt die Gewebsoxygenierung zuverlässig wieder. So kann unter anderem ein normales HZV unzureichend sein angesichts eines erhöhten Sauerstoffbedarfs z. B. bei Sepsis oder Erkrankungen mit stark gesteigertem Metabolismus. Der metabolische Status des Patienten kann jedoch zusammen mit einer arteriellen Blutgasanalyse als wertvoller Bestandteil des hämodynamischen Profils erfasst werden.

19.1.1.12 Shunt, $AADO_2$

Bei vielen Krankheitszuständen ist der intrapulmonale Rechts-Links-Shunt erhöht, d. h. es kommt zu einer Zunahme des Flusses von Blut durch Bereiche der Lungen, in denen kein Gasaustausch stattfindet. Dies führt zu einem Abfall des PO_2 (Abb. 19.6). Durch eine Reihe therapeutischer Maßnahmen kann der Shunt verändert

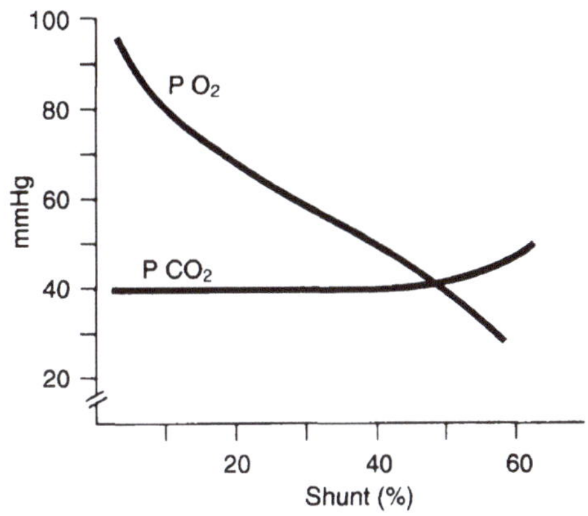

Abb. 19.6: Einfluss des intrapulmonalen Shunts auf den arteriellen Sauerstoffpartialdruck (PO_2)

werden. Nur durch die Messung mit einem Pulmonaliskatheter kann jedoch festgestellt werden, ob der intrapulmonale Shunt die Ursache für einen Abfall des arteriellen Sauerstoffpartialdruckes ist. Aus der arteriellen Blutgasanalyse alleine ist die Diagnose nicht zu stellen.

19.1.1.13 Transösophageale Echokardiographie

Mit diesem Verfahren kann per Ultraschall das Herz in verschiedenen Ebenen vom Ösophagus aus dargestellt werden. Dadurch lässt sich eine genaue Aussage über die Herzfunktion machen, da die verschiedenen Anteile des Herzens einzeln beurteilt und auch die Kontraktilität des Herzmuskels sowie die Vorlast beurteilt werden können. Dies ist vor allen Dingen auf der Intensivstation am Patientenbett möglich. Gegenüber der transthorakalen Echokardiographie besteht der Vorteil, dass die Messung in der Regel kaum durch die Beatmung, durch Verbände etc. behindert wird. Leider ist das Verfahren bisher noch nicht so verbreitet, wie es wünschenswert wäre.

19.1.1.14 Kontinuierliche Messung des HZV

In einigen Fällen kann es von Vorteil sein, das Herzzeitvolumen kontinuierlich zu bestimmen. Hierzu können spezielle Katheter verwendet werden, die auf dem Prinzip der Reflexionsspektrometrie beruhen. Diese Katheter haben sich aber in der Praxis nicht durchgesetzt.

19.1.1.15 Weitere Methoden

Als weitere Methoden zur Ermittlung der hämodynamischen Situation stehen die Bestimmung des extravaskulären Lungenwassers (EVWL), des intrathorakalen Blutvolumens (ITBV), die Pulskonturanalyse und weitere Parameter z. B. mit der PICCO-Methode zur Verfügung. Wegen der Komplexität des Themas kann hier nicht weiter auf diese Methoden eingegangen werden.

19.1.1.16 Kolloidosmotischer Druck (KOD)

Definition. Der kolloidosmotische Druck im Plasma ist ein weiterer Parameter für die Optimierung der Therapie eines kritisch kranken Patienten. Der KOD zeigt den Druck an, mit dem Plasmaproteine Flüssigkeit intravaskulär binden. Albumin ist für 75 % des onkotischen Druckes im Plasma verantwortlich, der im übrigen aus der Konzentration von Globulinen und Fibrinogen resultiert.

Aus diesen Beobachtungen wurde das Konzept des KOD-PAOP Gradienten abgeleitet: Liegt dieser unter 4 mmHg, so ist die Wahrscheinlichkeit eines Lungenödems erhöht, obwohl nicht alle Patienten mit einem erniedrigten Gradienten ein Lungenödem entwickeln.

Die KOD-Bestimmung ist besonders wichtig bei normalen linksseitigen Füllungsdrücken. Ein

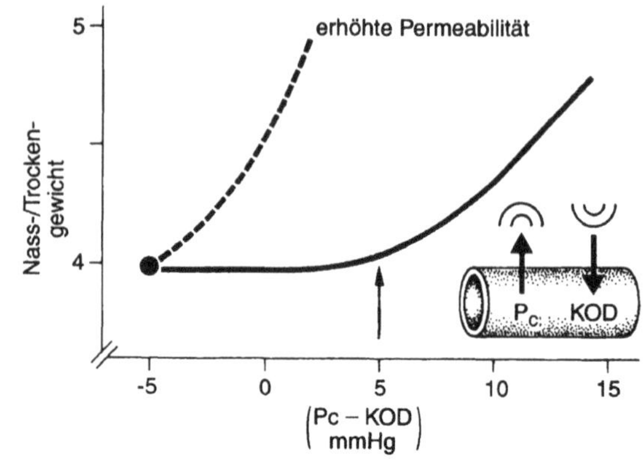

Abb. 19.7: Verhältnis zwischen Lungenwasser, hydrostatischem Druck (P_C) und onkotischem Druck (KOD)

erhöhtes Lungenödemrisiko konnte besonders bei Patienten mit erniedrigtem KOD unter Zuständen wie hypovolämischem Schock, schwerer schwangerschaftsinduzierter Hypertonie und verlängerter Tokolyse beobachtet werden (Abb. 19.7).

Es ist jedoch fraglich, ob bei einem niedrigen Gesamteiweiß eine Therapie mit Albumin durchgeführt werden soll. In verschiedenen Studien hat sich herausgestellt, dass eine Therapie mit Albumin eher negativ zu werten ist. Deshalb wird bei niedrigem kolloidosmotischem Druck eher eine Therapie mit künstlichen kolloidalen Lösungen wie z. B. HÄS vorgeschlagen.

19.2 Klinische Anwendung hämo-dynamischer Parameter

19.2.1 Therapeutische Grundsätze

Ein dem derzeitigen Erkenntnisstand angemessenes hämodynamisches Management erfordert eine systematische Vorgehensweise nach festgelegten Algorithmen.

Es sollte bei kritischer hämodynamischer oder respiratorischer Situation früh ein exaktes Monitoring durchgeführt werden: Hierzu gehören eine intraarterielle Verweilkanüle und ein zentralvenöser Katheter. In kritischen Fällen sollte unter den oben genannten Voraussetzungen auch überlegt werden, ob ein Pulmonaliskatheter zusätzliche Informationen geben kann, die die therapeutischen Entscheidungen für den Patienten beeinflussen. Auch die nichtinvasiven Alternativen (TEE, COLD etc.) müssen bei der Entscheidung mit berücksichtigt werden.

19.3 Notfallsituationen

Im Vordergrund der Notfälle, die den Frauenarzt besonders fordern, steht der Schock. Allen Schocksymptomen liegt ein akutes Versagen der Gewebsperfusion mit konsekutiver Störung der zellulären Funktion zugrunde.

Ursachen sind: akute Blut- oder Volumenverluste, eine Sepsis, eine anaphylaktische/anaphylaktoide Reaktion oder ein primäres kardiales Versagen.

Bis zu einem gewissen Grad kann der Körper über endogene Mechanismen Volumenmangelsituationen kompensieren.

Als physiologische Reaktion auf Volumenmangelzustände tritt infolge einer endogenen Ausschüttung von Katecholaminen eine Tachykardie und eine periphere Vasokonstriktion auf (Abb. 19.8); auf diese Weise kann auch bei erheblichem Volumenmangel oft noch die zerebrale und myokardiale Perfusion aufrechterhalten werden.

Bei einer Sepsis oder einem Sepsissyndrom ist die periphere Vasokonstriktion eingeschränkt, da es zu einer Down-Regulation der α-Rezeptoren kommt, die zudem reduziert auf die Stimulation durch Katecholamine ansprechen. Gleichzeitig besteht frühzeitig eine Einschränkung der Kontraktilität des Myokards, wobei der rechte Ventrikel stärker als der linke betroffen ist. Damit ist eine adäquate hämodynamische Reaktion des Körpers auf die Sepsis nur mit Einschränkungen möglich.

Ein **kardiogener Schock** kann in der Schwangerschaft aufgrund schwerer Dysrhythmien, angeborener Herzfehler, peripartaler Kardiomyopathie und toxisch bedingten Lungenversagens

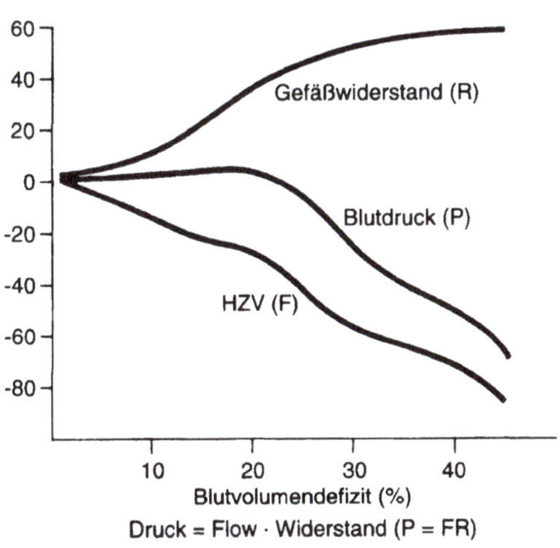

Abb. 19.8: Reaktion des Blutdrucks auf akuten Blutverlust (Änderungen angegeben in Prozent). Unterbindung der rechten A. hypogastrica

beobachtet werden. Eine dilatative Kardiomyopathie kann im letzten Trimester der Schwangerschaft oder in den ersten 3–6 Monaten post partum auftreten.

19.3.1 Hypovolämischer Schock

19.3.1.1 Diagnostik

In der Notfallanamnese wird gefahndet nach Hämatemesis, Melaena, abdominellen Schmerzepisoden, Hämoptoe, Atemnot, Thoraxschmerzen sowie Diarrhö, Erbrechen, Status febrilis, Trauma, Hämaturie oder Gerinnungsstörungen bzw. dem Gebrauch von Antikoagulantien.

Der hypovolämische Schock ist Hauptursache der mütterlichen Sterblichkeit und sehr häufig Folge von geburtshilflichen Blutungen.

Ursachen: Abruptio placentae, Placenta praevia, Placenta accreta und percreta, Uterusruptur, -atonie oder Inversion des Uterus, operative Eingriffe, geburtshilfliche Verletzungen oder nicht vollständige postpartale Entleerung des Uterus.

19.3.1.2 Pathophysiologie

Während einer normalen Schwangerschaft expandiert das Blutvolumen um etwa ein Drittel, entsprechend rund 1500 ml: hierbei nimmt jedoch das Plasmavolumen um etwa 50 %, das Volumen der Erythrocyten um 20 % zu. Das Resultat ist eine Dilutionsanämie. Die Hypervolämie ist hormonal bedingt und kann als Schutz gegen peripartalen Blutverlust angesehen werden. Das Herzzeitvolumen liegt etwa ab der 8.–10. SSW bei 40–50 % über dem Normalwert. Dies ist das Resultat aus der Steigerung der Herzfrequenz (15 %) und des Schlagvolumens (35 %). Der systemarterielle Blutdruck nimmt aufgrund der hormonellen Umstellung deutlich ab, was vor allen Dingen den diastolischen Blutdruck betrifft (siehe Abschnitt 19.3.2.3).

Die hämodynamischen Anpassungsvorgänge des Organismus auf den akuten Blutverlust werden durch das sympathische Nervensystem ausgelöst. Die Ausschüttung von Adrenalin aus dem Nebennierenmark hat positive inotrope und chronotrope Effekte und bewirkt außerdem eine Vasokonstriktion auf arterieller und venöser Seite. Aus den peripheren Synapsen des sympathoadrenergen Systems wird Noradrenalin freigesetzt und bewirkt eine Vasokonstriktion und positive Inotropie. Die Vasokonstriktion im arteriolären und venösen Gefäßbett löst eine Umverteilung des zirkulierenden Blutvolumens aus den peripheren parenchymatösen Organen und dem Splanchnikusbereich in die zerebrale und kardiale Zirkulation aus (Zentralisation).

Längerfristig werden Wasser- und Elektrolythaushalt durch die kombinierte Wirkung von Renin, Vasopressin und Aldosteron gesteuert. Bei schnellen größeren Blutungen sind diese Kompensationsmechanismen jedoch nicht ausreichend.

Die homöostatischen Mechanismen sorgen für eine adäquate Gewebsperfusion bis zu einem zirkulierenden Blutverlust von 20–25%. Bei höheren Blutverlusten ist eine inadäquate Gewebsperfusion die Folge mit anaerobem Stoffwechsel und Laktatazidose. Da das uterine Gefäßbett nur eine sehr beschränkte autoregulatorische Fähigkeit zur Steuerung der fetoplazentaren Perfusion besitzt, hängt die uteroplazentare Blutversorgung in ganz besonderer Weise vom mütterlichen Herzzeitvolumen ab. Ein Blutverlust von 500 ml Blut unter der Geburt wird jedoch ohne Probleme toleriert. Eine Transfusion ist nur in Ausnahmefällen bei stärkeren Blutungen notwendig.

In der Schwangerschaft kommt es zu einer leichten Abnahme der Proteinkonzentration im Plasma, wovon vor allem das Albumin betroffen ist. Damit nimmt auch der kolloidosmotische Druck ab. Neben dem unmittelbaren Effekt auf den Flüssigkeitshaushalt, der oben beschrieben wurde, ist immer auch an eine Änderung der Pharmakokinetik vieler Medikamente zu denken. Bei Medikamenten mit höherer Proteinbindung steigt der freie, also der wirksame Anteil oft erheblich an.

Außerdem besteht im Schock initial eine Steigerung der Koagulationsfähigkeit des Blutes durch eine Zunahme der gerinnungsaktiven Substanzen, während gleichzeitig die fibrinolytische Aktivität des Blutes herabgesetzt ist.

19.3.1.3 Klinische Befunde

Der hämorrhagische Schock hängt ab von Ausmaß und Geschwindigkeit des Blutverlustes. Besonders tückisch sind protrahiert verlaufende Blutungen, wobei sich der Schock erst über Stunden manifestiert. Die Hypervolämie der Schwangerschaft maskiert orthostatische Symptome und kompensiert Blutverluste bis etwa 500 ml problemlos.

Hypotonie und Tachykardie bei erkennbarer Blutung sind deshalb Alarmzeichen und weisen auf mögliche Ursachen eines Schocks hin.

Der Schockindex-Quotient aus Puls und systolischem Blutdruck wird höher mit größerem Volumendefizit, ist jedoch zu ungenau als Grundlage für eine Volumentherapie.

Praxishinweis: Schätzung des Blutverlustes bei flacher Lage des Patienten:

- 20–25% bei Tachykardien zwischen 100 und 120/min; RR systolisch nur geringfügig erniedrigt
- 25–35% bei Tachykardien zwischen 120 und 140/min; RR systolisch 70 bis 90 mm Hg
- 35–40% bei Tachykardien > 140/min; RR systolisch < 70 mm Hg

Genauere Hinweise geben ZVD oder besser der Wedge-Druck (PAOP).

Symptome. Im Vordergrund stehen ein verändertes psychisches Verhalten, Benommenheit, Schwindelgefühl, Schweißausbrüche, Kältegefühl sowie kühle und blasse bis cyanotische Extremitäten.

Der signifikante Volumenverlust zeigt sich an durch Oligurie (<30 ml/h), ZVD <5 cm H_2O, PAOP <5 mm Hg.

Die intraabdominelle Blutung wird neben einer klinischen Untersuchung durch Ultraschall, CT und NMR nachgewiesen. Bei Schwangeren weist das CTG häufig eine fetale Bradykardie oder späte Dezelerationen auf.

19.3.1.4 Differentialdiagnose, Komplikationen

Differentialdiagnose. Der hypovolämische Schock muss abgegrenzt werden gegen andere Schockformen bei Sepsis oder primärem kardialem Versagen. Es findet sich gewöhnlich eine ausgeprägte akute oder chronische Blutung.

Bei septischem Schock finden sich erhöhte Temperaturen, verbunden mit Leukozytose und klinischen Infektionszeichen.

Der kardiogene Schock ist vergesellschaftet mit klinischen und röntgenologischen Hinweisen auf gestaute Pulmonalgefäße, ein Lungenödem oder auf eine zugrunde liegende Herzerkrankung, unter Umständen auch auf eine Herzbeuteltamponade.

Komplikationen. Es ist unstrittig, dass ein nicht konsequent therapierter Schockzustand die Ursache für ein Einzel- oder Multiorganversagen ist. Dabei ist eine Verminderung der Organperfusion im Bereich des Splanchnikusgebietes und des Pankreas oder der Leber besonders kritisch zu sehen. Schon eine Minderperfusion von etwa 300 Minuten Dauer kann irreversible Schäden zur Folge haben. Eine anhaltende Minderperfusion des Magen-Darm-Traktes führt zu einem Zusammenbruch der Membranfunktion und konsekutiv zu einer Translokation von Bakterien und Toxinen aus dem Darmlumen in das Gefäß- und Lymphsystem. Wird dabei eine bestimmte individuell unterschiedliche Menge überschritten, so kommt es zu einer Überlastung der Abwehrsysteme, wie z. B. dem RES der Leber und damit zu einem „Spill-over"-Phänomen des gesamten Körpers. Das Organversagen steht in den meisten Fällen am Endes des protrahierten klinischen Verlaufes, der meist als Sepsis-Syndrom imponiert, bei dem kein Keimnachweis im Blut gelingt.

Dieses Syndrom ist im Rahmen einer generalisierten Entzündungsreaktion des Körpers als immunologisches Geschehen zu betrachten. Die Letalität ist dabei hoch, gesicherte Therapiekonzepte fehlen.

19.3.1.5 Behandlung, Prognose

Die Behandlung konzentriert sich zunächst auf den Ersatz des Blutvolumens und eine optimale Herzfunktion. Soweit wie möglich sollte die Blutungsquelle umgehend operativ beherrscht werden. In gewissen Situationen muss – wie bei nicht beherrschbarer Uterusatonie – eine operative Unterbindung der A. iliaca interna (A. hypogastrica) beidseits vorgenommen werden (Abb. 19.9).

Entscheidungen hinsichtlich eines Blut- und Flüssigkeitsersatzes erfolgen abhängig vom ZVD bzw. dem Wedge-Druck, der systemarteriellen hämodynamischen Situation und der Harnausscheidung.

Lagerungsmaßnahmen, wie Beinhochlagerung oder Schockstrümpfe, fördern die Zentralisation sowie die systemische Herzleistung, können aber nur einer kurzfristigen Kompensation dienen.

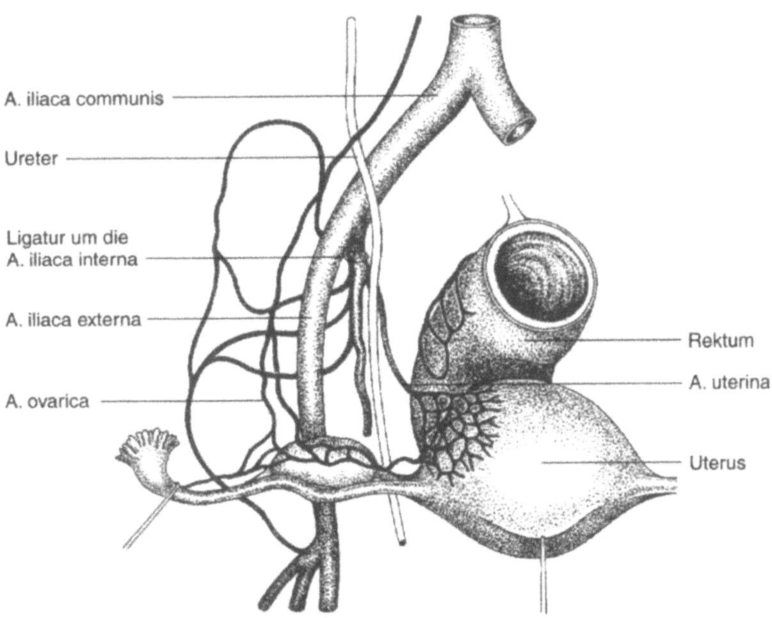

Abb. 19.9: Unterbindung der rechten A. hypogastrica

Zur Unterstützung der Therapie kann die Insufflation von Sauerstoff dienen (mindestens 6 l/min über eine Gesichtsmaske); die Sauerstoffzufuhr vermindert die Gefahr der Gewebshypoxie und der fetalen Azidose. In fortgeschrittenen Fällen ist die orotracheale Intubation und die Beatmung mit erhöhten Sauerstoffkonzentrationen und erhöhtem endexspiratorischem Druck (PEEP) (gesteuert nach der arteriellen Sauerstoffsättigung) erforderlich. Eine Beatmung mit PEEP wird jedoch bei Hypovolämie nicht immer toleriert.

Praxishinweis: Auch bei schweren Blutungen wird die Initialtherapie mit kolloidalen und kristalloiden Substanzen durchgeführt.

Generell wird ein Hb-Abfall bei Normovolämie besser toleriert als eine Hypovolämie mit Minderperfusion verschiedener Strombahngebiete. Generelle Angaben über einen Mindest-Hb-Wert sind jedoch nicht möglich. Es ist aber in jedem Fall sinnvoll, zu versuchen, eine intravaskuläre Normovolämie aufrechtzuerhalten. Das Herzzeitvolumen muss dann jedoch gesteigert werden. Bei vielen Patienten ist dazu auch die Anwendung von Katecholaminen in Kombination mit der Gabe von Volumen notwendig.

Bei der Infusion von kristalloiden Lösungen geht ein großer Teil des infundierten Volumens in das Interstitium und nach extrazellulär verloren (bis zu 80%). Die intravasale Wirkung ist deshalb

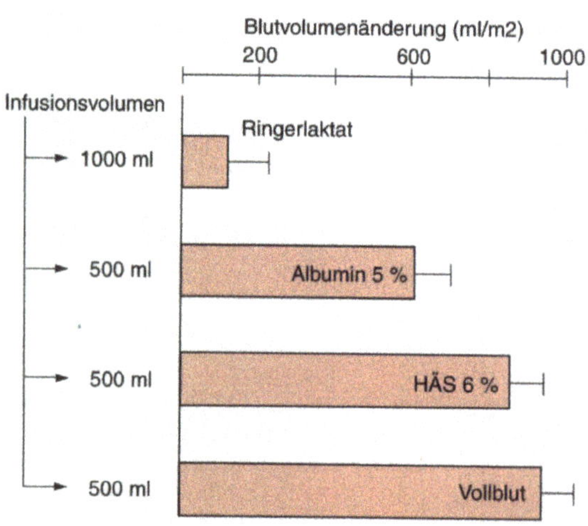

Abb. 19.10: Volumeneffekte verschiedener Flüssigkeiten eine Stunde nach Applikation (Angaben in ml/m^2 Körperoberfläche)

kaum ausreichend. In der Regel muss deshalb eine 3–5-mal so große Menge kristalloider als kolloidaler Lösungen infundiert werden, um den gleichen intravasalen Volumeneffekt zu erzielen (Abb. 19.10).

Man verwendet Ringer-Laktat- oder Ringer-Lösung, wenn nicht ein chronisches Nierenversagen oder eine Hyperkaliämie für die Anwendung kaliumfreier Lösung, also z. B. von NaCl 0,9% spricht.

Glukoselösungen sollten vermieden werden, da sie neurologischen Schäden Vorschub leisten können. Besteht eine Hypoglykämie, wie sie z. B. bei einem Diabetes mellitus oder bei einem beginnenden Leberversagen auftreten kann, so muss dies durch gezielte intravenöse Gabe von initial 40–60 ml 40%iger Glucoselösung therapiert werden.

Als kolloidale Lösung der Wahl beim hämorrhagischen Schock hat sich Hydroxyäthylstärke (HÄS) 200 000/0,5 als 6%ige Lösung bewährt. Seit kurzer Zeit steht jedoch auch eine HÄS-Lösung zur Verfügung, die ein mittleres Molekulargewicht von 130 000 bei einem Substitutionsfaktor von 0,4 hat. Die Volumenwirksamkeit dieser Lösung ist genau so wie die der bisherigen Standardlösung. Sie wird jedoch erheblich schneller abgebaut und ausgeschieden.

Die Maximaldosierung, die bei allen kolloidalen Substanzen bei 20 ml/kg KG/Tag liegt, kann in Notfällen auch erheblich überschritten werden.

Andere kolloidale Lösungen wie Dextrane oder Gelatine werden ebenfalls in der Notfallsituation angewendet. Bei Dextranen ist jedoch mit schweren Schockreaktionen der Patienten zu rechnen; außerdem hemmen sie signifikant die Thrombozytenfunktion. Gelatinepräparate haben einen deutlich geringeren Volumeneffekt als HÄS, sodass sie nicht so effektiv sind.

HÄS verbessert die Mikrozirkulation und führt, wie alle anderen Lösungen auch, bei Applikation von größeren Mengen in kurzer Zeit durch den Verdünnungseffekt zu Gerinnungsstörungen. Dies ist jedoch kein Grund, in einer Notfallsituation auf Albumin, Plasmaproteinlösungen oder auf Frischplasma als Volumenersatz zurückzugreifen.

Praxishinweis: Kolloidale Lösungen dürfen nicht alleine in hohen Konzentrationen infundiert werden, sondern müssen immer mit kristalloiden Lösungen kombiniert werden. Bei alleiniger Infusion großer Mengen kolloidaler Lösungen kann es zum Ausfall der Substanzen in den Nierentubuli und zum Nierenversagen kommen. Außerdem wird die Flüssigkeitsverarmung des Interstitiums, also der Verbindungsstrecke zwischen Intravasal- und Intrazellulärraum, durch kristalloide Lösungen verhindert.

Neuerdings können auch konzentrierte NaCl-Lösungen von etwa 7,5% NaCl (etwa 2500 mosmol) angewendet werden, die alleine oder in Kombination mit kolloidalen Lösungen vorliegen. Die vorläufigen Erfahrungen mit diesen Lösungen zeigen, dass sie vor allen Dingen bei fortgeschrittenen Schockzuständen vorteilhaft sind.

Der Ersatz von Sauerstoffträgern bzw. von Gerinnungsfaktoren erfolgt durch die so genannte Komponententherapie. Hierbei werden Erythrocytenkonzentrate, Frischplasma, Thrombozytenkonzentrate und/oder einzelne Gerinnungsfaktoren substitutiert.

Eine Flüssigkeitsbilanzierung der intravenösen Infusionen auf der einen Seite und der Harnausscheidung auf der anderen sollte sorgfältig erfolgen:

Neben dem **Schockindex** zur Schätzung des Volumendefizits bietet das Körpergewicht einen Anhalt für den unmittelbaren Volumenersatz.

Eine trotz Volumenausgleichs refraktäre Oligurie wird günstig beeinflusst durch intravenöses Dopamin (2–5 μg/kg/min) zur Verbesserung der renalen Perfusion.

Ein osmotisches Diuretikum wie Mannitol (10%ige Lösung) sollte in beschränktem Umfang (bis 2 ml/kg) bei länger anhaltender Oligurie gegeben werden. Die Infusion sollte dabei über eine Stunde erfolgen.

Die **Laborüberwachung** in Notfällen schließt ein:

Hb, Erythrocyten, Serumelektrolyte, Harnstoff, Harnsäure, Kreatinin, arterielle Blutgasanalyse, Gerinnungsstatus. Eine Röntgen-Aufnahme des Thorax sowie ein EKG gehören zu den weiteren Grundinformationen.

Um eine metabolische Azidose unter ständiger Kontrolle des Säure-Basen-Haushalts auszugleichen, muss Natriumbicarbonat (50–100 mval entsprechend 50–100 mval 8,4%iger Lösung initial über 15–20 min) infundiert werden. Es ist jedoch zu bedenken, dass eine leichte Azidose die Abgabe von Sauerstoff in der Peripherie begünstigt; eine Alkalose ist auf keinen Fall wünschenswert.

Prognose. Die **Mortalität** bei hämorrhagischem Schock ist abhängig von der Höhe des Blutverlustes und der Dauer des Schockzustandes. Wird innerhalb kurzer Zeit die Blutung kontrolliert und das intravaskuläre Volumen wiederhergestellt, ist die Prognose im Allgemeinen gut ohne sekundäre Komplikationen. Die Wiederherstellung einer normalen fetalen Blutzirkulation bei einer Schwangeren kann jedoch verzögert sein gegenüber der Wiederherstellung der maternalen Kreislaufverhältnisse. Ein kontinuierliches fetales Monitoring ist deshalb essenziell.

19.3.2 Sepsis – Septischer Schock – SIRS

Definition. Die **Sepsis** ist eine akute generalisierte inflammatorische und immunologische Reaktion eines Organismus auf eine Infektion, die spontan nicht zeitlich und lokal begrenzt werden kann. Der **septische Schock** ist ein daraus resultierender Schockzustand mit Hypotonie, myokardialer Dysfunktion und globaler Beeinträchtigung der zellulären Funktionen. Der septische Schock ist lebensbedrohend und Folge einer Bakteriämie, inadequater Gewebsperfusion und Mediatorenfreisetzung. Etwa 10% aller Frauen mit geburtshilflichen Infektionen haben eine **Bakteriämie**. Diese führt jedoch nicht zwangsläufig zu einer Sepsis.

Häufig verknüpfte geburtshilfliche Erkrankungen sind eine Pyelonephritis gravidarum, der septische Abort, die Amnioninfektion sowie die postpartale Endometritis.

Das SIRS ist eine systemische inflammatorische Reaktion, die klinisch wie eine Sepsis abläuft, jedoch keine infektiöse Ursache (mehr) hat; sie kann labortechnisch von der Sepsis durch die Bestimmung des Procalcitonin-Spiegels unterschieden werden.

19.3.2.1 Pathophysiologie, Pathogenese

Für die Pathogenese des gramnegativen septischen Schocks sind Endotoxine verantwortlich. Eine Vielzahl von Organismen kann auslösend wirken, einschließlich Pseudomonas aeruginosa, Proteus, Klebsiella, Enterobacter, Serratia, Streptococcus, Peptostreptococcus, Clostridium und Bacteroides.

Endotoxin ist ein komplexes Lipopolysaccharid der Zellwand gramnegativer Bakterien und ist praktisch immer an der septischen Reaktion beteiligt. Die aktive Komponente des Endotoxins, Lipid A, ist ursächlich für die Aktivierung der Gerinnungskaskade, der Fibrinolyse, des Komplements, der Prostaglandine und des Kininsystems.

Aktivierte Gerinnung und Lyse können zur Verbrauchskoagulopathie führen. Komplementaktivierung resultiert durch Freisetzung von Mediatoren aus Leukozyten, die für die Schädigung des vaskulären Endothels, die Plättchenaggregation und die Stimulation der Koagulationskaskade verantwortlich sind, einschließlich der Degranulation von Mastzellen durch Histaminfreisetzung. Histamin verursacht eine erhöhte kapillare Permeabilität, als Folge einen Austritt von Flüssigkeit ins Intersititum und damit ein verringertes Plasmavolumen, eine Vasodilatation und Hypotension. Die Freisetzung von Bradykinin und β-Endorphinen trägt ebenfalls zur systemischen Hypotonie bei.

Ursache für die Vasodilatation ist eine überschießende Produktion des endogenen Vasodilatators NO (Stickstoffmonoxid), der vom Gefäßendothel gebildet wird. Obwohl der Mechanismus genau aufgeklärt werden konnte, gibt es bisher keine Substanz, die diese Reaktion in vivo erfolgreich abblocken könnte. Einzelne Untersuchungen haben gezeigt, dass es bei der Antagonisierung von NO in einigen Strombahngebieten zu Vasospasmen mit Minderperfusion kommt.

Klinisch finden sich bei den Patienten mit Sepsis eine Tachykardie und eine oft stark ausgeprägte Hypotonie bei hohen Schlagvolumina und hohem HZV. Schließlich ist der Schock verknüpft mit einem Defekt der Sauerstoffutili-

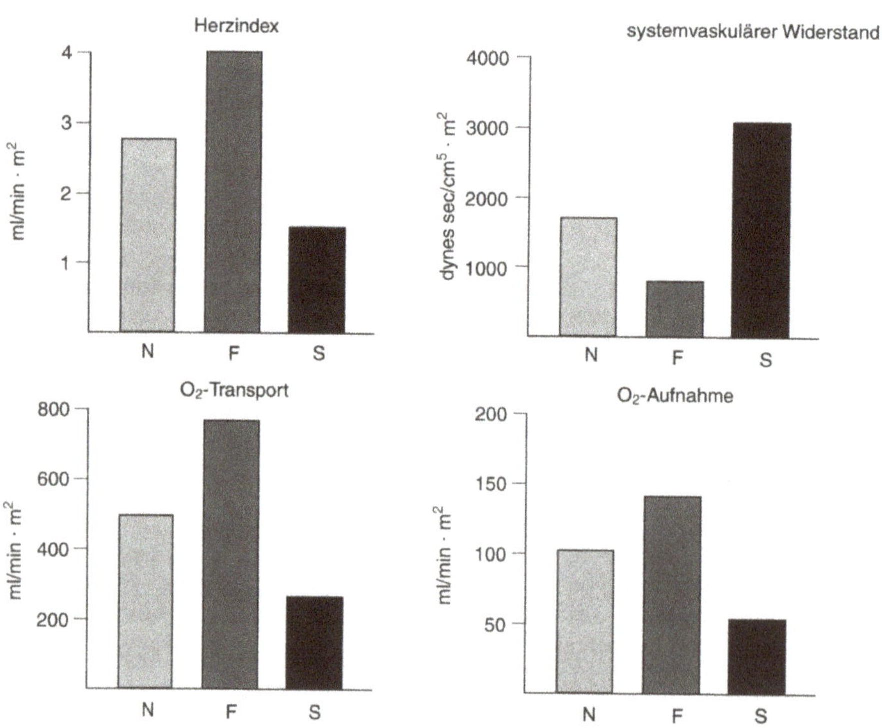

Abb. 19.11: Stadium des septischen Schocks: Normalzustand, frühes und spätes Stadium

sation und nachfolgendem Zell- und Gewebsuntergang.

Bei nicht adäquater Behandlung ändert sich in der Spätphase (Abb. 19.11) die Hämodynamik: Es besteht dann ein hypodynamer Schock mit niedrigem Schlag- und Herzzeitvolumen, einem erhöhten systemvaskulären Widerstand und einer verringerten Sauerstoffaufnahme. In diesem Stadium droht eine schnelle Dekompensation.

Bei der systemischen inflammatorischen Reaktion stehen pathophysiologisch die immunologischen Vorgänge im Vordergrund. Eine kausale Therapie ist bisher nicht möglich, lediglich eine Stabilisierung der Vitalfunktionen.

19.3.2.2 Klinische Befunde, Diagnostik

Die frühesten Symptome des septischen Schocks sind ein verändertes Allgemeinbefinden, das abhängig ist von Temperaturschwankungen sowie dem Einfluss der Endotoxine auf die hypothalamische Temperaturregulation. Im fortgeschrittenen Stadium kann es zu einer zunehmenden myokardialen Depression und letztlich zum myokardialen Versagen bei stark erhöhtem peripherem Widerstand und Versagen der Mikrozirkulation und aller zellulären Funktionen kommen. In dieser Phase ist der Schock meist irreversibel.

Der klinische Verlauf wird bestimmt durch die schnell einsetzende und dann über Tage und Wochen anhaltende Insuffizienz multipler Organe. Häufigste Todesursache ist das Multiorganversagen.

Labordiagnostisch ist zunächst ein komplettes rotes Blutbild erforderlich; neben der Anämie und Leukozytose findet sich eine Thrombozytopenie. Die Serumelektrolyte sind häufig verschoben durch Azidose, Flüssigkeitsaustausch oder herabgesetzte renale Perfusion. Eine Unterscheidung zwischen einer (bakteriell bedingten) Sepsis und einem **SIRS** lässt sich durch die Bestimmung des **Procalcitonins** vornehmen; dies ist nur bei der bakteriell bedingten Sepsis erhöht, sonst normal.

Aerobe und anaerobe Blutkulturen und Abstriche aus dem Wundgebiet könne die Diagnose stützen und eine gezielte antibiotische Behandlung ermöglichen. Oft ist jedoch ein Beginn der antibiotischen Therapie nach Erregerwahrscheinlichkeit notwendig. Die arterielle Blutgasanalyse sowie eine Röntgenaufnahme des Thorax erleichtern das klinische Urteil hinsichtlich Ventilation und Sauerstoffversorgung. In Frühstadien ist der septische Schock beim spontan atmenden Patienten mit einer respiratorischen Alkalose vergesellschaftet, die später in eine metabolische Azidose übergeht. Abdominale Sonographie, Röntgen-Übersichtsaufnahmen oder weitergehende bildgebende Diagnostik wie CT oder NMR erlauben den Ausschluss anderer Sepsisherde, wie z. B. Darmperforation, Uterusperforation oder Tubo-Ovarialabszesse.

> Die disseminierte intravasale Gerinnung **(DIC)** als bedrohliche Komplikation wird erkannt durch einen Abfall des Fibrinogens, des Faktors V, des Quickwertes, des AT III und einen Anstieg von PTT, Thrombinzeit und der Fibrinspaltprodukte.

Ein Pulmonaliskatheter erleichtert die Überwachung der Hämodynamik.

19.3.2.3 Differentialdiagnose und Komplikationen

Differentialdiagnose. Hierzu gehören vor allem andere hypovolämische und kardiogene Schocksyndrome. Außerdem kommen als Ursache eines akuten kardiopulmonären Versagens die Fruchtwasserembolie, Lungenthromboembolie, Aortendissektion und die diabetische Ketoazidose in Frage.

> Zu den prädisponierenden Faktoren für eine Sepsis zählen Blasenkatheter, intravenöse Verweilkatheter, Tracheostoma, vorausgegangene Aborte, postpartale Komplikationen, Gallenwegserkrankungen mit mechanischem Abflusshindernis, Malignome mit Agranulocytose oder Leukose, vorausgegangene operative Eingriffe, Zytostase, Verbrennungen, Diabetes mellitus, Multimorbidität bei älteren, abwehrgeschwächten Patienten, Pneumonien, Peritonitis, Meningokokken-Meningitis, Mykosen.

Komplikationen. Neben einem Atemnotsyndrom (ARDS) müssen vor allem die kardiale Insuffizienz mit sekundärem Herzversagen genannt werden. Infolge der generalisierten Perfusionsstörung kommt es zur Ischämie der

Organe mit Leber- und Nierenversagen. Das resultierende Multiorganversagen ist schließlich die Haupttodesursache.

19.3.2.4 Behandlung, Prognose

Die Behandlung des septischen Schocks richtet sich primär auf die kardiopulmonale Funktion und die Infektion. Präpartal sollte die Stabilisierung der Mutter Vorrang haben vor einer elektiven Entbindung. Bei Gerinnungsstörungen ist eine Komponententherapie und unter Umständen auch die vorsichtige Heparinisierung erforderlich, um die DIC zu durchbrechen (s. u.).

Folgende Therapieprinzipien stehen im Vordergrund der Behandlung des septischen Schocks:

Herz-Kreislauf-Behandlung

Volumen-Ersatz. Normovolämie und normale Herzarbeit müssen wiederhergestellt werden. Flüssigkeitszufuhr mit Ringer-Lactat-Lösung oder NaCl 0,9% und kolloidalen Lösungen (z. B. HÄS 200000/0,5 6% bzw. HÄS 40000/0,4) ist angemessen. ZVD bzw. PAOP und die Diurese bieten Leitlinien für den Flüssigkeitsersatz.

Sympathomimetika (Tab. 19.1), ein „warmer Schock", d. h. die hyperdyname Phase des septischen Schocks, die vom Einsatz partieller oder kompletter α-adrenerger Substanzen profitiert, wie z. B. Noradrenalin oder Phenylephrin. Obwohl der systemarterielle Blutdruck durch α-adrenerge Stimulation angehoben wird, kann dies auf Kosten der Organperfusion geschehen. Eine Messung zur Optimierung zwischen Perfusionsdruck und Perfusionsflow für die verschiedenen Organe ist unter klinischen Bedingungen bisher nicht möglich. Die Auswirkungen auf spezifische Laborparameter zeigen sich zu spät, um sie als Warnzeichen verwenden zu können.

Zu beachten ist bei Schwangeren, dass die Plazentaperfusion trotz einer Verbesserung der Hämodynamik der Mutter durch Alpha-Agonisten verschlechtert werden kann (Abb. 19.12).

Trotz eines gesteigerten Schlagvolumens und eines hohen HZV kann der Einsatz von β-Agonisten sinnvoll sein, um eine Optimierung des Sauerstofftransports in die Gewebe zu erreichen. Das individuelle Optimum kann durch Analyse des Sauerstoffverbrauchs festgestellt werden.

Dopamin ist der chemische Vorläufer von Noradrenalin. Es stimuliert sowohl α- als auch β-adrenerge und darüber hinaus dopaminerge Rezeptoren. Damit wird die viszerale Blutversorgung gesteigert und das HZV angehoben.

Schocksyndrome mit Oligurie und normalem bis erniedrigtem SVR werden nach folgenden Grundsätzen behandelt:

- 200 mg Dopamin werden in 50 ml 5%iger Glucoselösung über eine Spritzenpumpe gegeben. Die Dosis richtet sich nach der indivi-

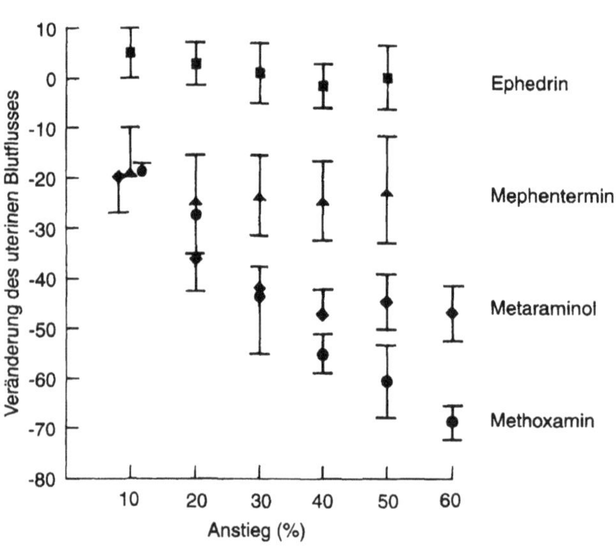

Abb. 19.12: Änderungen des uterinen Blutflusses durch Alpha-Agonisten

duellen klinischen Wirkung: entweder nach der Erhöhung des systemarteriellen Blutdrucks oder nach der Diurese.

Die Wirkung des Dopamin betrifft zunächst die myokardiale Kontraktilität und Schlagfrequenz durch Stimulation β-adrenerger Rezeptoren; es bewirkt außerdem die Freisetzung myokardialer Noradrenalinspeicher. In geringen Dosen (0,5 bis 2 μg/kg/min) wirkt es auf spezifische renale und mesenteriale Dopaminrezeptoren (DA_2) im Sinne einer Vasodilatation. In höheren Dosierungen (5–10 μg/kg/min) verstärkt es durch β-agonistische Effekte die myokardiale Kontraktion und renale Perfusion mit nachfolgender Diurese. Die typische hämodynamische Reaktion eines hypovolämen Patienten auf Dopamin ist eine Tachykardie und ein Blutdruckabfall. Wird die Dosis über 10 μg/kg/min gesteigert, so kommt es zu einem Überwiegen des α-agonistischen Effekts.

Durch die Entdeckung negativer Effekte einer kontinuierlichen Gabe von Dopamin auf die hormonelle Regulation des Organismus wird derzeit die Applikation von Dopamin zurückhaltender gesehen als früher. Dopamin wird nur dann gegeben, wenn tatsächlich bei ausreichender Volumensituation und guten Perfusionsdrücken keine ausreichende Diurese besteht. Eine weitere Indikation für Dopamin besteht dann, wenn nach Gabe von Noradrenalin bzw. Adrenalin eine Entwöhnung von diesen Substanzen hämodynamisch schwierig oder nicht möglich ist. Dopamin bewirkt als Vorläufersubstanz dann eine Steigerung der endogenen Synthese.

Adrenalin wirkt bei niedriger Dosierung vor allen Dingen auf β1- und β2-Rezeptoren, in etwas höherer Dosis auch auf α-Rezeptoren. Die individuellen Effekte sind abhängig von der Rezeptorverfügbarkeit und der Second-Messenger-Situation eines Patienten. Zu beachten ist, dass auch indirekte vasokonstringierende Effekte über die Erhöhung der Renin-Aktivität verursacht werden. Die β-adrenergen Effekte können ausgenutzt werden, um eine Bronchodilatation zu erzielen.

Bei einer Sepsis kann der α-adrenerge Effekt erheblich vermindert sein, sodass eine stärker α-adrenerg stimulierende Substanz wie z. B. Noradrenalin angewendet werden muss.

Bei der Gabe von Katecholaminen muss generell beachtet werden, dass auch metabolische Veränderungen induziert werden wie eine Hyperglykämie, ein Anstieg der Konzentration an freien Fettsäuren und ein Abfall von Kalium und Phosphat im Serum.

Dosierung: Zur kontinuierlichen Gabe von Adrenalin über eine Spritzenpumpe werden 10 oder 20 mg Adrenalin in 50 ml 5%iger Glucose gelöst. Ist die notwendige Dosierung sehr hoch, so kann Adrenalin auch unverdünnt über die Spritzenpumpe gegeben werden. Die initiale Dosierung ist 0,01–0,02 mg/kg KG/min.

Noradrenalin. Der α-adrenerge Effekt ist erheblich ausgeprägter als bei Adrenalin, tritt aber erst bei höheren Dosierungen als der β-adrenerge Effekt in Erscheinung.

Praxishinweis: Noradrenalin wird vor allen dann angewendet, wenn überwiegend ein vasokonstriktiver Effekt erzielt werden soll.

Der β-adrenerge Effekt ist nicht so ausgeprägt wie bei Adrenalin. Außerdem wird die Herzfrequenz reflektorisch durch Barorezeptoren bei steigendem systemarteriellem Druck gebremst.

Noradrenalin führt auch im Bereich der Nieren und des Splanchnikus zur Vasokonstriktion, wenn eine ausreichende Zahl von α-Rezeptoren in diesen Gebieten zur Verfügung stehen und das Second-Messenger-System intakt ist.

Die Vorteile sind gegen Nachteile sorgfältig abzuwägen. Eine zu starke Anhebung des peripheren Widerstandes und damit der Nachlast des Herzens ist ebenso unerwünscht wie eine zu starke Perfusionsbehinderung im Bereich der Organe. Die Effekte an der Niere können teilweise durch niedrige Dosen Dopamin aufgehoben werden.

Dosierung: Die initiale Infusionsrate von Noradrenalin sollte etwa 2 mg/kg/min betragen. Sie sollte dann individuell weiter titriert werden.

Weitere positiv inotrope Substanzen.

Dobutamin ist ein synthetisches Katecholamin, das als Racemat vorliegt. Es hat vor allen Dingen β1-, jedoch auch β2- und das Isomer auch α-adrenerge Wirkungen. Die normalen Dosierungen liegen bei 5–15 mg/kg/min. Bei guter positiv inotroper Wirkung wird der periphere Widerstand kaum beeinflusst, in höheren Dosierungen eher erniedrigt. Bei lang dauernder Anwendung lässt die Wirkung durch eine Down-Regulation der β-adrenergen Rezeptoren nach.

Fast ausschließlich β-(Isoproterenol etc.) oder α-adrenerge (Methoxamin, Neosynephrin) sind nur für spezielle Indikationen sinnvoll, so z. B. wenn die alleinige Anwendung einer kombiniert wirkenden Substanz nicht ausreichend ist, um einen genügenden α- oder β-adrenergen Effekt zu erzielen (Tab. 19.1).

Phosphodiesterase-Hemmer, wie Amrinone oder Milrinone, erhöhen die intrazelluläre Konzentration von cAMP. Dadurch wird einerseits die Kontraktilität des Herzmuskels erhöht, andererseits der Widerstand der pulmonalen und systemarteriellen Gefäße reduziert. Die Substanzen sind nicht so leicht steuerbar, wie die direkt wirkenden Katecholamine; ihre Wirkung tritt zudem nur verzögert ein.

Behandlung der Infektion

Praxishinweis: Bis die Ergebnisse der Keim- und Resistenzbestimmungen verfügbar sind, sollten die Breitspektrum-Antibiotika verabfolgt werden, die gegen gramnegative wie auch -positive Organismen wirksam sind:

Wirksam ist **Penizillin** (5 000 000 Einheiten pro 6 Stunden) oder ein β-laktamasestabiles Caphalosporin, wie z. B. Cefotaxim (Claforan®) ergänzt durch ein Aminoglykosid wie z. B. Tobramycin (Gernebcin®: 3 × 80 mg i. v.) oder

Ampicillin (2 g alle 6 Stunden) kombiniert mit einem Aminoglycosid um Enterokokken abzudecken, insbesondere, wenn die Harnwege oder das Gallengangsystem Infektionsquellen sind.

Anaerobe Infektionen wie bei Chorionamnionitis oder Puerperalsepsis profitieren von einer Kombination von z. B. **Cefotaxim** (s. o.) mit Metronidazol (500 mg alle 6 Stunden).

Da die Infektionsquellen des septischen Schocks breit variieren, ist nicht selten eine operative Intervention angezeigt, um z. B. einen Abszess im kleinen Becken zu drainieren oder den infizierten Uterus zu entfernen.

Der Wert einer **Steroidbehandlung** beim septischen Schock ist umstritten, da Wahl des Kortikosteroids, Dosis und Zeitpunkt schlecht bestimmbar sind. Es fehlen prospektive randomisierte Studien, um die Kortikoidwirkung von anderen therapeutischen Maßnahme sicher abgrenzen zu können.

Früh verabfolgt bei den ersten Zeichen des septischen Schocks und in pharmakologischen Dosen, wird häufiger ein klinischer Effekt beobachtet. Standardverfahren ist die Verabfolgung von Methylprednisolon, 30 mg/kg i. v. oder Dexamethason, 3 mg/kg i. v., alle 4 Stunden wiederholt.

Akutes Atemnotsyndrom des Erwachsenen (ARDS) – Behandlung
Etwa 25–50% aller Patienten mit septischem Schock entwickeln ein akutes Atemnotsyndrom. Sauerstoffbehandlung, Antibiose, restriktive Flüssigkeitszufuhr und mechanische Beatmung mit positivem endexspiratorischem Druck sind Behandlungsgrundlagen der pulmonalen Insuffizienz. Eine Hyperthermie kann durch Verabfolgung von Suppositorien mit Paracetamol/Acetaminophen, Metamizol o. Ä. und Kälteanwendungen (Kühldecke) behandelt werden.

Prognose. Trotz aller medizinischen und operativen Verfahren hat der septische Schock eine Mortalität von etwa 50%. Die Prognose wird bei gleichzeitig bestehendem ARDS oder vorbestehenden internistischen Erkrankungen weiter verschlechtert.

19.3.3 Fruchtwasserembolie

Die Fruchtwasserembolie ist unvermeidlich und eine der verheerendsten Schwangerschaftskomplikationen!

1926 erstmals beschrieben, wurden in späteren Jahren plötzliche mütterliche Todesfälle berichtet in einer Inzidenz, die in den USA zwischen 1968 und 1973 bei 1 : 47 300 bis 1 : 63 500 Lebendgeburten gelegen hat.

19.3.3.1 Pathophysiologie, Pathogenese

In einer histologischen Untersuchung wurde 1961 am Beispiel von 220 mütterlichen Todesfällen in beinah jedem zweiten Fall (43,6%) Trophoblastengewebe in Lungen nachgewiesen, obwohl in weniger als 1% klinische Hinweise auf eine Fruchtwasserembolie gegeben waren. Mit Hilfe radioaktiv markierter roter Blutkörperchen konnte festgestellt werden, dass nur geringe Mengen Fruchtwasser (1–2 ml) während normaler Wehentätigkeit in den mütterlichen Kreislauf geraten. In Tierversuchen hat autologes, filtriertes Fruchtwasser praktisch keine klinischen Konsequenzen im Vergleich zu Fruchtwasserinhalten wie Lanugohaar, Käseschmiere, Mekonium, Muzin oder Gallenflüssigkeit. Demnach sind eine oder mehrere Fruchtwasserkomponenten für das embolische Geschehen verantwortlich.

Der zugrunde liegende Mechanismus betrifft also den Einfluss des Fruchtwassers auf Atmung,

Herz-Kreislauf-System und Gerinnung. Die gegenwärtigen Hypothesen gehen von 3 primär akuten Ereignissen aus:

- Obstruktion der Pulmonalgefäße mit schlagartigem Abfall des linksventrikulären Füllungsdruckes und damit des HZV,
- pulmonale Hypertonie mit einem akuten Cor pulmonale und
- ein gestörtes Gleichgewicht zwischen Ventilation und Perfusion des Lungengewebes mit entsprechenden metabolischen Konsequenzen.

Der Fruchtwasserzugang erfolgt über das mütterliche venöse System; ein aufgebrochenes plazentares Implantationsbett, eine Verletzung des uterinen Venengeflechtes oder endozervikale Lazerationen unter der Geburt sind die Eintrittspforten. Die nachfolgende Sequenz der Ereignisse ist: Eintritt des Amnioninhaltes in die kardiopulmonale Zirkulation, Schock und arterielle Hypoxie. Die akute Freisetzung von Prostaglandinen oder biogenen Aminen führt zum pulmonalen Hypertonus. Ein allgemeiner Druckabfall im systemarteriellen Kreislauf, nachfolgende Hypoxie und kardiopulmonaler Kollaps führen zu Nieren- und Leberversagen, Krampfanfällen und Koma. Der Fruchtwasserinhalt ist thrombogen und löst auch eine disseminierte intravasale Gerinnung (DIC) aus.

Neuere Beobachtungen nach Pulmonalarterienkatheterisierung zeigen, dass eine rechtsventrikuläre Dysfunktion offenbar die einzige immer wiederkehrende hämodynamische Konsequenz der Fruchtwasserembolie ist.

Auf eine initiale Phase eines ausgeprägten Vasospasmus mit deutlicher pulmonaler Hypertension und Hypoxie folgt eine zweite Phase mit Rechtsherzversagen, Hypoxie und späterem Linksherzversagen, erneut ansteigendem Pulmonalarteriendruck mit Wiederaufleben der Rechtsherzfunktion.

Diese experimentell gewonnenen Vorstellungen sind eine mögliche Erklärung für die hohe mütterliche Sterblichkeit innerhalb der ersten Stunde (24–34%) und erklären zugleich, weshalb der Nachweis der pulmonalen Hypertension bei Fruchtwasserembolie erschwert ist.

19.3.3.2 Klinische Befunde, Diagnostik

Symptome. Von 272 beobachteten Patientinnen mit Fruchtwasserembolie hatten 51% ein Atemnotsyndrom mit Zyanose, 27% eine Hypotonie und nur 10% Anfälle. In der Folge entwickelte etwa ein Drittel aller Frauen eine hämorrhagische Diathese, etwa ein Viertel von ihnen ein Lungenödem. Die typische Patientin ist Mehrgebärende (88%), die Diagnose wurde unter Wehentätigkeit gestellt (90%).

Wehenstürme oder tetanische Uteruskontraktionen sind nur bei 28% aller betroffenen Frauen beschrieben worden. Zwischen intrauterinem Fruchttod und Fruchtwasserembolie besteht offenbar kein Zusammenhang. Bronchospasmus und Brustwandschmerz waren eher selten.

Labor- und apparative Diagnostik. Neben Zeichen des Sauerstoffmangels als Folge verminderter Ventilation und Perfusion mit Atelektase finden sich eine mikroangiopathische Hämolyse, Hypofibrinogenämie, verlängerte Gerinnungs- und Blutungszeit sowie erhöhte Fibrinspaltprodukte. Die Röntgenthorax-Aufnahme ist unspezifisch, das Lungenödem wird jedoch häufig erkannt. Im EKG werden unerklärte Tachykardien, unspezifische ST-Schwankungen sowie rechtsventrikuläre Belastungszeichen gefunden. Spezielle Färbemethoden erlauben den Nachweis von Fruchtwasserinhalten aus Rechtsherzblut. Die Lungenszintigraphie erkennt Perfusionsdefekte mit embolischen Arealen.

19.3.3.3 Differentialdiagnose

Eine pulmonale Thromboembolie führt auch zur respiratorischen Insuffizienz, schwerer Hypoxie mit Lungenödem, das durch die myokardiale Insuffizienz noch verstärkt werden kann. Im Gegensatz zur Fruchtwasserembolie ist der Brustwandschmerz ein eher typisches Zeichen. Auch ein kongestives Herzversagen kann eine vergleichbare kardiorespiratorische Insuffizienz hervorrufen. Eine Hypotonie mit Folgezuständen finden wir auch bei septischer Chorioamnionitis und postpartalen Blutungen. Eine Aspiration (Mendelsohn-Syndrom) geht einher mit Tachykardie, Schock, Atemnotsyndrom und blutig tingiertem Auswurf. Eine ausgeprägte vorzeitige Lösung der Plazenta führt auch zu mütterlichen Gerinnungsstörungen. Krampfanfälle werden bei Eklampsie oder präexistenten neurologischen Erkrankungen beobachtet.

19.3.3.4 Behandlung, Prognose

Die Behandlung richtet sich auf unterstützende Maßnahmen zur Verminderung der Hypoxie durch Sauerstoffzufuhr, blutdruckunterstützende Maßnahmen, Behandlung der Koagulopathie. Deshalb ist häufig eine Intubation und Beatmung mit positivem endexspiratorischem Druck erforderlich. Hierdurch können zerebrale und myokardiale Ischämien und azidosebedingte Pulmonalarterienspasmen vermieden werden. Ein Pulmonalarterienkatheter dient der Steuerung einer Dopamin-Infusion. Ist ein invasives hämodynamisches Monitoring nicht verfügbar, sollte schnell digitalisiert werden. Eine Verbrauchskoagulopathie erfordert die schnelle Substitution von Gerinnungsfaktoren.

Prognose. Von den untersuchten 272 Fällen haben nur 39 überlebt (14%). Entsprechend hoch ist auch die perinatale Morbidität und Mortalität. Die Diagnose wird allerdings oft erst bei der Obduktion gestellt.

19.3.4 Pulmonale Thromboembolie

Die pulmonale Thromboembolie ist bei konsequenter Thromboseprophylaxe ein seltenes Ereignis geworden, sie bleibt jedoch eine signifikante Ursache mütterlicher Sterblichkeit. Mit perioperativen tiefen Beinvenenthrombosen ist außerdem vor allen Dingen in der Malignomchirurgie zu rechnen. Weiterhin sind höheres Alter, Thrombophilie, eine Varikosis und Volumenmangelzustände prädisponierend.

In den 70er Jahren waren es 11% aller mütterlichen Todesfälle. Eine große Studie der Mayo-Clinic ergab 13 Lungenembolien auf 32337 Schwangerschaften (0,4 pro 1000). Bei 10 der 13 Schwangerschaften wurde die Diagnose postpartal gestellt. Oberflächliche Thrombophlebitiden wurden bei 12 von 1000 Frauen gefunden, tiefe Beinvenenthrombosen bei etwa 2 von 1000.

Prädisponierende Faktoren für Schwangere sind: mütterliches Alter, Verletzungen unter der Geburt, Schnittentbindung, Thrombophlebitis und Endometritis.

19.3.4.1 Pathophysiologie, Pathogenese

Es war Virchow, der vor über 100 Jahren die Entstehung eines Thrombus auf eine Gefäßverletzung, vaskuläre Stase und Veränderungen des Gerinnungspotenzials zurückführte. Denn diese Thromben bestehen aus Fibrinablagerungen und roten Blutkörperchen mit variablen Anteilen von Plättchen und leukozytären Elementen.

Einer Lungenembolie geht in 90–95% eine Thrombose von tiefen Becken-Bein-Venen voraus. Das klinische Bild ist abhängig vom Ausmaß des emboliebedingten Perfusionsausfalls (s. u.).

Das vaskuläre Endothel exponiert nach lokalem Trauma subendotheliale Zellen gegenüber korpuskulären Blutbestandteilen, die für die Gerinnungskaskade verantwortlich sind. Solche vaskulären Traumen sind häufig bei vaginalen oder Schnittentbindungen.

In der **Schwangerschaft** führt der erschwerte venöse Rückfluss in die V. cava inferior zu venöser Stase, die den hepatischen Abbau aktivierter Gerinnungsfaktoren vermindert und deren Mischung mit Seruminhibitoren herabsetzt. Eine Stase bei krankheitsbedingter verlängerter Bettruhe hat ähnliche Wirkung. In der Schwangerschaft beobachten wir auch eine relative Hyperkoagulabilität wegen Veränderungen der Gerinnung und des fibrinolytischen Systems. Die Serumkonzentrationen der meisten Gerinnungsproteine, Fibrinogen, Faktoren II, VII, VIII, IX und X steigen an. Ebenso wird weniger Plasminogen in das aktive proteolytische Enzym Plasmin umgewandelt als Ausdruck der eingeschränkten Fibrinolyse.

Der venöse Thrombus, wenn er sich einmal an seinem Ursprungsort ablöst, erreicht über die V. cava inferior, den rechten Vorhof und Ventrikel und die Pulmonalarterie und die Lungenstrombahn.

Tiefe **Venenthrombosen der Unterschenkel** embolisieren selten, jedoch erreichen etwa 20% den Oberschenkel.

Das **Risiko** für eine tödliche Lungenembolie liegt bei niedrigem Thromboembolierisiko bei <0,1%, bei mittlerem Risiko bei 0,1 bis 0,7% und bei hohem Risiko bei 1 bis 5%.

19.3.4.2 Klinische Befunde, Diagnostik

Die Folgen eines pulmonalen Embolus hängen ab von seiner Lokalisation und der Ausdehnung in der Lunge. Während ein großer Embolus die zentrale pulmonale Zirkulation akut blockiert und zum Schock führt, können kleinere Embolien ohne bedeutende klinische Folgen bleiben.

Die größte bisher durchgeführte Untersuchung an 127 nicht Schwangeren mit angiographischem Nachweis massiver oder weniger ausgeprägter pulmonaler Embolie, durchgeführt durch das amerikanische National Heart and Lung Institute, hat gezeigt, dass es kein einzelnes oder kombiniertes spezifisches Symptom für die Diagnose „Lungenembolie" gibt.

Symptome. Die klassische Trias Hämoptoe, Brustschmerz und Dyspnoe wurde selten nachgewiesen.

Brustschmerz und Dyspnoe sind die führenden Symptome bei Frauen mit angiographisch dokumentierter Pulmonalembolie.

Unter den klinischen Symptomen führt die Tachypnoe (>16/min), die bei über 90% der betroffenen nachgewiesen wurde. Andere Symptome sind Husten mit Fieber, Pleurareiben und Angstzustände.

Labor. Es gibt keine spezifischen Laborhinweise. Die Blutgasanalyse zeigt in der Regel eine Hypoxie bei gleichzeitiger Hypercarbie, während in der Ausatmungsluft ein akuter Abfall des CO_2-Partialdrucks nachzuweisen ist.

Im EKG sieht man eine Tachykardie; klassische EKG-Befunde (S1, Q3, T3-Typ) finden sich in weniger als 15% der Patienten.

Eine **Röntgen-Aufnahme des Thorax** kann unauffällig sein oder Infiltrate, Atelektasen oder Effusionen zeigen.

Es wurde bereits darauf hingewiesen, dass ein Lungenszintigramm die pulmonale Embolie mit hoher Sicherheit ausschließen kann. Ventilations-Perfusions-Scanning erhöht die Aussage der Perfusionsstudie, die vorwiegend mit radioaktivem Technetium durchgeführt wird.

Sollten die Aussagen der Untersuchungen widersprüchlich sein, wird eine pulmonale Angiographie angeschlossen. Hierdurch kann die Lungenembolie bestätigt oder ausgeschlossen werden. Eine entsprechende Abschirmung des Beckens sowie selektive Angiographie sind bei Schwangeren angezeigt.

Die **Venographie** selber induziert in etwa 3–5% der Fälle Phlebitiden. Radiofibrinogenmethoden zur Lokalisation des Thrombus sind in der Schwangerschaft kontraindiziert. Nichtinvasive Methoden wie die Doppler-Sonographie und Impedanzplethysmographie sind in der Schwangerschaft vorzuziehen, haben jedoch den Nachteil falsch positiver und falsch negativer Ergebnisse.

19.3.4.3 Differentialdiagnose

Hier kommen alle kardiopulmonalen Erkrankungen in Frage, insbesondere Fruchtwasser- und Luftembolien, ein spontaner Pneumothorax, septischer Schock und Herzerkrankungen wie akuter Myokardinfarkt, ein Angina-pectoris-Anfall, eine Perikarditis; schließlich ist auch das Aneurysma dissecans zu nennen.

19.3.4.4 Präventive Behandlung

Sind die disponierenden Risikofaktoren geklärt, ist zunächst weiteren Komplikationen entgegenzusteuern:

Bei tiefer Venenthrombose muss die venöse Stase verhindert werden. Hochlagern der unteren Extremitäten um etwa 15°, Streckung der Beine in den Knien, Übungen der Wadenmuskulatur ebenso wie Kompressionsverbände oder elastische Strümpfe. Wichtig ist die Aktivierung der „Muskelpumpe" durch Übungen der Patientinnen.

Zur **perioperativen Thrombophlebitisprophylaxe** gehören die Gabe von unfraktioniertem oder niedermolekularem Heparin, in einigen Fällen auch die Gabe von rekombinantem Hirudin.

Etabliertes Verfahren ist die **Low-dose-Heparingabe** von 5000 i. E. s. c. 2 Stunden vor dem operativen Eingriff und danach alle 8 bis 12 Stunden, bis die Patientin wieder voll mobilisiert ist. Bei Patientinnen mit hohem Risiko ist dies jedoch nicht immer ausreichend. Hier muss die Therapie individuell mit Hilfe von Laborkontrollen angepasst werden.

Alternativ: Einsatz **niedermolekularer Heparine.** Die verschiedenen Präparate, die zur Verfügung stehen, müssen aufgrund ihrer Uneinheitlichkeit unterschiedlich dosiert werden. Aufgrund der schwierigen Laborkontrollen hat sich diese Substanzgruppe bisher nicht durchgesetzt. Ein großer Vorteil ist jedoch, dass die Gefahr eines HIT-II deutlich geringer ist als bei den unfraktionierten Heparinen. Soll eine rückenmarksnahe Regionalanästhesie bei der Patientin durchgeführt werden, so muss die letzte

Gabe von niedermolekularem Heparin mindestens 8 Stunden vor der Maßnahme erfolgen. Nach einer Regionalanästhesie muss 4 Stunden gewartet werden.

Kontrollen des Hämatokrit, der Prothrombinzeit, der partiellen Thromboplastinzeit sowie der Thrombozyten werden vor Beginn der Behandlung mit Antikoagulantien vorgenommen.

Praxishinweis: Die niedrig dosierte Heparinprophylaxe reduziert nicht nur signifikant die Häufigkeit tiefer Venenthrombosen, sondern auch die Häufung letaler pulmonaler Embolien.

Eine Prophylaxe ist angezeigt bei Frauen mit vorangehender Thrombophlebitis, Kammerflimmern oder Lungenembolie. Frauen mit ausgeprägter Varikosis oder morbider Fettleibigkeit, die operiert werden sollen, profitieren ebenfalls von dieser Vorsorgemaßnahme. Die Antikoagulantienbehandlung sollte bei Einsetzen von Wehen oder etwa 4 Stunden vor dem operativen Eingriff unterbrochen werden. Die s. c. Heparinprophylaxe kann etwa 6 Stunden nach der Geburt wieder aufgenommen werden.

Die postpartale oder -operative Mobilisierung ist besonders wichtig, um thromboembolische Komplikationen während dieser Hochrisikophase zu minimieren.

Unter der Heparinprophylaxe muss das potenzielle Risiko von Blutungskomplikationen gegenüber dem Thromboembolierisiko abgewogen werden. Obwohl Wundhämatome bei peripartaler Antikoagulation gehäuft sind, sind verstärkte Lösungs- und Involutionsblutungen postpartal nicht beobachtet worden. Bei Wehentätigkeit und bei der Geburt sollte eine kontinuierliche Heparingabe titriert werden auf eine Prothrombinzeit des 1,5- bis 2fachen der Kontrollwerte.

Die **HIT II** entsteht aufgrund der Bildung von Antikörpern, die Thrombozyten aktivieren, die sich an Endothelzellen binden und eine massive Thrombinbildung induzieren. Die Thrombozyten fallen in der Regel drastisch ab und die Patientin ist sowohl durch Gefäßverschlüsse als auch durch Blutungen gefährdet.

19.3.4.5 Behandlung der nachgewiesenen Lungenembolie

Ist die Lungenembolie einmal eingetreten, muss sowohl eine supportive als auch nach Möglichkeit eine kausale Therapie so schnell wie möglich durchgeführt werden.

Bei der supportiven Therapie werden zunächst die arterielle Hypoxämie und die systemarterielle Hypotonie behandelt. Andere Maßnahmen betreffen die Gerinnungsneigung und das Emboliereziv.

Sauerstoffzufuhr ist erforderlich, um einen arteriellen Sauerstoffpartialdruck von etwa 70 mm Hg bzw. eine pulsoximetrische Sättigung von > 95% zu erreichen. Die Zufuhr erfolgt am besten über eine Maske bzw. über eine Sauerstoff-Nasenbrille. Bei progredienter respiratorischer Insuffizienz (PO_2 < 50 mm Hg, Sättigung < 85%) muss eine Intubation und eine Beatmung mit PEEP durchgeführt werden.

Heparin wird mit 10000 i. E. als Bolus i. v., danach 1000 i.E./h kontinuierlich infundiert. Der Sättigungsdosis kann auch eine intermittierende i. v. Heparingabe von 5000–7000 I. E. alle 4–6 Stunden folgen. Die partielle Thromboplastinzeit (PTT) sollte beim 1,5- bis 2-fachen der Kontrollen gehalten werden.

Hochlagerung der Beine, Bettruhe und lokale Wärme sind von Vorteil für Patienten mit tiefer Beinvenenthrombose.

Intravenöse Morphingaben beseitigen die Brustwandschmerzen und die Ängstlichkeit dieser Patienten.

Bei Bronchospasmus ist intravenöses Aminophyllin (initial mit 5 mg/kg KG i. v.) oder die Gabe eines Parasympathikolytikums und eines β-Sympathomimetikums per inhalationem angezeigt, z. B. in der Form von Berodual (Fenoterol + Atropin).

Bei großem pulmonalen Thrombus mit pulmonaler Hypertonie und Vasospasmus sowie vermindertem HZV und peripherer Hypotonie sind inotrop wirksame Medikamente erforderlich (z. B. Dobutamin 5–10 μg/kg/min oder Suprarenin). Nur so ist eine Dekompensation des rechten Ventrikels zu vermeiden.

Gegebenenfalls müssen additiv Nitroglycerin oder Nifedipin i. v. zur Senkung des Pulmonalarteriendrucks angewendet werden. Der Pulmonalarterienkatheter erleichtert das hämodynamische Management, ist jedoch bei Patienten unter Antikoagulation relativ kontraindiziert wegen der Hämorrhagiegefährdung bei der Punktion großer Gefäße.

Lyse. Eine Lyse kann mit Streptokinase, Urokinase oder Plasminogenaktivator tPA durchgeführt werden, die alle Plasminogen aktivieren. Es muss auch bei selektiver Anwendung über einen Pulmonaliskatheter immer mit systemischen Wirkungen gerechnet werden. Nach akzidenteller Punktion einer Arterie ist eine Lyse auf jeden Fall kontraindiziert.

Alternativ kann eine gezielte radiologisch gesteuerte Zertrümmerung eines Thrombus bzw. der Einsatz eines Stent durchgeführt werden.

19.3.4.6 Komplikationen, Prognose

Kommt es zu einer massiven Lungenembolie oder einem ausgeprägten Gefäßspasmus, so kann ein sofortiger Kreislaufstillstand eintreten. Hierbei ist eine sofortige Reanimation mit extrathorakaler Herzmassage indiziert. In jedem Fall ist bei einer ausgeprägten Stauung des rechten Ventrikels auch mit einer schweren Beeinträchtigung des linken Ventrikels zu rechnen (Abb. 19.13).

Es konnte mit Hilfe der transösophagealen Echokardiographie nachgewiesen werden, dass offenbar durch eine externe Herzmassage auch ein großer Thrombus mechanisch zerkleinert werden kann und so der Blutfluss wieder zustande kommen kann. Unterstützt werden muss die Reanimation durch die Gabe von Adrenalin i. v. (initial 1 mg), die bei nicht ausreichender Wirksamkeit auch in Abständen von etwa 2 Minuten unter Fortführung der Herzmassage wiederholt werden muss. Die Therapie der Wahl bei Kammerflimmern ist die Defibrillation (3 J/kg KG).

Die vorwiegende Komplikation ist jedoch eine maternale oder fetale Blutung. Heparin ist nicht plazentagängig wegen seine hohen Molekulargewichtes, ist aber mit mütterlicher Thrombozytopenie und Osteoporoserisiko vergesellschaftet.

Ein geringer Teil der Betroffenen erlebt rezidivierende Embolien trotz voller Antikoagulation. Diese Patientinnen können Kandidaten für Vena-cava-Clips sein, die über einen transabdominellen Zugang unter genereller oder regionaler Anästhesie gelegt werden. Eine gute Indikation sind auch bestehende Kontraindikationen gegen eine Antikoagulation.

Wird das kleine Becken als Quelle der Embolie vermutet, sollte ggf. auch die linke V. ovarica ligiert werden.

Die **Mortalität** unter den Patienten mit massiver pulmonaler Embolie, die zum generellen Hypotonus führt, liegt bei 95 %. In diesen Fällen ist die pulmonale arterielle Embolektomie lebensrettend.

19.3.5 Disseminierte intravasale Gerinnung (DIC)

Definition. Die disseminierte intravasale Gerinnung ist eine pathologische Aktivierung von Gerinnung und Fibrinolyse.

19.3.5.1 Pathophysiologie

Schwangerschaft ist mit einem Zustand der Hyperkoagulabilität verbunden. Mit Ausnahme der Faktoren XI und XIII wird eine erhöhte Bereitstellung aller anderen Gerinnungsfaktoren beobachtet. Das Fibrinogen steigt bereits nach der 12. SSW an und erreicht Konstellationen um 400–650 mg/dl in der Spätschwangerschaft. Das Fibrinolysesystem ist in der Schwangerschaft und während der Geburt supprimiert und erreicht Normalwerte innerhalb einer Stunde nach Entwicklung der Plazenta. Im frühen Wochenbett kommt es zu einem erneuten Anstieg von Fibrinogen, Faktoren VIII, IX, X und Antithrombin III; nicht schwangere Werte sind 3–4 Wochen post partum erreicht.

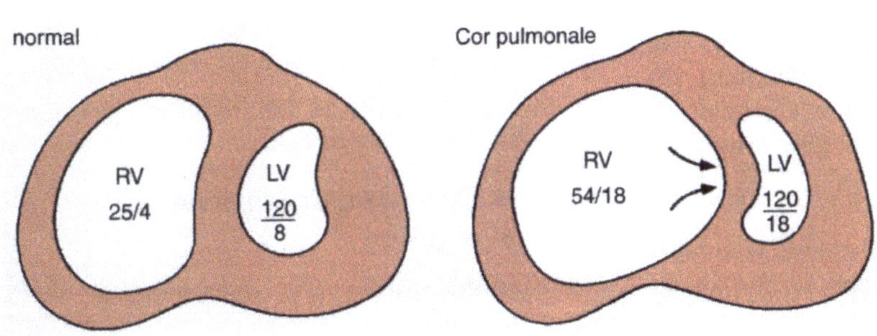

Abb. 19.13: Auswirkung eines gestauten rechten Ventrikels (RV) auf den linken Ventrikel (LV) beim Cor pulmonale im Vergleich zum Normalzustand (Angaben in mm HG)

Die DIC wird bei Erkrankungen mit erhöhter Thrombinproduktion beobachtet. Auslösemechanismen sind Endothelzellverletzung, Freisetzung von Thromboplastin aus verletztem Gewebe, Freisetzung von Phospholipiden aus Erythrocyten oder ein Thrombozytendefekt. Sämtliche Mechanismen führen zur Entwicklung einer hämorrhagischen Diathese als Ergebnis der Thrombinaktivierung. Eine ausgeprägte DIC führt zur Plättchenaggregation und zum Verbrauch von Gerinnungsfaktoren sowie zur sekundären Aktivierung der Fibrinolyse und Deposition von Fibrin in verschiedenen Organen mit dem Ergebnis eines ischämischen Gewebsschadens. Die assoziierte Thrombozytopenie und die Gegenwart von Fibrinspaltprodukten verhindern eine funktionsfähige Hämostase.

19.3.5.2 Geburtshilfliche Erkrankungen mit DIC

In der Geburtshilfe sind folgende Erkrankungen mit DIC assoziiert:

Plazentalösung

Die Bildung eines retroplazentaren Hämatoms führt zur Freisetzung von Gewebsthromboplastin und möglicherweise zum intrauterinen Verbrauch von Fibrinogen und Gerinnungsfaktoren. Hierdurch werden die extrinsischen Faktoren aktiviert. Es kommt letztlich auch zu einer primären Fibrinolyse.

Eine Plazentalösung, die zum intrauterinen Fruchttod führt, ist mit signifikanter Koagulopathie in einem Drittel der Fälle assoziiert und die geburtshilfliche Ursache für DIC.

Dead-fetus-Syndrom

Gewebethromboplastin wird aus abgestorbenen Gewebepartien freigesetzt. Unter hundert Patientinnen, die einen abgestorbenen Feten für mehr als eine Woche retinierten, wurden für insgesamt 5 Wochen Fibrinogenkonzentrationen von mindestens 150 mg/dl beobachtet. Jenseits der 5 Wochen hatte etwa ein Drittel Fibrinogenspiegel von unter 150 mg/dl. Während der Ausräumung des Uterus kann es zu einer schweren Gerinnungsstörung mit primärer Hyperfibrinolyse kommen.

Fruchtwasserembolie

Hier kommt es nicht nur zur Ausschüttung von Gewebethromboplastin, sondern auch zur prokoagulatorischen Wirkung des Fruchtwassers selber.

Möglicherweise sind Hypotonus, Hypoxämie und Gewebeazidose begleitende Faktoren zur Aktivierung des Gerinnungssystems.

Präeklampsie/Eklampsie

Es werden chronische Gerinnungsdefekte beobachtet, die zur Thrombozytopenie und Erhöhung von Fibrinabbauprodukten führen. Man hat die Vorstellung entwickelt, dass die Gerinnungsdefekte bedingt sind durch Plättchenadhäsion an das Kollagen des geschädigten Endothels. Normale und Präeklampsie-Schwangerschaften unterscheiden sich nicht hinsichtlich der Fibrinogenspiegel mit Ausnahme beginnender Ablösungserscheinungen der Plazenta.

Septischer Abort

Induzierte oder septische Aborte führen zur subklinischen DIC. Schwere Fälle von DIC wurden bei etwa 1:400 bis 1:1000 Fällen beobachtet. Ursachen sind Thromboplastinfreisetzung aus der Placenta, bei Sepsis auch Freisetzung von Gewebsthromboplastin oder bakteriellen Endotoxinen (Phospholipide), vor allen Dingen bei Infektionen mit gramnegativen Bakterien.

19.3.5.3 Klinische Befunde, Diagnostik

Symptome. Die akute klinische DIC ist sehr variabel und schließt eine allgemeine Blutungsneigung, umschriebene Blutung, Purpura, Petechien und thromboembolische Phänomene ein. Fibrinablagerungen führen zu Organschäden: Lungen, Nieren, Gehirn, Leber und Pankreas. Chronische DIC (intrauteriner Fruchttod) führt zur herabgesetzten Produktion von Thrombin und ist mit nur geringen klinischen Symptomen verbunden.

Labor. Der histologische Nachweis von Fibrinablagerungen ist die alleinige definitive Bestätigung für DIC. Die Gerinnungsstörungen können durch Bestimmung der gesamten Faktorenpalette nachgewiesen werden. Das betrifft im Wesentlichen die Thrombozyten, PT, PTT, Fibrinogen, Fibrinspaltprodukte, Gerinnungszeit, Retraktionszeit, peripherer Blutausstrich, Blutungszeit.

Bei chronisch verlaufender DIC sind die Laborwerte unter Umständen kaum verändert.

19.3.5.4 Differentialdiagnose, Komplikationen

Differentialdiagnose. Die überwiegende Zahl akuter generalisierter Blutungsstörungen betrifft

Schwangerschaftserkrankungen, andere Ursachen betreffen angeborene oder erworbene Koagulopathien. Hierzu gehören die idiopathischen thrombozytopenische Purpura, die Hämophilie und der M. Willebrand-Jürgens.

Die Plazentaablösung ist häufig mit einem erhöhten Uterustonus, fetaler Bradykardie und uteriner Blutung assoziiert. Eine DIC in Verbindung mit intrauterinem Fruchttod wird gewöhnlich nicht klinisch manifest vor Ablauf von 5 Wochen nach dem Ausfall der kindlichen Herztöne. Ein Fruchtwasserembolus geht mit akutem Atemnotsyndrom und Schock einher. Die Präeklampsie ist charakterisiert durch Hypertonus und Proteinurie, die zu eklamptischen Anfällen führen können.

Komplikationen. Blutungsfolgen und ausgedehnte Fibrinablagerungen der großen Organsysteme. Betroffen sind vor allen Dingen die Leber (akutes Leberversagen), die Nieren (tubuläre Nekrose), das Pankreas, der Gastrointestinaltrakt und die Lungen (Hypoxämie).

19.3.5.5 Behandlung, Prognose

Zunächst muss die zugrunde liegende Ursache berücksichtigt werden. In der überwiegenden Zahl der Fälle handelt es sich um eine Beendigung der Schwangerschaft. Auch kann es sich um die operative Entfernung eines septischen Organs (e. g. puerperaler Uterus) handeln.

Eine milde oder geringergradig ausgeprägte DIC kann ohne exzessive Blutung einhergehen und bedarf lediglich einer genauen Beobachtung.

Schock, Azidose und Gewebsischämie sind direkt zu behandeln. Herz-Kreislauf-Unterstützung, inotrope Behandlung sowie assistierte Beatmung sind Methoden der Wahl. Sorgfältige Kontrolle der Flüssigkeitsbilanz sowie regelmäßige Bestimmung der Gerinnungsparameter sind sehr wichtig.

Eine forcierte Flüssigkeitstherapie sollte wegen der erhöhten Gefahr eines Lungenödems nicht ohne invasives Monitoring durchgeführt werden. Ein zentrales Monitoring mit Pulmonalarterienkatheter ist relativ kontraindiziert bei drohenden Blutungskomplikationen.

Bei **Sepsis** ist eine gezielte Antibiose vorzunehmen.

Eine vaginale Entbindung ist allen operativen Eingriffen vorzuziehen. Gelingt eine Verbesserung der Koagulopathie nicht innerhalb von wenigen Stunden nach der Entbindung, so besteht der Verdacht auf Sepsis, Lebererkrankung, Retention von Trophoblastengewebe oder auf einen kongenitalen und bis dahin nicht diagnostizierten Gerinnungsdefekt.

Bei profuser Blutung kann die Blutungsdiathese nur durch Transfusion von Erythrocytenkonzentraten mit Frischplasma und einer gezielten weiteren Komponenten-Therapie unter Kontrolle gebracht werden.

> **Praxishinweis:** Das tiefgefrorene Frischplasma (FFP) enthält etwa 350 mg Fibrinogen/100 ml. Eine Einheit FFP hebt den Serumfibrinogenspiegel um etwa 25 mg/dl. Die Fibrinogenspiegel sollten auf über 100 mg/dl angehoben werden.

Thrombozytenkonzentrate können erforderlich werden bei ausgeprägten Thrombozytopenien (Thrombozyten < 20 000/ml bei nicht operierten und < 50 000 bei operierten Patienten).

> **Praxishinweis:** Ein Thrombozytenkonzentrat hebt die Plättchenkonzentration um etwa 10 000/ml, ein Hochkonzentrat um etwa 50 000. Eine Kontrolle der Thrombozytenzahl nach 1 Stunde bis 24 Stunden wird dringend empfohlen! (Effektivität!?)

Obwohl Heparin bei Thrombosierung größerer Gefäße oder thromboembolischen Ereignissen indiziert ist, ist es nicht immer effektiv zur Behandlung der DIC.

Es gibt bisher praktisch keine objektiven Studien hierzu. Heparin wirkt anti-koagulatorisch durch Aktivierung von Antithrombin III, hat aber nur geringe Wirkung auf aktivierte Gerinnungsfaktoren. Bei intrauterinem Fruchttod und retiniertem Feten kann Heparin verabfolgt werden zur Unterbrechung des Koagulationsprozesses und Vermeidung der Thrombozytopenie bis eine sichere Entbindung gewährleistet ist.

Die Fibrinolyse ist bedeutsam für die Pathogenese der DIC, Epsilon-Aminocapronsäure ist jedoch kontraindiziert, da diese diaplazentar übergeht und unvorhersehbare fetale Effekte auslöst. Darüber hinaus kann EACA intravaskuläre Thrombosen präzipitieren.

Prognose. Gute Heilungschancen bestehen nach Entwicklung des Feten oder Ausräumung des Uterus. Die mütterliche und fetale Prognose ist enger korreliert zur zugrunde liegenden geburtshilflichen Komplikation als zur Koagulopathie.

19.3.6 Atemnotsyndrom des Erwachsenen (ARDS)

Definition. Das ARDS ist eine schwerwiegende Beeinträchtigung der Lungenfunktion. Ursachen sind die Magensaftaspiration, Fruchtwasserembolie, Sepsis, Koagulopathie, massive Bluttransfusionen und ein Schock.

Verwechslungen sind möglich mit dem kardiogenen Lungenödem als Folge veränderter Vorlast, der myokardialen Kontraktilität oder der Nachlast.

Die Differenzierung von kardiogenen und nicht kardiogenen Lungenödemen ist Voraussetzung für den geeigneten therapeutischen Ansatz.

19.3.6.1 Pathophysiologie, Pathogenese

Die auslösende Lungenverletzung setzt primäre (Prostaglandine, Katecholamine, Serotonin etc.) und sekundäre Mediatoren frei wie Endotoxin, Tumor-Nekrose-Faktor TNF, Proteasen und andere. Diese aktivieren Neutrophile und Makrophagen, die die weiteren Schädigungen der Lunge und anderer Organe induzieren, z. B. durch Sauerstoffradikale. Dies erhöht die Permeabilität des Alveolarepithels und des kapillären Endothels und bewirkt einen Kapillarschaden im gesamten Organ („Permeabilitätsödem"). Der Gewebsaustausch der Lungenflüssigkeit zwischen dem kapillären Lumen und dem Interstitium ist durch die Starling-Gleichung berechenbar.

Obwohl der kolloidosmotische Druck im Interstitium und in der Zirkulation auch eine Rolle bei der Entstehung des Lungenödems spielt, steht doch im Vordergrund der erhöhte kapilläre hydrostatische Druck als Folge einer vermehrten Vorlast (Flüssigkeitsüberlastung), Nachlast (ausgeprägter Hypertonus) sowie einer verminderten myokardialen Kontraktilität (postpartale Kardiomyopathie, präexistenter Myokardschaden).

Die kapillare Membranpermeabilität ist entscheidend für die Genese des nicht kardiogenen Lungenödems. Dieser Membranschaden ist Folge einer hypoxischen Ischämie, der Einwirkung vasoaktiver Substanzen, chemischer Irritationen oder von Mikrothromben, den Efflux von Kapillarflüssigkeit und Plasmaproteinen in das Interstitium fördern. Außerdem geht durch Zerstörung der Zellmembranintegrität die protektive osmotische Druckdifferenz verloren, die durch transmurale Proteine gewährleistet wird und das ARDS normalerweise verhindert. Das ARDS führt schließlich zu einer verstärkten interstitiellen und intraalveolären Flüssigkeitsretention, zum Lungenödem.

Das ARDS entwickelt sich oft innerhalb von 24–48 Stunden nach dem Eintritt der auslösenden Ursache.

> **Praxishinweis:** Die häufigste geburtshilfliche Ursache eines ARDS ist die Aspiration von Mageninhalt im Rahmen einer Narkose (Mendelsohn-Syndrom).

Durch chemischen Reiz (niedriger pH $<3{,}5$) wird zunächst eine Pneumonitis und dann sekundär eine bakterielle Pneumonie hervorgerufen. Ein anderer Mechanismus ist die Verursachung durch intravasale Auslöser wie oben beschrieben.

19.3.6.2 Klinische Befunde, Diagnostik, Differentialdiagnose

Symptome. Typische Zeichen eines ARDS sind subjektiv empfundene Atemnot (Dyspnoe), Tachypnoe mit interkostalen Einziehungen und häufig eine Hypoxämie mit begleitender Zyanose, Verwirrtheit, Tachykardie etc. Eine fetale Tachykardie oder Spätdezelerationen können die mütterliche Hypoxämie und eine uteroplazentare Insuffizienz widerspiegeln. Klinische Zeichen lassen jedoch kaum eine Differenzierung kardialer und nichtkardialer Ursachen für ein Lungenödem zu.

Das ARDS verläuft dreiphasig: eine exsudative Frühphase, eine proliferative Phase, die über Tage und Wochen anhält, und möglicherweise eine späte Ausheilungsphase.

Labor. Arterielle Blutgasanalysen ergeben eine progressive milde bis schwere Hypoxie trotz Sauerstoffbehandlung. Die initiale Röntgenaufnahme des Thorax ist häufig unauffällig, auch in Gegenwart klinischer Zeichen der Ateminsuffizienz. Im Gegensatz zum kardiogen bedingten Lungenödem ist die Herzgröße beim ARDS in der Anfangsphase unauffällig. Bestimmungen des Wedge-Druckes nach Rechtsherzkatheterisierung sind hilfreich bei der Differenzierung von ARDS und Lungenödem. Der Wedge-Druck ist erhöht (>20 mm Hg) beim kardiogenen Lungenödem, aber normal beim ARDS. Der pulmonalarterielle Druck kann, vor allen Dingen in der Spätphase, erheblich erhöht sein und damit eine erhebliche Belastung für den rechten Ventrikel durch die gestiegene Nachlast bedeuten.

Der kolloidosmotische Druck abgesaugter endobronchialer Flüssigkeit ist gewöhnlich 70% höher als der plasmatische KOD. Bei kardiogenem Lungenödem beträgt der KOD endobronchial gewöhnlich unter 60% der Plasmawerte.

Differentialdiagnose. Das ARDS muss abgegrenzt werden gegen die Pneumonie und kardiogene Ursachen des Lungenödems. Letzteres reagiert unverzüglich auf diuretische Maßnahmen.

19.3.6.3 Behandlung

Alle Maßnahmen richten sich auf die Prävention der Hypoxämie, die Entfernung auslösender Faktoren sowie ein angemessenes hämodynamisches Management.

Das kardiogene Lungenödem wird gewöhnlich erfolgreich behandelt durch Kombination von Diuretika mit inotropen Substanzen und Reduktion der Nachlast. Ist ein hämodynamisches Profil nicht verfügbar, sollte der Kliniker mit Sauerstoffzufuhr und Diurese (z. B. Furosemid 20 mg i. v.) unter der Verdachtsdiagnose eines kardiogenen Lungenödems beginnen.

Beim ARDS steht die Sauerstoffbehandlung über Nasalkatheter oder Maske im Vordergrund. Über ein CPAP-System kann eine intermittierende Überdruckbeatmung erfolgen. Hierbei steht neben den konventionellen CPAP-Systemen auch das so genannte nasale CPAP zur Verfügung, das von den Patienten als besonders angenehm empfunden wird, da es subjektiv weniger „Beklemmungsgefühle“ hervorruft als das bisherige CPAP-Verfahren. Außerdem werden zunehmend nichtinvasive Beatmungsverfahren angewendet, die eine Beatmung ohne Intubation und ohne Sedierung des Patienten ermöglichen. Diese Verfahren erfordern jedoch eine ständige Supervision des Patienten durch erfahrenes Personal.

Kann eine ausreichende arterielle Oxygenierung nicht erreicht werden bzw. ist die Patientin nicht ausreichend kooperativ, so muss eine endotracheale Intubation und eine mechanische Ventilation durchgeführt werden, unter Umständen auch unter zeitweiliger Sedierung der Patientin.

Auch hierbei haben sich in den letzten Jahren zunehmend druckunterstützte Beatmungsverfahren durchgesetzt (z. B. ASB, BIPAP), die dem Patienten eine völlig freie Spontanatmung erlauben, jedoch eine ausreichende Ventilation garantieren. Die Patientin kann wach und kooperativ geführt werden. Ein positiver endexpiratorischer Druck (PEEP) ist immer anzuwenden, da dadurch die funktionelle Residualkapazität und die alveoläre Ventilation verbessert werden kann. Um nur eine möglichst geringe mechanische Belastung der Lunge zu erreichen, werden in der Regel PEEP-Niveaus von nicht mehr als 15 cm H2O gewählt. Wichtig ist, die Beatmung so einzustellen, dass möglichst geringe Druckschwankungen in der Lunge verursacht werden, da die mechanischen Schwerkräfte Änderungen im Lungengewebe induzieren.

In jedem Fall muss das Atemgas angefeuchtet und angewärmt werden. Außerdem muss durch wiederholtes Absaugen Sekret aus dem Tracheobronchialraum entfernt werden. Um dies effektiv und möglichst ohne Schädigung der Schleimhaut zu erreichen sollte dies nach Möglichkeit bronchoskopisch erfolgen, auch mehrfach pro Tag.

Ist eine Beatmung von länger als 3 Tagen abzusehen, sollte eine frühzeitige Tracheotomie in Betracht gezogen werden. Die Methode nach CIALGIA ist heute meist die Methode der Wahl. Hierbei kann auf der Intensivtherapiestation mit geringem Trauma eine Trachealkanüle appliziert werden. Nach Entfernung der Kanüle schließt sich die Wunde innerhalb weniger Tage.

Therapeutische Ziele der kardiorespiratorischen Unterstützung sind eine arterielle Sauerstoffspannung von über 60 mm Hg und ein arterielles pCO_2, das ungefähr im Normbereich liegt. Wird die Hämodynamik über einen Pulmonaliskatheter gemessen, so sollte die gemischtvenöse Sauerstoffspannung über 30 mm Hg und der Wedge-Druck unter 20 mm Hg liegen. Dieses Ziel kann durch die Gabe von Erythrocytenkonzentraten und Inotropika erreicht werden. Der PEEP-Wert sollte so gewählt werden, dass ein optimaler Kompromiss zwischen der Verbesserung der Oxigenierung und der Beeinträchtigung der hämodynamischen Situation durch die Erhöhung des intrathorakalen Druckes auftritt („best PEEP“). Eine Hypoxämie muss auf alle Fälle vermieden werden, da eine inadäquate Oxygenierung der Organe zur Entstehung des Multiorganversagens beiträgt. Die inspiratorische Sauerstoffkonzentration sollte jedoch nicht lange über 40% (FIO2 = 0.4) gehalten werden.

Der **Pulmonalarterienkatheter** hilft bei der Berechnung der Flüssigkeitszufuhr und der Therapie mit Katecholaminen. Die gemischtvenöse Sauerstoffsättigung wird an der Spitze des Katheters abgenommen und dient als Index der Sauerstoffutilisation.

Da der kapilläre Membranschaden beim ARDS mit schnellem Übertritt proteinhaltigen Materials über die Kapillaren ins Interstitium verbunden ist, sollte auf eine intravenöse Gabe kolloidaler Substanzen verzichtet oder ihre Menge relativ gering gehalten werden. Die intravasale Volumenmenge muss so gehalten werden, dass eine optimale hämodynamische Situation besteht, ohne dass der Wedge-Druck wesentlich über 10 mm Hg liegt.

Kortikosteroidgaben beim ARDS werden kontrovers diskutiert, obwohl pulmonaler Gewebsschaden und kapillare Endothelpermeabilität wahrscheinlich durch eine verminderte Freisetzung von Mediatoren und durch eine Verminderung der Auslösung von Lipopolysacchariden aus den Membranen reduziert werden können.

Dies gilt auch für die Aspiration. Hierbei sollten auch nicht prophylaktisch Antibiotika gegeben werden, sondern lediglich eine Probe des Aspirates mikrobiologisch auf Erreger und deren Resistenz untersucht werden. Eine Bronchiallavage sollte ebenfalls nach einer Aspiration unterlassen werden, da die Surfactant-Konzentration kritisch abfallen kann.

Nach Stabilisierung der klinischen Situation sollte immer eine Behandlung der für das ARDS prädisponierenden Faktoren angeschlossen werden, um spezifische Maßnahmen einzuleiten.

Nicht vergessen werden im Rahmen der Therapie dürfen die physikalischen Maßnahmen wie Atemgymnastik und Lagerung des Patienten. Sie dienen vor allen Dingen der Sekretlösung, aber auch der Stimulation der Atmung.

19.3.6.4 Komplikationen, Prognose

Typische Komplikationen sind sekundäre Bronchopneumonien, Pneumothoraces, Verletzungen der oberen Atemwege durch die Intubation bzw. Tracheotomie und Perfusionsstörungen im Bereich des Abdomens und des Thorax.

Prognose. Größere klinische Untersuchungsreihen weisen eine ARDS-Mortalität von 50–60% nach. Da die diagnostischen Kriterien für das ARDS jedoch nicht einheitlich gehandhabt werden, ist Zurückhaltung bei diesen Zahlenangaben angebracht; eine bessere Korrelation findet sich bei zusätzlichem Bezug auf die Grundkrankheit.

19.3.7 Tokolytisch-induziertes Lungenödem

Praxishinweis: Bis zu 4% aller Patientinnen, die aufgrund vorzeitiger Wehen tokolytisch behandelt werden, entwickeln ein nicht kardiogenes Lungenödem. Besonders hoch ist die Inzidenz bei der Kombination eines β2-Agonisten, z. B. Fenoterol, mit einem Kortidosteroid.

Erste **Symptome** werden oft mit einer Bronchitis verwechselt. Um die Diagnose zu sichern, muss oft außer der klinischen Untersuchung auch eine Röntgenaufnahme des Thorax durchgeführt werden. Da sich das Krankheitsbild typischerweise in der Spätschwangerschaft abspielt, ist die Strahlenbelastung für das Kind sicher zu vertreten, vor allen Dingen deshalb, da die Mutter durch die Erkrankung in akute Lebensgefahr kommen kann.

Differentialdiagnostisch kommen vor allem die Präeklampsie, ein angeborener Herzklappenfehler, eine Lungenembolie, eine Kardiomyopathie und postpartal ein Mendelsohn-Syndrom und eine Fruchtwasser-Embolie in Frage.

Die **Therapie** der Wahl ist in leichten Fällen das Absetzen der tokolytischen Therapie, die Zufuhr von Sauerstoff und die Gabe eines Diuretikums.

In schweren Fällen ist neben einer Beendigung der Schwangerschaft auch die Intubation und Beatmung mit hohen Sauerstoffkonzentrationen und PEEP erforderlich.

Sachregister

www.ingramcontent.com/pod-product-compliance
Lightning Source LLC
LaVergne TN
LVHW070905300926
849162LV00012B/1863